CB055674

LABORATÓRIO NA PRÁTICA CLÍNICA

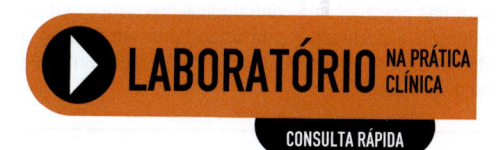

CONSULTA RÁPIDA

Nota: A medicina é uma ciência em constante evolução. À medida que novas pesquisas e a própria experiência clínica ampliam o nosso conhecimento, são necessárias modificações na terapêutica, onde também se insere o uso de medicamentos. Os autores desta obra consultaram as fontes consideradas confiáveis, num esforço para oferecer informações completas e, geralmente, de acordo com os padrões aceitos à época da publicação. Entretanto, tendo em vista a possibilidade de falha humana ou de alterações nas ciências médicas, os leitores devem confirmar estas informações com outras fontes. Por exemplo, e em particular, os leitores são aconselhados a conferir a bula completa de qualquer medicamento que pretendam administrar, para se certificar de que a informação contida neste livro está correta e de que não houve alteração na dose recomendada nem nas precauções e contraindicações para o seu uso. Essa recomendação é particularmente importante em relação a medicamentos introduzidos recentemente no mercado farmacêutico ou raramente utilizados.

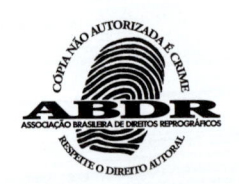

L123   Laboratório na prática clínica : consulta rápida / Organizadores, Ricardo M. Xavier, José Miguel Dora, Elvino Barros. – 3. ed. – Porto Alegre : Artmed, 2016.
xxiii, 1032 p. il. color. ; 20 cm.

ISBN 978-85-8271-307-5

1. Medicina – Laboratório. 2. Clínica médica. 3. Semiologia. I. Xavier, Ricardo M. II. Dora, José Miguel. III. Barros, Elvino.

CDU 616-07

Catalogação na publicação: Poliana Sanchez de Araujo – CRB-10/2094

RICARDO M. XAVIER
JOSÉ MIGUEL DORA
ELVINO BARROS

ORGANIZADORES

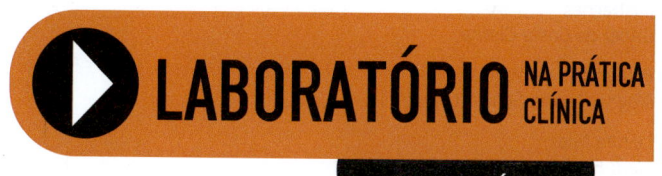

3ª EDIÇÃO

LABORATÓRIO NA PRÁTICA CLÍNICA

CONSULTA RÁPIDA

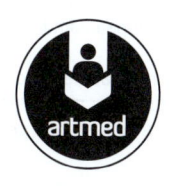

artmed

2016

© Artmed Editora S.A., 2016.

Gerente editorial
Letícia Bispo de Lima

Colaboraram nesta edição

Editora
Mirian Raquel Fachinetto Cunha

Capa
Tatiana Sperhacke – TAT Studio

Ilustrações
Gilnei da Costa Cunha

Preparação de original
Magda Regina Schwartzhaupt

Leitura final
Madi Pacheco

Editoração
Bookabout – Roberto Carlos Moreira Vieira

Reservados todos os direitos de publicação à
ARTMED EDITORA LTDA., uma empresa do GRUPO A EDUCAÇÃO S.A.
Av. Jerônimo de Ornelas, 670 – Santana
90040-340 – Porto Alegre, RS
Fone: (51) 3027-7000 Fax: (51) 3027-7070

Unidade São Paulo
Av. Embaixador Macedo Soares, 10.735 – Pavilhão 5
Cond. Espace Center – Vila Anastácio
05095-035 – São Paulo – SP
Fone: (11) 3665-1100 Fax: (11) 3667-1333

SAC 0800 703-3444 – www.grupoa.com.br

É proibida a duplicação ou reprodução deste volume, no todo ou em parte, sob quaisquer formas ou por quaisquer meios (eletrônico, mecânico, gravação, fotocópia, distribuição na Web e outros), sem permissão expressa da Editora.

IMPRESSO NO BRASIL
PRINTED IN BRAZIL

AUTORES

Organizadores

Ricardo M. Xavier Médico reumatologista. Professor titular do Departamento de Medicina Interna da Faculdade de Medicina da Universidade Federal do Rio Grande do Sul (FAMED/UFRGS). Chefe do Serviço de Reumatologia do Hospital de Clínicas de Porto Alegre (HCPA). Doutor em Imunologia pela Universidade de Shimane, Japão.

José Miguel Dora Médico internista e endocrinologista do Grupo de Tireoide do HCPA. Doutor em Ciências Médicas: Endocrinologia pela UFRGS.

Elvino Barros Médico nefrologista. Professor titular do Departamento de Medicina Interna da FAMED/UFRGS. Mestre em Nefrologia pela UFRGS. Doutor em Nefrologia pela Universidade Federal de São Paulo (UNIFESP).

Coordenadores

Alexandre P. Zavascki (Infectologia) Médico infectologista. Professor da FAMED/UFRGS. Chefe do Serviço de Infectologia do HCPA. Vice-coordenador do Laboratório de Pesquisa em Resistência Bacteriana - Centro de Pesquisa Experimental do HCPA. Bolsista Produtividade em Pesquisa nível 1D do Conselho Nacional de Desenvolvimento Científico e Tecnológico (CNPq). Mestre e Doutor em Ciências Médicas pela UFRGS. Membro do Comitê Brasileiro de Testes de Sensibilidade aos Antimicrobianos (BrCAST).

Antônio de Barros Lopes (Gastrenterologia) Médico gastrenterologista do Serviço de Gastrenterologia do HCPA. Mestre em Gastrenterologia pela UFRGS. Doutorando em Gastrenterologia e Hepatologia da UFRGS.

Carolina Fischinger Moura de Souza (Genética) Médica geneticista do HCPA. Especialista em Erros Inatos do Metabolismo e Doenças Neurometabólicas. Mestre e Doutora em Ciências Biológicas: Genética e Biologia Molecular pela UFRGS.

Elvino Barros (Nefrologia) Médico nefrologista. Professor titular do Departamento de Medicina Interna da FAMED/UFRGS. Mestre em Nefrologia pela UFRGS. Doutor em Nefrologia pela UNIFESP.

Gustavo Faulhaber (Hematologia) Médico internista, hematologista e patologista clínico. Professor adjunto do Departamento de Medicina Interna da FAMED/UFRGS. Mestre e Doutor em Ciências Médicas pela UFRGS.

Gustavo Schroeder (Urologia) Médico urologista do HMV.

Gustavo Vasconcelos Alves (Oncologia) Médico oncologista clínico. Preceptor da Residência Médica do Serviço de Oncologia do HCPA. Preceptor da Residência Médica do Serviço de Hemato-oncologia do Hospital Nossa Senhora da Conceição (HNSC).

Janete Vettorazzi (Ginecologia e obstetrícia) Médica ginecologista e obstetra. Professora adjunta da FAMED/UFRGS com atuação nas áreas de Gestação de Alto Risco e Sexologia. Título de Especialista em Ginecologia e Obstetrícia pela Federação Brasileira das Associações de Ginecologia e Obstetrícia (FEBRASGO). Título de Especialista em Sexologia pela FEBRASGO. Pós-Graduada em Sexologia Clínica pela Pontifícia Universidade Católica do Rio Grande do Sul (PUCRS). Mestre, Doutora e Pós-Doutora em Ciências da Saúde: Gestação de Alto Risco pelo Programa de Pós-Graduação (PPG) em Ciências da Saúde da FAMED/UFRGS.

José Miguel Dora (Endocrinologia) Médico internista e endocrinologista do Grupo de Tireoide do HCPA. Doutor em Ciências Médicas: Endocrinologia pela UFRGS.

Livia Adams Goldraich (Cardiologia) Médica cardiologista do Serviço de Cardiologia do HCPA. Mestre em Ciências da Saúde: Cardiologia e Ciências Cardiovasculares pela UFRGS.

Márcio M. Boniatti (Intensivismo) Médico internista e intensivista. Professor do Mestrado em Saúde e Desenvolvimento Humano da UNILASALLE. Professor do Departamento de Medicina Interna da PUCRS. Médico intensivista do HCPA. Doutor em Clínica Médica pela UFRGS.

Marianne Schrader de Oliveira (Exames laboratoriais mais comuns) Farmacêutica-bioquímica. Gerente da Qualidade do Laboratório Endocrimeta de Análises Clínicas. Perita bioquímica cadastrada da Receita Federal. Mestre em Biologia Molecular e Celular pela UFRGS.

Marli Maria Knorst (Pneumologia) Médica pneumologista do Serviço de Pneumologia do HCPA. Professora titular do Departamento de Medicina Interna e do PPG em Ciências Pneumológicas da FAMED/UFRGS. Doutora em Medicina: Pneumologia pela Johannes Gutenberg-Universität Mainz, Alemanha.

Ricardo M. Xavier (Conceitos gerais em medicina laboratorial e Reumatologia) Médico reumatologista. Professor titular do Departamento de Medicina Interna da FAMED/UFRGS. Chefe do Serviço de Reumatologia do HCPA. Doutor em Imunologia pela Universidade de Shimane, Japão.

Roberto Rossatto (Neurologia) Médico neurologista e neurofisiologista contratado do HCPA. Médico neurologista e neurofisiologista do Hospital São José da Irmandade Santa Casa de Misericórdia de Porto Alegre (ISCMPA).

Vanessa Santos Cunha (Dermatologia) Médica dermatologista. Mestre e Doutora em Ciências Médicas pela UFRGS.

Adriano Nunes Kochi Médico cardiologista. Médico residente de Eletrofisiologia Invasiva do HCPA.

Afonso Luís Barth Farmacêutico-bioquímico. Professor titular do Departamento de Análises da Faculdade de Farmácia da UFRGS. Coordenador do Laboratório de Pesquisa em Resistência Bacteriana do Centro de Pesquisa Experimental do HCPA. Pesquisador nível 1B do CNPq. Especialista em Biotecnologia Moderna pela UFRGS. Doutor em Microbiologia Clínica pela Universidade de Londres, Inglaterra.

Airton Tetelbom Stein Médico de família e comunidade, epidemiologista. Professor titular de Saúde Coletiva da Universidade Federal de Ciências da Saúde de Porto Alegre (UFCSPA). Professor adjunto do PPG de Promoção de Saúde da Universidade Luterana do Brasil (Ulbra/Canoas). Coordenador do Núcleo de Avaliação de Tecnologias em Saúde (ATS) do Grupo Hospitalar Conceição (GHC). Doutor em Clínica Médica pela UFRGS.

Alex Pospich Cioffi Médico endocrinologista. Mestre em Ciências Médicas: Endocrinologia pela UFRGS. Doutorando em Ciências Médicas: Endocrinologia da UFRGS.

Alexandre de Araujo Médico contratado do Serviço de Gastrenterologia do HCPA. Especialista em Hepatologia pela Sociedade Brasileira de Hepatologia. Mestre e Doutor em Gastrenterologia/Hepatologia pela UFRGS.

Alexandre Luis Klamt Médico gastrenterologista contratado do Serviço de Gastrenterologia do HCPA.

Alice de M. Zelmanowicz Médica internista e oncologista clínica. Professora adjunta de Epidemiologia do Departamento de Saúde Coletiva da UFCSPA. Coordenadora do Centro de Prevenção do Câncer da ISCMPA. Mestre em Medicina: Ciências Médicas pela UFRGS. Doutora em Epidemiologia pela UFRGS.

Alíssia Cardoso da Silva Médica ginecologista e obstetra. Médica plantonista do Hospital Mãe de Deus. Mestranda em Ciências Médicas da UFRGS.

Ana Lúcia Letti Müller Médica ginecologista e obstetra. Membro integrante do Grupo Técnico da Saúde da Mulher da Secretaria Municipal de Saúde de Porto Alegre. Médica do Centro Obstétrico do HCPA. Doutora em Ciências Médicas: Medicina Fetal pela UFRGS.

Ana Luiza Maia Médica endocrinologista. Professora titular de Endocrinologia da FAMED/UFRGS. Doutora em Biologia Molecular pela Harvard Medical School e Universidade de São Paulo (USP).

Ana Paula Alegretti Farmacêutica-bioquímica. Chefe da Unidade de Diagnóstico Personalizado do Serviço de Patologia Clínica do HCPA. Especialista em Análises Clínicas pela Faculdade de Farmácia da UFRGS. Mestre e Doutora em Ciências Médicas pela UFRGS.

Ana Paula Avancini Caramori Médica dermatologista e internista.

Ana Paula Dornelles Manzoni Médica dermatologista. Professora convidada do Serviço de Dermatologia da UFCSPA. Mestre e Doutora em Ciências da Saúde: Saúde da Criança e do Adolescente pela UFRGS.

André Borsatto Zanella Médico endocrinologista. Doutorando em Ciências Médicas: Endocrinologia da UFRGS.

André Wajner Médico hospitalista. Preceptor da Residência de Clínica Médica do HNSC. Mestre em Epidemiologia pela UFRGS. Doutorando em Ciências Médicas: Cardiologia da UFRGS. *Fellow* em Epidemiologia pela Netherlands Institute for Health Sciences. Cofundador e atual diretor científico da Sociedade Brasileira de Medicina Hospitalar.

Andréia Biolo Médica cardiologista. Professora adjunta do Departamento de Medicina Interna da FAMED/UFRGS. Pesquisadora e Bolsista Produtividade em Pesquisa do CNPq. Mestre e Doutora em Cardiologia pela UFRGS.

Andrese Aline Gasparin Médica reumatologista. Mestre em Ciências Médicas pela UFRGS.

Andry Fiterman Costa Médico internista. Médico da Unidade Álvaro Alvim do HCPA. Médico colaborador do Programa de Residência Médica em Geriatria do HCPA. Mestre e Doutor em Cardiologia pela UFRGS.

Ângela Beatriz John Médica pneumologista do Serviço de Pneumologia do HCPA. Especialista em Endoscopia Respiratória e Medicina do Sono pela Associação Médica Brasileira (AMB). Mestre e Doutora em Pneumologia pela UFRGS.

Angélica Dal Pizzol Médica neurologista do Hospital Moinhos de Vento (HMV) e da ISCMPA. Mestre em Ciências Médicas pela UFRGS.

Angelina Dantas Costa Médica residente de Gastrenterologia do Hospital da Cidade de Passo Fundo.

Antonio Balbinotto Médico nefrologista. Médiso assistente do Serviço de Nefrologia do HCPA. Título de Especialista em Medicina Intensiva pela Associação de Medicina Intensiva Brasileira (AMIB). Mestre em Medicina pela UFRGS.

Arn Migowski Médico sanitarista e epidemiologista. Pesquisador do Instituto Nacional de Cardiologia (INC). Médico epidemiologista da Divisão de Detecção Precoce do Instituto Nacional de Câncer (INCA) e do Núcleo de Avaliação de Tecnologias em Saúde do INCA. Especialista em Saúde Pública pelo Instituto de Estudos em Saúde Coletiva da Universidade Federal do Rio de Janeiro (IESC-UFRJ). Mestre em Epidemiologia pelo Instituto de Medicina Social da Universidade do Estado do Rio de Janeiro (IMS-UERJ).

Artur F. Schumacher Schuh Médico neurologista do HCPA. Mestre em Ciências Médicas pela UFRGS. Doutor em Genética e Biologia Molecular pela UFRGS.

Beatriz D. Schaan Médica. Professora adjunta do Departamento de Medicina Interna da FAMED/UFRGS. Preceptora da Residência Médica em Endocrinologia do HCPA. Especialista em Endocrinologia e Metabologia. Mestre e Doutora em Clínica Médica pela UFRGS.

Brasil Silva Neto Médico urologista. Professor adjunto do Departamento de Cirurgia da FAMED/UFRGS. Chefe do Serviço de Urologia do HCPA. Mestre e Doutor em Medicina: Ciências Cirúrgicas pela UFRGS. Membro titular da Sociedade Brasileira de Urologia.

Candice F. Krumel Médica gastrenterologista. Professora do Curso de Medicina da Universidade de Santa Cruz do Sul (UNISC). Mestre em Promoção da Saúde pela UNISC.

Carlos Alberto Prompt Médico nefrologista. Professor do Departamento de Medicina Intensiva da FAMED/UFRGS. Mestre em Ciências da Saúde: Nefrologia pela UFRGS.

Carlos Fernando Francesconi Médico e pesquisador do HCPA. Professor titular da UFRGS. Chefe do Serviço de Gastrenterologia do HCPA. Doutor em Ciências da Saúde: Gastrenterologia e Hepatologia pela UFRGS.

Carolina da Fonte Pithan Médica hematologista e hemoterapeuta do HMV, do Hospital Materno-Infantil Presidente Vargas (HMIPV) e do HNSC. Preceptora do Programa de Residência Médica em Hematologia e Hemoterapia do HNSC. Consultora do Programa TelessaúdeRS da UFRGS. Mestre em Epidemiologia pela UFRGS.

Caroline Kaercher Kramer Médica endocrinologista. Professora assistente da Divisão de Endocrinologia da Universidade de Toronto. Clinician-Scientist do Mount Sinai Hospital de Toronto, Canadá. Doutora em Endocrinologia pela UFRGS.

Clarissa T. Habekost Médica neurologista. Especialista em Neurogenética pelo HCPA. Mestre em Genética pela UFRGS.

Claudia Hallal Alves Gazal Médica nutróloga contratada do HCPA. Especialista em Nutrologia Pediátrica pela Sociedade Brasileira de Pediatria (SBP). Doutora em Medicina: Saúde da Criança e Adolescência pela UFRGS.

Cristiane Seganfredo Weber Médica hematologista contratada do Serviço de Hematologia e Transplante de Medula Óssea do HCPA e do HMIPV. Mestre em Ciências Médicas pela UFRGS.

Cristiano Caetano Salazar Médico ginecologista e obstetra. Médico plantonista do Centro Obstétrico do HCPA. Especialista em Ginecologia e Obstetrícia pelo HCPA e pela FEBRASGO.

Cristina Antonini Arruda Médica gastrenterologista. Especialista em Endoscopia Digestiva pela Sociedade Brasileira de Endoscopia Digestiva (SOBED). Mestre em Ciências em Gastrenterologia pela UFRGS.

Cristina Flores Médica gastrenterologista. Coordenadora do Ambulatório de Doenças Inflamatórias Intestinais do HCPA. Membro titular do Grupo de Estudos da Doença Inflamatória Intestinal do Brasil (GEDIIB). Título de Especialista em Endoscopia Digestiva pela SOBED. Doutora em Gastrenterologia pela UFRGS.

Cristina Karohl Médica nefrologista. Professora adjunta do Departamento de Medicina Interna da FAMED/UFRGS. Mestre em Nefrologia pela UFRGS. Doutora em Nefrologia pela USP.

Cristina Netto Médica geneticista. Especialista em Genética Médica pela Sociedade Brasileira de Genética Médica (SBGM). Mestre e Doutora em Bioquímica pela UFRGS.

Daniela Vanessa Vettori Médica ginecologista e obstetra. Especialista em Ultrassonografia em Ginecologia e Obstetrícia pelo Colégio Brasileiro de Radiologia (CBR). Mestre em Ciências Médicas pela UFRGS.

Daniele Konzen Médica residente de Genética Médica do HCPA.

Danilo Cortozi Berton Médico pneumologista do Serviço de Pneumologia do HCPA. Professor adjunto do Departamento de Medicina Interna e do PPG em Ciências Pneumológicas da FAMED/UFRGS. Mestre em Ciências Pneumológicas pela UFRGS. Doutor em Ciências da Saúde: Pneumologia pela UNIFESP.

Dariane Castro Pereira Farmacêutica-bioquímica. Mestre em Medicina: Ciências Médicas pela UFRGS.

Deborah Beltrami Gomez Médica ginecologista e obstetra. Mestranda em Ciências da Saúde: Ginecologia e Obstetrícia da UFRGS.

Denise Rossato Silva Médica pneumologista. Professora adjunta da FAMED/UFRGS. Mestre e Doutora em Ciências Pneumológicas pela UFRGS.

Diego Rodrigues Falci Médico infectologista. Médico do Serviço de Infectologia do HCPA e do Controle de Infecção do HNSC. Mestre em Medicina: Ciências Médicas pela UFRGS. Doutor em Patologia pela UFCSPA.

Dimitris Varvaki Rados Médico internista e endocrinologista do HCPA. Preceptor do Programa de Residência Médica em Medicina Interna do HCPA. Teleconsultor do Programa TelessaúdeRS da UFRGS. Mestre em Ciências Médicas: Endocrinologia pela UFRGS.

Edimárlei Gonsales Valério Médica ginecologista e obstetra. Professora adjunta da FAMED/UFRGS. Título de Especialista em Ginecologia e Obstetrícia pela FEBRASGO. Mestre, Doutora e Pós-Doutora em Ginecologia e Obstetrícia pela UFRGS.

Eduardo Bardou Yunes Filho Médico internista e endocrinologista.

Eduardo Gehling Bertoldi Médico cardiologista. Professor assistente de Cardiologia da Faculdade de Medicina da Universidade Federal de Pelotas (UFPel). Título de Especialista em Cardiologia e Ecocardiografia pela Sociedade Brasileira de Cardiologia (SBC). Doutor em Cardiologia pela UFRGS.

Eduardo Pandolfi Passos Médico ginecologista e obstetra. Professor titular de Ginecologia e Obstetrícia da FAMED/UFRGS. Doutor em Ginecologia pela UNIFESP. Professor Livre-Docente em Ginecologia pela UNIFESP.

Fabiane Kumagai Lorenzini Médica internista e dermatologista. Preceptora do Ambulatório de Dermatologia da UFCSPA. MBA Executivo em Saúde pela Fundação Getúlio Vargas (FGV).

Fabiano Poswar Médico residente de Genética Médica do HCPA. Mestre em Ciências da Saúde pela Universidade Estadual de Montes Claros (UNIMONTES).

Fábio Munhoz Svartman Médico contratado dos Serviços de Pneumologia do Hospital de Clínicas e do HNSC de Porto Alegre. Especialista em Clínica Médica, Pneumologia e Endoscopia Respiratória pelo HCPA. Título de Especialista em Pneumologia pela Sociedade Brasileira de Pneumologia e Tisiologia (SBPT).

Fabíola Satler Médica endocrinologista do Serviço de Endocrinologia do HCPA. Especialista em Endocrinologia e Metabologia pela Sociedade Brasileira de Endocrinologia e Metabologia (SBEM). Doutora em Ciências Médicas: Endocrinologia pela UFRGS.

Fernando Rocha de Oliveira Médico ginecologista e obstetra do HCPA e do Hospital Sanatório Partenon. Mestre e Doutor em Ciências Médicas pela UFRGS.

Fernando S.Thomé Médico nefrologista do HCPA. Professor adjunto do Departamento de Medicina Interna da FAMED/UFRGS. *Fellow* na University of Toronto e na Université de Montréal, Canadá. Doutor em Nefrologia pela UFRGS.

Filippo Vairo Médico geneticista do HCPA. Especialista em Genética Médica pela SBGM e pela AMB. Mestre em Ciências Médicas: Medicina pela UFRGS. Doutor em Genética e Biologia Molecular pela UFRGS.

Flávia Gabe Beltrami Médica pneumologista do HCPA.

Flavo Beno Fernandes Médico hematologista do HMV e do Zanol Laboratório de Hematologia de Porto Algre. Especialista em Hematologia pela Associação Brasileira de Hematologia, Hemoterapia e Terapia Celular (ABHH) e em Patologia Clínica/Medicina Laboratorial pela Sociedade Brasileira de Patologia Clínica/Medicina Laboratorial (SBPC/ML).

Francisco Veríssimo Veronese Médico nefrologista. Professor adjunto do Departamento de Medicina Interna da FAMED/UFRGS. Chefe do Serviço de Nefrologia do HCPA. Pós-Doutor em Imunopatologia Renal pela Harvard University, Boston, EUA.

Frederico Soares Falcetta Médico residente de Cancerologia Clínica do HCPA.

Giancarlo Rezende Bessa Médico dermatologista. Professor do Curso de Medicina da ULBRA. Mestre em Patologia pela UFCSPA.

Guilherme Geib Médico oncologista do Serviço de Oncologia do HCPA e do Centro de Oncologia do HMV. Mestre em Epidemiologia pela UFRGS.

Guilherme Heiden Teló Médico internista, cardiologista e ecocardiografista do HMV. Especialista em Cardiologia e Ecocardiografia pela SBC. Mestre em Cardiologia e Ciências Cardiovasculares pela UFRGS.

Gustavo Gomes Thomé Médico nefrologista do Serviço de Nefrologia do HCPA e do Hospital Divina Providência.

Gustavo Peretti Rodini Médico ginecologista e obstetra. Preceptor da Residência Médica em Ginecologia do HNSC. Título de Especialista em Ginecologia e Obstetrícia pela FEBRASGO. Especialista em Videolaparoscopia e Histeroscopia pela FEBRASGO. Mestre em Medicina pela UFRGS.

Haley Calcagnotto Médico ginecologista e obstetra. Mestre em Medicina pela UFRGS. Professor da Faculdade de Medicina da Universidade de Caxias do Sul (UCS).

Helena von Eye Corleta Médica ginecologista especialista em Reprodução Humana. Professora titular do Departamento de Ginecologia e Obstetrícia da FAMED/UFRGS. Mestre em Tocoginecologia pela Faculdade de Medicina de Ribeirão Preto da USP. Doutora em Medicina pela Universidade Ludwig Maximilian de Munique, Alemanha.

Helenice P. Breyer Médica contratada do Serviço de Gatrenterologia do HCPA. Mestre em Gastrenterologia pela UFRGS.

Igor Gorski Benedetto Médico internista e pneumologista do Serviço de Pneumologia do HCPA.

Ismael Maguilnik Médico gastrenterologista. Professor do Departamento de Medicina Interna da FAMED/UFRGS. Chefe da Unidade de Endoscopia Digestiva do HCPA. Coordenador médico do Serviço de Endoscopia Digestiva do HMV. Mestre em Ciências da Saúde: Gastrenterologia e Hepatologia pela UFRGS.

Iuri Martin Goemann Médico internista. Médico residente de Endocrinologia do HCPA.

Ivan Sereno Montenegro Médico ginecologista. Médico contratado do Setor de Reprodução Assistida do Serviço de Ginecologia e Obstetrícia do HCPA. Especialista em Ginecologia e Obstetrícia pelo Hospital Universitário Pedro Ernesto (HUPE) da UERJ e pela AMB/FEBRASGO. Especialista em Reprodução Humana pelo HCPA/UFRGS. Mestre em Ciências da Saúde pela UFRGS. Doutorando em Ciências da Saúde: Ginecologia e Obstetrícia da UFRGS.

Jamile Abud Bióloga do Laboratório de Imunologia de Transplantes da ISCMPA. Mestre em Ciências Gastrenterológicas pela UFRGS. Doutoranda em Ciências Médicas da UFRGS.

Jean Carlos de Matos Médico ginecologista e obstetra do HCPA e do HMIPV. Mestre em Ciências Médicas: Ginecologia pela UFRGS.

Joana Ciocari Médica hematologista. Médica assistente da Unidade de Transplante de Medula Óssea do Paraná.

Joíza Lins Camargo Farmacêutica-bioquímica do Serviço de Endocrinologia do HCPA. Professora permanente do PPG em Ciências Médicas: Endocrinologia da UFRGS. Mestre em Bioquímica Clínica pela Universidade de Londres. Doutora em Ciências Médicas: Endocrinologia pela UFRGS.

José A. Sisson de Castro Médico endocrinologista. Doutor em Medicina Interna pela UFRGS. Pós-Doutor em Endocrinologia pela USP-Ribeirão Preto. Ex-professor associado da FAMED/UFRGS.

José Antônio Magalhães Médico ginecologista. Professor titular de Ginecologia e Obstetrícia da FAMED/UFRGS. Doutor em Ciências da Saúde: Ginecologia pela UNIFESP.

José Geraldo Lopes Ramos Professor titular de Ginecologia e Obstetrícia da FAMED/UFRGS. Diretor da FAMED/UFRGS.

José V. Morales Professor associado do Departamento de Medicina Interna da FAMED/UFRGS. Doutor em Ciências Médicas: Nefrologia pela UFRGS.

Kalina Lívia Lopes Carneiro Médica pediatra. Médica residente de Genética Médica do HCPA.

Leandro Bizarro Müller Médico gastrenterologista. Professor de Medicina da UNISC.

Lenise Valler Médica neurologista. Especialista em Neurologia Vascular pelo HMV.

Leo Sekine Médico hematologista do Instituto do Câncer Mãe de Deus. Médico hemoterapeuta contratado do HCPA e do HMIPV. Mestre em Epidemiologia pela UFRGS.

Letícia K. Schenato Bisch Médica dermatologista. Título de Especialista em Dermatologia da Sociedade Brasileira de Dermatologia (SBD). Mestre em Ciências Médicas pela UFRGS.

Letícia Schwerz Weinert Médica internista e endocrinologista. Professora da Faculdade de Medicina da Universidade Católica de Pelotas. Doutora em Ciências Médicas: Endocrinologia pela UFRGS.

Liana Farias Leiria Médica internista e endocrinologista. Especialista em Medicina Interna pela UFCSPA e em Endocrinologia pelo HCPA. Mestre em Cardiologia e Ciências Cardiovasculares pela UFRGS.

Lisandra Della Costa Rigoni Médica hematologista contratada do Serviço de Hematologia e Transplante de Medula Óssea do HCPA. Especialista em Transplante de Células-Tronco Hematopoéticas pelo HCPA. Mestre em Ciências Médicas pela UFRGS.

Lisia Martins Nudelmann-Lavinsky Médica dermatologista. Professora adjunta de Dermatologia da ULBRA. Mestre em Patologia pela UFCSPA.

Lucas Scotta Cabral Médico neurologista.

Luciana de Souza Nunes Farmacêutica. Professora adjunta da UNISC. Mestre em Biologia Molecular e Celular pela UFRGS. Doutora em Medicina: Ciência Médicas pela UFRGS. Pós-Doutoranda júnior do CNPq.

Luciana dos Santos Harlacher Médica gastrenterologista. Especialista em Endoscopia Digestiva pela SOBED.

Luciana Scotti Farmacêutica-bioquímica. Chefe da Unidade de Bioquímica Clínica do Serviço de Patologia Clínica do HCPA. Mestre em Ciências Biológicas: Bioquímica pelo Instituto de Biociências da UFRGS.

Luciana Verçoza Viana Médica endocrinologista. Médica contratada do Serviço de Nutrologia do HCPA. Especialista em Endocrinologia pela SBEM e em Nutrologia pela Associação Brasileira de Nutrologia (ABRAN). Mestre, Doutora e Pós-Doutora em Ciências Médicas: Endocrinologia pela UFRGS.

Luciano Z. Goldani Professor titular de Infectologia da FAMED/UFRGS. Mestre e Doutor em Ciências da Saúde: Clínica Médica pela USP.

Luís Beck da Silva Professor do PPG em Ciências Cardiovasculares da UFRGS. Doutor em Ciências Cardiovasculares pela UFRGS. *Fellow* em Insuficiência Cardíaca na University of Ottawa-ON, Canadá.

Luis Henrique Canani Médico endocrinologista do Serviço de Endocrinologia do HCPA. Professor associado do Departamento de Medicina Interna da FAMED/UFRGS. Doutor em Ciências Médicas: Endocrinologia pela UFRGS.

Luiz Felipe Gonçalves Médico nefrologista do Serviço de Nefrologia do HCPA. Professor adjunto do Departamento de Medicina Interna da FAMED/UFRGS.

Luiza Schuster Ferreira Médica residente de Infectologia do HCPA.

Marcelle Duarte Alves Médica infectologista do Serviço de Infectologia do HCPA. Médica assessora da Infectologia/Microbiologia do Laboratório Weinmann. Mestre em Ciências Médicas pela UFRGS.

Marcelle Portal Médica residente de Neurologia do HCPA.

Marcelo Basso Gazzana Médico pneumologista, endoscopista respiratório, internista e intensivista. Médico do Serviço de Pneumologia do HCPA. Chefe do Serviço de Pneumologia e Cirurgia Torácica do HMV. Mestre e Doutor em Ciências Pneumológicas pela UFRGS.

Maria Cristina Gomes Matos Médica endocrinologista. Título de Especialsta em Endocrinologia pela SBEM. Mestre e Doutora em Clínica Médica pela UFRGS.

Maria Lúcia da Rocha Oppermann Médica ginecologista e obstetra. Professora associada da FAMED/UFRGS e do PPG em Ciências da Saúde: Ginecologia e Obstetrícia da UFRGS. Coordenadora do Ambulatório de Diabetes e Gestação do HCPA. Doutora em Epidemiologia pela UFGRS.

Maria Luiza Brisolara Farmacêutica-bioquímica. Coordenadora do Comitê da Garantia da Qualidade do Serviço de Patologia Clínica do HCPA. MBA em Gestão em Saúde pela FGV.

Mariana Vargas Furtado Médica cardiologista. Médica contratada do Serviço de Cardiologia do HCPA. Pesquisadora do Instituto de Avaliação de Tecnologia em Saúde (IATS). Mestre e Doutora em Cardiologia e Ciências Cardiovasculares pela UFRGS.

Marilei Wolfart Farmacêutica-bioquímica. Chefe da Unidade Pré-Analítica do Serviço de Patologia Clínica do HCPA. Auditora do Sistema Nacional de Acreditação DICQ. Mestre em Ciências Médica pela UFRGS.

Mario Reis Alvares-da-Silva Médico hepatologista. *Councilor* da International Association for the Study of the Liver. Mestre e Doutor em Gastrenterologia pela UFRGS. Pós-Doutor em Transplante Hepático pela USP. Livre-Docente em Gastrenterologia Clínica pela USP.

Marlon Roberto Fiorentini Médico urologista. Mestre em Medicina: Ciências Cirúrgicas pela UFRGS.

Mateus Dornelles Severo Médico endocrinologista. Mestre em Ciências Médicas: Endocrinologia pela UFRGS. Doutorando em Ciências Médicas: Endocrinologia da UFRGS.

Matheus Truccolo Michalczuk Médico gastrenterologista do HCPA. Mestre em Ciências em Gastrenterologia e Hepatologia pela UFRGS.

Maurício Pimentel Médico eletrofisiologista cardíaco. Médico do Serviço de Cardiologia do HCPA e do HMV. Doutor em Ciências da Saúde: Cardiologia pela UFRGS.

Mauro A. Czepielewski Médico endocrinologista do Serviço de Endocrinologia do HCPA. Professor titular do Departamento de Medicina Interna e do PPG em Ciências Médicas: Endocrinologia da FAMED/UFRGS. Mestre e Doutor em Endocrinologia pela UNIFESP.

Miguel Gus Médico cardilogista do HCPA.

Milton Berger Professor de Urologia da UFRGS. Adjunto cirúrgico da Vice-Presidência Médica do HCPA. Doutor em Cirurgia: Urologia pela UFRGS.

Mirela Jobim de Azevedo Médica endocrinologista do Serviço de Endocrinologia e Chefe do Serviço de Nutrologia do HCPA. Professora titular do Departamento de Medicina Interna da FAMED/UFRGS. Doutora em Clínica Médica pela UFRGS. Livre-Docente em Endocrinologia pela Escola Paulista de Medicina (EPM) da UNIFESP.

Nicole Pamplona Bueno de Andrade Médica reumatologia contratada do HCPA. Mestranda em Medicina da UFRGS.

Patricia Ashton-Prolla Médica geneticista. Professora adjunta de Genética do Instituto de Biociências da UFRGS. Professora do Serviço de Genética Médica do HCPA. Coordenadora da Rede Brasileira de Câncer Hereditário. Doutora em Ciências: Bioquímica pela UFRGS. Membro titular da SBGM.

Paulo de Tarso Roth Dalcin Médico pneumologista. Professor titular do Departamento de Medicina Interna da FAMED/UFRGS. Coordenador do Programa para Controle da Tuberculose Hospitalar do HCPA. Mestre e Doutor em Ciências Pneumológicas pela UFRGS.

Paulo Naud Professor titular do Departamento de Ginecologia e Obstetrícia da FAMED/UFRGS. Coordenador do Projeto de *Screening*, Prevenção e Controle de Câncer de Colo do Útero do HCPA. Mestre e Doutor em Ginecologia e Obstetrícia pela UFRGS. *Chairman* do Comitê de Educação da International Federation of Cervical Pathology and Colposcopy (IFCPC), 2011-2014.

Rafael Aguiar Maciel Médico residente de Infectologia do HCPA.

Rafael Selbach Scheffel Médico internista e endocrinologista. Doutor em Ciências Médicas: Endocrinologia pela UFRGS.

Raquel Scherer de Fraga Médica gastrenterologista com atuação em hepatologia. Professora titular e coordenadora do Curso de Medicina da Faculdade Meridional (IMED). Preceptora do Programa de Residência Médica em Gastrenterologia da Universidade Federal da Fronteira Sul (UFFS) no Hospital da Cidade de Passo Fundo. Mestre e Doutora em Gastrenterologia pela UFRGS.

Renato Borges Fagundes Professor associado de Gastrenterologia do Departamento de Clínica Médica da Universidade Federal de Santa Maria (UFSM). Professor do PPG em Ciências em Gastrenterologia da UFRGS. Pesquisador associado do Upper Gastrointestinal Cancer Research Group (Grupo da Division of Cancer Epidemiology & Genetics do National Cancer Institute – National Institutes of Health). Mestre e Doutor em Ciências em Gastrenterologia e Hepatologia pela UFRGS. Pós-Doutor pelo National Cancer Institute, EUA.

Roberto Ceratti Manfro Médico. Professor titular da FAMED/UFRGS. Chefe da Unidade de Transplante Renal do HCPA. Mestre e Doutor em Ciências da Saúde: Nefrologia pela UFRGS. Pós-Doutor pela Harvard University, EUA.

Rosi Pereira Balbinotto Médica ginecologista e obstetra contratada do HCPA. Médica preceptora em Obstetrícia e Cirurgia Ginecológica do HCPA. Professora da Pós-Graduação em Cirurgia Ginecológica Minimamente Invasiva do HMV. Mestre em Cirurgia pela UFRGS.

Samanta Schneider Médica residente de Ginecologia e Obstetrícia do HCPA.

Samantha Pereira de Souza Gonçalves de Oliveira Médica internista e nefrologista do Serviço de Nefrologia do HCPA.

Sergio Gabriel Silva de Barros Professor titular de Medicina Interna, Gastrenterologia e Hepatologia da FAMED/UFRGS. Médico do Serviço de Diagnóstico e Tratamento das Doenças Digestivas (Gastrolab)/HMV. Mestre e Doutor em Ciências em Gastrenterologia pela UFRGS.

Sergio Henrique Loss Médico do Serviço de Nutrologia do HCPA. Coordenador da Comissão de Suporte Nutricional do HCPA. Especialista em Medicina Intensiva pela AMIB e em Nutrologia pela Sociedade Brasileira de Nutrição Parenteral e Enteral (SBNPE) e pela ABRAN. Mestre em Ciências Médicas pela UFRGS.

Sérgio Martins-Costa Médico ginecologista e obstetra. Professor associado do Departamento de Ginecologia e Obstetrícia da UFRGS. Chefe do Serviço de Ginecologia e Obstetrícia do HCPA. Mestre em Medicina: Nefrologia pela UFRGS. Doutor em Medicina: Gestação de Alto Risco pela UFRGS.

Stela Scaglioni Marini Médica gastrenterologista. Mestre em Ciências em Gastrenterologia pela UFRGS. Membro titular da SOBED.

Suzane C. Pribbernow Médica nefrologista do Serviço de Nefrologia do HCPA. Mestre em Ciências Médicas pela UFRGS.

Tania W. Furlanetto Médica internista e endocrinologista. Professora do PPG em Medicina: Ciências Médicas da UFRGS. Especialista e Mestre em Endocrinologia pela Pontifícia Universidade Católica do Rio de Janeiro (PUC-RJ). Doutora em Endocrinologia pela EPM-UNIFESP. Pós-Doutora em Endocrinologia pela Northwestern University, Chicago, EUA.

Tiago Antonio Tonietto Médico intensivista do HCPA e do HNSC. Título de Especialista em Medicina Intensiva pela AMIB.

Ticiana da Costa Rodrigues Médica endocrinologista. Professora adjunta da FAMED/UFRGS. Coordenadora do PPG em Ciências Médicas: Endocrinologia da UFRGS. Mestre e Doutora em Ciências Médicas: Endocrinologia pela UFRGS. Pós-Doutora pela University of Colorado, EUA.

Valentino Magno Médico ginecologista e obstetra. Professor adjunto da FAMED/UFRGS. Especialista em Oncologia Genital e Patologia Cervical pelo HCPA. Mestre e Doutor em Ciências Médicas pela UFRGS.

Vanessa K. Genro Médica ginecologista e obstetra. Médica contratada do HCPA. Doutora em Ciências Médicas pela UFRGS.

Verônica Verleine Hörbe Antunes Médica nefrologista contratada do Serviço de Nefrologia do HCPA. Mestre em Nefrologia pela UFRGS.

Victor Fernandes Santos Rodrigues Médico internista. Médico residente de Gastrenterologia do HCPA.

Walter Escouto Machado Médico anestesiologista.

PREFÁCIO

A 3ª edição do livro *Laboratório na prática clínica: consulta rápida* é uma grata realidade. Essa nova edição, extensamente revisada e atualizada, mantém o seu conteúdo apresentado de forma prática e didática, de modo a ser fiel ao objetivo do livro, ou seja, facilitar a busca de informações no cenário complexo da medicina e, particularmente, da medicina laboratorial. Para isso, na Parte I, o livro, reúne informações gerais sobre medicina laboratorial úteis para o profissional da saúde, incluindo uma visão sobre o laboratório moderno de análises clínicas e sua relação com o médico. Além disso, nesta Parte são apresentadas noções sobre as principais técnicas laboratoriais e sobre a interpretação dos resultados dos testes. A Parte II, incrementada com uma nova seção sobre dermatologia, abrange o uso dos testes laboratoriais na investigação das principais situações clínicas das diversas especialidades, contando com casos clínicos ilustrativos e atualizados que representam situações reais da prática médica e que mostram como o laboratório pode auxiliar na resolução diagnóstica dos problemas dos pacientes, enfatizando, assim, a importância da racionalização da investigação laboratorial. A partir disso e também das informações apresentadas, o caso clínico é retomado no final do capítulo, com uma descrição sobre seu desfecho clínico com base na orientação da investigação laboratorial.

A Parte III, amplamente atualizada e com novos testes laboratoriais, destina-se aos exames específicos, os quais são apresentados em ordem alfabética para facilitar a localização das informações. Para cada teste são indicados outros nomes pelo qual é conhecido, valores de referência, definição, interpretação, tipo de amostra, método, interferentes e como deve ser feito o preparo do paciente.

Para finalizar, queremos expressar nosso agradecimento aos Coordenadores de Seção, pela inestimável colaboração na produção desta obra, e às Dras. Marianne Schrader de Oliveira e Dariane Castro Pereira, pela revisão dos valores de referência apresentados ao longo de todo o livro.

Os Organizadores

SUMÁRIO

PARTE I: CONCEITOS GERAIS EM MEDICINA LABORATORIAL
Coord.: Ricardo M. Xavier

1 O MÉDICO E O LABORATÓRIO 1
Ricardo M. Xavier, Elvino Barros

2 COLETA DE MATERIAL BIOLÓGICO: PRINCÍPIOS E TÉCNICAS 12
Marilei Wolfart

3 CONTROLE DE QUALIDADE EM ANÁLISES CLÍNICAS 29
Maria Luiza Brisolara

4 PRINCIPAIS MÉTODOS APLICADOS NO LABORATÓRIO DE ANÁLISES CLÍNICAS 42
Luciana de Souza Nunes, Ana Paula Alegretti, Afonso Luís Barth, Joíza Lins Camargo

5 INTERPRETAÇÃO DE EXAMES LABORATORIAIS 64
Airton Tetelbom Stein, André Wajner, Alice de M. Zelmanowicz, Arn Migowski

6 MONITORIZAÇÃO TERAPÊUTICA DE FÁRMACOS 79
Joíza Lins Camargo, Elvino Barros

7 FATORES INTERFERENTES EM ANÁLISES CLÍNICAS 86
Jamile Abud, José Miguel Dora, Luciana Scotti

8 BIOSSEGURANÇA E RISCOS BIOLÓGICOS 94
Marilei Wolfart

PARTE II: AVALIAÇÃO LABORATORIAL ORIENTADA CONFORME A CONDIÇÃO CLÍNICA

Seção 1: Cardiologia
Coord.: Livia Adams Goldraich

9 ARRITMIAS 105
Adriano Nunes Kochi, Maurício Pimentel

10 CARDIOPATIA ISQUÊMICA 108
Guilherme Heiden Teló, Mariana Vargas Furtado

11 DISLIPIDEMIAS 112
Andry Fiterman Costa

12 HIPERTENSÃO ARTERIAL SISTÊMICA 122
Miguel Gus

13 INSUFICIÊNCIA CARDÍACA 127
Livia Adams Goldraich, Andréia Biolo

14 MIOCARDITE 134
Eduardo Gehling Bertoldi, Livia Adams Goldraich, Luís Beck da Silva

15 PERICARDITES E DERRAME PERICÁRDICO 140
Mariana Vargas Furtado

Seção 2: Dermatologia
Coord.: Vanessa Santos Cunha

16 ALOPECIA E EFLÚVIO 145
Vanessa Santos Cunha, Ana Paula Avancini Caramori

17 URTICÁRIA 152
Giancarlo Rezende Bessa, Lisia Martins Nudelmann-Lavinsky

#	Título	Página
18	**PRURIDO**	159
	Vanessa Santos Cunha, Letícia K. Schenato Bisch	
19	**VITILIGO**	164
	Ana Paula Dornelles Manzoni, Fabiane Kumagai Lorenzini	

Seção 3: Endocrinologia 171
Coord.: José Miguel Dora

#	Título	Página
20	**AMENORREIA**	171
	Liana Farias Leiria, Fabíola Satler, Maria Cristina Gomes Matos	
21	**BAIXA ESTATURA**	176
	Letícia Schwerz Weinert, Ticiana da Costa Rodrigues, Mauro A. Czepielewski	
22	**DIABETES MELITO**	182
	Rafael Selbach Scheffel, Luis Henrique Canani, Beatriz D. Schaan	
23	**FEOCROMOCITOMA**	188
	Iuri Martin Goemann, Caroline Kaercher Kramer, Beatriz D. Schaan	
24	**HIPERALDOSTERONISMO PRIMÁRIO**	193
	Dimitris Varvaki Rados, Alex Pospich Cioffi, Beatriz D. Schaan	
25	**HIPERCALCEMIA**	202
	Letícia Schwerz Weinert, José A. Sisson de Castro	
26	**HIPERTIROIDISMO**	207
	José Miguel Dora, Walter Escouto Machado, Ana Luiza Maia	
27	**HIPOCALCEMIA**	211
	Rafael Selbach Scheffel, Eduardo Bardou Yunes Filho, Tania W. Furlanetto	
28	**HIPOTIROIDISMO**	216
	André Borsatto Zanella, José Miguel Dora, Ana Luiza Maia	
29	**HIRSUTISMO**	219
	Fabíola Satler, Maria Cristina Gomes Matos	
30	**INSUFICIÊNCIA SUPRARRENAL**	225
	Dimitris Varvaki Rados, Liana Farias Leiria, Mauro A. Czepielewski	
31	**OSTEOPOROSE**	230
	André Borsatto Zanella, José Miguel Dora, José A. Sisson de Castro	
32	**SÍNDROME DE CUSHING**	235
	Dimitris Varvaki Rados, Mateus Dornelles Severo, Mauro A. Czepielewski	
33	**AVALIAÇÃO NUTRICIONAL**	240
	Luciana Verçoza Viana, Claudia Hallal Alves Gazal, Sergio Henrique Loss, Mirela Jobim de Azevedo	

Seção 4: Gastrenterologia
Coord.: Antônio de Barros Lopes

#	Título	Página
34	**ALTERAÇÃO DE AMINOTRANSFERASES, FOSFATASE ALCALINA E γ-GLUTAMILTRANSFERASE**	251
	Victor Fernandes Santos Rodrigues, Cristina Antonini Arruda, Matheus Truccolo Michalczuk	
35	**ASCITE**	259
	Alexandre de Araujo, Mario Reis Alvares-da-Silva	
36	**CIRROSE E COMPLICAÇÕES**	266
	Raquel Scherer de Fraga, Angelina Dantas Costa	
37	**DIARREIA AGUDA**	276
	Antônio de Barros Lopes, Cristina Flores, Luciana dos Santos Harlacher	
38	**DIARREIA CRÔNICA**	285
	Cristina Flores, Luciana dos Santos Harlacher, Antônio de Barros Lopes, Carlos Fernando Francesconi	
39	**DOENÇA ULCEROSA PÉPTICA**	292
	Leandro Bizarro Müller, Renato Borges Fagundes	
40	**HEPATITES VIRAIS**	297
	Antônio de Barros Lopes, Alexandre de Araujo	
41	**ICTERÍCIA**	308
	Alexandre Luis Klamt, Sergio Gabriel Silva de Barros	
42	**PANCREATITE AGUDA**	312
	Candice F. Krumel, Helenice P. Breyer, Ismael Maguilnik	
43	**PANCREATITE CRÔNICA**	320
	Stela Scaglioni Marini, Helenice P. Breyer, Ismael Maguilnik	

Seção 5: Genética
Coord.: Carolina Fischinger Moura de Souza

44 DIAGNÓSTICO PRÉ-NATAL 325
Kalina Lívia Lopes Carneiro, Filippo Vairo,
Carolina Fischinger Moura de Souza

45 ERROS INATOS DO METABOLISMO 331
Fabiano Poswar, Filippo Vairo,
Carolina Fischinger Moura de Souza

46 TRIAGEM NEONATAL/ TESTE DO PEZINHO 341
Daniele Konzen,
Carolina Fischinger Moura de Souza, Filippo Vairo

Seção 6: Ginecologia e Obstetrícia
Coord.: Janete Vettorazzi

47 ASSISTÊNCIA PRÉ-NATAL 349
Janete Vettorazzi, Cristiano Caetano Salazar,
Edimárlei Gonsales Valério

48 AVALIAÇÃO DA MATURIDADE PULMONAR 355
José Antônio Magalhães, Ana Lúcia Letti Müller,
Janete Vettorazzi

49 DIABETES MELITO GESTACIONAL 363
Daniela Vanessa Vettori, Vanessa K. Genro,
Maria Lúcia da Rocha Oppermann

50 DIAGNÓSTICO DE SANGRAMENTO UTERINO ANORMAL 368
Gustavo Peretti Rodini, Rosi Pereira Balbinotto,
Haley Calcagnotto, Helena Von Eye Corleta

51 DOENÇA HIPERTENSIVA NA GESTAÇÃO 375
Janete Vettorazzi, Edimárlei Gonsales Valério,
José Geraldo Lopes Ramos, Sérgio Martins-Costa

52 INFERTILIDADE FEMININA 379
Deborah Beltrami Gomez, Ivan Sereno Montenegro,
Eduardo Pandolfi Passos

53 PATOLOGIA CERVICAL E PAPILOMAVÍRUS HUMANO 384
Paulo Naud, Jean Carlos de Matos,
Valentino Magno

54 AVALIAÇÃO HEPÁTICA NA GESTAÇÃO 392
Edimárlei Gonsales Valério,
Samanta Schneider, Janete Vettorazzi

55 INFECÇÕES NA GESTAÇÃO 397
Edimárlei Gonsales Valério,
Fernando Rocha de Oliveira,
Janete Vettorazzi, José Antônio Magalhães

56 ALTERAÇÕES LABORATORIAIS NA GESTAÇÃO 403
Cristiano Caetano Salazar,
Alíssia Cardoso da Silva, Gustavo Faulhaber

Seção 7: Hematologia
Coord.: Gustavo Faulhaber

57 ANEMIAS 409
Joana Ciocari, Cristiane Seganfredo Weber,
Gustavo Faulhaber

58 COAGULOPATIAS 414
Carolina da Fonte Pithan, Flavo Beno Fernandes

59 DISCRASIAS PLASMOCITÁRIAS 419
Lisandra Della Costa Rigoni,
Cristiane Seganfredo Weber

60 NEOPLASIAS MIELOPROLIFERATIVAS 424
Leo Sekine

61 LEUCEMIAS 433
Leo Sekine

62 LEUCOPENIAS 443
Cristiane Seganfredo Weber, Gustavo Faulhaber

63 TROMBOCITOPENIAS 448
Cristiane Seganfredo Weber, Gustavo Faulhaber

64 TROMBOFILIAS 452
Carolina da Fonte Pithan,
Flavo Beno Fernandes

Seção 8: Infectologia
Coord.: Alexandre P. Zavascki

65 ENDOCARDITE INFECCIOSA 459
Livia Adams Goldraich, Marcelle Duarte Alves

66 DOENÇAS SEXUALMENTE TRANSMISSÍVEIS 465
Alexandre P. Zavascki, Marcelle Duarte Alves,
Rafael Aguiar Maciel, Luiza Schuster Ferreira

67 INFECÇÃO PELO HIV 471
Diego Rodrigues Falci, Luciano Z. Goldani

SUMÁRIO

68 PRINCIPAIS DOENÇAS OPORTUNISTAS 477
Rafael Aguiar Maciel, Luiza Schuster Ferreira, Diego Rodrigues Falci

Seção 9: Intensivismo
Coord.: Márcio M. Boniatti

69 CHOQUE SÉPTICO 483
Márcio M. Boniatti, Tiago Antonio Tonietto

Seção 10: Nefrologia
Coord.: Elvino Barros

70 AVALIAÇÃO DA FUNÇÃO RENAL 489
Cristina Karohl, Elvino Barros, Fernando S. Thomé, Francisco Veríssimo Veronese

71 DISTÚRBIOS HIDRELETROLÍTICOS 498
Fernando S. Thomé, Gustavo Gomes Thomé, Verônica Verleine Hörbe Antunes, Elvino Barros

72 DISNATREMIAS 506
Fernando S. Thomé, Gustavo Gomes Thomé, Verônica Verleine Hörbe Antunes, Elvino Barros

73 DISTÚRBIOS ACIDOBÁSICOS 518
Fernando S. Thomé, Verônica Verleine Hörbe Antunes, Gustavo Gomes Thomé, Elvino Barros

74 INFECÇÃO URINÁRIA 534
Elvino Barros, Cristina Karohl, Francisco Veríssimo Veronese

75 INSUFICIÊNCIA RENAL AGUDA 541
Gustavo Gomes Thomé, Fernando S. Thomé, Verônica Verleine Hörbe Antunes, Elvino Barros, Antonio Balbinotto

76 DOENÇA RENAL CRÔNICA 551
Suzane C. Pribbernow, Carlos Alberto Prompt, Fernando S. Thomé, Cristina Karohl

77 NEFROLITÍASE 557
Elvino Barros, Francisco Veríssimo Veronese

78 REJEIÇÃO NO TRANSPLANTE RENAL 564
Roberto Ceratti Manfro, Luiz Felipe Gonçalves

79 SÍNDROME NEFRÓTICA 569
José V. Morales, Elvino Barros, Francisco Veríssimo Veronese

80 SÍNDROME NEFRÍTICA 579
José V. Morales, Francisco Veríssimo Veronese, Elvino Barros

81 TUBULOPATIAS 583
Elvino Barros, Gustavo Gomes Thomé, Samantha Pereira de Souza Gonçalves de Oliveira, Fernando S. Thomé

Seção 11: Neurologia
Coord.: Roberto Rossatto

82 CRISE EPILÉPTICA 595
Lenise Valler

83 DEMÊNCIA 601
Lenise Valler

84 DISTÚRBIOS DO MOVIMENTO 607
Artur F. Schumacher Schuh, Roberto Rossatto

85 DOENÇAS CEREBROVASCULARES 610
Lucas Scotta Cabral

86 DOENÇAS DA TRANSMISSÃO NEUROMUSCULAR 616
Lucas Scotta Cabral, Roberto Rossatto

87 DOENÇAS DESMIELINIZANTES/ ESCLEROSE MÚLTIPLA 621
Roberto Rossatto, Clarissa T. Habekost, Marcelle Portal

88 INFECÇÕES DO SISTEMA NERVOSO CENTRAL 625
Angélica Dal Pizzol, Roberto Rossatto

89 NEUROPATIAS PERIFÉRICAS 632
Angélica Dal Pizzol, Lucas Scotta Cabral, Roberto Rossatto

90 SÍNDROMES PARANEOPLÁSICAS DO SISTEMA NERVOSO 638
Lucas Scotta Cabral, Roberto Rossatto

Seção 12: Oncologia
Coord.: Gustavo Vasconcelos Alves

91 AVALIAÇÃO DO RISCO HEREDITÁRIO DE CÂNCER DE MAMA E DE CÂNCER COLORRETAL 645
Cristina Netto, Patricia Ashton-Prolla

92 MARCADORES TUMORAIS 655
Guilherme Geib, Frederico Soares Falcetta, Gustavo Vasconcelos Alves

Seção 13: Pneumologia
Coord.: Marli Maria Knorst

93 BRONQUIECTASIAS E FIBROSE CÍSTICA NO ADULTO 673
Flávia Gabe Beltrami, Denise Rossato Silva, Marcelo Basso Gazzana, Paulo de Tarso Roth Dalcin

94 DERRAME PLEURAL 685
Fábio Munhoz Svartman, Ângela Beatriz John

95 DOENÇA PULMONAR OBSTRUTIVA CRÔNICA 693
Marli Maria Knorst, Danilo Cortozi Berton, Ângela Beatriz John

96 DOENÇAS PULMONARES PARENQUIMATOSAS DIFUSAS 700
Marcelo Basso Gazzana, Denise Rossato Silva, Danilo Cortozi Berton

97 HIPERTENSÃO PULMONAR 714
Marcelo Basso Gazzana, Marli Maria Knorst

98 PNEUMONIA COMUNITÁRIA E HOSPITALAR 729
Fábio Munhoz Svartman, Marcelo Basso Gazzana

99 TROMBOEMBOLIA PULMONAR 740
Marcelo Basso Gazzana, Igor Gorski Benedetto, Marli Maria Knorst

100 TUBERCULOSE 760
Denise Rossato Silva, Marcelo Basso Gazzana, Paulo de Tarso Roth Dalcin

Seção 14: Reumatologia
Coord.: Ricardo M. Xavier

101 ARTROPATIAS 771
Andrese Aline Gasparin, Nicole Pamplona Bueno de Andrade, Ricardo M. Xavier

102 DOENÇAS DIFUSAS DO TECIDO CONECTIVO 777
Andrese Aline Gasparin, Nicole Pamplona Bueno de Andrade, Ricardo M. Xavier

103 SÍNDROME DO ANTICORPO ANTIFOSFOLIPÍDEO 782
Andrese Aline Gasparin, Nicole Pamplona Bueno de Andrade, Ricardo M. Xavier

104 VASCULITES 785
Andrese Aline Gasparin, Nicole Pamplona Bueno de Andrade, Ricardo M. Xavier

Seção 15: Urologia
Coord.: Gustavo Schroeder

105 DISFUNÇÃO ERÉTIL 789
Gustavo Schroeder, Brasil Silva Neto

106 INFERTILIDADE MASCULINA 794
Marlon Roberto Fiorentini, Milton Berger

PARTE III: EXAMES LABORATORIAIS MAIS COMUNS
Coord.: Marianne Schrader de Oliveira

107 EXAMES LABORATORIAIS MAIS COMUNS 803
Marianne Schrader de Oliveira, Dariane Castro Pereira, Filippo Vairo, Carolina Fischinger Moura de Souza, José Miguel Dora, Elvino Barros

ÍNDICE 1013

PARTE I

CONCEITOS GERAIS EM MEDICINA LABORATORIAL

CAPÍTULO 1
O MÉDICO E O LABORATÓRIO

RICARDO M. XAVIER
ELVINO BARROS

Os testes laboratoriais são parte importante na prática médica. Apesar do consagrado adágio de que "a clínica é soberana", a contribuição das informações oriundas do laboratório clínico na tomada de decisões nunca foi tão importante como neste momento. Certamente continuará a crescer de maneira acentuada, em um futuro próximo, com a incorporação de novos testes, especialmente nas áreas da biologia celular e molecular.

No entanto, tem-se observado um aumento exagerado na solicitação de exames laboratoriais, que são pedidos, com frequência, sem uma justificativa razoável, muitas vezes pela falta de tempo do médico para realizar uma boa anamnese e um exame físico adequado de seus pacientes. Portanto, um número elevado de exames é realizado diariamente para suprir as imperfeições do atendimento médico, decorrentes das incapacidades técnicas de quem o efetua, ou do modo apressado e displicente como é realizado. A falta de informações clínicas adequadas e de um raciocínio diagnóstico bem estruturado – dois instrumentos fundamentais para o diagnóstico e para a tomada de decisão – subverte a ordem hierárquica natural das relações que regem a atividade diagnóstica, ou seja, os exames transformam-se em um meio para o médico formular – em vez de verificar – suas hipóteses diagnósticas. O ato médico fica, dessa forma, refém da tecnologia, e sua participação no diagnóstico de condições mais complexas se resume a selecionar exames complementares para rastrear doenças.

É relativamente comum, após uma investigação exaustiva, serem encontrados exames com resultados normais, atribuindo-se os sintomas, nesses casos, a uma causa mental ou psicossomática. Quando esses mesmos exames apresentam algum "resultado anormal", o que é tanto mais provável quanto maior for o número de testes solicitados, independentemente da presença ou não de doença, seguem-se intervenções diagnósticas mais invasivas e onerosas. Assim, é importante que o médico tenha tempo suficiente e tranquilidade para a realização de uma boa anamnese e de um exame físico detalhado, para elaborar as suas hipóteses diagnósticas e solicitar exames de forma racional para cada caso.

INDICAÇÕES DE EXAMES LABORATORIAIS

Para gerar informação útil, um teste laboratorial precisa ser solicitado com um objetivo clínico específico (Quadro 1.1). O clínico relaciona cada um desses objetivos buscando informações por meio do conhecimento fisiopatológico da doença ou das doenças em questão (Quadro 1.2).

Além dos motivos espúrios de solicitação de exames, quando não há preocupação com os interesses do paciente (p. ex., motivação econômica, investigação científica sem consentimento, hábito, facilidade de solicitação, frustração de não saber mais o que fazer ou intenção de iludir o paciente de que este estaria recebendo uma atenção médica melhor), as principais indicações de exames complementares são as seguintes:

- **Diagnóstico** – A ideia é testar as hipóteses e as questões específicas levantadas após a anamnese e o exame físico. O exame ajuda a detectar, a confirmar, a documentar ou a excluir uma determinada doença.
- **Monitorização** – A intenção é medir a progressão ou regressão de uma doença, a resposta ao tratamento ou os níveis de um fármaco no organismo.
- **Prognóstico** – Definido pela presença de determinado marcador ou pelo seu maior ou menor grau de anormalidade.
- **Rastreamento** – A utilização dos exames como medida de diagnóstico precoce ou preventivo é cada vez mais frequente e deverá ser ainda mais

QUADRO 1.1 ▸ OBJETIVOS DO ATENDIMENTO MÉDICO

- Detectar e quantificar risco futuro de doença
- Detectar doenças subclínicas
- Estabelecer e excluir diagnósticos
- Avaliar a gravidade da doença e definir prognósticos
- Selecionar a terapia adequada
- Monitorizar a evolução da doença e a resposta terapêutica

QUADRO 1.2 ▸ NECESSIDADES CLÍNICAS DE INFORMAÇÃO

- Avaliar a função de um órgão
- Avaliar a atividade metabólica
- Avaliar o estado nutricional
- Detectar e monitorar neoplasias
- Detectar e quantificar dano tissular
- Detectar e identificar doenças genéticas
- Detectar e identificar doenças imunológicas
- Detectar e identificar agentes infecciosos
- Detectar e identificar elementos intoxicantes e venenos
- Monitorizar agentes terapêuticos

importante com os testes com base em ácidos nucleicos (biologia molecular, medicina genômica). Tendo em vista o risco elevado de resultados falso-positivos (devido à baixa probabilidade pré-teste), o potencial impacto emocional (diagnóstico precoce de doença sem tratamento efetivo) e o uso inadequado dessa informação por empresas de seguro, a solicitação de exames para rastreamento é um tópico complexo, com múltiplos aspectos éticos que vêm sendo bastante discutidos.

- **Definição de condições basais para futuras comparações** (após período de tempo ou intervenção terapêutica).
- **Tranquilização do paciente** – Até o momento, não há comprovação de que ocorra um efeito favorável nesse sentido. Deve-se pesar o risco do aumento da ansiedade diante de um resultado falso-positivo.
- **Solicitação do paciente** – Atualmente, o paciente tem à sua disposição uma quantidade enorme de informações científicas, por meio de livros, da imprensa e, principalmente, dos meios eletrônicos em constante expansão. Já é possível, em várias situações, o próprio paciente solicitar muitos dos seus exames e, com eles em mãos, consultar o seu médico. Este deverá analisar tais exames e definir o diagnóstico e o tratamento mais adequados, ou solicitar novos exames com essa finalidade, pois cabe ao médico a decisão final. O princípio ético de autonomia confere ao paciente o direito de requerer um exame ou uma terapia, mas esse direito deve ser considerado pelo médico diante de outros princípios éticos, como o da beneficência e não maleficência. Nos Estados Unidos, sistemas de autossolicitação de exames pelos pacientes estão se tornando bastante populares.

SEQUÊNCIA DE SOLICITAÇÃO DE EXAMES ▶

A ordem em que os exames devem ser solicitados depende da situação clínica. Os casos de urgência exigem que o teste de maior capacidade de definição seja utilizado primeiro, mesmo que tenha maior risco ou custo. Quando não houver urgência, procedimentos com menor alcance e menor risco podem ser solicitados primeiro. Muitas vezes, fatores logísticos, como tempo de realização do exame, comodidade, necessidade de velocidade para definir alta hospitalar mais precoce ou listas de espera, também participam da decisão. A ordem mais comumente seguida é a seguinte:

- Do menor para o de maior custo;
- Do menor para o de maior risco;
- Do mais simples para o mais complexo.

Deve-se sempre tentar realizar o exame mais eficiente, ou seja, de maior sensibilidade, especificidade, valor preditivo e rapidez no resultado. Uma tendência futura é os laboratórios passarem a realizar testes reflexos (um segundo teste ou mais testes são feitos automaticamente, dependendo de um resultado anterior) e algoritmos diagnósticos. Esses podem ser cada vez mais complexos, empregando tecnologias de informação cada vez mais sofisticadas, que integram as mais variadas informações disponíveis do paciente para assistir na interpretação dos resultados.

MEDICINA LABORATORIAL BASEADA EM EVIDÊNCIAS E EFETIVIDADE CLÍNICA ▶

Na busca de evidências na literatura sobre o desempenho dos testes diagnósticos para definir sua utilidade clínica, deve-se reconhecer a existência de diversos elementos, todos eles importantes para a tomada de decisão nos diversos níveis de atenção à saúde (ver também Cap. 5, Interpretação de exames laboratoriais).

DESEMPENHO TÉCNICO ▶ A base de qualquer evidência é o desempenho técnico do teste. Além de precisão, acurácia (exatidão), linearidade (faixa de valores mensuráveis e interferentes), os fatores de variabilidade pré-analíticos (coleta, variabilidade biológica e estabilidade da amostra) também são importantes, pois podem limitar o benefício do teste na rotina (p. ex., variabilidade biológica dos marcadores do metabolismo ósseo).

DESEMPENHO DIAGNÓSTICO ▶ Sensibilidade e especificidade são características próprias do teste e, portanto, de maior interesse para o profissional de laboratório. O valor preditivo positivo (VPP) e negativo (VPN) e a razão de verossimilhança (LR, do inglês *likelihood ratio*) são características de desempenho diagnóstico que levam em consideração a prevalência da doença na população em estudo (probabilidade pré-teste) e, portanto, de maior interesse para o clínico. Alguns indicadores, como o número necessário para diagnosticar (NND) e a curva ROC (do inglês *receiver operating characteristic*), permitem uma comparação de desempenho entre os testes e ajudam a incluir implicações financeiras no processo de decisão.

BENEFÍCIO CLÍNICO ▶ O impacto ou benefício clínico do teste é a evidência mais difícil de encontrar na literatura, que está concentrada nos desempenhos técnico e diagnóstico. O impacto clínico pode ser dividido no efeito que o uso do teste terá:

- Na estratégia diagnóstica (melhora do desempenho diagnóstico);
- Na estratégia terapêutica (uso e otimização de terapia, evitação de complicações);
- No desfecho clínico (consequência dos itens anteriores).

BENEFÍCIO OPERACIONAL ▶ O uso de um teste diagnóstico pode, além do impacto clínico, ter um impacto operacional. O benefício operacional pode ser a diminuição do tempo de internação ou da necessidade de recursos humanos e, ainda, a redução na utilização de outros recursos de saúde.

BENEFÍCIO ECONÔMICO ▶ A avaliação de efetividade econômica ainda é um instrumento não bem estabelecido na área de assistência à saúde. No entanto, trata-se de uma necessidade premente ao decidir-se sobre um novo teste que é mais caro do que o já em uso e nos processos de decisão em termos de alocação de recursos.

A avaliação da efetividade do laboratório clínico e de sua contribuição para os desfechos clínicos tem sido matéria de crescentes discussões na literatura. A solicitação e a interpretação correta dos testes laboratoriais, dentro de uma visão centrada no paciente, melhoram os desfechos clínicos e, por isso, também têm impacto positivo nos custos globais da assistência à saúde. Ainda se faz necessária uma definição mais acurada de indicadores para quantificar a eficiência desses testes, ou seja, da relação custo/efetividade favorável. É importante que o clínico tenha ciência do questionamento sobre o impacto que a informação oriunda da solicitação de um determinado teste terá no desfecho clínico do seu paciente, maximizando, dessa forma, o aproveitamento dos recursos de saúde.

FONTES DE VARIABILIDADE NOS RESULTADOS ▶

A interpretação correta da informação, ou seja, o ato de discernir o significado e a importância do resultado de um determinado teste laboratorial no contexto da questão médica ou hipótese que desencadeou o pedido é a etapa final e mais crítica de uma série de eventos complexos que pode ser conhecida como o "ciclo do exame" (Figura 1.1). Além do conhecimento sobre a interpretação de cada exame, reconhecer as etapas mais críticas do ciclo do exame e averiguar o que os laboratórios têm feito para diminuir a variabilidade desses diversos processos permitem uma correta avaliação da qualidade da informação obtida. Portanto, não há dúvida de que uma relação estreita entre clínico e laboratório é o ponto-chave.

No momento em que se solicita um teste laboratorial para avaliação complementar do paciente, o médico espera que todos os eventos relacionados à realização dos testes ocorram de maneira correta, ou seja, sem erros. Assim, a interação entre clínico e laboratório estaria livre de fatores de confusão

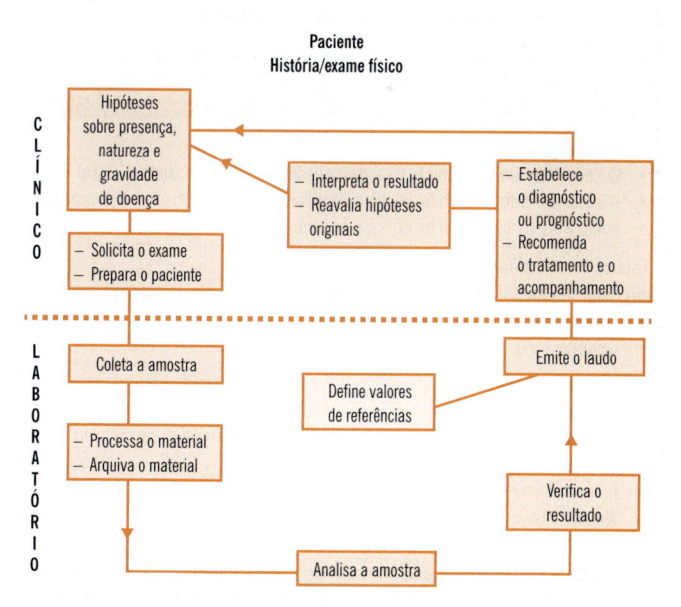

FIGURA 1.1 ▶ CICLO DO EXAME.

ou desentendimento em relação ao resultado do teste. Contudo, na prática, todas as etapas desse ciclo de eventos podem sofrer a influência de fatores de variabilidade com potencial impacto na validade da informação gerada, os quais devem ser bem conhecidos pelo clínico.

Ao contrário do que muitos médicos pensam (e muitos pacientes também), com muita frequência esses fatores de erro não dizem respeito ao laboratório clínico, mas remetem a fatores próprios do paciente, como a variabilidade biológica de um determinado analito (Quadro 1.3) (ver também Cap. 7, Fatores interferentes em análises clínicas).

Outros fatores de variabilidade são derivados do próprio médico, como preparação imprópria do paciente antes do exame (p. ex., anticoagulação antes da dosagem de proteínas C e S, dosagem de triglicérides sem jejum adequado) ou seleção equivocada dos testes laboratoriais relativos à questão clínica, aumentando a chance de resultados falso-negativos e falso-positivos (ver Cap. 5, Interpretação de exames laboratoriais). Na realidade, não é possível conhecer a totalidade dos possíveis fatores interferentes nos resultados dos muitos testes que são solicitados; assim, é importante consultar o pessoal do laboratório para discussão em casos de dúvida.

Do ponto de vista do laboratório, as fontes possíveis de variabilidade podem ser divididas entre as etapas pré-analítica, analítica e pós-analítica.

VARIABILIDADE PRÉ-ANALÍTICA ▶ Pode ser derivada do preparo inadequado do paciente (hora da coleta, jejum, certos alimentos, exercício físico e medica-

---

QUADRO 1.3 ▶ VARIÁVEIS BIOLÓGICAS QUE AFETAM OS RESULTADOS DOS TESTES LABORATORIAIS

Ritmos biológicos
- Circadianos: ciclos de variação de aproximadamente 24 h (p. ex., cortisol sérico)
- Ultradianos: ciclos < 24 h (p. ex., hormônios liberados em pulsos, como a testosterona)
- Infradianos: ciclos > 24 h (p. ex., ciclo menstrual)

Fatores constitucionais
- Sexo
- Idade
- Genótipo

Fatores extrínsecos
- Postura
- Exercício
- Dieta (p. ex., cafeína)
- Drogas
- Álcool
- Gestação
- Doença intercorrente

ções) ou da coleta e manipulação da amostra, que são responsabilidades diretas dos laboratórios (ver Cap. 2, Coleta de material biológico: princípios e técnicas). É importante que o clínico considere os cuidados que um determinado laboratório toma para evitar alguns problemas muito graves, como troca de amostras (procedimentos de identificação da amostra, principalmente por etiqueta com código de barras, durante todas as etapas analíticas; treinamento rigoroso e periódico dos coletadores, para que sigam sistematicamente procedimentos padronizados), demora entre a coleta e a análise ou conservação inadequada do material nesse período (comum nos laboratórios atuais, tendo em vista a tendência de os postos de coleta se localizarem cada vez mais distantes da área técnica).

VARIABILIDADE ANALÍTICA ▶ Engloba o método analítico (reagentes, equipamento, procedimentos e recursos humanos). Essa fase da realização do exame recebeu atenção especial nas últimas duas décadas, e, atualmente, a maioria dos especialistas (mas não dos médicos) reconhece que tal fase contribui com uma fração pequena da variabilidade total dos testes. Isso ocorreu devido à melhoria na acurácia e na precisão das metodologias modernas, em especial a automação crescente dos processos, bem como devido à adoção por parte dos laboratórios de programas de garantia de qualidade e testes de proficiência externos. A Sociedade Brasileira de Patologia Clínica (SBPC) e a Sociedade Brasileira de Análises Clínicas (SBAC) oferecem testes de proficiência, além de programas de credibilidade, nos quais a qualidade dos processos do laboratório é minuciosamente verificada por auditores externos.

VARIABILIDADE PÓS-ANALÍTICA ▶ Ocorre entre o término do método analítico e a assimilação do resultado pelo clínico. A fonte mais tradicional de erro pós-analítico é a transcrição dos resultados. Entretanto, os famosos "erros de digitação" estão se tornando cada vez menos frequentes, devido ao processo de interligação entre os equipamentos de automação e o sistema de informática do laboratório, com a tendência de disponibilização da informação *online* para o clínico e o paciente. Cabe salientar aqui a importância da qualidade do laudo impresso fornecido pelos laboratórios, visto que, muitas vezes, esses laudos são pouco claros e com desenho gráfico inadequado, o que prejudica o processo de interpretação do resultado.

ERROS LABORATORIAIS
▶ Qualquer desconformidade, desde a requisição dos testes até o relatório dos resultados e sua adequada interpretação, pode ser considerada erro. Apesar dos esforços dos laboratórios em eliminá-los, inevitavelmente nos deparamos com resultados de testes com erros. A frequência de erros laboratoriais, na literatura, é muito variável (1/100-1/1.000), em parte devido a diferenças na forma de categorização de erro. Ainda assim, boa parte desses erros não altera o resultado de maneira clinicamente significativa (p. ex., variação dentro da faixa considerada normal). Uma revisão recente encontrou considerável concordância na atribuição da maior parte dos erros na fase pré-analítica, sendo a troca de amostras um dos erros mais comuns que ocorrem na coleta.

A possibilidade de um resultado equivocado deve ser levantada quando:

- O resultado é estapafúrdio, não fisiológico ou impossível;
- O resultado é inconsistente com resultados prévios do mesmo paciente ou incompatível com os resultados de outros testes realizados na mesma amostra;
- O resultado difere do que é esperado pelos achados clínicos. Neste caso, a consideração da possibilidade de erro laboratorial é razoável, mas a reavaliação da impressão clínica é igualmente necessária, ou até mesmo a verificação se o resultado realmente é incompatível com a impressão.

Os resultados anormais inesperados, na sua maioria, estão leve ou moderadamente fora da faixa de valores de referência (VRs). A probabilidade de que tais testes indiquem a presença de uma doença não suspeitada é muito menor em casos de pacientes ambulatoriais do que de pacientes hospitalizados, devido à menor prevalência de doença nos primeiros. Outro fator a ser considerado é o acaso. Como os intervalos dos VRs são limitados a 95% dos indivíduos considerados hígidos, para cada teste realizado se espera que 1 em 20 pacientes sem doença tenha um resultado acima ou abaixo desse intervalo. Essa probabilidade aumenta na mesma proporção do número de testes realizados.

Quando um erro laboratorial é suspeitado, o clínico deve agir para confirmar ou refutar essa suspeita; não é suficiente somente desconsiderar o resultado. O clínico deve avaliar as fontes possíveis de variabilidade biológica ou pré-analítica discutidas, com especial atenção ao uso concomitante de medicamento. Se a possibilidade de erro ainda não tiver sido descartada, o clínico pode solicitar ao laboratório que repita a análise na amostra original e, de preferência, que faça uma nova amostra, obviamente sem custos para o paciente.

Se um erro realmente estiver presente, o laboratório deve ser informado, para que sejam tomadas medidas de prevenção de novos eventos. O ideal é que o responsável pela realização do exame seja contatado para que tente identificar a causa do erro. No entanto, se o resultado for válido, o clínico deve confrontar-se com o desagradável fato de que a sua impressão clínica ou a sua interpretação do resultado foi errônea.

Tendo em vista a crescente criminalização do erro, é frequente que o contato com o pessoal de laboratório para discutir um resultado suspeito desperte atitudes defensivas, diminuindo a qualidade do diálogo. O clínico deve estar ciente desse fato, enfatizando a necessidade de esclarecimento da situação e ressaltando que o paciente é o único foco de interesse.

TRANSFORMAÇÕES NOS LABORATÓRIOS DE ANÁLISES CLÍNICAS ▶

Além de ser importante que o clínico reconheça e avalie os diversos aspectos do desempenho dos testes de laboratório e identifique os processos mais suscetíveis de variabilidade na sua execução, também é interessante que tenha uma noção das transformações que estão ocorrendo e das tendências para o futuro no setor de análises clínicas. Existem duas verdadeiras revoluções em andamento no laboratório clínico: a primeira é a necessidade de organizar, inovar e implementar novas tecnologias para tornar o processo de realização de testes laboratoriais menos dispendioso para o sistema de saúde, independentemente do aumento no número e na sofisticação desses testes; a segunda diz respeito ao desenvolvimento de maneiras de introduzir, na prática clínica, pelo menos parte da informação obtida a partir dos testes de biologia molecular, cuja tendência é de crescimento exponencial.

O grande progresso observado na ciência e na tecnologia médicas teve um impacto significativo na maneira como os laboratórios realizam os exames, promovendo um aumento não somente quantitativo e qualitativo de produtividade, como também na velocidade e na precisão com que os resultados são disponibilizados. Novas metodologias oriundas da pesquisa básica, como a reação em cadeia da polimerase (PCR, do inglês *polymerase chain reaction*) para teste de amplificação de ácidos nucleicos (NAAT, do inglês *nucleic acid amplification test*), a citometria de fluxo e a espectrometria de massa (MS, do inglês *mass spectrometry*) em *tandem*, foram rapidamente adaptadas para o laboratório clínico, proporcionando uma quantidade crescente de novos e complexos exames. Técnicas já tradicionais também vêm sofrendo sucessivos aprimoramentos, como os imunoensaios, que, com a utilização de anticorpos monoclonais, evoluíram do radioimunoensaio (RIA, do inglês *radio immuno assay*) para o teste por enzimaimunoensaio (Elisa, do inglês *enzyme-linked immunosorbent assay*), a nefelometria e a quimioluminescência (CLIA, do inglês *chemiluminescence immunoassay*), permitindo que um número crescente de analitos seja testado de maneira totalmente automatizada, com ganhos em termos de precisão e reprodutibilidade dos resultados (ver Cap. 4, Principais métodos aplicados no laboratório de análises clínicas).

Os processos de automação, por sua vez, ao aumentarem fortemente a produtividade, também provocaram um "excesso de oferta" de testes no mercado, que pressiona a diminuição do preço dos serviços pelo aumento da competição. Uma das principais consequências desses fenômenos foram os processos de fusão e aquisição entre os laboratórios clínicos, com a tendência de formação de poucos laboratórios centrais (*core laboratories*) com alta capacidade de produção e de realização de testes sofisticados. Alguns estados norte-americanos, por exemplo, têm toda a sua demanda de exames de laboratório atendida por somente uma ou duas dessas unidades. No mercado brasileiro, esse fenômeno já está ocorrendo de maneira bastante acentuada, com a formação de verdadeiras "redes" de laboratórios que atendem uma clientela muito mais ampla do que o mercado local tradicional. Dessa maneira, ao avaliar um exame realizado em um determinado laboratório, o médico deve estar ciente das condições técnicas do local onde o exame foi efetivamente realizado, bem como das condições de transporte das amostras até o local de processamento.

Em relação ao campo do diagnóstico molecular (testes genéticos, testes com base em ácidos nucleicos), nos últimos 15 anos houve um crescimento espetacular. Um dos aspectos que inspiraram os idealizadores do Projeto Genoma

Humano foi o da invenção de novas tecnologias que tornassem o processo de estudo genético mais rápido e menos oneroso. A partir do sucesso desse projeto, floresceu a indústria da miniaturização do diagnóstico molecular, conhecida como revolução dos *biochips*. Já existem muitas grandes empresas dedicadas à produção e à comercialização de instrumentos miniaturizados, como termocicladores, DNA *microarrays*, eletroforese microcapilar e outras formas de biossensores. Eles serão a matriz da realização de dezenas, centenas e até milhares de testes/tipagens ao mesmo tempo em uma amostra, permitindo a detecção de maneira rápida e com baixo custo de uma ampla gama de doenças genéticas e da suscetibilidade a vários tipos de doenças, como câncer e doenças autoimunes.

O uso de biomarcadores, principalmente moleculares, para orientar abordagens preventivas e terapêuticas específicas tem recebido a denominação de **medicina personalizada**. A farmacogenética – ciência que procura definir determinantes genéticos para os efeitos terapêuticos e adversos dos fármacos – atingiu recentemente alguns progressos significativos, em especial na definição de genótipos associados a toxicidade, bem como na área de oncologia, na identificação de pacientes com maior probabilidade de resposta. De fato, já há exemplo de fármaco oncológico que foi aprovado para comercialização concomitantemente com o teste diagnóstico que identifica os pacientes que apresentam a mutação genética determinante de sua eficácia. A interpretação desses testes genotípicos multiparamétricos exigirá ainda mais dos médicos, que mal estão se acostumando a raciocinar sobre os exames laboratoriais em termos quantitativos por meio de métodos estatísticos relativamente simples. Na verdade, toda uma nova e complexa ciência – a bioinformática – desenvolveu-se a partir da necessidade de obter algum sentido da enorme massa de informação gerada pelas novas tecnologias de biologia molecular.

Apesar do grande entusiasmo pelas tecnologias que estão possibilitando a tipagem de todo o genoma por valores bem acessíveis, essa informação ainda não seria suficiente para o entendimento completo da fisiologia e da fisiopatologia humana. Uma miríade de outros fatores – moleculares, fisiológicos, sociais e ambientais – também necessita ser monitorada, alinhada e integrada para se atingir uma compreensão significativamente precisa e útil dos mecanismos da doença e do estado de saúde de um determinado indivíduo. Para atingir esse nível mais global de compreensão, a Academia Nacional de Ciência dos Estados Unidos propôs a iniciativa conhecida como *precision medicine*, que seria o desenvolvimento de plataformas de integração de diversas redes de conhecimento de pesquisa biomédica, prática clínica, estudos sociais e comportamentais. Essas redes contêm informações desestruturadas e desconexas entre si, mas que, quando combinadas, poderiam resultar em outro nível de entendimento do processo da doença em um determinado indivíduo.

Considerando essa complexidade crescente de informações oriundas dos biomarcadores laboratoriais, a atuação do patologista clínico e de outros profissionais de laboratório, como consultores e orientadores – agora liberados da rotina repetitiva do trabalho de bancada pelos processos automatizados –, será cada vez mais fundamental na prática clínica. Por sua vez, os médicos deverão exigir e explorar cada vez mais esse apoio.

A Tabela 1.1 apresenta algumas das tendências previstas na evolução do setor de análises clínicas.

ESCOLHA DO LABORATÓRIO

São apresentados, no Quadro 1.4, alguns dos fatores que deverão ser levados em consideração no momento em que o médico indicar um laboratório para o paciente. Mesmo reconhecendo os desafios atuais, incluindo dificuldades financeiras enfrentadas pelos laboratórios, a exigência de atenção a esses fatores é uma forma importante de atuação do médico na melhoria da qualidade da saúde do seu paciente e da população.

TABELA 1.1 ▶ EVOLUÇÃO DOS SERVIÇOS DE ANÁLISES CLÍNICAS

ENFOQUE ATUAL	EVOLUINDO PARA
Exames realizados no laboratório	Exames realizados junto ao paciente (*point-of-care*)
Automação	Robotização
Informação impressa	Informação eletrônica
Testes fenotípicos	Testes genotípicos
Testes individuais	Testes multiparamétricos
Estatística "simples"	Estatística "complexa" (bioinformática)

QUADRO 1.4 ▶ SELEÇÃO DO LABORATÓRIO DE ANÁLISES CLÍNICAS

- Acessibilidade ao paciente, tanto geográfica quanto econômica (custo, leque de convênios oferecidos)
- Agilidade na execução dos testes
- Existência de programa de garantia de qualidade e melhoria contínua abrangendo todas as etapas do "ciclo do exame", de preferência com avaliação externa por entidades especializadas no setor de análises clínicas
- Facilidade de comunicação do médico com a equipe técnica, com objetivo de:
  - Auxiliar na indicação de exames
  - Informar os resultados críticos
  - Assessorar os clínicos na interpretação dos resultados

LEITURAS SUGERIDAS ▶

Bonini P, Plebani M, Ceriotti F, Rubboli F. Errors in laboratory medicine. Clin Chem. 2002;48(5):691-8.

Cutler P. Como solucionar problemas em clínica médica. 3. ed. Rio de Janeiro: Guanabara Koogan; 1999. p. 62-70.

Hawgood S, Hook-Barnard IG, O'Brien TC, Yamamoto KR. Precision Medicine: beyond de inflection point. Sci Transl Med. 2015;7(300):300ps17.

Kurec AS, Lifshitz MS. General concepts and administrative issues. In: Mcpherson RA, Pincus MR. Henry's clinical diagnosis and management by laboratory methods. 22nd ed. Saunders Elsevier; 2011. p. 3-12.

Li J, Bluth MH, Ferreira-Gonzalez A. Pharmacogenomics and personalized medicine. In: Mcpherson RA, Pincus MR. Henry's clinical diagnosis and management by laboratory methods. 22nd ed. Saunders Elsevier; 2011. p. 1359-84.

Plebani M. The clinical importance of laboratory reasoning. Clin Chim Acta. 1999;280(1-2):35-45.

SITE SUGERIDO ▶

Sociedade Brasileira de Patologia Clínica/Medicina Laboratorial [Internet]. São Paulo: SBP; 2015 [capturado em 12 set. 2015]. Disponível em: www.sbpc.org.br

---

CAPÍTULO 2

COLETA DE MATERIAL BIOLÓGICO: PRINCÍPIOS E TÉCNICAS

MARILEI WOLFART

Um laudo laboratorial rápido e confiável é o objeto de negócio dos laboratórios clínicos e o objeto de interesse dos médicos e dos pacientes no curso de um diagnóstico e/ou de um tratamento. É na coleta do material biológico que começa o processo de realização do exame dentro do laboratório, e essa coleta está inserida em um conjunto de procedimentos, chamados de pré-analíticos. A fase pré-analítica, segundo as definições das sociedades científicas e dos comitês de normatizações, é a fase do exame laboratorial que inclui a indicação do exame, a redação do pedido, a transmissão de instruções de preparo do paciente, a avaliação do atendimento às condições prévias, os procedimentos de coleta, o acondicionamento, o transporte e o preparo da amostra biológica – enfim, todas as etapas que precedem a determinação analítica. Essas etapas operacionalmente complexas requerem profissionais especializados e infraestrutura apropriada. Estudos têm demonstrado que essa fase ocorrem cerca de 70% do total de erros ocorridos nos laboratórios. A constatação de que a maioria dos erros no laboratório está relacionada à perda de exatidão na fase pré-analítica também significa que a grande maioria desses erros pode ser evitada por meio de padronização, de treinamentos e de controle dos processos.

A expectativa deste capítulo é apresentar critérios relevantes na obtenção de uma amostra biológica representativa da condição clínica do paciente no momento da coleta.

INFORMAÇÕES GERAIS SOBRE A COLETA ▶ O início da coleta passa pela compreensão das informações repassadas ao laboratório por meio da requisição médica: quais testes deverão ser realizados, em que momento e em quais condições do paciente. Cabe à equipe responsável pela coleta garantir as condições pré-analíticas relevantes. Condições cronobiológicas do paciente – como sexo, idade, posição do corpo, atividade física, jejum, dieta, uso de medicamentos para fins terapêuticos, tabagismo e etilismo – devem ser questionadas no momento da coleta e, sempre que possível, planejadas, controladas e relatadas no laudo, pois poderão comprometer a exatidão dos resultados e influenciar a interpretação do clínico.

JEJUM ▶ A recomendação de jejum varia entre 4, 8 e 12 horas, dependendo do exame solicitado, e significa a não ingestão de alimentos de qualquer tipo pelo número de horas determinado. É permitida a ingestão de água e de medicamentos de uso contínuo, quando não forem suspensos pelo médico. Em pacientes pediátricos e idosos, o tempo de jejum deve ser planejado com familiares ou responsáveis de forma a resguardar os intervalos de alimentação.

MOMENTO DA COLETA ▶ A coleta é realizada, em geral, pela manhã, com o paciente em 15 minutos de repouso. Repouso de 30 minutos é recomendado na dosagem de prolactina, catecolaminas plasmáticas e testes funcionais. Para a dosagem de ferro e cortisol, deve ser evitada a coleta de amostra no período da tarde, pois são encontrados resultados significativamente mais baixos. A data e a hora da coleta, quando informadas no laudo, permitem a interpretação mais adequada dos resultados quanto às variações circadianas. A monitorização dos níveis séricos de medicamentos terapêuticos deve ter a coleta de sangue planejada conforme a farmacocinética do fármaco. A hora em que foi realizada a coleta e a hora da última administração do medicamento que precedeu a coleta devem ser informadas no laudo para permitir a interpretação. O Quadro 2.1 descreve o momento indicado para a coleta de sangue para a monitorização farmacológica.

IDENTIFICAÇÃO DO PACIENTE ▶ A identificação correta do paciente deve seguir o padrão determinado pelo Programa Nacional de Segurança do Paciente, do Ministério da Saúde.[1] O profissional deve utilizar no mínimo duas informações do paciente para assegurar a correta identificação da amostra (o número do leito não é válido).

QUADRO 2.1 ▶ MOMENTO INDICADO PARA A COLETA DE SANGUE PARA MONITORIZAÇÃO FARMACOLÓGICA

MEDICAMENTO	MOMENTO DA COLETA
• Ciclosporina • Tacrolimo	• Vale: 5-60 min antes da próxima administração da dose • Pico: 2 h após a administração da dose
• Amicacina • Antidepressivos • Teofilina	5-15 min antes da próxima administração da dose, exceto em suspeita de intoxicação
• Ácido valproico • Carbamazepina • Fenobarbital	Não é necessário aguardar momentos antes da próxima dose. A monitorização deve ser realizada preferencialmente no mesmo período do dia a cada determinação
Digoxina	6 h após a administração do fármaco ou 5-15 min antes da próxima dose; em suspeita de intoxicação, coletar mais próximo do horário solicitado
Fenitoína	• Oral: 5-15 min antes da próxima administração da dose • Injetável: 3 h após última dose
Gentamicina	• Vale: 5-90 min antes da próxima infusão • Pico: até 30 min após término da infusão
Lítio	12 h após a administração do fármaco ou 5-15 min antes da próxima dose; em suspeita de intoxicação, coletar mais próximo do horário solicitado
Vancomicina	• Vale: 5-15 min antes da próxima administração da dose • Pico: entre 30 min e 2 h após a dose

POSIÇÃO PARA A COLETA DE SANGUE ▶ O paciente deve estar acomodado em uma cadeira própria de coleta ou no leito. O braço deve estar firmemente apoiado, e o cotovelo não deve estar dobrado.

ESCOLHA DO LOCAL DA VENOPUNÇÃO ▶ A coleta de sangue venoso é realizada frequentemente na fossa antecubital, localizada na área anterior do braço, em frente ao cotovelo e abaixo dele. As veias de primeira escolha são a cubital mediana e a cefálica. As veias do dorso da mão também podem ser utilizadas como segunda escolha; nesses casos, o arco venoso dorsal é o mais recomendado, por ter veias de maior calibre. As demais veias do membro superior, quando utilizadas para a venopunção, podem promover maior desconforto ao paciente, como dor e formação de hematomas. Devem ser evitados membros em que estiverem instaladas terapias intravenosas (IVs) ou na presença de hematomas extensos, cicatrizes de queimadura ou membro com possível linfoestase decorrente de uma mastectomia.

VISUALIZAÇÃO DA VEIA E USO DO TORNIQUETE ▶ Recursos técnicos, como palpação da veia e massagem suave na direção do punho para o cotovelo, são utilizados como auxílio à localização de veias. Embora sistemas de iluminação transdérmica despontem como uma nova tecnologia para a visualização da veia, o uso de torniquetes ainda é o recurso mais utilizado para facilitar tanto a palpação da veia como o preenchimento dos tubos de coleta ou da seringa. No entanto, o uso inadequado do torniquete pode levar à situação de erro diagnóstico. O uso adequado recomenda posicionar o torniquete mais ou menos 7 cm acima do local de punção; não usá-lo continuamente por mais de 1 minuto (o ideal é 30 segundos); esperar 2 minutos para usá-lo novamente no mesmo local; não utilizá-lo na coleta para dosagem de lactato e cálcio.

TÉCNICA DE COLETA ▶ A técnica de coleta de sangue venoso pode ser a vácuo ou com seringa e agulha. A técnica de coleta a vácuo tem sido mais recomendada, por ser um sistema fechado e possibilitar melhores condições de padronização e redução de risco de acidentes com materiais perfurantes. A qualidade da amostra coletada pelo sistema a vácuo é considerada mais elevada e representativa do que a amostra obtida pelo sistema de seringa e agulha. O principal fator é a adequada proporção sangue/aditivo. O sistema oferece a garantia de aspiração de um volume de sangue proporcional à quantidade de aditivo presente no tubo de coleta e, consequentemente, a redução de causas de erro, como hemodiluição, volumes insuficientes, hemólise e formação de microcoágulos.

PASSO A PASSO PARA O PROCEDIMENTO DE COLETA DE SANGUE ▶

- Identificar o paciente;
- Conferir o material a ser usado no paciente;
- Informar ao paciente sobre o procedimento;
- Higienizar as mãos em lavatório com água e sabão ou por meio de fricção com soluções alcoólicas a 70%; posteriormente calçar luvas de procedimento;
- Posicionar o braço do paciente, inclinando-o para baixo, na altura do ombro;
- Se o torniquete for usado para seleção preliminar da veia, pedir para que o paciente abra e feche a mão; afrouxar o torniquete; e esperar 2 minutos para usá-lo novamente;
- Fazer a antissepsia do local de punção com álcool etílico a 70% em movimento circular do centro para a periferia. Quando houver solicitação de dosagem de álcool no sangue, são recomendadas soluções não alcoólicas;
- Aplicar o torniquete;

- Retirar embalagens da seringa e da agulha, rosquear a agulha no adaptador (coleta a vácuo) ou acoplar seringa e agulha;
- Fazer a punção com o bisel da agulha voltado para cima;
- Inserir tubo a tubo na sequência recomendada, no sistema a vácuo, ou aspirar lentamente o sangue para o interior da seringa;
- Retirar o torniquete;
- Transferir o sangue tubo a tubo na sequência recomendada (sistema seringa e agulha).

A sequência recomendada de tubos na coleta (Quadro 2.2) segue a lógica do menor prejuízo quanto aos interferentes. Esse procedimento tem como objetivo prevenir riscos de contaminação das amostras com os aditivos do interior dos tubos. Cabe conferir as orientações de uso fornecidas pelo fabricante dos tubos para acompanhar a evolução das novas gerações de tubos de coleta. Provas específicas de coagulação, como fator V, VIII e agregação plaquetária, obrigatoriamente, deverão ser realizadas no segundo tubo da sequência da coleta. Isso se faz necessário para reduzir a interferência do fator de coagulação tromboplastina tecidual. O primeiro tubo da sequência poderá ser utilizado para as demais provas de coagulação, ou um tubo sem aditivo é recomendado como primeiro tubo. A homogeneização dos tubos deve ser feita imediatamente após a coleta por meio de movimentos de inversão delicados e repetidos em um número de vezes não inferior a 5 e não superior a 10. O Quadro 2.2 descreve os frascos que devem ser utilizados conforme a amostra solicitada.

A Tabela 2.1 apresenta as recomendações para a coleta de materiais biológicos destinados à realização de exames laboratoriais.

QUADRO 2.2 ▶ RECOMENDAÇÕES DA SEQUÊNCIA DE TUBOS NA COLETA

TUBOS PLÁSTICOS DE COLETA DE SANGUE

- Frascos para hemocultura
- Tubos com citrato (tampa azul-clara)
- Tubos para soro com ativador de coágulo, com ou sem gel separador (tampa vermelha ou amarela)
- Tubos com heparina com ou sem gel separador de plasma (tampa verde)
- Tubos com EDTA com ou sem gel separador de plasma (tampa lilás)
- Tubos com fluoreto (tampa cinza)

VARIAÇÃO PARA TUBOS DE VIDRO QUE NÃO CONTÊM ATIVADOR DE COÁGULO

- Usar o tubo siliconizado para soro (tampa vermelha) antes do tubo com citrato
- Manter os demais tubos conforme sequência proposta

EDTA, ácido etilenodiamino tetra-acético (do inglês *ethylenediamine tetraacetic acid*).

TABELA 2.1 ▶ RECOMENDAÇÕES PARA A COLETA DE MATERIAIS BIOLÓGICOS DESTINADOS À REALIZAÇÃO DE EXAMES LABORATORIAIS

AMOSTRA	EXAME	TIPO/COR DO FRASCO	CRITÉRIOS DE ACEITAÇÃO	ESTABILIDADE, ARMAZENAMENTO E TRANSPORTE
Sangue total	Hemograma	Lilás	• Coleta com anticoagulante EDTA • Volume de sangue coletado conforme tubo usado; conferir no rótulo do tubo • Amostra livre de coágulo e hemólise	• Temperatura ambiente até 4 h • Refrigeração (2-8 °C) até 24 h
	Coagulograma (TP/TTPa)	Azul-claro	• Coleta com anticoagulante citrato de sódio • Proporção rigorosa sangue/anticoagulante; conferência de volume indicado no rótulo do tubo de coleta • Amostra livre de coágulo • Após centrifugação do sangue, o plasma deve ser livre de hemólise, turbidez e hemácias suspensas	• TP à temperatura ambiente até 24 h • TTPa e outras provas de coagulação à temperatura ambiente até 4 h • Não se recomenda a refrigeração

(Continua)

TABELA 2.1 ▶ RECOMENDAÇÕES PARA A COLETA DE MATERIAIS BIOLÓGICOS DESTINADOS À REALIZAÇÃO DE EXAMES LABORATORIAIS (*CONTINUAÇÃO*)

AMOSTRA	EXAME	TIPO/COR DO FRASCO	CRITÉRIOS DE ACEITAÇÃO	ESTABILIDADE, ARMAZENAMENTO E TRANSPORTE
	Hemocultura	Frasco específico fornecido pelo laboratório	• Coleta antes do início da terapia antimicrobiana • Obtenção das amostras simultaneamente (sem intervalos de tempo); a coleta de amostras em intervalos de tempo está indicada somente quando é necessário documentar bacteremia contínua, em pacientes com suspeita de endocardite ou outro tipo de infecção associada a dispositivos intravasculares • Coleta de 2 ou 3 pares de hemocultura por episódio; o volume de sangue cultivado deve ser de 20-30 mL por episódio • Volumes semeados de 8-10 mL de sangue por frasco se o paciente for adulto e, se pediátrico, 1-3 mL (1% do volume total de sangue)	• Temperatura ambiente até 2 h • Não refrigerar ou congelar
	Testes moleculares	• Lilás • Azul-claro • Branco translúcido	• Coleta com anticoagulante EDTA/citrato de sódio/EDTA com gel separador • Coleta em tubos exclusivos; evitar alíquotas de outros exames • Volume de sangue conforme indicado no rótulo do tubo de coleta • Amostra livre de coágulo e hemólise • Envio imediato ao laboratório	• Para análise de DNA: temperatura ambiente até 24 h ou refrigeração (2-8 °C) até 72 h. Períodos superiores: armazenar e transportar a -20 °C ou temperatura inferior • Para análise de RNA: amostras coletadas sem o gel separador do plasma devem ser alíquotadas em até 4 h, armazenadas e transportadas a -20 °C ou temperatura inferior

(*Continua*)

TABELA 2.1 ▶ RECOMENDAÇÕES PARA A COLETA DE MATERIAIS BIOLÓGICOS DESTINADOS À REALIZAÇÃO DE EXAMES LABORATORIAIS (*CONTINUAÇÃO*)

AMOSTRA	EXAME	TIPO/COR DO FRASCO	CRITÉRIOS DE ACEITAÇÃO	ESTABILIDADE, ARMAZENAMENTO E TRANSPORTE
Gasometria		Seringa heparinizada	• Amostra fechada sem contato com o ar exterior, livre de coágulos e bolhas de ar • Utilização de heparina lítica balanceada com íons para determinação simultânea dos eletrólitos	• Temperatura ambiente até 30 min • Refrigeração (água e gelo) até 4 h
Soro	• Bioquímica • Imunologia • Hormônios • Marcadores tumorais	• Amarelo (gel) • Vermelho (sem gel)	• Sangue coletado sem anticoagulante, de preferência em tubos contendo ativador da coagulação e gel separador; amostras coletadas sem o gel separador devem ser aliquotadas até 2 h após a coleta da amostra • Centrifuga somente após retração do coágulo (tempo de 30-45 min) • Após centrifugação do sangue, o soro deve ser livre de hemólise e de hemácias suspensas • Tubo mantido fechado (em anaerobiose) até a determinação de cálcio ionizado	• Temperatura ambiente até 4 h • Refrigeração (2-8 °C) até 24 h
Plasma	• Bioquímica • Imunologia • Hormônios • Marcadores tumorais	Lilás Cinza Verde	• Sangue coletado com anticoagulante EDTA/fluoreto/heparina • Após centrifugação do sangue, o plasma deve ser livre de hemólise, turbidez e hemácias suspensas	• Temperatura ambiente até 4 h • Refrigeração (2-8 °C) até 24 h

(*Continua*)

TABELA 2.1 ▶ RECOMENDAÇÕES PARA A COLETA DE MATERIAIS BIOLÓGICOS DESTINADOS À REALIZAÇÃO DE EXAMES LABORATORIAIS (CONTINUAÇÃO)

AMOSTRA	EXAME	TIPO/COR DO FRASCO	CRITÉRIOS DE ACEITAÇÃO	ESTABILIDADE, ARMAZENAMENTO E TRANSPORTE
Urina	• EQU • Urina tipo I	Frasco estéril, fornecido pelo laboratório	• 1ª urina da manhã ou urina com retenção na bexiga por pelo menos 3 h • Amostra livre de contaminação por fezes ou sangue (menstruação) • Amostra coletada do jato médio • Volume adequado, não menor do que 8 mL	• Temperatura ambiente até 2 h • Refrigeração (2-8 °C) até 24 h
	Dimorfismo eritrocitário	Frasco estéril, fornecido pelo laboratório	• Amostra livre de contaminação por fezes ou sangue (menstruação) • Envio imediato para o laboratório	Temperatura ambiente até 30 min
	Provas quantitativas em jornada com períodos definidos	Frasco estéril, fornecido pelo laboratório	• Coleta de todas as micções e volumes do período definido • Amostra livre de contaminação por fezes ou sangue (menstruação)	• Temperatura ambiente até 2 h • Refrigeração (2-8 °C) até 24 h

(Continua)

TABELA 2.1 ▶ RECOMENDAÇÕES PARA A COLETA DE MATERIAIS BIOLÓGICOS DESTINADOS À REALIZAÇÃO DE EXAMES LABORATORIAIS (*CONTINUAÇÃO*)

AMOSTRA	EXAME	TIPO/COR DO FRASCO	CRITÉRIOS DE ACEITAÇÃO	ESTABILIDADE, ARMAZENAMENTO E TRANSPORTE
	Provas de depuração em 24 h	Frascos fornecidos pelo laboratório com capacidade de até 2 L	• Amostra coletada segundo o seguinte procedimento: esvaziar a bexiga pela manhã, anotar o horário e, após, coletar e armazenar sob refrigeração toda a urina emitida por 24 h em um mesmo frasco, inclusive a micção correspondente ao horário do início da coleta no dia anterior; registrar no rótulo do frasco a data e o horário de início e término da coleta • O uso de conservantes e acidulantes pode estar indicado em algumas metodologias (consulte o laboratório)	• Temperatura ambiente até 2 h • Refrigeração (2-8 °C) até 24 h
	• Cultura • Antibiograma	Frasco estéril, fornecido pelo laboratório	• Coleta após a higiene da genitália • Micção em qualquer momento do dia • Coleta da urina por jato médio diretamente no frasco fornecido pelo laboratório • Amostra não contaminada por fezes • Amostras coletadas por saco coletor e sondas vesicais não são apropriadas para exames culturais; podem ser utilizadas com restrições	• Temperatura ambiente até 2 h • Refrigeração (2-8 °C) até 18 h

(*Continua*)

TABELA 2.1 ▶ RECOMENDAÇÕES PARA A COLETA DE MATERIAIS BIOLÓGICOS DESTINADOS À REALIZAÇÃO DE EXAMES LABORATORIAIS (CONTINUAÇÃO)

AMOSTRA	EXAME	TIPO/COR DO FRASCO	CRITÉRIOS DE ACEITAÇÃO	ESTABILIDADE, ARMAZENAMENTO E TRANSPORTE
	• Cultura • Antibiograma	Seringa estéril quando coleta por punção	• A punção suprapúbica é o padrão-ouro para diagnóstico de infecção do trato urinário em crianças	• Temperatura ambiente até 2 h • Refrigeração (2-8 °C) até 18 h
Fezes	Parasitologia	Frasco estéril, fornecido pelo laboratório	• Amostra recente até 24 h • Não contaminada por urina • Coleta de 3 amostras em dias seguidos ou alternados, preferencialmente preservadas com MIFC	Refrigeração pode ser utilizada quando o tempo de transporte for > 24 h; no entanto, as formas trofozoíticas estarão prejudicadas
	Digestibilidade	Frasco estéril, fornecido pelo laboratório	Coleta após dieta recomendada	• Temperatura ambiente até 2 h • Refrigeração (2-8 °C) até 24 h
	• Cultura • Antibiograma	Frasco estéril, fornecido pelo laboratório	• Coleta em recipiente limpo e transferência para frasco fornecido pelo laboratório • A coleta com swab anal é uma alternativa quando não for possível obter as fezes por evacuação • Não se recomenda processar fezes sólidas	• Temperatura ambiente até 2 h • Refrigeração (2-8 °C) até 24 h
	Pesquisa de rotavírus	Frasco estéril, fornecido pelo laboratório	Coleta logo no início dos sintomas; após 7 dias de sintomas diarreicos, a sensibilidade e a especificidade do teste estão comprometidas	• Temperatura ambiente até 6 h • Refrigeração (2-8 °C) por até 72 h

(Continua)

TABELA 2.1 ▶ RECOMENDAÇÕES PARA A COLETA DE MATERIAIS BIOLÓGICOS DESTINADOS À REALIZAÇÃO DE EXAMES LABORATORIAIS (*CONTINUAÇÃO*)

AMOSTRA	EXAME	TIPO/COR DO FRASCO	CRITÉRIOS DE ACEITAÇÃO	ESTABILIDADE, ARMAZENAMENTO E TRANSPORTE
Esperma	Espermograma	Frasco estéril, fornecido pelo laboratório	• Amostra coletada após 3 dias de abstinência sexual • Coleta preferencialmente no laboratório	• O armazenamento não garante estabilidade • O tempo entre a coleta e o início da determinação não pode ultrapassar 30 min
	• Cultura • Bacterioscopia	Frasco estéril fornecido pelo laboratório	• Coleta da amostra após higiene da genitália • Envio imediato ao laboratório	Temperatura ambiente até 2 h
Secreções	• Cultura • Bacterioscopia	Frasco estéril fornecido pelo laboratório	• Coleta do maior volume de material possível, preferencialmente por aspiração com seringa • Em caso de coleta com *swab*, utilizar meio de cultura para o transporte (Stuart ou similar)	Temperatura ambiente até 2 h

(*Continua*)

TABELA 2.1 ▶ RECOMENDAÇÕES PARA A COLETA DE MATERIAIS BIOLÓGICOS DESTINADOS À REALIZAÇÃO DE EXAMES LABORATORIAIS (*CONTINUAÇÃO*)

AMOSTRA	EXAME	TIPO/COR DO FRASCO	CRITÉRIOS DE ACEITAÇÃO	ESTABILIDADE, ARMAZENAMENTO E TRANSPORTE
Escarro	• Cultura • Bacterioscopia	Frasco estéril fornecido pelo laboratório	• A amostra deve ser de material das vias aéreas inferiores (traqueobrônquicas), e não de secreções da via aérea superior e da região oral • Coleta após um acesso de tosse profunda, de preferência nas primeiras horas da manhã, em jejum e quando a secreção está presente em maior quantidade (acúmulo de secreção produzida à noite e não expectorada) • A coleta deve ser precedida da higiene oral; não utilizar cremes dentais; um simples bochecho com água, realizado 3 vezes, diminui a flora associada e elimina a eventual presença de partículas alimentares • Quando for necessário, a produção de escarro pode ser induzida por nebulização com SF estéril	Temperatura ambiente até 2 h
Secreções diversas	Cultura de aeróbias e anaeróbias	Seringa	• Coleta da maior quantidade possível de material • Deve-se expelir o ar da seringa, retirar a agulha e vedar com tampa estéril para seringa • Envio do material na própria seringa (sem a agulha) o mais rápido possível ao laboratório • Coleta com *swab* inviabiliza a pesquisa de germes anaeróbios e baixa a sensibilidade de culturas aeróbias	• Temperatura ambiente até 30 min • Não refrigerar

(Continua)

TABELA 2.1 ▶ RECOMENDAÇÕES PARA A COLETA DE MATERIAIS BIOLÓGICOS DESTINADOS À REALIZAÇÃO DE EXAMES LABORATORIAIS (CONTINUAÇÃO)

AMOSTRA	EXAME	TIPO/COR DO FRASCO	CRITÉRIOS DE ACEITAÇÃO	ESTABILIDADE, ARMAZENAMENTO E TRANSPORTE
Lavado gástrico	Cultura para micobactérias	Frasco estéril e aditivo fornecido pelo laboratório	• Realização do procedimento em jejum pela manhã, quando a secreção está presente em maior quantidade (acúmulo de secreção produzida à noite e deglutida) • Promoção do tamponamento da amostra transferindo o material obtido para o frasco estéril contendo bicarbonato de sódio, aditivo fornecido pelo laboratório	Temperatura ambiente até 20 min em casos de amostras não tamponadas
Líquido cerebrospinal	Cultura	Frasco estéril	Coleta diretamente no recipiente fornecido pelo laboratório	• Temperatura ambiente até 20 min • Não refrigerar
	Citoquímica	Frasco estéril	Coleta diretamente no recipiente fornecido pelo laboratório	• Temperatura ambiente até 1 h • Refrigeração (2-8 °C) até 3 h
Saliva	• Cortisol salivar • IgE salivar	Algodões específicos	• Mastigação do algodão por 2 a 3 minutos • A amostra não poderá conter sangue e alimentos	Temperatura ambiente ou refrigeração por semanas

IgE, imunoglobulina E; EDTA, ácido etilenodiamino tetra-acético; SF, soro fisiológico; TTPa, tempo de tromboplastina parcial ativada; TP, tempo de protrombina; EQU, exame qualitativo de urina; MIFC, mertiolate-iodo-formol.

ERROS FREQUENTES NO PROCEDIMENTO DE COLETA ▶

- "Tapinhas" na veia;
- Uso prolongado ou intensamente apertado do torniquete;
- Uso de torniquetes contaminados;
- Toque ou sopro da área de coleta após a antissepsia;
- Coleta de sangue em via de acesso venoso ou próxima de cateter de infusão (resultados incorretos pela contaminação da amostra com os fluidos infundidos e contaminação do paciente no local da coleta).

PROCEDIMENTO PARA A COLETA DE HEMOCULTURA ▶

O volume adequado de sangue é a variável mais importante na recuperação de micro-organismos a partir de amostras de sangue. Atualmente, os comitês de normatização recomendam coletar de 2 a 3 frascos (frasco aeróbio e anaeróbio) a partir de amostras coletadas de forma simultânea (sem intervalos de tempo), mas em punções de locais diferentes. Em pacientes adultos, recomenda-se a coleta de 8 a 10 mL de sangue venoso por frasco (deve-se conferir as recomendações específicas do fabricante); em crianças, recomenda-se coletar duas amostras, cada uma contendo de 1 a 3 mL de sangue. Em recém-nascidos (RNs), o volume de sangue coletado deve ser de 0,5 a 1 mL (não mais do que 1% do volume total de sangue da criança).

As infecções associadas ao uso de cateteres são muito frequentes e em geral difíceis de serem diagnosticadas. Os recursos laboratoriais mais utilizados para o diagnóstico são culturas semiquantitativas e quantitativas de segmento do cateter; hemocultura pareada de cateter e sangue periférico; e diferença do tempo de positividade entre a hemocultura coletada do cateter e a periférica.

Hemoculturas liberadas a partir de uma única amostra não são desejáveis devido à baixa representatividade, tanto para resultados positivos como negativos. Quando a opção for não utilizar o frasco de hemocultura anaeróbia, deve-se incluir um segundo frasco aeróbio no momento de coleta para garantir o cultivo do volume de sangue recomendado. Se não for possível a coleta do volume de sangue recomendado, essa informação deverá constar no laudo.

PASSO A PASSO DO PROCEDIMENTO DE COLETA DE HEMOCULTURA ▶

- Realizar antissepsia da área de punção com movimentos circulares, do centro para a periferia, com álcool a 70% ou outras soluções, como povidona-iodo (PVPI) e clorexidina, seguindo recomendações da comissão de infecção. Esperar secar naturalmente sem tocar a área;
- Remover as tampas das garrafas e limpar as borrachas das garrafas com álcool a 70%. Aguardar pela secagem natural;
- Puncionar a veia selecionada utilizando escalpe e adaptador para coleta de sangue a vácuo ou seringa/agulha;
- Permitir a transferência do sangue para o meio de cultura mantendo a garrafa na posição vertical. Usar primeiro o frasco de hemocultura aeróbia e depois o de anaeróbia;

- Observar e monitorar o volume de sangue transferido. Não trocar a agulha na transferência do sangue da seringa para o frasco; essa prática não é recomendada por aumentar o risco de acidente com a agulha;
- Completar o procedimento de coleta, caso haja outros exames, ou promover o tamponamento da veia e o curativo.

COLETA PARA ANÁLISE DE GASOMETRIA ▶

A análise dos gases sanguíneos requer cuidados especiais da coleta, tanto para amostra arterial como venosa. A coleta somente deverá ser realizada em condições ventilatórias estabilizadas por aproximadamente 30 minutos. O preparo do material de coleta segue recomendações específicas. Utiliza-se a heparina líquida com "baixa concentração" de sódio quando a seringa for preparada pela equipe de coleta. O uso de heparina líquida para fins terapêuticos não é recomendado, por agregar a amostra e conter interferentes que comprometem as dosagens laboratoriais, tendo com principal causa a redução de íons. Seringas preparadas com heparina de lítio jateada na parede, com "balanceamento" de íons, estão comercialmente disponíveis e têm por finalidade minimizar os efeitos da queda de íons na amostra. Os comitês internacionais de padronização têm recomendado o uso de seringas específicas para a coleta de gasometria e eletrólitos, a fim de reduzir erros causados pela diluição do sangue com o uso de heparina líquida e a inadequada determinação dos íons.

PASSO A PASSO DA TÉCNICA DE PUNÇÃO PARA ANÁLISE DE GASOMETRIA ▶

- Identificar corretamente o paciente;
- Escolher o local de punção e o posicionamento;
- Preparar o material para punção;
- Fazer assepsia com álcool a 70% e algodão;
- Aplicar anestesia local (opcional);
- Fazer a punção da artéria escolhida (30-45° ou 90°);
- Expulsar bolhas de ar da seringa;
- Desprezar a agulha;
- Utilizar a tampa oclusora preconizada;
- Homogeneizar suavemente;
- Comprimir o local de punção por 5 a 10 minutos;
- Enviar a amostra com a maior brevidade possível ao laboratório (15 min, idealmente);
- Se houver previsão de o tempo para envio exceder 30 minutos, manter em recipiente com gelo em água no máximo por uma hora.

CRITÉRIOS DE REJEIÇÃO DE AMOSTRAS ▶

Os critérios de rejeição de amostras estão previstos nos processos operacionais dos laboratórios e têm por finalidade reduzir os interferentes decorrentes de amostras coletadas inadequadamente. A utilização de amostras com restrições deve estar definida em instruções escritas pelo laboratório.

O Quadro 2.3 resume os critérios de rejeição de amostras recomendados pela Associação Mercosul de Normas Técnicas (NM 311-4, 2009).

QUADRO 2.3 ► CRITÉRIOS PARA REJEIÇÃO DE AMOSTRAS

Critérios gerais
Preparação inadequada do paciente; falta de informação sobre a procedência, o dia e a hora da coleta da amostra; falta do exame na solicitação; embalagem e/ou meio de transporte inadequado; embalagens rompidas que apresentam derramamento da amostra; evidente contaminação externa; amostra não rotulada ou sem identificação; discrepância entre a identificação do paciente e a da amostra; amostras que não indiquem sua origem biológica; volume inadequado da amostra; amostra imprópria para o exame solicitado.

Sangue
Tubo/aditivo errado; proporção sangue/aditivo imprópria; hemólise (exceto em caso de doença hemolítica); coágulos ou microcoágulos; lipemia acentuada; tempo limite de armazenamento ultrapassado (gasometria: máximo de 30 min à temperatura ambiente).

Urina
Amostras não refrigeradas em tempo > 2 h após a micção (30 min para pesquisa de dimorfismo eritrocitário); amostras obtidas de sonda; presença de fezes ou corpos estranhos; amostras coletadas em frasco que não o fornecido pelo laboratório.

Fezes
Presença de urina; presença de corpos estranhos; fezes em estado sólido quando solicitadas para cultura; amostras coletadas em frasco que não o fornecido pelo laboratório.

Outras amostras para cultura
Material coletado de região inadequada; amostras enviadas com *swab* sem recipiente de transporte adequado; amostra para anaeróbios em recipiente inadequado e/ou solicitada em amostras inadequadas, como material de expectoração, lavado bronquial, urina por jato médio.

REFERÊNCIAS ►

1. Brasil. Ministério da Saúde. Portaria nº 529, de 1º de abril de 2013. Institui o Programa Nacional de Segurança do Paciente (PNSP). Diário Oficial da União. 2 abr 2013;Seção 1:43.
2. Asociacíon Mercosur de Normalizacíon. NM 311-4:2009: Laboratório clínico: pré-analítico: parte 4: critérios de rejeição para amostras biológicas. São Paulo; 2009.

LEITURAS SUGERIDAS ►

ANVISA. Resolução RDC nº 302, de 13 de outubro de 2005. Dispõe sobre regulamento técnico para funcionamento de laboratórios clínicos. Diário Oficial da União. 14 out 2005;Seção 1:33-5.

Carraro P, Plebani M. Errors in a stat laboratory: types and frequencies 10 years later. Clin Chem. 2007;53(7):1338-42.

Clinical and Laboratory Standards Institute. Procedures for the collection of diagnostic blood specimens by venipuncture; approved standard. 6th ed. Wayne, PA: CLSI/NCCLS; 2008.

Guimarães AC, Wolfart M, Brisolara ML, Dani C. Causes of rejection of bloos samples handles in ther clinical laboratory of a university hospital in Porto Alegre. Clin Biochem. 2012;45(1-2):123-6.

Oliveira GL, Lippi G, Salvagno G. Impact of the phlebotomy training based on CLSI/NCCLS H03-A6 - procedures for the collection of diagnostic blood specimens by venipuncture. Biochem Med (Zagreb). 2012;22(3):342-51.

Sociedade Brasileira de Patologia Clínica/Medicina Laboratorial. Recomendações da SBPC/ML para coleta de sangue venoso. 2. ed. Barueri, SP: Manole; 2010.

Sociedade Brasileira de Patologia Clínica/Medicina Laboratorial. Recomendações da Sociedade Brasileira de Patologia Clínica/Medicina Laboratorial (SBPC/ML): coleta e preparo da amostra biológica. 3. ed. Barueri: Manole; 2014.

SITES SUGERIDOS ▶

Clinical and Laboratory Standardization Institute [Internet]. Wayne: CLSI; c2015 [capturado em 24 ago. 2015]. Disponível em: http://clsi.org/standards/

Sociedade Brasileira de Patologia Clínica/Medicina Laboratorial. Biblioteca digital [Internet]. Rio de Janeiro: SBPC/ML; [atualizado em 2015; capturado em 24 ago. 2015]. Disponível em: http://www.bibliotecasbpc.org.br/

World Health Organization. WHO guidelines on drawing blood: best practices in phlebotomy [Internet]. Geneva: c2010 [capturado em 24 ago. 2015]. Disponível em: http://whqlibdoc.who.int/publications/2010/9789241599221_eng.pdf

CAPÍTULO 3

CONTROLE DE QUALIDADE EM ANÁLISES CLÍNICAS

MARIA LUIZA BRISOLARA

O termo "qualidade" tem sua definição vinculada a termos como excelência, valor, conformidade com especificações ou atendimento às expectativas dos clientes. Nesse último enfoque, "qualidade" também é definida como a extensão na qual um produto ou serviço atende e/ou excede as expectativas do consumidor. Essa percepção, que é consequência do mundo globalizado, concedeu à qualidade um papel estratégico, deixando de significar apenas ações para o cumprimento da legislação vigente. Fazendo parte do segmento da saúde, os laboratórios de análises clínicas — seja por intensa competição, seja por decréscimo das margens de lucro em virtude de altos custos e/ou ainda por crescente controle governamental — também passaram a adotar e a desenvolver programas de qualidade cada vez mais rigorosos, relacionados tanto aos produtos quanto aos serviços oferecidos. É evidente a constante evolução dos sistemas de garantia da qualidade em vista da também constante pressão de ordem pública e privada. Na área da saúde, já é de conhecimento tácito que "evitar falhas" pode significar evitar danos irreversíveis a alguém. No âmbito da prestação de serviços, já em 1990, Donabedian, pesquisador pioneiro nos estudos da qualidade focada no segmento da saúde, estabelecia os atributos que definem a qualidade do cuidado em saúde:[1]

- **Aceitabilidade** — Foco em acessibilidade, relação paciente/profissional, efeitos do cuidado e custo do cuidado;
- **Efetividade** — Foco em melhoria da saúde a ser atingida ou esperada em circunstâncias ordinárias da prática clínica;
- **Eficácia** — Foco em habilidade da ciência e arte do cuidado em saúde para trazer melhorias à saúde e ao bem-estar;
- **Eficiência** — Medida do custo com o qual a melhoria da saúde é atingida;
- **Equidade** — Justiça na distribuição do cuidado e dos benefícios entre os membros da população;
- **Legitimidade** — Conformidade com as preferências sociais, considerando os aspectos de aceitabilidade;
- **Otimização** — Balanço entre custo e benefício mais vantajoso.

Esses "7 pilares da qualidade" — expressão pela qual esses atributos ficaram conhecidos — demonstram que os aspectos vinculados a cuidado, cortesia, informação, comunicação, credibilidade, confiança e segurança são considerados essenciais para a qualidade na prestação de serviços. Quando o foco é direcionado ao produto "exames", a qualidade passa a ter uma conotação mais objetiva e padronizada, relacionada às exigências mínimas para alcançá-la, assim como para o cumprimento de requisitos exigidos pela legislação.

Vale enfatizar a diferença entre dois termos intrinsecamente relacionados, mas não sinônimos: o "controle da qualidade" compreende técnicas e atividades operacionais que se destinam a monitorar um processo e eliminar as causas de desempenho insatisfatório em todas as etapas do ciclo da qualidade, ao passo que "garantia da qualidade" refere-se ao conjunto de atividades planejadas e sistemáticas que são necessárias para promover a confiança de que a entidade atenderá os requisitos para a qualidade.

Há bem pouco tempo, acreditava-se que o processo dinâmico de um laboratório de análises clínicas para a liberação de um laudo de exame iniciava na coleta do material biológico e terminava com a emissão de um laudo diagnóstico. Hoje se percebe que esse processo pode começar até antes da prescrição do exame. Para se obter e manter a qualidade dos exames oferecidos, é necessária a padronização dos processos envolvidos, desde a solicitação médica até a liberação do laudo do exame em questão, procurando detectar as prováveis fontes de erro e trabalhar com a prevenção e/ou correção dessas situações não conformes. Seu principal objetivo é estabelecer procedimentos para as diversas etapas que envolvem a realização de um exame, permitindo, dessa forma, a monitorização e a análise das situações adversas àquelas normatizadas.

Para tornar mais prático o entendimento desse mecanismo, costuma-se dividi-lo em três fases: pré-analítica, analítica e pós-analítica.

FASE PRÉ-ANALÍTICA ▶

Esta fase abrange situações como a prescrição do exame, a preparação do paciente, a coleta, a manipulação e o armazenamento da amostra antes da determinação analítica, ou seja, compreende tudo que precede o ensaio laboratorial, dentro ou fora do laboratório. Muitos profissionais da área consideram a etapa pré-analítica a mais difícil de ser monitorada, bem como de obter sucesso na aplicação de ações corretivas diante de alguma não conformidade (NC) detectada, pois essa fase contempla procedimentos realizados também fora do laboratório. Trabalhos recentes desenvolvidos em diversos centros de referência em saúde, relacionados a erros em laboratórios, constataram que aproximadamente de 68 a 93% dos erros laboratoriais encontrados são consequência da falta de padronização na fase pré-analítica. Portanto, é de extrema importância implementar metodologias mais rigorosas para detecção, classificação e redução desses erros. Seguem alguns fatores pré-analíticos que, com frequência, são apontados como fontes de erros e/ou geradores de variações.

ESCOLHA INCORRETA DO TESTE DE LABORATÓRIO ▶ Nessa fase, o contato do laboratório com o profissional médico deverá promover um sentimento de parceria e confiança entre ambas as partes, uma vez que o objetivo principal do laboratório deve ser o de fornecer informações que contribuam para o melhor desfecho clínico do paciente. Nesse sentido, vem se tornando essencial a atividade de médicos patologistas clínicos como integrantes do corpo de profissionais do laboratório na busca de orientar cada vez mais as prescrições médicas.

ILEGIBILIDADE ▶ Com os recursos da informática, erros relacionados à ilegibilidade do nome do exame, do paciente e do médico solicitante diminuíram significativamente, mas ainda são detectados. Um exemplo típico é o médico não receber um exame que foi solicitado, recebendo outro irrelevante, por leitura errada da solicitação. Em várias dessas situações, o laboratório fica impedido de dar continuidade ao processo de realização dos exames, devido à impossibilidade de identificar o paciente ou o exame e/ou até de conseguir contato com o solicitante.

PREPARAÇÃO DO PACIENTE ▶ O cumprimento das recomendações de preparo prévio à coleta de material do paciente é um fator crítico para a liberação de resultados fidedignos. Para tal, essas informações deverão ser plenamente conhecidas pelos profissionais do laboratório e adequadamente repassadas ao paciente, enfatizando a importância da correta preparação e a maneira como ela pode afetar seus resultados. O desejável é que o médico assistente recomende ao paciente que faça contato com o laboratório antes da coleta de qualquer material. Citam-se algumas informações essenciais:

- **Jejum** — Habitualmente, recomenda-se jejum de 8 horas para a coleta de sangue de rotina, podendo ser reduzido a 4 horas para a maioria dos exames; em situações especiais, como crianças na primeira infância ou lactentes, pode ser de apenas 1 ou 2 horas. Períodos muito prolongados de jejum, acima de 16 horas, devem ser evitados, e a coleta de sangue deve ser suspensa, já que alguns parâmetros, como glicemia, serão influenciados por esse tempo inadequado;
- **Restrição a exercícios físicos** — Sua execução pode causar aumento da atividade sérica de algumas enzimas, como creatinocinase (CK), aldolase e aspartato-aminotransferase (AST), devido ao aumento da liberação celular, podendo persistir por 12 a 24 horas após a realização de um exercício;

- **Restrição a bebidas alcoólicas preferencialmente 72 horas antes da coleta do material biológico** — O uso de bebidas alcoólicas, quando seu consumo é esporádico, pode causar alterações significativas e quase imediatas na concentração plasmática de glicose, de ácido lático e de triglicérides. No consumo crônico, a elevação da atividade da gamaglutamiltransferase (GGT) é frequente. Esse é um exemplo de interferência pré-analítica que pode ocorrer pelo desconhecimento de seus efeitos por parte dos pacientes;
- **Interferência de fármacos terapêuticos** — Estudos demonstram claramente a interferência significativa de várias medicações sobre determinados parâmetros. Essas interferências poderão ser de origem distintas:
  - *In vitro* — Quando a interferência ocorre no processo analítico. Uma medicação ou seus metabólitos podem interferir no processo analítico de várias maneiras, e essa interferência pode variar de acordo com a metodologia. Por isso, uma das ferramentas para a investigação de uma possível interferência pode ser a realização do mesmo teste por outra metodologia. Um exemplo importante é o uso de suplementos vitamínicos. A vitamina C, ou ácido ascórbico, é um potente interferente nas pesquisas de glicose, hemoglobina (Hb) e nitrito na urina, podendo também negativar pesquisas de sangue oculto nas fezes. Pode ainda interferir em dosagens como a da creatinina sérica (CrS). Outra situação bastante frequente é o uso de fórmulas para emagrecimento sem orientação médica e consideradas naturais pelos pacientes, as quais podem conter medicamentos como diuréticos e hormônios tireoideanos;
  - *In vivo* — Relacionado a seus efeitos biológicos, tanto na ação principal quanto em seus efeitos colaterais;
  - Existem também aquelas medicações que promovem interferências pelos dois mecanismos descritos. Um exemplo clássico é o das cefalosporinas de segunda e de terceira geração, que são excretadas por via renal, como cefoxitina, cefalotina e cefotaxima, ou outras excretadas por via renal e hepática, como cefoperazona, que causam efeitos *in vivo* e *in vitro*. *In vitro* interagem com a solução de picrato alcalino, quando utilizada a metodologia de Jaffé na determinação da creatinina (Cr), aumentando sua concentração em taxas de 1,5 a 8,5 vezes. *In vivo* causam disfunção renal, aumentando também a concentração de CrS.

MOMENTO/HORÁRIO ADEQUADO DE COLETA ▶ As alterações cíclicas da concentração de um determinado analito em função do tempo podem determinar o momento mais adequado para a coleta de parâmetros que sofram essa interferência. A variação circadiana acontece, por exemplo, nas concentrações do ferro e do cortisol no soro, e as coletas realizadas à tarde fornecem resultados até 50% mais baixos do que os obtidos nas amostras coletadas pela manhã. As alterações hormonais típicas do ciclo menstrual também podem ser acompanhadas de variações em outras substâncias. Por exemplo, a concentração de aldosterona pode estar até 100% mais elevada na fase pré-ovulatória do que na fase folicular.

IDENTIFICAÇÃO DOS MATERIAIS ▶ É imprescindível que a identificação dos materiais **não** gere dúvidas no que diz respeito a nome do paciente, tipo de material coletado, data e hora da coleta. O comprometimento dessas informações normalmente gera a necessidade de nova coleta de material.

COLETA DA AMOSTRA ▶ Nessa etapa, variações devido à obtenção, à preparação e ao transporte da amostra podem provocar a perda do material biológico destinado à análise. Frequentemente, encontra-se sangue destinado às provas de coagulação com microcoágulos decorrentes da homogeneização incorreta do material ou ainda pela proporcionalidade inadequada entre anticoagulante e sangue total; soro hemolisado com a solicitação de potássio; troca de tubos de coletas; erros na flebotomia; ou, ainda, uso prolongado do torniquete, promovendo aumento de proteínas e analitos ligados a elas. Essas causas diretas de erro pré-analítico, quando detectadas, geram a recoleta desses materiais.

Para a manutenção das boas práticas na fase pré-analítica, seguem certas recomendações sobre **o que fazer** no intuito de minimizar e/ou eliminar os erros potenciais:

- Disponibilizar ao paciente ou a seu responsável instruções escritas e verbais, em linguagem acessível, orientando sobre o preparo necessário para a coleta de amostras, tendo como objetivo o entendimento do paciente;
- Realizar programas de educação continuada aos diversos profissionais, desde recepção e acolhimento dos pacientes, até técnicos que executam a flebotomia, com o objetivo de manter a padronização, e incentivar a participação desses profissionais nas atualizações e avaliações relacionadas aos procedimentos considerados mais adequados para cada atividade;
- Garantir o correto armazenamento de todos os insumos, seguindo as recomendações dos fabricantes;
- Certificar-se de que o paciente está em condições adequadas para a realização dos exames, utilizando perguntas objetivas e claras para o entendimento do paciente, e que não induzam a respostas esperadas. Exemplos:
  - Condições de jejum – "Há quanto tempo o(a) Sr(a). está em jejum?", e não "O(A) Sr(a). cumpriu o jejum recomendado?";
  - Realização de exercício físico – "Quando foi que o(a) Sr(a). praticou atividade física e qual foi?", substituindo a pergunta "O(A) Sr(a). praticou exercício extenuante nas últimas 72 horas?";
  - Ingestão de álcool – "Há quanto tempo está sem ingerir bebida alcoólica?";
  - Uso de medicamentos: "Quais remédios o(a) Sr(a). toma? Toma vitamina? Qual foi o horário em que tomou pela última vez?";
- Utilizar, sempre que possível, o sistema de coleta a vácuo para que seja respeitada a proporção correta sangue/anticoagulante e para minimizar uma das maiores fontes de erro nas provas de coagulação: os "preciosos" segundos entre a punção do sangue total e o contato com o anticoagulante;
- Realizar o transporte das amostras de acordo com a legislação vigente, sempre atentando às condições de temperatura específicas para cada

analito, ao tempo máximo aceitável para essa etapa e às rígidas normas de biossegurança;
- Respeitar as características que garantam a integridade analítica de cada parâmetro, em caso da necessidade de armazenamento das amostras;
- Criar e utilizar indicadores de desempenho para avaliar os resultados das ações de controle pré-analítico, o estado da qualidade e as oportunidades de melhoria, contemplando todas as etapas desse processo. Exemplos:
  - Indicadores vinculados à solicitação de exames – Erro na identificação do paciente; falta da identificação do médico; solicitação ilegível;
  - Indicadores vinculados à amostragem – Coletas não realizadas (pacientes internados e ambulatoriais); acidentes de punção a cada 100.000 venopunções; recoleta de amostras; coleta de medicações terapêuticas na hora errada; erros na etiqueta de identificação; frasco de coleta incorreto (anticoagulante); volume insuficiente, etc.

Essas informações deverão estar contempladas em documentos de qualidade obrigatórios nos laboratórios clínicos.

Sempre mantendo o foco em garantir que amostras e materiais tenham a representatividade desejada e mantenham a integridade de sua composição e funcionalidade, também se deve sempre lembrar **o que não se deve fazer**:
- Esquecer que a maioria dos erros pré-analíticos não são percebidos;
- Negligenciar as consequências dessas variáveis mediante os procedimentos de avaliação ou interpretação dos resultados de exames.

Nunca se deve esquecer, também, que a variação biológica sempre deverá ser considerada e que está diretamente vinculada à resposta metabólica do indivíduo, muito devido a seus fluxos hormonais.

FASE ANALÍTICA ▶

Essa fase começa com a validação do sistema analítico por meio do controle da qualidade interna na amplitude normal e patológica, ou ainda abrangendo concentrações diferentes e impactantes na monitorização da linearidade e da sensibilidade (p. ex., medicações terapêuticas), e termina quando a determinação analítica gera um resultado. Os processos aqui desenvolvidos dão continuidade aos iniciados na fase pré-analítica, quando, seguindo os critérios específicos e padronizados de qualidade, foram disponibilizados materiais adequados e confiáveis. Nessa fase, são evidenciadas as principais consequências dos avanços tecnológicos, envolvendo automação, e o desenvolvimento de novas metodologias, envolvendo reagentes. Citam-se algumas delas:

- Melhora significativa da reprodutibilidade dos dados, evidenciada na redução dos coeficientes de variação analítica;
- Maior segurança quanto à manipulação de fluidos biológicos potencialmente contaminantes com o uso de tubos primários nos equipamentos e diminuição de etapas de pipetagem;
- Aumento da capacidade de produção de exames por hora;

- Maior agilidade na liberação de resultados com impacto no tempo de atendimento total (TAT) entre o momento da solicitação do exame e o horário de sua liberação;
- Diminuição do volume necessário para efetivação das determinações analíticas tanto de material biológico quanto de reagente, proporcionando economia e menor desconforto do paciente ao exigir menor quantidade de fluido biológico.

Todavia, ter equipamentos no laboratório de maneira isolada **não** garante ter qualidade. Apesar dos benefícios, a necessidade de maior planejamento veio agregada a essas modernizações. A automação perde muito de sua capacidade sem um programa de suporte adequado na área da informatização. Por isso, torna-se necessário pensar sempre nesse "conjunto", para que sejam alcançados processos mais eficazes e eficientes.

Estudos para identificar a tecnologia mais adequada às necessidades metodológicas e a adequação aos requisitos da qualidade estabelecidos pelo laboratório — considerando o modelo de reação, sensibilidade e especificidade analíticas, os princípios de calibração e padronização, a otimização da reação e o rigor do procedimento analítico — são imprescindíveis com e sem equipamentos. Fatores que demonstram desempenho dos métodos, intervalo operacional ou linearidade, precisão, recuperação, efeito de interferências e exatidão devem obrigatoriamente ser conhecidos, monitorados e constantemente avaliados. Apesar dessas facilidades, estudos relatam que os erros laboratoriais nessa fase podem chegar a 16%. Na busca da detecção preventiva de erros, suas prováveis causas, sem a promoção de consequências para os clientes, os controles internos e externos são ferramentas indispensáveis.

CONTROLE INTERNO DE QUALIDADE ▶

O controle interno de qualidade (CIQ) consiste em procedimentos conduzidos em associação ao exame de amostras de pacientes para avaliar se o sistema analítico está operando dentro dos limites de tolerância pré-definidos. Ele tem as seguintes funções:

- Controlar o desempenho de materiais, equipamentos e métodos analíticos e registrar as ações executadas;
- Identificar mudanças na estabilidade dos processos, por aumento da variabilidade ou por introdução de desvios ou tendências na calibração;
- Criar sinais de alerta para prevenir a liberação de resultado inadequado e indicar a necessidade de ações corretivas.

O CIQ está diretamente vinculado à precisão dos exames. Para o sucesso da implantação e da manutenção desse processo contínuo, essa rotina normalmente é introduzida em etapas:

- Selecionar os analitos de maior impacto para serem os primeiros contemplados com os controles, de acordo com as características de seu laboratório e de seus clientes. Esse laboratório presta serviço para áreas de emergência? Caso afirmativo, não se deve esquecer de contemplar em sua lista eletrólitos, enzimas cardíacas, gasometria, etc.;

- Garantir conhecimento e domínio por parte dos profissionais que trabalharão diretamente com o controle de qualidade das ferramentas estatísticas imprescindíveis para monitorização e avaliação dos processos;
- Conhecer os métodos a serem controlados, contemplando características de confiabilidade (imprecisão, exatidão, sensibilidade, especificidade, linearidade, limite de detecção, interferentes, etc.) e praticidade (custos, biossegurança, volume e tipo de amostra, estabilidade de reagentes, etc.);
- Definir a qualidade necessária e desejada pelo laboratório. Na literatura, podem-se encontrar diferentes modelos, como o formato do erro total permitido da maioria dos ensaios de proficiência e o critério externo de avaliação da qualidade; a mudança clinicamente importante, que envolve decisões de tratamento clínico; e a imprecisão e inexatidão permitidas com base na variação biológica de um indivíduo;
- Estabelecer clara e objetivamente os critérios para controlar todas as metodologias a serem oferecidas ao corpo clínico e aos pacientes, selecionando as ferramentas mais sensíveis aos diferentes tipos de erro (p. ex., regras de Westgard, gráficos de Levey-Jennings);
- Monitorar o desempenho dos exames laboratoriais, procurando manter rotinas preventivas quanto a desvios, eventos adversos e rotinas corretivas de forma imediata, quando necessário;
- Analisar as circunstâncias da NC ou do erro, quando detectados, procurando determinar e eliminar sua causa raiz.

CONTROLE EXTERNO DE QUALIDADE ▶

O controle externo de qualidade (CEQ) é uma atividade de avaliação do desempenho de sistemas analíticos por meio de ensaios de proficiência, análise de padrões certificados e comparações interlaboratoriais. O CEQ também é chamado de avaliação externa da qualidade, e está fundamentado na comparação entre os resultados dos exames do laboratório participante e a média de consenso de seu grupo.

As empresas provedoras de ensaios de proficiência – ferramenta extensamente adotada – distribuem periodicamente alíquotas de um mesmo material para os diversos laboratórios participantes do programa. Essas empresas comprometem-se em produzir amostras que tenham as mesmas características, ou o mais próximo disso, dos fluidos biológicos utilizados nos laboratórios clínicos, assim como uma estabilidade tal que mantenha essas características por período adequado entre manufatura, transporte, recebimento e determinação. O patrocinador do programa agrupa os resultados enviados pelos laboratórios por ensaio, por metodologia e, em alguns casos, também por equipamento e, então, calcula a média de consenso de cada parâmetro; essa ação promove a comparação da exatidão dos analitos entre os laboratórios participantes. Obviamente a representatividade desses grupos está vinculada a um número mínimo de participantes.

Com a participação efetiva em programas de CEQ, o laboratório poderá garantir que os resultados daqueles analitos que fazem parte desses ensaios se aproximem o máximo possível de um valor real dentro de uma variabilidade analítica permitida. Por último, é feita uma avaliação do desempenho de cada laboratório participante, analito e/ou identificação por período normalmente equivalente ao ano de participação. Nas avaliações por analitos e/ou identificação, aqueles com desempenho adequado integrarão a listagem do certificado de proficiência dos ensaios daquele laboratório participante.

Com a adoção de ferramentas estatísticas consistentes, e analisando mais minuciosamente as ferramentas adotadas nos modelos de CEQ por diferentes provedores, profissionais dedicados a essa área de estudo estão conseguindo ótimos resultados refletidos diretamente na efetividade clínica ao promover auxílio no diagnóstico. Uma prova disso foi o estudo publicado por Oliveira e colaboradores:[2] "Ensaio de proficiência demonstra que o diagnóstico de diabetes melito pode ser influenciado por diferentes metodologias".

Para a manutenção das boas práticas na fase analítica, seguem-se algumas recomendações de **o que fazer:**

- Apesar de a fase analítica ser a única fase do laboratório que o bioquímico não tem contato com o cliente externo/paciente, os profissionais que nela desenvolvem suas atividades devem estar devidamente preparados para bem servi-los e procurar manter um relacionamento de parceria e confiança com outro perfil de cliente bem mais exigente: o grupo clínico (médicos, enfermeiros, assistentes sociais, nutricionistas, etc.);
- Sempre lembrar que o que determina o aparecimento do erro de laboratório não é o fato de o processo ser automático ou manual, mas o nível da eficiência do sistema de qualidade implementado pelo laboratório. A automação, se adequadamente controlada, pode gerar menos erros de laboratório do que um processo manual. Por mais eficazes que sejam as ações do laboratório para minimizar as fontes de erro sistemático, elas serão suficientes apenas para minimizá-lo, e não para eliminá-lo;
- Adotar programas com foco no acompanhamento da eficácia clínica dos serviços oferecidos;
- Promover a integração do corpo clínico com os protocolos adotados pelo laboratório ao disponibilizar e submeter esses procedimentos operacionais-padrão (POPs) a consultas e sugestões de atualizações por profissionais especialistas em áreas afins. Por exemplo, convidar grupo ou profissional endocrinologista a dar seu parecer quanto às rotinas adotadas pelo laboratório para execução de curva glicêmica;
- Realizar CIQ e CEQ de todos os testes realizados pelo laboratório, independentemente de suas características (quantitativo, semiquantitativo ou qualitativo). Quando não existirem comercialmente, o laboratório deve adotar formas alternativas descritas na literatura científica.

Nessa fase, também se sugere **o que não se deve fazer**:

- Considerar os procedimentos de CIQ como ações fáceis. O CIQ é uma atividade simples, porque basta definir e cumprir os requisitos da qualidade (especificações); porém, pode ser considerado difícil, porque se deve cumprir e atender sempre.

FASE PÓS-ANALÍTICA

Essa fase abrange os procedimentos realizados após a realização do exame. Incluem cálculo de resultados, análise de consistência dos resultados, liberação dos laudos, armazenamento de material ou amostra do paciente, transmissão e arquivamento de resultados. Nessa fase, o desenvolvimento da tecnologia da informação promoveu um aumento significativo da qualidade percebida por todos os perfis de usuários ao eliminar ou minimizar importantes fontes de erro: letra/número ilegível, erros na conversão de unidades de medida ao disponibilizar programas de conversão automática e ausência de algum item exigido pela legislação para contemplar o laudo ao conseguir padronizar suas "máscaras". No entanto, mesmo com o uso de *softwares* específicos para laboratórios de análises clínicas e de sistemas de interfaceamento (transmissão da informação do equipamento para o sistema de informática do laboratório) consistentes e com a popularização do uso da informática, erros e situações não conformes ainda existem nessa fase e devem ser sempre monitorados e avaliados. Os principais erros são os de digitação, problemas no interfaceamento do resultado no laudo, falta de informação sobre fatores interferentes mais comuns na metodologia utilizada, entrega do resultado do exame fora do prazo contratado e interpretação equivocada do resultado.

Estudos relatam que um intervalo de 9 a 19% de todos os erros tem origem nessa fase do laboratório de análises clínicas. A fim de minimizar e/ou eliminar os erros potenciais da fase pós-analítica, seguem algumas recomendações sobre **o que fazer**:

- Realizar atualizações nas "máscaras" dos laudos diagnósticos periodicamente e/ou sempre que houver mudança de metodologia, equipamento ou VRs;
- Realizar periodicamente testes no sistema de liberação técnica e interfaceamento, objetivando identificar e rastrear possíveis falhas no sistema;
- Lembrar sempre que o laudo de um exame laboratorial deverá ser claro e objetivo no seu conteúdo, pois se sabe que os resultados de exames interferem significativamente nas condutas clínicas.

ACREDITAÇÃO LABORATORIAL

A acreditação é um sistema de avaliação externa estabelecido por determinadas organizações de forma voluntária, em que uma instituição, governamental ou não, avalia o laboratório por meio de auditoria, promovida pela organização, e que determina se ele atende a requisitos predeterminados para exercer as tarefas a que se propõe. Em dezembro de 1999 (no Consenso de Estocolmo), a World Association of Societies of Pathology and Laboratory Medicine e a International Federation of Clinical Chemistry divulgaram os Princípios da Acreditação para Laboratórios Clínicos, nos quais consta que "é do interesse dos pacientes, da sociedade e do governo que os laboratórios clínicos operem dentro de altos padrões de competência profissional e técnica". Os motivos da afirmativa são os seguintes:

- As decisões quanto a diagnóstico, prognóstico e terapêutica são, frequentemente, baseadas nos resultados ou na interpretação de exames laboratoriais, e, portanto, danos irreversíveis podem ser causados por resultados equivocados;
- Os usuários de serviços de laboratórios, tanto pacientes quanto médicos, podem não possuir conhecimentos técnicos suficientes para avaliar se um laboratório está operando em um nível satisfatório de qualidade;
- Os pacientes e, em menor grau, os médicos podem não ter opção quanto a que laboratório utilizar;
- Os exames de laboratório podem ser dispendiosos, e os pacientes, as seguradoras ou o governo, que pagam os exames, têm o direito de esperar que o laboratório forneça informações válidas;
- É do interesse dos laboratórios que sua competência seja atestada por processo de auditoria (por comparação com padrões apropriados) e que isso se torne público.

Diante dessa realidade, a visão dos programas que atestam a qualidade (licenciamento, certificações, acreditações) passou a ter caráter de necessidade diante das exigências do mercado. O objetivo da acreditação é fornecer aos consumidores a confiança na qualidade dos serviços oferecidos por uma organização com reconhecida competência técnica. Padrões de acreditação, via de regra, são elaborados por consenso entre especialistas, de modo a estarem de acordo com o "estado da arte" e com os avanços tecnológicos, sendo considerados ótimos e possíveis de serem atendidos. Contemplam requisitos de alto nível, encorajando o pessoal e a gerência a alcançarem níveis cada vez mais elevados de qualidade e melhoria contínua.

PRINCIPAIS TIPOS DE ERROS ▶

Com foco nos procedimentos contemplados pelas análises clínicas e nos diversos conceitos da literatura especializada nessa área, seguem os principais tipos de erros associados a suas rotinas.

ERRO ALEATÓRIO ▶ Geralmente associado à imprecisão, é resultado de uma medição menos a média resultante de um número (n) de medições do mesmo mensurando, feitas em condições de repetitividade. Poderá ser um erro negativo ou positivo cuja direção e dimensão não são previstas. O erro aleatório é formado pelo desvio-padrão, e, como sua magnitude não pode ser prevista, considera-se como o erro máximo possível, calculado como múltiplos do desvio-padrão. Um erro aleatório caracteriza-se fundamentalmente pelo aparecimento de eventos sem previsão de quando, como, onde e o quanto eles ocorrem. Como é devido ao acaso, os erros aleatórios não podem ser previstos nem evitados.

ERRO SISTEMÁTICO ▶ Relacionado à inexatidão, tem sempre a mesma direção e é previsível. O erro sistemático é calculado pela diferença entre a média de um conjunto de resultados e o valor verdadeiro. O controle da qualidade não tem a função de medir o erro sistemático, mas pode indicar desvios na calibração ou nos resultados, caracterizando aumento do erro sistemático.

ERRO TOTAL ▶ Corresponde ao erro inserido no resultado de um exame ou no resultado em teste de proficiência. É obtido com a soma dos erros aleatório e sistemático.

- Erro aleatório = 1,65 *versus* desvio-padrão ou 1,65 *versus* coeficiente de variação (CV%);
- Erro sistemático = média − média verdadeira.

O erro total pode ser expresso em valor absoluto ou em percentual. A Figura 3.1 demonstra graficamente os tipos de erros descritos.

Os fatores que promovem erros laboratoriais podem ser divididos em erros sistemáticos e aleatórios e são descritos a seguir:

- **Erros sistemáticos:**
  - Mudanças nos lotes de reagentes e/ou calibradores;
  - Reagentes incorretamente preparados;
  - Armazenagem inadequada;
  - Problemas metodológicos, como efeito matriz;
  - Diluição inadequada de controles;
  - Manutenção ineficiente de equipamentos.
- **Erros aleatórios:**
  - Bolhas (em reagentes, tubulações, seringas);
  - Reagentes mal homogeneizados;
  - Coágulos ou microcoágulos no pipetador ou na amostra;
  - Temperatura instável;
  - Obstruções casuais do equipamento;
  - Engano (erro que não se repete sistematicamente).

NÃO CONFORMIDADES ▶ Um dos maiores desafios na área das análises clínicas é a quebra do paradigma de que "erros" se resumem a situações a serem totalmente eliminadas. No entanto, ao reconhecer que a principal

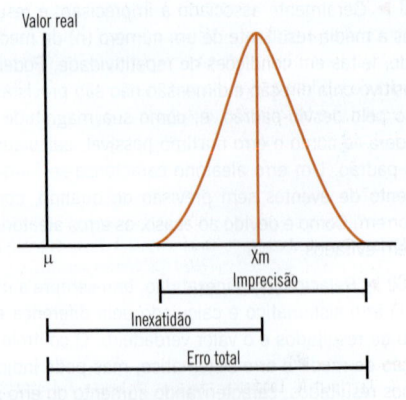

FIGURA 3.1 ▶ **ERROS ENCONTRADOS EM ANÁLISES CLÍNICAS.**

riqueza de uma empresa são seus colaboradores, a falibilidade sempre estará presente. Acrescidas a isso estão as características metodológicas dos exames, que levam a algum erro sistemático. O objetivo, então, deve ser minimizar o erro ao máximo. Seu controle é imprescindível, e, para isso, a participação de todos é essencial.

Ideias a serem implantadas e fortalecidas:

- O termo "não conformidade" (NC) não pode ser usado como sinônimo de "erro", mas, na maioria das vezes, está relacionado a ele. NC é o não atendimento a um requisito especificado;
- É preciso que as pessoas de todos os níveis tenham conhecimento de como identificar e relatar um evento não conforme e se sintam confortáveis em fazê-lo, pois problemas não registrados são considerados problemas não resolvidos e têm maior chance de recorrência;
- Tão importante quanto identificar as NCs é identificar suas potenciais situações geradoras. Essas situações referem-se a qualquer variação que não tenha afetado o resultado final de um processo ou atividade, mas, caso seja recorrente, tem uma chance significativa de resultar em um evento adverso sério. Ações no sentido de evitá-las são classificadas como preventivas, que objetivam eliminar as causas-raiz de uma NC potencial; são consideradas ações pró-ativas. Deve-se notar que a ação preventiva, pela natureza de sua definição, não é aplicável a NCs já identificadas; em atividades que tratam diretamente da saúde, essa é a meta ideal. No entanto, no atual momento, ainda prevalecem as ações corretivas, cujo objetivo é eliminar as causas-raiz de uma NC, de um defeito ou de outra situação indesejável existente, a fim de prevenir sua repetição; essas ações são consideradas ações reativas;
- Algumas empresas ainda não reconheceram a importância desse processo complexo relativo ao tratamento de NCs. As reclamações de pacientes, médicos, familiares, etc. muitas vezes são desencadeadoras desse trabalho minucioso de análise dos processos envolvidos nas ocorrências;
- A importância dessa etapa é percebida pela crescente literatura especializada nesse tema. Ferramentas destinadas à gestão da qualidade são aqui amplamente aplicadas. Reuniões caracterizando *brainstorming*, fluxogramas, diagrama de Ishikawa, gráfico de Pareto, matriz GUT (acrônimo para "gravidade, urgência e tendência") são muitas vezes utilizadas em conjunto para determinação da causa-raiz, isto é, a origem da NC detectada.

REFERÊNCIAS ▶

1. Donabedian A. The seven pillars of quality. Arch Pathol Lab Med. 1990;114(11):1115-8.
2. Lima-Oliveira GS, Albuquerque C, Doellinger R, Biasoli V, Duarte A. Ensaio de proficiência demonstra que o diagnóstico de diabetes mellitus pode ser influenciado por diferentes metodologias [Internet]. Curitiba: UFPR, Control Lab; 2009 [capturado em 5 out. 2015]. Disponível em: http://www.controllab.com.br/pdf/banner_aacc_port.pdf

LEITURAS SUGERIDAS ▶

Bossuyt X, Verweire K, Blanckaert N. Laboratory medicine: challenges and opportunities. Clin Chem. 2007;53(10):1730-3.

Campbell CA, Horvath AR. Harmonization of critical result management in laboratory medicine. Clin Chim Acta. 2014;432:135-147.

Clinical and Laboratory Standards Institute. Statistical quality control for quantitative measurement procedures: principles and definitions; approved guideline. 3rd ed. CLSI document C24-A3. Wayne, PA: CLSI; 2006.

Clinical and Laboratory Standards Institute. Using proficiency testing to improve the clinical laboratory; approved guideline. 2nd ed. CLSI document GP27-A2. Wayne, PA: CLSI; 2007.

Jiang Y, Jiang H, Ding S, Liu Q. Application of failure mode and effects analysis in a clinical chemistry laboratory. Clin Chim Acta. 2015;448:80-5.

Porter ME, Teisberg EO. Repensando a saúde: estratégias para melhorar a qualidade e reduzir os custos. Porto Alegre: Bookman; 2007.

Rooney AL, Van Ostemberg P. Licensure, accreditation and certification: approaches to health care quality. Bethesda: CHS, USAID; 1999. (Quality assurance methodology refinement series).

Sakyi A, Laing E, Ephraim R, Asibey O, Sadique O. Evaluation of analytical errors in a clinical chemistry laboratory: a 3 year experience. Ann Med Health Sci Res. 2015;5(1):8-12.

SITES SUGERIDOS ▶

Benneyan J. Optimal policies for clinical laboratory quality control [Internet]. Boston: Northeastern University College of Engineering; 1998 [capturado em 24 ago. 2015]. Disponível em: http://www1.coe.neu.edu/~benneyan/papers/ahcpr_summary.pdf

Westgard QC [Internet]. Madison (WI): Westgard; c2009 [capturado em 24 ago. 2015]. Disponível em: http://www.westgard.com/

CAPÍTULO 4

PRINCIPAIS MÉTODOS APLICADOS NO LABORATÓRIO DE ANÁLISES CLÍNICAS

LUCIANA DE SOUZA NUNES
ANA PAULA ALEGRETTI
AFONSO LUÍS BARTH
JOÍZA LINS CAMARGO

O conhecimento básico das técnicas laboratoriais empregadas nos diversos testes diagnósticos pode ajudar o clínico a realizar a correta interpretação dos resultados e estabelecer uma interação multidisciplinar com os profissionais que realizam os exames laboratoriais. Essa interação é fundamental para que os aspectos laboratoriais que devem ser levados em consideração antes da execução, da liberação e da interpretação final de um resultado sejam conhecidos e auxiliem na correta avaliação crítica dos resultados dos testes laboratoriais. A seguir, são apresentadas noções básicas das principais técnicas laboratoriais utilizadas nas grandes áreas das análises clínicas.

MÉTODOS BIOQUÍMICOS NA ANÁLISE LABORATORIAL

No laboratório de análises bioquímicas, a principal técnica empregada é a fotometria. Inúmeras metodologias empregam os princípios básicos da fotometria para transformar os resultados de reações bioquímicas em resultados de laboratório, expressos em unidades como mg/dL, U/L ou mmol/L, nos laudos finais de exames laboratoriais. Outros métodos também são utilizados, como a potenciometria (eletroquímica), a impedância, a eletroforese, a cromatografia e os imunoensaios. Junto com a fotometria, esses métodos formam o aparato instrumental necessário para a realização das principais dosagens laboratoriais.

MÉTODOS FOTOMÉTRICOS ▶
A fotometria é a medida da luz. A luz pode ser absorvida, emitida, refletida ou dispersa e medida por meio de equipamentos específicos. A maioria das reações bioquímicas é monitorada por meio da sua interação com a luz. A espectrofotometria utiliza a propriedade das soluções de absorver luz em determinados comprimentos de onda para quantificar reações bioquímicas. Na prática, o laboratório realiza reações bioquímicas e mede a interação dos substratos consumidos ou dos produtos formados com a luz. A quantidade de luz absorvida, ou a cor da solução, é proporcional à concentração da substância corada em solução. Essa relação é conhecida como lei de Beer e permite a transformação da luz medida em concentração.

ESPECTROFOTOMETRIA ULTRAVIOLETA-VISÍVEL ▶ Mede a luz das soluções coradas e não coradas. Em geral, as soluções não coradas medem a luz absorvida pela nicotinamida adenina dinucleotídeo (NAD) e o seu análogo nicotinamida adenina dinucleotídeo fosfato (NADP), nas formas oxidadas e reduzidas, na região ultravioleta (UV) (λ 380 nm).

- **Método colorimétrico** – O produto final é corado. Exemplos são os métodos para dosagem de colesterol, de glicose, de ácido úrico e de triglicérides;
- **Método UV** – O produto final é incolor. Exemplos são os métodos de dosagem das enzimas, como AST, desidrogenase láctica (LDH) e CK.

TURBIDIMETRIA/NEFELOMETRIA ▶ Mede a turbidez das soluções. Em uma reação antígeno-anticorpo, a presença de complexos insolúveis reflete ou dispersa a luz, que é proporcional à concentração dos imunocomplexos. Essa técnica apresenta sensibilidade adequada para a dosagem de proteínas em fluidos biológicos, como urina e líquido cerebrospinal (LCS). Exemplos são as medidas de imunoglobulinas e proteínas específicas, como transferrina, proteína C reativa e microalbuminúria.

FOTOMETRIA DE CHAMA ▶ Nessa técnica, a solução a ser analisada é exposta à ação de uma chama. Os átomos são excitados e, ao retornarem ao estado de repouso, emitem luz. O comprimento de onda da luz emitida é específico para cada elemento e pode ser quantificado em condições adequadas. Exemplos dessa modalidade são as dosagens dos íons sódio (Na^+), potássio (K^+) e lítio (Li^{+3}).

ABSORÇÃO ATÔMICA ▶ É a medida da absorção da luz por átomos na forma metálica. É similar à fotometria de chama, diferenciando-se na maneira de medir a luz. Nessa modalidade, a luz absorvida por átomos no estado de repouso é medida. A maioria dos elementos pode ser quantificada por essa técnica, sendo usada para a medida da concentração dos íons Na^+, K^+, Li^{+3}, cálcio (Ca^{+2}), chumbo, cobre e alumínio.

REFLECTÂNCIA ▶ É a medida da luz refletida de superfícies sólidas. Esse é o princípio utilizado na "química seca". São exemplos dessa técnica os glicosímetros e as fitas reativas de urina, mas também existem equipamentos de automação de grande porte baseados em técnicas de química seca.

MÉTODOS POTENCIOMÉTRICOS ▶

A potenciometria mede o potencial (voltagem) entre dois eletrodos em solução, sendo um deles considerado referência. Essa técnica baseia-se, principalmente, na atividade específica dos íons presentes, capaz de alterar o potencial entre dois eletrodos.

ANALISADORES DE GASES SANGUÍNEOS ▶ Eletrodos específicos para pH, CO_2 e O_2 permitem quantificar esses parâmetros no sangue.

ELETRODOS ÍON-SELETIVOS (ISE, DO INGLÊS *ION-SELECTIVE ELECTRODE*) ▶ São eletrodos específicos para um determinado íon. Essa técnica é muito sensível para a dosagem de íons, como Na^+, K^+, cloro (Cl^-), Li^{+3}, Ca^{+2}, e permite a medida direta no sangue total ou no plasma/soro, sem a necessidade de diluições prévias.

MÉTODOS ELETROFORÉTICOS ▶

Baseiam-se na separação de compostos conforme a sua carga elétrica em um campo elétrico. Quando uma corrente elétrica é aplicada a uma solução iônica contendo os compostos que serão analisados, há a produção de um fluxo de íons: cátions (+) migram para o polo negativo (cátodo), e ânions (-) migram para o polo positivo (ânodo). Dessa forma, é possível separar os compostos, conforme a carga e o tamanho, em bandas que podem ser coradas e quantificadas. As aplicações mais comuns dessa metodologia são a eletroforese de proteínas, de Hbs e de isoenzimas.

MÉTODOS CROMATOGRÁFICOS ▶

Cromatografia é a separação baseada nas diferentes interações físico-químicas dos compostos com uma fase móvel e uma fase estacionária percorrendo um meio de suporte (coluna). Veja alguns exemplos.

CROMATOGRAFIA EM CAMADA DELGADA (TLC, DO INGLÊS *THIN LAYER CHROMATOGRA-PHY*) ▶ Utilizada para a determinação qualitativa de aminoácidos no sangue e na urina, fosfolipídios no líquido amniótico, rastreamento toxicológico, etc.

CROMATOGRAFIA LÍQUIDA DE ALTA RESOLUÇÃO (HPLC, DO INGLÊS *HIGH PERFORMANCE LIQUID CHROMATOGRAPHY*) ▶ Utilizada para a determinação quantitativa de aminoácidos, Hbs, vitaminas e muitos outros compostos. A detecção e a quantificação podem ser feitas por fotometria UV-visível, potenciometria (eletroquímica), índice de refração, MS, etc., dependendo do composto que está sendo analisado.

CROMATOGRAFIA GASOSA (GC, DO INGLÊS *GAS CHROMATOGRAPHY*) ▶ Utilizada para separar compostos voláteis ou que sejam facilmente convertidos em formas voláteis ou em vapor, o que limita seu uso. Apresenta alta resolução, baixos níveis de detecção (alta sensibilidade), exatidão e rapidez. Vários compostos orgânicos (ácidos orgânicos) e a concentração de diversos fármacos podem ser determinados por essa técnica.

MÉTODOS COM BASE EM IMUNOENSAIOS
▶ Os imunoensaios são técnicas que utilizam a reação antígeno-anticorpo para detectar a presença de um determinado antígeno, anticorpo ou imunocomplexo (imunoensaios qualitativos), bem como para medir a concentração de um dos componentes dessas reações (imunoensaios quantitativos). Utilizados inicialmente para diagnóstico de doenças infecciosas, em que se procura detectar a presença de um antígeno microbiano ou de anticorpos específicos a um antígeno, os imunoensaios foram gradualmente assumindo importância em outras áreas, como dosagens de hormônios, marcadores tumorais e mesmo medicamentos, para os quais os métodos bioquímicos tradicionais não eram adequados. A rápida evolução dos imunoensaios com o aparecimento dos anticorpos monoclonais (produção de grande quantidade de anticorpos homogêneos *in vitro*) e das técnicas de biologia molecular tornou possível a caracterização mais precisa dos epítopos antigênicos dos microrganismos e das moléculas proteicas de interesse clínico. Outro fator que permitiu o crescente emprego dessas técnicas no laboratório clínico é a facilidade de automação dessas reações. Atualmente, as técnicas imunológicas são utilizadas em muitos testes de análises clínicas. Para que os imunoensaios sejam úteis no diagnóstico, o produto da interação antígeno-anticorpo, chamado imunocomplexo, deve ser visualizado ou quantitativamente medido. A visualização direta a olho nu, sem a utilização de reagentes marcados, é possível se o antígeno estiver ligado a células ou partículas que se aglomeram ou aglutinam na interação com o anticorpo, como nas técnicas de imunoprecipitação e aglutinação. No entanto, a maioria dos imunoensaios utiliza reagentes marcados, em que a amplificação do sinal proporciona um grande aumento da sensibilidade de detecção. Os primeiros marcadores utilizados foram os radiativos, mas, com o surgimento de marcadores enzimáticos, fluorescentes e quimioluminescentes, estes têm gradativamente substituído os radioisótopos, devido à sua facilidade de uso e de automação.

Na prática, os imunoensaios são realizados em condições controladas de reação e com volumes precisos da amostra em teste e dos reagentes. Nessas condições, a intensidade do sinal do parâmetro medido é diretamente (ensaio não competitivo) ou inversamente (ensaio competitivo) proporcional à concentração do analito que está sendo analisado. Diluições de preparações purificadas da substância em teste são usadas para preparar uma curva--padrão. Com frequência, principalmente na presença de anticorpos séricos, são testadas diluições seriadas da amostra, e o resultado final é tirado da diluição mais alta, que produz uma intensidade de sinal predefinida (titulação). Apesar da alta especificidade e sensibilidade da técnica, resultados falso-negativos ou falso-positivos são relativamente frequentes. As reações cruzadas dos reagentes do teste com substâncias não relacionadas, a presença de substâncias que interferem com a formação do complexo antígeno--anticorpo, erros na realização do teste são as principais causas.

AGLUTINAÇÃO ▶ Ocorre quando anticorpos bi ou multivalentes formam complexos com antígenos particulados insolúveis. Anticorpos da classe imunoglobulina M (IgM) são, em geral, as melhores aglutininas. Os ensaios de aglutinação são utilizados com mais frequência para a detecção de anticorpos no soro. Os ensaios podem ser diretos ou indiretos, dependendo se o analito está presente no seu estado nativo ou ligado a uma partícula carreadora, como hemácias, látex, lipossomas, microcápsulas e outras partículas, para permitir a detecção da reação. Quando há aglutinação de hemácias pela reação direta de anticorpos direcionados contra componentes da superfície celular, chamamos essa reação de hemaglutinação, técnica básica na imuno-hematologia. Apesar de melhorias nas técnicas de aglutinação, como a quantificação da aglutinação por turbidimetria, a sensibilidade desses ensaios não alcança a dos ensaios imunoenzimáticos e a dos RIAs, mas ainda são rotineiramente empregados na rotina. Alguns exemplos de ensaios de aglutinação empregados na rotina são a detecção de fator reumatoide, anticorpos antinucleares (ANA, do inglês *antinuclear antibody*), antígenos microbianos, tipagem sanguínea, testes rápidos de gravidez (gonadotrofina coriônica humana – hCG, do inglês *human chorionic gonadotropin* – na urina) e VDRL (*veneral disease research laboratory*).

IMUNOPRECIPITAÇÃO ▶ Baseia-se na quantificação de precipitados formados pela reação de anticorpos com antígenos solúveis, resultando em um imunocomplexo insolúvel. Para a formação de precipitados, existe uma curva de concentrações ótimas de anticorpos e antígenos. A formação de precipitinas detectáveis é a base das técnicas de imunodifusão em um meio gelificado, podendo ser simples (ou radial), quando um dos componentes (o antígeno ou anticorpo) está fixo no meio de suporte e o outro componente se difunde até haver a precipitação, ou dupla, quando tanto o antígeno como o anticorpo se movem em direções convergentes para formar o precipitado. A imunoeletroforese, a imunofixação e a eletroimunodifusão também são exemplos desta técnica e utilizam a formação de campos elétricos para acelerar a migração dos imunoprecipitados, aumentando a sensibilidade e a resolução dos métodos laboratoriais. Quando há excesso de antígeno ou de anticorpo, a formação de precipitados pode diminuir rapidamente, fenômeno conhecido como prozona. Esse fenômeno pode, portanto, ser a causa de resultados falso-negativos, sendo necessário fazer diluições seriadas da amostra que está sendo investigada e que não está de acordo com a suspeita clínica.

IMUNOTURBIDIMETRIA OU NEFELOMETRIA ▶ Esta técnica quantifica a dispersão de luz incidente por imunocomplexos em suspensão em uma solução. Devido à precisão, à rapidez e à fácil automação da técnica, ela é amplamente utilizada no laboratório de análises clínicas para a quantificação de vários analitos, como imunoglobulinas, fator reumatoide, proteína C reativa, complementos e outras proteínas.

FIXAÇÃO DE COMPLEMENTO ▶ Com a reação antígeno-anticorpo, ocorre a fixação de complemento, e o consumo desse antígeno é medido. Trata-se de uma técnica bastante trabalhosa e amplamente substituída por outros ensaios automatizados, mas ainda é empregada em testes sorológicos de doenças infecciosas, como Chagas e sífilis.

IMUNOFLUORESCÊNCIA (IF) ▶ Bastante utilizada na rotina, baseia-se na ligação de anticorpos monoclonais com fluorocromos, como a fluoresceína, que têm a capacidade de emitir luz de comprimento de onda maior ao serem excitados com luz UV (microscópio de fluorescência). Pode ser IF direta, quando o conjugado de anticorpo específico se liga diretamente ao analito, ou IF indireta (IFI), quando há primeiramente a reação com anticorpo específico não marcado, e, posteriormente, um conjugado de anticorpo anti-imunoglobulina com fluorocromo é utilizado, aumentando assim a sensibilidade da técnica (Figura 4.1). Anticorpos também podem ser testados quando antígenos padronizados são fixados em lâminas de vidro, e diferentes diluições da amostra são aplicadas; posteriormente, a presença da reação é detectada com um conjugado de anti-imunoglobulina (sanduíche). Exemplos de testes de IF são os testes de absorção de anticorpo de treponema fluorescente (FTA-ABS), fator antinuclear (FAN) e várias técnicas sorológicas para microrganismos.

RADIOIMUNOENSAIO (RIA) ▶ Utiliza marcação de um dos componentes da reação antígeno-anticorpo com radioisótopos, sendo o I^{125} e o I^{131} os mais empregados. Introduzidas em 1960, as técnicas que utilizam esses radioisótopos estão entre as mais sensíveis em análises clínicas, podendo detectar concentrações de 10^{-6} a 10^{-9} g/mL do analito. Existem muitas variações da técnica, como o RIA direto e de captura, mas os ensaios competitivos são os mais usados na rotina. Desvantagens, como custo elevado, meia-vida curta dos reagentes e dificuldades de trabalhar com radioisótopos, têm progressivamente reduzido o seu uso nos laboratórios, sendo substituído por enzimaimunoensaio.

ENZIMAIMUNOENSAIO ▶ Neste tipo de ensaio, as enzimas, como a peroxidase e a fosfatase alcalina, são os marcadores de antígenos ou anticorpos. No teste por enzimaimunoensaio, a reação antígeno-anticorpo é monitorada por medida da reação enzimática, podendo-se obter sensibilidades analíticas similares às do RIA, sem o inconveniente uso de radioisótopos. Atualmente existe uma variedade de métodos de detecção, que vão desde leituras visuais a fotométricas, com substratos coloridos, fluorescentes ou quimioluminescentes, os quais têm sido amplamente empregados em equipamentos automatizados. Quando um dos reagentes está imobilizado em uma fase sólida, como placas de plástico com vários poços, o método é chamado Elisa (Figura 4.1). O teste de Elisa para detecção de anticorpos pode ser indireto ou de captura, sendo o de captura altamente recomendado para determinação de IgM, tendo em vista os frequentes resultados falso-positivos observados em pacientes com fator reumatoide. Os métodos de captura e de competição são utilizados para detecção de antígenos.

IMUNOENSAIOS DE FLUORESCÊNCIA E QUIMIOLUMINESCÊNCIA (CLIA) ▶ Utilizam marcadores fluorescentes ou quimioluminescentes (emissão de luz via reação química envolvendo compostos sintéticos, como o luminol), com posterior detecção por fluorômetros ou luminômetros de alta sensibilidade. Apresentam alta sensibilidade analítica e são facilmente adaptáveis à automação, o que explica o seu uso cada vez mais frequente em laboratórios de médio e grande porte.

OUTRAS TÉCNICAS ▶ *Western-blotting*, *immuno-dot* e *dipstick* são técnicas que utilizam a membrana de nitrocelulose como fase sólida. Essa membrana adsorve proteínas com grande eficiência. *Immuno-dot* e *dipstick* têm apresentado utilização crescente em testes rápidos e qualitativos, como o teste para o vírus da imunodeficiência humana (HIV, do inglês *human immunodeficiency virus*) e vários outros agentes infecciosos. No *western-blotting*, há separação das proteínas de diversos pesos moleculares presentes em um complexo antigênico por meio de eletroforese SDS-PAGE, com a posterior transferência por eletroforese dessas proteínas para a membrana de nitrocelulose (*blotting*), as quais são expostas ao soro em teste, para identificação de anticorpos específicos para as diversas proteínas. Esses anticorpos são revelados por meio de um segundo anticorpo, anti-imunoglobulina marcado, visualizando-se, então, as bandas. Dessa maneira, pode-se identificar a presença de diversas especificidades de anticorpos em um ensaio, o que explica a alta especificidade da técnica (método confirmatório para identificação de anticorpos anti-HIV). No entanto, por ser muito trabalhoso, seu uso na rotina de análises clínicas é muito limitado.

AUTOMAÇÃO DOS IMUNOENSAIOS ▶ O avanço mais significativo nas técnicas de imunoensaios na última década foi sem dúvida na área de automação, principalmente a automação de acesso randômico. Antes da década de 1990, a instrumentação disponível realizava os ensaios em "lotes", ou seja, o equipamento conseguia analisar amostras somente para um analito de cada vez e não permitia a adição de novas amostras após o início do processo. A automação de acesso randômico, no entanto, permite a análise de múltiplos analitos em múltiplas amostras consecutivas, podendo-se acrescentar novas amostras para testagem, sem a necessidade de interromper o processo. Houve aumento na produtividade, redução do tempo de processamento dos exames e aumento na reprodutibilidade dos testes. Observa-se uma tendência crescente de utilização desses equipamentos, principalmente os que utilizam marcadores quimioluminescentes.

Elisa direto

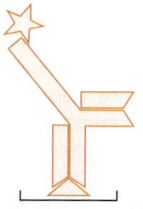

Elisa mais básico. Um antígeno (triângulo) é ligado à fase sólida (fundo do pocinho da placa de poliestiremo). Um anticorpo específico marcado é utilizado para visualização do complexo após reação enzimática.

Elisa indireto

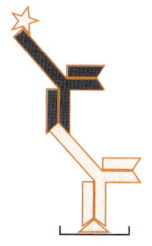

Da mesma maneira, o antígeno é ligado à fase sólida, e um anticorpo específico é adicionado. Após incubação, um segundo anticorpo anti-imunoglobina marcado é incubado e, se houver ligação do primeiro, permitirá visualização do imunocomplexo, com a cor da reação proporcional à concentração do antígeno.

Elisa por captura

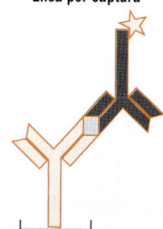

Métodos por captura são mais específicos. Um anticorpo específico (em geral monoclonal) é ligado ao meio sólido (anticorpo de captura). Depois a amostra é incubada, e um segundo anticorpo específico marcado é adicionado.

Elisa competitivo

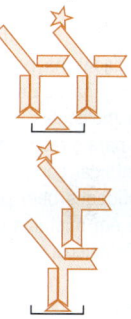

No Elisa competitivo, o soro do paciente é adicionado juntamente com um anticorpo específico marcado. Nesse caso, a concentração do analito é inversamente proporcional à intensidade da reação com substrato.

FIGURA 4.1 ▶ MÉTODO ELISA.

TESTES MULTIPLEX ▶ Outra técnica que vem sendo empregada de forma crescente em imunoensaios, assim como em testes genéticos, são os sistemas multiplex, com base na mensuração de múltiplos analitos em um único ensaio, por meio, por exemplo, de microesferas recobertas com antígenos ou anticorpos de fluorescência múltipla, com detecção por citometria de fluxo, ou por *microchips*. Apesar da enorme capacidade potencial desses testes, que podem testar dezenas ou centenas de analitos em um único experimento, seu real desempenho diagnóstico na prática clínica ainda necessita de validação.

INTERFERÊNCIAS NOS IMUNOENSAIOS ▶ As reações cruzadas, como já mencionado, podem ser a causa de resultados falso-positivos ou falso-negativos (por competição). Para ensaios imunométricos de etapa única (diretos), quando o analito está presente em concentrações extremamente elevadas, é possível exceder a capacidade de ligação dos anticorpos de captura imobilizados. Nesses casos, observa-se que a curva concentração-sinal apresenta uma queda (gancho/*hook*), conhecida como *hook effect* ou efeito prozona/gancho. Nesses casos, a amostra deverá ser diluída. Os equipamentos modernos, em geral, alertam o operador quando a concentração do analito atinge esses níveis, o que torna raro tal erro em laboratórios com rotinas de garantia de qualidade de seus resultados. Por razões pouco definidas, muitos indivíduos apresentam anticorpos circulantes que reagem com anticorpos monoclonais utilizados como reagentes em diversos imunoensaios. Esses anticorpos heterófilos, conhecidos como HAMA (do inglês *human antimouse antibodies*), podem provocar reações falso-positivas ou falso-negativas. A presença desses anticorpos deve ser levada em consideração pelo médico quando os resultados laboratoriais obtidos por imunoensaios não se correlacionam com os achados clínicos do paciente.

ESPECTROMETRIA DE MASSA

▶ A metodologia da MS tem sido usada há décadas na pesquisa e no laboratório, e suas primeiras aplicações foram para análise de fármacos e diagnóstico de distúrbios metabólicos envolvendo moléculas como ácidos orgânicos. Mais recentemente tem sido utilizada para o rastreamento neonatal. Esta é uma técnica robusta utilizada para identificar compostos químicos orgânicos e inorgânicos e pode detectar quantidades bem pequenas (picogramas ou menos) da substância de interesse em misturas complexas, como sangue, soro, suor, urina e outros fluidos biológicos.

A MS é baseada na fragmentação e na ionização de moléculas, usando uma fonte adequada de energia. As massas e quantidades relativas dos fragmentos resultantes fornecem um espectro de massa característico da molécula original. Para que um composto possa ser detectado e quantificado por MS, ele deve ser isolado por meio de outro método, em geral a GC ou a HPLC. Os componentes básicos de um espectrômetro de massa são uma fonte de íons, um analisador de massa e um detector de íons, acoplados em sequência a um cromatógrafo (GC-MS; HPLC-MS). Atualmente, o preço desses sistemas analíticos tem diminuído razoavelmente, permitindo o uso em aplicações clínicas de rotina no laboratório, como a análise de hormônios esteroides e vitaminas, a monitorização de medicações terapêuticas e de drogas de abuso. As MSs tornaram-se importantes instrumentos clínicos em áreas emergentes como a proteômica, em que a combinação desta metodologia com a bioinformática possibilita a investigação, a descoberta e a validação de novos biomarcadores, bem como na farmacogenômica, possibilitando a otimização e a individualização da dose terapêutica na medicina personalizada.

AUTOMAÇÃO EM BIOQUÍMICA ▶ As análises automatizadas foram introduzidas no laboratório clínico na década de 1980. Os autoanalisadores mais comuns nada mais são do que espectrofotômetros automatizados, que pipetam as amostras e os reagentes em cubetas apropriadas e mantêm a reação bioquímica por tempo determinado em temperatura adequada. A reação emite sinais a um detector, que transforma em unidade de medida ou concentração para os analitos analisados.

A introdução da automação nas análises clínicas trouxe inúmeras vantagens e tornou o laboratório clínico mais rápido e confiável. Os autoanalisadores permitem realizar testes com volumes bem menores de amostra e reativos. O tempo de reação pode ser reduzido a minutos. Além disso, podem ser realizadas reações simultâneas com maior precisão e exatidão. As automações de grande porte podem realizar até 2 mil testes por hora, proporcionando rapidez para os exames urgentes. O advento do código de barras permitiu a realização de testes em fluxo contínuo, aumentando a agilidade e diminuindo os erros nas fases pré, trans e pós-analítica. Esses equipamentos podem ser facilmente interfaceados, e os resultados, disponibilizados *online* em questão de minutos. Apesar dos custos, deve ser considerado o ganho em termos de rapidez, agilidade, aproveitamento de recursos humanos, qualidade (menor variação analítica) e economia de reagentes. Hoje esses equipamentos estão presentes na maioria dos laboratórios de análises clínicas.

Recentemente, a disponibilidade de sistemas totalmente automatizados, que integram a parte pré-analítica (centrifugação, aliquotagem, diluições e inspeção visual das amostras), analítica e pós-analítica, por meio de esteiras robotizadas, confere rapidez, qualidade e segurança ao laboratório clínico e aos seus clientes.

MÉTODOS APLICADOS À HEMATOLOGIA

As análises laboratoriais em hematologia contemplam principalmente a avaliação das células sanguíneas e da hemostasia; contudo, cada vez mais diferentes equipamentos são hoje empregados nesta área, além das técnicas já consagradas. Neste capítulo serão abordadas as metodologias mais comumente utilizadas.

HEMOGRAMA ▶ O hemograma completo proporciona a avaliação dos três componentes principais do sangue periférico (hemácias, leucócitos e plaquetas) e, portanto, é a base de qualquer avaliação hematológica. O processo de realização do hemograma envolve basicamente quatro etapas: a) coleta e processamento da amostra de sangue periférico; b) contagem das células, incluindo determinação dos índices da série vermelha e das plaquetas; c) determinação diferencial dos leucócitos; e d) microscopia do esfregaço de sangue periférico para avaliação de potenciais anormalidades morfológicas. Muitas vezes, não é necessário que todas essas etapas sejam realizadas em todas as amostras, sendo que muitos laboratórios já adotaram segregações deste exame, podendo ser solicitado o hemograma completo ou apenas um ou mais parâmetros separadamente, de acordo com as indicações clínicas – p. ex., o médico muitas vezes solicita somente hematócrito (Ht) e Hb em caso de acompanhamento de um paciente com anemia já em tratamento. Isso permite que se acelere a liberação de todos os laudos de um laboratório de hematologia, pois direciona a análise dos parâmetros que devem ser cuidadosamente avaliados, garantindo a qualidade do exame e a assistência aos pacientes.

Assim como outras áreas dos laboratórios de análises clínicas, a hematologia passou por grandes modificações na arena da automação, na qual os avanços ocorrem continuamente. A era das contagens manuais praticamente inexiste, sendo a contagem e a análise automatizadas uma rotina em praticamente todos os laboratórios de pequeno a grande porte. Atualmente, a maioria dos equipamentos automatizados identifica as amostras por meio da leitura do código de barras, homogeneíza a amostra e aspira o material sem a necessidade de abertura prévia do tubo de coleta. Além disso, podem ser conectados vários equipamentos em linha (esteira), inclusive acoplando equipamentos que executam a distensão e a coloração da lâmina de maneira totalmente automatizada e otimizada (apenas os exames que contemplam na solicitação a análise do diferencial dos leucócitos serão encaminhados para a realização do esfregaço automatizado).

Alguns equipamentos já utilizam a técnica de citometria de fluxo acoplada ao equipamento que realiza o hemograma: uma polimetina fluorescente reage com o DNA nuclear e/ou RNA nas organelas citoplasmáticas, permitindo a contagem de eritroblastos e eliminando, assim, a necessidade de correção da contagem de leucócitos e do diferencial leucocitário, por exemplo. Além disso, também pode quantificar células progenitoras hematopoiéticas que podem ser utilizadas para indicar o momento ideal da obtenção dessas células de doadores para transplante. Também podemos esperar que, a partir de recursos tecnológicos cada vez mais sofisticados, os laboratórios apresentem um número maior de dados complementares, úteis para o manejo clínico do paciente (p. ex. teste de Coombs, deficiência de G6PD e fragilidade osmótica), facilitando a interpretação dos resultados e contribuindo no diagnóstico.

Apesar de uma discussão mais aprofundada de cada uma das técnicas empregadas pelos equipamentos modernos de hematologia extrapolar os limites deste capítulo, a seguir são apresentadas algumas noções básicas que podem ser úteis na interpretação do hemograma.

CONTAGEM TOTAL DE HEMÁCIAS (RBC, DO INGLÊS *RED BLOOD CELL*) ▶

A contagem automatizada precisa e exata do número de hemácias foi um dos maiores avanços da tecnologia laboratorial. Os instrumentos utilizam métodos de impedância elétrica ou características de difração de *laser* para definir o número de células de uma maneira muito mais reprodutível do que a contagem manual. O método de impedância elétrica funciona a partir da passagem da célula por um orifício pelo qual uma corrente elétrica está passando. Quando a célula atravessa essa corrente, a alteração detectada na resistência elétrica é proporcional ao tamanho celular. Nas técnicas de difração de luz, tubos fotomultiplicadores detectam alterações na dispersão de luz à medida que as células passam pelo canal, sendo a célula identificada por várias características, baseadas em tamanho e granularidade citoplasmática (princípio da citometria de fluxo). Apesar de frequentemente ignorado na interpretação do hemograma, o número de hemácias é a base para o cálculo do Ht e para os principais índices hematimétricos. Poucas situações clínicas podem resultar em RBCs falsamente elevadas ou diminuídas. A autoaglutinação de hemácias, a presença significativa de hemácias fragmentadas e as microcitoses extremas podem levar a diminuições espúrias, e contagens significativas de plaquetas gigantes podem provocar falsas elevações.

HEMOGLOBINA (HB) ▶ A concentração de Hb é mais comumente determinada por espectrofotometria nos equipamentos, utilizando a técnica de cianometemoglobina. Tal técnica dosa todas as formas de Hb, incluindo oxiemoglobina, carboxiemoglobina e metemoglobina. Elevações falsas podem ocorrer devido à turvação produzida pela hiperlipemia, hipergamaglobulinemia e leucocitose extrema.

HEMATÓCRITO (HT) ▶ É a razão do volume da massa eritroide sobre o volume do sangue total. O método tradicional é a partir da centrifugação do sangue em tubos capilares e leitura da altura da coluna de hemácias. Na prática, o Ht é calculado diretamente da RBC e do volume corpuscular médio (VCM): Ht = RBC (cél /L) × VCM (L /cél). Qualquer alteração na determinação das hemácias e do VCM pode levar a resultados espúrios no Ht.

ÍNDICES ERITROCITÁRIOS ▶ O VCM é o índice eritrocitário mais utilizado na clínica e especialmente importante na classificação das anemias em normocíticas (VCM = 80 – 100 fL), microcíticas (VCM < 80 fL) ou macrocíticas (VCM > 100 fL). O VCM é determinado mediante contagem e medição das hemácias por impedância ou por cálculo: VCM (fL) = Ht / RBC × 10. A variação de tamanho das hemácias é indicada pela amplitude de distribuição volumétrica das hemácias, o RDW (do inglês *red blood cell distribution width*), o qual demonstra o índice de heterogeneidade da população eritrocitária (anisocitose). A Hb corpuscular média (HCM) é calculada a partir da Hb e da RBC (HCM = Hb / RBC × 10). O índice baixo indica hipocromia eritrocitária, que pode estar presente em deficiência de ferro e outras alterações da síntese da globina; a concentração de HCM (CHCM), que representa a média da concentração de Hb por hemácia e calculada pela fórmula CHCM = Hb / Ht × 100, é útil para a classificação das anemias (hipo, normo ou hipercromia).

CONTAGEM TOTAL DE LEUCÓCITOS (WBC, DO INGLÊS *WHITE BLOOD CELL*) ▶ É determinada de maneira semelhante à contagem de hemácias. Algumas situações são propensas a resultados espúrios, como a presença de grande número de hemácias nucleadas, crioglobulinas, agregados de plaquetas e macroplaquetas, que podem levar a um falso aumento na contagem. São raras as situações em que ocorre uma contagem falsamente baixa − na conservação inadequada da amostra ou na presença de agregação leucocitária por anticorpos, por exemplo.

CONTAGEM DIFERENCIAL DE LEUCÓCITOS ▶ A contagem diferencial automatizada, realizada pelos analisadores hematológicos modernos usando técnicas de fluxo celular, é mais exata, precisa, rápida e segura do que a contagem manual tradicional. No entanto, a automação ainda não conseguiu substituir completamente o exame microscópico do esfregaço de sangue periférico na maioria dos laboratórios. A contagem automática pode, em alguns casos, falhar em revelar detalhes morfológicos importantes, que somente a revisão da lâmina pode detectar (como a identificação de microrganismos intra e extracelulares e alteração na membrana das hemácias). Portanto, todos os modernos laboratórios de análises clínicas enfrentam o dilema de como incorporar na rotina e explorar ao máximo todos os benefícios dos processos de automação, sem sacrifício da identificação dessas situações específicas. Isso é realizado em cada laboratório a partir da definição de critérios de alarmes (*flags*) para os equipamentos, os quais podem ser mais ou menos sensíveis, dependendo das características do equipamento e da população atendida pelo laboratório (predominantemente ambulatorial, hospitalar de baixa ou de alta complexidade). A revisão manual das lâminas, na maioria dos grandes laboratórios, é atualmente realizada apenas nos casos em que houver a presença de alguns *flags* estabelecidos.

PLAQUETAS ▶ A contagem automatizada geralmente é realizada por meio da análise por impedância; contudo, em quantidades muito baixas, a contagem no canal de fluorescência (também chamado de plaquetas óticas) aumenta significativamente a precisão e a exatidão das contagens. São frequentes as contagens de plaquetas equivocadamente baixas, devido à coagulação parcial da amostra e à agregação plaquetária, principalmente em neonatos. Alguns equipamentos também oferecem um histograma do tamanho das plaquetas e calcula o valor do volume plaquetário médio (VPM). O VPM alto em pacientes com trombocitopenia pode indicar ativa produção de plaquetas pela medula óssea, devido muitas vezes a processos de destruição periférica, mas também pode estar presente em trombocitopenias congênitas e mielodisplasias; um baixo VPM pode ser indicativo de supressão medular. Recentemente também se estuda a utilidade clínica da análise de plaquetas reticuladas (mais jovens, recém-saídas da medula óssea), pois uma quantidade aumentada dessas plaquetas está correlacionada com trombocitopenias por destruição periférica, sendo um parâmetro de diferenciação dos casos de falta de produção.

RETICULÓCITO (RET) ▶ Os RETs São células eritroides que ainda contêm RNA na sua composição (imatura). Sua contagem é utilizada para avaliar a capacidade regenerativa da medula. Os contadores automatizados de RETs podem fornecer índices qualitativos e quantitativos de RETs imaturos (em diferentes estágios de maturação), que permitem uma avaliação da eritropoiese; contudo, sua real utilidade no rastreamento, no tratamento e na monitorização dos quadros de anemia ainda não está totalmente esclarecida.

ANÁLISE DE LÍQUIDOS BIOLÓGICOS AUTOMATIZADA ▶ Alguns equipamentos oferecem possibilidade de contagem de leucócitos, hemácias e diferencial de células de líquidos biológicos, como LCS, líquidos serosos e sinoviais. Ainda são necessários limites inferiores de quantificação para possibilitar análises de materiais biológicos quando apresentarem celularidade muito baixa (principalmente no parâmetro das hemácias), pois, muitas vezes, ainda são necessárias contagens manuais.

COAGULAÇÃO SANGUÍNEA

Os testes laboratoriais para avaliação de distúrbios da coagulação sanguínea baseiam-se no tempo de formação do coágulo pelo método coagulométrico, que pode ser detectado visualmente no tubo (técnica manual) ou por equipamentos coagulométricos (por meio de detecção magnética, fotométrica e imunológica). Os principais testes coagulométricos laboratoriais utilizados na assistência ao paciente são tempo de protrombina (TP), tempo de tromboplastina parcial ativada (TTPa), tempo de trombina (TT), pesquisa de anticoagulante lúpico, dosagem de fibrinogênio e dosagem de fatores. Além desses, existem testes que avaliam o sistema regulador da coagulação, como a antitrombina, a proteína C e a proteína S, sendo úteis na avaliação de pacientes com quadro de trombose venosa; e avaliação da atividade fibrinolítica, sendo o principal utilizado a análise de d-dímeros (específico para avaliar a atividade fibrinolítica secundária à formação de fibrina). Os testes de escolha para o rastreamento dessas alterações na hemostasia geralmente são o TP, que avalia a via extrínseca e a via comum, e o TTPa, que avalia a via intrínseca e a via comum.

TEMPO DE PROTROMBINA (TP)

Quando o TP estiver prolongado, pode indicar principalmente deficiências de fatores VII, X e II (protrombina) e I (fibrinogênio), deficiência de vitamina K, doença hepática, coagulação intravascular disseminada (CIVD), entre outros. É o teste de escolha para a monitorização de anticoagulantes orais antagonistas da vitamina K. Para minimizar a diferença nos resultados de TP entre laboratórios, a Organização Mundial da Saúde (OMS) preconizou um índice internacional normalizado (INR, do inglês *international normalized ratio*) que corrige os resultados em uma escala internacional.

TEMPO DE TROMBOPLASTINA PARCIAL ATIVADA (TTPA)

Quando o TTPa estiver prolongado, pode indicar principalmente deficiências de fatores XII, XI, IX, VIII, X, II (protrombina) e I (fibrinogênio), CIVD, doenças hepáticas, deficiência de precalicreína, cininogênio de alto peso molecular e presença de anticoagulante lúpico; além disso, é o teste de escolha para monitorização do uso de heparina.

ELETROFORESE DE HEMOGLOBINA

As principais técnicas para a avaliação de hemoglobinopatias utilizam a eletroforese de Hb (eletroforese por focalização isoelétrica) ou a HPLC de troca catiônica. A metodologia mais comumente utilizada nesses equipamentos é realizada a partir de diferenças na carga elétrica das diversas formas variantes, em função da troca de aminoácidos ocorrida. Nesse contexto, é possível detectar as Hb variantes de maior frequência e importância clínica (HbS, HbC, HbD e HbE) com elevada precisão e exatidão dos principais equipamentos disponíveis. No entanto, nem todas as variantes podem ser detectadas por meio deste princípio, sendo necessária, algumas vezes, a análise molecular de mutações.

IMUNOFENOTIPAGEM ▶ A imunofenotipagem por citometria de fluxo (CMF) é atualmente uma ferramenta indispensável para diagnóstico, classificação, estadiamento e monitorização das principais doenças hematológicas, sendo principalmente útil no auxílio diagnóstico de leucemia, linfoma, mieloma múltiplo, análise de doença residual mínima, mielodisplasia, quantificação de células CD34+, avaliação de distúrbios plaquetários, hemoglobinúria paroxística noturna, quantificação de células T CD4/CD8 para monitorização de pacientes HIV-positivos, análise de subpopulações linfocitárias em casos de suspeita de imunodeficiência e avaliação da repopulação pós-transplante de medula óssea. A CMF avalia as propriedades celulares e a presença ou a ausência de antígenos específicos (fenótipo), na medida em que as células, previamente marcadas com anticorpos monoclonais conjugados com fluorocromos, se movem através de um conjunto de *lasers* e detectores de fluorescência. Essa metodologia contribuiu para o conhecimento de informações celulares relevantes, como o estágio de maturação celular e a presença de células com fenótipo atípico, além de avaliar a presença de marcadores associados ao prognóstico e utilizados como alvos terapêuticos. A classificação atual da OMS das neoplasias hematológicas preconiza uma abordagem diagnóstica morfológica, imunofenotípica e genotípica.

MÉTODOS APLICADOS À MICROBIOLOGIA

O diagnóstico microbiológico se baseia na utilização de métodos que permitem indicar a presença de determinado agente infeccioso em material clínico. Assim, existem diferentes técnicas que são utilizadas: métodos denominados diretos (detectam a estrutura do microrganismo), métodos culturais (detectam microrganismos viáveis), métodos bioquímicos (detectam atividades bioquímicas, metabólicas e enzimas específicas que o organismo produz), métodos de biologia molecular (detectam estrutura genética – normalmente DNA) e, mais atualmente, métodos de MS (detectam o perfil eletroforético proteico). Metodologias com sistemas automatizados também são utilizadas no laboratório de microbiologia, utilizando variações dos métodos culturais e sistemas computadorizados de análise. Os principais equipamentos automatizados em microbiologia permitem a detecção, a identificação e a realização do teste de sensibilidade.

Os métodos de diagnóstico bacteriológico variam quanto à sensibilidade, à especificidade, ao custo, à facilidade de execução, etc. A escolha de determinado método diagnóstico no laboratório de microbiologia clínica deve levar em consideração vários aspectos. Métodos considerados convencionais (exames diretos com uso de colorações e exame cultural) são mais artesanais, de menor custo e, eventualmente, mais demorados. Os métodos de biologia molecular e sistemas automatizados tendem a apresentar técnicas mais padronizadas (o que acarreta maior sensibilidade e especificidade), embora, em geral, apresentem também um custo mais elevado. O método de análise de MS surgiu na área da microbiologia na última década como uma ferramenta muito útil na identificação de espécies bacterianas, com uma excelente acurácia, e atualmente pode ser considerado o método-padrão destinado a essa finalidade. Assim, não existe um método único que possa ser considerado universal, mas diversos métodos que devem ser empregados ou escolhidos de forma hierárquica, levando em consideração a característica do material clínico, do microrganismo e do próprio laboratório.

EXAME DIRETO – MICROSCOPIA ▶

O material clínico encaminhado para avaliação microbiológica pode, de início, ser avaliado diretamente por exame "a fresco" ou após coloração. O exame "a fresco" permite avaliar a presença de estruturas microbianas com características peculiares e que, em geral, apresentam tamanho suficientemente grande para serem visualizadas, com auxílio de microscópio e sem auxílio de coloração (p. ex., células leveduriformes). No entanto, a maioria das estruturas bacterianas é de difícil visualização e diferenciação no exame "a fresco" e precisam ser submetidas ao processo de coloração. Nesse caso, é preparado um esfregaço colocando o material a ser observado sobre a superfície de uma lâmina, o qual, após secar (temperatura ambiente) e ser fixado (com calor brando), é submetido ao método de coloração, sendo mais utilizado o método de Gram (Quadro 4.1). O exame do material clínico corado pelo método de Gram proporciona a forma mais rápida e com menor custo de avaliar a qualidade do material e a detecção da morfologia do patógeno presente. Embora a identificação não seja definitiva, a informação é de grande valia devido à rapidez do resultado, permitindo orientação inicial na escolha dos antimicrobianos. Esse exame pode proporcionar informações úteis para o diagnóstico quando analisadas junto com as características clínicas do paciente. Os procedimentos de coloração têm baixo custo e são rotineiramente realizados pela maioria dos laboratórios de microbiologia.

As principais formas que podem ser observadas no material clínico via Gram são as seguintes:

- Organismos gram-positivos (GP) – Retêm o complexo cristal violeta-lugol (cor roxo-escura);
- Organismos gram-negativos (GN) – Perdem o complexo primário e fixam a fucsina (cor vermelha);
- Células inflamatórias e células epiteliais (cor vermelha);
- Fibrina, muco e hemácias (cor vermelha).

QUADRO 4.1 ▶ MÉTODO DE GRAM

- Cobrir com cristal violeta por 1 minuto
- Lavar com água corrente
- Cobrir com lugol por 1 minuto
- Lavar com água corrente
- Descorar com álcool-acetona
- Lavar com água corrente
- Cobrir com fucsina diluída por 30 segundos
- Lavar com água corrente, secar e examinar ao microscópio

Os problemas de interpretação da coloração de Gram geralmente resultam de mau preparo do esfregaço (fino ou espesso), excesso de aquecimento da lâmina e descoloração inadequada. Materiais obtidos de pacientes em terapia antibiótica e/ou de culturas velhas muitas vezes alteram a coloração e a morfologia do organismo. A precipitação de corantes geralmente se assemelha a formas cocoides GP irregulares ou a hifas de fungos. Muco e outros materiais proteicos podem ser confundidos com bastonetes GN.

Resumidamente, a observação direta do material permite:

- Determinar a qualidade da amostra;
- Observar células da resposta imune (sinal de inflamação);
- Observar a microbiota normal e patogênica quanto às suas características morfotintoriais e à sua quantidade relativa. Isso permite, por vezes, realizar diagnóstico presuntivo do agente etiológico. A observação de bactérias que não crescem nos meios de rotina determina a inclusão desses meios na cultura bacteriológica ou a realização de outras técnicas adequadas à sua detecção.

Deve-se mencionar que também é possível realizar técnicas de aglutinação direta e coloração com anticorpos fluorescentes diretamente do material clínico.

As micobactérias são bacilos álcool-ácido-resistentes (BAARs), circundados por ácidos micólicos na parede celular que são resistentes à descoloração por álcool-ácido, para a qual se utiliza a coloração de Ziehl-Neelsen (ZN). Essa coloração é um método rápido, mas de baixa sensibilidade (40-60%) para detecção de micobactérias em amostras clínicas. Detecção de BAARs pela coloração de ZN permanece um dos exames mais importantes para o diagnóstico de tuberculose (TB), pois apresenta resultado positivo em pacientes bacilíferos (que apresentam maior chance de infectar a comunidade).

EXAME DE CULTURA ▶ O método tradicional de identificação de agentes bacterianos pela cultura é o elemento fundamental para elucidar a relação causal entre uma doença e seu agente etiológico. Assim, o exame de cultura do material clínico permite, muitas vezes, o isolamento e a caracterização em relação à espécie do microrganismo. Além disso, a partir desse exame, é possível realizar o teste de sensibilidade da bactéria aos antimicrobianos. No exame de cultura, salvo raras exceções, o material é semeado em placa contendo meio de cultura sólido. O meio é escolhido de modo a permitir o crescimento das bactérias de importância clínica prevalentes naquele material, uma premissa em bacteriologia clínica. Portanto, existem rotinas já estabelecidas para semeadura dos diversos materiais clínicos, que levam em conta a epidemiologia das infecções. Além disso, a observação do material corado pelo método de Gram pode orientar a inclusão de meios adicionais.

TÉCNICAS DE SEMEADURA DE MEIOS EM PLACA ▶ A técnica mais utilizada para semeadura em placa é a técnica de esgotamento, cujo objetivo é o isolamento de colônias. Após inocular o material em uma área restrita do meio, o material é distendido sobre a superfície com alça bacteriológica, fazendo movimentos de rotação (Figura 4.2). À medida que o material vai sendo esgotado, um menor número de células bacterianas vai sendo carregado, originando um menor número de colônias. Com base no crescimento de colônias na área de inoculação, esse método permite apenas estimar o número relativo dos organismos no material de origem. A semeadura de quantidade conhecida da amostra com alça calibrada permite fazer quantificação das bactérias no material, por meio da contagem das unidades formadoras de colônia por mililitro (UFC/mL). A amostra é estriada sobre toda a superfície do ágar (Figura 4.3). Isso facilita a contagem de colônias, assegurando que as células bacterianas fiquem bem dispersas na superfície do meio. Essa técnica é normalmente utilizada para semeadura de urina e de outros líquidos fisiológicos que necessitem de quantificação do crescimento bacteriano.

INCUBAÇÃO ▶ As placas de meio de cultura são incubadas por 24 horas (*overnight*) em estufa bacteriológica (temperatura de 35-37 °C). Se não houver crescimento visível de colônias bacterianas, a incubação pode ser prolongada por mais 24 horas. Incubações mais prolongadas podem ser utilizadas em casos especiais.

IDENTIFICAÇÃO ▶

- **Observação da morfologia colonial** – Os tipos de colônias presentes indicam o tipo de bactéria que se desenvolveu na placa (cada célula bacteriana origina uma colônia). A observação das características da colônia muitas vezes permite a identificação do grupo bacteriano e, em alguns casos, caracteriza um gênero ou uma espécie;
- **Isolamento** – As colônias consideradas com significado clínico devem ser identificadas, geralmente repicando cada tipo de colônia para um tubo contendo meio de cultura líquido e incubando até o crescimento. A seguir, a morfologia celular é confirmada por meio de observação a partir do Gram

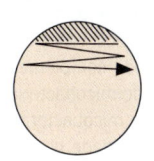

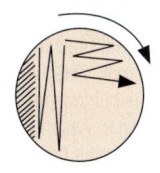

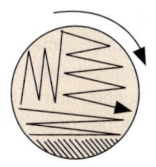

FIGURA 4.2 ▶ SEMEADURA POR ESGOTAMENTO.

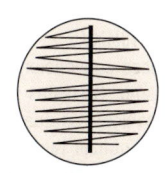

FIGURA 4.3 ▶ SEMEADURA PARA QUANTIFICAÇÃO.

de uma gota do caldo com crescimento bacteriano. Quando a cultura for pura, a identificação e o Gram podem ser feitos diretamente da placa;
- **Identificação** – Sempre a partir da bactéria isolada, e alguns procedimentos podem variar conforme as características de cada laboratório;
- **Teste de sensibilidade aos agentes antimicrobianos** – A partir do crescimento puro do caldo, pode-se inocular em placa com meio de cultura sólido (normalmente o meio de Mueller-Hinton), na qual se adicionam discos de papel filtro com concentração fixa de antibióticos. Após a incubação dessa placa por 16 a 18 horas (em alguns casos até 24 horas), o halo de inibição do crescimento bacteriano, porventura formado em torno dos discos de antibióticos, poderá ser medido com régua. A medida do halo de inibição (em milímetros) é analisada conforme uma tabela-padrão de interpretação de halos, e o resultado da suscetibilidade da bactéria para determinado antibiótico é convertido para "sensível", "intermediário" ou "resistente". Esse é o resultado de um teste *in vitro*, que pode ser útil no direcionamento da terapia antimicrobiana e no tratamento do paciente. Em algumas situações, deve-se realizar um teste quantitativo de suscetibilidade pela determinação da concentração inibitória mínima (CIM) dos antibióticos. Nesses casos não se utiliza uma concentração fixa do antibiótico, mas diluições deste com o objetivo de estabelecer a menor concentração capaz de inibir o crescimento da bactéria. Esses testes podem ser feitos a partir da diluição do antibiótico em meio de cultura líquido ou sólido ou por meio de métodos de gradiente de concentração, como o método do Etest®.

CULTURA PARA MICOBACTÉRIAS ▶ As micobactérias são bactérias nutricionalmente exigentes para sua multiplicação em meios de cultura e requerem meios específicos. Os meios de cultura podem ser sólidos, à base de ovos, ou de consistência líquida, sendo os meios de Ogawa-Kudoh e de Löwenstein-Jensen os mais utilizados para cultura de micobactérias. Os meios líquidos são mais ricos nutricionalmente do que os sólidos, e por isso são indicados para amostras paucibacilares, como sangue, LCS e macerados de tecidos. Os sistemas comerciais de cultura utilizam meios líquidos especiais, desenvolvidos a partir do Middlebrook 7H9. A cultura pode complementar a baciloscopia, aumentando a sensibilidade de detecção de micobactérias em até 20% dos casos de TB pulmonar. Assim, a cultura de micobactérias permite detectar bacilos viáveis presentes em escassa quantidade no material clínico. O método cultural permite a posterior identificação da espécie de micobactéria e o teste de sensibilidade às medicações antiTB, assim como a realização de várias técnicas moleculares.

IDENTIFICAÇÃO BACTERIANA POR AUTOMAÇÃO ▶ Os métodos automatizados utilizam diversos testes bioquímicos convencionais, cromogênicos e fluorogênicos para identificar o organismo. Os testes baseiam-se na utilização e na degradação de substratos específicos, os quais são detectados por diversos sistemas indicadores. Podem-se utilizar tanto substratos com base no crescimento bacteriano quanto substratos enzimáticos, que permitem a diferenciação das espécies conforme sua variação taxonômica.

TÉCNICAS DE BIOLOGIA MOLECULAR

▶ Atualmente é possível identificar o conteúdo genético dos microrganismos a partir da cultura ou diretamente no material clínico. A análise do material genético bacteriano permite identificar os microrganismos em nível de espécie, sendo considerada, efetivamente, a técnica padrão-ouro na classificação taxonômica.

Conceitos em biologia molecular:

- *Primer* — Sequência curta de bases nucleotídicas específicas para cada tipo de análise. Utilizada na técnica da PCR para delimitar o local onde inicia e termina a duplicação do DNA;
- **Polimerase** — Enzima que promove a adição dos nucleotídeos de acordo com a sequência do DNA-alvo;
- **Sonda genética** — Sequência de bases marcadas (fluorescência) que hibridiza com o DNA-alvo (complementar) por meio do pareamento das bases;
- **Eletroforese** — Técnica de separação de fragmentos de DNA ou RNA. As moléculas de DNA têm carga negativa, e a velocidade de migração tem relação com o peso molecular (tamanho) do fragmento;
- **Plasmídeo** — DNA extracromossomal de replicação autônoma que pode conter marcadores de resistência a antibióticos. Podem ser extraídos da célula bacteriana e detectados por eletroforese.

TÉCNICA DE REAÇÃO EM CADEIA DA POLIMERASE (PCR) ▶ O objetivo desta técnica é gerar muitas cópias de uma determinada parte do DNA a partir de uma molécula original, com a utilização de diferentes temperaturas e tempos de reação. A região a ser amplificada é determinada pelo *primer*. Inicialmente, a fita de DNA é aberta (desnaturada) a 95 °C e, depois, ocorre a ligação do *primer* em temperatura específica para cada par de *primer* utilizado. A seguir, a enzima polimerase adiciona os nucleotídeos complementares, promovendo a duplicação do DNA a 72 °C, resultando em uma cópia do DNA-alvo. A reação é repetida (ciclos) até que se obtenha grande número de cópias do DNA. Como cada etapa da reação ocorre em uma temperatura específica, a reação pode ser controlada. É utilizado um equipamento (termociclador) para determinar a temperatura e o tempo de cada etapa, bem como o número de ciclos de amplificação (Figura 4.4). A detecção do produto de amplificação normalmente é realizada em gel de agarose submetido a um campo eletroforético, e visualizada com corante fluorescente (p. ex., brometo de etídio, SYBR Safe, GelRed), permitindo a visualização do DNA pesquisado em luz UV. Na atualidade, existem termocicladores que, além de amplificar o DNA, permitem a sua detecção – PCR em tempo real.

SONDAS GENÉTICAS E REAÇÕES DE HIBRIDIZAÇÃO ▶ As sondas genéticas permitem a detecção de agentes infecciosos diretamente em material clínico, ou a partir de cultivo, pela determinação da presença de sequências específicas de DNA ou RNA. O uso de sondas genéticas específicas tem a vantagem de poder detectar toxinas, genes ou proteínas bacterianas, mesmo quando o organismo não está mais viável. Na prática, o uso de sondas genéticas é útil para detecção de patógenos que, mesmo abundantes no material clíni-

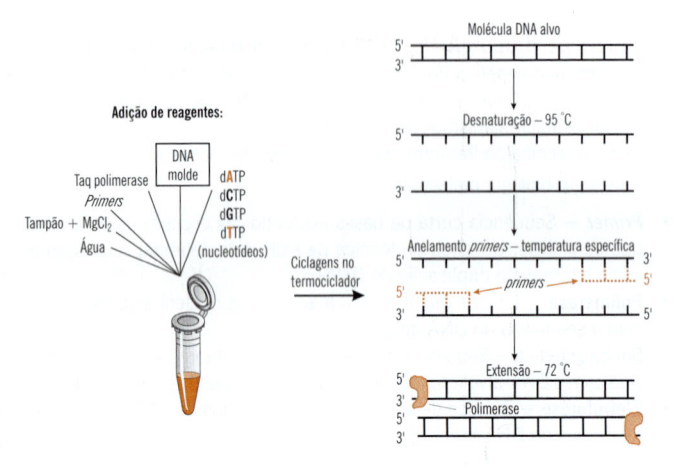

FIGURA 4.4 ▶ ETAPAS DA PCR.

co, são de difícil identificação por outros métodos, como *Legionella* sp. e *Mycoplasma* sp. As reações de hibridização também são usadas para determinar homologia entre isolados clínicos de uma mesma espécie bacteriana e servem para estudos taxonômicos. Esses sistemas realizam as ciclagens e a detecção utilizando o equipamento de PCR em tempo real.

MS POR MALDI-TOF

▶ A técnica de MS por *Matrix-Assisted Laser Desorption Ionization Time-of-Flight* (MALDI-TOF) baseia-se na análise do conteúdo proteico bacteriano por meio de processo de ionização a *laser* e consequente dessorção das moléculas de uma determinada matriz. Em resumo, uma vez ionizada e desabsorvida, a amostra é acelerada por um campo elétrico dentro de um tubo de vácuo, separada em função da sua massa molecular e sua carga elétrica; assim, tem-se a medida da relação massa/carga do conteúdo proteico de uma determinada bactéria (Figura 4.5).

A utilização de MALDI-TOF é considerada revolucionária na identificação de microrganismos, e uma de suas vantagens é a possibilidade de utilizar células intactas de microrganismos que podem ser retiradas diretamente das colônias crescidas em placas de cultivo. A utilização de células intactas para MS produz um espectro de proteínas típicas de cada espécie, que pode ser comparado aos espectros previamente identificados e depositados em banco de dados. O tempo de análise da amostra após o crescimento em placa é de cerca de 30 segundos, ao passo que em outras metodologias esse tempo pode ser de horas e até dias. A facilidade de performance, o baixo custo de reativos e, particularmente, a obtenção de resultados em período muito curto de tempo associada a uma elevada especificidade são os grandes diferenciais da técnica de MALDI-TOF.

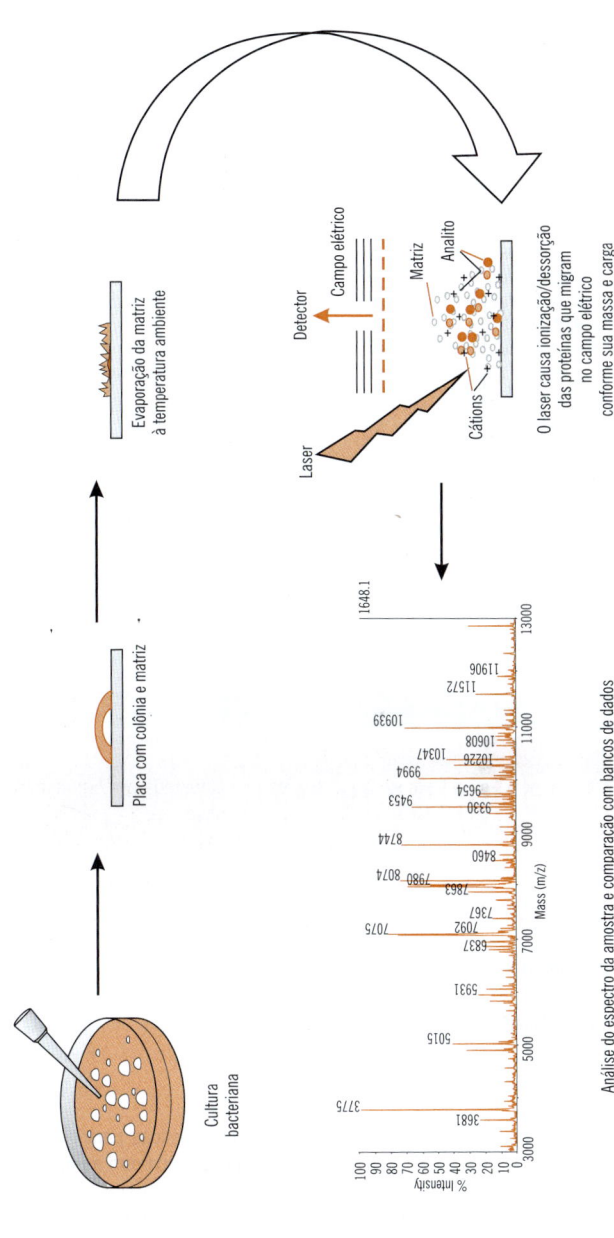

FIGURA 4.5 ▶ MS POR MALDI-TOF.

LEITURAS SUGERIDAS ▶

Biswas S, Rolain JM. Use of MALDI-TOF mass spectrometry for identification of bacteria that are difficult to culture. J Microbiol Methods. 2013;92(1):14-24.

Brasil. Ministério da Saúde, Secretaria de Vigilância em Saúde, Departamento de Vigilância Epidemiológica. Manual nacional de vigilância laboratorial da tuberculose e outras micobactérias. Brasília: Ministério da Saúde; 2011.

Estridge BH, Reynolds AP. Técnicas básicas de laboratório clínico. 5. ed. Porto Alegre: Artmed; 2011.

Mahon CR, Manuselis G, Lehman DC. Textbook of diagnostic microbiology. 3rd ed. Philadelphia: WB Saunders; 2006.

McPherson RA, Pincus MR. Henry's clinical diagnosis and management by laboratory methods. 22nd ed. Philadelphia: Elsevier Saunders; 2011.

Murray PR, Baron EJ, Pfaller MA, Tenover FC, Yolken RH, editors. Manual of clinical microbiology. 9th ed. Washington: ASM Press; 2007.

Nomura F. Proteome-based bacterial identification using matrix-assisted laser desorption ionization-time of flight massspectrometry (MALDI-TOF MS): a revolutionary shift in clinical diagnostic microbiology. Biochim Biophys Acta. 2015;1854(6):528-37.

Oplustil CP, Zoccoli CM, Tobouti NR, Sinto SI. Procedimentos básicos em microbiologia clínica. 3. ed. São Paulo: Sarvier; 2010.

SITES SUGERIDOS ▶

American Society for Microbiology [Internet]. Washington: ASM; c2015 [capturado em 24 ago. 2015]. Disponível em: www.asm.org/

Lab Tests Online [Internet]. Washington: AACC; c2001-2015 [capturado em 24 ago. 2015]. Disponível em: http://www.labtestsonline.org

---

CAPÍTULO 5

INTERPRETAÇÃO DE EXAMES LABORATORIAIS

AIRTON TETELBOM STEIN
ANDRÉ WAJNER
ALICE DE M. ZELMANOWICZ
ARN MIGOWSKI

Os médicos têm uma variedade de informações diagnósticas para orientá-los na tomada de decisão. As informações diagnósticas ocorrem a partir da coleta de dados da história (sintomas), do exame físico (sinais) e dos testes diagnósticos e de rastreamento. Antes de solicitar um teste, o profissional deve se perguntar o que irá fazer se o teste for positivo, e o que irá fazer se o teste for negativo. Se as respostas forem as mesmas, então ele não deve solicitar o teste. O processo diagnóstico leva em conta os princípios básicos da medicina baseada em evidências: estudos com validade científica, experiência clínica individual e preferências do paciente. Sob essa perspectiva, a justificativa mais importante para a solicitação de um exame complementar é a de redefinir a probabilidade de uma doença, ou seja, a decisão de realizar um dado teste é um pressuposto de que os resultados irão modificar de forma clinicamente relevante a probabilidade da doença. Dessa forma, diante de uma situação clínica qualquer, o processo diagnóstico com base em provas científicas envolve necessariamente três etapas:

O que se sabe antes do teste + Resultado do teste = O que se sabe depois do teste

Nem sempre exames complementares são solicitados exclusivamente com objetivo diagnóstico. Muitas vezes, eles podem ser úteis, por exemplo, na estimativa do prognóstico do paciente (teste de esforço na sala de emergência para pacientes com dor torácica que apresentam baixo risco) ou na avaliação da resposta ao tratamento (monitorização de antígeno carcinoembrionário – CEA, do inglês *carcinoembryonic antigen* – após cirurgia oncológica de neoplasia de ovário). O processo de diagnóstico pode ser considerado uma tentativa de tomar decisões adequadas utilizando informações inadequadas. A incerteza, que é inerente ao diagnóstico, deve-se ao fato de ele basear-se nos resultados dos testes, que, em geral, fornecem conclusões não definitivas. Os testes diagnósticos foram desenvolvidos com o intuito de reduzir a incerteza no diagnóstico, mas eles só serão bem-sucedidos se o médico entender o quanto eles diminuem a incerteza em uma determinada condição do paciente.

Em um primeiro momento, pode parecer que a solicitação de um exame não tenha nenhuma consequência maior para o paciente. Entretanto, não importa o quão simples o teste possa ser, a sua interpretação tem o potencial de iniciar uma série de investigações que, muitas vezes, não auxiliam no manejo do paciente. Quando a solicitação não é baseada em critérios bem definidos, o processo de investigação aumenta a ansiedade do paciente, assim como o custo. Além disso, é fundamental que o clínico leve em consideração os possíveis danos associados ao processo de investigação diagnóstica. Os mais importantes são os possíveis riscos associados a testes diagnósticos mal indicados, resultados falso-positivos, sobrediagnóstico e sobretratamento. Essas últimas duas condições, conhecidas na literatura de língua inglesa como *overdiagnosis* e *overtreatment*, são riscos associados aos exames de rotina em pessoas saudáveis (*check-up* ou rastreamento) e correspondem ao diagnóstico de uma doença sem significância clínica e seu posterior tratamento, sem nenhum benefício real para o paciente, mas com os riscos advindos do processo de investigação diagnóstica e do próprio tratamento. O sobrediagnóstico no rastreamento do câncer, por exemplo, ocorre quando o tumor detectado no rastreamento não apresenta progressão clínica (sinais ou sintomas), ou o paciente vai ao óbito devido a outras condições não relacionadas ao câncer detectado por meio de rastreamento – situação muito comum, por exemplo, no rastreamento extensivo do câncer de próstata. Como muitas vezes os métodos para estimar o prognóstico de cada caso ainda são limitados, opta-se por tratar a pseudodoença, resultando em sobretratamento. As consequências do sobrediagnóstico incluem ainda um rótulo desnecessário de pessoas com um diagnóstico ao longo da vida, assim como tratamento e vigilância desnecessários que causam danos físicos e psicológicos. Um paciente que tem sobrediagnóstico, por definição, não pode beneficiar-se do diagnóstico ou tratamento, mas pode apresentar um dano em decorrência dessa investigação e de intervenções desnecessárias. Novos exames devem ser realizados quando as informações extraídas da anamnese, do exame físico e dos testes realizados anteriormente foram consideradas insuficientes para responder às questões clínicas. O uso inteligente de nova informação obtida por um teste requer que o médico fique atento à probabilidade da doença antes que o teste seja feito (probabilidade pré-teste) e à possibilidade de um teste proposto ou de um procedimento modificar essas probabilidades. O médico deve decidir qual nível de certeza é adequado antes que a decisão terapêutica seja tomada.

O processo diagnóstico requer várias etapas. A etapa inicial é definir a hipótese diagnóstica e os diagnósticos diferenciais com base na informação obtida a partir da história, do exame físico e dos testes laboratoriais. Testes altamente sensíveis são mais efetivos na redução da probabilidade de doença e são úteis para afastar diagnósticos suspeitos. Quando os resultados de tais testes são normais, o médico pode, com grau de certeza maior, excluir a presença de doença. À medida que a lista de hipóteses diagnósticas se torna menor, a tarefa de identificar qual é o diagnóstico mais provável vai se tornando evidente. Testes altamente específicos são mais efetivos em aumentar a probabilidade de diagnosticar uma doença e, assim, definir-se o diagnóstico. Quando os resultados desses testes estão alterados, os médicos podem confirmar a presença de doença.

Os médicos não são os únicos que interpretam a informação do diagnóstico. Os gestores dos serviços de saúde, tanto privados quanto públicos, também estão interessados no desempenho do teste diagnóstico, já que a obtenção da informação pode ser onerosa, assim como pode também levar a um risco. O objetivo da coleta de informação é auxiliar um manejo mais adequado do problema que está sendo atendido. No entanto, a maior parte da informação está sujeita a algum grau de erro. Tanto os resultados falso-positivos quanto os falso-negativos são possíveis. Assim, deve-se pensar em como interpretar e selecionar a informação, de modo a minimizar o impacto de tais erros.

Este capítulo irá ocupar-se do processo da utilização de tais informações diagnósticas imperfeitas para reavaliar a probabilidade de que um paciente tenha alguma doença. Quando o resultado do teste é positivo, está-se interessado na probabilidade de ocorrência da doença com um resultado do teste positivo, ou seja, utilizando a simbologia de probabilidade $P\ (D+\ |\ T+)$. Quando o resultado do teste é negativo, está-se interessado na probabilidade de doença com um resultado do teste negativo, ou seja, utilizando a simbologia de probabilidade P (D+ | T-). Habitualmente, as estimativas de probabilidades de doença condicional ao resultado do teste não estão disponíveis. É mais provável que esteja disponível uma avaliação da probabilidade do resultado de um teste entre pacientes com e sem a doença; por exemplo, haver um estudo que relata P (T+ | D+), probabilidade de um teste positivo tendo a presença de doença, e P (T+ | D-), probabilidade de um teste positivo sem a presença da doença. Esse processo também depende da avaliação da probabilidade pré-teste da doença P (D+) (prevalência da doença). O processo de levar em conta o resultado do teste ao converter a probabilidade pré-teste P (D+) em uma probabilidade pós-teste de doença P (D+ | T+) ou P (D+ | T-) é chamado de revisão de probabilidade. A probabilidade pós-teste irá depender tanto da probabilidade pré-teste quanto da informação obtida pelo teste.

PREVALÊNCIA OU PROBABILIDADE PRÉ-TESTE

Se um paciente fosse escolhido ao acaso a partir de uma população, a probabilidade pré-teste de doença para o paciente seria a prevalência de doença naquela população. No entanto, os pacientes não são selecionados ao acaso, nem mesmo os candidatos para realizar um rastreamento. Cada pessoa que irá realizar testes diagnósticos tem características específicas, incluindo história, exame físico e resultados prévios de testes. Essas características, em conjunto com a prevalência de doença, determinam a probabilidade de que um indivíduo tenha uma doença em um determinado momento. Essa probabilidade é condicional à informação já disponível e pode ser considerada como probabilidade pré-teste em relação ao teste subsequente. A probabilidade pré-teste reflete a proporção de pacientes com características semelhantes, na qual a doença em questão seria esperada.

COMO INTERPRETAR UM TESTE POSITIVO OU NEGATIVO

Inicialmente, é preciso entender a acurácia do teste, quantificando as taxas de resultados falso-positivos e falso-negativo. A Tabela 5.1 mostra resultados do rastreamento de câncer colorretal, e a Tabela 5.2, os termos utilizados em cada uma das células. A Tabela 5.1 demonstra claramente que o sangue oculto nas fezes é imperfeito. Utilizando os termos da Tabela 5.2, existem 5 falso-negativos, o que indica que 5 pacientes com câncer colorretal apresentavam um teste de sangue oculto fecal negativo; havia 271 falso-positivos, significando que pessoas sem câncer colorretal apresentavam um teste de sangue oculto fecal positivo. Esse tipo de padrão de resultado é o esperado para um teste de rastreamento em que, primariamente, espera-se ter um número pequeno de resultados falso-negativos.

ACURÁCIA E PRECISÃO

Uma forma interessante de compreender os conceitos de acurácia e precisão é por meio do processo de tiro ao alvo. A acurácia do atirador é a sua capacidade de centralizar os seus tiros no alvo, e a sua precisão é a capacidade de concentrar os seus disparos em uma região pequena (ter pouca dispersão). Precisão é a reprodutibilidade dos valores obtidos em medidas sucessivas de uma mesma amostra. Desse modo, é fácil

TABELA 5.1 ▶ RASTREAMENTO DE CÂNCER COLORRETAL – COMPARAÇÃO ENTRE SANGUE OCULTO NAS FEZES (TESTE DE RASTREAMENTO) E DEFINIÇÃO DIAGNÓSTICA (PADRÃO-OURO)

SANGUE OCULTO	CÂNCER COLORRETAL	SEM CÂNCER COLORRETAL	TOTAL
Positivo	24	271	295
Negativo	5	6.911	6.916
Total	29	7.182	7.211

TABELA 5.2 ▶ TERMOS PARA AS QUATRO CÉLULAS DA TABELA DE CONTINGÊNCIA (TABELA 2 × 2)

RESULTADO DO TESTE	DOENÇA	SEM DOENÇA
Positivo	Verdadeiro-positivo	Falso-positivo
Negativo	Falso-negativo	Verdadeiro-negativo

imaginar um atirador com baixa precisão e baixa acurácia, um segundo com alta acurácia e baixa precisão, um terceiro com baixa acurácia e alta precisão, e um quarto com alta acurácia e alta precisão (Figura 5.1). Um exame clínico ou laboratorial pode ser considerado um processo de tiro ao alvo, no qual a "mosca" é aquilo que se quer diagnosticar. A acurácia representa a probabilidade de o teste acertar o diagnóstico (verdadeiro-positivo ou verdadeiro-negativo). O ideal é que tanto a acurácia quanto a precisão sejam altas, sendo completamente inútil o procedimento em que ambas são baixas.

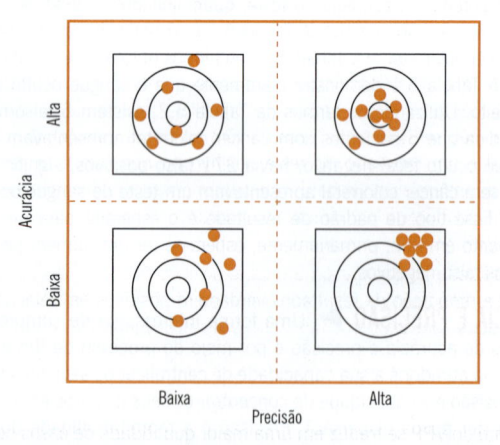

FIGURA 5.1 ▶ CARACTERÍSTICAS DO TESTE DIAGNÓSTICO: ACURÁCIA E PRECISÃO.

SENSIBILIDADE ▶ É a probabilidade de um teste positivo em pacientes nos quais a doença está presente. Também é chamada taxa de verdadeiro-positivo. Sensibilidade e especificidade são dois valores independentes. O complemento da sensibilidade, que é 1 - (taxa de verdadeiro-positivo), se caracteriza como a proporção de pacientes com doença que têm o teste negativo, ou P (T- | D+), que é chamado taxa de falso-negativo.

ESPECIFICIDADE ▶ É a probabilidade de um teste negativo em pacientes que não têm a doença. Também é chamada de taxa de verdadeiro-negativo. O complemento da especificidade, que é 1 - (taxa de verdadeiro-negativo), se caracteriza como a proporção de pacientes sem a doença que têm um resultado de teste positivo, ou P (T+ | D-), que é chamado de taxa de falso-positivo. Um teste específico, com uma baixa taxa de falso-positivo (e alta taxa de verdadeiro-negativo), é muito útil para afastar pacientes que não tenham a doença (e, assim, específico para aquela doença). Lembre-se de que a sensibilidade do teste se aplica a pacientes com a doença; a especificidade do teste aplica-se a pacientes sem a doença. Observe que a taxa de verdadeiro-positivo e a taxa de falso-negativo somam 1, ou 100%, e que a taxa de verdadeiro-negativo e a taxa de falso-positivo também somam 1, ou 100%. Um teste ideal tem uma taxa de verdadeiro-positivo de 1 e, portanto, uma taxa de falso-negativo de 0, e uma taxa de falso-positivo de 0 e, portanto, uma taxa de verdadeiro-negativo de 1. Os valores de sensibilidade e especificidade de um teste com resultados quantitativos contínuos dependem do nível previamente definido a partir do qual se considera que um resultado é positivo (anormal): conforme o ponto em que se define o limite (*cut-off point*), o teste apresentará sensibilidade e especificidade variáveis, isto é, quanto mais sensível, menos específico e vice-versa.

PROBABILIDADE PÓS-TESTE ▶ Mesmo que a sensibilidade e a especificidade sejam características importantes do teste, elas não são as probabilidades de que se necessita para decidir como manejar um paciente. A sensibilidade e a especificidade são as probabilidades dos resultados dos testes considerando a presença ou a ausência da doença. No entanto, na realidade, não se sabe se as pessoas têm ou não a doença. O que se tem disponível é um resultado do teste positivo ou negativo e, a partir dessa informação, infere-se a probabilidade de doença. Assim, habitualmente, é necessário conhecer a probabilidade de doença, considerando que os resultados dos testes sejam positivos ou negativos.

A probabilidade de doença em um teste positivo (ou valor preditivo positivo [VPP]) é a proporção de resultados verdadeiro-positivos em relação ao total de indivíduos com teste positivo. Isso possibilita identificar a probabilidade de um paciente com o teste positivo ter a doença. Se a sensibilidade e a especificidade do teste forem constantes, quanto maior a prevalência da doença na população, maior o rendimento (VPP) do teste de rastreamento. O aumento do VPP se traduz em uma maior quantidade de casos detectados em cada teste diagnóstico e tem importantes implicações quanto aos recursos utilizados em um programa de rastreamento. Uma forma de aumentar esse rendimento do teste é utilizá-lo em populações com alta prevalência da doença, como populações de risco para uma determinada doença.

O valor preditivo negativo (VPN) é a proporção de resultados verdadeiro-negativos entre os indivíduos com teste negativo. A probabilidade pós-teste negativa é a probabilidade condicional de haver doença naqueles em que o resultado do teste foi negativo.

O VPP é a probabilidade de que um teste positivo signifique a presença de doença. Um teste com VPP elevado, no caso de o resultado ser anormal (positivo), fundamenta razoavelmente o diagnóstico. O VPN é a probabilidade de que um resultado negativo em um teste signifique a ausência da doença. Um teste com VPN elevado permite, no caso de o resultado ser normal, eliminar com alta probabilidade o diagnóstico. Existe uma relação entre a prevalência da doença e os valores preditivos de um teste diagnóstico aplicável a essa população: com um aumento da prevalência da doença, aumenta-se o VPP e reduz-se o VPN; diminuindo-se a prevalência da doença, diminui-se o VPP e aumenta-se o VPN do teste.

RASTREAMENTO

Rastreamento ou detecção precoce significa detectar uma doença no seu estágio pré-sintomático (pré-clínico) – em outras palavras, antes que a pessoa manifeste algum sintoma relacionado à doença ou apresente alguma alteração no exame físico realizado por um profissional da área da saúde. As doenças em geral têm uma história natural, que se caracteriza por um espectro que inicia por poucas alterações celulares – que, por alguma razão, conhecida ou não, não é detectada pelo sistema de proteção natural do organismo – e vai até o estágio em que a doença é clinicamente diagnosticável por meio de seus sinais e sintomas. Essa evolução se dá em diferentes ritmos, dependendo da doença ou do órgão envolvido (Figura 5.2).

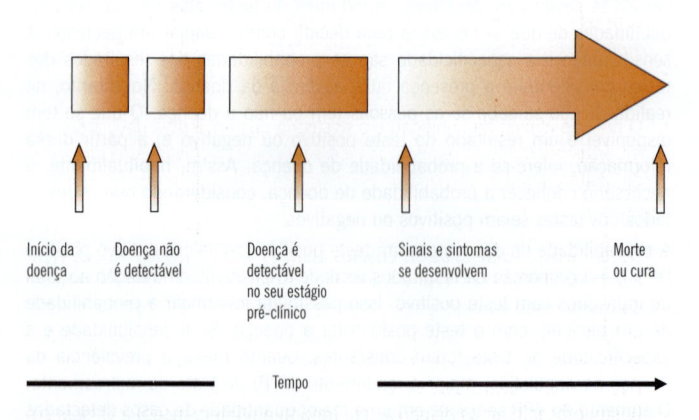

FIGURA 5.2 ▶ HISTÓRIA NATURAL DA DOENÇA.

Os exames e os testes laboratoriais e de imagem, utilizados na detecção precoce de um determinado tipo de doença, não apresentam o diagnóstico dessa doença, mas possibilitam caracterizar as pessoas com maior risco para que testes mais específicos sejam realizados e seja confirmado ou afastado tal diagnóstico. Muitas vezes, o teste confirmatório é uma biópsia (anatomopatológico), que se caracteriza como um teste altamente específico. O uso de testes de laboratório para rastrear pacientes assintomáticos é um procedimento diagnóstico com características particulares, em que uma das metas é detectar as doenças cuja morbidade e mortalidade possam ser reduzidas por detecção precoce e tratamento. É preciso considerar a factibilidade e a efetividade dos critérios para realizar programas de rastreamento. Os critérios gerais para um programa de rastreamento são os seguintes:

- A condição deve ser um importante problema de saúde;
- A epidemiologia e a história natural da condição, incluindo a evolução de uma forma latente para a doença declarada, devem ser adequadamente entendidas, e deve haver um fator de risco detectável ou um marcador de doença e um período latente ou um estágio sintomático precoce;
- Todas as intervenções primárias custo-efetivas devem ter sido implementadas tanto quanto possível.

O TESTE ▶

- O teste de rastreamento deve ser simples, seguro, preciso e com acurácia;
- A distribuição dos valores do teste na população-alvo deve ser conhecida, com um ponto de corte adequado, definido e padronizado;
- O teste deve ser aceitável para a população.

O TRATAMENTO ▶

- Deve existir um tratamento efetivo ou uma intervenção para os pacientes identificados pelo rastreamento. A instituição precoce desse tratamento deve estar associada a melhores desfechos para o paciente em comparação com os resultados do tratamento tardio, o que se caracteriza como um atendimento ético;
- Com base em evidências científicas, deve ser indicado para o indivíduo o tratamento mais adequado possível;
- O manejo clínico da condição e o desfecho dos pacientes devem ser otimizados por todos os profissionais de saúde, antes do início do programa de rastreamento.

O PROGRAMA DE RASTREAMENTO ▶

- Devem existir evidências de ensaios clínicos randomizados de alta qualidade mostrando que o programa de rastreamento é efetivo na redução da mortalidade ou morbidade. Estudos que utilizam tempo de sobrevida, aumento da detecção de casos ou outros desfechos intermediários não são válidos para avaliação da eficácia de um método de rastreamento.
- Devem existir evidências de que o programa completo de rastreamento (teste, procedimentos diagnósticos, tratamento/intervenção) é clínica, social e eticamente aceitável para os profissionais de saúde e para o público;

- O benefício do programa de rastreamento deve ultrapassar os danos físicos e psicológicos causados tanto pelo teste ou por procedimentos diagnósticos e terapêuticos decorrentes destes, como ocorre nos casos de resultados falso-positivos ou de sobrediagnóstico e sobretratamento.

No caso da escolha e da utilização de teste diagnóstico para o rastreamento, devem-se avaliar a validade do teste e a sua precisão. A validade de um teste de rastreamento é medida pela capacidade que esse teste tem de classificar corretamente os doentes. O teste de rastreamento necessita posteriormente ser confirmado por um padrão-ouro do diagnóstico da doença. O atendimento, levando em conta o custo e a qualidade, requer que os médicos entendam os princípios dos testes diagnósticos: a quais questões eles respondem e a quais eles não respondem, quais testes aumentam a precisão diagnóstica e quais meramente aumentam o custo. **Tão importante quanto a correta solicitação de um teste diagnóstico é a interpretação do seu resultado.**

Para avaliar a efetividade do rastreamento de uma determinada doença, deve-se avaliar a possibilidade de dois tipos de vieses: o viés de tempo ganho, ou *lead time bias*, e o viés de duração de tempo, ou *lenght time bias*:

- **Viés de tempo ganho** – Tempo ganho se refere ao tempo a mais de sobrevida de um determinado indivíduo após ele ter um diagnóstico precoce de uma doença. Para que um indivíduo tenha vida prolongada, o tratamento para a sua doença deve ser efetivo em alterar a sua sobrevida (como foi destacado). O viés de tempo ganho acontece quando o rastreamento detecta a doença precocemente, mas o tratamento precoce não altera a sobrevida. Logo, o indivíduo fica mais tempo com o diagnóstico, porém o tempo de vida acaba sendo igual, independentemente de a doença ser diagnosticada na sua fase clínica (Figura 5.3).
- **Viés de duração de tempo** – É um tipo especial de viés de seleção. Para entender melhor esse tipo especial de viés, será utilizado o câncer como exemplo de doença a ser rastreada. Sem dúvida, um determinado tipo de câncer pode ter uma evolução mais ou menos agressiva, ou seja, um câncer originado em um mesmo órgão pode desenvolver sinais e sintomas rapidamente. Isso acontece em virtude da variabilidade de características biológicas de cada caso, que podem ser identificadas por diferentes marcadores prognósticos, como tipo histológico, grau de diferenciação e presença de receptores, os quais definem o prognóstico. O câncer que se desenvolve mais devagar e é menos agressivo permanece por um tempo mais prolongado de forma assintomática. Logo, é mais propenso a ser detectado por um teste de rastreamento do que outro tipo de câncer, que cresça mais rapidamente e seja mais agressivo. Portanto, o câncer que é diagnosticado por meio de rastreamento pode ter um prognóstico mais favorável, porque a sua natureza menos agressiva permite que seja diagnosticado na sua fase pré-clínica, e não em virtude da antecipação do diagnóstico e tratamento propiciados pela realização do teste de rastreamento (Figura 5.4).

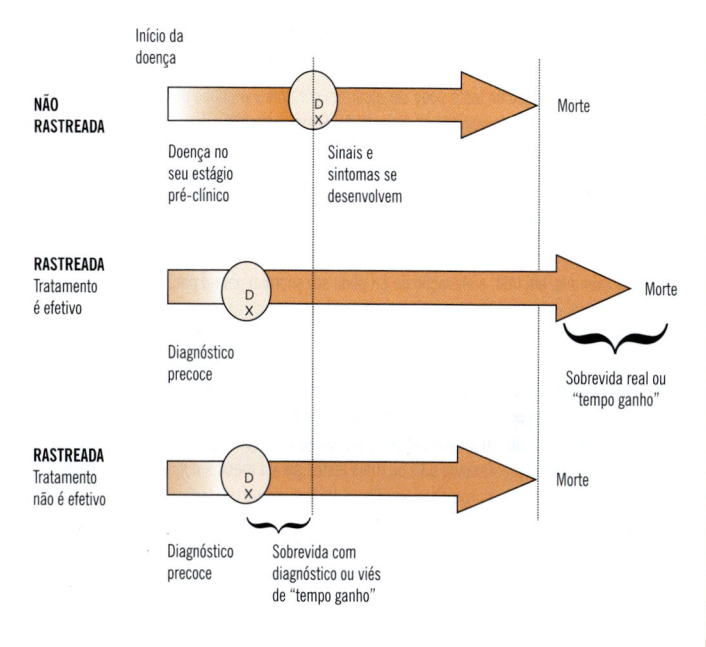

FIGURA 5.3 ▶ VIÉS DE TEMPO GANHO.

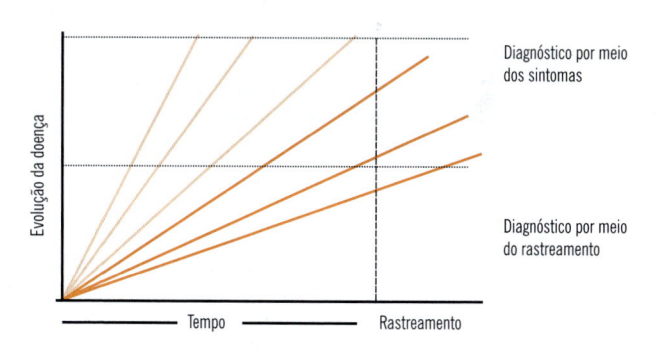

FIGURA 5.4 ▶ VIÉS DE DURAÇÃO DO TEMPO.

São descritos, a seguir, os princípios mais importantes na utilização dos testes laboratoriais e outros exames complementares (Quadro 5.1).

VALOR DE REFERÊNCIA ▶

A interpretação do resultado de um teste é baseada nos seus VRs. Habitualmente, e por definição, o valor de um teste

QUADRO 5.1 ▶ PRINCÍPIOS PARA A UTILIZAÇÃO DE TESTES LABORATORIAIS

- Qualquer resultado de teste pode ser incorreto por uma variedade de razões, independentemente da alta qualidade do laboratório. Erros no âmbito administrativo são mais comuns do que erros técnicos.
- As tabelas de VRs representam dados estatísticos para 95% da população; valores fora dessa variação não representam necessariamente doença. Os resultados também podem estar dentro da variação de referência e ainda assim estar elevados e acima da linha de base, o que justifica a importância do teste seriado em várias condições. Por exemplo, em IAM, a elevação de CK pode ser anormal para o paciente, ainda que o valor possa estar dentro do limiar normal.
- Quanto maior for o grau de anormalidade do resultado do teste, mais provável que essa anormalidade confirmada seja significativa ou represente uma doença de fato.
- Um valor de teste individual, quando realizado em um bom laboratório, tende a permanecer constante por um período longo quando realizado com tecnologia comparável.
- Alterações de testes múltiplos são mais prováveis de serem significativas do que uma única anormalidade. Quando dois ou mais testes para a mesma doença são positivos, o resultado reforça o diagnóstico; porém, quando somente um teste é positivo e o outro é negativo, a força da interpretação é diluída.
- A repetição excessiva dos testes é um gasto desnecessário, e essa conduta possibilita erros de laboratório. Intervalos adequados entre os testes devem ser definidos pela condição clínica do paciente.
- Os testes devem apenas ser realizados se eles alterarem o diagnóstico, o prognóstico, o tratamento ou o manejo do paciente.
- As variações nos VRs entre um laboratório e outro devem ser conhecidas pelo médico.
- Deve-se lembrar dos efeitos das medicações nos valores dos testes laboratoriais. O médico deve sempre estar atento ao que o paciente está tomando, incluindo medicações sem prescrição médica. Esses efeitos podem produzir resultado falso-negativo, assim como falso-positivo; por exemplo, vitamina C pode produzir um teste falso-negativo para sangue oculto nas fezes.

CK, creatinocinase; IAM, infarto agudo do miocárdio; VR, valor de referência

é considerado normal quando encontrado em 95% de sujeitos saudáveis (2 desvios-padrão do valor médio). Isso quer dizer, por consequência, que 5% dos pacientes apresentarão um teste positivo (anormal), mas que não corresponde a nenhuma doença. Essa definição de normalidade implica que, quando se requisita um determinado teste, a probabilidade de obter um resultado anormal é de 5%, sendo este um falso-positivo, já que não corresponde a nenhuma doença. Por isso, quanto mais testes forem solicitados, maior será a probabilidade de obtenção de um resultado anormal que corresponde a um falso-positivo (Tabela 5.3).

CURVA ROC ▶

Como já citado, diferentes pontos em que se coloca o limite sim/não na definição de doença (*cut-off points*) resultarão necessariamente em diversas sensibilidades e especificidades do teste em estudo. Caso se projete um gráfico em que o eixo das ordenadas representa a sensibilidade

TABELA 5.3 ▶ RELAÇÃO ENTRE O NÚMERO DE TESTES SOLICITADOS E A PROBABILIDADE DE QUE O PACIENTE SAUDÁVEL TENHA UM OU MAIS RESULTADOS ANORMAIS (FALSO-POSITIVOS)

NÚMERO DE TESTES	PROBABILIDADE DE RESULTADOS ANORMAIS
1	5%
6	26%
12	46%
20	64%

(ou taxa de verdadeiro-positivo) de um teste para diferentes pontos de corte e o eixo das abscissas representa a taxa de falso-positivo (1 - especificidade) para os mesmos pontos de corte, obtém-se uma curva ROC. Uma curva ROC demonstra graficamente a relação entre a proporção de verdadeiro-positivos (sensibilidade) e de falso-positivos (100% menos a especificidade), quando o ponto de corte (*cut-off point*) escolhido varia sistematicamente entre 0 e 100%. Em outras palavras, as curvas ROC demonstram o balanço entre o índice de verdadeiro-positivos e o índice de falso-positivos de um teste qualquer. O cálculo preciso desse balanço é obtido medindo-se a totalidade da área sob a curva ROC, já que essa totalidade representa uma expressão do poder discriminativo global que determinado teste possui, e constitui uma boa medida sumária de sua capacidade de previsão.

O valor mínimo da área sob a curva ROC é de 0,50 – representado graficamente como uma linha de 45° –, quando as capacidades de previsão do teste não são superiores ao acaso puro, isto é, quando o teste não possui capacidade discriminatória alguma (o índice de verdadeiro-positivos é igual ao de falso-positivos). Contudo, o valor máximo que uma curva ROC pode atingir é 1, representada por uma linha sobreposta ao eixo das ordenadas desde a sua origem, no caso em que o teste possui uma capacidade discriminatória perfeita (100% de verdadeiro-positivos e 0% de falso-positivos). As curvas ROC podem ser utilizadas formalmente para comparar as capacidades preditivas de dois testes, analisando a área sob a curva ROC de cada um: quanto melhor o teste (melhor discriminação), maior a área sob a curva. No exemplo da Figura 5.5, o exame A é melhor do que o exame B.

RAZÃO DE VEROSSIMILHANÇA ▶

A razão de verossimilhança, ou *likelihood ratio* (LR), é definida como a relação entre a probabilidade de um dado resultado na população com a doença-alvo e a probabilidade desse mesmo resultado entre os não doentes. As LRs positivas e negativas (ou as LRs para resultados positivos e negativos) representam a frequência do resultado do teste (positivo ou negativo) na presença da doença, dividida pela frequência do resultado do teste na ausência da doença. O conceito de LR está ligado ao de *odds*. Os *odds* comparam a probabilidade de que um resultado ocorra com a probabilidade de que o mesmo resultado não ocorra.

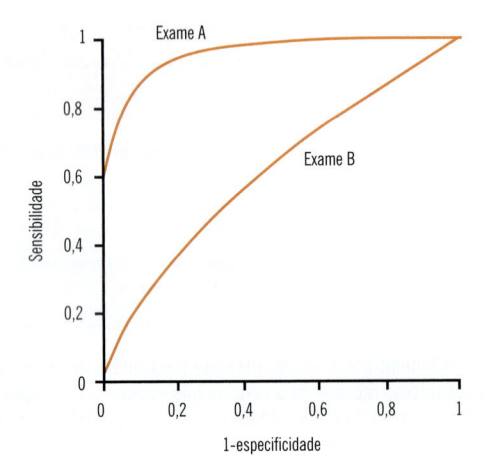

FIGURA 5.5 ▶ **CURVA ROC.**

As LRs podem ser utilizadas para julgar, de maneira fácil e rápida, a utilidade de um teste no diagnóstico de uma determinada doença, utilizando os *odds* por meio da seguinte equação:

$$Odds\ pós\text{-}teste = Odds\ pré\text{-}teste \times LR$$

Como alternativa, uma descrição gráfica – nomograma de Fagan – permite, de modo fácil, o cálculo da probabilidade pós-teste, utilizando os números de pré-teste e a LR (Figura 5.6). De uma maneira simples, o conceito de LR reconhece o fato de que, na prática clínica, diferentes doentes apresentam diferentes probabilidades de terem uma determinada doença (por terem fatores de risco diferentes, pertencerem a grupos etários diversos, apresentarem doenças concomitantes com gravidade variável, etc.). Desse modo, o uso e a aplicação de um teste deverão ser encarados como uma maneira de aumentar ou diminuir a estimativa probabilística do paciente em apresentar a doença-alvo (que o teste ajuda a diagnosticar). Em outras palavras, o teste ajuda a transformar a probabilidade pré-teste em uma outra (e nova) probabilidade pós-teste, em que a magnitude e o sentido de variação são determinados pelas LRs do teste. Uma LR de 1 indica um teste sem poder preditivo (*odds* pré-teste = *odds* pós-teste); quanto mais o valor dessa LR se afasta da unidade (em ambos os sentidos), mais poderoso é o teste em termos discriminativos/diagnósticos. LRs maiores do que 10 ou menores do que 0,1 geralmente produzem mudanças importantes na probabilidade pós-teste com relação à pré-teste, ao passo que LR de 1 a 2 ou de 0,5 a 1 geralmente indicam que o teste em questão não traz nenhuma vantagem adicional para a confirmação do diagnóstico.

Além de conhecer a propriedade dos testes, é fundamental que o médico tenha em mente o quanto o teste diagnóstico em questão ajudará na confirmação da enfermidade enfrentada pelo paciente. Quando já existe uma

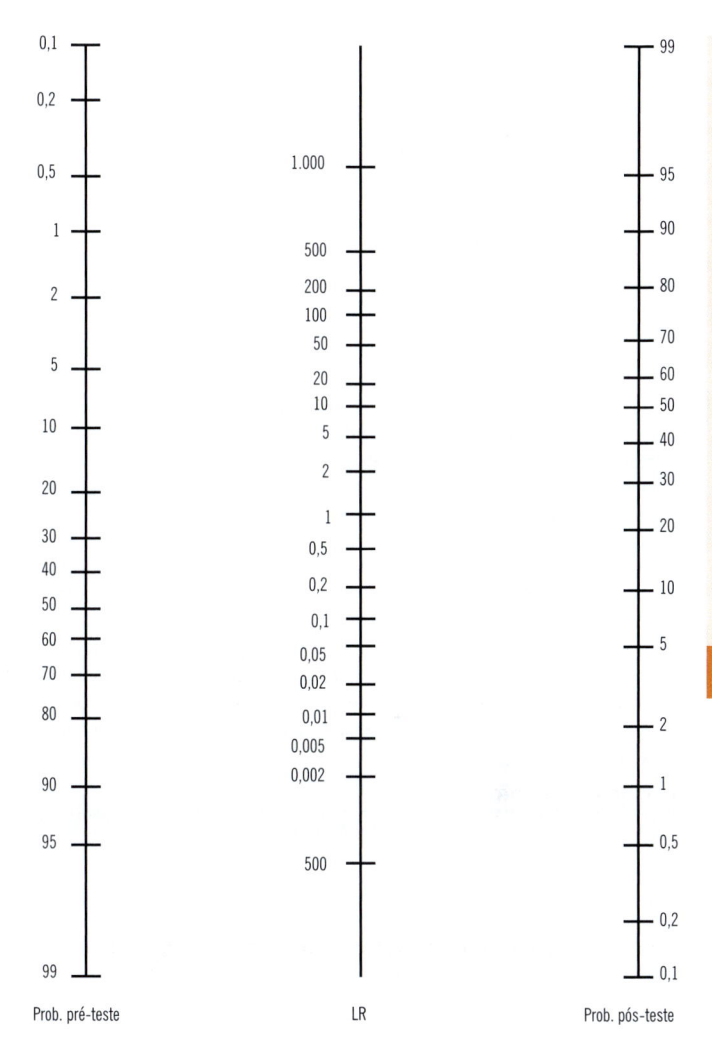

FIGURA 5.6 ▶ NOMOGRAMA.
LR, razão de verossimilhança (do inglês *likelihood ratio*).

suspeita clínica forte (60-75% de probabilidade) da doença, um exame adicional pode não agregar informação útil. Um resultado de exame positivo para a doença pode até aumentar a confiança na certeza do diagnóstico, mas provavelmente não alterará a condução do caso. Contudo, um resultado negativo daquele exame adicional poderá causar confusão devido à dúvida que introduzirá na análise. Portanto, é sempre aconselhável perguntar-se, antes de solicitar um exame, se um resultado positivo (ou negativo) fará alguma diferença no diagnóstico ou no tratamento do paciente em questão.

TESTES EM PARALELO ▶

Os testes em paralelo se referem à situação em que o médico solicita diversos testes simultaneamente de forma que um resultado alterado de qualquer um deles seja relevante. Nesse caso, a estratégia geralmente é utilizada quando é necessária uma avaliação rápida, como em um serviço de emergência. Esse tipo de abordagem aumenta a sensibilidade e o VPN para uma determinada prevalência, em comparação com cada teste isolado. Portanto, há uma probabilidade menor de uma doença passar despercebida, sendo maior a chance de que ocorram diagnósticos falso-positivos.

TESTES EM SÉRIE ▶

Os testes em série se referem à situação em que a decisão de solicitar um teste depende do resultado do teste anterior. Eles aumentam a especificidade e o VPP da investigação diagnóstica. Em outras palavras, esses testes aumentam a segurança de que o resultado positivo representa a doença; no entanto, aumenta o risco de que a doença passe despercebida. A indicação dessa abordagem ocorre quando não há necessidade de uma rápida avaliação, como nos consultórios. Outra indicação dessa abordagem é quando existem testes muito caros ou que apresentam riscos à saúde e devem ser indicados somente após os testes mais simples e mais seguros sugerirem a doença. Em síntese, os testes em série levam a um uso mais racional de exames laboratoriais do que os testes em paralelo, considerando que a avaliação seguinte é condicionada ao resultado do teste anterior. No entanto, os testes em série levam mais tempo para a definição diagnóstica.

LEITURAS SUGERIDAS ▶

Carneiro AV. Princípios de seleção e uso de testes diagnósticos: propriedades intrínsecas dos testes. Rev Port Cardiol. 2001;20(12):1267-74.

Jaeschke R, Guyatt GH, Sackett DL. Users' guides to the medical literature. III. How to use an article about a diagnostic test. B. What are the results and will they help me in caring for my patients? The Evidence-Based Medicine Working Group. JAMA. 1994;271(9):703-7.

Sackett DL, Straus SE, Richardson WS, Rosemberg W, Haynes RB. Evidence based medicine: how to practice and learn EBM. 2nd ed. London: Churchill Livingstone; 2000.

SITE SUGERIDO ▶

Centre for Evidence Based Medicine [Internet]. Oxford: CEBM; c2014 [capturado em 24 ago. 2015]. Disponível em: http://www.cebm.net

CAPÍTULO 6

MONITORIZAÇÃO TERAPÊUTICA DE FÁRMACOS

JOÍZA LINS CAMARGO
ELVINO BARROS

A monitorização terapêutica de fármacos é a prática clínica de medir laboratorialmente fármacos específicos, em intervalos definidos, com o objetivo de mantê-los em uma concentração adequada na circulação sanguínea do paciente e, dessa forma, otimizar o seu emprego, evitando ou detectando precocemente a ocorrência de níveis tóxicos ou subterapêuticos. A maioria dos fármacos pode ter sua ação terapêutica monitorada por meio do acompanhamento clínico do paciente; no entanto, para alguns medicamentos, a dosagem dos níveis sanguíneos é essencial para garantir o efeito terapêutico sem toxicidade. Vários fatores podem influenciar a concentração sanguínea de um fármaco, além da variabilidade individual de absorver, distribuir e eliminar determinado fármaco (Quadro 6.1). A monitorização terapêutica pode ser usada para aumentar a probabilidade de eficácia do medicamento ou reduzir a frequência dos efeitos adversos, bem como para avaliar a variabilidade inter e intraindivíduo dos parâmetros farmacocinéticos e farmacodinâmicos. É importante para medicamentos com concentrações irregulares ou com intervalo terapêutico estreito.

Intervalo terapêutico é o intervalo de concentrações de um fármaco em que há uma alta probabilidade de se alcançar eficácia terapêutica, com toxicidade mínima, na maioria dos pacientes (Figura 6.1). Esse intervalo é obtido, analogamente, aos intervalos de referência de parâmetros laboratoriais, a partir de estudos em grandes populações de pacientes, por meio de abordagem estatística de probabilidades, de modo que não define a relação concentração-efeito para um paciente individual. Vários fatores podem influenciar na resposta terapêutica para uma dada concentração sanguínea do medicamento, alterando, assim, a relação concentração-efeito e, consequentemente, o intervalo terapêutico (Quadro 6.2).

A monitorização terapêutica é útil na prática clínica apenas para poucos medicamentos. Desde que a dosagem laboratorial adequada esteja disponível, há indicação para dosar um medicamento quando:

- O fármaco tem intervalo terapêutico estreito;
- Em altas doses, o fármaco pode produzir os mesmos efeitos da doença que está sendo tratada;

QUADRO 6.1 ▶ FATORES QUE MODIFICAM A CONCENTRAÇÃO SANGUÍNEA DE UM FÁRMACO PARA UMA DOSE ESPECÍFICA

- Formulação do medicamento
- Interações medicamentosas
- Variações genéticas
- Função renal e/ou hepática
- Fatores ambientais e/ou comportamentais

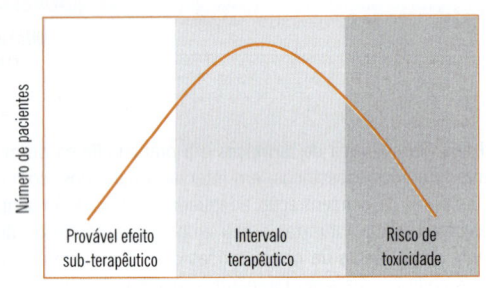

FIGURA 6.1 ▶ CONCEITO DE INTERVALO TERAPÊUTICO.

QUADRO 6.2 ▶ FATORES QUE MODIFICAM O EFEITO DE UM MEDICAMENTO PARA UMA CONCENTRAÇÃO SANGUÍNEA ESPECÍFICA

- Interações medicamentosas
- Equilíbrio eletrolítico
- Equilíbrio acidobásico
- Idade
- Resistência bacteriana
- Ligação do medicamento a proteínas

- A medicação pode alterar a função renal e/ou hepática, alterando sua excreção;
- Existe doença hepática e/ou renal que altere a farmacocinética do medicamento;
- A absorção do fármaco é influenciada pela dose ou por outras situações;
- Há suspeita de não adesão ao tratamento;
- Há suspeita de intoxicação;
- Há suspeita de interação medicamentosa.

Os medicamentos mais comuns que necessitam de monitorização terapêutica estão descritos na Tabela 6.1. A hora da coleta, o tipo de amostra de sangue e a técnica laboratorial empregada são passos importantes, que devem ser cuidadosamente observados, para garantir a correta interpretação dos

TABELA 6.1 ▶ MEDICAMENTOS QUE NECESSITAM DE MONITORIZAÇÃO TERAPÊUTICA

	INTERVALO TERAPÊUTICO	NÍVEIS TÓXICOS	MEIA-VIDA (H)	MOMENTO DA COLETA	TIPO DE AMOSTRA
Agentes cardíacos					
Antiarrítmicos					
Lidocaína	1,5-5 µg/mL	> 6 µg/mL	1,5-2	A cada 24 h	Plasma/soro
Quinidina	2-5 µg/mL	> 8 µg/mL	6-8	Antes da próxima dose	Plasma/soro
Cardiotônicos					
Digoxina	0,8-2 ng/mL	> 2,5 ng/mL	150-250	6-12 h após a dose	Plasma/soro
Digitoxina	18-35 ng/mL	> 35 ng/mL	20-60	Antes da próxima dose	Plasma/soro
Antibióticos	Pico / Vale				
Amicacina	15-30 µg/mL / 5-10 µg/mL	Vale: > 8 µg/mL	2-3	Antes da próxima dose ou 1 h após a dose	Soro
Gentamicina	4-10 µg/mL / < 2 µg/mL	Vale: > 2 µg/mL	2-3	Antes da próxima dose	Soro
Tobramicina	4-10 µg/mL / < 2 µg/mL	Vale: > 2 µg/mL	2-3	Antes da próxima dose	Soro

(Continua)

TABELA 6.1 ▶ MEDICAMENTOS QUE NECESSITAM DE MONITORIZAÇÃO TERAPÊUTICA (CONTINUAÇÃO)

	INTERVALO TERAPÊUTICO	NÍVEIS TÓXICOS	MEIA-VIDA (H)	MOMENTO DA COLETA	TIPO DE AMOSTRA
Vancomicina	20-40 µg/mL	Pico: > 80 µg/mL	4	Antes da próxima dose	Plasma/soro
Cloranfenicol	10-25 µg/mL	Pico: > 25 µg/mL	1,5-5	Antes da próxima dose	Soro
Anticonvulsivantes					
Ácido valproico	50-100 µg/mL	> 100 µg/mL	8-15	Antes da próxima dose	Plasma/soro
Carbamazepina	8-12 µg/mL	> 12 µg/mL	15-40	Antes da próxima dose	Plasma/soro
Fenobarbital	15-40 µg/mL	> 40 µg/mL	50-140	Antes da próxima dose	Plasma/soro
Fenitoína	10-20 µg/mL	> 20 µg/mL	20-40	Antes da próxima dose	Plasma/soro
Broncodilatadores					
Teofilina	10-20 ng/mL	> 20 ng/mL	10	Pico: 1 h após a dose Vale: antes da próxima dose	Plasma/soro

(Continua)

Vancomicina 5-10 µg/mL
Cloranfenicol < 5 µg/mL

TABELA 6.1 ▶ MEDICAMENTOS QUE NECESSITAM DE MONITORIZAÇÃO TERAPÊUTICA (CONTINUAÇÃO)

	INTERVALO TERAPÊUTICO	NÍVEIS TÓXICOS	MEIA-VIDA (H)	MOMENTO DA COLETA	TIPO DE AMOSTRA
Psicofármacos					
Haloperidol	5-15 ng/mL	> 50 ng/mL	15-40	Pico: 3-6 h após a dose	Soro
Lítio	0,6-1,2 mEq/L	> 1,5 mEq/L	18-24	12 h após a dose	Soro
Citotóxicos					
Metotrexato	9 ng/mL	> 9 ng/mL	5-9	24-72 h após a infusão	Soro
Imunossupressores					
Ciclosporina	100-300 ng/mL (rim) 200-350 ng/mL (coração, pâncreas, fígado)	> 400 ng/mL	8-24	Pico: 2 h após a dose Vale: 12 h após a dose	Sangue total
Tacrolimo	4-20 ng/mL		10-14	Antes da próxima dose	Sangue total
Sirolimo	5-15 ng/mL	> 15 ng/mL		Antes da próxima dose	Sangue total

resultados. Após a administração, é essencial obter a amostra de sangue no tempo correto para avaliação da concentração do fármaco. A coleta feita no momento errado é responsável pelo maior número de erros na interpretação dos resultados. Embora as concentrações sanguíneas de muitos fármacos cheguem ao ponto máximo 1 a 2 horas após a administração oral (nível de pico), fatores como absorção lenta ou diminuída podem retardar significativamente o tempo no qual as concentrações máximas são alcançadas no sangue. Por isso, com poucas exceções, as amostras de sangue devem ser obtidas no nível de vale, ou seja, imediatamente antes da dose seguinte. Esses níveis de vale apresentam menor probabilidade de serem influenciados pela absorção ou por problemas de distribuição. Em geral, a concentração no nível de pico é útil na avaliação da toxicidade e, no nível de vale, para demonstrar a concentração terapêutica satisfatória. Em ambos os casos, o momento da coleta e o horário da última dose devem ser informados junto com o resultado, para garantir a correta interpretação.

Para a maioria dos fármacos, a amostra de sangue pode ser obtida em tubos com ou sem anticoagulantes (plasma ou soro, respectivamente). Amostras de sangue total são requisitadas para dosagem de ciclosporina (CyA), tacrolimo (TK) e sirolimo.

ANTIBIÓTICOS NO PACIENTE EM HEMODIÁLISE CONTÍNUA ▶

O uso da terapia renal substitutiva (TRS) contínua é cada vez mais comum nas unidades de terapia intensiva (UTI) em todo o mundo. Essa modalidade de tratamento pode alterar a farmacocinética dos antibióticos frequentemente utilizados neste tipo de paciente, aumentando o risco de toxicidade ou diminuindo a sua ação por doses subterapêuticas. Devido à grande variabilidade na farmacocinética dos antibióticos utilizados por pacientes com infecões graves e em tratamento com hemodiálise contínua, é obrigatória, sempre que possível, a dosagem sanguínea destes medicamentos para melhor ajustar as doses, buscando sempre níveis sanguíneos adequados. Dessa forma, a efetividade do tratamento será muito maior, reduzindo de forma significativa a mortalidade desses pacientes.

TÉCNICAS LABORATORIAIS DE DOSAGENS DE MEDICAMENTOS ▶

As técnicas laboratoriais mais comumente utilizadas são imunoensaios de fluorescência polarizada (FPIA, do inglês *fluorescence polarization immunoassay*), enzimaimunoensaios (EMIT, do inglês *enzyme multiplied immunoassay technique*), CLIA ou eletroquimioluminescência (ECLIA). Esses ensaios são específicos; porém, em certos casos, metabólitos ou outras substâncias similares à medicação também são reconhecidos pelo anticorpo empregado no teste. A maioria das interferências resulta de reações cruzadas com metabólitos da medicação, embora, em alguns casos, compostos endógenos ou medicamentos com estruturas semelhantes possam ocasionar uma reação cruzada e provocar resultados falsamente elevados ou diminuídos da medicação. Recentemente, a técnica por MS em *tandem* foi introduzida no laboratório para dosagem de algumas medicações, minimizando a interferência por reações cruzadas. Em geral, as amostras de sangue necessárias para as dosagens são obtidas por punção venosa periférica. No entanto, novas técnicas, que utilizam a coleta de gotas de sangue em papel filtro (*dried blood spot*), têm sido sugeridas como alternativas para as técnicas tradicionais que utilizam amostras de maior volume, como soro/plasma ou sangue total. Esta técnica de coleta permite que a análise laboratorial seja realizada com uma amostra de sangue total obtida a partir da ponta do dedo do paciente com uma lanceta (coleta capilar). Esse procedimento pode ser realizado pelo próprio paciente, que pode enviar a amostra coletada para o laboratório via correio. Entretanto, essa técnica ainda carece de padronização e de mais estudos, para minimizar os erros de coleta e de análise, além do estabelecimento de programas de garantia da qualidade das análises laboratoriais, necessários para aplicação prática de rotina.

INTERPRETAÇÃO DOS RESULTADOS DA CONCENTRAÇÃO SANGUÍNEA DOS MEDICAMENTOS

A interpretação dos resultados da monitorização terapêutica deve levar em consideração a correlação entre as concentrações do fármaco e os efeitos terapêuticos, colaterais ou tóxicos. As concentrações menores do que as esperadas podem estar relacionadas a:

- Não adesão ao tratamento;
- Erros na dose;
- Uso errado do medicamento;
- Baixa absorção ou biodisponibilidade;
- Momento inadequado da coleta.

Quando os resultados revelarem concentrações maiores do que as esperadas após a coleta adequada da amostra de sangue, casos em que o risco de efeito tóxico está aumentado, devem-se considerar as seguintes possibilidade:

- Maior absorção ou biodisponibilidade do fármaco;
- Diminuição da excreção do fármaco;
- Volume de distribuição diminuído.

Em alguns casos, podem-se observar concentrações corretas no sangue, mas sem resposta terapêutica adequada. Nessas situações, pode haver diminuição da sensibilidade dos receptores do fármaco ou antagonismo em relação a outros fármacos.

Resumindo, o uso adequado da monitorização terapêutica requer muito mais do que uma simples dosagem do fármaco no sangue do paciente e a comparação com intervalos terapêuticos preestabelecidos. A monitorização tem um papel importante no desenvolvimento de medicações seguras e terapeuticamente efetivas, no uso individualizado dessas medicações e na identificação da adesão ao tratamento. Para a correta interpretação das concentrações sanguíneas dos fármacos, os fatores que precisam ser considerados incluem o momento da coleta em relação à dose administrada, o tempo de uso do fármaco, a resposta do paciente à medicação, as condições individuais de um determinado paciente e o alvo clínico desejado. As informações obtidas com a monitorização terapêutica podem ser utilizadas para identificar a dosagem adequada para alcançar a resposta terapêutica ideal com toxicidade mínima.

LEITURAS SUGERIDAS ▶

Fernández EL, Parés L, Ajuria I, Bandres F, Castanyer B, Campos F, et al. State of art in therapeutic drug monitoring. Clin Chem Lab Med. 2010;48(4):437-46.

Hiemke C, Baumann P, Bergemann N, Conca A, Dietmaier O, Egberts K, et al. AGNP consensus guidelines for therapeutic drug monitoring in psychiatry: update 2011. Pharmacopsychiatry. 2011;44(6):195-235.

Kang JS, Lee MH. Overview of therapeutic drug monitoring. Korean J Intern Med. 2009;24(1):1-10.

Pincus, MR, Abraham Jr NZ. Toxicology and therapeutic drug monitoring. In: McPherson RA, Pincus MR. Henry's clinical diagnosis and management by laboratory methods. 22nd ed. Philadelphia: Elsevier Saunders; 2011. p. 329-64.

Roberts DM, Liu X, Roberts JA, Nair P, Cole L, Roberts MS, et al. A multicenter study on the effect of continuous hemodiafiltration intensity on antibiotic pharmacokinetics. Crit Care. 2015 Mar 13;19:84.

Shenfield GM, Morris RG. Therapeutic drug monitoring. Curr Opin Anaesthesiol. 2002;15(6):687-92.

SITES SUGERIDOS ▶

Lab Tests Online [Internet]. Washington: AACC; c2001-2015 [capturado em 24 ago. 2015]. Disponível em: http://www.labtestsonline.org

The Leeds Teaching Hospital. Therapeutic drug monitoring [Internet]. Leeds: Departament of Health-NHS; c2014 [atualizado em 20 abr. 2010; capturado em 24 ago 2015]. Disponível em: http://www.pathology.leedsth.nhs.uk/pathology/ClinicalInfo/ClinicalProtocolsGuidelines/TherapeuticDrugMonitoring/tabid/124/Default.aspx

---

CAPÍTULO 7

FATORES INTERFERENTES EM ANÁLISES CLÍNICAS

JAMILE ABUD
JOSÉ MIGUEL DORA
LUCIANA SCOTTI

Um resultado analítico de qualidade depende do sucesso de todos os processos que envolvem a realização do exame, desde a identificação do paciente até a análise de consistência e a liberação do resultado. A coleta adequada do material para análises laboratoriais depende da correta identificação do paciente, da utilização do método e dos procedimentos corretos de coleta e do acondicionamento dos tubos, dos frascos ou dos meios de cultura adequados para cada tipo de amostra. Além disso, a verificação da qualidade da amostra de acordo com o material e com os exames solicitados pelo médico é de extrema importância, pois fatores pré-analíticos podem interferir significativamente nos resultados das análises (Tabela 7.1). Os fatores interferentes em exames de análises clínicas mais comuns estão descritos a seguir.

TABELA 7.1 ▶ PRINCIPAIS ANALITOS QUE SOFREM INTEFERÊNCIA PRÉ-ANALÍTICA			
ANALITO	HEMÓLISE	LIPEMIA	HIPERBILIRRUBINEMIA
Glicose, fosfatase ácida, fosfatase ácida prostática, zinco, magnésio, albumina, potássio, sódio, cálcio, ureia, bilirrubinas, LDH, CK-MB, AST, ALT, Hb, CHCM, plaquetas	↑		
Insulina, hemácias, hematócritos, VCM	↓		
Colesterol, bilirrubina, albumina, fosfatase alcalina, AST, ALT, proteínas séricas, cálcio, Cr, amilase, lipase, Hb		↑	
Cr, lactato, fósforo e ácido úrico, Hb			↑

↑, aumento; ↓, diminuição; Hb, hemoglobina; Cr, creatinina; AST, aspartato-aminotransferase (TGO, transaminase glutâmico-oxalacética); ALT, alanino-aminotransferase (TGP, transaminase glutâmico-pirúvica); VCM, volume corpuscular médio; LDH, desidrogenase láctica; CK-MB, isoenzima MB da creatinocinase; CHCM, concentração de hemoglobina corpuscular média.

Amostras coaguladas ou com microcoágulos podem acarretar contagem errônea de células, entupimento de equipamentos automatizados e consequente diminuição dos resultados dos analitos. É muito importante a utilização do anticoagulante ou aditivo preconizado para cada dosagem, pois a utilização de material coletado com anticoagulante inadequado, ou não respeitando a proporção plasma/anticoagulante, pode afetar muito a qualidade do resultado liberado. No caso dos exames de coagulação, a proporção sangue/anticoagulante citrato de sódio a 3,2% deve ser de, exatamente, 7:1.

HEMÓLISE ▶ A hemólise consiste na lise anormal de hemácias, liberando seus constituintes, principalmente Hb, fazendo com que soro e plasma adquiram cor rosa/avermelhada. A hemólise pode ser classificada em níveis de intensidade, que varia de leve a intensa. A interferência vai depender do grau de hemólise da amostra e do analito medido. A Tabela 7.2 apresenta a relação entre a concentração nas hemácias e no soro de alguns analitos e a alteração em sua concentração após a lise de 1% das hemácias. Estima-se o grau de hemólise visualmente, após a centrifugação da amostra, mas já existem equipamentos de análise bioquímica que quantificam o grau de hemólise (índice de hemólise), o que auxilia na interpretação dos resultados.

PRINCIPAIS ANALITOS QUE PODEM SOFRER INTERFERÊNCIA PELA HEMÓLISE ▶ Os resultados de LDH, potássio, amônia, magnésio, ferro, fósforo e proteínas totais podem ser falsamente aumentados. A insulina é um teste que sofre interferência da hemólise independentemente da metodologia, apresentando resultados falsamente baixos. Uma enzima que degrada insulina é encontrada nas hemácias e também em outros tecidos, sendo a responsável por essa interferência. O peptídeo C e a pró-insulina são menos afetados pela hemólise.

TABELA 7.2 ▶ RELAÇÃO ENTRE A CONCENTRAÇÃO NAS HEMÁCIAS E NO SORO DE ALGUNS ANALITOS E A ALTERAÇÃO NA CONCENTRAÇÃO APÓS A LISE DE 1% DAS HEMÁCIAS

ANALITO	RELAÇÃO ENTRE A CONCENTRAÇÃO NAS HEMÁCIAS E A CONCENTRAÇÃO NO SORO	ALTERAÇÃO DA CONCENTRAÇÃO NO SORO APÓS LISE
LDH	160:1	(+)272,0
AST	40:1	(+)220,0
Potássio	23:1	(+)24,4
ALT	6,7:1	(+)55,0
Glicose	0,82:1	(-)5,0
Fosfato	0,78:1	(+)9,1
Sódio	0,11:1	(-)1,0
Cálcio	0,10:1	(+)2,9

LDH, desidrogenase láctica; AST, aspartato-aminotransferase; ALT, alanino-aminotransferase.
Fonte: HENRY, 2012.

LIPEMIA ▶
Lipemia é a turvação causada pela absorção luminosa de partículas lipídicas, que fica evidente no soro ou plasma opalescentes, após a centrifugação. Ela ocorre, frequentemente, por jejum inadequado. O aspecto leitoso ocorre quando o nível sérico de triglicérides é superior a 400 mg/dL. A lipemia pode intefir nos exames em que o princípio metodológico é a turbidimetria, produzindo resultados falsamente elevados. Para diminuir essa interferência, pode-se utilizar ultracentrifugação ou métodos com leitura em dois comprimentos de onda.

PRINCIPAIS ANALITOS QUE PODEM SOFRER INTERFERÊNCIA PELA LIPEMIA ▶ Colesterol, bilirrubina, albumina, fosfatase alcalina, AST, ALT, proteínas séricas, cálcio, Cr, amilase, lipase e testes de coagulação com detecção não mecânica.

HIPERBILIRRUBINEMIA ▶
A hiperbilirrubinemia ocorre quando a concentração sérica de bilirrubina total fica acima de 2,5 mg/dL. É identificada por meio da coloração alaranjada do soro e do plasma.

PRINCIPAIS ANALITOS QUE PODEM SOFRER INTERFERÊNCIA PELA HIPERBILIRRUBINEMIA ▶ Cr, lactato, fósforo e ácido úrico.

MEDICAMENTOS ▶
Os efeitos dos medicamentos podem manifestar-se por meio de lesão de tecidos ou de órgãos (p. ex., hepatite induzida por isoniazida), de alterações na função de tecidos (p. ex., aumento da GGT por indução microssomal das células hepáticas pela fenitoína) ou pela interferência do medicamento na análise do analito. Essa última situação é a que determina o medicamento como "interferente analítico" de um exame (Tabela 7.3).

TABELA 7.3 ▶ PRINCIPAIS ANALITOS QUE PODEM SOFRER INTERFERÊNCIA DE MEDICAMENTOS E OUTRAS SUBSTÂNCIAS

CONSTITUINTE NO SANGUE	SUBSTÂNCIAS QUE CAUSAM EFEITO FISIOLÓGICO	EFEITO	SUBSTÂNCIAS COM INTERFERÊNCIA QUÍMICA	EFEITO
Fosfatase alcalina	Fenitoína	↑	Teofilina	↓
Bilirrubinas	Clordiazepóxido	↑	Ácido ascórbico	↓
	Fenobarbital	↓	Teofilina	↓
Cálcio	Androgênios	↑	Citrato	↓
	Progestogênios	↑	EDTA	↓
	Estrogênios	↑		
	Tiazídicos	↑		
	Acetazolamida	↓		
	Corticosteroides	↓		
Colesterol	Clorpromazina	↑	Paracetamol	↓
	Heparina	↓	NAC	↓
	Tiroxina	↓	Dipirona	↓
Cortisol	Clordiazepóxido	↑		
	Digoxina	↑		
CK	Clofibrato	↑		
	Codeína	↑		
	Dexametasona	↑		
	Digoxina	↑		
	Etanol	↑		
	Furosemida	↑		
	Glutetimida	↑		
	Halotano	↑		
	Heroína	↑		
	Imipramina	↑		
	Carbonato de lítio	↑		
	Meperidina	↑		
	Morfina	↑		
	Fenobarbital	↑		

(Continua)

TABELA 7.3 ▶ PRINCIPAIS ANALITOS QUE PODEM SOFRER INTERFERÊNCIA DE MEDICAMENTOS E OUTRAS SUBSTÂNCIAS (*CONTINUAÇÃO*)

CONSTITUINTE NO SANGUE	SUBSTÂNCIAS QUE CAUSAM EFEITO FISIOLÓGICO	EFEITO	SUBSTÂNCIAS COM INTERFERÊNCIA QUÍMICA	EFEITO
Cr	Anfotericina	↑	Ácido ascórbico	↑
	Canamicina	↑	Barbituratos	↑
			Cefalosporinas	↑
			Glicose	↑
			Levodopa	↑
			Paracetamol	↓
			NAC	↓
			Dipirona	↓
			Metildopa	↑
Glicose	Corticosteroides	↑	Paracetamol	↓
	Epinefrina	↑	Ácido aminossalicílico	↑
	Furosemida	↑	Ácido ascórbico	*
	Tiazídicos	↑	Hidralazina	↑
	Fenitoína	↑	Isoproterenol	↑
	Propranolol	↓	Levodopa	↑
			Dipirona	↓
			NAC	↓
			Mercaptopurina	↑
			Metimazol	↑
			Metildopa	↑
			Ácido nalidíxico	↑
			Oxazepam	↑
			Propiltiouracila	↑
LDH	Clofibrato	↓	Oxalato	↓
			Teofilina	↓
Lipase	Colinérgicos	↑	Bilirrubina	↑
	Etanol	↑		

(Continua)

TABELA 7.3 ▶ PRINCIPAIS ANALITOS QUE PODEM SOFRER INTERFERÊNCIA DE MEDICAMENTOS E OUTRAS SUBSTÂNCIAS (CONTINUAÇÃO)

CONSTITUINTE NO SANGUE	SUBSTÂNCIAS QUE CAUSAM EFEITO FISIOLÓGICO	EFEITO	SUBSTÂNCIAS COM INTERFERÊNCIA QUÍMICA	EFEITO
Potássio	Heparina	↑	Cálcio	↑
	Potássio	↑	Penicilina G	↑
	Espironolactona	↑		
	Corticosteroides	↓		
	Anfotericina	↓		
	Infusão de glicose	↓		
	Insulina	↓		
	Diuréticos orais	↓		
	Salicilatos	↓		
	Tetraciclina	↓		
Proteínas totais	Corticosteroides	↑	Bilirrubina	↑
	Andrógenos	↑	AAS	↓
AST e ALT	Ampicilina	↑	Para metodologia de espectrofotometria para AST:	
	Cefalotina	↑	Ácido ascórbico	↑
	Clofibrato	↑	Eritromicina	↑
	Colchicina	↑	Isoniazida	↑
	Gentamicina	↑	Levodopa	↑
	Metiltestosterona	↑		
	Opiáceos	↑		
	Oxacilina	↑		
Sódio	Androgênios	↑		
	Corticosteroides	↑		
	Manitol	↑		
	Metildopa	↑		
	Cloreto de amônio	↓		
	Heparina	↓		
	Diuréticos orais	↓		
	Espironolactona	↓		

(Continua)

TABELA 7.3 ▶ PRINCIPAIS ANALITOS QUE PODEM SOFRER INTERFERÊNCIA DE MEDICAMENTOS E OUTRAS SUBSTÂNCIAS (*CONTINUAÇÃO*)				
CONSTITUINTE NO SANGUE	SUBSTÂNCIAS QUE CAUSAM EFEITO FISIOLÓGICO	EFEITO	SUBSTÂNCIAS COM INTERFERÊNCIA QUÍMICA	EFEITO
Ureia	Furosemida	↑	Hidrato de cloral	↑
	Gentamicina	↑		
	Canamicina	↑		
	Metildopa	↑		
	Neomicina	↑		

*Para métodos enzimáticos: ↓; para método com solução de Benedict:↑.

↑, aumento; ↓, diminuição; Cr, creatinina; EDTA, ácido etilenodiamino tetra-acético; AAS, ácido acetilsalicílico; NAC, N-acetilcisteína; CK, creatinocinase; LDH, desidrogenase láctica; AST, aspartato-aminotransferase; ALT, alanino-aminotransferase.

Muitas substâncias podem interferir em diversos exames laboratoriais. É preciso assinalar que uma determinada substância que interfere em uma prova particular pode ou não afetar todos os métodos para essa prova. Em alguns casos, o grau de interferência está relacionado à dose. Um bom exemplo são os testes com base na reação de Trinder, reação colorimétrica entre o peróxido de hidrogênio, um derivado fenólico e aminoantipirina na presença de peroxidase (mecanismo POD/H_2O_2), como Cr, LDH, triglicérides, glicose, colesterol, colesterol HDL (lipoproteína de alta densidade) e ácido úrico, que podem ter resultados falsamente diminuídos em amostras de pacientes em uso de paracetamol, em concentrações maiores do que 750 μg/mL (5 mmol/L), N-acetilcisteína (NAC), em concentrações maiores do que 1.600 μg/mL (10 mmol/L), metamizol (dipirona), em concentrações maiores do que 5 mg/mL, e seus metabólitos. Os níveis terapêuticos "normais" dos medicamentos e dos metabólitos descritos parecem não afetar os testes.

A influência da hemólise, da lipemia, da hiperbilirrubinemia e dos medicamentos nos testes depende da metodologia e do equipamento utilizado; por exemplo, a quantificação da Cr pela Reação de Jaffé (descrita em 1886) sofre interferência negativa por hemólise, hiperbilirrubinemia e lipemia. O mesmo analito Cr analisado por outra metodologia (cinético-química seca) pode sofrer interferência da dipirona e da NAC. O especialista técnico deve conhecer as limitações das metodologias utilizadas, e as instruções analíticas do fabricante do reagente utilizado devem ser seguidas. A avaliação pré-analítica deve ajudar na decisão clínica da necessidade de nova amostra.

OUTROS FATORES QUE PODEM INTERFERIR EM DETERMINAÇÕES LABORATORIAIS
▶ Podem ser obtidos resultados falso-positivos em testes sorológicos de rastreamento para detecção de anticorpos contra o HIV-1, o vírus da hepatite C e, especialmente, vírus T-linfotrópico humano (HTLV-1, do

inglês *human T lymphotropic virus type 1*), devido à produção de IgM em resposta à vacina contra influenza A (H1N1). Nesses casos, o teste positivo deve ser repetido no prazo de 30 dias para o estabelecimento do diagnóstico. Outras variáveis pré-coleta podem interferir nos resultados dos exames laboratoriais, incluindo variações diurnas, exercício, dieta, consumo de álcool, tabagismo, ingetão de drogas, estresse e postura. A Tabela 7.4 apresenta alguns exames afetados por variação diurna, postura e estresse.

EXERCÍCIO ▶ O exercício físico pode aumentar em até 300% o lactato. Aumenta, também, CK, aldolase, AST, LDH, testosterona, androstenediona e hormônio luteinizante (LH, do inglês *luteinizing hormone*), além de ativar a coagulação, a fibrinólise e as plaquetas.

JEJUM ▶ Após 48 horas de jejum, as concentrações de bilirrubinas no soro podem aumentar. Em 72 horas de jejum, os níveis de glicose em mulheres saudáveis diminuem e, em homens, pode ocorrer aumento de triglicérides plasmáticos, glicerol e ácidos graxos livres, com mudança não significativa no colesterol.

CONSUMO DE ÁLCOOL ▶ A ingestão de etanol pode aumentar a concentração de lactato, ácido úrico e triglicérides. O aumento de GGT e do VCM é associado a abuso crônico de álcool.

TABELA 7.4 ▶ EXEMPLOS DE VARIAÇÕES DE CONCENTRAÇÃO DE ANALITOS CONFORME HORÁRIO DO DIA, POSTURA E ESTRESSE

ANALITO	VARIAÇÃO DIURNA, POSTURA, ESTRESSE E ATIVIDADE
Cortisol	Nível máximo: entre 4 e 6 h; nível mínimo: entre 20 e 12 h; nível 50% mais baixo às 20 h do que às 8 h; aumenta com o estresse
ACTH	Nível mais baixo à noite; aumenta com o estresse
Atividade da renina	Nível mais baixo à noite; nível maior em pé do que na posição deitada
Aldosterona	Nível mais baixo à noite
Insulina	Nível mais baixo à noite
GH	Nível mais alto à tarde e à noite
Fosfatase ácida	Nível mais alto à tarde e à noite
T_4	Aumenta com o exercício
Prolactina	Aumenta com o estresse; nível mais elevado entre 4 e 8 h e entre 20 e 22 h
Ferro	Nível máximo no final da manhã; diminui até 30% durante o dia
Cálcio	Diminuição de 4% na posição deitada

ACTH, hormônio adrenocorticotrófico; T_4, tiroxina; GH, hormônio do crescimento.

FUMO ▶ O tabagismo pode aumentar a carboxiemoglobina, as catecolaminas, o cortisol sérico, o lactato, a insulina, a adrenalina, o hormônio do crescimento (GH, do inglês *growth hormone*), a imunoglobulina G (IgG), a Hb, o VCM e a contagem leucocitária e de espermatozoides. Diminui o nível de vitamina B_{12} e as imunoglobulinas A e M (IgA e IgM).

REFERÊNCIA ▶

1. McPherson RA, Pincus MR. Henry's clinical diagnosis and management by laboratory methods. 22nd ed. Philadelphia: Elsevier Saunders; 2011.

LEITURA SUGERIDA ▶

Wallach J. Interpretation of diagnostic tests. 8th ed. Philadelphia: Lippincott Williams & Wilkins; 2007.

SITE SUGERIDO

American Association for Clinical Chemistry [Internet]. Washington (DC): AACC; c2015 [capturado em 24 ago. 2015]. Disponível em: www.aacc.org

---

CAPÍTULO 8

BIOSSEGURANÇA E RISCOS BIOLÓGICOS

MARILEI WOLFART

A biossegurança no Brasil possui duas vertentes: a legal, que trata das questões envolvendo a manipulação de microrganismos geneticamente modificados e pesquisas com células-tronco embrionárias regulamentadas pela Lei n° 11.105, de 24 de março de 2005; e a praticada nas instituições de saúde no sentido da prevenção dos riscos gerados pelos agentes biológicos, químicos, físicos e ergonômicos. Esta é a vertente da biossegurança que, na realidade, se confunde com a engenharia de segurança, a medicina do trabalho, a saúde do trabalhador, a engenharia clínica e a infecção hospitalar.[1] A definição mais difundida nos meios de saúde para biossegurança é a existente nas diretrizes gerais para o trabalho em contenção com material biológico do Ministério da Saúde, em que biossegurança é a condição de segurança alcançada por um conjunto de ações destinadas a prevenir, a controlar, a reduzir ou a eliminar riscos inerentes às atividades que possam comprometer a saúde humana, animal e vegetal e o ambiente.[2]

Este capítulo tem como objetivo apresentar subsídios básicos sobre o gerenciamento de riscos biológicos, na medida em que o risco biológico se faz presente na maioria dos processos de um laboratório clínico. As políticas de biossegurança baseadas em boas práticas, padronização de procedimentos operacionais, educação contínua e oferta de equipamentos de proteção são ferramentas utilizadas para manter um ambiente saudável no laboratório.

RISCO BIOLÓGICO

Risco biológico é a probabilidade da exposição ocupacional a agentes biológicos. Esses agentes são capazes de provocar dano à saúde humana, podendo causar infecções, efeitos tóxicos, efeitos alergênicos, doenças autoimunes e formação de neoplasias e malformações. Microrganismos geneticamente modificados ou não, culturas de células, parasitas, toxinas e príons são considerados agentes biológicos. Os ferimentos com material perfurocortante são considerados de maior risco, por serem potencialmente capazes de transmitir mais de 20 tipos de patógenos diferentes, sendo que os agentes infecciosos mais envolvidos são os vírus. A Tabela 8.1 apresenta as principais doenças associadas a risco biológico. A exposição ocupacional pode ocorrer por via direta (bioaerossóis e gotículas) ou indireta (mãos, perfurocortantes, luvas), tendo como principais portas de entrada no organismo as vias aéreas, a absorção pela pele e mucosas e a via parenteral, quando por inoculação.

TABELA 8.1 ▶ DOENÇAS MAIS FREQUENTES TRANSMITIDAS PELA EXPOSIÇÃO OCUPACIONAL

DOENÇA	AGENTE	MODO DE TRANSMISSÃO	PERÍODO DE INCUBAÇÃO
Hepatite B	HBV	Acidente perfurocortante ou material biológico potencialmente infectado em contato com pele lesada ou mucosa	30 a 180 dias, com média de 60-90 dias
Hepatite C	HCV		14 a 180 dias, com média de 35-70 dias
Aids	HIV		Até três meses Período médio de latência de 3-10 anos
TB	*Mycobacterium tuberculosis*	Contato com secreções respiratórias	Variável
Meningite	*Neisseria meningitidis*		2 a 10 dias, com média de 3-4 dias
Escabiose	*Sarcoptes scabiei*	Contato com a pele	2 a 6 semanas
Conjuntivite	Vírus ou bactérias	Contato com secreção ou lágrima	5 a 12 dias

HIV, vírus da imunodeficiência humana; HBV, vírus da hepatite B; HCV, vírus da hepatite C; TB, tuberculose.

A classificação dos agentes biológicos para laboratórios considera principalmente o risco de infecção que eles representam para a saúde do trabalhador, sua capacidade de propagação para a coletividade e a existência ou não de profilaxia e tratamento. Os agentes biológicos são distribuídos em classes de risco de 1 a 4. A dimensão do risco relaciona-se com a probabilidade de o indivíduo ou o coletivo contrair a doença e com a gravidade dos danos à saúde que ela pode ocasionar (Tabela 8.2). Cada classe de risco possui normas estabelecidas para o trabalho em contenção. Na exposição ocupacional, o nível de contenção é determinado pelo agente da maior classe de risco presente. Por exemplo, para um laboratório em que são manipulados agentes das classes de risco 2 e 3, o nível de contenção a ser adotado deverá ser o nível de biossegurança 3 (NB3). Os riscos biológicos mais frequentes de um laboratório, suas respectivas fontes de exposição e suas vias de transmissão devem estar representados de forma descritiva no Programa de Prevenção de Riscos Ambientais (PPRA). O PPRA descrito na Norma Regulamentadora (NR) n° 9 tem como objetivo o controle de riscos por meio da redução ao mínimo de exposição dos trabalhadores do serviço de saúde.3 Ele visa à preservação da saúde e da integridade dos trabalhadores, por meio de antecipação, de reconhecimento, de avaliação e do consequente controle da ocorrência de

TABELA 8.2 ▶ CLASSIFICAÇÃO DOS AGENTES BIOLÓGICOS E SEUS RESPECTIVOS RISCOS

CLASSE DE RISCO	RISCO INDIVIDUAL	RISCO COLETIVO	PROFILAXIA E TRATAMENTO	AGENTES BIOLÓGICOS*	NÍVEL DE BIOSSEGURANÇA
Classe 1	Baixo	Baixo	-	Lactobacillus	NB1
Classe 2	Moderado	Baixo	Existem	Escherichia coli, Haemophilus, cândidas, Aspergillus, adenovírus, Vírus da hepatite	NB2
Classe 3	Elevado	Moderado	Nem sempre existem	Mycobacterium bovis, Mycobacterium tuberculosis, Histoplasma capsulatum, hantavírus	NB3
Classe 4	Elevado	Elevado	Não existem	Vírus da varíola, ebola	NB4

[1]A Tabela completa é encontrada no anexo II da NR32.
Fonte: Baseada na Portaria n° 485, de 11 de novembro de 2005.[4]

riscos ambientais existentes ou que venham a existir no ambiente de trabalho, levando em conta a proteção do meio ambiente e dos recursos naturais. O PPRA deverá ter um planejamento que inclua as seguintes etapas:

- Antecipação e reconhecimento dos riscos;
- Estabelecimento de prioridades e metas de avaliação e controle;
- Avaliação dos riscos e da exposição dos trabalhadores;
- Implantação de medidas de controle e avaliação de sua eficácia;
- Monitorização da exposição aos riscos; e registro e divulgação dos dados.

A fase de avaliação e de reconhecimento dos riscos identifica as fontes e os reservatórios de exposição, bem como reconhece as vias de transmissão, as vias de entrada, a patogenicidade, a virulência do agente e a sua persistência no ambiente.

A avaliação do local de trabalho e do trabalhador deve considerar os seguintes fatores:

- Finalidade e descrição do local de trabalho;
- Organização e procedimentos de trabalho;
- Possibilidade de exposição;
- Descrição das atividades e funções de cada local de trabalho;
- Medidas preventivas aplicáveis e seu acompanhamento.

A partir do conhecimento dos riscos, é elaborado o Mapa de Risco, que consiste na representação gráfica do conjunto de fatores presentes nos locais de trabalho capazes de acarretar prejuízo à saúde dos trabalhadores, acidentes e doenças de trabalho. A NR nº 5 define que os mapas de riscos devem ser elaborados pela Comissão Interna de Prevenção de Acidentes (CIPA) das empresas.[5] Os laboratórios devem elaborar e implementar o Programa de Controle Médico e Saúde Ocupacional (PCMSO), conforme descrito na NR nº 7,[6] na NR nº 32 e na Port. nº 485.[3] O PCMSO deve prever o reconhecimento e a avaliação dos riscos biológicos; a localização das áreas de risco; a relação contendo a identificação nominal dos trabalhadores, sua função, o local em que desempenham suas atividades e o risco a que estão expostos; a vigilância médica dos trabalhadores potencialmente expostos; os exames periódicos; bem como o programa de imunização ativa contra tétano, difteria e hepatite B. O risco de os profissionais da saúde adquirirem a hepatite B é 10 vezes maior em relação à população em geral. A vacina contra a hepatite B proporciona cobertura de 95 a 99%.

ACIDENTES PUNCTÓRIOS E COM MATERIAL PERFUROCORTANTE ▶

No acidente punctório (com agulhas) e com material perfurocortante em geral (bisturis, lâminas, tesouras, etc.), o risco de transmissão do HIV é estimado em 0,3%. A possibilidade de ser contaminado pelo vírus da hepatite B (HBV) é de 20 a 100 vezes maior do que a possibilidade de ser contaminado pelo vírus HIV. O risco de adquirir hepatite C é seis vezes maior do que o risco de contrair o vírus HIV.

CONDUTA APÓS ACIDENTE PUNCTÓRIO E COM MATERIAL PERFUROCORTANTE ▶

- **Cuidados locais:**
  - Lavar o ferimento decorrente do acidente com água e sabão ou soluções antissépticas detergentes (p. ex., clorexidina). As membranas mucosas e a pele exposta devem ser lavadas com água corrente abundante, soro fisiológico (SF) ou água boricada repetidas vezes (por, no mínimo, 10 min). Não provocar sangramento nem utilizar escovas ou substâncias como o hipoclorito de sódio. Não aplicar, ingerir ou injetar qualquer tipo de medicamento sem orientação médica;
  - Obter, se possível, a identificação do paciente-fonte e dirigir-se imediatamente ao centro de referência para atendimento médico de acidentes ocupacionais com material biológico do local de trabalho. O atendimento é de urgência devido ao intervalo máximo de 2 horas após o acidente indicado para iniciar a profilaxia com os antirretrovirais.
- **Análise de dados da fonte de contágio:**
  - Causa do acidente – Material biológico envolvido e seu potencial infectante;
  - Tipo de acidente – Punctório/perfurocortante; contato com mucosa ou pele com lesões tipo dermatite ou ferida aberta; contato com pele íntegra;
  - Situação sorológica do acidentado e do paciente-fonte em relação ao HIV e às hepatites B e C – Consultas de registros recentes, estado vacinal e/ou coleta de amostras de sangue para anti-HIV, anti-HCV (vírus da hepatite C) e antígeno de superfície do vírus da hepatite B (HbsAg), mediante consentimento. Na impossibilidade de obter informações do paciente-fonte ou no caso de não conhecê-lo, está recomendada uma avaliação levando em conta o tipo de exposição e os dados clínicos e epidemiológicos.
- **Medidas a serem adotadas:**
  - Quimioprofilaxia para o HIV – A administração de antirretrovirais (ARVs) após exposição ocupacional é recomendada pela Coordenação Nacional DST/Aids do Ministério da Saúde com base em estudos retrospectivos e caso-controle que identificam o efeito protetor de zidovudina (AZT) e a redução de viremia com os esquemas combinados de ARVs. A decisão de recomendar quimioprofilaxia para o funcionário exposto leva em consideração o tipo de exposição (gravidade, volume de material inoculado, profundidade) e o *status* sorológico do paciente-fonte (HIV+ sintomático ou não). Não é indicada em exposição com baixo risco de transmissão do HIV;
  - Profilaxia de hepatite B – A vacina anti-hepatite B consiste em três doses (0, 1 e 6 meses). Um indivíduo é considerado imunizado quando a dosagem de anti-HBs for maior ou igual a 10 UI/mL. A vacinação ou revacinação é recomendada como profilaxia para profissionais expostos a material biológico. A administração de Ig humana para hepatite B (HBIG) é indicada quando o paciente-fonte for positivo para

HBsAg ou desconhecido e com riscos e o profissional acidentado não tiver sido imunizado anteriormente;
- Profilaxia de hepatite C — Não existe. Recomenda-se acompanhar a sorologia do acidentado por 6 meses. Se a sorologia para o HCV positivar, deve-se encaminhar o acidentado para acompanhamento especializado.
- **Coleta de material e seguimento clínico/laboratorial do profissional acidentado:**
  - O funcionário acidentado deverá ser testado imediatamente para HIV, HBsAg, anti-HBs e anti-HCV. A situação vacinal para hepatite B deve ser investigada e complementada se for necessário;
  - O anti-HIV deverá ser testado na data do acidente (data zero) e após 45, 90 e 180 dias. Provas bioquímicas (amilase, bilirrubinas, Cr, fosfatase alcalina, AST, ALT e ureia) e hemograma são realizados antes do início dos ARVs, 15 dias depois e ao término dos 30 dias da medicação;
  - A avaliação clínica deverá ser semanal durante o uso de ARVs. Caso o paciente-fonte seja negativo para HIV, HBV e HCV, o acidentado recebe alta sem necessidade de acompanhamento por 6 meses.
- **Notificações e registros** – O acidente de trabalho deverá ser registrado na Medicina do Trabalho ou na Comissão de Controle de Infecção Hospitalar (CCIH) e notificado pelos instrumentos legais, que são Comunicação de Acidentes de Trabalho (CAT-INSS), documento da Previdência Social (que garante o tratamento do acidentado), pagamento de dias de afastamento e de outros benefícios e Relatório Individual de Notificação de Agravo (RINA).

MEDIDAS DE PROTEÇÃO ▶ Os níveis de biossegurança (NBs) para um laboratório clínico estão relacionados aos requisitos crescentes de segurança para o manuseio dos agentes biológicos, os quais estão classificados em quatro estágios de complexidade: NB1, NB2, NB3 e NB4. O NB1 representa o de menor complexidade e, portanto, exige medidas de contenção básicas, enquanto o NB4, de maior complexidade, exige medidas de contenção máximas (ver Tabela 8.2). O NB e a complexidade do equipamento de proteção exigido para um procedimento são determinados pelo agente biológico de maior classe de risco envolvido no ensaio (Tabela 8.3).

EQUIPAMENTOS DE CONTENÇÃO ▶ Procedimentos que envolverem a manipulação de material biológico, independentemente do volume a ser manipulado, devem ser conduzidos dentro de cabines de segurança biológica (CSBs) ou outro dispositivo de contenção física seguindo as orientações contidas na publicação do Ministério da Saúde – Diretrizes Gerais para o Trabalho em Contenção com Material Biológico – correspondentes aos respectivos microrganismos.[2] Sempre que o procedimento for potencialmente gerador de aerossóis e gotículas provenientes de materiais biológicos, deve-se utilizar proteção para o rosto (máscaras, protetor facial, óculos de proteção, etc.).

TABELA 8.3 ► EQUIPAMENTOS DE CONTENÇÃO EXIGIDOS NA MANIPULAÇÃO DE AGENTES BIOLÓGICOS NOS DIFERENTES NÍVEIS DE BIOSSEGURANÇA

EQUIPAMENTO DE PROTEÇÃO	NB1	NB2	NB3	NB4
Luvas	X	X	X	X
Avental, uniforme ou jaleco com mangas compridas ajustadas nos punhos	X	X	X	X
Calçados fechados	X	X	X	X
Óculos de segurança e protetores faciais, sempre que os procedimentos assim o exigirem (p. ex., formação de aerossóis)	X	X	X	X
Dispositivos para pipetagem	X	X	X	X
Equipamento de lavagem dos olhos e chuveiros de emergência	X	X	X	X
Cabines de segurança biológica, classe I ou II		X	X	X
Autoclave		X	X	X

Dispositivos para lavagem dos olhos e chuveiros de emergência devem estar presentes próximos ao laboratório. A centrifugação de amostras biológicas, quando realizada fora da CSB, somente poderá ser efetuada se forem utilizados centrífuga de segurança e frascos lacrados. Os equipamentos de contenção devem estar disponíveis e devem ser usados sempre que os procedimentos assim o exigirem. O planejamento e sua implantação na rotina do laboratório nem sempre é fácil, e exige treinamento contínuo. A naturalização do risco biológico promove a persistência de condições de trabalho inadequadas e comportamentos impróprios dos trabalhadores. Sugere-se que orientações de uso de equipamentos de proteção individual (EPIs) estejam afixadas em locais de fácil visualização.

NORMAS E CONDUTAS GERAIS DE SEGURANÇA NO LABORATÓRIO CLÍNICO ►

- O acesso à área técnica do laboratório deve ser limitado, não sendo permitida a entrada de crianças e animais. As áreas de circulação devem estar desobstruídas;
- As portas de entrada devem ser sinalizadas, contendo símbolo internacional de risco biológico, advertência de área restrita, identificação e telefone de contato do profissional responsável;
- As pias destinadas a procedimentos laboratoriais não podem ser usadas como lavatórios para a higienização das mãos;
- Devem ser vetados nas áreas de laboratório atos de comer, beber, fumar e aplicar cosméticos. Também se vetam a utilização/manutenção de alimentos e bebidas, o uso de calçados abertos, o recapeamento e a desconexão manual de agulhas.

PROCEDIMENTOS OPERACIONAIS-PADRÃO ▶

- Higienização das mãos – Considerada uma das principais medidas na redução do risco de transmissão de agentes biológicos. A técnica de fricção antisséptica com álcool 70° pode ser utilizada como um recurso alternativo à lavagem das mãos com água e sabão em lavatórios, mas não é recomendada na presença de sujidade. A higienização das mãos é recomendada antes e depois da manipulação de agentes de risco, antes e depois de contato com o paciente, antes de procedimento asséptico, após o risco de exposição a fluidos corporais, após o contato com áreas próximas ao paciente, após a remoção das luvas, após o contato com material radiativo e químico, após o término do turno de trabalho, antes e depois das refeições e do uso do banheiro e, por último, ao sair do laboratório;
- Instruções de uso para EPIs (Tabela 8.4), equipamentos de proteção coletiva (EPCs) e vestimentas de trabalho – Seguir as recomendações técnicas de uso. Devem-se retirar os EPIs antes de sair do ambiente de trabalho. Luvas de látex descartáveis não poderão ser lavadas, nem reutilizadas. Mãos enluvadas não devem tocar "superfícies limpas", como teclados, telefones, maçanetas, etc;
- Pipetagem – Deve ser realizada com dispositivos adequados. Proibe-se a pipetagem com a boca;
- Manuseio e descarte de perfurocortantes – É proibido manipular, dobrar, quebrar, reutilizar ou recapear agulhas removidas das seringas. Deve-se regulamentar o descarte em recipiente de paredes rígidas e com tampa, que jamais deve ser reaproveitado;

TABELA 8.4 ▶ DIAGRAMAÇÃO SUGESTIVA PARA COMUNICAÇÃO E CONTROLE DO USO DE EPI NOS PROCEDIMENTOS LABORATORIAIS

PROCEDIMENTOS LABORATORIAIS	EQUIPAMENTOS DE PROTEÇÃO			
	GUARDA-PÓ	LUVAS	ÓCULOS/ PROTETOR FACIAL	CABINE DE SEGURANÇA
Coleta de amostras biológicas	X	X	Recomendado	
Recebimento de material biológico	X	X		
Processamento de amostras biológicas	X	X	X	X
Centrifugação (com segurança e tubos fechados)	X	X		
Preparo de soluções reagentes	X	X	X	X
Semeadura em meios de cultura	X	X		X

- Procedimento adotado no caso de ocorrência de incidentes e acidentes – Acidentes ou incidentes que resultem em exposições a materiais infecciosos deverão ser imediatamente relatados ao profissional responsável. Análise médica adequada, vigilância e tratamento deverão ser proporcionados e registrados por escrito, e esses registros devem ser mantidos;
- Procedimento de limpeza e organização do laboratório – Devem-se realizar descontaminação da superfície de trabalho e procedimentos recomendados sempre que ocorrer derramamento de material biológico;
- Realizar procedimento-padrão para manuseio e transporte de material e amostra biológica;
- Realizar procedimento-padrão para armazenamento de matérias e reagentes – Devem-se seguir as informações da Ficha de Informações de Segurança de Produto Químico (FISPQ);
- O descarte dos resíduos deve ser feito segundo o plano de normas legais e técnicas vigentes e em cumprimento ao Plano de Gerenciamento de Resíduos descrito na Resolução da Diretoria Colegiada (RDC) nº 306.[7]
- Procedimento-padrão para recolhimento e descarte de vidrarias quebradas – Não devem ser manipuladas diretamente com a mão; devem ser removidas por meios mecânicos (pá de lixo ou pinças) e descartadas em recipientes adequados;
- Rotina de controle de artrópodes e roedores;
- Manutenção, calibração e certificação dos equipamentos de contenção.

REFERÊNCIAS

1. Costa MAF, Costa MFB. Biossegurança: elo estratégico de segurança e saúde no trabalho. Revista CIPA. 2002;266(23):86-90.
2. Brasil. Ministério da Saúde, Secretaria de Ciência, Tecnologia e Insumos Estratégicos. Diretrizes gerais para o trabalho em contenção com material biológico. Brasília: Ministério da Saúde; 2004. (Série A. Normas e Manuais Técnicos).
3. Brasil. Ministério do Trabalho. NR 9: Programa de Prevenção de Riscos Ambientais (PPRA) [Internet]. In: Portaria 3.214, de 08 de junho de 1978. Aprova as normas Regulamentadoras - NR - do Capítulo V, Título 11, da Consolidação das Leis do Trabalho, relativas à Segurança e Medicina do Trabalho. Diário Oficial da União. 6 jul 1978 [capturado em 5 out. 2015]; Seção 1(Supl):26. Disponível em: http://www3.dataprev.gov.br/sislex/paginas/05/mtb/9.htm
4. Brasil. Ministério do Trabalho e Emprego. Portaria nº 485, de 11 de novembro de 2005. Aprova a norma regulamentadora NR 32 (segurança e saúde no trabalho em estabelecimentos de saúde). Diário Oficial da União. 16 nov 2005 [capturado em 5 out. 2015];Seção 1:80-94. Disponível em: http://www010.dataprev.gov.br/sislex/paginas/05/MTB/32.htm
5. Brasil. Ministério do Trabalho. NR 5: Comissão Interna de Prevenção de Acidentes (CIPA) [Internet]. In: Portaria 3.214, de 08 de junho de 1978. Aprova as normas Regulamentadoras - NR - do Capítulo V, Título 11, da Consolidação das Leis do Trabalho, relativas à Segurança e Medicina do Trabalho. Diário Oficial da União. 6 jul 1978 [capturado em 5 out. 2015];Seção 1(Supl):18. Disponível em: http://www010.dataprev.gov.br/sislex/paginas/05/mtb/5.htm
6. Brasil. Ministério do Trabalho. NR 7: Programa de Controle Médico de Saúde Ocupacional (PCMSO) [Internet]. In: Portaria 3.214, de 08 de junho de 1978. Aprova as normas Regulamentadoras - NR - do Capítulo V, Título 11, da Consolidação das Leis do Trabalho, relativas à Segurança e Medicina do Trabalho. Diário Oficial da União. 6 jul 1978 [capturado em 5 out. 2015];Seção 1(Supl):24. Disponível em: http://www010.dataprev.gov.br/sislex/paginas/05/mtb/7.htm
7. ANVISA. Resolução RDC nº. 306, de 07 de dezembro de 2004. Dispõe sobre o regulamento técnico para o gerenciamento de resíduos de serviços de saúde. Diário Oficial da União. 10 dez 2004;Seção 1:49-56.

LEITURAS SUGERIDAS ▶

ANVISA. Manual de microbiologia clínica para o controle de infecção relacionada à assistência à saúde. Módulo 1: biossegurança e manutenção de equipamentos em laboratório de microbiologia clínica. Brasília: ANVISA; 2012.

ANVISA. Resolução RDC nº 302, de 13 de outubro de 2005. Dispõe sobre regulamento técnico para funcionamento de laboratórios clínicos. Diário Oficial da União. 14 out 2005;Seção 1:33-5.

Brasil. Ministério da Saúde, Secretaria de Políticas de Saúde, Coordenação Nacional de DST e AIDS. Recomendação para terapia anti-retroviral em adultos e adolescentes infectados pelo HIV. Brasília: Ministério da Saúde; 2008.

Teixeira P, Valle S. Biossegurança: uma abordagem multidisciplinar. 2. ed. Rio de Janeiro: Fiocruz; 2010.

SITES SUGERIDOS ▶

Brasil. Ministério da Ciência, Tecnologia e Inovação. Comissão Técnica Nacional de Biossegurança [Internet]. Brasília: CNTBio; c2006 [capturado em 24 ago. 2015]. Disponível em: http://www.ctnbio.gor.br/

Brasil. Ministério da Saúde. Biblioteca virtual em saúde [Internet]. Brasília: Ministério da Saúde; 2015 [capturado em 24 ago. 2015]. Disponível em: http://bvsms.saude.gov.br

European Agency for Safety and Health at Work [Internet]. Bilbao: OSHA; c2015 [capturado em 24 ago. 2015]. Disponível em: http://osha.europa.eu/en

Health and Safety Executive (UK). Advisory Committee on Dangerous Pathogens. Biological agents: managing the risks in laboratories and healthcare premises [Internet]. London: HSE; 2005 [atualizado em maio 2005; capturado em 24 ago. 2015]. Disponível em: http://www.hse.gov.uk/biosafety/biologagents.pdf

PARTE II

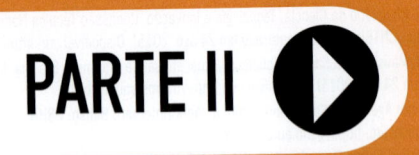

AVALIAÇÃO LABORATORIAL ORIENTADA CONFORME A CONDIÇÃO CLÍNICA

SEÇÃO 1
Cardiologia

CAPÍTULO 9

ARRITMIAS

ADRIANO NUNES KOCHI
MAURÍCIO PIMENTEL

▶ CASO CLÍNICO

Paciente do sexo masculino, 73 anos, hipertenso, com insuficiência renal crônica (IRC) estágio III e insuficiência cardíaca congestiva (ICC) de etiologia isquêmica, procura a emergência por ter iniciado, há 2 dias, quadro de palpitações, náuseas, vômitos, dor abdominal e alteração da percepção de cores (xantopsia). Vinha em uso de ácido acetilsalicílico (AAS), atorvastatina, furosemida, espironolactona, digoxina, carvedilol e enalapril.

No exame físico, observa-se estado geral regular, prostração, pressão arterial (PA) de 96/60 mmHg e frequência cardíaca (FC) de 40 bpm. A ausculta cardíaca revela ritmo cardíaco regular e a ausculta pulmonar revela crepitação nas bases. Exame do abdome sem alterações significativas, e extremidades aquecidas. O eletrocardiograma (ECG) mostra ritmo sinusal, com bloqueio atrioventricular (BAV) tipo 2:1 e períodos de BAV avançado.

▶ COMO O LABORATÓRIO PODE AJUDAR NA AVALIAÇÃO DESTE PACIENTE?

O caso clínico é de um paciente portador de cardiopatia isquêmica, insuficiência cardíaca (IC) e renal que se apresenta com bradiarritmia.

O ECG em repouso de 12 derivações permite o diagnóstico específico do tipo de arritmia. Considerando-se a história clínica, as hipóteses diagnósticas para a bradiarritmia incluem efeito de fármacos, distúrbios eletrolíticos e degeneração do sistema de condução atrioventricular (AV). Dosagem de eletrólitos, tireotrofina (TSH, do inglês thyroid-stimulating hormone) e digoxina sérica ajudam na determinação de uma possível causa precipitante para o quadro agudo. Métodos de monitoramento cardíaco prolongado, como Holter e monitor de eventos (loop), podem auxiliar na avaliação diagnóstica. Em alguns casos, o estudo eletrofisiológico invasivo pode ser necessário para a avaliação de bradiarritmias.

ELETRÓLITOS ▶

A dosagem de eletrólitos séricos, especialmente de potássio, de cálcio e de magnésio, permite o diagnóstico e o monitoramento de distúrbios eletrolíticos que estão associados a arritmias cardíacas. No caso específico da digoxina, seu efeito pró-arrítmico é potencializado por hipercalemia ou hipomagnesemia.

Em pacientes portadores de IC, é frequente o uso de medicamentos capazes de alterar a homeostasia de eletrólitos, como o caso dos diuréticos de alça, causando hipocalemia, e dos inibidores da enzima conversora da angiotensina (IECAs) e antagonistas da aldosterona, determinando hipercalemia com suas respectivas consequências.

DIGOXINA SÉRICA ▶

A digoxina é um fármaco pertencente ao grupo dos glicosídeos digitálicos. Seu uso é indicado no tratamento de pacientes com IC sistólica com vistas à melhora da classe funcional, além de reduzir em 28% a incidência de hospitalização por descompensação. Seu efeito inotrópico positivo e cronotrópico negativo permite seu uso na fibrilação atrial (FA) para controle de FC.

A dosagem do nível sérico da digoxina por meio de eletroquimioluminescência, idealmente de 6 a 8 horas após a ingesta, deve ser utilizada para monitoramento do nível sérico do fármaco e é essencial para o diagnóstico de intoxicação digitálica. Os valores de referência (VRs) variam na literatura entre 0,8 e 2 ng/mL. Valores acima de 2 ng/mL são considerados intoxicação digitálica; entretanto, a relação do quadro clínico com o nível sérico não é linear. Em pacientes com IC sistólica, o maior benefício, inclusive com menor mortalidade entre homens, foi observado no subgrupo de pacientes com valores entre 0,3 e 0,9 ng/mL. A excreção da medicação é predominantemente renal. Em estudo de coorte com 120.860 pacientes com insuficiência renal em terapia dialítica, observou-se aumento da mortalidade com níveis séricos superiores a 2,2 ng/mL, principalmente naqueles com potássio sérico baixo. Medicamentos como verapamil, amiodarona, espironolactona, propafenona e flecainida, assim como um menor índice de massa corporal (IMC), estão relacionados a maior nível sérico de digoxina.

> ▶ **DE VOLTA AO CASO CLÍNICO**
>
> O caso apresentado neste capítulo é compatível com intoxicação digitálica. Os exames laboratoriais solicitados na avaliação inicial foram digoxina sérica 4,3 ng/mL (VR: < 1 ng/mL), ureia 100 mg/dL (VR: 10-40 mg/dL), creatinina (Cr) 2 mg/dL (VR: 0,6-1,1 mg/dL) e potássio 2,8 mEq/L (VR: 3,5-5,0 mEq/L), confirmando a hipótese diagnóstica e evidenciando alterações que aumentam o risco de intoxicação (perda de função renal e hipocalemia). A bradiarritmia por BAV vista no ECG da chegada é uma das arritmias que podem ser determinadas por intoxicação digitálica. Outras arritmias incluem assistolia, taquicardia atrial com BAV variável, extrassístoles ventriculares, taquicardia ventricular (TV) e fibrilação ventricular (FV). O tratamento consiste em suspensão da medicação, monitoramento cardíaco contínuo e correção dos distúrbios eletrolíticos. Em alguns casos, há necessidade de colocação de marca-passo cardíaco transitório. A administração de anticorpo anti-digoxina, terapia não disponível no Brasil, também pode ser utilizada em casos graves de intoxicação digitálica.

LEITURAS SUGERIDAS ▶

Ahmed A, Gambassi G, Weaver MT, Young JB, Wehrmacher WH, Rich MW. Effects of discontinuation of digoxin versus continuation at low serum digoxin concentrations in chronic heart failure. Am J Cardiol. 2007;100(2):280-4.

Ahmed A, Pitt B, Rahimtoola SH, Waagstein F, White M, Love TE, et al. Effects of digoxin at low serum concentrations on mortality and hospitalization in heart failure: a propensity-matched study of the DIG trial. Int J Cardiol. 2008;123(2):138-46.

Chan KE, Lazarus JM, Hakim RM. Digoxin associates with mortality in ESRD. J Am Soc Nephrol 2010;21(9):1550-9.

Libby P, Bonow RO, Mann DL, Zipes DP. Braunwald's heart disease: a textbook of cardiovascular medicine. 10th ed. Philadelphia: Saunders Elsevier; 2014.

Lorga A, Lorga Filho A, D'Ávila A, Rassi Jr A, Paola AAV, Pedrosa A, et al. Diretrizes para avaliação e tratamento de pacientes com arritmias cardíacas. Arq Bras Cardiol. 2002;79(Supl 5):1-50.

Rathore SS, Curtis JP, Wang Y, Bristow MR, Krumholz HM. Association of serum digoxin concentration and outcomes in patients with heart failure. JAMA. 2003;289(7):871-8.

Wallach J. Interpretation of diagnostic tests. 8th ed. Philadelphia: Lippincott Williams & Wilkins; 2007.

SITES SUGERIDOS ▶

Sociedade Brasileira de Arritmias Cardíacas [Internet]. São Paulo: SOBRAC; c2015 [capturado em 24 ago. 2015]. Disponível em: http://www.sobrac.org/

Sociedade Brasileira de Cardiologia [Internet]. Rio de Janeiro: SBC; c1996-2014 [capturado em 24 ago. 2015]. Disponível em: http://www.cardiol.br/

CAPÍTULO 10
CARDIOPATIA ISQUÊMICA

GUILHERME HEIDEN TELÓ
MARIANA VARGAS FURTADO

▶ CASO CLÍNICO

Paciente do sexo masculino, 56 anos, hipertenso e tabagista, procura atendimento em serviço de emergência (SE) por quadro de dor torácica em repouso, iniciada há cerca de 3 horas, com irradiação para mandíbula, associada a sudorese e náuseas. Ao exame físico, apresentava-se ansioso e taquicárdico, sem outros achados. O eletrocardiograma (ECG) da chegada era normal.

▶ COMO O LABORATÓRIO PODE AJUDAR NA AVALIAÇÃO DESTE PACIENTE?

Na avaliação de dor torácica aguda, a dosagem de marcadores de dano miocárdico (troponinas) tem papel fundamental no diagnóstico e no prognóstico das síndromes coronarianas agudas (SCAs), especialmente nos casos em que o ECG não demonstra supradesnivelamento do segmento ST (Fig. 10.1).

Os exames laboratoriais na cardiopatia isquêmica devem ser divididos em dois contextos: pacientes com SCAs para diagnóstico de infarto agudo do miocárdio (IAM) e quadros crônicos na avaliação ambulatorial de pacientes com cardiopatia isquêmica estável.

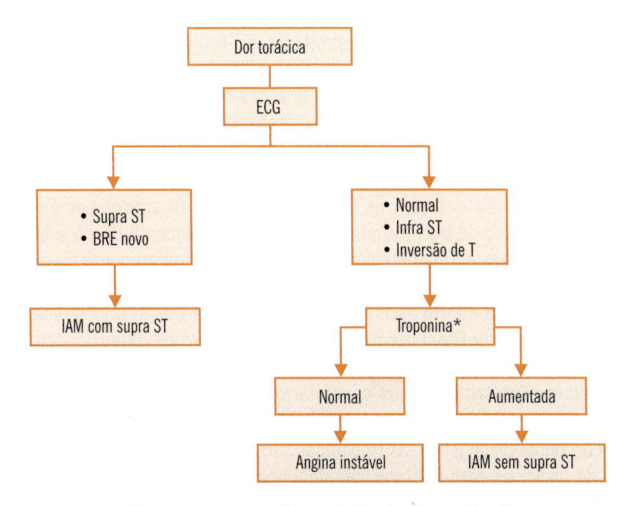

```
                    ┌─────────────┐
                    │ Dor torácica│
                    └──────┬──────┘
                           ▼
                    ┌─────────────┐
                    │     ECG     │
                    └──┬───────┬──┘
            ┌─────────┘       └─────────┐
            ▼                           ▼
    ┌───────────────┐           ┌───────────────┐
    │ • Supra ST    │           │ • Normal      │
    │ • BRE novo    │           │ • Infra ST    │
    └───────┬───────┘           │ • Inversão de T│
            ▼                   └───────┬───────┘
    ┌───────────────┐                   ▼
    │IAM com supra ST│          ┌───────────────┐
    └───────────────┘           │  Troponina*   │
                                └──┬─────────┬──┘
                                   ▼         ▼
                            ┌─────────┐ ┌──────────┐
                            │ Normal  │ │ Aumentada│
                            └────┬────┘ └─────┬────┘
                                 ▼            ▼
                         ┌──────────────┐ ┌──────────────┐
                         │Angina instável│ │IAM sem supra ST│
                         └──────────────┘ └──────────────┘
```

FIGURA 10.1 ▶ ALGORITMO PARA AVALIAÇÃO DE DOR TORÁCICA NA EMERGÊNCIA.
*Dosar na internação e em 6 a 9 horas.
ECG, eletrocardiograma; Supra ST, supradesnivelamento do segmento ST; Infra ST, infradesnivelamento do segmento ST; BRE, bloqueio de ramo esquerdo; T, onda T; IAM, infarto agudo do miocárdio.

SÍNDROMES CORONARIANAS AGUDAS ▶

ENZIMA CREATINOCINASE (CK) ▶ Níveis aumentados de CK podem ser observados em pacientes com IAM após 4 a 8 horas do início dos sintomas, atingindo pico sérico, em média, em 24 horas. Após 2 a 3 dias, observa-se queda dos níveis plasmáticos com normalização dos valores. A elevação dos níveis de CK é um marcador sensível de IAM e geralmente está disponível na rotina da maioria dos hospitais. Entretanto, não é um marcador específico, apresentando resultados falso-positivos em pacientes com doença muscular, intoxicação por álcool, trauma musculosquelético, exercício vigoroso, convulsões, injeções intramusculares e embolia pulmonar (EP). Por isso, em hospitais que disponibilizam marcadores de necrose mais específicos, a dosagem de CK total não é recomendada.

FRAÇÃO MB DA CREATINOCINASE (CK-MB) ▶ A enzima CK-MB é um marcador mais específico do que a CK total, pois é encontrada em menor quantidade em outros sítios que não o músculo cardíaco. Deve ser dosada, quando disponível, a concentração da enzima (CK-MB massa), em vez da sua atividade, devido à sua acurácia em detectar lesão miocárdica. Entretanto, é menos sensível e específica do que a troponina para o diagnóstico de IAM. Quando a dosagem de troponina está disponível, dosar CK-MB parece ser útil apenas em algumas situações, como no diagnóstico de reinfarto.

TROPONINAS ▶ As troponinas são proteínas do complexo miofibrilar, sendo encontradas exclusivamente nos músculos cardíaco e esquelético. As subunidades troponina I e troponina T são utilizadas no diagnóstico e no prognóstico das síndromes isquêmicas agudas. A detecção de seu aumento ou queda é essencial para o diagnóstico de infarto, por isso a recomendação de pelo menos duas medidas com intervalo de 3 a 6 horas.

As diretrizes atuais colocam as troponinas como o marcador padrão-ouro para o diagnóstico de IAM: (uma medida acima do percentil 99 do limite de referência; 5 vezes acima do valor de referência (VR) ou aumento superior a 20% em relação ao basal para infarto relacionado à angioplastia; 10 vezes acima do VR para infarto após cirurgia de revascularização miocárdica, em pacientes com valor basal normal. Como permanecem elevadas por cerca de 10 dias, as troponinas permitem a identificação tardia de infartos. Tem sido indicado seu uso também para os reinfartos: aumento superior a 20% entre duas medidas com intervalo de 3 a 6 horas.

Além do papel diagnóstico, as troponinas são muito úteis na estratificação de risco de pacientes com dor torácica, identificando subgrupos de intermediário e alto risco, que se beneficiam de estratégias terapêuticas mais agressivas.

- **Troponina I** – Eleva-se em cerca de 3 horas, atinge o pico em 15 horas e normaliza-se em 5 a 10 dias, mais precocemente do que a troponina T. Apresenta sensibilidade e especificidade em torno de 90 e 95%, respectivamente. Parece ser menos influenciada pela insuficiência renal do que a troponina T.
- **Troponina T** – Eleva-se em aproximadamente 4 horas, tem seu valor de pico em 20 horas e atinge valores normais entre 10 e 14 dias. Os valores de sensibilidade e especificidade são de 85 e 90%, respectivamente.

Atualmente se dispõe de *kits* de dosagem de troponina de alta sensibilidade, o que tornou possível a detecção de níveis mais baixos e de elevações mais precoces de troponina. Possuem alta acurácia diagnóstica, melhorando em 61% o diagnóstico de infarto do miocárdio no momento da internação hospitalar e em 100% após 6 horas de início da dor. Entretanto, ainda há discussões sobre o ponto de corte a ser adotado e o seu valor na estratificação de risco dos pacientes.

Embora sejam os marcadores mais específicos para o infarto do miocárdio, as troponinas podem estar elevadas por lesão miocárdica de causa não isquêmica, como nos quadros de desequilíbrio entre oferta e demanda, trauma cardíaco, entre outros (Quadro 10.1). Exames laboratoriais adicionais são úteis nesse contexto, sendo rotina da prática clínica a solicitação de hemograma completo e função renal. Outros exames vão depender da suspeita clínica.

CARDIOPATIA ISQUÊMICA CRÔNICA ▶
Os exames laboratoriais em pacientes crônicos e estáveis são úteis em fornecer informações sobre possíveis causas de isquemia e diagnosticar fatores de risco associados.

A recomendação para todos os pacientes deve incluir creatinina sérica (CrS) para avaliação da função renal, assim como hemograma completo para pes-

QUADRO 10.1 ▶ CONDIÇÕES QUE PODEM ELEVAR AS TROPONINAS POR LESÃO MIOCÁRDICA

- **Lesão relacionada à isquemia miocárdica primária (infarto do miocárdio tipo I)**
  - Ruptura de placa
  - Formação de trombo intraluminal coronariano
- **Lesão relacionada a desequilíbrio entre oferta e demanda (infarto do miocárdio tipo II)**
  - Taqui-/bradiarritmias
  - Miocardiopatia hipertrófica
  - Dissecção aórtica
  - Estenose aórtica grave
  - Choque séptico, hipovolêmico ou cardiogênico
  - Anemia grave
  - Insuficiência respiratória grave
- **Lesão não relacionada à isquemia miocárdica**
  - Miocardite
  - Trauma miocárdico, implante de dispositivos, cardiodesfibrilação
  - Agentes cardiotóxicos
- **Lesão miocárdica multifatorial**
  - Insuficiência cardíaca
  - Miocardiopatia de estresse — Takotsubo
  - Insuficiência renal
  - EP grave
  - Sepse
  - Doenças infiltrativas (p. ex,. amiloidose e sarcoidose)
  - Doenças neurológicas agudas graves (hemorragia subaracnoide e AVE extenso)

AVE, acidente vascular encefálico; EP, embolia pulmonar.

quisar anemia e valor prognóstico da série branca. Na suspeita de doença de tireoide, solicitar hormônios tiroidianos, que podem ser a causa da isquemia. Para pesquisa de fatores de risco, solicitar glicemia e perfil lipídico de jejum: colesterol total, colesterol lipoproteína de alta densidade (HDL) e triglicérides.

▶ DE VOLTA AO CASO CLÍNICO

Para este paciente, com quadro compatível com angina instável, foram solicitadas duas dosagens de troponina T (intervalo de 8 h), com resultados de 0,12 e 1,08 ng/mL (VR: < 0,1 ng/mL), estabelecendo-se o diagnóstico de IAM sem supradesnível do segmento ST. Além da informação diagnóstica, a elevação da troponina nessa magnitude auxiliou na forma de estratificação, que mais frequentemente é realizada por meio de cateterismo cardíaco nessas situações.

LEITURAS SUGERIDAS ▶

Amsterdam EA, Wenger NK, Brindis RG, Casey DE Jr, Ganiats TG, Holmes DR Jr, et al. 2014 AHA/ACC guideline for the management of patients with non-ST-elevation acute coronary syndromes: a report of the American College of Cardiology/American Heart Association Task Force on Practice Guidelines. Circulation. 2014;130(25):e344-426.

Fihn SD, Blankenship JC, Alexander KP, Bittl JA, Byrne JG, Fletcher BJ, et al. 2014 ACC/AHA/AATS/PCNA/SCAI/STS focused update of the guideline for the diagnosis and management of patients with stable ischemic heart disease: a report of the American College of Cardiology/American Heart Association Task Force on Practice Guidelines, and the American Association for Thoracic Surgery, Preventive Cardiovascular Nurses Association, Society for Cardiovascular Angiography and Interventions, and Society of Thoracic Surgeons. Circulation. 2014;130(19):1749-67.

Nicolau JC, Timerman A, Marin-Neto JA, Piegas LS, Barbosa CJDG, Franci A, et al. Diretrizes da Sociedade Brasileira de Cardiologia sobre angina instável e infarto agudo do miocárdio sem supradesnível do segmento ST. Arq Bras Cardiol. 2014;102(3 Suppl 1):1-61.

Sabatine MS, Cannon CP. Approach to the patient with chest pain. In: Mann DL, Zipes DP, Libby P, Bonow RO, Braunwald E. Braunwald's heart disease: a textbook of cardiology medicine. 10th ed. Philadelphia: Saunders Elsevier; 2015. p. 1057-67.

Steg PG, James SK, Atar D, Badano LP, Blömstrom-Lundqvist C, Borger MA, et al. ESC Guidelines for the management of acute myocardial infarction in patients presenting with ST-segment elevation. Eur Heart J. 2012;33(2):2569-619.

Thygesen K, Alpert JS, Jaffe AS, Simoons ML, Chaitman BR, White HD, et al. Third universal definition of myocardial infarction. Circulation. 2012;126(16):2020:35.

SITES SUGERIDOS ▶

American Heart Association [Internet]. Dallas: AHA; c2015 [capturado em 22 ago. 2015]. Disponível em: http://www.heart.org/HEARTORG/

European Society of Cardiology [Internet]. Sophia Antipolis (France): ESC; c1997-2015 [capturado em 22 ago. 2015]. Disponível em: http://www.escardio.org

Sociedade Brasileira de Cardiologia [Internet]. Rio de Janeiro: SBC; c1996-2014 [capturado em 22 ago. 2015]. Disponível em: http://www.cardiol.br/

CAPÍTULO 11

DISLIPIDEMIAS

ANDRY FITERMAN COSTA

> ▶ **CASO CLÍNICO**
>
> Paciente do sexo feminino, 45 anos de idade, sem história de hipertensão, negando tabagismo ou outras doenças. Nega história familiar de doença aterosclerótica. Comparece em consulta de rotina.

> ### ▶ COMO O LABORATÓRIO PODE AJUDAR NA AVALIAÇÃO DESTE PACIENTE?
>
> Neste caso, aparentemente trata-se de paciente de baixo risco cardiovascular. Entretanto, a partir da dosagem dos níveis de colesterol, esta paciente pode passar de baixo risco cardiovascular para risco intermediário se o HDL for inferior a 35mg/dL e o colesterol total for superior a 240 mg/dL. Com risco cardiovascular intermediário, estará indicado intervenção sobre os níveis de colesterol.

O termo dislipidemia cobre um amplo espectro de anormalidades nos lipídeos, algumas das quais são de grande importância no desenvolvimento da doença aterosclerótica, razão pela qual devem ser acompanhadas por meio de exames laboratoriais. Doenças cardiovasculares decorrentes da aterosclerose e trombose são a principal causa de mortalidade prematura e se associam a grande morbidade e perda de qualidade de vida. As entidades clínicas mais importantes são a doença arterial coronariana (DAC), o acidente vascular encefálico (AVE) e a doença arterial periférica. É estimado, por exemplo, que a dislipidemia esteja presente em mais de 70% dos casos de DAC prematura.

Embora as evidências sejam menos contundentes, a elevação de triglicérides também se associa a risco de DAC. Embora análises multivariadas não tenham identificado a elevação de triglicérides como fator de risco independente associado à DAC, duas metanálises do final da década de 1990 relacionaram, de maneira independente, níveis elevados de triglicérides com DAC. Entre os principais fatores associados ao aumento de triglicérides estão sobrepeso/obesidade e sedentarismo.

A elevação dos triglicérides serve, também, como marcador da presença de outros fatores de risco, como presença de Lps remanescentes, outros fatores de risco lipídicos (partículas de LDL pequeno, baixo HDL), hipertensão arterial, resistência insulínica, intolerância à glicose e estado pró-trombótico.

Hipertrigliceridemia extrema (> 500 mg/dL e particularmente > 1.000 mg/dL) se associa também ao risco de desenvolvimento de pancreatite, embora a patogênese da inflamação não seja clara. Até 3,8% de casos de pancreatite aguda foram atribuídos à hipertrigliceridemia em um estudo.

Apesar do extenso corpo de evidências da relação de dislipidemias com o desenvolvimento de doença aterosclerótica e eventos cardiovasculares e do ainda maior corpo de evidências a respeito do uso de estatinas (medicamentos hipolipemiantes) e da prevenção desses eventos, os níveis absolutos de lipídeos séricos têm perdido a importância em detrimento da avaliação do risco cardiovascular global do paciente, de maneira que tratamentos são muitas vezes indicados independentemente dos níveis de lipídeos.[1,2]

O colesterol é uma substância lipídica presente nas membranas celulares e é um precursor dos ácidos biliares e hormônios esteroides. O colesterol circula no sangue em partículas contendo lipídeos e proteínas – as lipoproteínas (Lp). As três principais classes de Lp encontradas no plasma são Lp de baixa densidade (LDL, do inglês *low density lipoprotein*), Lp de alta densidade (HDL, do inglês *high density lipoprotein*) e Lp de muito baixa densidade (VLDL, do inglês *very low density lipoprotein*).

O chamado colesterol não HDL compreende à soma das frações LDL e VLDL do colesterol. Ele inclui todas as Lps que contêm apolipoproteína B. Naqueles pacientes que apresentam elevados níveis de triglicérides (200 a 499 mg/dL), a maior parte do colesterol contido no VLDL está nos VLDLs pequenos. Como os colesteróis não HDL e HDL são inter-relacionados, alguns autores postulam que o baixo HDL representa elevação do colesterol não HDL, e é essa elevação que se associa a risco.

AVALIAÇÃO LABORATORIAL INICIAL

A avaliação do perfil lipídico com relevância para a clínica para a tomada de decisão inclui a dosagem de colesterol total, colesterol HDL e triglicérides. O LDL, de maneira geral, não é dosado diretamente, sendo calculado pela fórmula de Friedwald:

$$LDL = CT - HDL - (Triglicérides / 5)$$

É importante ressaltar que tal fórmula somente pode ser utilizada para pacientes com níveis de triglicérides normais ou pouco elevados (máximo até 400 mg/dL). Nas situações de hipertrigliceridemia, deve ser solicitada a dosagem direta de LDL, a qual não é realizada em qualquer laboratório. Outra alternativa para casos em que não for possível avaliar o LDL é utilizar o colesterol não HDL, e para este os pontos de corte são 30 mg/dL acima dos valores de LDL.

Vale destacar a necessidade de jejum de 12 a 14 horas para a coleta de sangue para a avaliação dos níveis de triglicérides, apesar de haver alguma controvérsia a esse respeito; alguns autores propõem que a dosagem de triglicérides aleatória possa ter maior implicação prognóstica do que a dosagem de jejum. Para a coleta, também se deve evitar a ingestão de álcool nas 72 horas que a precedem, assim como exercícios físicos vigorosos nas 24 horas prévias à coleta (Tab. 11.1).

AVALIAÇÃO CLÍNICA GLOBAL

Conforme comentado, atualmente, mais do que níveis de lipídeos, o tratamento é direcionado para o paciente sob risco cardiovascular aumentado, sendo o perfil lipídico apenas um dos itens a serem considerados.

Vários escores de risco já foram desenvolvidos, sendo o mais conhecido deles o escore de Framingham, o qual vem sofrendo adaptações ao longo do tempo. Outros escores de risco incluem o de Reynolds, o escore global de risco e o risco pelo tempo de vida.

Para pacientes avaliados como de baixo risco, monitoramento e orientações de estilo de vida saudável são recomendados. Para pacientes de risco inter-

TABELA 11.1 ▶ VALORES DE REFERÊNCIA DOS LIPÍDEOS PARA INDIVÍDUOS COM MAIS DE 20 ANOS DE IDADE

Colesterol total	< 200	Ótimo
	200-239	Limítrofe
	≥ 240	Alto
LDL	< 100	Ótimo
	100-129	Desejável
	130-159	Limítrofe
	160-189	Alto
	≥ 190	Muito alto
Triglicérides	< 150	Ótimo
	150-199	Limítrofe
	200-499	Alto
	≥ 500	Muito alto
HDL	< 40	Baixo
	> 60	Alto

LDL, lipoproteína de baixa densidade; HDL, lipoproteína de alta densidade.
Fonte: Adaptada de Xavier e colaboradores.[3]

mediário ou alto, manejo por meio de medidas antiateroscleróticas é recomendado, particularmente com o uso de estatinas.

A Diretriz Brasileira de Dislipidemia sugere uma avaliação escalonada de risco conforme mostram a Figura 11.1, os Quadros 11.1 e 11.2 e as Tabelas 11.2 e 11.3.[3]

HIPERCOLESTEROLEMIA FAMILIAR ▶

A hipercolesterolemia familiar é uma doença genética do metabolismo das lipoproteínas com uma herança autossômica codominante caracterizada clinicamente por níveis muito elevados de colesterol, particularmente LDL, e desenvolvimento precoce de doença aterosclerótica.

Os critérios diagnósticos estão apresentados na Tabela 11.4. Sua detecção é importante, pois deve ser tratada agressivamente.

QUADRO 11.1 ▶ IDENTIFICAÇÃO DE PACIENTES DE ALTO RISCO: DOENÇA ATEROSCLERÓTICA E EQUIVALENTES

- Doença aterosclerótica clinicamente manifesta (coronária, cerebral ou periférica)
- Doença aterosclerótica subclínica documentada por métodos diagnósticos
- Diabetes
- Doença renal crônica
- Hipercolesterolemia familiar

Fonte: Baseado em Xavier e colaboradores.[3]

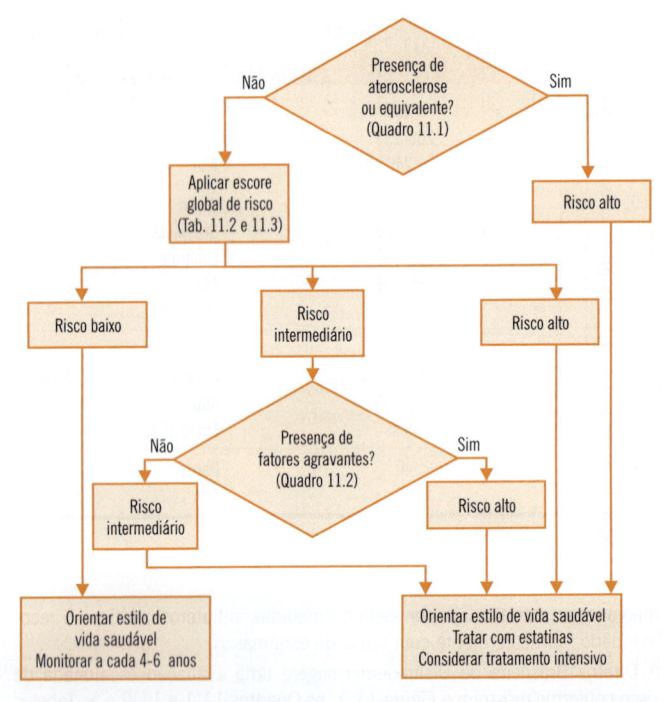

```
                    Presença de
            Não     aterosclerose    Sim
                    ou equivalente?
                    (Quadro 11.1)
                         │
        ┌────────────────┴────────────────┐
        ▼                                 ▼
  Aplicar escore                      Risco alto
  global de risco
  (Tab. 11.2 e 11.3)
        │
  ┌─────┼─────┐
  ▼     ▼     ▼
Risco  Risco  Risco
baixo  inter- alto
       mediário
           │
           ▼
      Presença de
  Não fatores agravantes? Sim
      (Quadro 11.2)
      │            │
      ▼            ▼
    Risco       Risco alto
  intermediário
```

FIGURA 11.1 ▶ AVALIAÇÃO ESCALONADA DE RISCO DE ACORDO COM A DIRETRIZ BRASILEIRA DE DISLIPIDEMIA.

Fonte: Baseada em Xavier e colaboradores.[3]

QUADRO 11.2 ▶ FATORES AGRAVANTES DE RISCO

- História familiar de DAC prematura (parente de 1° grau masculino antes de 55 anos e feminino antes de 65 anos)
- Presença de síndrome metabólica
- Albuminúria (micro ou macro)
- Hipertrofia ventricular esquerda
- PCR ultrassensível (> 2)
- Espessamento da íntima de carótidas (> 1)
- Escore de cálcio elevado (> 100 ou $>$ percentil 75 para idade-sexo)
- Índice tornozelo-braquial ($< 0,9$)

DAC, doença arterial coronariana; PCR, reação em cadeia da polimerase.
Fonte: Baseado em Xavier e colaboradores.[3]

TABELA 11.2 ▶ RISCO CARDIOVASCULAR PARA MULHERES

PONTOS	IDADE (ANOS)	HDL	CT	PAS (SEM TRATAMENTO)	PAS (COM TRATAMENTO)	FUMO	DIABETES
-3				< 120			
-2		> 60					
-1		50-59		< 120			
0	30-34	45-49	< 160	120-129		Não	Não
1		35-44	160-199	130-139			
2	35-39	< 35		140-149	120-129		
3			200-239		130-139	Sim	
4	40-44		240-279	150-159			Sim
5	45-49		≥ 280	> 160	140-149		
6					150-159		
7	50-54				≥ 160		
8	55-59						
9	60-64						
10	65-69						
11	70-74						
12	≥ 75						
Risco							
Baixo						< 8	Pontos
Intermediário						9-12	Pontos
Alto						> 13	Pontos

PAS, pressão arterial sistêmica; CT, colesterol total; HDL, lipoproteína de alta densidade.
Fonte: Adaptada em Xavier e colaboradores.[3]

TABELA 11.3 ▶ RISCO CARDIOVASCULAR PARA HOMENS

PONTOS	IDADE (ANOS)	HDL	CT	PAS (SEM TRATAMENTO)	PAS (COM TRATAMENTO)	FUMO	DIABETES
-2		> 60					
-1		50-59		< 120			
0	30-34	45-49	< 160	120-129	< 120	Não	Não
1		35-44	160-199	130-139			
2	35-39	< 35	200-239	140-159	120-129		Sim
3			240-279	≥ 160	130-139		
4			≥ 280		140-159	Sim	
5	40-44				≥ 160		
6	45-49						
7							
8	50-54						
9							
10	55-59						
11	60-64						
12	65-69						
13							
14	70-74						
15	> 75						
Risco							
Baixo						< 6	Pontos
Intermediário						7-14	Pontos
Alto						> 15	Pontos

PAS, pressão arterial sistêmica; CT, colesterol total; HDL, lipoproteína de alta densidade.
Fonte: Adaptada de Xavier e colaboradores.[3]

TABELA 11.4 ▶ CRITÉRIOS DIAGNÓSTICOS DE HIPERCOLESTEROLEMIA FAMILIAR

PARÂMETRO	PONTOS
HISTÓRIA FAMILIAR	
Parente de 1° grau portador de doença vascular/coronariana prematura (homem < 55 anos ou mulher < 60 anos); ou Parente de 1° ou 2° graus com colesterol total > 290 mg/dL	1
Parente de 1° grau portador de xantoma tendinoso e/ou arco corneano; ou Parente de 1° grau < 16 anos com colesterol total > 260 mg/dL	2
HISTÓRIA CLÍNICA	
Paciente portador de DAC prematura (homem < 55 anos ou mulher < 60 anos)	2
Paciente portador de doença arterial cerebral ou periférica prematura (homem < 55 anos, mulher < 60 anos)	1
EXAME FÍSICO	
Xantoma tendinoso	6
Arco corneano < 45 anos	4
NÍVEIS DE LDLC (MG/DL)	
> 329	8
250-329	5
190-249	3
155-189	1
ANÁLISE DE DNA	
Presença de mutação funcional do gene receptor de LDL, da apoB100 ou da PCSK9	8
DIAGNÓSTICO DE HIPERCOLESTEROLEMIA FAMILIAR	
Certeza se	> 8 pontos
Provável se	6-8 pontos
Possível se	3-5 pontos

DNA, ácido desoxirribonucleico; LDLc, lipoproteína de baixa densidade calculada; DAC, doença arterial coronariana.
Fonte: Adaptada de Santos e colaboradores.[4]

MONITORAMENTO

Como atualmente a indicação de tratamento não se baseia mais apenas em nível de colesterol, mas também na identificação de paciente sob risco de desenvolvimento de eventos cardiovasculares, após identificado o paciente de risco aumentado, não é necessário o monitoramento do colesterol. Isso porque, independentemente do valor atingido, o tratamento será o mesmo: manter o uso de sinvastatina na dose de 40 mg/dia (ou equivalente em outra estatina), exceto para casos de interações farmacológicas, quando pode ser necessário reduzir a dosagem.

Nos casos de hipercolesterolemia familiar, o objetivo terapêutico é reduzir em pelo menos 50% os valores de colesterol, sendo, nesses casos, indicado o monitoramento da resposta terapêutica a cada 4 a 6 semanas até atingir o objetivo. Após esse período, monitoramento semestral é suficiente. Neste grupo de pacientes, o monitoramento se justifica, pois não raramente monoterapia não é suficiente para a redução de 50% dos níveis de colesterol.

O monitoramento de segurança do tratamento ocorre por meio de acompanhamento de provas de lesão muscular e hepática, com dosagem de creatinoquinsa (CK) e de transaminases (aspartato-aminotransferase [AST] e alanino-aminotransferase [ALT]), as quais devem ser dosadas antes do início do tratamento com estatinas, após o início e a cada mudança de dosagem ou introdução de outros medicamentos que possam interagir com as estatinas.

Outro exame que deve ser considerado na avaliação e no manejo do paciente dislipidêmico é a dosagem de tireotrofina (TSH, do inglês thyroid-stimulating hormone). Este exame tem dois objetivos: diagnóstico de causa secundária de dislipidemia e segurança, pois o hipotiroidismo aumenta significativamente o risco de toxicidade das estatinas, devendo ser compensado antes do início da terapia hipolipemiante.

▶ DE VOLTA AO CASO CLÍNICO

Neste caso, uma mulher de 45 anos sem outros fatores de risco, parece caracterizar uma paciente de baixo risco. Entretanto, se ela for colocada na estratificação global de risco para mulheres, ela ganha 6 pontos pela idade, perde 2 pontos pela pressão arterial (PA), e não soma nada por não fumar ou ter diabetes, totalizando, assim, 4 pontos. Esta paciente, então com 4 pontos, pode ganhar 2 pontos se apresentar HDL inferior a 35 mg/dL e mais 4 pontos e colesterol total superior a 240 mg/dL (5 pontos), totalizando 10 pontos. Isso a colocaria em risco intermediário, já com indicação de tratamento.

REFERÊNCIAS

1. Austin MA, Hokanson JE, Edwards KL. Hypertriglyceridemia as a cardiovascular risk factor. Am J Cardiol. 1998;81(4A):7B-12B.
2. Assmann G, Schulte H, Funke H, von Eckardstein A. The emergence of triglycerides as a significant independent risk factor in coronary artery disease. Eur Heart J. 1998;19 Suppl M:M8-14.
3. Xavier HT, Izar MC, Faria Neto JR, Assad MH, Rocha VZ, Sposito AC, et al. V Diretriz brasileira de dislipidemias e prevenção da aterosclerose. Arq Bras Cardiol [Internet]. 2013 [capturado em 8 out. 2015];101(4) Suppl 1:1-20. Disponível em: http://publicacoes.cardiol.br/consenso/2013/V_Diretriz_Brasileira_de_Dislipidemias.pdf
4. Santos RD, Gagliardi ACM, Xavier HT, Casella Filho A, Araújo DB, Cesena FY, et al. I Diretriz Brasileira de Hipercolesterolemia Familiar (HF). Arq Bras Cardiol [Internet]. 2012 [capturado em 8 out. 2015];99(2 Suppl 2):1-28. Disponível em: http://publicacoes.cardiol.br/consenso/2012/Diretriz%20Hipercolesterolemia%20Familiar_publicacao_oficial_eletronica.pdf

LEITURAS SUGERIDAS

Bansal S, Buring JE, Rifai N, Mora S, Sacks FM, Ridker PM. Fasting compared with nonfasting triglycerides and risk of cardiovascular events in women. JAMA. 2007;298(3):309-16.

Nordestgaard BG, Benn M, Schnohr P, Tybjaerg-Hansen A. Nonfasting triglycerides and risk of myocardial infarction, ischemic heart disease, and death in men and women. JAMA. 2007;298(3):299-308.

Reiner Z, Catapano AL, De BG, Graham I, Taskinen MR, Wiklund O, et al. ESC/EAS Guidelines for the management of dyslipidaemias: the Task Force for the management of dyslipidaemias of the European Society of Cardiology (ESC) and the European Atherosclerosis Society (EAS). Eur Heart J. 2011;32(14):1769-818.

Sarwar N, Sandhu MS, Ricketts SL, Butterworth AS, Di AE, Boekholdt SM, et al. Triglyceride-mediated pathways and coronary disease: collaborative analysis of 101 studies. Lancet. 2010;375(9726):1634-9.

SITES SUGERIDOS

Anderson TJ, Gregoire J, Hegele RA, Couture P, Mancini GB, McPherson R, et al. 2012 update of the Canadian Cardiovascular Society guidelines for the diagnosis and treatment of dyslipidemia for the prevention of cardiovascular disease in the adult. Can J Cardiol [Internet]. 2013 [capturado em 24 ago. 2015];29(2):151-67. Disponível em: http://www.ccs.ca/images/Guidelines/Guidelines_POS_Library/Lipids_Gui_2012_COI.pdf

Brasil. Ministério da Saúde, Secretaria de Atenção à Saúde. Portaria nº 200, de 25 de fevereiro de 2013. Aprova o Protocolo Clínico e Diretrizes Terapêuticas da Dislipidemia para a prevenção de eventos cardiovasculares e pancreatite. Diário Oficial da União [Internet]. 27 fev. 2013 [capturado em 24 ago. 2015];Seção 1:116. Disponível em: http://bvsms.saude.gov.br/bvs/saudelegis/sas/2013/prt0200_25_02_2013.html

ESC Clinical Practice Guidelines. Dyslipidaemias (Management of) [Internet]. Sophia Antipolis (France): ESC; c1997-2015 [capturado em 24 ago. 2015]. Disponível em: http://www.escardio.org/Guidelines-&-Education/Clinical-Practice-Guidelines/Dyslipidaemias-Management-of

Stone NJ, Robinson JG, Lichtenstein AH, Bairey Merz CN, Blum CB, Eckel RH, et al. 2013 ACC/AHA guideline on the treatment of blood cholesterol to reduce atherosclerotic cardiovascular risk in adults: a report of the American College of Cardiology/American Heart Association Task Force on Practice Guidelines. Circulation [Internet]. 2014 [capturado em 24 ago. 2015];129(25 Suppl 2):S1-45. Disponível em: http://circ.ahajournals.org/lookup/doi/10.1161/01.cir.0000437738.63853.7a

Vege SS. Etiology of Acute Pancreatitis [Internet]. Waltham (MA): UpToDate; 2015. [atualizado em 7 maio 2015; capturado em 24 ago. 2015]. Disponível em: http://www.uptodate.com/contents/etiology-of-acute-pancreatitis

CAPÍTULO 12
HIPERTENSÃO ARTERIAL SISTÊMICA

MIGUEL GUS

▶ CASO CLÍNICO

Paciente do sexo feminino, 55 anos, assintomática, consulta com objetivo de prevenção cardiovascular. O índice de massa corporal (IMC) era de 32 kg/m^2, e a pressão arterial média (PAM) após duas aferições durante a consulta foi de 156/100 mmHg. Os outros dados de exame físico foram normais. Foram solicitados os exames preconizados na avaliação de hipertensos.

▶ COMO O LABORATÓRIO PODE AJUDAR NA AVALIAÇÃO DESTA PACIENTE?

A avaliação de indivíduos com hipertensão arterial sistêmica (HAS) engloba o correto diagnóstico, a avaliação de dano em órgão-alvo (possibilitando uma estratificação mais acurada do risco cardiovascular), a identificação de outros fatores de risco e a investigação de possíveis causas secundárias. Além de dados da história clínica, utilizam-se métodos complementares para serem atingidos tais objetivos.

DIAGNÓSTICO CORRETO ▶ A pressão deve ser estabelecida a partir da média de duas aferições durante a consulta. A intervenção farmacológica ou a necessidade de confirmação do diagnóstico depende dos níveis pressóricos iniciais, da presença de dano em órgão-alvo ou do perfil de risco do indivíduo.

Consideram-se que valores iguais ou superiores a 140/90 mmHg sejam anormais, e que a maioria dos indivíduos com pressão sistólica e/ou diastólica igual ou superior a 180/110 mmHg necessita de tratamento anti-hipertensivo prescrito já na primeira avaliação.

Métodos ambulatoriais, como o monitoramento ambulatorial de 24 horas (Mapa-24 h) e o monitoramento residencial de pressão arterial (MRPA), têm sido mais amplamente recomendados para a confirmação diagnóstica. Os valores anormais para estes métodos são os seguintes:

- **Mapa-24 h:**
  - Valores de 24 h: $\geq$ 130/80 mmHg
  - Valores de vigília: $\geq$ 140/85 mmHg
  - Sono: $\geq$ 120/70 mmHg
- **MRPA:**
  - 130 mmHg e/ou 85 mmHg

DANO EM ÓRGÃO-ALVO ▶

DANO RENAL ▶ Dosagem de creatinina sérica (CrS) e cálculo de taxa de filtração glomerular estimada (TFGE) com a fórmula de Cockcroft-Gault: TFGE (mL/min) = [140 - idade] × peso (kg) / creatinina (Cr) plasmática (mg/dL) × 72 para homens; para mulheres, multiplicar o resultado por 0,85.

Os resultados podem indicar:

- Normal: > 90 mL/min sem outras alterações no exame de urina
- Disfunção renal estágio 1: > 90 mL/min e alterações no exame comum de urina
- Disfunção renal estágio 2: 60 a 90 mL/min
- Disfunção renal estágio 3: 30 a 60 mL/min
- Disfunção renal estágio 4 a 5: < 30 mL/min

A dosagem de microalbuminúria é recomendada para hipertensos com diabetes melito (DM) 30 a 300 mg/24 h ou relação albumina/Cr em amostra de urina superior a 30 mg/g.

DANO CARDIOVASCULAR ▶ Apesar de possuir uma baixa sensibilidade, o eletrocardiograma (ECG) identifica sinais de cardiopatia hipertensiva, como sobrecarga atrial esquerda e ventricular esquerda (SVE) e zonas inativas sugestivas de infarto do miocárdio antigo.

Em pacientes com risco cardiovascular mais elevado, sugere-se a realização de ecocardiograma com avaliação da função sistólica e diastólica.

O ECG identifica SVE em 5 a 10% dos indivíduos hipertensos, e o ecocardiograma, por ser um método mais sensível, identifica SVE em até 30 e 90% dos indivíduos hipertensos em geral e nos não controlados, respectivamente.

IDENTIFICAÇÃO DE OUTROS FATORES DE RISCO ▶

Recomenda-se a dosagem de glicemia de jejum, colesterol total (CT), lipoproteína de alta densidade (colesterol HDL, do inglês *high density lipoprotein*) e triglicérides. Estando os triglicérides abaixo de 400 mg/dL, utiliza-se a fórmula de Friedewald (ver Cap. 11, Dislipidemias) para o cálculo da lipoproteína de baixa densidade (colesterol LDL, do inglês *low density lipoprotein*):

$$LDL\ (mg/dL) = CT - HDL - (triglicérides / 5).$$

INVESTIGAÇÃO DE POSSÍVEIS CAUSAS SECUNDÁRIAS ▶

Em situações de refratariedade ao tratamento farmacológico ou diante de achados clínicos específicos, causas secundárias devem ser investigadas.

O Quadro 12.1 indica as causas de hipertensão secundária mais comuns, os casos que devem levantar suspeita e os exames iniciais para investigação.

> ▶ **DE VOLTA AO CASO CLÍNICO**
>
> Foram solicitados os exames iniciais obrigatórios na avaliação de hipertensos. A glicemia de jejum, o potássio (K) sérico, a Cr e o ECG foram normais. O LDL-colesterol calculado a partir da dosagem do perfil lipídico foi de 196 mg/dL. Além disso, uma Mapa-24 h mostrou uma média de 144/92 mmHg no período de 24 horas, confirmando a medida alterada de consultório. Portanto, neste caso, confirmou-se o diagnóstico de HAS essencial associada à dislipidemia. Não foram identificados danos em órgãos-alvo ou possíveis causas secundárias (ver Quadro 12.1).

QUADRO 12.1 ▶ INVESTIGAÇÃO INICIAL DAS CAUSAS MAIS COMUNS DE HIPERTENSÃO ARTERIAL SISTÊMICA SECUNDÁRIA

CAUSA	QUANDO SUSPEITAR	EXAME INICIAL	OBSERVAÇÕES
Doença parenquimatosa renal	Diminuição da TFGE	Ultrassonografia do aparelho urinário	História familiar de insuficiência renal (rins policísticos)
Estenose de artéria renal	• Diminuição da TFGE • Assimetria renal em ultrassonografia	US Doppler de artérias renais	• A US Doppler de artérias renais é operador dependente: – Sensibilidade de 84-91% e especificidade de 95-97% • Quando a probabilidade pré-teste é alta: Angio-TC de artérias renais ou RM
Hiperaldosteronismo primário	Hipocalemia (o K sérico pode estar normal em 70% dos casos) Valores < 3 mEq/L são altamente suspeitos	Relação aldosterona (ng/dL) plasmática/ARP (ng/mL/h)	• Pontos de corte variáveis na literatura: • Aldosterona plasmática > 15 ng/dL com relação > 30 é o mais recomendado • K sérico deve estar normal para dosagens • Uso de IECA ou BRA pode falsamente elevar a ARP • Inibidores da aldosterona devem ser suspensos 6 semanas antes da dosagem
Apneia obstrutiva do sono	História de ronco e sonolência em indivíduos obesos	Polissonografia	Valores de IAH > 15 associam-se à hipertensão resistente

(Continua)

QUADRO 12.1 ▶ INVESTIGAÇÃO INICIAL DAS CAUSAS MAIS COMUNS DE HIPERTENSÃO ARTERIAL SISTÊMICA SECUNDÁRIA (CONTINUAÇÃO)

CAUSA	QUANDO SUSPEITAR	EXAME INICIAL	OBSERVAÇÕES
Coartação de aorta	• Jovens com assimetria de pulsos e diminuição em membros inferiores • Sopro sistólico com irradiação para as costas	Ecocardiograma com Doppler	Representa 7% de todas as cardiopatias congênitas
Feocromocitoma	Paroxismos: aumento de PA, cefaleia, suor e palpitações com palidez	Metanefrinas fracionadas em urina de 24 h (sensibilidade de 97% e especificidade de 69%) e catecolaminas em urina de 24 h (sensibilidade de 86% e especificidade de 88%)	• Valores > duas vezes a referência são indicativos do diagnóstico • Dosagens plasmáticas geralmente não estão disponíveis
Síndrome de Cushing	Aspecto fenotípico sugestivo	Teste de supressão com dexametasona e medida do cortisol livre na urina de 24 h	1 mg de dexametasona ao deitar e coleta sanguínea às 8 h Valores < 5 μg/dL indicam supressão

REFERÊNCIAS

1. Brandão AA, Amodeo C, Nobre F. Hipertensão. 2. ed. Rio de Janeiro: Elservier; 2012. p. 471-504.
2. ESH/ESC Task Force for the Management of Arterial Hypertension. 2013 Practice guidelines for the management of arterial hypertension of the European Society of Hypertension (ESH) and the European Society of Cardiology (ESC): ESH/ESC Task Force for the Management of Arterial Hypertension. J Hypertens. 2013;31(10):1925-38.
3. Sociedade Brasileira de Cardiologia; Sociedade Brasileira de Hipertensão; Sociedade Brasileira de Nefrologia. VI Diretrizes Brasileiras de Hipertensão. Arq Bras Cardiol. 2010;95(1 Suppl):1-51.

CAPÍTULO 13

INSUFICIÊNCIA CARDÍACA

LIVIA ADAMS GOLDRAICH
ANDRÉIA BIOLO

▶ CASO CLÍNICO

Paciente do sexo masculino, 55 anos, procurou atendimento por quadro progressivo de dispneia aos esforços, ortopneia e fadiga nos últimos 3 meses. Na história pregressa, relatava hipertensão arterial sistêmica (HAS) de longa data em tratamento com diurético tiazídico. Ao exame clínico, apresentava pressão arterial (PA) de 100/80 mmHg, frequência cardíaca (FC) de 94 bpm, taquipneia leve em repouso, turgência venosa jugular e edema simétrico de extremidades inferiores. A ausculta cardiopulmonar revelou a presença de terceira bulha, sopro sistólico apical e crepitante em bases pulmonares.

▶ COMO O LABORATÓRIO PODE AJUDAR NA AVALIAÇÃO DESTE PACIENTE?

O diagnóstico sindrômico de insuficiência cardíaca (IC) é eminentemente clínico, sendo os exames de imagem os principais exames complementares que auxiliam na avaliação da função ventricular esquerda e da etiologia. No entanto, alguns exames laboratoriais são importantes no diagnóstico, na avaliação etiológica, na definição do prognóstico, no planejamento e no monitoramento do tratamento de pacientes com quadro clínico semelhante ao apresentado. As principais etiologias de IC estão descritas no Quadro 13.1. Os exames laboratoriais que fazem parte da avaliação do paciente descrito estão enumerados no Quadro 13.2. Exames laboratoriais de rotina, como hemograma, função renal, eletrólitos e provas hepáticas, devem fazer parte da abordagem inicial do paciente com IC. Eles servem não apenas para auxiliar no diagnóstico diferencial do quadro clínico, mas também para determinar fatores de risco cardiovascular, comorbidades concomitantes, potenciais fatores de descompensação e possibilidades terapêuticas.

QUADRO 13.1 ▶ PRINCIPAIS CAUSAS DE IC EM ADULTOS

- Doença aterosclerótica coronariana
- Hipertensão arterial sistêmica
- Miocardiopatias
    - Familiar e/ou de herança genética
    - Idiopática
    - Hipertrófica
    - Arritmogênica de ventrículo direito
    - Restritivas ou infiltrativas (amiloidose, sarcoidose, síndromes eosinofílicas, hemocromatose e outras doenças relacionadas à hiperdeposição miocárdica de ferro, familiar ou genética, fibroelastose endomiocárdica, doença de Anderson-Fabry e outras doenças de depósito)
    - Doenças infecciosas (doença de Chagas, infecção pelo HIV)
    - Periparto
    - Distrofias musculares
    - Toxinas (álcool, quimioterápicos)
    - Deficiências nutricionais (tiamina)
    - Neuroendocrinopatias (hipotiroidismo, feocromocitoma, acromegalia)
- Miocardites
- Valvopatias
- Doenças pericárdicas
- Miocardiopatia catecolaminérgica (síndrome de Takotsubo)
- Síndrome de alto débito
    - Anemias crônicas, fístula arteriovenosa, hipertiroidismo
- Taquiarritmias

IC, insuficiência cardíaca; HIV, vírus da imunodeficiência humana, do inglês *human immunodeficiency virus*

QUADRO 13.2 ▶ TESTES LABORATORIAIS COMUNS COM UTILIDADE DIAGNÓSTICA, PROGNÓSTICA E TERAPÊUTICA NA AVALIAÇÃO E NO MONITORAMENTO DE PACIENTES COM IC

- **Hemograma**
  - Anemia pode desencadear IC de alto débito em indivíduos com função ventricular esquerda normal.
  - Anemia pode agravar quadros de IC relacionados a outras etiologias, independentemente da presença de disfunção sistólica ou de fração de ejeção preservada.
  - A concomitância de anemia, mesmo que de pequena magnitude, está associada a prognóstico adverso.
  - Hemoconcentração (ou aumento relativo de elementos sanguíneos celulares), avaliada por meio da variação do hematócrito e da hemoglobina, vem sendo sugerida como medida complementar no manejo de congestão de pacientes hospitalizados, mas também pode indicar pacientes com maior risco de piora de função renal.
- **Contagem de linfócitos totais**
  - Baixa proporção de linfócitos é marcador de prognóstico adverso em IC e geralmente está associada ao grau de desnutrição.
- **Plaquetas, provas de coagulação e enzimas hepáticas**
  - A identificação de plaquetopenia pode auxiliar no diagnóstico diferencial de sinais e sintomas sugestivos de IC, que podem ocorrer, por exemplo, em hepatopatias crônicas.
  - O prolongamento do tempo de protrombina e a elevação de enzimas hepáticas podem indicar alteração da função hepática secundária à congestão sistêmica.
- **Creatinina, ureia e eletrólitos**
  - Em pacientes com disfunção ventricular, a perda de função renal pode ser decorrente de comorbidades concomitantes, de interações fisiopatológicas entre o coração e os rins (síndrome cardiorrenal) ou de efeitos do tratamento farmacológico. Alteração da função renal fornece informações prognósticas e terapêuticas importantes.
  - A presença de hiponatremia é frequente em casos de IC avançada e indica o grau de ativação do sistema renina-angiotensina, estando independentemente associada a prognóstico adverso.
  - A elevação da ureia plasmática é um dos preditores adversos de maior magnitude em indivíduos hospitalizados por IC.
- **Glicemia, perfil lipídico e exame qualitativo de urina**
  - Importantes para determinar fatores de risco cardiovascular, comorbidades concomitantes, potenciais fatores de descompensação e possibilidades terapêuticas.
  - Baixos níveis de colesterol total estão associados a pior prognóstico em IC, pela associação com desnutrição relacionada à doença.
- **Ácido úrico**
  - Elevação de ácido úrico está associada ao aumento de estresse oxidativo em condições patológicas e é marcador de prognóstico adverso em IC.

(Continua)

> **QUADRO 13.2 ▶ TESTES LABORATORIAIS COMUNS COM UTILIDADE DIAGNÓSTICA, PROGNÓSTICA E TERAPÊUTICA NA AVALIAÇÃO E NO MONITORAMENTO DE PACIENTES COM IC (*CONTINUAÇÃO*)**
>
> - **Função tiroidiana**
>   - Hipotiroidismo ou hipertiroidismo podem cursar com IC ou contribuir para quadros de descompensação clínica.
> - **Sorologia para HIV**
>   - A pesquisa de infecção pelo HIV vem sendo sistematicamente incluída na avaliação laboratorial de pacientes com IC, não apenas pelas diversas manifestações cardiovasculares que podem cursar com este quadro clínico (miocardiopatias, miocardites, pericardites, hipertensão pulmonar ou neoplasias infiltrativas, entre outras), mas também pela associação com risco elevado para doença aterosclerótica coronariana, uma das etiologias de disfunção ventricular mais prevalentes.
> - **Sorologia para doença de Chagas**
>   - Em áreas endêmicas para a doença de Chagas, avaliação sorológica para *Trypanosoma cruzi* também deve ser realizada. Em casos positivos, esta deve ser confirmada por dois métodos complementares (sendo confirmada se houver resultados concordantes), mais comumente imunofluorescência indireta e Elisa.
> - **Peptídeos natriuréticos**
>   - Ver texto em tópico próprio
> - **Troponinas**
>   - Ver texto em tópico próprio
>
> IC, insuficiência cardíaca; HIV, vírus da imunodeficiência humana; Elisa, enzimaimunoensaio.

PEPTÍDEOS NATRIURÉTICOS ▶

A dosagem de peptídeos natriuréticos, como o peptídeo natriurético tipo B (BNP, do inglês *B-type natriuretic peptide*) ou seu fragmento aminoterminal (NT-proBNP, do inglês *NT-terminal pro-B-type natriuretic peptide*), pode ser utilizada de maneira complementar à anamnese e ao exame físico para o diagnóstico de IC, auxiliando particularmente na diferenciação de dispneia de causas cardíacas ou não cardíacas no serviço de emergência (SE). Nesse contexto, a acurácia dos testes é superior a 85%. Os peptídeos natriuréticos têm elevado valor preditivo negativo (aproximadamente 92% para o ponto de corte de 100 pg/mL de BNP e 99% para dosagens < 400 pg/mL de NT-proBNP), sendo mais úteis para a exclusão de IC, quando normais, do que para a sua confirmação. A Figura 13.1 ilustra a interpretação dos valores de peptídeos natriuréticos na avaliação inicial de pacientes com IC. Além disso, diversos estudos vêm demonstrando que a utilização desses marcadores poderia ser eficaz em outras situações relacionadas à IC, como na otimização do tratamento farmacológico, no rastreamento de disfunção ventricular assintomática em populações de risco e na avaliação prognóstica para indicação de terapias avançadas, como transplante cardíaco e/ou implantes de dispositivos de assistência ventricular.

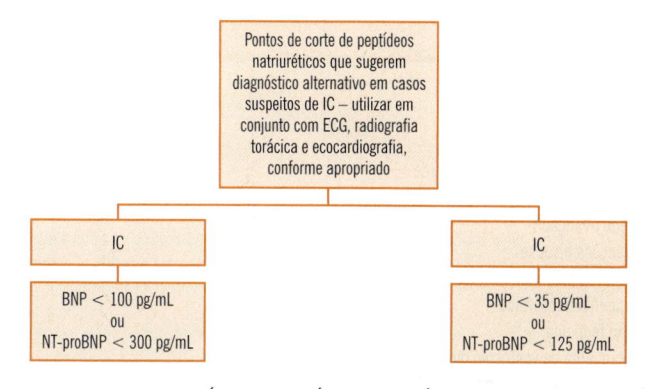

```
┌─────────────────────────────┐
│  Pontos de corte de peptídeos│
│   natriuréticos que sugerem  │
│ diagnóstico alternativo em casos│
│ suspeitos de IC – utilizar em│
│  conjunto com ECG, radiografia│
│   torácica e ecocardiografia,│
│     conforme apropriado      │
└──────────────┬──────────────┘
               │
       ┌───────┴───────┐
       │               │
    ┌──┴──┐         ┌──┴──┐
    │ IC  │         │ IC  │
    └──┬──┘         └──┬──┘
       │               │
┌──────┴──────┐ ┌──────┴──────┐
│BNP < 100 pg/mL│ │BNP < 35 pg/mL│
│     ou       │ │     ou       │
│NT-proBNP < 300│ │NT-proBNP < 125│
│   pg/mL      │ │   pg/mL      │
└──────────────┘ └──────────────┘
```

FIGURA 13.1 ▶ UTILIDADE CLÍNICA DOS PEPTÍDEOS NATRIURÉTICOS NA AVALIAÇÃO DE INDIVÍDUOS COM QUADRO SUGESTIVO DE IC.

IC, insuficiência cardíaca; ECG, eletrocardiograma; BNP, peptídeo natriurético tipo B; NT-proBNP, fragmento aminoterminal do BNP.
Fonte: Adaptado de McMurray e colaboradores.[1]

Tanto o BNP como o NT-proBNP, que é biologicamente inativo, são liberados primariamente pelo miocárdio ventricular em resposta à elevação das pressões de enchimento ventriculares secundária a estresse parietal e/ou refletindo seu aumento. O aumento do BNP faz parte de uma resposta homeostática protetora, pois seus efeitos fisiológicos de diurese, natriurese e vasodilatação de musculatura lisa auxiliam na compensação da função miocárdica reduzida.

As principais diferenças entre essas duas moléculas de peptídeos natriuréticos estariam relacionadas ao seu metabolismo. O NT-proBNP apresenta um tempo de meia-vida biológica de aproximadamente 120 minutos, e o do BNP é de 22 minutos. Essa diferença pode ser, em grande parte, responsável pelo fato de os níveis de NT-proBNP serem mais elevados do que os de BNP em uma mesma situação. Além disso, a excreção do NT-proBNP é renal, o que indica que o declínio da função renal seja responsável pela elevação de seus níveis plasmáticos de uma maneira aparentemente mais significativa do que ocorre para o BNP. Uma potencial vantagem do NT-proBNP seria a viabilidade de sua dosagem em pacientes recebendo nesiritida, vasodilatador intravenoso (IV) que consiste em BNP recombinante.

No entanto, ao interpretar os valores de peptídeos natriuréticos, é necessário considerar que pode existir uma variabilidade intraindivíduo. Dessa forma, pacientes com IC ambulatoriais estáveis, tanto sintomáticos como assintomáticos, podem apresentar uma variabilidade significativa em dosagens seriadas, as quais muitas vezes podem não refletir alterações clinicamente relevantes. Além disso, diversas situações clínicas podem influenciar os valores dos peptídeos natriuréticos, conforme descrito no Quadro 13.3.

QUADRO 13.3 ▸ CONDIÇÕES QUE CURSAM COM ELEVAÇÃO DOS PEPTÍDEOS NATRIURÉTICOS*

Cirrose hepática
Exercício físico extremo
Fibrilação atrial
Hipertrofia de ventrículo esquerdo
Hipoxemia
Idade avançada
Infecções e sepse
Insuficiência renal
Isquemia miocárdica
Sexo feminino
Sobrecarga de ventrículo direito (aguda ou crônica)
Taquicardia ou taquiarritmias
Terapia de reposição hormonal
Valvopatias

*Em indivíduos obesos, observa-se que os valores de peptídeos natriuréticos podem estar falsamente normais ou reduzidos.

TROPONINAS ▸ A elevação de troponinas I (TnI) ou T (TnT) indica necrose miocárdica, que em pacientes com quadro clínico de IC pode ser decorrente de síndromes isquêmicas agudas, de miocardite (ver Cap. 14, Miocardite), de sobrecarga aguda de cavidades direitas por tromboembolia pulmonar ou apenas da sobrecarga hemodinâmica presente em descompensações agudas de IC. Independentemente da magnitude, o aumento de troponinas no contexto de IC descompensada está relacionado a um prognóstico clínico adverso.

EXAMES ESPECÍFICOS ▸ Nos casos em que exista suspeita de etiologias mais raras para a IC, como hemocromatose, amiloidose, sarcoidose, doenças do colágeno, infecções virais ou doença de Paget, deve-se realizar avaliação laboratorial específica. Além disso, é crescente a utilização de avaliação genética em locais nos quais se encontra disponível. Recomenda-se avaliação genética para pacientes de etiologia indefinida e com história familiar de dois ou mais indivíduos com doença cardíaca e para pacientes com IC em pelo menos um dos seguintes casos: acometimento neuromuscular; envolvimento de outros órgãos e sistemas (p. ex., surdez e doença renal); retardo mental e dificuldades de aprendizagem; dismorfismos; doença psiquiátrica; história familiar de algum dos aspectos citados ou de morte súbita.

▶ DE VOLTA AO CASO CLÍNICO

O quadro clínico de IC apresentado no início deste capítulo é bastante evidente, pela presença de sinais e sintomas de congestão e de baixo débito cardíaco (DC). Nesses casos, a dosagem rotineira de peptídeos natriuréticos não está indicada, por não contribuir para o diagnóstico ou manejo inicial do paciente. No entanto, peptídeos natriuréticos podem ser úteis na avaliação de resposta ao tratamento e na avaliação de prognóstico. A avaliação de função renal e de eletrólitos fornece informações importantes. Como exemplo, a presença de hiponatremia poderia estar associada à disfunção sistólica avançada, ao passo que a elevação da creatinina (Cr) e o nível sérico de potássio no limite superior da normalidade indicariam a necessidade de iniciar inibidor da enzima conversora de angiotensina (IECA) com cautela e, se existir indicação, aguardar a reavaliação para prescrição de espironolactona.

REFERÊNCIA ▶

1. McMurray JJ, Adamopoulos S, Anker SD, Auricchio A, Böhm M, Dickstein K, et al. ESC Guidelines for the diagnosis and treatment of acute and chronic heart failure 2012: the task force for the diagnosis and treatment of acute and chronic heart failure 2012 of the European Society of Cardiology. Developed in collaboration with the Heart Failure Association (HFA) of the ESC. Eur Heart J. 2012;33(14):1787-847.

LEITURAS SUGERIDAS ▶

Krum H, Abraham WT. Heart failure. Lancet. 2009;373(9667):941-55.

Mann DL, Zipes DP, Libby P, Bonow RO. Braunwald's heart disease: a textbook of cardiovascular medicine. 10th ed. Philadelphia: WB Saunders Elsevier; 2014.

Tang WH, Francis GS, Morrow DA, Newby LK, Cannon CP, Jesse RL, et al. National Academy of Clinical Biochemistry Laboratory Practice Guidelines: clinical utilization of cardiac biomarker testing in heart failure. Circulation. 2007;116(5):e99-109.

Wang SW, FitzGerald JM, Schulzer M, Mak E, Ayas NT. Does this dyspneic patient in the emergency department have congestive heart failure? JAMA. 2005;294(15):1944-56.

SITES SUGERIDOS ▶

American Heart Association [Internet]. Dallas: AHA; c2015 [capturado em 22 ago. 2015]. Disponível em: http://www.heart.org/HEARTORG/

Departamento de Insuficiência Cardíaca da Sociedade Brasileira de Cardiologia [Internet]. Rio de Janeiro: SBC; c2011 [capturado em 22 ago. 2015]. Disponível em: http://departamentos.cardiol.br/sbc-deic/default.asp

European Society of Cardiology [Internet]. Sophia Antipolis (France): ESC; c1997-2015 [capturado em 22 ago. 2015]. Disponível em: http://www.escardio.org/

The Seattle Heart Failure Model [Internet]. Seattle (WA): University of Washington; c2006-2015 [capturado em 22 ago. 2015]. Disponível em: https://depts.washington.edu/shfm/ [escore prognóstico para pacientes ambulatoriais com IC]

CAPÍTULO 14
MIOCARDITE

EDUARDO GEHLING BERTOLDI
LIVIA ADAMS GOLDRAICH
LUÍS BECK DA SILVA

▶ CASO CLÍNICO

Paciente do sexo masculino, 35 anos, procura atendimento relatando início, há cerca de 14 dias, de mal-estar, febre até 38,5 °C, artralgias, mialgias e fadiga. Nos últimos 5 dias, o paciente passou a apresentar dispneia aos esforços, ortopneia e edema de membros inferiores. O exame físico evidencia pressão arterial (PA) de 120/70 mmHg, frequência cardíaca (FC) de 110 bpm, *ictus cordis* no 5° espaço intercostal esquerdo, linha hemiclavicular. Ausculta cardíaca com ritmo regular e presença de B3, turgência venosa jugular, ausculta pulmonar com crepitantes nos campos pulmonares inferiores e edema periférico com cacifo. O ecocardiograma mostrou disfunção sistólica grave ventricular esquerda.

▶ COMO O LABORATÓRIO PODE AJUDAR NA AVALIAÇÃO DESTE PACIENTE?

Um paciente jovem apresenta-se com insuficiência cardíaca (IC) de início recente, precedida por um quadro compatível com doença sistêmica viral. Nesse caso, a hipótese de miocardite causando disfunção sistólica ventricular deve ser fortemente considerada. Embora o diagnóstico definitivo requeira achados de biópsia miocárdica, a caracterização de lesão miocárdica com dosagem de biomarcadores cardíacos é de grande importância e compõe escores diagnósticos atualmente utilizados. Além disso, dosagens de anticorpos podem ser usadas para o diagnóstico etiológico, e provas de atividade inflamatória ajudam no monitoramento da atividade da doença. Apesar da baixa sensibilidade e especificidade das avaliações não invasivas, a elevada suspeita clínica associada a testes laboratoriais e a testes de imagem pode auxiliar no diagnóstico de miocardite.

BIOMARCADORES CARDÍACOS ▶

TROPONINAS CARDÍACAS ▶ A troponina T (TnT) e a troponina I (TnI) são proteínas que atuam na regulação da contração dos músculos estriados. Em casos de lesão muscular, as troponinas são liberadas na circulação, podendo, então, ser dosadas. As troponinas cardíacas são estruturalmente diferentes daquelas encontradas no músculo esquelético, e, por isso, os testes disponíveis são específicos para as troponinas cardíacas.

As troponinas são biomarcadores mais úteis para a avaliação de miocardite quando se usam pontos de corte mais próximos do limite inferior de detecção. Níveis séricos de troponina acima do valor de referência (VR) têm sensibilidade de cerca de 50% e especificidade de 90% para o diagnóstico de miocardite. É importante destacar que a sensibilidade é afetada pela precocidade da solicitação do teste, sendo mais alta quando a troponina é dosada dentro das primeiras 4 semanas da apresentação do quadro.

O padrão de elevação da troponina também pode fornecer informações adicionais sobre a doença, já que níveis persistentemente elevados sugerem necrose em andamento e estão associados a piores desfechos em adultos que se apresentam com miocardite aguda.

Recomenda-se que dosagem de troponina seja realizada rotineiramente em casos de suspeita de miocardite, assim que a hipótese diagnóstica for levantada, com dosagens repetidas nos dias subsequentes.

A Figura 14.1 apresenta o padrão de variação da troponina para infarto do miocárdio e miocardite.

OUTROS BIOMARCADORES CARDÍACOS ▶ A creatinocinase (CK) é uma enzima presente no citosol de todos os tecidos musculares e de diversos outros tecidos do corpo. Ela existe nas isoformas MM, MB e BB. A porcentagem de CK-MB é mais alta no coração do que nos outros tecidos, e, portanto, a sua presença no plasma é útil como marcador de lesão miocárdica. Pode-se medir a massa ou a atividade da CK-MB no plasma, sendo o método de massa mais acurado. O dano miocárdico causado pela miocardite pode acarretar elevação de CK e de CK-MB, particularmente nos casos mais graves. No entanto, os dados disponíveis sugerem que a sensibilidade é baixa para miocardites em geral, ficando em algumas séries abaixo de 10%. Devido a esse desempenho inferior à dosagem de troponinas cardíacas, atualmente as CKs não são rotineiramente utilizadas na avaliação diagnóstica de pacientes com suspeita de miocardite.

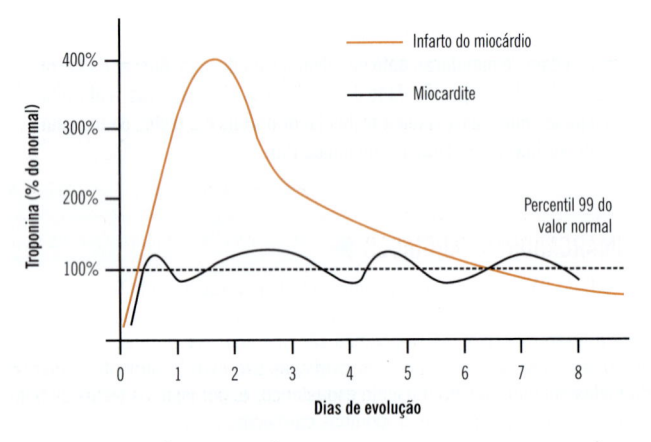

FIGURA 14.1 ▶ **PADRÃO DE VARIAÇÃO DA TROPONINA PARA INFARTO DO MIOCÁRDIO E MIOCARDITE.**
Fonte: Adaptada de Melanson e colaboradores.[1]

Outros marcadores cardíacos, como peptídeo natriurético tipo B (BNP, do inglês brain natriuretic peptide) ou seu pró-hormônio, o fragmento amino-terminal do BNP (NT-proBNP, do inglês NT-terminal pro-B-type natriuretic peptide), liberados pelo aumento do estresse parietal nas câmaras cardíacas, podem estar elevados em casos de miocardite que se manifestem com IC, podendo ser utilizados nesse cenário. No entanto, não são sensíveis ou específicos para o diagnóstico de miocardite e, portanto, não são recomendados para essa finalidade.

PROVAS DE ATIVIDADE INFLAMATÓRIA ▶

VELOCIDADE DE HEMOSSEDIMENTAÇÃO (VHS) E PROTEÍNA C REATIVA ▶ A VHS e a proteína C reativa são marcadores de atividade inflamatória sistêmica. Elas podem estar elevadas nas miocardites, mas são inespecíficas.

HEMOGRAMA ▶ As alterações do hemograma causadas pela miocardite são inespecíficas e estão presentes na minoria dos casos. Leucocitose ou linfocitose leves são as mais frequentes, mas, em algumas infecções virais ou doenças do colágeno, podem-se encontrar também leucopenia ou linfopenia. Em casos de miocardite por hipersensibilidade a medicamentos ou por parasitoses, pode haver eosinofilia.

SOROLOGIAS VIRAIS ▶ Os vírus são a principal causa das miocardites. As espécies classicamente implicadas são coxsackievírus B, adenovírus e parvovírus B19. Mais recentemente, o vírus da imunodeficiência humana (HIV, do inglês human immunodeficiency virus) e o vírus da hepatite C (HCV) vêm sendo descritos como agentes causadores.

Testes sorológicos, incluindo a detecção de reagentes de fase aguda e crônica (imunoglobulina M [IgM] e G [IgG]), podem esclarecer a etiologia da infecção causadora da miocardite. Os anticorpos anticoxsackievírus B, a causa mais comum de miocardite viral, frequentemente estão elevados em pacientes com suspeita clínica de miocardite. Em uma série de 760 pacientes, foram positivos para marcadores sorológicos de coxsackievírus B 33% dos pacientes com miocardite, e apenas 9% dos controles. É importante frisar que, sozinha, a presença de sorologia viral não define o tropismo pelo miocárdio. Evidências iniciais de estudos que utilizavam diagnóstico sorológico e cultura viral são hoje reafirmadas por detecção molecular de RNA viral nos espécimes de biópsia miocárdica. Em nosso meio, a detecção de RNA viral em biópsias miocárdicas não está clinicamente disponível, ficando restrita a ambientes de pesquisa.

OUTROS TESTES LABORATORIAIS ▶

As diversas etiologias de miocardite devem ser pesquisadas de acordo com a suspeita clínica, muitas vezes com o auxílio de testes laboratoriais. Alguns exemplos incluem lúpus eritematoso sistêmico (LES) (fator antinuclear [FAN] e anticorpos contra antígenos nucleares extraíveis (antiENA, do ingles *antibodies to extractable nuclear antigens*), febre reumática aguda (antiestreptolisina O [ASLO]) e doença celíaca (antitransglutaminase IgA ou IgG).

O Quadro 14.1 descreve as principais causas de miocardite e os testes laboratoriais relevantes.

OUTROS EXAMES COMPLEMENTARES ▶

Além dos exames citados, a avaliação de um paciente com suspeita de miocardite requer, necessariamente, outros métodos de pesquisa de dano miocárdico. O eletrocardiograma (ECG) e o ecocardiograma ajudam na documentação de lesão miocárdica e de disfunção ventricular. A cintilografia miocárdica – em particular com o uso do marcador índio-111 – parece ter razoável sensibilidade na detecção de dano celular miocárdico.

A ressonância magnética (RM) é uma opção diagnóstica bastante atraente, que combina avaliação de função ventricular e detecção de padrões focais

QUADRO 14.1 ▶ CAUSAS DE MIOCARDITE E EXAMES LABORATORIAIS RELEVANTES	
AGENTES ETIOLÓGICOS	**TESTES**
Vírus Adenovírus, coxsackievírus/enterovírus, CMV, parvovírus B19, HCV, HIV	Sorologias específicas; reagentes de fase aguda; detecção de DNA/RNA
Bactérias e fungos Micobactérias, *Chlamydia* sp. e *Mycoplasma* sp., estreptococos, *Aspergillus*, *Coccidioides*, Histoplasma	Hemoculturas e culturas de tecidos; baciloscopia; detecção de antígenos

(Continua)

QUADRO 14.1 ► CAUSAS DE MIOCARDITE E EXAMES LABORATORIAIS RELEVANTES (*CONTINUAÇÃO*)

Protozoários e parasitas *Trypanosoma cruzi*, esquistossomose, larva migrans	Teste de fixação do complemento; detecção de anticorpos; contagem de eosinófilos
Toxinas e hipersensibilidade Antraciclinas, cocaína, clozapina, sulfas, cefalosporinas, penicilina, ADTs, zidovudina, catecolaminas, lítio, metildopa, diuréticos tiazídicos, aminofilina, radiação (radioterapia)	Dosagem sanguínea ou urinária da substância em questão; contagem de eosinófilos
Autoimunidade Vacina (varicela), miocardite de células gigantes, síndrome de Churg-Strauss, síndrome de Sjögren, doença celíaca, sarcoidose, LES, AR, doença mista do tecido conectivo, esclerose sistêmica, granulomatose de Wegener, arterite de Takayasu, tireotoxicose, doença inflamatória intestinal, dermatomiosite, DK	VHS/PCR; contagem de eosinófilos; FAN; antiENA; FR; antitransglutaminase IgA e IgG; Anca; TSH; anticorpo antitropoisomerase; diversos outros autoanticorpos de acordo com a suspeita clínica

CMV, citomegalovírus; HIV, vírus da imunodeficiência humana; DNA, ácido desoxirribonucleico; RNA, ácido ribonucleico; ADT, antidepressivo tricíclico; VHS, velocidade de hemossedimentação; LES, lúpus eritematoso sistêmico; AR, artrite reumatoide; DK, doença de Kawasaki; FR, fator reumatoide; Anca, anticorpo anticitoplasma de neutrófilos; TSH, tireotrofina; IgA, imunoglobulina A; IgG, imunoglobulina G; PCR, proteína C reativa; HCV, vírus da hepatite C; FAN, fator antinuclear; antiENA, anticorpos contra antígenos nucleares extraíveis.

característicos e de lesão miocárdica difusa. Além disso, sua capacidade de detectar outras doenças cardíacas, como cardiopatia isquêmica e miocardiopatias infiltrativas, pode ser de grande auxílio no diagnóstico diferencial.

A biópsia miocárdica é tradicionalmente requerida para o estabelecimento do diagnóstico de miocardite, buscando-se a presença concomitante de dano miocárdico e infiltrado inflamatório. Ela é considerada o padrão-ouro para o diagnóstico. No entanto, considerando que o diagnóstico de miocardite viral modifica o tratamento em raras situações, a biópsia é recomendada apenas na suspeita de etiologias nas quais exista tratamento específico que possa modificar o curso da doença, ou em casos de IC fulminantes.

No entanto, a acurácia subótima da biópsia miocárdica, associada ao seu caráter invasivo, levaram à criação de critérios diagnósticos que aliam dados clínicos, laboratoriais, de imagem e de biópsia (Quadro 14.2).

Uma descrição mais detalhada desses testes pode ser encontrada nas leituras sugeridas ao final deste capítulo.

QUADRO 14.2 ► CRITÉRIOS PARA O DIAGNÓSTICO DE MIOCARDITE

1. Clínica	2. Dano estrutural/ funcional, sem isquemia	3. Ressonância magnética	4. Biópsia miocárdica
IC; febre; pródromo viral; fadiga; dispneia; dor torácica; palpitações; síncope	Alterações de ecocardiograma (motilidade segmentar, dilatação, hipertrofia); aumento de troponina; cintilografia com índio-111 positiva	Aumento de intensidade do sinal miocárdico em T2; contraste tardio com gadolínio-DTPA	Achados patológicos compatíveis com critérios de Dallas; presença de genoma viral por PCR (persistência viral)

Conta-se 1 ponto para cada categoria que tenha pelo menos um dos itens presente.
OBS.: Para pontuar na categoria 2, é necessária uma cinecoronariografia normal ou a ausência de evidência de isquemia miocárdica em teste provocativo.

2 categorias positivas: Suspeita de miocardite

3 categorias positivas: Compatível com miocardite

4 categorias positivas: Alta probabilidade de miocardite

IC, insuficiência cardíaca; DTPA, ácido dietilenotriaminopentacético; PCR, reação em cadeia da polimerase.

► DE VOLTA AO CASO CLÍNICO

O paciente descrito, com quadro clínico de IC de início recente, apresentava TnT sérica de 0,12 ng/mL, e a cinecoronariografia mostrou coronárias sem lesões. Nesse contexto, a elevação de biomarcador cardíaco específico (TnT), sem evidência de coronariopatia, corrobora o diagnóstico provável de miocardite causando miocardiopatia dilatada. Testes adicionais, como RM cardíaca e biópsia miocárdica, podem ser propostos, embora um critério diagnóstico ideal ainda não tenha sido atingido.

A clássica síndrome de miocardite (viral), caracterizada por sintomas de IC, dor torácica e arritmias atriais ou ventriculares em um contexto de disfunção ventricular aguda (frequentemente após uma infecção viral), continua sendo importante e representa o primeiro passo em direção ao diagnóstico.

REFERÊNCIA

1. Melanson SE, Tanasijevic MJ, Jarolim P. Cardiac troponin assays: a view from the clinical chemistry laboratory. Circulation. 2007;116(18):e501-4.

LEITURAS SUGERIDAS

Caforio ALP, Pankuweit S, Arbustini E, Basso C, Gimeno-Blanes J, Felix SB, et al. Current state of knowledge on aetiology, diagnosis, management, and therapy of myocarditis: a position statement of the European Society of Cardiology Working Group on Myocardial and Pericardial Diseases. Eur Heart J. 2013;34(33):2636-48.

Cooper LT Jr, editor. Myocarditis: from bench to bedside. Totowa: Humana Press; 2003.

Cooper LT Jr. Myocarditis. N Engl J Med. 2009;360(15):1526-38.

Mann DL, Zipes DP, Libby P, Bonow RO. Braunwald's heart disease: a textbook of cardiovascular medicine. 10. ed. Philadelphia: WB Saunders Elsevier; 2014.

Wallach J. Interpretation of diagnostic tests. 8th ed. Philadelphia: Lippincott Williams & Wilkins; 2007.

SITES SUGERIDOS

Tang WHW. Myocarditis. In: Medscape [Internet]. New York (NY): WebMD LLC; c1994-2015 [atualizado em 5 set. 2014; capturado em 22 ago. 2015]. Disponível em: http://emedicine.medscape.com/article/156330-overview

The Myocarditis Foundation [Internet]. Kingwood: Myocarditis Foundation; c2015 [capturado em 22 ago. 2015]. Disponível em: http://myocarditisfoundation.org/

CAPÍTULO 15

PERICARDITES E DERRAME PERICÁRDICO

MARIANA VARGAS FURTADO

▶ CASO CLÍNICO

Paciente do sexo feminino, 34 anos, com história de dor precordial pleurítica no início do quadro há um mês, evoluindo com dispneia e cansaço. Nega febre. Ao exame, apresenta-se bradipsíquica, taquicárdica e normotensa, sem pulso paradoxal ou atrito pericárdico. O ecocardiograma apresenta derrame pericárdico moderado, sem sinais de tamponamento.

▶ COMO O LABORATÓRIO PODE AJUDAR NA AVALIAÇÃO DESTA PACIENTE?

O diagnóstico de pericardite é estabelecido por pelo menos dois dos seguintes achados: dor compatível com pericardite, atrito pericárdico, alterações típicas no eletrocardiograma (ECG) ou presença de derrame pericárdico. Em pacientes que apresentam quadro sugestivo de pericardite, a história clínica frequentemente fornece indicativos da causa mais provável. Em alguns pacientes, a pericardite pode ser a primeira manifestação de uma doença sistêmica. Os exames laboratoriais possuem papel neste contexto, auxiliando na confirmação diagnóstica de sua etiologia. Na maioria dos pacientes, não está indicada punção do líquido pericárdico, necessária apenas quando há evidências de tamponamento cardíaco, com propósito terapêutico, ou quando não há confirmação diagnóstica com exames laboratoriais, caso em que a análise citológica e bioquímica e as culturas do líquido pericárdico podem auxiliar na definição etiológica.

CAUSAS DE DOENÇAS PERICÁRDICAS

O Quadro 15.1 mostra as possíveis causas da pericardite aguda.

QUADRO 15.1 ▶ DOENÇAS PERICÁRDICAS DE ACORDO COM ETIOLOGIAS

- **Idiopática**
  - Quando a etiologia não fica estabelecida, presume-se que a maioria seja de causa viral ou imunológica
- **Infecciosa**
  - Viral (adenovírus, coxsackievírus, CMV, hepatite B, influenza, HIV, etc.)
  - Bacteriana (*Pneumococcus, Staphylococcus, Streptococcus*, micoplasma, doença de Lyme, *Haemophilus influenzae, Neisseria meningitidis*, etc.)
  - Micobactéria (*Mycobacterium tuberculosis, Mycobacterium avium-intracellulare*)
  - Fúngica (histoplasmose, cooccidiomicose)
  - Parasitárias (esquistossomose, amebíase, toxoplasmose, filariose)
- **Inflamatória – imunológica**
  - Doença do tecido conectivo (LES, AR, esclerodermia)
  - Arterites (poliarterite nodosa, arterite temporal)
  - Pós-infarto do miocárdio precoce (1-3 dias)
  - Pós-infarto do miocárdio tardio – síndrome de Dressler (1 semana ou alguns meses)
  - Induzida por medicamentos (p. ex., procainamida, hidralazina, isoniazida, ciclosporina)

(Continua)

QUADRO 15.1 ▶ DOENÇAS PERICÁRDICAS DE ACORDO COM ETIOLOGIAS (*CONTINUAÇÃO*)

- **Doença neoplásica**
  - Primária: mesotelioma, fibrossarcoma, lipoma
  - Secundária: carcinoma de pulmão e mama, linfomas, sarcoma de Kaposi
- **Radiação**
- **Pós-cirurgia cardíaca precoce**
- **Hemopericárdio**
  - Trauma: contuso ou penetrante
  - Ruptura de parede livre pós-infarto do miocárdio
  - Relacionado a procedimento ou implante de equipamento: marca-passo, desfibrilador, ablação de arritmia, procedimento coronário percutâneo
  - Dissecção aórtica
- **Diversas**
  - Colesterol
  - Uremia relacionada à diálise
  - Hipotiroidismo
  - Amiloidose

CMV, citomegalovírus; HIV, vírus da imunodeficiência humana; LES, lúpus eritematoso sistêmico; AR, artrite reumatoide.

HEMOGRAMA ▶ Na pericardite idiopática, os leucócitos possuem elevações modestas, em geral com resultados entre 11.000 e 13.000 mL^3 com pequena linfocitose associada. Níveis mais elevados sugerem outras etiologias, como na pericardite bacteriana, na qual há leucocitose e desvio à esquerda acentuados.

VELOCIDADE DE SEDIMENTAÇÃO GLOMERULAR ▶ Está modestamente elevada na pericardite idiopática, esperando-se níveis mais elevados em doenças autoimunes ou pericardite tuberculosa.

PROTEÍNA C REATIVA ▶ Teste de alta sensibilidade, mas pouco específico. Quando elevado, corrobora com o diagnóstico de pericardite.

MARCADORES DE LESÃO MIOCÁRDICA ▶ Pacientes com pericardite, mesmo sem evidências de miocardite ou infarto agudo do miocárdio (IAM), podem apresentar aumento dos níveis séricos de isoenzima MB da creatinocinase (CK-MB) e de troponina. Entretanto, níveis elevados sugerem miocardite concomitante ou pericardite pós-IAM.

Além dos exames citados, quando o diagnóstico não é estabelecido, deve-se fazer rastreamento para doenças específicas:

SOROLOGIA PARA VÍRUS DA IMUNODEFICIÊNCIA HUMANA (HIV) ▶

Estima-se que 20% dos pacientes com HIV vão possuir envolvimento pericárdico ao longo do curso de sua doença. A causa mais comum de pericardite nesse grupo de pacientes é a tuberculose (TB). Entretanto, pode ser causada pelo próprio HIV, por outras doenças oportunistas ou por neoplasias (linfomas e sarcoma de Kaposi).

FATOR ANTINUCLEAR (FAN) ▶

Deve-se considerar o diagnóstico de LES em mulheres jovens, pois a pericardite é a causa mais comum de manifestação cardiovascular do LES.

TIREOTROFINA (TSH, DO INGLÊS *THYROID-STIMULATING HORMONE*) ▶

Pacientes com hipotiroidismo grave podem desenvolver pericardite. Deve-se solicitar TSH como exame de rastreamento para diagnóstico da doença.

FUNÇÃO RENAL (CREATININA [CR] E UREIA) ▶

Estima-se que ocorra em 5% dos pacientes com insuficiência renal crônica (IRC) pré-diálise e em 18% dos pacientes em diálise.

ETIOLOGIAS VIRAIS ▶

A titulação de anticorpos virais geralmente não é necessária, pois os resultados não são específicos e podem ser negativos mesmo na etiologia viral. Além disso, os resultados não alteram a conduta terapêutica.

HEMOCULTURAS ▶

Deve-se solicitar quando houver suspeita de infecção bacteriana.

ANÁLISE DO LÍQUIDO PERICÁRDICO ▶

- Citológico:
    - Contagem de leucócitos: não específicos, aumentados em processos inflamatórios;
    - Presença de células neoplásicas.
- Bioquímica: diferenciação de exsudato e transudato (coletar dosagens séricas no mesmo momento). Raramente útil na definição diagnóstica:
    - Proteínas: exsudato > 3 g/dL; relação líquido/sangue > 0,5;
    - Glicose: diminuída em processos infecciosos.
- Bacterioscópico e cultura: aeróbios, anaeróbios, fungos e bacilo álcool-ácido-resistente (BAAR), reação em cadeia da polimerase (PCR) e cultura para *Mycobacterium tuberculosis*.
- Pesquisa viral por PCR.
- Adenosina deaminase (ADA): aumentada na TB com sensibilidade de 83% e especificidade de 78%.

▶ DE VOLTA AO CASO CLÍNICO

A paciente apresentava hemograma não infeccioso, proteína C reativa aumentada, troponina um pouco acima de limite normal, sorologia para HIV negativa e TSH muito elevado. Estabelecido diagnóstico de hipotiroidismo grave, sem tratamento, compatível com epidemiologia e clínica da paciente, iniciou-se tratamento específico para hipotiroidismo com remissão completa dos sintomas.

LEITURAS SUGERIDAS ▶

LeWinter MM, Hopkins WE. Pericardial diseases. In: Mann DL, Zipes DP, Libby P, Bonow RO, Braunwald E. Braunwald's heart disease: a textbook of cardiology medicine. 10th ed. Philadelphia: Saunders Elsevier; 2015. p. 1636-57.

LeWinter MM. Clinical Practice. Acute Pericarditis. N Engl J Med. 2014;371(25):2410-6.

Maisch B, Seferović PM, Ristić AD, Erbel R, Rienmüller R, Adler Y, et al. Guidelines on the diagnosis and management of pericardial diseases. The Task Force on the Diagnosis and Management of Pericardial Diseases of the European Society of Cardiology. Eur Heart J. 2004;25(7):587-610.

Montera MW, Mesquita ET, Colafranceschi AS, Oliveira Junior AM, Rabischoffsky A, Ianni BM, et al. Sociedade Brasileira de Cardiologia. I Diretriz Brasileira de Miocardites e Pericardites. Arq Bras Cardiol. 2013;100(4 Suppl 1):1-36.

SITES SUGERIDOS ▶

European Society of Cardiology [Internet]. Sophia Antipolis (France): ESC; c1997-2015. Disponível em: http://www.escardio.org/

Sociedade Brasileira de Cardiologia [Internet]. Rio de Janeiro: SBC; c1996-2015. Disponível em: http://www.cardiol.br/

SEÇÃO 2
Dermatologia

CAPÍTULO 16

ALOPECIA E EFLÚVIO

VANESSA SANTOS CUNHA
ANA PAULA AVANCINI CARAMORI

▶ CASO CLÍNICO

Paciente do sexo feminino, 32 anos, chega à consulta referindo queda de cabelo intensa nos últimos 6 meses. Seus cabelos sempre foram fartos e saudáveis, e a paciente está muito preocupada com a possibilidade de ficar calva. Refere que a densidade de cabelo vem diminuindo. Traz consigo um envelope com os cabelos que caíram nos últimos dias. Nega sintomas como ardência ou prurido no couro cabeludo. Nega perda de pelos em outras partes do corpo. Nega doenças prévias ou uso de medicamentos ou suplemento. Nega dietas restritivas. Refere ciclos menstruais regulares. Nega que tenha familiares com histórico de queda de cabelo. Relata ter um bebê com 6 meses de idade. Está usando xampu antiqueda, sem resposta.

Ao exame, apresenta ótimo estado geral. O exame do couro cabeludo revela ausência de áreas com rarefação ou alopecia; ausência de áreas de aspecto atrófico ou cicatricial; ausência de eritema ou descamação. Divisão central dos cabelos com largura preservada. Tração positiva (> 6 fios por área tracionada). A dermatoscopia do couro cabeludo revelou presença de vários fios pontiagudos/novos e fios apresentando diâmetro homogêneo. Pelos do corpo preservados e pele sem achados dignos de nota.

► COMO O LABORATÓRIO PODE AJUDAR NA AVALIAÇÃO DESTA PACIENTE?

O diagnóstico diferencial de queda de cabelo inclui vários distúrbios que podem cursar com alopecia cicatricial ou não cicatricial (Quadro 16.1). As mais comuns são alopecia androgenética (AAG) (Fig. 16.1), eflúvio telógeno (ET) (Fig. 16.2) e alopecia areata (AA) (Fig. 16.3).

QUADRO 16.1 ► DIAGNÓSTICO DIFERENCIAL DAS ALOPECIAS

ALOPECIAS NÃO CICATRICIAIS	ALOPECIAS CICATRICIAIS
• Alopecia areata • Alopecia androgenética • Eflúvio telógeno • Eglúvio telógeno crônico • Alopecia de tração* • Trauma • Tricotilomania*	• Lúpus eritematoso cutâneo crônico • Liquen plano pilar/Alopecia frontal fibrosante • Alopecia cicatricial central centrífuga • Foliculite decalvante • Celulite dissecante • Esclerodermia • Mucinose folicular (alopecia mucinosa) • Infecções (fungos, bactérias, vírus) • Neoplasias (primárias, metástases) • Agentes externos (queimadura, raio X)

*Essas alopecias não cicatriciais podem evoluir para alopecias cicatriciais.

Obter a história clínica detalhada é fundamental. Nos pacientes que se queixam de aumento na queda de cabelo, devem ser investigados possíveis gatilhos que ocorreram nos 3 meses anteriores ao início do quadro. Doenças sistêmicas, tiroidopatias e restrições dietéticas (especialmente de proteína e de ferro, como ocorre após cirurgia bariátrica) devem ser excluídas. Início do uso, parada ou alteração na dose de medicamentos, como anticoncepcionais, antidepressivos e polivitamínicos, devem ser observados. Em mulheres, a histórica ginecológica é importante. Presença de hiperpolimenorragia pode ser a causa da deficiência de ferro. O histórico de irregularidade menstrual ou a presença de hirsutismo indicam a realização de avaliação hormonal nos casos de AAG. A história familiar de queda de cabelo é significativa na AAG e na AA.

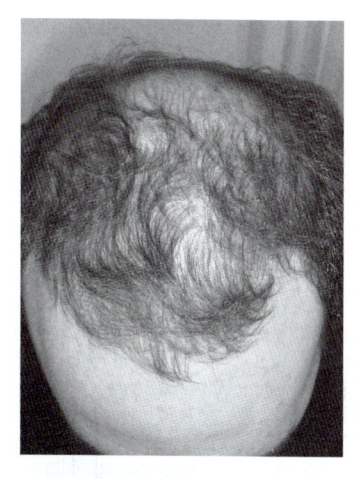

FIGURA 16.1 ► PACIENTE COM ALOPECIA ANDROGENÉTICA.

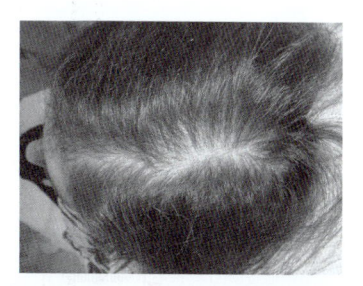

FIGURA 16.2 ► PACIENTE COM EFLÚVIO TELÓGENO AGUDO, COMO A DO CASO CLÍNICO.

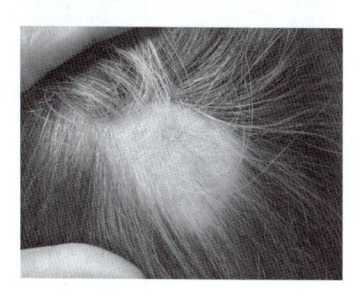

FIGURA 16.3 ► ALOPECIA AREATA EM REPILAÇÃO PARCIAL.

A Figura 16.4 sugere um algoritmo para avaliação para pacientes com alopecia.

AVALIAÇÃO LABORATORIAL
Os exames laboratoriais iniciais devem incluir hemograma, dosagens de zinco, ferro e ferritina, vitamina D, função tiroidiana, fator antinuclear (FAN) e VDRL (do inglês veneral disease research laboratory). Devem ser solicitados na suspeita clínica de ET ou quando este não pode ser afastado.

HEMOGRAMA ▶ Usado para detectar presença de anemias, especialmente a ferropriva, ou de possíveis distúrbios hematológicos ou doenças sistêmicas que possam estar contribuindo para a queda de cabelo.

FERRITINA ▶ Para excluir uma das causas mais frequentes de ET. A relação entre deficiência de ferro e queda de cabelo foi relatada em vários estudos. A dosagem de ferritina é o que melhor representa a amostra medular, e seu valor deve ser maior do que 60 ng/mL. Não há necessidade de já haver anemia estabelecida. Níveis de ferritina menores do que 60 ng/mL com velocidade de hemossedimentação (VHS) normal apresentam alta especificidade e valor

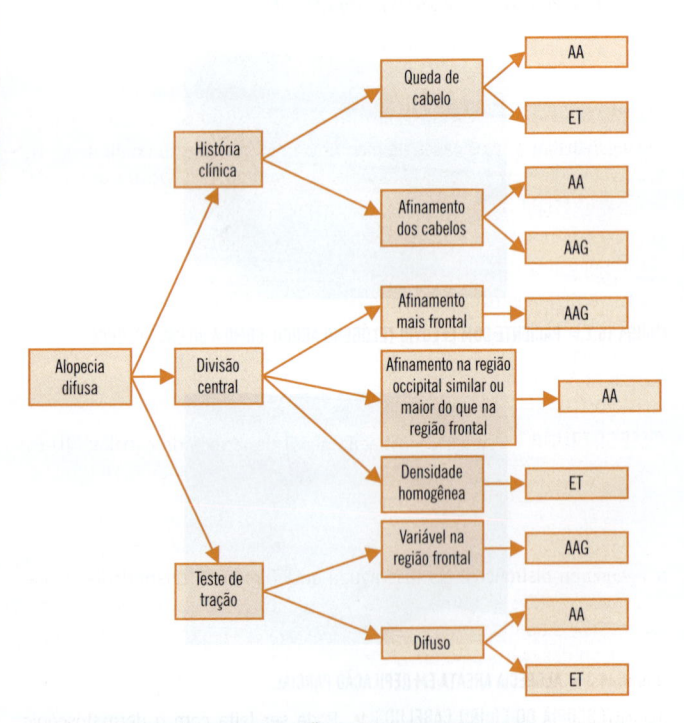

FIGURA 16.4 ▶ **ALGORITMO PARA AVALIAÇÃO DE PACIENTES COM ALOPECIA.**
AA, alopecia areata; AAG, alopecia androgenética; ET, eflúvio telógeno.

preditivo positivo (> 90%) para deficiência de ferro. É importante ressaltar que a ferritina é uma proteína de fase aguda, podendo estar alterada em processos inflamatórios e infecciosos.

ZINCO ▶ importante ser pesquisado nos casos associados a dietas restritivas e em pacientes submetidos à cirurgia bariátrica. Níveis abaixo dos valores normais (< 50 μg/ml) devem ser tratados.

25-HIDROXIVITAMINA D (25(OH)D) ▶ Em modelos animais, níveis baixos de vitamina D podem induzir modificação no ciclo folicular, levando a um quadro de ET. Suplementos de vitamina D_3 induzem o ciclo folicular e o crescimento capilar em ratos. Na AA, a deficiência de vitamina D está associada a aumento de proteína C reativa.

TIREOTROFINA (TSH, DO INGLÊS THYROID-STIMULATING HORMONE) ▶ Para excluir uma das causas mais frequentes de ET, o hipotiroidismo.

FAN ▶ Apesar de raro, o ET pode ser a primeira manifestação de doenças autoimunes, como o lúpus eritematoso sistêmico (LES).

VDRL ▶ Além da forma de alopecia em clareira, típica do período secundário, a sífilis também pode se manifestar como alopecia difusa do ET.

OUTROS EXAMES
▶ Também são úteis para o diagnóstico das alopecias os exames descritos a seguir.

TIROXINA LIVRE (T_4L) E ANTICORPOS ANTITIROIDIANOS (ANTITIREOPEROXIDASE E ANTI-TIREOGLOBULINA) ▶ Nos casos de hipotiroidismo suspeito ou confirmado. Na AA, é importante, pela possível associação com outras doenças autoimunes.

FATOR REUMATOIDE (FR) E OUTROS AUTOANTICORPOS ▶ Eles devem ser solicitados nos casos de AA e se o FAN for positivo, na investigação básica.

PERFIL HORMONAL ▶ Indica-se a investigação nas mulheres com AAG e outros sinais de hiperandrogenismo, como obesidade, hirsutismo, irregularidades menstruais, etc. Os exames mais importantes são hormônio folículo-estimulante (FSH), hormônio luteinizante (LH), sulfato de desidroepiandrosterona (SDHEA), androstenediona, testosterona total e 17-hidroxiprogesterona (17-OHP)

TESTE DE TRAÇÃO ▶ Consiste na tração gentil de grupos de cabelos (40-60 fios) em três áreas diferentes do couro cabeludo. Um teste normal ou negativo extrai três ou menos fios, e um teste positivo, seis ou mais fios de uma mesma área. Os cabelos extraídos pelo teste podem ser examinados ao microscópio ou dermatoscópio, quantificados e classificados em telógenos, anágenos ou distróficos. Na fase aguda do ET, grandes quantidades de cabelos são perdidas diariamente (mais do que 100 fios). É um teste bastante rudimentar, e há muita variação entre a força exercida pelos examinadores. A lavagem dos cabelos no dia anterior ou no dia do exame pode levar a um resultado falso-negativo. Um teste negativo não exclui o diagnóstico.

DERMATOSCOPIA DO COURO CABELUDO ▶ Pode ser feita com o dermatoscópio manual (magnificação de 20 x) ou com o videodermatoscópio (que pode chegar a um aumento de 1.000 x). As informações obtidas neste exame podem auxiliar na obtenção de um diagnóstico mais apurado, evitando, em alguns casos, exames mais invasivos, como a biópsia do couro cabeludo. Achados pouco visíveis ao olho nu, como escamas perifoliculares, óstio folicular e diâmetro da fibra capilar, são facilmente observados com esta técnica. No ET, observa-se grande quantidade de pequenos fios pontudos, representando o novo crescimento, e não se evidencia variação no diâmetro dos fios, o que é característico da AAG. O videodermatoscópio também pode capturar as imagens do exame e armazenar digitalmente para uma comparação futura. É uma técnica muito útil, mas exige treinamento especializado.

TESTE DA LAVAGEM ▶ Nesse teste, o paciente não deve lavar o cabelo por 5 dias. Após esse período, lava os cabelos na pia com o ralo coberto por uma gaze. Os cabelos que ficarem na pia e na gaze são coletados e levados para análise. O cabelo será contado e separado por comprimento ($\leq$ 3 cm ou $\geq$ 5 cm; os demais fios são desprezados). Esta técnica ajuda a diferenciar o ET da AAG. O teste não é diagnóstico, mas pode dar ao médico uma estimativa da quantidade de cabelo que está caindo.

MICROSCOPIA DO FIO ▶ Ao microscópio e/ou dermatoscópio, as raízes dos fios devem ser classificadas em fase anágena ou telógena, e deve ser pesquisada a presença de distrofia da fibra capilar. Na raiz telógena, o bulbo está mais claro em forma de clava, e a bainha externa do pelo está ausente. Com base na porcentagem da distribuição normal dos pelos no couro cabeludo, pode-se estabelecer o diagnóstico diferencial entre ET e AAG. Na AAG, a relação telógeno-anágeno é de até 4:1, e, no ET, é superior a 8:1.

TRICOGRAMA OU *PLUCK TEST* ▶ Para fazer este teste, deve-se ficar 5 dias sem lavar, escovar com frequência ou prender sob tensão os cabelos. Depois, a coleta é feita no local mais ativo. Cerca de 60 a 80 fios são presos por um porta-agulhas com a ponta envolvida em látex. Os cabelos são retirados rapidamente, em movimento único, puxando e levantando as hastes na direção do crescimento. Com este procedimento, obtém-se um feixe de cabelo com suas unidades foliculares, que serão analisadas nos microscópio óptico ou dermatoscópio. Ao exame microscópico, podem-se encontrar quatro tipos anatômicos de pelos: telógeno, catágeno, anágeno normal e anágeno distrófico.

BIÓPSIA DE COURO CABELUDO ▶ Indicada nos casos de alopecia cicatricial e nos casos de alopecia não cicatricial com diagnóstico duvidoso. A biópsia das cicatriciais é tratada com corte longitudinal/vertical, e a das não cicatriciais com corte transversal/horizontal. O corte transversal permite que um maior número de folículos seja avaliado. O procedimento é realizado sob anestesia local utilizando lidocaína com epinefrina 1:100.000 e um *punch* de 4 mm ou maior. A biópsia deve ser profunda, devendo incluir toda a unidade folicular, pegando parte do subcutâneo. No ET, há aumento no percentual de telógenos (11-30%), a relação terminal/velus (T/V) é normal, ou seja, 8:1, e não há miniaturização. Na AAG, há significativa variação nos diâmetros das hastes capilares.

▶ DE VOLTA AO CASO CLÍNICO

Com base na história e no exame físico, o diagnóstico clínico é de ET. Não é necessária a realização de biópsia no couro cabeludo neste momento. Como a paciente está em pós-parto, a investigação básica foi solicitada, e não tinha alterações. A paciente é orientada de que este tipo de queda é temporário e de que haverá crescimento de novos fios. O ET, em geral, cessa de 3 a 6 meses após o estímulo ter sido removido/tratado. Não há, portanto, necessidade de modificação nas técnicas de lavagem ou penteado. Entretanto, alguns pacientes com ET agudo podem evoluir para AAG, devendo a paciente ser orientada a retornar, caso a queda persista por mais de 6 meses.

DICAS ▶

- O paciente somente noticia afinamento dos fios de cabelos quando há perda de porcentagem igual ou superior a 50% da densidade capilar.
- Alopecia por medicamentos costuma ser difusa e não cicatricial.
- Toda história médica e cirúrgica dos 6 meses que antecedem a queda dos cabelos pode estar relacionada à causa desta alopecia.

LEITURAS SUGERIDAS ▶

Alkhalifah A, Alsantali A, Wang E, McElwee KJ, Shapiro J. Alopecia areata update: part I. Clinical picture, histopathology, and pathogenesis. J Am Acad Dermatol. 2010;62(2):177-88.

Dhurat R, Saraogi P. Hair evaluation methods: merits and demerits. Int J Trichology. 2009;1(2):108-19.

Gordon KA, Tosti A. Alopecia: evaluation and treatment. Clin Cosmet Investig Dermatol. 2011;4:102-6.

MahamidM, Abu-Elhija O, Samamra M, Mahamid A, Nseir W. Association between Vitamin D levels and alopecia areata. Isr Med Assoc J. 2014;16(6):367-70.

McMichael A, Hordinsky M. Hair and scalp diseases: medical, surgical and cosmetic treatments. New York: Informa Helthcare; 2008.

Mubki T, Rudnicka L, Olszewska M, Shapiro J. Evaluation and diagnosis of the hair loss patient: part I. History and clinical examination. J Am Acad Dermatol. 2014;71(3):415.e1-15.

Mubki T, Rudnicka L, Olszewska M, Shapiro J. Evaluation and diagnosis of the hair loss patient: part II. Trichoscopic and laboratory evaluations. J Am Acad Dermatol [Internet]. 2014 [capturado em 22 ago. 2015];71(3):431.e1-e11. Disponível em: http://www.jaad.org/article/S0190-9622(14)01435-2/pdf

Ong KH, Tan HL, Lai HC, Kuperan P. Accuracy of various iron parameters in the prediction of iron deficiency in an acute care hospital. Ann Acad Med Singapore. 2005;34(7):437-40.

Rasheed Hegazy R, El-Komy M, Abdel Hay R, Hamid MA, Hamdy E. Serum ferritin and vitamin d in female hair loss: do they play a role? Skin Pharmacol Physiol. 2013;26(2):101-7.

Shrivastava S. Diffuse hair loss in a adult female: approach to diagnosis and management. Indian J Dermatol Venereol Leprol. 2009;75(1):20-7.

Steiner D. Alopecia na mulher. RBM. 2013;70(10):343-49.

Werner B, Brenner FM. Clinical and histological challenge in the differential diagnosis of diffuse alopecia: female androgenetic alopecia, telogen effluvium and alopecia areata - part II. An Bras Dermatol. 2012;87(6):884-90.

SITES SUGERIDOS

Dermatologia.net. Alopécia androgênica (calvície, queda de cabelos) [Internet]. Rio de Janeiro: Dermatologia.net; c1996-2015 [capturado em 22 ago. 2015]. Disponível em: http://www.dermatologia.net/novo/base/doencas/alopecia.shtml

Sociedade Brasileira de Dermatologia. Alopecia areata [Internet]. Rio de Janeiro: SBD; 2015 [capturado em 22 ago. 2015]. Disponível em: http://www.sbd.org.br/doencas/alopecia-areata/

CAPÍTULO 17

URTICÁRIA

GIANCARLO REZENDE BESSA
LISIA MARTINS NUDELMANN-LAVINSKY

▶ CASO CLÍNICO

Paciente do sexo feminino, 32 anos, branca, iniciou, há 4 meses, quadro de lesões cutâneas disseminadas, avermelhadas, pruriginosas e efêmeras, que desaparecem e surgem em outros locais em poucas horas. Ao exame físico, visualizam-se placas eritemato-edematosas bem delimitadas, esparsas pelo tegumento. Sem outras alterações à anamnese e ao exame físico.

▶ COMO O LABORATÓRIO PODE AJUDAR NA AVALIAÇÃO DESTA PACIENTE?

A urticária é caracterizada pelo rápido aparecimento de urticas, as quais podem ser acompanhadas por angioedema. Urticas são causadas por edema da porção mais superficial da derme e em geral se associa à sensação de prurido ou "queimação" e tem caráter fugaz, remitindo em até 24 horas. Duração maior das lesões deve levantar a suspeita de vasculite urticariana, que consiste em vasculite cutânea que se apresenta clinicamente com lesões urticariformes e com frequência está associada a doenças autoimunes sistêmicas.

Quando o processo edematoso está presente na derme profunda e no tecido subcutâneo, define-se o angioedema, que comumente envolve mucosas e tem resolução mais lenta do que as urticas (geralmente ao redor de 72 horas).

AVALIAÇÃO LABORATORIAL

Ao se considerar avaliação laboratorial, é fundamental avaliar a classificação clínica da urticária (Quadro 17.1).

QUADRO 17.1 ▶ CLASSIFICAÇÃO CLÍNICA DA URTICÁRIA, COM BASE NA DURAÇÃO, NA FREQUÊNCIA E NA ETIOLOGIA

TIPOS DE URTICÁRIA

I. Urticárias espontâneas	Duração
1. Urticária aguda	1. Inferior a 6 semanas
2. Urticária crônica	2. Superior a 6 semanas
2.a Urticária crônica contínua	2.a Diária ou quase diária durante a semana
2.b Urticária crônica recorrente	2.b Períodos livres de sintomas variando de dias a semanas
II. Urticárias físicas	**Fatores desencadeantes**
(I) Dermografismo	(I) Aplicação de forças mecânicas na pele (urticas surgem em 1-5 minutos)
(II) Urticária de pressão tardia	(II) Pressão vertical (urticas surgem entre 3 e 8 horas após período de latência)
(III) Urticária de contato ao frio	(III) Ar frio/água/vento
(IV) Urticária de contato ao calor	(IV) Calor localizado
(V) Urticária solar	(V) Ultravioleta e/ou luz visível
(VI) Urticária/angioedema vibratório	(VI) Forças vibratórias, em geral dispositivos pneumáticos
III. Tipos especiais de urticária	
(I) Urticária colinérgica	
(II) Urticária adrenérgica	

(Continua)

QUADRO 17.1 ► CLASSIFICAÇÃO CLÍNICA DA URTICÁRIA, COM BASE NA DURAÇÃO, NA FREQUÊNCIA E NA ETIOLOGIA (*CONTINUAÇÃO*)
(III) Urticária de contato
(IV) Urticária aquagênica
IV. Doenças distintas relacionadas à urticária por aspectos históricos
(I) Urticária pigmentosa (mastocitose)
(II) Vasculite urticariana
(III) Urticária ao frio familiar
Fonte: Criado e colaboradores.[1]

Não se recomenda a realização de nenhum teste diagnóstico de rotina para a maioria dos pacientes com urticária aguda. A investigação laboratorial pode ser feita em casos mais graves, nos quais não se obtém melhora com o tratamento convencional, direcionada às suspeitas levantadas pela história do doente.

As urticárias físicas geralmente são investigadas por meio de testes provocativos (provas físicas, exposição a frio ou calor, exercício físico, conforme sugerido pela anamnese).

Em pacientes com urticária crônica, não está recomendada avaliação laboratorial extensa. Uma metanálise de 29 estudos publicados mostrou que potenciais causas sistêmicas da urticária crônica somente foram encontradas em 1,6% dos pacientes, e não houve associação do número de testes solicitados com a identificação de doença interna. Por isso, a maioria dos autores concorda com avaliação laboratorial inicial limitada para a maioria dos casos, a qual inclui hemograma completo e dosagem de proteína C reativa ou velocidade de hemossedimentação (VHS). Alguns autores recomendam ainda a solicitação rotineira de enzimas hepáticas e função tiroidiana. Exames adicionais estarão indicados de acordo com os resultados iniciais e a suspeita clínica.

A Figura 17.1 sugere um algoritmo de investigação para as urticárias.

EXAMES ► A investigação laboratorial é básica em pacientes com urticária crônica.

HEMOGRAMA COMPLETO ► Geralmente é normal em pacientes com urticária crônica. Eosinofilia pode estar presente na atopia e em reações a medicamentos e a infecções parasitárias. Neste caso, a investigação deve prosseguir direcionada para a exclusão dessas condições. Em casos de vasculite urticariana, pode ocorrer neutrofilia.

VHS E PROTEÍNA C REATIVA ► Geralmente normais na urticária crônica idiopática. Pequenas elevações do VHS na urticária crônica podem não ter significado

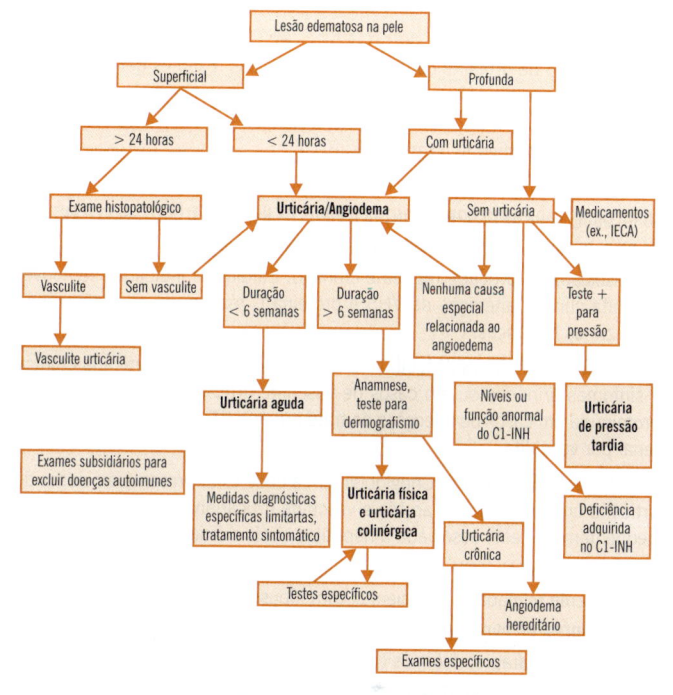

FIGURA 17.1 ▶ ALGORITMO PARA INVESTIGAÇÃO DAS URTICÁRIAS.
IECA, inibidor da enzima conversora de angiotensina; C1-INH, inibidor da C1 esterase.
Fonte: Criado e colaboradores.[1]

clínico. Aumentos significativos sugerem presença de doença sistêmica, como vasculite, infecções crônicas, doenças autoimunes e neoplasias. Elevação da VHS com proteína C reativa normal pode indicar paraproteinemia.

TIREOTROFINA (TSH, DO INGLÊS THYROID-STIMULATING HORMONE) E ANTICORPO ANTI-TIREOPEROXIDASE (ANTITPO) E ANTITIREOGLOBULINA (ANTITG) ▶ Há uma prevalência maior de autoanticorpos antitireoide nos pacientes com urticária crônica (incidência varia de 15 a 24%). Entretanto, mesmo com anticorpos positivos, a maioria dos pacientes são eutiróideos. Alguns autores consideram o rastreamento de baixo rendimento (maior custo e benefício incerto) em pacientes assintomáticos e sem história de doenças tiroidianas. Outros recomendam o teste rotineiro, argumentando os benefícios de detecção precoce e a necessidade de monitoramento clínico em pacientes com anticorpos positivos. Doenças autoimunes da tireoide são raras em crianças com urticária crônica.

ENZIMAS HEPÁTICAS ▶ Alguns autores recomendam dosagem rotineira em pacientes com urticária crônica como forma de rastreamento de hepatites.

OUTROS EXAMES COMPLEMENTARES

▶ Investigação complementar da associação de urticária com doenças sistêmicas. Exames devem ser solicitados conforme suspeita clínica (sinais e sintomas ou alteração nos exames básicos).

EXAME PARASITOLÓGICO DE FEZES ▶ Indicado em casos de urticária crônica quando houver suspeita clínica (eosinofilia ou sintomas digestivos).

SOROLOGIAS PARA ANTICORPOS CONTRA O VÍRUS DA HEPATITE C (ANTI-HCV) E ANTÍGENO DE SUPERFÍCIE DO VÍRUS DA HEPATITE B (HBSAG) ▶ Hepatites B e C podem estar associadas à urticária (aguda e crônica). Sorologias indicadas se houver suspeita clínica, alteração de VHS e proteína C reativa ou elevação sérica de enzimas hepáticas.

EXAME QUALITATIVO DE URINA (EQU) ▶ É útil em pacientes com urticária crônica e sintomas urinários ou em casos de vasculite urticariana. Há hematúria e proteinúria em casos de infecções do trato urinário (ITUs) e no acometimento renal por vasculite.

CRIOGLOBULINAS SÉRICAS ▶ Crioglobulinemia pode estar presente em casos de urticária crônica, urticária ao frio e vasculite urticariana. A crioglobulinemia frequentemente está associada a hepatites virais crônicas.

FATOR ANTINUCLEAR (FAN) ▶ Urticária e vasculite urticariana são condições frequentemente relatadas em pacientes com lúpus eritematoso sistêmico (LES).

ELETROFORESE DE PROTEÍNAS ▶ Se houver suspeita clínica de associação da urticária com paraproteinemias (p. ex., na síndrome de Schnitzler).

AVALIAÇÃO DE COMPLEMENTOS ▶ O C3 sérico pode estar baixo em casos de vasculite urticariana. Em pacientes com angioedema sem urticária, a dosagem baixa de C4 sérico pode ser usada como teste de rastreamento inicial para diagnóstico de deficiência do inibidor da C1 esterase (C1-INH). Níveis baixos de C1-INH ocorrem no angioedema hereditário. Importante diagnóstico diferencial do angioedema sem urticária é o angioedema associado aos inibidores da enzima conversora de angiotensina (IECAs).

OUTROS EXAMES ▶

PESQUISA DE *HELICOBACTER PYLORI* ▶ É feita por meio de endoscopia digestiva alta. O papel do *H. pylori* na etiologia e se o seu tratamento afeta o curso clínico da urticária crônica são temas que permanecem controversos na literatura. Recomendada em casos refratários, quando houver sintomas digestivos.

DOSAGEM SÉRICA DE 25-HIDROXIVITAMINA D (25(OH)D) ▶ Estudos recentes mostraram que pacientes com urticária crônica idiopática têm maior incidência de níveis considerados insuficientes da vitamina (< 20 ng/mL) e que a reposição, nesses pacientes, pode melhorar o controle dos sintomas.

DOSAGEM DE IMUNOGLOBULINA E (IGE) ESPECÍFICA SÉRICA OU TESTE CUTÂNEO (*PRICK TEST*) ▶ Como as causas mediadas pela IgE são mais comuns na urticária aguda, esses exames somente têm indicação em casos selecionados. Também não há indicação para pacientes com urticária crônica, a menos que haja definida relação clínica, na história do paciente, de piora das lesões com exposição a determinados antígenos. Há de se ressaltar que o resultado positivo desses exames, para ser valorizado, deve ser correlacionado com o contexto clínico.

DETECÇÃO DE AUTOANTICORPOS LIBERADORES DE HISTAMINA ▶ Cerca de 50% dos casos de urticária crônica são considerados autoimunes. Os anticorpos mais comuns são antirreceptores de IgE presentes nas membranas celulares dos mastócitos e basófilos (antiFcεRIα) e autoanticorpos anti-IgE. Não há atualmente testes laboratoriais de rotina que avaliem a presença desses autoanticorpos em nosso meio. Porém, em centros com experiência, pode ser utilizado o teste intradérmico com o soro autólogo. Esse teste é realizado pela coleta de sangue do doente, durante episódio de urticária, com separação do soro por centrifugação. Posteriormente se injeta, por via intradérmica, um volume de 0,05 mL do soro na pele clinicamente não envolvida pela urticária. A reação na pele inoculada é submetida à leitura após 30 minutos. A formação de uma urtica com diâmetro pelo menos 1,5 mm maior do que o edema provocado pela injeção de solução fisiológica (SF) estéril, usada como controle, é considerada como teste positivo. Entretanto, essa positividade em um paciente com urticária crônica apenas sugere "autorreatividade", não sendo patognomônica da presença de autoanticorpos liberadores de histamina.

BIÓPSIA DE PELE ▶ Classicamente indicada na suspeita de vasculite urticariana. Pode ser feita também em casos de urticária crônica refratários ao tratamento, nos quais o tipo de infiltrado inflamatório cutâneo visualizado pode levar a mudanças terapêuticas. O exame anatomopatológico cutâneo também pode ajudar a excluir doenças que se apresentam com lesões urticariformes, como as mastocitoses.

▶ DE VOLTA AO CASO CLÍNICO

A paciente tem quadro clínico de urticária crônica, sem sinais ou sintomas de doenças sistêmicas. Os exames laboratoriais básicos (hemograma e VHS) resultaram normais. No retorno, a paciente referiu controle parcial com anti-histamínico não sedativo em doses habituais e relatou que sua mãe estava tratando hipotiroidismo. Foi dobrada a dose do anti-histamínico e foram solicitados exames de função tiroidiana. O TSH resultou normal, e os anticorpos antiTPO foram positivos. A paciente referiu melhora completa dos sintomas com o tratamento atual e permaneceu em seguimento clínico.

DICAS ▶

- O uso de medicamentos deve ser item obrigatório na história clínica de pacientes com urticária. Farmacodermias frequentemente se apresentam com quadro de urticária aguda. Algumas medicações, como analgésicos opioides e relaxantes musculares, atuam na ativação direta de mastócitos. Os anti-inflamatórios não esteroides (AINEs) causam desvio metabólico por inibição da prostaglandina sintetase. Ambos os mecanismos podem ser causa de urticária em pacientes predispostos ou piorar o quadro prévio.
- Infecções virais ou bacterianas são a principal causa de urticária aguda em crianças.

REFERÊNCIAS ▶

1. Criado PR, Criado RF, Maruta CW, Martins JE, Rivitti EA. Urticária. An Bras Dermatol [Internet]. 2005 [capturado em 23 ago. 2015];80(6):613:30. Disponível em: http://www.scielo.br/scielo.php?pid=s0365-05962005000700008&script=sci_arttext
2. Kozel MM, Bossuyt PM, Mekkes JR, Bos JD. Laboratory tests and identified diagnoses in patients with physical and chronic urticaria and angioedema: a systematic review. J Am Acad Dermatol. 2003;48(3):409-16.

LEITURAS SUGERIDAS ▶

Bernstein JA, Lang DM, Khan DA, Craig T, Dreyfus D, Hsieh F, et al. The diagnosis and management of acute and chronic urticaria: 2014 update. J Allergy Clin Immunol. 2014;133(5):1270-7.

Criado PR, Criado RFJ, Maruta CW, Reis VMS. Chronic urticaria in adults: state-of-the-art in the new millennium. An Bras Dermatol. 2015;90(1):74-89.

Lang DM. Evidence-based diagnosis and treatment of chronic urticaria/angioedema. Allergy Asthma Proc. 2014;35(1):10-6.

Powell RJ, Leech SC, Till S, Huber PA, Nasser SM, Clark AT. BSACI guidelines for the management of chronic urticaria and angio-oedema. Clin Exp Allergy. 2015;45(3):547-65.

Zuberbier T, Aberer W, Asero R, et al. The EAACI/GA(2) LEN/EDF/WAO guideline for the definition, classification, diagnosis, and management of urticaria: the 2013 revision and update. Allergy. 2014;69(7):868-87.

SITES SUGERIDOS ▶

Criado RFJ, Criado PR, Aun WT. Diagnóstico e Tratamento da Urticária. In: Associação Médica Brasileira. Projeto Diretrizes. São Paulo: AMB; 2001 [capturado em 23 ago. 2015]. Disponível em: http://projetodiretrizes.org.br/projeto_diretrizes/107.pdf

Sociedade Brasileira de Dermatologia. Urticária [Internet]. Rio de Janeiro: SBD; 2015 [capturado em 23 ago. 2015]. Disponível em: http://www.sbd.org.br/doencas/urticaria/

CAPÍTULO 18

PRURIDO

VANESSA SANTOS CUNHA
LETÍCIA K. SCHENATO BISCH

▶ CASO CLÍNICO

Paciente do sexo masculino, 39 anos, previamente hígido, refere prurido difuso e lesões cutâneas há 3 meses. Refere que a coceira inicia na pele sã e que depois surgem lesões cutâneas. Ele mora com os pais, e estes não têm história de prurido ou outras alterações dermatológicas. Nega piora do prurido durante a noite e não identifica fatores de piora ou melhora do sintoma. Nega uso de medicações ou drogas. Já fez tratamento para escabiose com permetrina 5% loção, 1 vez ao dia, por 15 dias, além de uso oral de loratadina 10 mg ao dia e dexametasona creme 2 vezes ao dia, por 10 dias, sem melhora.

Ao exame dermatológico, apresenta pápulas eritematosas, escoriadas e difusamente distribuídas, sem local preferencial. Não se evidencia dermografismo.

▶ COMO O LABORATÓRIO PODE AJUDAR NA AVALIAÇÃO DESTE PACIENTE?

Prurido é um dos principais sintomas na prática clínica, seja no manejo de doenças dermatológicas, seja em doenças sistêmicas, e tem um dramático impacto na qualidade de vida dos pacientes. O tratamento do prurido deve ser imediato e não se basear somente no sintoma. Devem-se considerar suas características patofisiológicas e/ou a doença de origem. Ou seja, estabelecer a causa do prurido é essencial em seu correto manejo.

Anamnese e exame físico detalhados são essenciais no estabelecimento da causa do prurido. Algumas informações são consideradas essenciais na investigação deste sintoma (Quadro 18.1). É muito importante reconhecer se o prurido está ou não acompanhado de lesões cutâneas que precedem o ato de coçar ou ocorrem conjuntamente a ele. Com base nisso, podem-se identificar dois grupos de possíveis causas para o prurido (Quadro 18.2).

Quando há lesões cutâneas prévias ao ato de coçar, na maioria das vezes, não há necessidade de exames complementares, se o diagnóstico da doença dermatológica causadora do prurido for evidente ao exame físico. Se o sintoma não se acompanhar de alterações dermatológicas, além daquelas secundárias ao ato de coçar, está indicada a investigação laboratorial.

EXAMES ▶

HEMOGRAMA COMPLETO COM PLAQUETAS ▶ O achado mais importante e significativo é a anemia. Se anemia estiver presente, é indicada a continuação da investigação com pesquisa de sangue oculto nas fezes, ferro sérico, ferritina, transferrina, saturação da transferrina e reticulócitos, além de vitamina B_{12} e ácido fólico. Leucopenias sugerem imunossupressão, especialmente pelo vírus da imunodeficiência humana (HIV), que pode ser causa de prurido. Leucocitose pode significar infecção e até leucoses, que podem ter o prurido como sintoma inicial. Eosinofilia sugere fenômeno alérgico e/ou parasitose. Plaquetopenia, no contexto de investigação de prurido, pode significar doença autoimune.

QUADRO 18.1 ▶ CONSIDERAÇÕES IMPORTANTES NA ANAMNESE E NO EXAME FÍSICO DO PACIENTE COM PRURIDO

- Prurido COM ou SEM lesões de pele prévias
- Distribuição e morfologia das lesões
- Presença de dermografismo
- Qualidade e quantidade do prurido (em escala de 1 a 10)
- Impacto na qualidade de vida (interrompe o sono?)
- Alergias
- Medicações em uso
- Idade
- Fatores desencadeantes
- Fatores de alívio
- Sinais e sintomas de outras doenças sistêmicas
- Possibilidade de sinergia de duas ou mais causas

QUADRO 18.2 ▶ CAUSAS DE PRURIDO

COM LESÃO DE PELE PRÉVIA AO ATO DE COÇAR	SEM LESÃO DE PELE ANTES DO ATO DE COÇAR
Dermatoses infecciosas (escabiose, tinha, viroses, etc.)	Endocrinopatia (diabetes, hipotiroidismo, etc.)
Dermatoses inflamatórias (psoríase, dermatite seborreica, dermatite herpetiforme, etc.)	Neuropatia
	Uremia
	Doença hepática/colestase
	Medicamentos
Urticária	Câncer (linfoma, paraneoplasia, etc.)
Atopia	Anemia
Xerose	Alergia
Alergia	Prurido psicogênico
Irritação primária de contato	Infecção (HIV, hepatites, etc.)
Linfoma cutâneo	Doença do enxerto *versus* hospedeiro
Dermatoses autoimunes (lúpus, pênfigo vulgar, etc.)	
Desencadeantes exógenos (radiação ultravioleta, picadas de inseto, etc.)	
Mastocitose	
Genodermatose (em geral, neurofibromatose)	

HIV, vírus da imunodeficiência humana.

VELOCIDADE DE HEMOSSEDIMENTAÇÃO (VHS) E PROTEÍNA C REATIVA ▶ Refletem inflamação sistêmica. Se aumentadas, devem-se pesquisar doenças inflamatórias que podem cursar com prurido, como lúpus eritematoso sistêmico (LES), artrite reumatoide (AR), esclerodermia, etc.

TESTES DE FUNÇÃO RENAL (UREIA E CREATININA [CR]) ▶ Insuficiência renal, especialmente com uremia e em pacientes em hemodiálise, é causa frequente de prurido.

GLICEMIA DE JEJUM ▶ Diabetes melito (DM) e resistência insulínica também podem, por si só, cursarem com prurido.

TESTES DE FUNÇÃO HEPÁTICA (AST, ALT, FOSFATASE ALCALINA, BILIRRUBINAS) ▶ Insuficiência hepática, especialmente com colestase, ou seja, aumento de bilirrubinas, tem o prurido como sintoma principal. Se aumentadas, são sugestivas, principalmente, de hepatites virais. Hiperbilirrubinemia indireta não causa prurido.

TESTES DE FUNÇÃO TIROIDIANA (TIREOTROFINA [TSH] E TIROXINA LIVRE [T₄L]) ▶ Comumente o hipotiroidismo pode cursar com prurido, difuso ou localizado. Menos frequentemente, também pode ocorrer prurido no hipertiroidismo. Se a função tiroidiana estiver alterada, deve-se considerar solicitação dos anticorpos tiroidianos.

FATOR ANTINUCLEAR (FAN) ▶ Importante na suspeição de prurido relacionado a doenças reumatológicas autoimunes. Estas costumam estar associadas a lesões dermatológicas típicas.

IMUNOGLOBULINA E (IGE) ▶ Pode estar aumentada se a hipótese de atopia/fenômenos alérgicos for possível.

VDRL (DO INGLÊS *VENERAL DISEASE RESEARCH LABORATORY*) ▶ A sífilis não costuma cursar com prurido, mas pode imitar qualquer dermatose e, portanto, é exame indispensável na investigação de prurido sem causa definida.

ANTI-HIV, ANTÍGENO DE SUPERFÍCIE DO VÍRUS DA HEPATITE B (HBSAG), ANTICORPOS CONTRA O VÍRUS DA HEPATITE C (ANTI-HCV) ▶ A presença dos vírus das hepatites virais e do HIV cursa, frequentemente, com prurido, e este pode ser sintoma único. Assim, em nosso meio, paciente com prurido deve ser investigado para hepatites B e C e para HIV, independentemente de alterações na função hepática ou no hemograma.

EXAMES DE IMAGEM ▶ Inicialmente, indica-se solicitação de radiografia torácica e ultrassonografia abdominal total para a exclusão de prurido paraneoplásico. Prurido pode preceder em anos o surgimento de malignidade.

EXAME PARASITOLÓGICO DE FEZES (TRÊS AMOSTRAS) ▶ Parasitoses podem cursar com prurido difuso, sem sintomas gastrintestinais.

EXAMES PARA DIAGNÓSTICO DE DERMATITE HERPETIFORME ▶ A doença cursa com prurido intenso e lesões escoriadas nas áreas extensoras, associadas à intolerância intestinal ao glúten. A coleta da biópsia cutânea deve ser feita próxima às bolhas, e o exame anatomopatológico mostra bolha não acantolítica subepidérmica com infiltrado inflamatório neutrofílico, na derme papilar. A imunofluorescência direta mostra depósitos de imunoglobulina A (IgA) de forma granular concentrada nas papilas dérmicas e ao longo da zona da membrana basal. Anticorpos IgA antitransglutaminase tecidual são considerados marcadores diagnósticos de dermatite herpetiforme e doença celíaca.

BIÓPSIA DA PELE ▶ A biópsia da pele é um procedimento de rotina na prática da dermatologia. A decisão do local anatômico mais apropriado e da lesão com as alterações histológicas mais características é fundamental para efetuar o diagnóstico. Sempre que possível, deve-se evitar a biópsia de membros inferiores, superfícies extensoras e áreas da pele com dano solar acentuado. Lesões muito novas ou muito velhas na sua fase evolutiva podem não conter as alterações microscópicas necessárias para a conclusão diagnóstica.

Em doenças pruriginosas, devem-se escolher lesões sem escoriações e infecção secundária. Se o dermatologista quiser complementar o estudo da doença com imunofluorescência direta, outra amostra deve ser retirada da pele perilesional, não incluindo a bolha ou a vesícula, e este fragmento não deve ser colocado em formalina, e sim no meio de Michel.

▶ DE VOLTA AO CASO CLÍNICO

O paciente do caso clínico tinha quadro clínico de prurido com lesões secundárias à coçadura e foi submetido à investigação laboratorial. O hemograma evidenciava linfopenia, e detectou-se exame anti-HIV reagente. Demais exames estavam dentro da normalidade. Foi realizada contagem de células CD4+, que foi de 560 células/mm^3 e alta carga viral. O prurido foi atribuído à presença do HIV, e não à imunossupressão relacionada a este.

DICAS ▶

- Em idosos, sempre se deve considerar prurido relacionado à xerose cutânea, ou seja, relacionado à pele seca.
- O questionamento das medicações em uso deve incluir as utilizadas, mesmo que esporadicamente, nos últimos 3 meses.

LEITURAS SUGERIDAS ▶

Cunha PR, Delfin Filho O. Prurido: ainda um desafio. An Bras Dermatol [Internet]. 2012 [capturado em 16 set. 2015];87(5):735-41. Disponível em: http://www.anaisdedermatologia.org.br/detalhe-artigo/101664/Prurido--ainda-um-desafio

Kremer AE, Bolier R, van Dijk R, Oude Elferink RP, Beuers U. Advances in pathogenesis and management of pruritus in cholestasis. Dig Dis. 2014;32(5):637-45.

Misery L, Brenaut E, Le Garrec R, Abasq C, Genestet S, Marcorelles P, et al. Neuropathic pruritus. Nat Rev Neurol. 2014;10(7):408-16.

Patel T, Yosipovitch G. The management in chronic pruritus in the elderly. Skin Therapy Lett [Internet]. 2010 [capturado em 16 set. 2015];15(8):5-9. Disponível em: http://www.skintherapyletter.com/2010/15.8/2.html

Reich A, Ständer S, Szepietowski JC. Drug-induced pruritus: a review. Acta Derm Venereol. 2009;89(3):236-44.

Steinhoff M, Cevikbas F, Ikoma A, Berger TG. Pruritus: management algorithms and experimental therapies. Semin Cutan Med Surg. 2011;30(2):127-37.

Werner B. Biópsia de pele e seu estudo histológico. Por quê? Para quê? Como? Parte II. An Bras Dermatol 2009;84(5):507-13.

SITES SUGERIDOS ▶

Butler DF. Pruritus and Systemic Disease. In: Medscape [Internet]. New York: WebMD LLC; c1994-2015 [atualizado em 4 set. 2015; capturado em 16 set. 2015]. Disponível em: http://emedicine.medscape.com/article/1098029-overview

DERMATOLOGIA

CAPÍTULO 19

VITILIGO

ANA PAULA DORNELLES MANZONI
FABIANE KUMAGAI LORENZINI

▶ CASO CLÍNICO

Paciente do sexo feminino, 4 anos, branca, há 30 dias iniciou quadro de lesões cutâneas perianais assintomáticas. Progressivamente foram surgindo outras lesões semelhantes no abdome e nas mãos. Demais história clínica sem particularidades, incluindo crescimento e desenvolvimento pôndero-estatural normal. Mãe relatava ter hipotiroidismo em tratamento.

Ao exame físico, a paciente apresentava máculas e manchas hipoacrômicas em genitais, abdome e mãos, de bordas nítidas sem alteração da textura da pele; aumento da fluorescência branca das lesões quando examinadas com a lâmpada de Wood; dermatoscopia da lesão abdominal demonstrando pelos despigmentados (Figs. 19.1 a 19.3). Além dessas, não foram encontradas outras alterações ao exame físico.

▶ COMO O LABORATÓRIO PODE AJUDAR NA AVALIAÇÃO DESTA PACIENTE?

O vitiligo é uma doença geralmente crônica que acomete igualmente ambos os sexos. Incide em cerca de 1% da população mundial, sendo que 30% dos pacientes têm historia familiar positiva. Ele decorre da ação autoimune que destrói os melanócitos, mas os mecanismos exatos ainda são obscuros.

Caracteriza-se pelo aparecimento de máculas ou manchas brancoleitosas, com margens nítidas, principalmente em áreas fotoexpostas ou sujeitas a traumas de repetição. A classificação clínica do vitiligo está apresentada no Quadro 19.1. Seu diagnóstico é principalmente clínico e, na sua maioria, não gera dúvidas diagnósticas. Na Figura 19.4, é sugerido esquematicamente o roteiro diagnóstico. Caso ocorram dúvidas, o médico pode lançar mão da lâmpada de Wood (luz fluorescente que acentua a acromia da lesão), da biópsia cutânea e de exames que excluam outras dermatoses hipoacrômicas, descritas no Quadro 19.2 e na Figura 19.4. Alguns artigos têm relatado que a dermatoscopia também pode ser utilizada para auxiliar no diagnóstico. Nela pode-se visualizar o branqueamento dos pelos e áreas de repigmentação perifolicular características do vitiligo. Existem outras dermatoses e alterações de pele e fâneros que podem estar associadas ao vitiligo, conforme apresentado no Quadro 19.3.

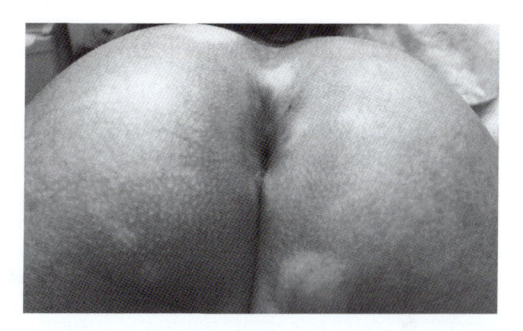

FIGURA 19.1 ▶ MÁCULAS E MANCHAS HIPOACRÔMICAS PERIANAIS, GLÚTEAS E NOS GRANDES LÁBIOS.

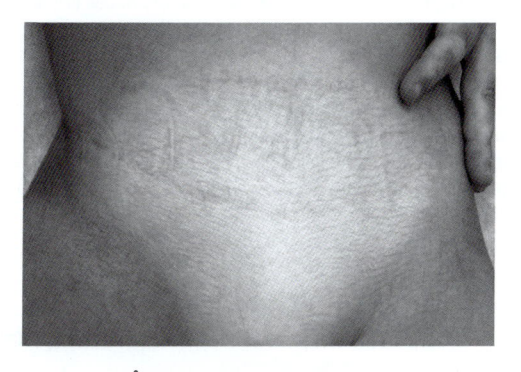

FIGURA 19.2 ▶ MANCHA ACRÔMICA NO ABDOME INFERIOR.

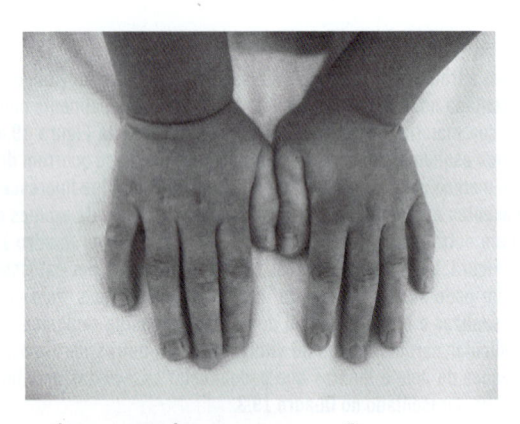

FIGURA 19.3 ▶ MÁCULAS HIPOACRÔMICAS NO DORSO DAS MÃOS E DOS DEDOS.

QUADRO 19.1 ▶ CLASSIFICAÇÃO CLÍNICA DO VITILIGO	
TIPO DE VITILIGO	APRESENTAÇÃO CLÍNICA
Vitiligo segmentar (Fig. 19.5)	Manchas uni, bi ou plurissegmentares, unilaterais, assimétricas hipoacrômicas seguindo as linhas de Blaschko. Não costuma associar-se a comorbidades
Vitiligo não segmentar (Figs. 19.1 a 19.3)	Máculas ou manchas hipoacrômicas na pele ou mucosas, periorificiais, mãos, pés e áreas de pressão, como joelhos e cotovelos. Geralmente simétricas. Pode ser generalizado ou universal. Pode relacionar-se a outras doenças

O vitiligo segmentar não costuma estar associado a outras doenças; assim, não necessita de exames adicionais. Ele ocorre principalmente em crianças. O vitiligo não segmentar pode associar-se a comorbidades em até 26% dos casos. As principais doenças a serem investigadas são as endocrinopatias, as doenças autoimunes e as deficiências vitamínicas. A investigação laboratorial a ser solicitada está sugerida no Quadro 19.4. O vitiligo, principalmente em adultos, pode ter o seu gatilho relacionado ao estresse emocional; porém, quanto mais precoce a faixa etária, menor é essa associação. Outro sinal a ser atentado no exame físico dos pacientes é o fenômeno de Koebner, que consiste no aparecimento de lesões vitiligoides no local e no formato em que a região da pele foi traumatizada.

Mancha ou mácula hipocrômica

- Quadro clínico clássico
  - Exames laboratoriais (Quadro 19.4)
- Quadro clínico duvidoso
  - Lâmpada de Wood: acentua o branco da lesão de vitiligo
  - Biópsia: ausência de melanócitos com ou sem infiltrado inflamatório na derme superficial
  - Exames que auxiliem o diagnóstico diferencial (Quadro 19.2). P. ex.: exame micológico direto para pitiríase versicolor

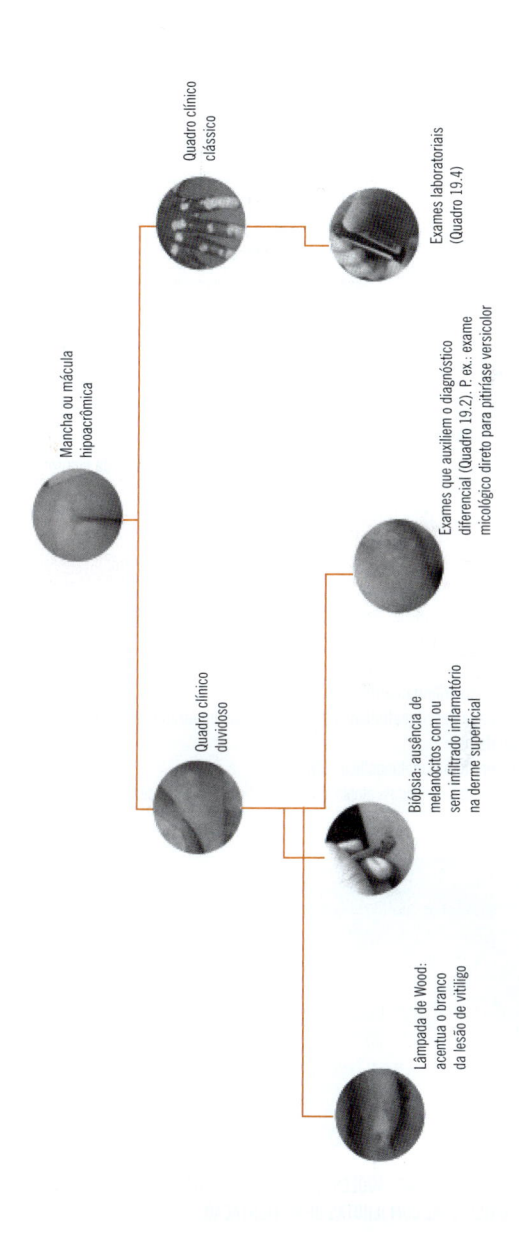

FIGURA 19.4 ▶ ROTEIRO DIAGNÓSTICO DO VITILIGO.

QUADRO 19.2 ▶ DIAGNÓSTICO DIFERENCIAL DO VITILIGO

DERMATOSE	AVALIAÇÃO
Nevo halo	Associado à lesão melanocítica
Nevo hipopigmentado	Lesão única, de aparecimento precoce e sem crescimento
Hanseníase	Outros sinais clínicos da doença (p. ex., perda da sensibilidade na lesão). Biopsiar
Líquen escleroatrófico	Atrofia associada. Biopsiar
Regressão de melanoma	Associado à lesão melanocítica. Biopsiar
Nevo anêmico	Desaparece com digitopressão
Pitiríase alba	Bordos maldefinidos, descamação superficial
Pitiríase versicolor	Descamação no estiramento da pele. Realizar exame micológico direto
Hipopigmentação pós-inflamatória	História de lesão prévia no local
Esclerose tuberosa	Outros sinais clínicos neurocutâneos da síndrome

QUADRO 19.3 ▶ OUTRAS DERMATOSES E ALTERAÇÕES DE PELE E FÂNEROS QUE PODEM ESTAR ASSOCIADAS AO VITILIGO

- Leucotriquia macular ou canície: despigmentação dos pelos (Fig. 19.6)
- Nevo halo: halo hipoacrômico perinévico
- Alopecia areata: área de queda dos pelos
- Lúpus discoide: lesão eritematoatrófica crônica
- Esclerodermia e líquen escleroatrófico: lesões que associam atrofia cutânea e alteração da pigmentação da pele
- Melanoma maligno: tumor melanocítico cutâneo
- Doenças cutâneas imunomediadas: atopia, psoríase, urticária crônica, dermatite de contato

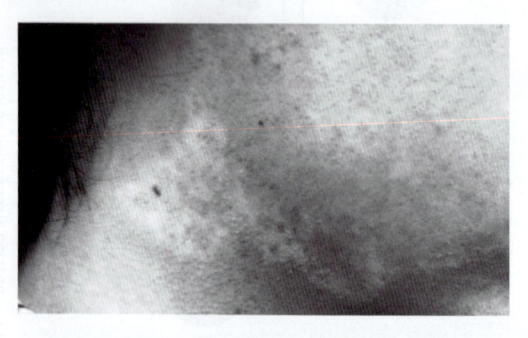

FIGURA 19.5 ▶ VITILIGO SEGMENTAR: ADOLESCENTE COM LESÃO NA REGIÃO CERVICAL DIREITA, ÚNICA, ACRÔMICA E UNILATERAL COM ILHOTAS DE PIGMENTAÇÃO.

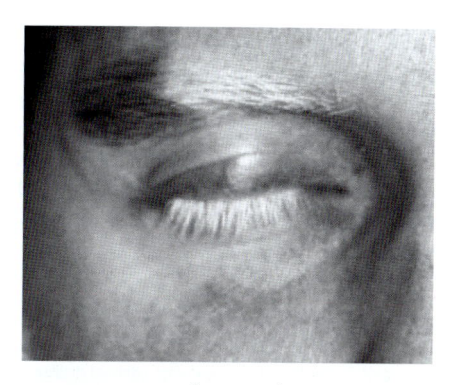

FIGURA 19.6 ► LEUCOTRIQUIA NO SUPERCÍLIO E NOS CÍLIOS.

QUADRO 19.4 ► DOENÇAS QUE PODEM ESTAR ASSOCIADAS AO VITILIGO E EXAMES LABORATORIAIS CORRESPONDENTES

COMORBIDADES RELACIONADAS AO VITILIGO (PERCENTUAL DE ASSOCIAÇÃO)	EXAMES LABORATORIAIS SUGERIDOS PARA INVESTIGAÇÃO
Doenças da tireoide (22,4%)	TSH, T_4L, antiTPO
DM (9%)	Glicemia de jejum, hemoglobina glicada
Anemia perniciosa (4,1%)	Hemograma, vitamina B_{12}
Deficiência de vitamina D (2,2%)	25(OH)D
Doença de Addison (2%)	Cortisol
AR (1,1%)	FR, VHS, proteína C reativa, antiCCP
Outras doenças autoimunes	Exames de acordo com suspeita clínica e história familiar do paciente

AR, artrite reumatoide; DM, diabetes melito; TSH, tireotrofina; T_4L, tiroxina livre; antiTPO, anticorpo antitireoperoxidase; VHS, velocidade de hemossedimentação; FR, fator reumatoide; antiCCP, anticorpo antipeptídeo citrulinado cíclico; 25(OH)D, 25-hidroxivitamina D, TSH-R, anticorpos antirreceptor de tireotrofina.

► DE VOLTA AO CASO CLÍNICO

Foi estabelecido o diagnóstico clínico de vitiligo por meio das lesões cutâneas típicas e da despigmentação dos pelos visualizada à dermatoscopia. Foram solicitados os exames laboratoriais sugeridos no Quadro 19.4, cujos resultados demonstraram tireotrofina (TSH) aumentada, tiroxina (T_4) reduzida e antiTPO reagente. Foi feito o encaminhamento ao endocrinologista, que iniciou tratamento com levotiroxina sódica. As lesões de vitiligo foram tratadas com furoato de mometasona tópica em curso de 20 dias com pausa de 10 dias entre elas e surgimento de ilhotas de repigmentação, ou seja, indício de sucesso terapêutico.

LEITURAS SUGERIDAS ▶

Anbar TS, Hegazy RA, Picardo M, Taieb A. Beyond vitiligo guidelines: combined stratified/personalized approaches for the vitiligo patient. Exp Dermatol. 2014;23(4):219-23.

Eleftheriadou V. Future horizons in vitiligo research: focusing on the recommendations of the Cochrane systematic review Interventions for vitiligo 2010. Br J Dermatol. 2013;169 Suppl 3:67-70.

Ezzedine K, Eleftheriadou V, Whitton M, van Geel N. Vitiligo. Lancet. 2015;386(9988):74-84.

Faria AR, Tarlé RG, Dellatorre G, Mira MT, Castro CC. Vitiligo: part 2: classification, histopathology and treatment. An Bras Dermatol. 2014;89(5):784-90.

Gawkrodger DJ, Ormerod AD, Shaw L, Mauri-Sole I, Whitton ME, Watts MJ, et al. Guideline for the diagnosis and management of vitiligo. Br J Dermatol. 2008;159(5):1051-76.

Ghafourian A, Ghafourian S, Sadeghifard N, Mohebi R, Shokoohini Y, Nezamoleslami S, et al. Vitiligo: symptoms, pathogenesis and treatment. Int J Immunopathol Pharmacol. 2014;27(4):485-9.

Korobko IV. Review of current clinical studies of vitiligo treatments. Dermatol Ther. 2012;25 Suppl 1:S17-27.

Lotti T, D'Erme AM. Vitiligo as a systemic disease. Clin Dermatol. 2014;32(3):430-4.

Nunes DH, Esser LMH. Perfil epidemiológico dos pacientes com vitiligo e sua associação com doenças da tireóide. An Bras Dermatol. 2011;86(2):241-8.

Silverberg NB. Pediatric vitiligo. Pediatr Clin North Am. 2014;61(2):347-66.

Taieb A, Alomar A, Böhm M, Dell'Anna ML, De Pase A, Eleftheriadou V, et al. Guidelines for the manegement of vitiligo: the European Dermatology Forum Consensus. Br J Dermatol. 2013;168(1):5-19.

Tarlé RG, Nascimento LM, Mira MT, Castro CC. Vitiligo: part 1. An Bras Dermatol. 2014;89(3):461-70.

SITES SUGERIDOS ▶

American Academy of Dermatology. Vitiligo [Internet]. Schaumburg (IL): AAD; 2015 [capturado em 16 set. 2015]. Disponível em: https://www.aad.org/dermatology-a-to-z/diseases-and-treatments/u---w/vitiligo

Groysman V. Pruritus and Systemic Disease [Internet]. New York (NY): WebMD LLC; c1994-2015 [atualizado em 4 set. 2015; capturado em 16 set. 2015]. Disponível em: http://emedicine.medscape.com/article/1068962--overview

Sociedade Brasileira de Dermatologia. Vitiligo [Internet]. Rio de Janeiro: SBD; 2015 [capturado em 16 set. 2015]. Disponível em: http://www.sbd.org.br/doencas/vitiligo/

SEÇÃO 3
Endocrinologia

CAPÍTULO 20

AMENORREIA

LIANA FARIAS LEIRIA
FABÍOLA SATLER
MARIA CRISTINA GOMES MATOS

▶ CASO CLÍNICO

Paciente do sexo feminino, 20 anos, teve menarca aos 13 anos e ciclos menstruais irregulares. Desde então, menstrua a cada 2 ou 3 meses e, atualmente, encontra-se em amenorreia há 1 ano. Ao exame, apresentava índice de massa corporal (IMC) de 32 kg/m², hirsutismo em face, tórax e abdome inferior (escore de Ferriman modificado igual a 12), *acanthosis nigricans* em axilas e pescoço, pressão arterial (PA) de 130/80 mmHg. Não apresentava outras comorbidades conhecidas ou utilizava qualquer tipo de medicação.

▶ COMO O LABORATÓRIO PODE AJUDAR NA AVALIAÇÃO DESTA PACIENTE?

A amenorreia é classificada em primária quando há ausência de menstruação até os 14 anos de idade nas meninas sem caracteres sexuais secundários, ou até os 16 anos, independentemente dos caracteres. É classificada em secundária, quando há interrupção do sangramento menstrual após três ciclos consecutivos, independentemente da sua duração prévia, ou após 6 meses na mulher que possuía ciclos regulares.

A paciente apresenta amenorreia secundária. Os exames laboratoriais podem auxiliar no diagnóstico etiológico e determinar a necessidade de investigação adicional para se estabelecer o prognóstico e o tratamento corretos. A Figura 20.1 apresenta um algoritmo para investigação da amenorreia secundária.

Os casos de amenorreia primária, mais raramente, podem ser decorrentes das mesmas etiologias da amenorreia secundária, seguindo investigação laboratorial semelhante; porém, é importante também avaliar a anatomia do trato genital (TG) e o cariótipo.

DOSAGENS HORMONAIS ▶

GONADOTROFINA CORIÔNICA HUMANA SUBUNIDADE β (β-HCG) ▶ Trata-se do exame inicial na investigação, uma vez que é importante afastar gravidez em todas as mulheres com amenorreia. A HCG é produzida pela placenta e pelas células trofoblásticas, sendo possível ser detectada a partir da primeira semana após a fecundação.

PROLACTINA (PRL) ▶ A hiperprolactinemia pode estar envolvida em até 30% dos casos de amenorreia secundária, e seu achado indica investigação etiológica específica. Níveis elevados de PRL implicam supressão das gonadotrofinas e do estradiol.

GONADOTROFINAS ▶

HORMÔNIO FOLÍCULO-ESTIMULANTE (FSH) ▶ Produzido na hipófise por estímulo hipotalâmico, é o hormônio responsável pelo amadurecimento dos folículos ovarianos. Na amenorreia de origem central (hipofisária ou hipotalâmica), os níveis de FSH encontram-se baixos ou normais (hipogonadismo hipogonadotrófico). Exercício físico extenuante ou doenças crônicas que cursem com perda de peso ou carência nutricional são causas de amenorreia hipotalâmica funcional. Na amenorreia de origem ovariana, os níveis de FSH estão altos, geralmente superiores a 30 mUI/mL (hipogonadismo hipergonadotrófico).

HORMÔNIO LUTEINIZANTE (LH) ▶ Também produzido na hipófise por estímulo hipotalâmico, é o hormônio responsável pela ovulação. Não é essencial na avaliação inicial das amenorreias, mas pode ser útil na determinação da existência de oócitos remanescentes, em um contexto em que os níveis de FSH sejam sugestivos, mas não suficientemente altos, para determinar falência ovariana. Quando em níveis baixos, pode reforçar o diagnóstico de amenorreia de origem central. Uma relação LH/FSH igual ou superior a 2 sugere síndrome dos ovários policísticos (SOP).

ESTRADIOL (E2) ▶ Estados hipoestrínicos podem ser decorrentes tanto de falência ovariana primária quanto de hipogonadismo central, e os níveis de estradiol nessas circunstâncias são superiores a 30 pg/mL.

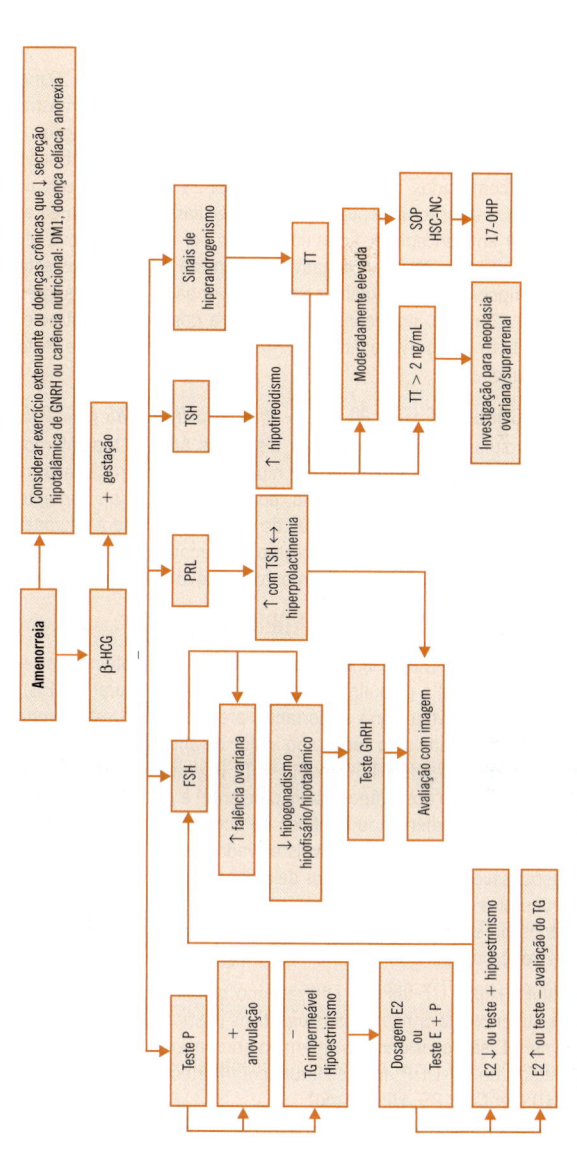

FIGURA 20.1 ▸ INVESTIGAÇÃO ETIOLÓGICA DA AMENORREIA SECUNDÁRIA.
β-HCG, gonadotrofina coriônica humana subunidade β; DM1, diabetes melito tipo 1; GnRH, hormônio liberador de gonadotrofina; FSH, hormônio folículo-estimulante; PRL, prolactina; TSH, tireotrofina; TT, testosterona total; TG, trato genital; E + P, estrogênio associado ao progestogênio; E2, estradiol; SOP, síndrome dos ovários policísticos; HSC-NC, hiperplasia suprarrenal congênita não clássica; 17-OHP, 17-hidroxiprogesterona.

Dois testes simples podem ser usados para determinar o *status* estrogênico, bem como a integridade do TG:

- **Teste do progestogênio (P).** Administração de medroxiprogesterona 10 mg por 7 a 10 dias. A ocorrência de menstruação (resposta positiva) mostra que o TG está pérvio, que não há hipoestrinismo e sugere anovulação.
- **Teste do estrogênio associado ao progestogênio (E + P).** Administração de estrogênios conjugados 1,25 mg ou E 2 mg por 21 dias com medroxiprogesterona 10 mg ou equivalente nos últimos 10 dias; alternativamente, pode-se utilizar anticoncepcional oral combinado por um ciclo. Deve ser realizado se o primeiro teste for negativo. A resposta positiva após este teste sugere hipoestrinismo; porém, se não houver sangramento, sugere defeito do TG. Contudo, em condições em que a dosagem de estradiol é disponível, bem como avaliação de permeabilidade do TG, este teste pode ser omitido.

HORMÔNIO TIREOESTIMULANTE (TSH, DO INGLÊS *THYROID-STIMULATING HORMONE*)

▶ Disfunções tiroidianas podem ocasionar distúrbios no eixo hipotálamo-hipófise, em especial o hipotiroidismo. O hipotiroidismo primário é uma causa relativamente comum de amenorreia, pois pode levar a um aumento secundário da PRL, a distúrbios na secreção do hormônio liberador de gonadotrofina (GnRH) e a alterações no metabolismo e interconversão de estrogênios e androgênios, levando, consequentemente, à anovulação.

AMENORREIA ASSOCIADA AO HIPERANDROGENISMO ▶

TESTOSTERONA TOTAL (TT) ▶ Representa o hormônio ligado às proteínas carregadoras, sendo a principal a globulina ligadora de hormônio sexual (SHBG). A dosagem da TT é mais fidedigna e, portanto, preferida à da testosterona livre. Esta pode ser estimada pelo cálculo do índice de androgênios livre: (TT [nmol/L] × 100)/SHBG, sendo a TT (nmol/L) = TT (ng/mL) × 3,467. É produzida 30% pela secreção dos ovários (principalmente) e pelas suprarrenais, e 70% pela conversão periférica ou hepática da androstenediona. A grande maioria das pacientes que apresenta níveis elevados de TT é portadora da SOP, que é responsável por 20% dos casos de amenorreia secundária. Outras causas são hiperplasia suprarrenal congênita não clássica (HSC-NC) e tumores ovarianos ou suprarrenais (investigação adicional para detecção de tumores deve ser procedida quando TT > 1,5-2 ng/mL).

17-HIDROXIPROGESTERONA (17-OHP) ▶ Utilizada no diagnóstico da HSC-NC. Níveis basais superiores a 5 ng/mL são sugestivos deste diagnóstico; níveis entre 2 e 5 ng/mL são considerados intermediários e exigem investigação adicional (medida da 17-OHP após estímulo com hormônio adrenocorticotrófico [ACTH]) (ver Cap. 29, Hirsutismo).

Conforme suspeita clínica, deve-se afastar o diagnóstico de síndrome de Cushing e acromegalia.

> ## ▶ DE VOLTA AO CASO CLÍNICO
>
> Na paciente do caso clínico, a gravidez foi afastada após teste do β-HCG negativo, e ela apresentou sangramento menstrual após o teste da progesterona. Os demais exames laboratoriais foram os seguintes: TSH: 1,45 mUI/L (VR*: 0,5-5,0 mUI/L); PRL: 16,3 ng/mL (VR: 2,0-29,0 ng/mL); FSH: 3,8 mUI/mL (VR: 1,0-10,0 mUI/mL – pico extra-ovular); E2: 27,3 pg/mL (VR: 18,9-246,7 pg/mL – fase folicular recente); TT: 1,2 ng/mL (VR: 0,084-0,481 ng/mL); e 17-OHP: 0,6 ng/mL (VR: 0,11-1,08 ng/mL – fase folicular). Na paciente obesa, com sinais de resistência insulínica e amenorreia secundária (anovulação) associada ao hiperandrogenismo clínico e laboratorial, e afastadas outras causas, foi diagnosticada SOP.

LEITURAS SUGERIDAS ▶

American Society for Reproductive Medicine. Current evaluation of Amenorrhea. Fertil Steril. 2008;90(5 Suppl):S219-25.

Azziz R, Carmina E, Dewailly D, Diamanti-Kandarakis E, Escobar-Morreale HF, Futterweit W, et al The Androgen Excess and PCOS Society criteria for the polycystic ovary syndrome: the complete task force report. Fertil Steril. 2009;91(2):456-88.

Freitas F, Menke CH, Rivoire W, Passos EP. Rotinas em Ginecologia. 6. ed. Porto Alegre: Artmed; 2011.

Gaete X, Vivanco M, Eyzaguirre FC, López P, Rhumie HK, Unanue N, et al. Menstrual cycle irregularities and their relationship with HbA1c and insulin dose in adolescents with type 1 diabetes mellitus. Fertil Steril. 2010;94(5):1822-6.

Legro RS, Arslanian SA, Ehrmann DA, Hoeger KM, Murad MH, Pasquali R, et al. Diagnosis and treatment of polycystic ovary syndrome: an Endocrine Society clinical practice guideline. J Clin Endocrinol Metab. 2013;98(12):4565-92.

Melmed S, Polonsky KS, Larsen PR, Kronenberg HM. Williams textbook of endocrinology. 12th ed. Philadelphia: Elsevier, Saunders; 2011.

Soares JLMF, Pasqualotto AC, Rosa DD, Leite VRS, organizadores. Métodos diagnósticos: consulta rápida. Porto Alegre: Artmed; 2012.

Spritzer PM. Síndrome dos ovários policísticos: revisando o diagnóstico e o manejo dos distúrbios metabólicos. Arq Bras Endocrinol Metab. 2014;58(2):182-7.

Weiss RV, Clapauch R. Infertilidade feminina de origem endócrina. Arq Bras Endocrinol Metab. 2014;58(2):144-152.

---

*VR, valor de referência. Os valores de normalidade hormonais femininos variam de acordo com o período do ciclo menstrual/menopausa e estes podem variar também de acordo com o método de dosagem.

CAPÍTULO 21

BAIXA ESTATURA

LETÍCIA SCHWERZ WEINERT
TICIANA DA COSTA RODRIGUES
MAURO A. CZEPIELEWSKI

▶ CASO CLÍNICO

Paciente do sexo masculino, 9 anos, é trazido à consulta médica para avaliação de baixa estatura. Em sua história médica, seus pais relatam gestação sem intercorrências, peso ao nascer de 3.125 g, comprimento de 49 cm, mas com hipoglicemia e icterícia neonatais. Apresentou bom desenvolvimento durante a infância, com percepção de baixa estatura aos 4 anos de idade. A mãe mede 1,64 cm, e o pai, 1,79 cm (altura-alvo 1,78 cm). Ao exame físico, apresenta altura de 1,14 cm (< percentil 3), peso de 23 kg (percentil 10), envergadura de 115 cm, altura aferida na posição sentada de 59 cm, genitália sem sinais de puberdade, ambas as gônadas palpáveis na bolsa escrotal, fronte proeminente, ponte nasal baixa e demais características do exame sem particularidades.

▶ COMO O LABORATÓRIO PODE AJUDAR NA AVALIAÇÃO DESTE PACIENTE?

Em criança com baixa estatura, definida como estatura abaixo do 3º percentil, ou 2 desvios-padrão abaixo do normal para idade ou altura-alvo familiar, ou paciente que não cresce adequadamente no intervalo de 1 ano, avaliado por meio de acompanhamento de sua velocidade de crescimento abaixo do percentil 10 para sua idade óssea atual (e não somente sua idade cronológica), torna-se essencial a investigação para a definição da etiologia da baixa estatura (Quadro 21.1).

Reforça-se que a solicitação de exames complementares acompanha o raciocínio clínico-diagnóstico, e não o contrário. A avaliação inicia pela história clínica do paciente e seus familiares, pelo exame físico geral e específico e pela utilização das curvas de crescimento adequadas para a população em estudo, sendo indicada a investigação laboratorial para doenças ou situações que comprometam o crescimento.

QUADRO 21.1 ▶ ETIOLOGIA DA BAIXA ESTATURA

Baixa estatura genética	Baixa estatura familiar
	Síndromes genéticas: Turner, Down, Prader-Willi, Silver-Russel, Noonan
Atraso do crescimento	Atraso constitucional
	Desnutrição leve
Doenças crônicas	IRC
	Acidose metabólica, ATR
	Câncer, quimioterapia, radioterapia
	Doença pulmonar: asma, fibrose cística
	Cardiopatia congênita
	Doença gastrintestinal: doença inflamatória intestinal, doença celíaca, hepatopatias
	Imunodeficiência, Aids
	Anemia
Displasias esqueléticas	Raquitismo
	Acondrodisplasia, hipocondrodisplasia
Deprivação emocional	
Retardo do crescimento intrauterino	
Doença endocrinológica	Deficiência de vitamina D
	DM malcontrolado
	Deficiência de GH
	Hipotiroidismo
	Puberdade precoce
	HSC
	Síndrome de Cushing (incluindo uso de corticoide exógeno) DI não tratado

IRC, insuficiência renal crônica; ATR, acidose tubular renal; Aids, síndrome da imunodeficiência adquirida; DM, diabetes melito; GH, hormônio do crescimento; HSC, hiperplasia suprarrenal congênita; DI, diabetes insípido.

AVALIAÇÃO LABORATORIAL

Os exames sugeridos para a avaliação inicial são descritos no Quadro 21.2.

A radiografia de mãos e de punhos para idade óssea está indicado em todas as crianças em investigação de baixa estatura, uma vez que mostra a maturação óssea (joelho para crianças com idade inferior a 2 anos).

O cariótipo está indicado na avaliação de meninas com baixa estatura, na suspeita de síndromes genéticas (p. ex., síndrome de Down) ou quando houver alteração em genitália.

Após a análise inicial, está indicada realização de fator de crescimento insulina-símile (IGF-1, do inglês *insulin-like growth factor*) e anticorpos antitransglutaminases imunoglobulina A (IgA). Esses exames podem ser solicitados na avaliação inicial quando houver suspeita clínica de deficiência de GH ou má absorção intestinal, respectivamente.

A dosagem da 25-hidroxivitamina D (25(OH)D) pode ser realizada em casos específicos de baixa estatura, em especial na avaliação de doenças osteometabólicas.

IGF-1 OU SOMATOMEDINA C

É o peptídeo responsável pela ação periférica do hormônio do crescimento (GH, do inglês *growth hormone*) e representa seus níveis em um indivíduo. Quando reduzido, sugere deficiência de GH; porém, algumas situações, como desnutrição, hipotiroidismo, diabetes melito (DM) descompensado e insuficiência renal, podem reduzir seus níveis e devem ser descartados. Os níveis do IGF-1 variam de acordo com a faixa etária e o sexo, e aumentam consideravelmente na puberdade, pois os esteroides são importantes mediadores do GH. Assim, deve sempre ser comparado com o valor de referência (VR) para idade (preferencialmente idade óssea). Sua dosagem é preferível à do GH como exame de rastreamento, pois possui menor flutuação circadiana. Valores randômicos de GH não devem ser utilizados, pois não refletem os níveis de IGF-1; são flutuantes e erráticos. Atualmente, o uso de métodos-sanduíche, por meio de enzimaimunoensaio (Elisa, do

---

QUADRO 21.2 ▸ AVALIAÇÃO LABORATORIAL INICIAL PARA BAIXA ESTATURA

- Hemograma
- Glicemia de jejum
- Velocidade de hemossedimentação (VHS)
- Albumina
- Fosfatase alcalina
- Eletrólitos: cálcio, fósforo, potássio, sódio, magnésio
- Gasometria venosa ou bicarbonato
- Creatinina (Cr)
- Transaminases
- Tireotrofina (TSH) e tiroxina livre (T_4L)
- Exame qualitativo de urina (EQU) e pH urinário
- Exame parasitológico de fezes

inglês *enzime-linked immunosorbent assay*) ou imunorradiométrico (Irma, do inglês *immunoradiometric assay*) são considerados a maneira mais prática e acurada de avaliar a dosagem de IGF-1, já que métodos como imunoensaio, bioensaio e radiorreceptor *assay* (RRA) podem sofrer influência das proteínas ligadoras de IGF (IGFBPs, do inglês *insulin growth factor binding proteins*). Existe considerável variação de valores normais quando são comparados vários métodos de dosagem de IGF-1, e a correlação entre eles não é precisa, especialmente em valores mais elevados.

PROTEÍNA LIGADORA DO IGF-3 (IGFBP-3) ▶ É uma das proteínas ligadoras do IGF-1. A dosagem de IGFBP-3 não está indicada na rotina da investigação, a não ser em crianças com idade inferior a 3 anos, quando melhora a acurácia diagnóstica em relação à dosagem isolada de IGF-1 (que tende a ser muito baixo nos primeiros anos de vida e pode levar a investigações desnecessárias). A dosagem da IGFBP-3 sofre menor influência do estado nutricional do que o IGF-1. Seus VRs também devem ser ajustados para idade, sexo e puberdade.

HORMÔNIO DO CRESCIMENTO (GH) ▶ A avaliação isolada do GH não possui valor na investigação diagnóstica da baixa estatura, pois possui padrão de secreção pulsátil.

TESTES FUNCIONAIS ▶ Como a secreção de GH ocorre de maneira pulsátil e é mais intensa à noite, os testes provocativos para estímulo de GH estão indicados para avaliação das crianças com baixa estatura. Estes testes são o principal método de confirmação da deficiência de GH. Em determinadas situações, um único teste de estímulo será necessário: a. doença em hipotálamo/hipófise, b. história de irradiação craniana, c. múltiplas deficiências hormonais hipofisárias, ou d. variante genética associada à deficiência de GH. Nos demais casos, há necessidade de confirmação da deficiência de GH em dois testes distintos.

Os testes funcionais apresentam limitações: o estímulo com medicação não representa uma secreção fisiológica do GH; os valores dos testes são arbitrários e não completamente definidos; a reprodutibilidade dos testes é pobre; a idade, os hormônios sexuais e a nutrição podem interferir nos resultados; são invasivos e possuem alto custo.

Algumas situações dispensam a realização de testes de estímulo de GH: baixa estatura por síndrome de Turner, síndrome de Prader-Willi, IRC e recém-nascidos (RNs) pequenos para idade gestacional (PIG).

- **GH clonidina** – Administra-se 0,15 mg de clonidina/m^2 de superfície corporal (dose máxima de 0,2 mg), por via oral (VO), com coleta de sangue basal, 30, 60, 90 e 120 minutos após, para avaliação do GH. Os efeitos colaterais são sonolência, hipotensão e possível broncoespasmo em asmáticos. Recomenda-se medir a pressão arterial (PA) do paciente antes de começar o teste. A posição em decúbito é a preferida. Pode ser necessário realizar expansão volêmica. Indicado para crianças acima de 2 anos. É contraindicado em portadores de bradiarritmias e bloqueio de ramo atrioventricular (BAV) de segundo e terceiro graus.

- **GH glucagon** – Administra-se glucagon por via intramuscular (IM) ou subcutânea (SC) (alguns centros têm experiência com administração endovenosa [EV]) na dose 0,03 mg/kg (máximo de 1 mg), com coleta de sangue basal, 90, 120, 150 e 180 minutos após, para dosagem do GH. Pode causar dor abdominal, náuseas e vômitos, todos autolimitados e sem necessidade de interrupção do teste. Como pode haver secreção de insulina e hipoglicemia, recomenda-se monitoramento da glicemia durante o teste e fornecimento de refeição ao final do exame. É o teste preferido em crianças abaixo de 2 anos, devido ao perfil de segurança e aos poucos efeitos colaterais.
- **Hipoglicemia insulínica** – Administra-se insulina regular humana por via EV na dose de 0,10 U/kg, com coleta de sangue basal, 30, 60, 90 e 120 minutos após, para avaliação do GH. Em crianças abaixo de 4 anos ou naquelas com alta suspeita de deficiências hormonais hipofisárias, recomenda-se reduzir a dose de insulina para 0,05 U/kg. O teste geralmente não é recomendado para crianças de até 2 anos; nesses casos, a dose de insulina deve ser de 0,01 U/kg. A glicemia deve ser monitorizada cuidadosamente durante todo o teste (em 15, 30, 60, 90 e 120 minutos e quando houver sintomas de hipoglicemia). O teste é considerado satisfatório quando ocorre queda da glicemia abaixo de 40 mg/dL. Neste momento, deve-se oferecer lanche com alto teor de carboidrato, e infusão de glicose 10% (2 mL/kg) pode ser necessária. Glicose 50% geralmente é evitada devido aos efeitos adversos, incluindo edema cerebral. Há necessidade de nova dose de insulina nos casos em que, após 30 minutos, não houver hipoglicemia ou redução da glicemia em, pelo menos, 50% do valor basal. As vantagens deste teste decorrem do fato de a hipoglicemia ser potente liberador de GH, ser considerada fisiológica e permitir avaliação do eixo corticotrófico concomitantemente. É um teste de risco, e necessita da presença de um médico durante a realização, sendo contraindicado em pacientes com epilepsia e doença cardiovascular. Deve ser realizado com cuidado em pacientes com suspeita de deficiência de GH, devido ao risco de hipoglicemia grave, pela alta sensibilidade à ação da insulina desses pacientes. Entretanto, é considerado o teste padrão-ouro para diagnóstico de deficiência de GH.

Os testes apresentados são os mais utilizados, mas também são descritos teste de estímulo com exercício, levodopa (L-dopa), propranolol, arginina, hormônio liberador de gonadotrofina (GnRH) e piridostigmina. O teste de exercício, muito usado antigamente, não deve ser realizado como rotina, uma vez que muitas vezes determina falso-positivos, por estimulo insuficiente para a elevação do GH.

A resposta é considerada normal quando o GH ultrapassa 5 ng/mL em ensaios de quimioluminescência ou Irmas, ou 10 ng/mL em radioimunoensaio. No teste com clonidina, valores acima de 3,3 ng/mL (quimioluminescência) são considerados normais em crianças.

Em crianças pré-puberais e idade óssea acima de 10 anos, pode-se utilizar *priming* com esteroides sexuais (estrogênios nas meninas, e testosterona nos meninos).

TESTE DE GERAÇÃO DE IGF-1 ▶

Na presença de GH basal elevado (> 2 ng/mL) ou com resposta exagerada nos testes de estímulo e IGF-1 bastante reduzido, suspeita-se de resistência à ação do GH. Nesses casos, indica-se o teste de geração de IGF-1, realizado com a administração de GH 0,1 UI/kg, 2 vezes ao dia, por 3 dias, com coleta de sangue para avaliação da IGF-1 e IGFBP-3 no basal, 4º e 5º dias. A resposta é considerada normal quando há aumento de 15% na IGF-1.

> ### ▶ DE VOLTA AO CASO CLÍNICO
>
> O paciente apresentou avaliação laboratorial negativa para doenças crônicas, idade óssea de 6 anos e IGF-1 reduzido para idade óssea e sexo. No teste de hipoglicemia insulínica, o GH máximo dosado foi 1,2 ng/mL, confirmando o diagnóstico de deficiência do GH. A avaliação dos demais hormônios hipofisários foi normal, e a ressonância magnética (RM) revelou hipófise hipoplásica.

LEITURAS SUGERIDAS ▶

Melmed S, Polonsky KS, Larsen PR, Kronenberg HM. Williams textbook of endocrinology. 12th ed. Philadelphia: Elsevier, Saunders; 2011.

Paula LP, Czepielewski MA. Evaluating diagnosis methods on childhood GH (DGH) deficiency: IGFs, IGFBPs, releasing tests, GH rhythm and image exams. Arq Bras Endocrinol Metabol. 2008;52(5):734-744.

SITES SUGERIDOS ▶

Manual de provas funcionais [Internet]. São Paulo: Fleury; 2012 [atualizado em 13 abr. 2012 ; capturado em 24 ago. 2015]. Disponível em: http://www.fleury.com.br/medicos/educacao-medica/manuais/manual-de--provas-funcionais/Pages/introducao.aspx

Endotext: The FREE Complete Source for Clinical Endocrinology [Internet]. South Dartmouth (MA): MDText.com; c2000-2015 [capturado em 24 ago. 2015]. Disponível em: http://www.endotext.org

CAPÍTULO 22

DIABETES MELITO

RAFAEL SELBACH SCHEFFEL
LUIS HENRIQUE CANANI
BEATRIZ D. SCHAAN

> ▶ **CASO CLÍNICO**
>
> Paciente do sexo masculino, 68 anos, procura atendimento por poliúria, polidipsia e perda de peso há 3 semanas. Relata ser portador de hipertensão arterial sistêmica (HAS) em uso de hidroclorotiazida e captopril. Nega febre ou outras queixas. Ao exame, está com os sinais vitais estáveis, seu peso é de 98 kg, e tem 1,71 cm de altura (índice de massa corporal [IMC] de 33,5 kg/m^2).

> ▶ **COMO O LABORATÓRIO PODE AJUDAR NA AVALIAÇÃO DESTE PACIENTE?**
>
> Este paciente apresenta sintomas de hiperglicemia (poliúria, polidipsia e perda de peso), além de características clínicas relacionadas a maior chance de desenvolvimento de diabetes melito (DM), como obesidade e HAS. Neste caso, o laboratório é fundamental no diagnóstico de DM, no seu acompanhamento e na avaliação da presença de complicações crônicas.

TESTES PARA DIAGNÓSTICO E ACOMPANHAMENTO DE DM ▶

GLICOSE PLASMÁTICA ▶ Este é o primeiro exame a ser solicitado nos pacientes com suspeita clínica de DM e é um dos exames utilizados no seu diagnóstico. Para o diagnóstico de DM, o paciente deve apresentar valores maiores ou iguais a 126 mg/dL em duas ocasiões: após jejum de pelo menos 8 horas ou em qualquer momento maior; ou igual a 200 mg/dL, com sintomas de hiperglicemia. Em jejum, valores menores ou iguais a 100 mg/dL são considerados normais, e valores entre 100 e 126 mg/dL são classificados como glicose de jejum alterada. O principal interferente da medida de glicose plasmática é a não separação do plasma das células sanguíneas (dosagem em sangue total), o que acarreta uma diminuição progressiva dos seus níveis (3-5% por hora em temperatura ambiente). O uso de tubos com fluoreto de sódio previne esse processo. Quando esses tubos não estão disponíveis, a amostra deve ser centrifugada 30 minutos após a coleta e armazenada a 4 °C. A medida de glicose plasmática deve ser realizada em intervalos regulares (3-6 meses) com o objetivo de acompanhar o controle glicêmico e modificar a terapêutica de acordo, em conjunto com outras medidas a seguir descritas.

TESTE ORAL DE TOLERÂNCIA À GLICOSE (TTG) ▶ Este teste deve ser feito após três dias de dieta, que deve ter no mínimo 150 gramas de carboidrato diário, sem uso de álcool e sem restrição de atividades físicas. Idealmente não deve ser feito em pacientes internados ou em período de recuperação de doença grave. É coletada amostra de sangue em jejum de 10 a 16 horas e 120 minutos após administração de 75 g de glicose por via oral (VO). Durante a realização do teste, o paciente não deve receber medicamentos, fumar ou realizar atividade física. Para o diagnóstico de DM, é necessário valor superior ou igual a 200 mg/dL em 120 minutos em duas ocasiões. Valores entre 140 a 200 mg/dL são classificados com tolerância diminuída à glicose, e valores menores do que 140 mg/dL são considerados normais.

Seu principal uso é naqueles pacientes com glicemia de jejum alterada, mas sem diagnóstico de DM (100 a 126 mg/dL). Junto com a glicose de jejum, permite a classificação dos pacientes como normais, com glicose de jejum alterada, com tolerância diminuída à glicose ou com DM (Tab. 22.1). Outra indicação clássica deste teste é em mulheres que tiveram filhos com macrossomia fetal.

HEMOGLOBINA GLICADA (HBA1C) ▶ A HbA1c é uma forma de hemoglobina (Hb) que se liga por reação não enzimática à glicose, de forma que, quanto maior a exposição da Hb a concentrações elevadas de glicose, maior é sua formação. Este é o exame mais importante no seguimento dos pacientes com DM, pois reflete o controle glicêmico nos 120 dias prévios à sua dosagem

TABELA 22.1 ▶ **CLASSIFICAÇÃO DOS RESULTADOS DA GLICOSE DE JEJUM E TESTE ORAL DE TOLERÂNCIA À GLICOSE COM 75 GRAMAS DE GLICOSE**

TESTES DIAGNÓSTICOS	DIABETES MELITO	TOLERÂNCIA DIMINUÍDA	GLICOSE DE JEJUM ALTERADA	NORMAL
Glicose de jejum	> 126 mg/dL	100-126 mg/dL	100-126 mg/dL	< 100 mg/dL
TTG 75 g	> 200 mg/dL	140-199 mg/dL	< 140 mg/dL	< 140 mg/dL

TTG, teste oral de tolerância à glicose.

(tempo de meia-vida da hemácia). Vários estudos mostraram que, quanto maior o seu nível, maior o risco de complicações crônicas do DM. Para a sua dosagem, não é necessário jejum, e o resultado é expresso em porcentagem. Sua relação com a glicose de jejum é de aproximadamente 1% para cada 30 mg/dL (Tab. 22.2). Pacientes com bom controle do DM são aqueles com resultado de aproximadamente 7%.

O uso deste exame para o diagnóstico de DM deve ser restrito a situações em que o método utilizado pelo laboratório seja certificado pelo NGSP, que foi padronizado segundo o ensaio utilizado no estudo Diabetes Control and Complications Trial (DCCT).[1] O diagnóstico é feito se a HbA1c for igual ou superior a 6,5% em duas ocasiões. Ensaios de HbA1c com metodologia tipo *point-of-care* não têm acurácia suficiente para serem usados no diagnóstico do diabetes.

Há interferentes que podem elevar o valor da HbA1c, como insuficiência renal crônica (IRC), anemia ferropriva e hipertrigliceridemia. Outros interferentes, como situações que cursam com diminuição da meia-vida das hemácias e gestação, podem reduzir seu valor. As hemoglobinopatias podem aumentar ou diminuir o seu valor, dependendo do método utilizado para dosagem.

FRUTOSAMINA ▶ Este teste avalia proteínas séricas glicadas, refletindo o controle glicêmico nas últimas 3 semanas. Pode ser usado nas situações em que a HbA1c apresenta interferentes para a sua dosagem (hemoglobinopatias); porém, sua associação com a glicemia média e seu significado prognóstico são pouco claros, de forma que não deve ser usado na rotina. Seu valor de referência em pacientes sem DM é de 205 a 285 μmol/L.

TESTES PARA COMPLICAÇÕES DO DM
▶ As complicações crônicas do DM incluem as microangiopáticas (retinopatia, nefropatia, neuropatia) e as macroangiopáticas (doença cerebrovascular, doença arterial coronariana

TABELA 22.2 ▶ RELAÇÃO ENTRE GLICEMIA MÉDIA E NÍVEIS PLASMÁTICOS DE HBA1C

HBA1C (%)*	GLICOSE PLASMÁTICA MÉDIA (MG/DL)
6	126
7	154
8	183
9	212
10	240
11	269
12	298

*HbA1c padronizada para o DCCT (método utilizado pelo laboratório certificado pelo National Glycohemoglobin Standardization Program).
HbA1c, hemoglobina glicada; DCCT, Diabetes Control and Complictions Trial.

[DAC] e doença arterial periférica). Do ponto de vista laboratorial, a neuropatia e a retinopatia devem ser avaliadas inicialmente por método clínico, o qual não é abordado aqui. Em relação à DAC, recomenda-se a avaliação do perfil lipídico; e, em relação à nefropatia, que seja feita avaliação da função renal por meio da creatinina sérica (CrS) e filtração glomerular calculada, temas que serão abordados em outros capítulos. Aqui será abordada a microalbuminúria, que é um teste específico para a nefropatia diabética.

ALBUMINÚRIA ▶ A medida da albuminúria é recomendada para rastreamento e seguimento da nefropatia diabética. O aumento da albuminúria precede o aumento da proteinúria total; por isso, foi utilizado o termo microalbuminúria. Esse termo pode causar confusão, uma vez que a microalbuminúria é uma das fases da nefropatia (nefropatia incipiente) (Tab. 22.3). Recentemente, tem sido sugerido o abandono dos temos micro e macroalbuminúria; entretanto, esses termos ainda são amplamente utilizados na prática clínica. Microalbuminúria é definida como um nível de proteinúria não detectável pelas fitas reagentes comuns (exame qualitativo de urina [EQU], urina 1), mas acima do normal. Pode ser dosada em urina de amostra (com ou sem dosagem de creatinina (Cr) na mesma amostra), em urina de 24 horas ou em urina com tempo marcado (minutada) (Tab. 22.3). A dosagem da Cr simultânea na amostra tem como finalidade corrigir possíveis variações na concentração da albuminúria (desidratação, diurese osmótica). A medida da Cr em urina de 24 horas tem como objetivo verificar se a aferição da coleta foi adequada. Apesar da muita variabilidade desta medida e de haver pouco embasamento científico, considera-se uma coleta adequada na presença de valores de Cr urinária em 24 horas de indivíduos abaixo de 50 anos entre 20 e 25 mg/kg para homens, e entre 15 e 20 mg/kg para mulheres. Após os 50 anos, ocorre uma diminuição progressiva da excreção urinária de albumina devido à perda de massa muscular.

Atualmente, há preferência para a dosagem de albuminúria em amostra de urina pela sua praticidade e boa correlação com dosagens de urina de 24 horas. São considerados normais valores em amostra de urina abaixo de 17 mg/dL; há nefropatia incipiente (microalbuminúria) quando os valores são entre 17 e 174 mg/dL; e há nefropatia clínica (macroalbuminúria)

TABELA 22.3 ▶ DIAGNÓSTICO DE NEFROPATIA DIABÉTICA

ESTÁGIO	URINA COM TEMPO MARCADO (µG/MIN)	URINA 24 H (MG/24 H)	AMOSTRA DE URINA	
			CONCENTRAÇÃO DE ALBUMINA (MG/L)	RAZÃO ALBUMINA/ CR (MG/G)
Normoalbuminúria	< 20	< 30	< 17	< 30
Microalbuminúria	20-199	30-299	17-173	30-299
Macroalbuminúria	≥ 200	≥ 300	≥ 174	≥ 300

quando os valores são acima de 174 mg/dL. Devido à elevada variabilidade dessa medida, para diagnóstico, recomenda-se realizar a dosagem três vezes com intervalo de 3 a 6 meses. Se duas dessas dosagens forem acima do ponto de corte, o diagnóstico é confirmado. Deve-se evitar dosar a microalbuminúria quando o paciente está com febre, DM ou hipertensão arterial não controlada.

Na presença de proteinúria clínica (teste positivo no exame urina 1), a dosagem da albuminúria pode ser substituída pela dosagem da proteína total, que é um teste mais amplamente disponível e de menor custo.

Uma dosagem de albuminúria ou proteinúria deve ser feita anualmente, a partir do diagnóstico de DM tipo 2 (DM2), ou anualmente após 5 anos do diagnóstico de DM tipo 1 (DM1).

OUTROS TESTES USADOS PARA DM ▶

A medida do peptídeo C e de anticorpos pode ser utilizada em situações especiais e particularizadas, na tentativa de caracterizar o tipo de DM quando há dúvida clínica. Vale ressaltar que, em geral, esses testes não são necessários na classificação e no diagnóstico de DM.

PEPTÍDEO C ▶ Este teste é utilizado para quantificar a reserva pancreática e a secreção de insulina em pacientes com DM. O peptídeo C é formado quando ocorre a conversão de pró-insulina em insulina, e é liberado na corrente sanguínea em quantidades equimolares às quantidades de insulina secretadas. Entretanto, tem uma meia-vida maior, sendo mais estável para aferição da reserva pancreática do que os níveis de insulina sérica. Um valor basal abaixo de 0,9 ng/mL e após estímulo com glucagon abaixo de 1,8 ng/mL demonstram baixa reserva pancreática e são compatíveis com DM1; valores acima desses pontos de corte sugerem DM2.

ANTICORPOS ▶ Existem anticorpos que podem ser dosados e são marcadores do DM1. São eles: anticorpo antidescarboxilase do ácido glutâmico (antiGAD), anticorpo anti-ilhota pancreática (ICA-512) e anticorpo anti-insulina. Entre os pacientes que desenvolvem DM1, 95% apresentam um ou mais desses anticorpos positivos. Os níveis séricos desses anticorpos tendem a diminuir com o passar dos anos após o diagnóstico. O mais utilizado entre os três é o antiGAD, por ser o mais persistente após o aparecimento da doença. A utilidade desses testes é no diagnóstico diferencial dos tipos de DM, quando não é possível fazê-lo clinicamente, o que é raro.

> ### ▶ DE VOLTA AO CASO CLÍNICO
> O paciente do caso clínico do início deste capítulo apresentava queixas compatíveis com hiperglicemia. A dosagem de glicose plasmática teve 307 mg/dL como resultado, confirmado em um dia subsequente.

Com esses resultados, foi firmado o diagnóstico de DM. A dosagem de HbA1c teve resultado de 13%, demonstrando hiperglicemia crônica. Pelas suas características clínicas e evolução, o paciente foi classificado como tendo DM2, e foram iniciados medicamentos para seu tratamento. Após a compensação do quadro agudo, foi solicitada albuminúria em amostra com resultado de 40 mg/dL (confirmado em uma segunda amostra), o que define o diagnóstico de nefropatia diabética incipiente. Foram também dosados lipídeos com resultado normal e CrS com resultado normal. Foi recomendado ao paciente seguir acompanhamento com glicemia e HbA1c em 3 meses.

REFERÊNCIA ▶

1. The DCCT Research Group. Diabetes Control and Complications Trial (DCCT): results of feasibility study. Diabetes Care. 1987;10(1):1-19.

LEITURAS SUGERIDAS ▶

American Diabetes Association. Classification and diagnosis of diabetes. Diabetes Care. 2015;38(Suppl 1):S8-16.

Camargo JL, Zelmanovitz T, Paggi A, Friedman R, Gross JL. Accuracy of conversion formulae for estimation of glycohaemoglobin. Scand J Clin Lab Invest. 1998;58(6):521-8.

Gross JL, Azevedo MJ, Silveiro SP, Canani LH, Zelmanovitz T. Diabetic nephropathy: diagnosis, prevention, and treatment. Diabetes Care. 2005;28(1):164-76.

Masharani U, German MS. Pancreatic hormones & diabetes mellitus. In: Gardner DG, Shoback D. Greenspan's basic and clinical endocrinology. 9th ed. San Francisco: McGraw-Hill; 2011.

Melmed S, Polonsky KS, Larsen PR, Kronenberg HM. Williams textbook of endocrinology. 12th ed. Philadelphia: Elsevier, Saunders; 2011.

The International Expert Committee. International Expert Committee Report on the Role of the A1C Assay in the Diagnoses of Diabetes. Diabetes Care. 2009;32(7):1327-34.

Wallach, J. Interpretation of diagnostic tests. 9th ed. Philadelphia: Wolters Kluwer, Lippincott Williams & Wilkins; 2011.

Zelmanovitz T, Gross JL, Oliveira JR, Paggi A, Tatsch M, Azevedo MJ. The receiver operating characteristics curve in the evaluation of a random urine specimen as a screening test for diabetic nephropathy. Diabetes Care. 1997;20(4):516-9.

SITES RECOMENDADOS ▶

American Diabetes Association [Internet]. Alexandria (VA): ADA; c1995-2015 [capturado em 24 ago. 2015]. Disponível em: http://www.diabetes.org

Clube de Revista Endocrinologia [Internet]. Porto Alegre (RS): HCPA; 2014 [capturado em 24 ago. 2015]. Disponível em: http://www.clubederevistaendo.blogspot.com.br

Sociedade Brasileira de Diabetes [Internet]. São Paulo (SP): SBD; 2014 [capturado em 24 ago. 2015]. Disponível em: http://www.diabetes.org.br

CAPÍTULO 23

FEOCROMOCITOMA

IURI MARTIN GOEMANN
CAROLINE KAERCHER KRAMER
BEATRIZ D. SCHAAN

▶ CASO CLÍNICO

Paciente do sexo feminino, 38 anos, vem à consulta com queixa de emagrecimento de 5 kg em 6 meses (7% do peso), palpitações, cefaleia, sudorese, tremores e ansiedade, sintomas que ocorrem de forma episódica e a levaram a consultar o serviço de emergência (SE) várias vezes. Nessas ocasiões, apresentava-se muito ansiosa, e a pressão arterial (PA) era elevada. Comumente era medicada com ansiolíticos e orientada a repousar em seu domicílio. Previamente assintomática, sem história de uso de medicações ou outros problemas de saúde. No exame físico, apresentava PA em 150/95 mmHg, frequência cardíaca (FC) em 85 bpm, índice de massa corporal (IMC) de 21,5 kg/m², sem outras alterações.

▶ COMO O LABORATÓRIO PODE AJUDAR NA AVALIAÇÃO DESTA PACIENTE?

O quadro clínico descrito levanta a suspeita de feocromocitoma, neoplasia rara desenvolvida a partir das células cromafins, geralmente localizada nas suprarrenais, com sintomas decorrentes da produção excessiva de catecolaminas pelo tumor, cujo tratamento cirúrgico é geralmente curativo. O diagnóstico bioquímico é feito por meio da documentação da elevação de catecolaminas e seus metabólitos, mediante dosagens plasmáticas e/ou urinárias, observando-se que alguns tumores secretam esses hormônios de forma intermitente ou em quantidades muito baixas.

São indicações de investigação de feocromocitoma:

- Hipertensão arterial sistêmica (HAS) grave (PA > 160/100 mmHg) e/ou resistente (PA > 140/90 mmHg em uso de três ou mais fármacos anti-hipertensivos em dose máxima) ou paroxística, ou que tem início antes dos 20 anos;
- Paroxismos hiperadrenérgicos (cefaleia, palpitações e sudorese), com ou sem HAS associada;
- Descoberta ocasional de tumor suprarrenal em exame de imagem realizado por outra indicação (incidentaloma de suprarrenal);
- História familiar de neoplasia endócrina múltipla tipo II, von Hippel-Lindau, neurofibromatose tipo 1 ou feocromocitoma.

A Figura 23.1 mostra o metabolismo das catecolaminas. Na maior parte dos tumores, a metabolização das catecolaminas (epinefrina e norepinefrina) é intratumoral. A dosagem das metanefrinas fracionadas (metanefrina e normetanefrina) e seu metabólito, ácido vanilmandélico (VMA, do inglês *vanillylmandelic acid*), são os principais exames diagnósticos. Raramente os tumores secretam somente dopamina.

Resultados falso-positivos podem ocorrer na avaliação em vigência de fármacos que aumentam os níveis de catecolaminas e metanefrinas, como antidepressivos tricíclicos (ADTs), levodopa, agonistas adrenérgicos, anfetaminas, buspirona, proclorperazina, reserpina, clonidina, etanol, descongestionantes, mesalazina, sulfassalazina e acetaminofeno. Portanto, é indicada a interrupção desses fármacos por pelo menos 2 semanas antes da avaliação laboratorial, se não houver contraindicação clínica.

Um algoritmo para a avaliação de indivíduos com suspeita de feocromocitoma é sugerido na Figura 23.2.

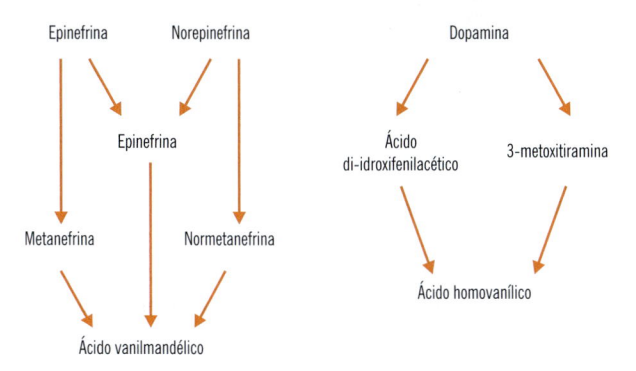

FIGURA 23.1 ▶ **METABOLISMO DAS CATECOLAMINAS. OCORRE POR ROTAS ENZIMÁTICAS – CATECOL-O-METILTRANSFERASE E MONOAMINOXIDASE.**

```
┌─────────────────────────────────────────────────────────────────────────┐
│ HAS grave (PA ≥ 160/100 mmHg) ou paroxística ou de início antes dos 20 anos ou resistente │
│        (PA ≥ 140/90 mmHg em uso de 3 ou mais drogas anti-hipertensivas em dose máxima)    │
│                    Paroxismos adrenérgicos com ou sem HAS                                 │
│                            Incidentaloma de suprarrenal                                    │
│       História familiar de neoplasia endócrina múltipla tipo II ou de feocromocitoma      │
└─────────────────────────────────────────────────────────────────────────┘
                                           │
                              Suspensão de fármacos que interferem
                                    nas dosagens* por 2 semanas
                                           │
                          Metanefrinas fracionadas em urina de 24 horas
                              │                              │
                           Normal                    Aumento de 2× valor
                              │                          de referência
                  ┌───────────┴───────────┐                  │
          Alto grau de suspeição   Baixo grau de suspeição   │
                  │                       │                   │
         Repetir metanefrinas      Nenhuma investigação      │
      fracionadas em urina de 24 horas)    adicional         │
                  +                                           │
         Catecolaminas fracionadas                            │
         em urina de 24 horas                                 │
                E/OU                                          │
         Novo exame durante sintomas                          │
         Se disponível:              Normal            Localização com
         metanefrinas fracionadas plasmáticas         exame de imagem
                  │                                  (tomografia computadorizada
                  │                                   ou ressonância magnética
                  │                                        de abdome)
          Aumento de 2× valor de referência                  │
         (catecolaminas fracionadas) ou aumento ─────────────┘
         significativo de metanefrinas plasmáticas
```

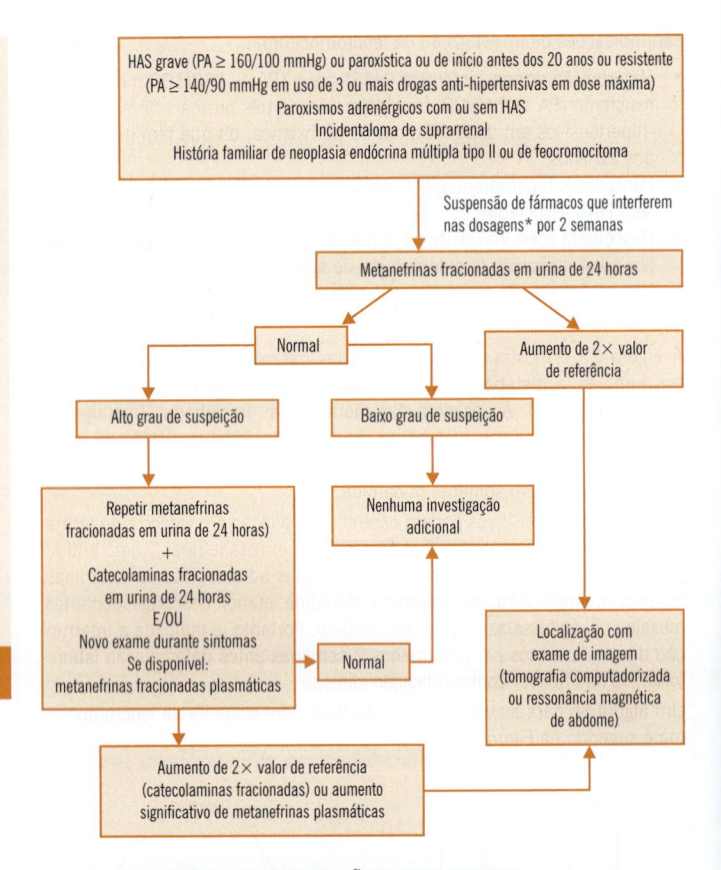

FIGURA 23.2 ► ALGORITMO PARA INVESTIGAÇÃO DE FEOCROMOCITOMA.
*Antidepressivos tricíclicos, levodopa, metildopa, agonistas adrenérgicos, anfetaminas, buspirona, proclorperazina, reserpina, suspensão de clonidina, etanol, descongestionantes e acetaminofeno, mesalazina, sulfassalazina. HAS, hipertensão arterial sistêmica; PA, pressão arterial; VR, valor de referência; TC, tomografia computadorizada; RM, ressonância magnética.

DOSAGENS HORMONAIS ►

METANEFRINAS FRACIONADAS EM URINA DE 24 HORAS ► Teste bem estabelecido, disponível em larga escala, que tem alta sensibilidade. Desvantagens: avalia os metabólitos conjugados das catecolaminas, e não os metabólitos livres. Necessita coleta de urina de 24 horas, não é fidedigno em pacientes com insuficiência renal e sofre mais influência de variações da dieta. Recomenda-se a dosagem de creatinina (Cr) urinária concomitante para verificar adequação da coleta (> 15 mg/kg do peso ideal para mulheres; 7,5 mg/kg se > 50 anos; > 20 mg/kg do peso ideal para homens; 10 mg/kg se > 50 anos).

Sensibilidade: 96 a 100%; especificidade: 82 a 100% (esses valores estão descritos na literatura, variando entre os centros e de acordo com o feocromocitoma, se esporádico ou hereditário). Embora recentemente a análise combinada utilizando cromatografia líquida com espectrometria de massa em Tandem (LC-MS/MS) tenha mostrado resultados superiores aos comumente obtidos pela cromatografia líquida com detecção eletroquímica (LC-ECD), esta última é a que é geralmente disponível em nosso meio.

METANEFRINAS LIVRES PLASMÁTICAS ▶ Indicado por vários autores como o teste ideal de rastreamento, por ter alta sensibilidade e avaliar os metabólitos livres das catecolaminas. Deve ser realizada coleta de sangue com o paciente na posição supina, para que se diminua o número de falso-positivos. Há pouca influência de variações dietéticas, sendo o exame mais apropriado em pacientes com insuficiência renal e em crianças. No entanto, não está disponível na maioria dos centros, e a coleta de sangue requer cuidados especiais, assim como o procedimento analítico. Sua especificidade é menor do que a avaliação urinária dos metabólitos, especialmente em idosos (77%). Sensibilidade: 90 a 100%; especificidade: 85 a 100%.

CATECOLAMINAS FRACIONADAS EM URINA DE 24 HORAS ▶ Podem ser avaliadas junto com a avaliação das metanefrinas fracionadas em urina de 24 horas. No entanto, vários autores indicam a dosagem isolada de metanefrinas fracionadas em urina de 24 horas, pois o exame de catecolaminas urinárias tem menor sensibilidade. Sensibilidade: 79 a 91%; especificidade: 75 a 96%.

CATECOLAMINAS FRACIONADAS PLASMÁTICAS ▶ Exame pouco indicado para o diagnóstico, porque os resultados são fortemente influenciados pelo estresse da punção venosa. Sensibilidade: 76 a 84%; especificidade: 81 a 100%.

ÁCIDO VANILMANDÉLICO EM URINA DE 24 HORAS ▶ Apesar de ser o exame mais comumente disponível em nosso meio, não é indicado como rastreamento de feocromocitoma por apresentar baixa sensibilidade (60-72%), embora tenha alta especificidade (96%).

Em geral, os valores das catecolaminas ou de seus metabólitos encontrados em pacientes com feocromocitoma são bastante elevados, diminuindo a probabilidade de um resultado falso-positivo. Entretanto, valores intermediários (menos do que 2 vezes o limite superior) podem representar resultados falso-positivos, uma vez que as dosagens de catecolaminas e de seus metabólitos sofrem muitas interferências (método de coleta, dieta e medicamentos).

OUTROS TESTES ▶

TESTE DE SUPRESSÃO COM CLONIDINA ▶ Pode ser utilizado para confirmar dosagem plasmática elevada de catecolaminas e metanefrinas, o que pode reduzir o número de resultados falso-positivos. Catecolaminas ou metanefrinas plasmáticas são dosadas antes da administração de 0,3 mg de clonidina oral e 3 horas após. Na ausência de feocromocitoma, espera-se redução de 50% dos níveis de catecolaminas e 40% dos níveis de metanefrinas. Sensibilidade: 63 a 97%; especificidade: 96 a 100%.

CROMOGRANINA A ▶ A cromogranina A é uma proteína secretada pelas células neuroendócrinas e está elevada em 80% dos casos de feocromocitoma.

Seus níveis não são afetados pelas medicações anti-hipertensivas. Por estar aumentada em outros tumores neuroendócrinos, não é um exame específico, mas pode ser útil na confirmação diagnóstica em casos de metanefrinas ou catecolaminas plasmáticas elevadas e suspeita de falso-positivo.

DOPAMINA E 3-METOXITIRAMINA (3-MT) ▶ Tumores que secretam apenas dopamina (desdiferenciados) são raros e, portanto, dopamina sérica e seu metabólito 3-MT não são dosados rotineiramente na investigação. Entretanto, podem ser úteis em casos selecionados de doença metastática, em que o tecido metastático não é diferenciado o suficiente para produzir catecolaminas.

EXAMES DE IMAGEM ▶ Tomografia computadorizada (TC) ou ressonância magnética (RM) são utilizadas para a localização do tumor após confirmado o diagnóstico bioquímico. Apresentam sensibilidade de 84 a 95% e 93 a 100%, respectivamente, para detectar lesões na suprarrenal. O feocromocitoma de suprarrenal comumente se apresenta como uma lesão grande (> 3 cm), homogênea, com densidade superior a 10 HU (unidades Hounsfield) na tomografia; entretanto, lesões maiores podem apresentar heterogeneidade devido a áreas de hemorragia. A RM geralmente mostra uma lesão hipervascularizada (sinal brilhante em T2); seu custo é superior ao da tomografia. A cintilografia com metaiodobenzilguanidina (MIBG^{123I}) é uma opção para tumores não detectáveis ou suspeita de múltiplos tumores, metástases e localizações extrassuprarrenais, assim como, em complementação, a tomografia por emissão de prótons com 18-fluorodopamina ou com 18-fluorodeoxiglicose.

AVALIAÇÃO GENÉTICA ▶ Cerca de 40% dos pacientes com feocromocitoma são carreadores de mutações genéticas. As mutações mais prevalentes em ordem decrescente estão nos genes *SDHB*, *SDHD*, *VHL*, *RET* e *NF1*. A testagem genética para pacientes com feocromocitoma ainda não é recomendada universalmente, mas características como idade mais jovem, história familiar, doença multifocal ou bilateral são indicativos de avaliação genética. Localização tumoral e fenótipo bioquímico da lesão podem guiar a seleção e a ordem dos genes a serem testados.

▶ DE VOLTA AO CASO CLÍNICO

A paciente do caso clínico deste capítulo tem suspeita clínica de feocromocitoma. Foi inicialmente realizada dosagem de metanefrinas fracionadas em urina de 24 horas. A coleta foi adequada (Cr urinária de 900 mg/24 h). Os valores de metanefrinas fracionadas na urina eram 4 vezes o limite superior da normalidade, confirmando o diagnóstico bioquímico de feocromocitoma. Para a localização do tumor, foi realizada TC de abdome superior, que mostrou lesão homogênea de 4 cm em maior diâmetro em suprarrenal esquerda, com medida de densidade de 34 HU. A paciente foi encaminhada para suprarrenalectomia.

LEITURAS SUGERIDAS ▶

Boyle JG, Davidson DF, Perry CG, Connell JM. Comparison of diagnostic accuracy of urinary free metanephrines, vanillyl mandelic acid, and catecholamines and plasma catecholamines for diagnosis of pheochromocytoma. J Clin Endocrinol Metab. 2007;92(12):4602-8.

Favier J, Amar L, Gimenez-Roqueplo AP. Paraganglioma and phaeochromocytoma: from genetics to personalized medicine. Nat Rev Endocrinol. 2015;11(2):101-11.

Lenders JW, Duh QY, Eisenhofer G, Gimenez-Roqueplo AP, Grebe SK, Murad MH, et al. Pheochromocytoma and paraganglioma: an endocrine society clinical practice guideline. J Clin Endocrinol Metab. 2014;99(6):1915-42.

Lenders JW, Eisenhofer G, Mannelli M, Pacak K. Phaeochromocytoma. Lancet. 2005;366(9486):665-75.

Melmed S, Polonsky KS, Larsen PR, Kronenberg HM. Williams textbook of endocrinology. 12th ed. Philadelphia: Elsevier, Saunders; 2011.

van Berkel A, Lenders JW, Timmers HJ. Diagnosis of endocrine disease: biochemical diagnosis of phaeochromocytoma and paraganglioma. Eur J Endocrinol. 2014;170(3):R109-19.

SITE SUGERIDO ▶

Endotext: The FREE Complete Source for Clinical Endocrinology [Internet]. South Dartmouth: MDText.com; c2000-2015 [capturado em 24 ago. 2015]. Disponível em: http://www.endotext.org

---

CAPÍTULO 24

HIPERALDOSTERONISMO PRIMÁRIO

DIMITRIS VARVAKI RADOS
ALEX POSPICH CIOFFI
BEATRIZ D. SCHAAN

▶ CASO CLÍNICO

Paciente do sexo feminino, 54 anos, vem à consulta em virtude de hipertensão arterial sistêmica (HAS) diagnosticada há 5 anos. Assintomática, nega fraqueza muscular ou outras comorbidades. Vinha em uso de doses máximas de hidroclorotiazida, captopril e propranolol com boa adesão. Medidas de pressão arterial (PA) aferidas em posto de saúde eram, em média, 150/90 mmHg. Exames laboratoriais (glicemia de jejum, perfil lipídico, creatinina [Cr], potássio e exame qualitativo de urina [EQU]) estavam na faixa de normalidade. O eletrocardiograma (ECG) de repouso mostrava ritmo sinusal, frequência cardíaca (FC) de 64 bpm e sinais de sobrecarga do ventrículo esquerdo (VE). No exame físico, a paciente apresentava PA de 170/110 mmHg, FC de 60 bpm e índice de massa corporal (IMC) de 24,5 kg/m^2, sem outras particularidades.

▶ COMO O LABORATÓRIO PODE AJUDAR NA AVALIAÇÃO DESTA PACIENTE?

Em um paciente com HAS grave (PA > 160/100 mmHg) e/ou resistente (PA > 140/90 mmHg em uso de três ou mais medicações anti-hipertensivas em dose máxima), como o caso descrito, assim como pacientes com HAS de início precoce (< 20 anos), está indicada a investigação de causas secundárias de HAS. A principal causa de HAS secundária é o hiperaldosteronismo primário (5-13% dos casos de HAS). Embora a apresentação clássica do hiperaldosteronismo primário seja a de HAS associada à hipocalemia, menos de 50% dos pacientes se apresentam dessa forma; portanto, potássio sérico normal não exclui a necessidade de investigação. Outras indicações clínicas de investigação de hiperaldosteronismo primário são as seguintes:

1. HAS associada à hipocalemia, em especial nos pacientes que não fazem uso de diuréticos;
2. Descoberta ocasional de tumor de suprarrenal em exame de imagem realizado por outra indicação (incidentaloma de suprarrenal) em paciente com HAS;
3. Pacientes com HAS e história familiar de hiperaldosteronismo primário, HAS de início precoce (< 20 anos) ou acidente vascular encefálico precoce (AVE) (< 40 anos).

A avaliação deve começar com um exame de rastreamento (aldosterona e atividade da renina plasmática e sua relação). Tendo em vista o alto percentual de resultados falso-positivos (característica do teste de rastreamento), se o rastreamento for positivo, é necessária a realização de teste para confirmação do hiperaldosteronismo primário: testes de supressão da aldosterona com solução fisiológica (SF) oral ou parenteral, fludrocortisona ou captopril (Fig. 24.1). Uma vez confirmada a produção autônoma de aldosterona, os passos seguintes são direcionados ao seu diagnóstico etiológico (doença uni ou bilateral), o que modifica a conduta terapêutica a ser seguida (Fig. 24.2).

```
┌─────────────────────────────────────────────────────────┐
│  HAS grave (PA ≥ 160/100)                               │
│  HAS resistente (PA ≥ 140/90 em uso de 3 ou mais        │
│  medicações anti-hipertensivas em dose máxima)          │
│  HAS e hipocalemia                                      │
│  Incidentaloma de suprarrenal e HAS                     │
│  Pacientes com HAS e histórico familiar de:             │
│  hiperaldosteronismo primário ou AVE precoce (< 40 anos)│
└─────────────────────────────────────────────────────────┘
                            ▼
┌─────────────────────────────────────────────────────────┐
│  Descontinuar espironolactona por 6 semanas             │
│  Suplementar K oral se necessário – manter K sérico     │
│  > 3,5 mEq/L                                            │
│  Dieta normal em sódio                                  │
└─────────────────────────────────────────────────────────┘
                            ▼
┌─────────────────────────────────────────────────────────┐
│       Aldosterona e atividade da renina plasmáticas*    │
└─────────────────────────────────────────────────────────┘
              ▼                              ▼
┌──────────────────────────┐    ┌──────────────────────────┐
│ Aldosterona plasmática   │    │ Aldosterona plasmática   │
│ ≥ 15 ng/dL               │    │ < 15 ng/dL               │
│         +                │    │ Atividade da renina      │
│ Relação A/R ≥ 30         │    │ plasmática > 1 ng/mL/h   │
│                          │    │ Relação A/R < 30         │
└──────────────────────────┘    └──────────────────────────┘
              ▼                              ▼
┌──────────────────────────┐    ┌──────────────────────────┐
│ Possível                 │    │ Hiperaldosteronismo      │
│ hiperaldosteronismo      │    │ primário                 │
└──────────────────────────┘    └──────────────────────────┘
              ▼
┌──────────────────────────┐
│ Realizar teste           │
│ confirmatório**          │
│ 1. SF IV ou              │
│ 2. Sobrecarga oral de    │
│    sódio                 │
└──────────────────────────┘
              ▼
┌─────────────────────────────────────────────────────────┐
│ 1. Aldosterona plasmática > 10 ng/dL após SF IV ou      │
│ 2. Aldosterona urinária > 12 mg/24 h com sódio          │
│    urinário > 200 mEq/24 h                              │
└─────────────────────────────────────────────────────────┘
              ▼
┌──────────────────────────┐
│ Hiperaldosteronismo      │
│ primário                 │
└──────────────────────────┘
              ▼
┌──────────────────────────┐
│ Buscar diagnóstico       │
│ etiológico (Fig. 24.2)   │
└──────────────────────────┘
```

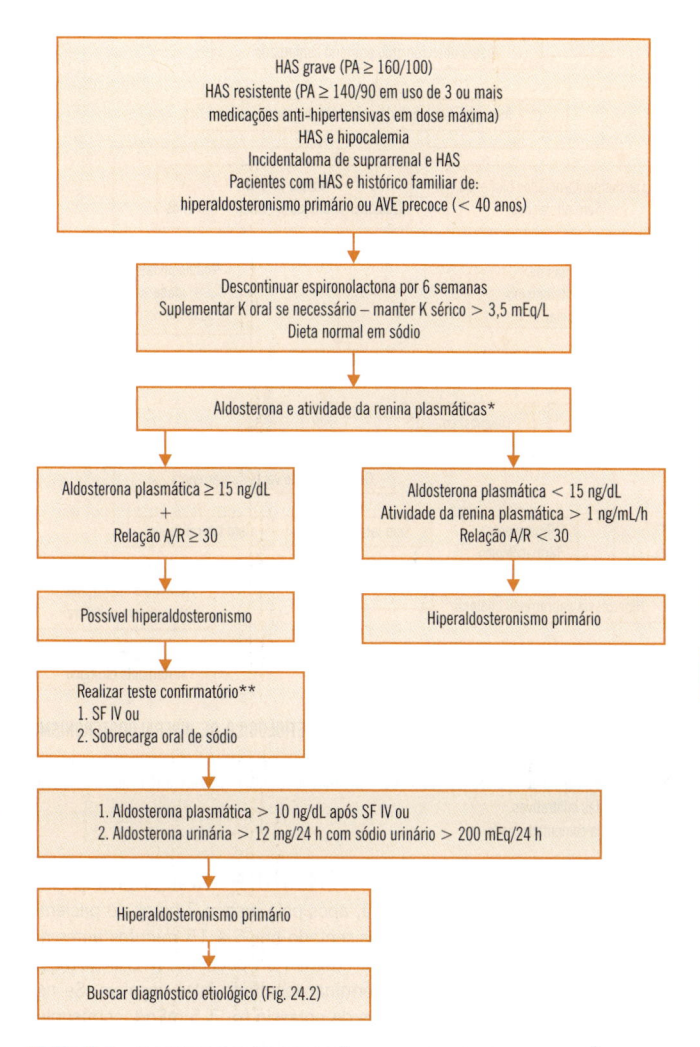

FIGURA 24.1 ▶ ALGORITMO PARA INVESTIGAÇÃO DE HIPERALDOSTERONISMO PRIMÁRIO.
*Realizar entre 8 e 10 h, após pelo menos 2 h acordado; o paciente deve permanecer sentado por 5-15 min antes da coleta.
**Anti-hipertensivos permitidos: verapamil, hidralazina, prazosina, doxazosina, terazosina.
HAS, hipertensão arterial sistêmica; AVE, acidente vascular encefálico; K, potássio; SF, solução fisiológica; IV, intravenoso; PA, pressão arterial; relação A/R, relação aldosterona/atividade da renina plasmática.

```
                    ┌─────────────────────────────────────────┐
                    │  Hiperaldosteronismo primário confirmado │
                    └─────────────────────────────────────────┘
                                       │
                    ┌─────────────────────────────────────────┐
                    │  Tomografia computadorizada das suprarrenais │
                    └─────────────────────────────────────────┘
```

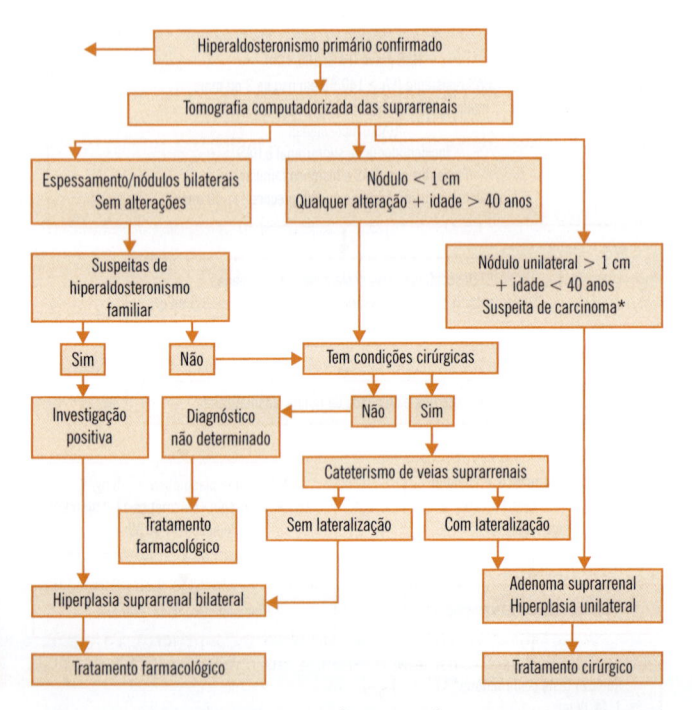

FIGURA 24.2 ▸ FLUXOGRAMA PARA O DIAGNÓSTICO ETIOLÓGICO DE HIPERALDOSTERONISMO PRIMÁRIO.
Critérios para suspeita de carcinoma: lesão > 4 cm, *wash-out* do contraste < 50% em 10 minutos, densidade elevada, bordas infiltrativas.
TC, tomografia computadorizada.

DOSAGENS HORMONAIS – RASTREAMENTO ▸

Realizar preferencialmente entre 8 e 10 horas da manhã, após pelo menos 2 horas do paciente acordado, permanecendo o paciente sentado por 5 a 15 minutos antes da coleta. A ingestão de sal deve ser a habitual do paciente, pois a restrição salina eleva a renina, podendo determinar resultado falso-negativo. Se necessário, devem-se adequar os níveis de potássio (> 3,5 mEq/L com suplementação oral), pois a hipocalemia reduz os níveis de aldosterona, podendo determinar resultado falso-negativo. Dependendo da situação clínica do paciente, recomenda-se suspender todos os diuréticos e, se possível, inibidores da enzima conversora da angiotensina (IECA) e do receptor de angiotensina, bem como β-bloqueadores. Se a situação clínica não permitir, o teste de rastreamento pode ser realizado usando qualquer medicamento, exceto espironolactona, que deve ser suspensa 6 semanas antes da avaliação.

ALDOSTERONA PLASMÁTICA ▶ A maioria dos autores usa o ponto de corte de aldosterona acima de 15 ng/dL para o diagnóstico de hiperaldosteronismo primário; se a aldosterona for menor do que esse valor, o rastreamento é negativo, independentemente da relação aldosterona/atividade da renina plasmática (A/R). Essa abordagem reduz o número de resultados falso-positivos, pois alguns casos de HAS essencial se caracterizam por renina baixa e relação A/R alta, mesmo com aldosterona menor do que 15 ng/dL. No entanto, há relatos de até 36% de casos de hiperaldosteronismo primário com aldosterona menor do que 15 ng/dL, de forma que se pode considerar progredir a investigação em pacientes com relação A/R alta e aldosterona inferior a 15 ng/dL, se a suspeita clínica for forte.

ATIVIDADE DA RENINA PLASMÁTICA ▶ Espera-se que esteja suprimida (< 1 ng/mL/h) em quase todos os casos de hiperaldosteronismo primário. Recomenda-se ensaio muito sensível, capaz de detectar níveis de pelo menos 0,2 a 0,3 ng/mL/h. Deve-se manter a amostra em temperatura ambiente para evitar a conversão da renina inativa em ativa.

RELAÇÃO ALDOSTERONA PLASMÁTICA/ATIVIDADE DA RENINA PLASMÁTICA ▶ No hiperaldosteronismo primário, essa relação é elevada: aldosterona está inadequadamente alta para nível baixo de renina. De forma geral, é utilizado o ponto de corte de 30 associado com dosagem de aldosterona igual ou superior a 15 ng/dL, condição em que se obtém maior sensibilidade e especificidade, evitando-se, assim, investigações excessivas. Entretanto, em pacientes com alta suspeita clínica ou com aldosterona igual ou superior a 15 ng/dL, o ponto de 20 pode ser considerado. Sempre que o rastreamento for positivo, um teste confirmatório será necessário.

TESTES CONFIRMATÓRIOS

▶ Devem-se descontinuar também IECAs, antagonistas do receptor da angiotensina, β-bloqueadores, agonistas α_2-adrenérgicos centrais (clonidina e metildopa), antagonistas do canal de cálcio di-hidropiridínicos (anlodipino, nifedipino) e anti-inflamatórios não esteroides (AINEs) por duas semanas, mantendo apenas verapamil, hidralazina, prazosina, doxazosina ou terazosina.

Qualquer um dos testes a seguir pode ser usado, preferencialmente um dos dois primeiros, pelo baixo custo.

TESTE DA SF INTRAVENOSA (IV) ▶ Baseia-se na ação fisiológica da expansão de volume intravascular em suprimir a aldosterona, o que não ocorre no hiperaldosteronismo primário. O exame é realizado com o paciente em posição supina, após repouso noturno de 8 horas, iniciando entre 8 e 9 h 30 min, quando é realizada infusão IV de 2 L de soro fisiológico 0,9%/4 h (500 mL/h), durante a qual a PA e a FC devem ser monitoradas. Aldosterona, atividade da renina plasmática e potássio (K) sérico são avaliados antes e depois da infusão. Aldosterona plasmática maior do que 10 ng/dL no final da infusão confirma o diagnóstico de hiperaldosteronismo primário, e valores abaixo de 5 ng/dL excluem o diagnóstico (valores entre 5 e 10 ng/dL são considerados indeterminados). Se o K sérico, ao final da infusão, for menor do que 3,5 mEq/L e a aldosterona estiver baixa, o resultado poderá representar falso-negativo, pois K baixo determina a diminuição dos níveis de aldosterona. Contraindicações: HAS grave não controlada, arritmia cardíaca, insuficiência cardíaca (IC), doença renal crônica ou hipocalemia grave.

TESTE DA SOBRECARGA ORAL DE SÓDIO ▶ Baseia-se no mesmo princípio do teste anterior. O paciente é orientado a ingerir 10 a 12 g de cloreto de sódio/dia por 3 dias, e realizar coleta de urina de 24 horas a partir da manhã do terceiro dia até a manhã do quarto dia para aldosterona, Cr e sódio urinários. Aldosterona urinária acima de 12 μg/24 h confirma hiperaldosteronismo primário, e abaixo de 10 μg/24 h exclui a doença. Sódio urinário acima de 200 mEq/24 h confirma a adesão do paciente à sobrecarga de sódio. Cr urinária maior do que 15 mg/kg do peso ideal para mulheres (7,5 mg/kg se > 50 anos) e maior do que 20 mg/kg do peso ideal para homens (10 mg/kg se > 50 anos) confirma coleta da urina de 24 horas adequada. Deve-se monitorar K sérico diariamente, pois a sobrecarga de sódio aumenta sua excreção urinária, podendo causar hipocalemia, suplementando com K oral se necessário. As contraindicações a esse teste são as mesmas citadas para o teste da SF IV.

TESTE DA SUPRESSÃO COM FLUDROCORTISONA ▶ Baseia-se na ação fisiológica do uso de mineralocorticoides orais (fludrocortisona) para suprimir a aldosterona, o que não ocorre no hiperaldosteronismo primário. Fludrocortisona 0,1 mg, 1 comprimido por via oral (VO), de 6 em 6 horas, por 4 dias, associada à suplementação de K oral de 6 em 6 horas (manter K > 3,5 mEq/L), e cloreto de sódio oral 2 g, de 8 em 8 h, com as refeições, são prescritos, monitorando PA e K sérico diariamente. No quarto dia, coletar amostra de sangue para cortisol às 7 h e às 10 h; e para aldosterona e atividade da renina plasmática na amostra das 10 h com o paciente sentado. Aldosterona plasmática maior do que 6 ng/dL, atividade da renina plasmática menor do que 1 ng/mL/h e cortisol das 10 h maior que o das 7 h confirmam o hiperaldosteronismo primário. O teste pode causar aumento do intervalo QT cardíaco e piora da fração de ejeção do VE.

TESTE DA SUPRESSÃO COM CAPTOPRIL ▶ Baseia-se na ação farmacológica do captopril de inibir a IECA, levando à redução da aldosterona, o que não ocorre no hiperaldosteronismo primário. É uma alternativa para quando o paciente tiver contraindicação aos testes apresentados (p. ex., pacientes com IC). Administrar captopril 25 a 50 mg, VO, após o paciente ficar 4 horas sentado ou em pé. São coletadas amostras de sangue para aldosterona, atividade da renina e cortisol plasmáticos antes e 1 a 2 horas depois do captopril, com o paciente sentado. Aldosterona plasmática superior a 15 ng/dL e relação A/R igual ou superior a 50 após o uso de captopril confirmam hiperaldosteronismo primário.

DIAGNÓSTICO ETIOLÓGICO DO HIPERALDOSTERONISMO PRIMÁRIO ▶

São formas de apresentação do hiperaldosteronismo primário: doença suprarrenal unilateral (adenoma ou carcinoma produtor de aldosterona ou hiperplasia suprarrenal unilateral – tratamento cirúrgico) e bilateral (hiperplasia suprarrenal bilateral/hiperaldosteronismo remediável por glicocorticoides – tratamento farmacológico com antagonistas do receptor mineralocorticoide ou glicocorticoide).

TOMOGRAFIA COMPUTADORIZADA DE ALTA RESOLUÇÃO DE SUPRARRENAIS ▶ Recomendada para o diagnóstico etiológico (resultados e conduta, ver Fig. 24.2).

CATETERISMO DE VEIAS SUPRARRENAIS ▶ Exame-padrão de referência no diagnóstico etiológico do hiperaldosteronismo primário (sensibilidade de 95% e especificidade de 100%). Deve ser realizado sem medicações interferentes; excepcionalmente pode ser realizado com uso de IECA, antagonistas do receptor da angiotensina ou β-bloqueadores, desde que a atividade da renina plasmática esteja abaixo de 1 ng/mL/h. O paciente deve estar deitado por pelo menos 1 hora antes do início do exame. Trata-se de exame invasivo, caro e de difícil realização, o que demanda radiologista intervencionista experiente, ou seja, é realizado apenas em centros de referência. É recomendado para todos os pacientes na investigação etiológica, exceto quando não trará mudança na conduta, como a seguir: pacientes com idade abaixo de 40 anos e adenoma suprarrenal unilateral maior do que 1 cm e suprarrenal contralateral normal; risco cirúrgico inaceitável; suspeita de carcinoma adrenocortical; hiperaldosteronismo familiar comprovado. Complicações ocorrem em 2,5% dos exames e incluem hematoma na região inguinal, hemorragia suprarrenal e dissecção de veia suprarrenal.

PROTOCOLO ▶ a) Iniciar infusão de cortrosina (análogo do hormônio adrenocorticotrófico [ACTH]) 50 μg/h (1 ampola de cortrosina aquosa de 250 μg, diluída em 250 mL de soro fisiológico 0,9%, intravenoso [IV], 50 mL/h) 30 minutos antes do exame, o que é mantido durante todo o procedimento para melhor acurácia do exame, pois minimiza a flutuação da aldosterona induzida pelo estresse, maximiza a razão do cortisol das veias suprarrenais/cortisol da veia cava inferior (VCI) (confirma sucesso da canulação) e maximiza a secreção de aldosterona de um adenoma (diminui o risco de o exame ser feito durante a fase quiescente de secreção de aldosterona). b) Cateterismo de veias suprarrenais sequencial, seguido de coleta de sangue periférico, dosando aldosterona e cortisol em cada uma das três amostras. Na falta de cortrosina para infusão, o exame pode ser realizado sem o estímulo. Neste caso, deve ser realizado pela manhã, evitando ao máximo qualquer estresse ao paciente; hipocalemia deve ser previamente corrigida, e o cateterismo bilateral deve ser realizado simultaneamente, o que minimiza possíveis variações na secreção da aldosterona e resultado falso-negativo. Não há comparações de desfechos utilizando uma ou outra forma de cateterismo, com ou sem estímulo com cortrosina.

INTERPRETAÇÃO (VER FIG. 24.2) ▶ Há grande variação na literatura quanto aos pontos de corte e mesmo quanto à técnica de realização do exame – com ou sem cortrosina. Não há estudos comparativos que permitam uma posição definitiva; optamos aqui por apresentar os mais frequentemente utilizados. O primeiro passo é avaliar se o exame foi adequado: a relação do cortisol das veias suprarrenais/cortisol da VCI deve ser igual ou superior a 3/1 (idealmente ≥ 5/1; ≥ 2/1 quando não for usada cortrosina) para ambas as veias suprarrenais. Depois, para determinar se há ou não lateralização, deve-se avaliar a relação de aldosterona corrigida pelo cortisol (A/C) do lado de maior valor, dividida pela relação A/C do lado de menor valor (A/C do lado de maior valor)/(A/C do lado de menor valor):

1. Se a razão for igual ou superior a 4/1 (≥ 2/1 quando não for usada cortrosina), há lateralização para o lado de maior valor, o que indica doença unilateral (adenoma de suprarrenal ou hiperplasia suprarrenal unilateral);
2. Se a razão for menor que 3/1, não há lateralização, o que indica doença bilateral (hiperplasia suprarrenal bilateral ou hiperaldosteronismo remediável por glicocorticoides);
3. Se a razão for intermediária (3/1 a 4/1), o resultado é indeterminado. Para os casos indeterminados ou quando não foi possível canular a veia suprarrenal direita, pode-se utilizar a razão contralateral dividindo-se a relação A/C na veia com menor valor (ou a veia esquerda, nos casos de dificuldade técnica) pela relação A/C da periferia. Razão menor que 1 sugere que o adenoma esteja na suprarrenal contralateral.

OUTROS TESTES COMPLEMENTARES ▶

CRITÉRIOS CLÍNICOS DE ALTA PROBABILIDADE PARA ADENOMA PRODUTOR DE ALDOSTERONA ▶ Há alta probabilidade de que o hiperaldosteronismo seja decorrente de adenoma produtor de aldosterona quando dois dos critérios a seguir estiverem presentes: HAS resistente ou valores pressóricos de 180/110 mmHg, potássio sérico abaixo de 3 mEq/L, aldosterona plamática acima de 25 ng/dL, aldosterona urinária acima de 30 mg/24 h, idade do paciente inferior a 50 anos.

TESTE POSTURAL ▶ Baseia-se na resposta fisiológica de aumento da angiotensina II e aldosterona plasmática que ocorrem quando o indivíduo assume a posição em pé, o que ocorre no hiperaldosteronismo primário, por hiperplasia suprarrenal idiopática, e não ocorre no hiperaldosteronismo primário, por adenoma da suprarrenal. Deve-se realizar o teste às 8 h da manhã, após repouso noturno de 8 horas. O paciente levanta-se da cama e permanece sem deitar por 2 a 4 horas. É coletada amostra de sangue para aldosterona plasmática e atividade da renina plasmática antes (basal) e 2 a 4 horas após esse período. O teste é sugestivo de hiperplasia suprarrenal idiopática se a aldosterona após 2 a 4 horas aumentar mais do que 50% em relação ao seu valor basal. O teste é sugestivo de adenoma suprarrenal se a aldosterona após 2 a 4 horas não aumentar mais do que 50%. Esse teste tem baixa acurácia na diferenciação entre adenoma e hiperplasia de suprarrenal.

TESTE GENÉTICO PARA HIPERALDOSTERONISMO REMEDIÁVEL POR GLICOCORTICOIDES (*SOUTHERN BLOT* OU REAÇÃO EM CADEIA DA POLIMERASE [PCR]) ▶ Seu rastreamento está indicado em pacientes com menos de 20 anos ou com história familiar positiva para hiperaldosteronismo primário de HAS de início precoce (< 20 anos) ou de AVE com menos de 40 anos.

▶ DE VOLTA AO CASO CLÍNICO

Existe a suspeita de hiperaldosteronismo primário para a paciente do caso clínico apresentado, sendo assim solicitados os exames de rastreamento. A aldosterona era de 28 ng/dL, a atividade da renina plasmática era de 0,4 ng/mL/h, e a relação A/R era de 70, o que indicou rastreamento positivo para hiperaldosteronismo primário. Para confirmação, foi realizado teste de SF IV, em que a aldosterona plasmática pós-infusão foi de 16 mg/dL, confirmando o diagnóstico. Para o diagnóstico etiológico, foi realizada a tomografia computadorizada (TC) das suprarrenais, que evidenciou espessamento suprarrenal bilateral. Foi indicado cateterismo de veias suprarrenais; a canulação de ambas as suprarrenais e da veia ilíaca foi adequada (relação do cortisol das veias suprarrenais/cortisol da veia ilíaca > 10/1 bilateral); e houve lateralização para o lado direito (a divisão da relação A/C do lado direito pela relação A/C do lado esquerdo foi de 6/1). Foi diagnosticado hiperaldosteronismo primário por doença unilateral (adenoma de suprarrenal ou hiperplasia suprarrenal unilateral) e indicada suprarrenalectomia direita por videolaparoscopia. No seguimento, foram progressivamente diminuídos os anti-hipertensivos, e a paciente ficou com a PA controlada com uso apenas de hidroclorotiazida.

LEITURAS SUGERIDAS ▶

Funder J, Carey R, Fardella C, Gomez-Sanchez C, Mantero F, Stowasser M, et al. Case detection, diagnosis, and treatment of patients with primary aldosteronism: an endocrine society clinical practice guideline. J Clin Endocrinol Metab. 2008;93(9):3266-81.

Kumar B, Swee M. Aldosterone-renin ratio in the assessment of primary aldosteronism. JAMA. 2014;312(2):184-5.

Melmed S, Polonsky KS, Larsen PR, Kronenberg HM. Williams textbook of endocrinology. 12th ed. Philadelphia: Elsevier, Saunders; 2011.

Monticone S, Viola A, Rossato D, Veglio F, Reincke M, Gomez-Sanchez C, et al. Adrenal vein sampling in primary aldosteronism: towards a standardised protocol. Lancet Diabetes Endocrinol. 2015;3(4):296-303.

SITES SUGERIDO ▶

Mayo Clinic. Patient Care & Health Info. Primary Hyperaldosteronism [Internet]. Rochester: Mayo Foundation; c1998-2015 [capturado em 17 set. 2015]. Disponível em: http://www.mayoclinic.org/diseases-conditions/primary-aldosteronism/basics/definition/con-20030194.

Young Jr WF, Kaplan NM, Rose BD. Approach to the patient with hypertension and hypokalemia [Internet]. Waltham: UpToDate, Inc.; c2015 [atualizado em 15 set. 2015; capturado em 17 set. 2015]. Disponível em: http://www.uptodate.com/contents/approach-to-the-patient-with-hypertension-and-hypokalemia

CAPÍTULO 25

HIPERCALCEMIA

LETÍCIA SCHWERZ WEINERT
JOSÉ A. SISSON DE CASTRO

▶ CASO CLÍNICO

Paciente do sexo feminino, 55 anos, na menopausa, realizou densitometria óssea que diagnosticou osteoporose. Na história prévia, nega fraturas prévias, mas relata um episódio de litíase renal. Na história atual, relata constipação crônica e depressão. Não utiliza medicações ou vitaminas. Pressão arterial (PA) de 150/98 mmHg, sem outras alterações ao exame físico. Realizada avaliação complementar, que evidenciou cálcio (Ca) sérico de 11,9 mg/dL.

▶ COMO O LABORATÓRIO PODE AJUDAR NA AVALIAÇÃO DESTA PACIENTE?

A avaliação laboratorial desta paciente visa estabelecer o diagnóstico de hipercalcemia e investigar sua etiologia. A realização de dosagem sérica do paratormônio (PTH) é a abordagem inicial, já que a avaliação da hipercalcemia se divide em dependente e independente do PTH.

O hiperparatiroidismo primário, em pacientes ambulatoriais, e a hipercalcemia da malignidade, em pacientes hospitalizados, são as etiologias mais comuns e responsáveis por mais de 90% casos.

EXAMES LABORATORIAIS ▶

CÁLCIO TOTAL ▶ É o exame diagnóstico da hipercalcemia. O Ca total reflete o Ca iônico e o ligado a proteínas. Sua avaliação deve ser repetida para confirmação do diagnóstico, junto com dosagem da albumina, preferencialmente em jejum, e sem garroteamento prolongado. A hipercalcemia deve ser diferenciada de hemoconcentração e de situações de elevação das proteínas séricas. A hemólise e a alimentação também podem elevar o valor da calcemia, e o valor elevado de ácidos graxos pode diminuí-la. O valor de referência (VR) está entre 8,5 e 10,5 mg/dL, mas pode variar de acordo com o laboratório. O valor do Ca é utilizado para o diagnóstico e também auxilia na diferenciação etiológica da hipercalcemia: se o valor é superior a 13 mg/dL, o diagnóstico provável é hipercalcemia da malignidade.

ALBUMINA ▶ É a proteína sérica produzida pelo fígado e reflete a síntese hepática e o estado nutricional. Deve ser avaliada para estimar o Ca total corrigido, já que este se encontra 40 a 45% ligado a proteínas, principalmente albumina. O cálculo da correção do Ca deve ser feito da seguinte forma: Ca corrigido = Ca total mg/dL + 0,8 x (4 - albumina g/dL).

CÁLCIO IÔNICO ▶ Também utilizado para o diagnóstico de hipercalcemia, dispensando a avaliação da albumina. É a fração biologicamente ativa do Ca. Fatores que interferem na sua dosagem são pH sérico/bicarbonato, citrato e contrastes radiológicos com quelantes do Ca.

PTH ▶ É o exame primordial na avaliação da hipercalcemia. Idealmente, deve ser dosado o PTH intacto, biologicamente ativo. O primeiro método para dosagem do PTH foi o radioimunoensaio, que apresentava reação cruzada e baixa sensibilidade. Atualmente, é utilizado o método imunométrico, mais sensível e específico, de segunda (PTH intacto) ou terceira geração (PTH bioativo). As coletas do PTH e do Ca devem ser realizadas concomitantemente. As hipercalcemias dividem-se em PTH-dependentes e independentes (Quadro 25.1). O PTH elevado na presença de hipercalcemia é anormal

QUADRO 25.1 CAUSAS DE HIPERCALCEMIA

HIPERCALCEMIA DEPENDENTE DO PTH	HIPERCALCEMIA INDEPENDENTE DO PTH
• Hiperparatiroidismo primário (adenoma, hiperplasia ou carcinoma) • Hiperparatiroidismo terciário • Hipercalcemia hipocalciúrica familiar • Hipercalcemia associada ao lítio • Tumor secretor de PTH (muito raro) • Tumor secretor de anticorpos antagonistas do receptor de cálcio (muito raro)	• Neoplasia (dependente de PTHrP, outra síndrome humoral, lesão osteolítica) • PTHrP não neoplásico • Intoxicação por vitamina D • Doença granulomatosa (vitamina D) • Tuberculose (vitamina D) • Hipertiroidismo • Insuficiência suprarrenal • IRC (doença óssea aplásica) e aguda • Imobilização • Medicações (intoxicação por vitamina A, síndrome leite-álcali, diuréticos tiazídicos, teofilina) • Condrodisplasia de Jansen • Síndrome de William

IRC, insuficiência renal crônica; PTH, paratormônio; PTHrP, peptídeo relacionado ao paratormônio (do inglês PTH-related peptide).

e indica, quase invariavelmente, hiperparatiroidismo primário (sensibilidade > 90%). Em alguns casos, o PTH pode estar anormalmente dentro da faixa normal, o que também sugere hiperparatiroidismo primário ou hipercalcemia hipocalciúrica familiar (HHF). A presença de PTH baixo (< 20 pg/mL) define hipercalcemia independente do PTH.

CÁLCIO URINÁRIO 24 HORAS ▶ O Ca urinário reflete as variações do Ca ingerido, absorvido, filtrado e reabsorvido. A urina deve ser acidificada durante a coleta para evitar aderência de sais de Ca nas paredes do frasco ou precipitação de cristais. Em casos de hipercalcemia dependente do PTH, o Ca urinário deve ser avaliado (junto com a creatinina (Cr) urinária para avaliação da adequação da coleta de urina), e uma calciúria acima de 4 mg/kg/dia diagnostica hipercalciúria, frequentemente presente no hiperparatiroidismo, e exclui HHF. Uma excreção de Ca em 24 horas inferior a 100 mg é sugestiva de HHF, especialmente se o PTH for normal, se houver história familiar e idade for inferior a 40 anos. Nos casos de hipercalcemia independente do PTH, o Ca urinário está bastante elevado nas hipercalcemias da malignidade e diminuído nas hipercalcemias leite-álcali e por uso de tiazídicos.

FÓSFORO ▶ Eletrólito utilizado para avaliar doenças renais, ósseas, gastrintestinais. Auxilia no diagnóstico de hiperparatiroidismo primário, quando está diminuído. Também se encontra baixo nos casos associados a neoplasias secretoras de PTHrP. Em casos de neoplasia com metástase osteolítica e mieloma múltiplo, fósforo está elevado. Na HHF, pode estar normal ou baixo. Em doenças granulomatosas, intoxicação por vitamina D e hipertiroidismo, geralmente está elevado.

CLORO ▶ Frequentemente elevado em casos de hiperparatiroidismo primário (> 103 mEq/L) e diminuído nos casos de hipercalcemia por leite-álcali e associado à malignidade. A razão cloro/fósforo acima de 33 sugere hiperparatiroidismo primário.

FOSFATASE ALCALINA ▶ Está elevada em doenças ósseas, como metástases, doença de Paget, hiperparatiroidismo, osteomalácia e raquitismo. Também está elevada em doenças hepatobiliares, neoplasias, infarto, entre outras. Oitenta por cento da fosfatase alcalinha encontra-se no fígado e nos ossos. Sugere-se dosagem concomitante da gamaglutamiltranferase (GGT) para diferenciar as origens hepática e óssea (elevada na primeira situação) ou avaliação da fosfatase alcalina óssea-específica. No hiperparatiroidismo primário, está normal em 50% dos casos e pouco elevada na maioria dos casos restantes, principalmente se houver acometimento ósseo mais grave. Aumento acima de 2 vezes sugere hipercalcemia da malignidade.

MAGNÉSIO ▶ Íon geralmente avaliado em casos de hipercalcemia, pois pode estar diminuído em casos de hiperparatiroidismo e elevado em casos de HHF.

PTHRP ▶ O PTHrP é uma proteína produzida por um gene presente em diversos tecidos, que possui homologia com o PTH e atua nos mesmos receptores. Em casos de neoplasias sólidas ou hematológicas, o PTHrP induz hipercalcemia e supressão do PTH. O PTHrP é o mecanismo pelo qual a maioria dos tumores causa hipercalcemia (humoral – 80% dos casos), e a detecção de seus níveis séricos elevados confirma o diagnóstico, embora não seja necessário para tal. O diagnóstico de hipercalcemia associada a malignidade é realizado na presença de hipercalcemia (geralmente de início recente), PTH supresso e evidência de neoplasia.

25-HIDROXIVITAMINA D (25(OH)D) ▶ Os métodos laboratoriais utilizados medem concomitantemente a 25(OH)D livre (biologicamente ativa) e a ligada a proteínas. Sua avaliação reflete de forma mais acurada os estoques corporais de vitamina D do que a 1,25 di-hidroxivitamina D (1,25(OH)2D). A dosagem sérica da 25(OH)D está indicada em casos de hipercalcemia PTH-independente, quando não há evidência de neoplasia, pois valores elevados podem confirmar intoxicação por vitamina D. Os níveis na intoxicação são discutidos, mas giram em torno de acima de 150 ng/mL (374 nmol/L). Outras indicações para dosagem da 25(OH)D são doenças ósseas (raquitismo, osteomalácia, osteoporose), lesão renal crônica, síndromes de má absorção intestinal, hiperparatiroidismo, gestação e puerpério.

1,25(OH)2D ▶ É produzida pelos rins, e seu nível pode estar baixo em indivíduos com doença renal. A dosagem da 1,25(OH)2D está indicada para avaliação de hipercalcemia por suspeita de doença granulomatosa, como sarcoidose, quando está elevada. Também pode revelar valores elevados em casos de intoxicação por calcitriol, linfomas de células B e T e síndrome de William. Em casos de intoxicação pela 25(OH)D, a 1,25(OH)2D pode estar normal ou até mesmo baixa.

VITAMINA A ▶ A dosagem de retinoides deve ser solicitada na suspeita de intoxicação por essas substâncias.

OBSERVAÇÕES ▶

Creatinina. Checar função renal é obrigatório em todos os casos de hipercalcemia.

Hiperpartiroidismo normocalcêmico. Nos últimos anos, vem sendo detectado o hiperparatiroidismo (aumento dos níveis de PTH) com valores normais de Ca sérico e a ausência de outras causas de elevação do PTH, como insuficiência renal e deficiência de vitamina D, o que se denomina hiperpartiroidismo normocalcêmico. Entretanto, se o paciente não apresentar litíase ou outra causa de insuficiência renal nem osteoporose, está indicado acompanhamento sem intervenção terapêutica.

A Figura 25.1 apresenta um algoritmo para avaliação do paciente com hipercalcemia.

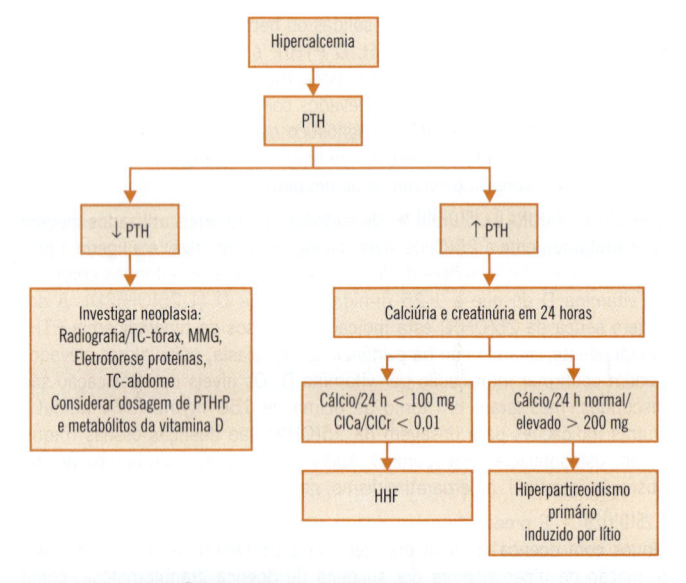

```
                    Hipercalcemia
                         │
                        PTH
              ┌──────────┴──────────┐
            ↓ PTH                 ↑ PTH
              │                     │
  Investigar neoplasia:    Calciúria e creatinúria em 24 horas
  Radiografia/TC-tórax, MMG,         │
  Eletroforese proteínas,    ┌───────┴────────┐
  TC-abdome            Cálcio/24 h < 100 mg  Cálcio/24 h normal/
  Considerar dosagem de PTHrP  ClCa/ClCr < 0,01   elevado > 200 mg
  e metabólitos da vitamina D      │                  │
                                  HHF         Hiperpartireoidismo
                                                primário
                                              induzido por lítio
```

FIGURA 25.1 ▶ AVALIAÇÃO DO PACIENTE COM HIPERCALCEMIA.
TC, tomografia computadorizada; PTH, paratormônio; PTHrP, peptídeo relacionado ao paratormônio; HHF, hipercalcemia hipocalciúrica familial; MMG, mamografia; ClCa/ClCr, taxa de excreção urinária de cálcio.

▶ DE VOLTA AO CASO CLÍNICO

A paciente descrita no início deste capítulo, encaminhada para avaliação por osteoporose e hipercalcemia, apresenta diagnóstico final de hiperparatiroidismo primário, conforme resultados dos exames laboratoriais: novo Ca total em 11,8 mg/dL, albumina em 3,9 g/dL, PTH em 145 pg/mL, fósforo em 2,7 mg/dL. Essa é a causa mais comum de hipercalcemia em pacientes ambulatoriais.

LEITURAS SUGERIDAS ▶

Cusano NE, Silverberg SJ, Bilezikian JP. Normocalcemic primary hyperparathyroidism. J ClinDensitom. 2013;16(1):33-39.

Melmed S, Polonsky KS, Larsen PR, Kronenberg HM. Williams textbook of endocrinology. 12th ed. Philadelphia: Elsevier, Saunders; 2011.

SITE SUGERIDO ▶

Endotext: The FREE Complete Source for Clinical Endocrinology [Internet]. South Dartmouth: MDText.com; c2000-2015 [capturado em 24 ago. 2015]. Disponível em: http://www.endotext.org

CAPÍTULO 26

HIPERTIROIDISMO

JOSÉ MIGUEL DORA
WALTER ESCOUTO MACHADO
ANA LUIZA MAIA

▶ CASO CLÍNICO

Paciente do sexo feminino, 35 anos, chega à consulta com quadro de palpitações, intolerância ao calor, irritabilidade e emagrecimento de 3 kg (5% do peso) em 3 meses. Previamente assintomática, sem história de uso de medicações ou outros problemas de saúde, negava febre ou perda de apetite. Ao exame clínico, apresentava pressão arterial (PA) de 130/60 mmHg, frequência cardíaca (FC) de 110 bpm, índice de massa corporal (IMC) de 20,5 kg/m^2, tremor fino de extremidades, pele quente, bócio difuso de aproximadamente 30 mL e exame ocular com discreta hiperemia conjuntiva.

▶ COMO O LABORATÓRIO PODE AJUDAR NA AVALIAÇÃO DESTA PACIENTE?

Em um paciente com quadro clínico sugestivo de hipertiroidismo, como a do caso clínico apresentado, está indicada avaliação da função tiroidiana. Exames laboratoriais adicionais podem auxiliar no diagnóstico diferencial etiológico, mas são necessários apenas em alguns casos. A Figura 26.1 sugere um algoritmo de avaliação para pacientes com suspeita de hipertiroidismo.

DOSAGENS HORMONAIS ▶

TIREOTROFINA (TSH, DO INGLÊS *THYROID-STIMULATING HORMONE*) ▶ É o método mais eficaz para avaliação da função tiroidiana. Os ensaios de TSH ultras-

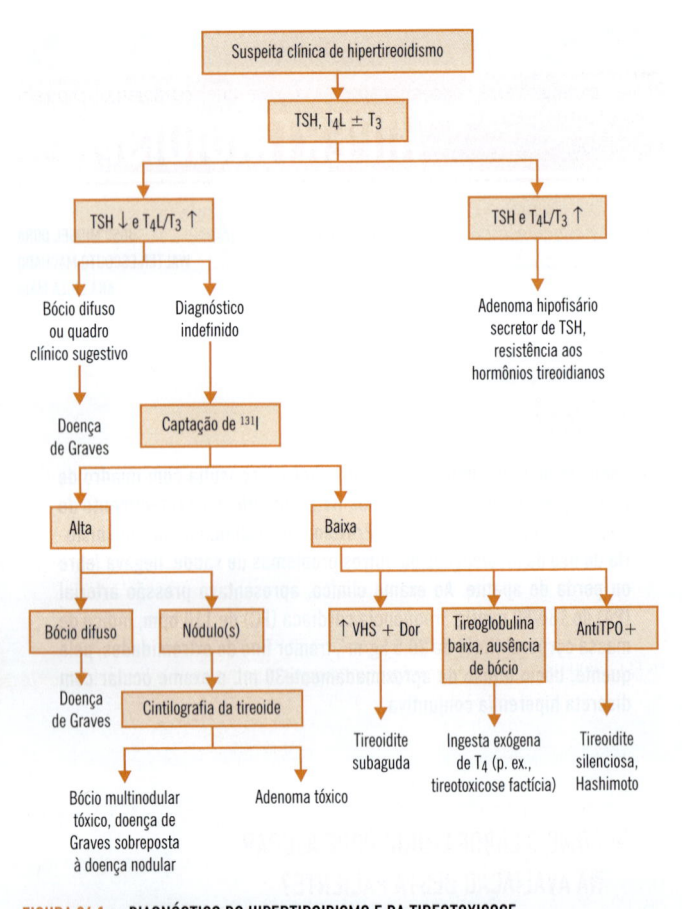

```
                    Suspeita clínica de hipertireoidismo
                                    │
                              TSH, T₄L ± T₃
                    ┌───────────────┴───────────────┐
              TSH ↓ e T₄L/T₃ ↑                 TSH e T₄L/T₃ ↑
           ┌────────┴────────┐                        │
    Bócio difuso         Diagnóstico            Adenoma hipofisário
    ou quadro            indefinido             secretor de TSH,
    clínico sugestivo         │                 resistência aos
           │                  │                 hormônios tireoidianos
       Doença          Captação de ¹³¹I
       de Graves          │        │
                        Alta     Baixa
                    ┌─────┴──┐   ┌───┬──────────┬──────────┐
               Bócio difuso Nódulo(s) ↑VHS+Dor Tireoglobulina AntiTPO+
                    │        │                baixa, ausência
                Doença  Cintilografia           de bócio
                de Graves da tireoide
                        ┌────┴────┐  Tireoidite  Ingesta exógena  Tireoidite
              Bócio multinodular   subaguda     de T₄ (p. ex.,    silenciosa,
              tóxico, doença de  Adenoma tóxico tireotoxicose     Hashimoto
              Graves sobreposta                 factícia)
              à doença nodular
```

FIGURA 26.1 ▶ DIAGNÓSTICO DO HIPERTIROIDISMO E DA TIREOTOXICOSE.
TSH, tireotrofina; T_4, tiroxina; T_4L, tiroxina livre; T_3, tri-iodotironina; VHS, velocidade de hemossedimentação; antiTPO, anticorpo antitireoperoxidase.

sensível são capazes de detectar níveis tão baixos quanto 0,003 mU/L, sendo cerca de 100 vezes mais sensíveis do que a dosagem por radioimunoensaio. Pequenas variações nas concentrações dos hormônios tireoidianos podem provocar grandes alterações nas concentrações séricas do TSH. Concentrações séricas elevadas de tiroxina 4 (T_4) e tri-iodotironina (T_3), como ocorrem no hipertiroidismo, causam supressão do TSH. A maioria dos pacientes com tireotoxicose apresenta TSH baixo ou indetectável, com exceção dos casos com adenoma hipofisário secretor de TSH ou com síndrome de resistência aos hormônios tiroidianos.

TIROXINA TOTAL (T_4T) ▶ É o principal hormônio produzido pela tireoide. O T_4T representa o hormônio ligado às proteínas carregadoras. Uma série de fatores pode alterar a concentração do T_4T, sem que, no entanto, ocorram alterações no metabolismo tiroidiano.

TIROXINA LIVRE (T_4L) ▶ Corresponde à fração não ligada às proteínas, aproximadamente 0,04% da concentração de T_4T. Como a fração livre não se modifica com alterações na concentração das proteínas carregadoras, a determinação do T_4L é superior à dosagem do T_4T para a avaliação da função tiroidiana. Concentrações elevadas do T_4L estabelecem o diagnóstico de hipertiroidismo.

TRI-IODOTIRONINA (T_3) ▶ Como também é ligada às proteínas carregadoras, sua determinação tem as mesmas limitações do T_4T. A determinação do T_3 é importante no diagnóstico diferencial do hipertiroidismo e como fator prognóstico na doença de Graves.

RELAÇÃO T_3T/T_4T ▶ Utilizada no diagnóstico diferencial de hipertiroidismo por tiroidite destrutiva ou hiperfunção tiroidiana. Nos casos de hiperfunção tiroidiana, como na doença de Graves, por haver aumento da síntese de T_3 pela glândula, a relação T_3/T_4 é geralmente maior do que 20.

OUTROS TESTES ▶

GLOBULINA LIGADORA DOS HORMÔNIOS TIROIDIANOS (TBG, DO INGLÊS *THYROXINE-BINDING GLOBULIN*) ▶ É a principal proteína sérica ligadora do T_4 e do T_3 totais. Alterações nos níveis de TBG modificam os níveis de T_4 e de T_3 totais.

TIREOGLOBULINA ▶ É uma proteína produzida somente pela célula folicular da tireoide. Por ser um marcador muito específico desse tecido, é utilizada no seguimento dos pacientes com carcinomas diferenciados da tireoide, após tiroidectomia. Os níveis de tireoglobulina podem estar elevados em casos de destruição da tireoide, como nas tiroidites.

VELOCIDADE DE HEMOSSEDIMENTAÇÃO (VHS) ▶ Marcador inflamatório que pode estar aumentado em pacientes com tiroidite subaguda.

GONADOTROFINA CORIÔNICA HUMANA (HCG) ▶ Aumentada nos raros casos de hipertiroidismo causados por mola hidatiforme e coriocarcinoma.

MEDIDA DE AUTOANTICORPOS ▶

Anticorpos contra antígenos tiroidianos são encontrados nas chamadas doenças autoimunes da tireoide (doença de Graves, tiroidite de Hashimoto).

ANTICORPO ANTITIREOPEROXIDASE (ANTITPO) ▶ Fração específica do antigo anticorpo antimicrossomal, é um anticorpo da classe IgG que se correlaciona com o grau de infiltração linfocitária e de dano à glândula. Está presente em 95% dos casos de tiroidite de Hashimoto e em 50 a 90% dos casos de doença de Graves.

ANTICORPO ANTIRRECEPTOR DO TSH (TRAB) ▶ Este autoanticorpo liga-se ao receptor do TSH, promovendo o crescimento e a vascularização da glândula tireoide, bem como aumento da síntese e liberação dos hormônios. O anticorpo é específico para doença de Graves, ocorrendo em cerca de 90% dos casos. É útil no diagnóstico diferencial de alguns casos de hipertiroidismo e na avaliação de risco de hipertiroidismo neonatal em filhos de gestantes com doença de Graves.

> ▶ **DE VOLTA AO CASO CLÍNICO**
>
> A paciente apresentada no começo deste capítulo, com quadro clínico de hipertiroidismo, teve solicitados TSH, T_4L e T_3 na avaliação inicial. Os resultados foram os seguintes: TSH inferior a 0,003 mU/L (valor de referência [VR]: 0,5-5,0 mU/L), T_4L: 2,65 ng/dL (VR: 0,7-2,0 ng/dL) e T_3: 380 ngl/dL (VR: 80-200 ng/dL); foi confirmado hipertiroidismo. Pelo fato de tratar-se de uma mulher jovem, com bócio difuso e acometimento ocular, o diagnóstico clínico é de doença de Graves, e exames adicionais não são necessários.

LEITURAS SUGERIDAS ▶

Bahn Chair RS, Burch HB, Cooper DS, Garber JR, Greenlee MC, Klein I, et al. Hyperthyroidism and other causes of thyrotoxicosis: management guidelines of the American Thyroid Association and American Association of Clinical Endocrinologists. Thyroid. 2011;21(6):593-646.

Maia AL, Scheffel RS, Meyer EL, Mazeto GM, Carvalho GA, Graf H, et al. The Brazilian consensus for the diagnosis and treatment of hyperthyroidism: recommendations by the Thyroid Department of the Brazilian Society of Endocrinology and Metabolism. Arq Bras Endocrinol Metabol. 2013;57(3):205-32.

SITES SUGERIDOS ▶

American Thyroid Association [Internet]. Virginia: ATA; 2015 [capturado em 14 jun. 2015]. Disponível em: http://www.thyroid.org

Thyroid Disease Manager [Internet]. South Dartmouth: TDM; 2015 [capturado em 14 jun. 2015]. Disponível em: http://www.thyroidmanager.org

CAPÍTULO 27

HIPOCALCEMIA

RAFAEL SELBACH SCHEFFEL
EDUARDO BARDOU YUNES FILHO
TANIA W. FURLANETTO

▶ CASO CLÍNICO

Paciente do sexo feminino, 30 anos, foi submetida à tiroidectomia total. No terceiro dia após a cirurgia, queixou-se de câimbras e parestesias em dedos das mãos e região perioral. Ao exame clínico, apresentava sinais de Trousseau e Chvostek positivos, isto é, espasmo carpal após insuflação do manguito 20 mmHg acima da pressão arterial (PA) e contração dos músculos faciais à percussão do nervo facial, respectivamente. Apresentava sinais vitais normais e exame do aparelho cardiovascular normal.

▶ COMO O LABORATÓRIO PODE AJUDAR NA AVALIAÇÃO DESTA PACIENTE?

Esta paciente apresenta quadro clínico compatível com hipocalcemia, condição clínica que apresenta prevalência de 18% em pacientes hospitalizados, podendo chegar até a 85% naqueles em cuidados em unidade de terapia intensiva (UTI). Em nível primário, a causa mais comum de hipocalcemia é a deficiência de vitamina D, cuja prevalência varia conforme população e local estudado, mas pode chegar a até 50% em alguns locais. A duração, a gravidade e a rapidez de instalação da hipocalcemia determinam o quadro clínico. Os principais sinais e sintomas da hipocalcemia resultam principalmente do aumento da excitabilidade neuromuscular. Exames laboratoriais podem confirmar este diagnóstico e auxiliar na sua definição etiológica. A hipocalcemia ocorre por três mecanismos básicos: falha na secreção ou ação do hormônio da paratireoide (PTH), deficiência de vitamina D ou resistência à sua ação e quelação do cálcio por algum outro ânion. Na Figura 27.1, é apresentado um algoritmo sugerido de investigação de hipocalcemia, e, no Quadro 27.1, as principais causas de hipocalcemia.

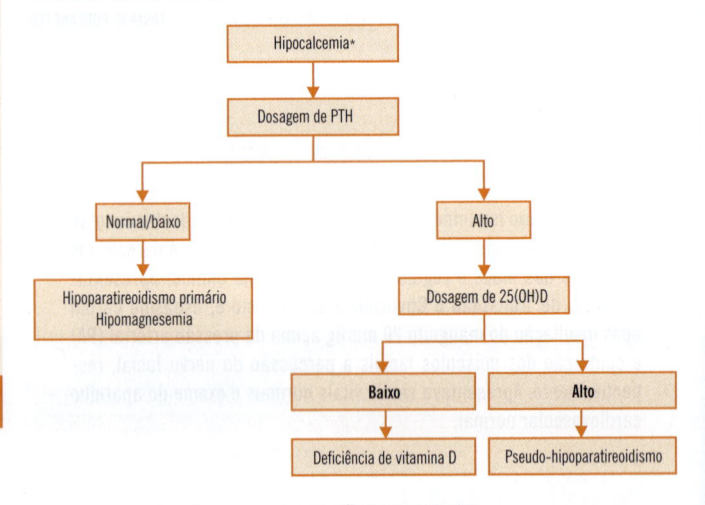

```
                    Hipocalcemia*
                         │
                   Dosagem de PTH
                    ┌────┴────┐
              Normal/baixo    Alto
                    │          │
    Hipoparatireoidismo     Dosagem de 25(OH)D
        primário              ┌────┴────┐
    Hipomagnesemia          Baixo      Alto
                              │          │
                    Deficiência    Pseudo-hipo-
                    de vitamina D  paratireoidismo
```

FIGURA 27.1 ► ALGORITMO PARA INVESTIGAÇÃO DE HIPOCALEMIA.
* Excluir insuficiência renal como causa de hipocalcemia e corrigir cálcio total para albuminemia.
25(OH)D, 25-hidroxivitamina D.

QUADRO 27.1 ► PRINCIPAIS CAUSAS DE HIPOCALCEMIA

- Hipoparatireoidismo (pós-cirurgico, autoimune, doenças infiltrativas, etc.)
- Pseudo-hipoparatireoidismo (resistência ao PTH)
- Deficiência de vitamina D
- Insuficiência renal
- Hipomagnesemia
- Hiperfosfatemia aguda
- Pancreatite aguda
- Transfusão sanguínea com citrato
- Mineralização esquelética rápida
- Sepse, choque, queimaduras, alcalose respiratória aguda
- Medicamentos (calcitonina, bisfosfonatos, denosumabe, cinacalcet, etc.)

PTH, paratormônio.

ELETRÓLITOS ▶

CÁLCIO TOTAL ▶ A dosagem de cálcio total no soro é o primeiro exame a ser solicitado em pacientes com suspeita de hipocalcemia. Este teste mede o cálcio ligado a proteínas (45%), complexado com outros íons (10%) e livre ou iônico (45%).

Em situações em que as proteínas plasmáticas estão diminuídas (p. ex., cirrose ou síndrome nefrótica), o cálcio total no soro pode estar diminuído, sem que haja redução do nível sérico do cálcio ionizado. Nesses casos, pode-se estimar o cálcio total corrigindo para o nível sérico de albumina: para cada 1 g/dL de albumina abaixo de 4, acrescenta-se 0,8 mg/dL no valor do cálcio total. Por essa razão, sempre deve ser dosada a albumina sérica, quando solicitado este teste. Da mesma forma, quando as proteínas plasmáticas estão muito aumentadas, o valor do cálcio total pode estar falsamente elevado (pseudo-hipercalcemia), como, por exemplo, em estados de desidratação, ou em situações menos comuns na prática clínica, como na macroglobulinemia de Waldenström.

O valor de referência (VR) do cálcio total no soro varia de acordo com o método de dosagem, mas em geral é 8,5 a 10,5 mg/dL. Assim, é importante que os VRs utilizados sejam aqueles fornecidos pelo laboratório. Valores abaixo do nível mínimo definem hipocalcemia.

CÁLCIO IÔNICO ▶ Esta é a forma livre do cálcio, não ligada a proteínas ou outros ânions, e, por isso, biologicamente ativa. É também a forma regulada pelos mecanismos hormonais. A sua concentração é de, aproximadamente 4,6 a 5,08 mg/dL. Como no cálcio total, é importante que os VRs utilizados sejam aqueles fornecidos pelo laboratório. O seu principal uso é naqueles pacientes com alteração nas proteínas plasmáticas, nos quais a medida do cálcio total sofre interferência.

FÓSFORO ▶ O fósforo é um íon que, junto com o cálcio, forma a matriz óssea. O seu nível sérico depende principalmente da sua excreção renal, que é controlada pelo PTH, hormônio que reduz a reabsorção tubular renal de fósforo, aumentando a fosfatúria. Na hipocalcemia, o seu nível depende da etiologia, estando elevado quando há diminuição de secreção ou ação do PTH (hipoparatiroidismo ou pseudo-hipoparatiroidismo), e diminuído, quando há deficiência ou resistência à ação da vitamina D (raquitismo e osteomalácia).

MAGNÉSIO ▶ A hipomagnesemia é uma causa importante de hipocalcemia, frequente em pacientes hospitalizados, principalmente em UTI, causando hipoparatiroidismo funcional e resistência ao PTH nos tecidos. Por essa razão, o magnésio sempre deve ser dosado em pacientes com hipocalcemia. A correção da hipocalcemia ocorre em minutos ou horas após a administração de magnésio nestes pacientes. Geralmente os níveis de fósforo são normais ou baixos nestes casos, devido a baixo aporte (p. ex., alcoolismo, má absorção).

CALCIÚRIA ▶ A excreção urinária de cálcio depende da ação do PTH, da vitamina D e da filtração de cálcio. Na maioria das causas de hipocalcemia, a calciúria é diminuída, mas quando há diminuição da secreção ou ação do PTH, está aumentada ou inapropriadamente normal.

FOSFATÚRIA ▶ A excreção urinária de fosfato depende basicamente da ação do PTH. Este teste é útil no diagnóstico de raquitismos hipofosfatêmicos por defeito tubular, uma causa rara de raquitismo não dependente da vitamina D.

HORMÔNIOS ▶

PTH ▶ O PTH é o principal hormônio regulador da calcemia. É secretado pelas glândulas paratireoides, localizadas na região cervical, adjacentes à tireoide. Este hormônio estimula a reabsorção do cálcio pelo rim e a liberação de cálcio da matriz óssea, tendo, portanto, ações que elevam o cálcio sérico. Além dessas ações diretas, o PTH também aumenta a produção de 1,25-di-hidroxivitamina D (1,25(OH)2D), metabólito ativo da vitamina D, que aumenta a absorção de cálcio no intestino. O seu VR é aproximadamente 10 a 60 pg/mL. O PTH é o principal exame para determinação da etiologia da hipocalcemia, e seus níveis guiam o diagnóstico. Devido à sua meia-vida curta (apenas 2-3 minutos), seus níveis no pós-operatório de tiroidectomia são úteis e podem predizer a ocorrência de hipocalcemia, já que a meia-vida do cálcio é mais longa, e os sintomas podem demorar alguns dias para ocorrer.

25-HIDROXIVITAMINA D (25(OH)D) ▶ Este exame é a dosagem de um metabólito da vitamina D, ligado a proteínas séricas, após a sua hidroxilação no fígado. Reflete a reserva de vitamina D e deve ser solicitado quando se suspeita de deficiência de vitamina D, que pode causar hipocalcemia. Não há consenso sobre as concentrações séricas de 25(OH)D em pessoas saudáveis associadas com desfechos de saúde geral, pois sofrem influências étnicas. Um comitê do Instituto de Medicina, nos EUA, concluiu que praticamente todas as pessoas têm níveis suficientes quando estes são iguais ou superiores a 20 ng/mL.[1] No entanto, níveis iguais ou superiores a 30 ng/mL têm sido sugeridos para otimizar a saúde. A deficiência de vitamina D, quando ocorre na infância, pode causar anormalidades musculosqueléticas (deformidades ósseas, retardo de crescimento, fraqueza e hipotonia), chamadas de raquitismo. Na vida adulta, pode ser assintomática, ou apresentar-se com fraqueza muscular, dor muscular, fraturas ou osteomalácia. Frequentemente, esses indivíduos têm baixa densidade mineral óssea (DMO) diagnosticada como osteoporose.

1,25(OH)2D ▶ Este é o metabólito ativo da vitamina D, após a sua segunda hidroxilação, no rim. É um teste com utilidade clínica menor do que a dosagem do metabólito anterior, pois, mesmo em pacientes com deficiência de vitamina D, os níveis de 1,25(OH)2D podem ser normais. Deve-se dosar este metabólito nos raros casos em que há suspeita de defeito da hidroxilação renal, em pacientes com creatininemia normal. O seu VR é 15 a 60 pg/mL.

OUTROS TESTES ▶

FOSFATASE ALCALINA ▶ A fosfatase alcalina é uma enzima que aumenta quando há maior remodelação óssea. No caso da hipocalcemia, o seu nível sérico sugere deficiência de vitamina D. A elevação da fosfatase alcalina é comum na osteomalácia, como resultado de deficiência grave de vitamina D e hiperparatiroidismo secundário.

3',5'-MONOFOSFATO CÍCLICO (AMPC) URINÁRIO ▶ O AMPc urinário é um teste que permite aferir a ação do PTH no rim. É utilizado para o diagnóstico diferencial de quadros de hipocalcemia com hiperparatiroidismo secundário. O seu principal papel é avaliar a resposta à infusão do PTH (teste de Ellsworth-Howard).

CREATININA (CR) ▶ A insuficiência renal crônica (IRC) é uma das causas de hipocalcemia com valores elevados de PTH ou no limite superior da normalidade (hiperparatiroidismo secundário), associado a níveis altos de fósforo nesses casos.

> ▶ **DE VOLTA AO CASO CLÍNICO**
>
> A paciente do caso clínico se apresentava com sinais clínicos que caracterizam o aumento da excitabilidade neuromuscular. Os seus exames mostraram um cálcio total de 6 mg/dL com albumina normal (4 g/dL), confirmando o diagnóstico clínico de hipocalcemia. Na definição da etiologia da hipocalcemia, a primeira hipótese foi hipoparatiroidismo secundário a lesão das glândulas paratireoides durante a tiroidectomia, e a dosagem do PTH sérico (8 pg/mL) confirmou essa hipótese. Com esses exames, o diagnóstico é hipoparatiroidismo pós-cirúrgico, que pode ser transitório ou não, e não há necessidade de investigação adicional. No Quadro 27.2, é apresentado o diagnóstico diferencial das principais causas de hipocalcemia com base nos exames iniciais.

QUADRO 27.2 ▶ **DIAGNÓSTICO DIFERENCIAL DAS PRINCIPAIS CAUSAS DE HIPOCALCEMIA COM BASE NOS EXAMES LABORATORIAIS**

ETIOLOGIA	PTH	VITAMINA D	FÓSFORO
Deficiência de vitamina D	↑ ou normal	↓	↓ ou normal
Hipoparatiroidismo	↓	↔	↑
Pseudo-hipoparatiroidismo	↑	↔	↑

PTH, paratormônio.

REFERÊNCIA ▶

1. Institute of Medicine (US) Committee to Review Dietary Reference Intakes for Vitamin D and Calcium. Dietary reference intakes for calcium and vitamin D. Washington: The National Academies Press; 2011.

LEITURAS SUGERIDAS ▶

Bilezikian JP, Khan A, Potts JT Jr, Brandi ML, Clarke BL, Shoback D, et al. Hypoparathyroidism in the adult: epidemiology, diagnosis, pathophysiology, target organ involvement, treatment, and challenges for future research. J Bone Miner Res. 2011;26(10):2317-37.

Fong J, Khan A. Hypocalcemia: updates in diagnosis and management for primary care. Can Fam Physician. 2012;58(2):158-62.

Holick MF, Binkley NC, Bischoff-Ferrari HA, Gordon CM, Hanley DA, Heaney RP, et al. Evaluation, treatment, and prevention of vitamin D deficiency: an Endocrine Society clinical practice guideline. J Clin Endocrinol Metab. 2011;96(7):1911-30.

Melmed S, Polonsky KS, Larsen PR, Kronenberg HM. Williams textbook of endocrinology. 12th ed. Philadelphia: Elsevier, Saunders; 2011.

Shoback D, Sellmeyer D, Bikle DD. Metabolic bone disease. In: Gardner DG, Shoback D. Greenspan's basic and clinical endocrinology. 9th ed. San Francisco: McGraw-Hill; 2011.

Wallach, J. Interpretation of diagnostic tests. 9th ed. Philadelphia: Wolters Kluwer/Lippincott Williams & Wilkins; 2011.

SITES RECOMENDADOS ▶

Endotext. Calcium and phosphate homeostasis [Internet]. South Dartmouth : MDText.com; c2000-2015 [capturado em 24 ago. 2015]. Disponível em: http://www.endotext.org/parathyroid/parathyroid2/parathyroidframe2.htm

Endotext. Hypocalcemia: diagnosis and treatment [Internet]. South Dartmouth : MDText.com; c2000-2015 [capturado em 24 ago. 2015]. Disponível em: http://www.endotext.org/parathyroid/parathyroid7/parathyroidframe7.htm

National Institutes of Health. Vitamin D [Internet]. Bethesda: NIH; 2014 [atualizado em nov. 2014; capturado em 24 ago. 2015]. Disponível em: http://ods.od.nih.gov/factsheets/VitaminD-HealthProfessional/

CAPÍTULO 28

HIPOTIROIDISMO

ANDRÉ BORSATTO ZANELLA
JOSÉ MIGUEL DORA
ANA LUIZA MAIA

> ▶ CASO CLÍNICO
>
> Paciente do sexo feminino, 35 anos, chega à consulta referindo cansaço, intolerância ao frio, constipação e sonolência há aproximadamente 4 meses. Previamente assintomática, em uso de anticoncepcional oral, sem outros problemas de saúde. No exame clínico, apresenta bom estado geral, pressão arterial (PA) de 110/70 mmHg, frequência cardíaca (FC) de 56 bpm, pele seca, cabelo quebradiço e presença de vitiligo em ambas as mãos. Tireoide palpável (∼20 mL), de consistência fibrosa. Ausência de linfadenopatias cervicais.

> **COMO O LABORATÓRIO PODE AJUDAR NA AVALIAÇÃO DESTA PACIENTE?**
>
> Em um paciente com quadro clínico sugestivo de hipotiroidismo, como no caso apresentado, está indicada a avaliação da função tiroidiana. Exames laboratoriais adicionais podem auxiliar no diagnóstico diferencial etiológico, mas são necessários apenas em alguns casos. A Figura 28.1 sugere um algoritmo de avaliação para pacientes com suspeita de hipotiroidismo.

DOSAGENS HORMONAIS ▶

TIREOTROFINA (TSH, DO INGLÊS *THYROID-STIMULATING HORMONE*) ▶ É o método mais eficaz para avaliar a função tiroidiana. Pequenas variações nas concentrações dos hormônios tiroidianos causam grandes alterações nas concentrações séricas do TSH. A maioria dos pacientes com hipotiroidismo apresenta TSH elevado. A exceção são os casos de hipotiroidismo central, que cursam com níveis de normais a baixos de TSH. Idealmente, deve ser repetido em 4 a 8 semanas após a primeira alteração.

TIROXINA TOTAL (T_4T) ▶ É o principal hormônio produzido pela tireoide. O T_4T representa o hormônio ligado às proteínas carregadoras. Uma série de fatores pode alterar a sua concentração, sem que, no entanto, ocorram alterações no metabolismo tiroidiano.

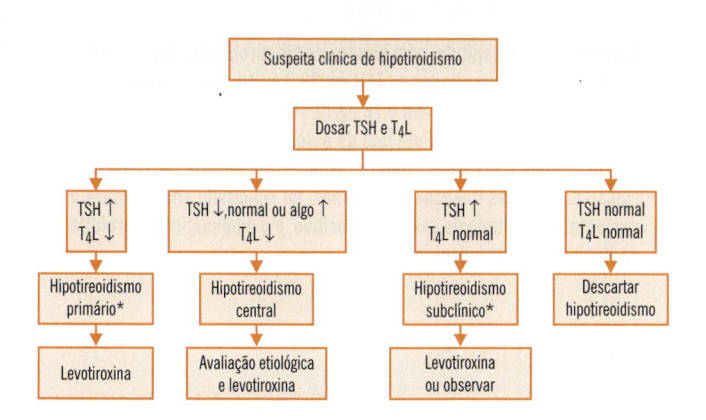

FIGURA 28.1 ▶ **DIAGNÓSTICO DO HIPOTIROIDISMO.**
*Considerar dosagem de antiTPO para avaliação de autoimunidade.
TSH, tireotrofina; T_4L, tiroxina livre; antiTPO, anticorpo antitireoperoxidase.

TIROXINA LIVRE (T_4L) ▶ Corresponde à fração não ligada às proteínas, aproximadamente 0,04% da concentração de T_4T. Como a fração livre não se modifica com alterações na concentração das proteínas carregadoras, a determinação do T_4L é superior à dosagem do T_4T para avaliação da função tiroidiana. Concentrações baixas do T_4L estabelecem o diagnóstico de hipotiroidismo, ao passo que a sua concentração normal associada à elevação do TSH representa o hipotiroidismo subclínico.

OUTROS TESTES ▶

GLOBULINA LIGADORA DOS HORMÔNIOS TIROIDIANOS (TBG, DO INGLÊS *THYROXINE--BINDING GLOBULIN*) ▶ É a principal proteína sérica ligadora de tiroxina (T_4) e tri-iodotironina (T_3) totais (T_4T e T_3T). Alterações nos níveis de TBG modificam os níveis de T_4T e T_3T. Tem como principais causas gestação, medicamentos, cirrose e síndrome nefrótica. Indicado em casos de suspeita de *hiper* ou *hipotebegenemia*.

MEDIDA DE AUTOANTICORPOS ▶ Anticorpos contra antígenos tiroidianos são encontrados nas chamadas doenças autoimunes da tireoide (doença de Graves, tiroidite de Hashimoto): anticorpo antitireoperoxidase (antiTPO), antitireoglobulina (antiTg), antirreceptor de TSH (TRAb).

ANTITPO ▶ Fração específica do antigo anticorpo antimicrossomal, é um anticorpo da classe imunoglobulina G (IgG) que se correlaciona com o grau de infiltração linfocitária e de dano à glândula. Está presente em 95% dos casos de tiroidite de Hashimoto.

▶ DE VOLTA AO CASO CLÍNICO

A paciente deste capítulo, com quadro de hipotiroidismo, teve solicitados TSH e T_4L. Os resultados — TSH em 28,9 mUI/L (valor de referência [VR]: 0,5-5,0 mUI/L) e T_4L em 0,78 ng/dL (VR: 0,7-2,0 ng/dL) — confirmaram o hipotiroidismo. Pelo fato de a doença de Hashimoto ser uma das principais causas de hipotiroidismo, e em virtude de sua associação com outras doenças autoimunes, foi solicitado antiTPO para a paciente. O resultado do exame foi positivo, e o diagnóstico de tiroidite de Hashimoto, estabelecido.

LEITURAS SUGERIDAS ▶

Dayan,CM. Interpretation of thyroid function tests. Lancet. 2001;357(9256):619-24.

Garber JR, Cobin RH, Gharib H, Hennessey JV, Klein I, Mechanick JI, et al. Clinical practice guidelines for hypothyroidism in adults: cosponsored by the American association of clinical endocrinologists and the American thyroid association. Thyroid. 2012;22(12):1200-35.

Melmed S, Polonsky KS, Larsen PR, Kronenberg HM. Williams textbook of endocrinology. 12th ed. Philadelphia: Elsevier, Saunders; 2011.

Soares JLMF, Pasqualotto AC, Rosa DD, Leite VRS, organizadores. Métodos diagnósticos: consulta rápida. 2. ed. Porto Alegre: Artmed; 2012.
Vencio S, Fontes R, Scharf M. Manual de exames laboratoriais na prática do endocrinologista. São Paulo: AC Farmaceutica; 2013.
Vilar L. Endocrinologia clínica. 5. ed. Rio de Janeiro: Guanabara Koogan; 2013.
Wallach J. Interpretation of diagnostic tests. 9th ed. Philadelphia: Lippincott Williams & Wilkins; 2011.
Xavier RM, Albuquerque GC, Barros E. Laboratório na prática clínica: consulta rápida. 2. ed. Porto Alegre: Artmed; 2011.

SITES SUGERIDOS ▶

American Thyroid Association [Internet]. Virginia: ATA; 2015 [capturado em 25 ago. 2015]. Disponível em: http://www.thyroid.org

Thyroid [Internet]. New Rochelle: Mary Ann Liebert, Inc. Publishers. Vol. 1, No. 1, Jan 1990- [capturado em 25 ago. 2015]. Disponível em: http://www.liebertonline.com/loi/thy

Thyroid Disease Manager [Internet]. South Dartmouth: TDM; c2015 [capturado em 25 ago. 2015]. Disponível em: http://www.thyroidmanager.org/

CAPÍTULO 29

HIRSUTISMO

FABÍOLA SATLER
MARIA CRISTINA GOMES MATOS

▶ CASO CLÍNICO

Paciente do sexo feminino, 23 anos, procurou atendimento devido ao excesso de pelos e acne desde a adolescência, além de irregularidade menstrual e dificuldade de engravidar (sem usar método anticoncepcional há 1 ano). Negou outros problemas de saúde e uso de medicamentos. No exame clínico, apresentou 16 pontos na escala de Ferriman-Gallwey (Fig. 29.1), acne grau 2, índice de massa corporal (IMC) de 31 kg/m^2; sem galactorreia, sinais de disfunção tiroidiana ou virilização (clitoromegalia, aumento de massa muscular, calvície temporal, etc.).

▶ COMO O LABORATÓRIO PODE AJUDAR NA AVALIAÇÃO DESTA PACIENTE?

O hirsutismo é definido como excesso de pelos terminais na mulher em regiões em geral mais masculinas. O método mais utilizado para quantificá-lo é a escala de Ferriman-Gallwey modificada, onde são pontuadas de 0 (sem pelos) a 4 (francamente virilizada) as 9 regiões do corpo mais sensíveis aos androgênios (Fig. 29.1). É considerado hirsutismo quando o escore for igual ou superior a 8, uma vez que valores inferiores a esse são encontrados em cerca de 95% das mulheres e considerados dentro da normalidade. No entanto, o ponto de corte para o diagnóstico pode ser menor para a população asiática. Pode-se classificar o hirsutismo como leve quando o escore for abaixo de 15; moderado, de 15 a 26; e grave, acima de 26.

O hiperandrogenismo se refere ao excesso de produção de androgênios, evidenciado por níveis aumentados no sangue (hiperandrogenismo laboratorial) ou por hirsutismo, acne, seborreia, alopecia androgênica (AAG), clitoromegalia (hiperandrogenismo clínico).

Após anamnese e exame físico, exames laboratoriais podem auxiliar no diagnóstico etiológico. A Figura 29.2 sugere um algoritmo de avaliação do hirsutismo. É importante suspender medicamentos que possam interferir nos resultados dos exames, especialmente os anticoncepcionais hormonais (idealmente por 3 meses). A coleta de sangue deve ser realizada pela manhã, no início da fase folicular (entre o 2º e 8º dia do ciclo), com exceção da progesterona, que deve ser coletada na fase luteal média (aproximadamente entre o 20° e o 22° dia do ciclo, ou 7 dias antes da data prevista para a próxima menstruação). Pacientes em amenorreia podem coletar sangue em qualquer dia.

DOSAGENS DE ANDROGÊNIOS ▶

TESTOSTERONA TOTAL (TT) ▶ É o principal androgênio na mulher, junto com a androstenediona (A). É produzida 30% pela secreção, principalmente dos ovários e, em menor proporção, das suprarrenais, e 70% pela conversão periférica ou hepática da A. A TT representa o hormônio ligado às proteínas carregadoras, sendo 60% ligada à globulina ligadora dos hormônios sexuais (SHBG, do inglês *sex hormone-binding globulin*) e 38% ligada à albumina. Sua dosagem é útil na avaliação do hirsutismo e no monitoramento da eficácia terapêutica. Níveis superiores a 1,5 ng/mL devem levar à suspeita de tumor virilizante ovariano ou suprarrenal, devendo ser realizados exames de imagem dessas regiões.

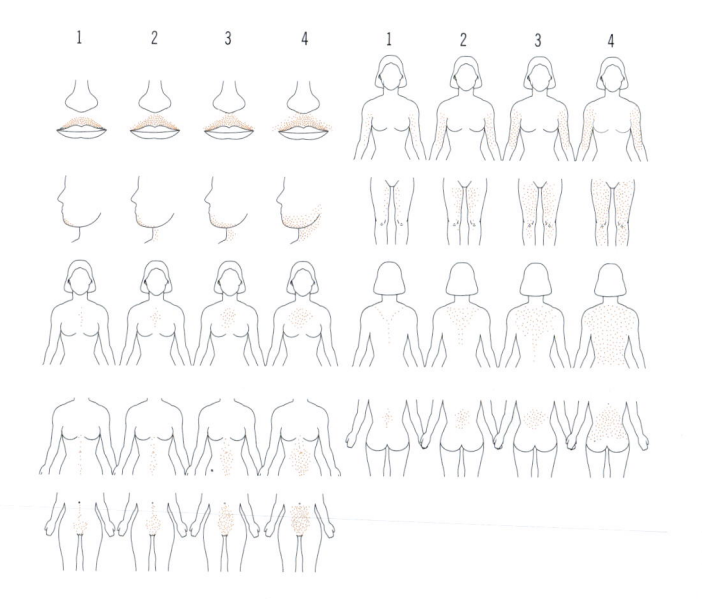

FIGURA 29.1 ▶ **ESCALA DE FERRIMAN-GALLWEY MODIFICADA.**

TESTOSTERONA LIVRE (TL) ▶ Em condições normais, somente 1 a 2% da testosterona circula sob a forma livre (não ligada às proteínas carregadoras), sendo esta a fração ativa que medeia as ações biológicas nos tecidos-alvo. Sua dosagem é 50% mais sensível do que a TT para detectar excesso de androgênio; entretanto, a medida direta da TL está sujeita a amplas variações, além de ser de alto custo e complexidade, não sendo recomendável seu uso na prática clínica. Uma forma de estimar a TL com boa correlação clínico-laboratorial é o cálculo do índice de androgênio livre: (TT [nmol/L] × 100) / SHBG, sendo a TT (nmol/L) = TT (ng/mL) × 3,467.

ANDROSTENEDIONA (A) ▶ Junto com a testosterona, é o androgênio mais importante na mulher. Sua secreção é proveniente 50% dos ovários e 50% das suprarrenais. Embora possa ser útil em casos específicos, a dosagem de rotina não é necessária para o diagnóstico etiológico do hirsutismo quando a dosagem de TT está disponível, além de estar falsamente elevada em cerca de 10% das pacientes.

SULFATO DE DESIDROEPIANDROSTERONA (SDHEA) ▶ Androgênio pouco potente, produzido basicamente pela suprarrenal. É útil para determinar o grau de hiperatividade suprarrenal, principalmente quando há suspeita de tumor, sendo sugestivo quando há níveis acima de 700 µg/dL. Dosagens normais e intermediárias são pouco discriminativas e podem ser encontradas em mulheres hirsutas de qualquer etiologia, como hiperplasia suprarrenal congênita não clássica (HSC-NC) e síndrome dos ovários policísticos (SOP). Não há

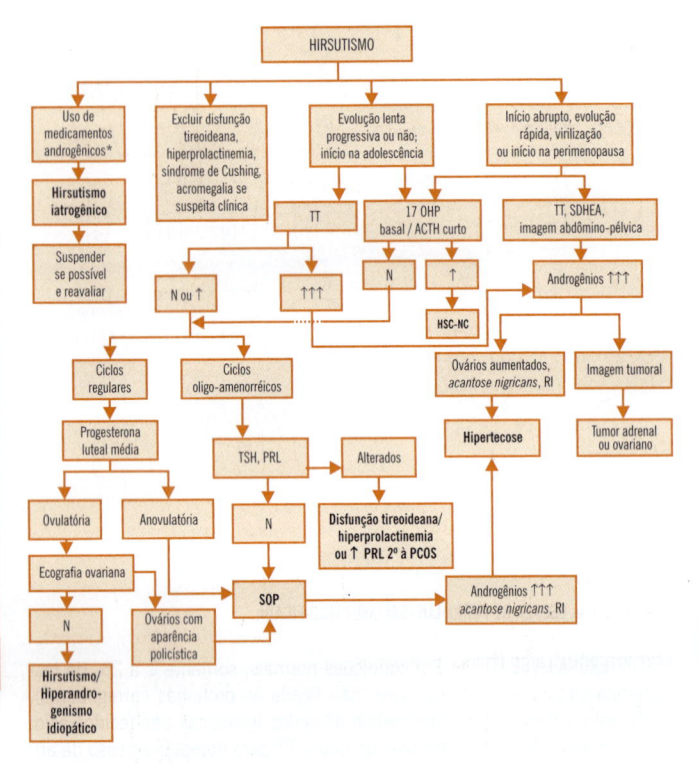

FIGURA 29.2 ▶ **ALGORITMO PARA AVALIAÇÃO DO HIRSUTISMO.**
*Por exemplo, glicocorticoides, danazol, testosterona, alguns antidepressivos e anticonvulsivantes.
TT, testosterona total; SDHEA, sulfato de desidroepiandrosterona; 17-OHP, hidroxiprogesterona; N, normal; ↑, elevado; ↑↑↑ muito elevado; ACTH, hormônio adrenocorticotrófico; HSC-NC, hiperplasia suprarrenal congênita não clássica; SOP, síndrome dos ovários policísticos; RI, resistência insulínica; PRL, prolactina.

indicação para dosagem do seu precursor, a desidroepiandrosterona (DHEA), no hirsutismo.

O Quadro 29.1 apresenta os critérios para o diagnóstico de Síndrome dos ovários policísticos.

OUTRAS DOSAGENS ▶

GLOBULINA LIGADORA DOS HORMÔNIOS ESTEROIDES (SHBG) ▶ Principal proteína carregadora da testosterona. É útil para o cálculo do índice de androgênios livres, conforme descrito na TT. Há situações que alteram a síntese de SHBG; por exemplo: o anticoncepcional oral combinado aumenta seu nível, e, na

> **QUADRO 29.1 ▶ CRITÉRIOS PARA O DIAGNÓSTICO DE SÍNDROME DOS OVÁRIOS POLICÍSTICOS**
>
> - **NIH (1990)** – presença de 2 critérios:
>   - Hiperandrogenismo e/ou hiperandrogenemia + ciclos oligoamenorreicos
> - **Rotterdam (2003)** – presença de 2 de 3 critérios:
>   - Hiperandrogenismo e/ou hiperandrogenemia
>   - Ciclos oligomenorreicos/anovulação
>   - Ovários policísticos à ultrassonografia
> - **Androgen Excess and PCOS Society (2009)**
>   - Hirsutismo e/ou hiperandrogenemia + disfunção ovariana (oligoanovulação e/ou aparência policística dos ovários)
>   - Todos os critérios necessitam de exclusão de outras causas

SOP, há redução. Essas condições modificam a fração livre da testosterona e interferem no grau de hiperandrogenismo clínico.

17-HIDROXIPROGESTERONA (17-OHP) ▶ Precursor androgênico que se encontra elevado principalmente na hiperplasia suprarrenal congênita (HSC) por deficiência de 21-hidroxilase. Valor basal acima de 5 ng/mL sugere o diagnóstico, e abaixo de 2 ng/mL geralmente afasta. Quando intermediário, e sempre que houver forte suspeita clínica (p. ex., história familiar, etnia com alta prevalência), independentemente de valor basal, indica-se o teste de estímulo com hormônio adrenocorticotrófico (ACTH, do inglês *adrenocorticotropic hormone*) para confirmação diagnóstica.

TESTE DE ESTÍMULO COM ACTH (ACTH CURTO) ▶ Teste realizado por meio da dosagem de 17-OHP no basal e 60 minutos após administração endovenosa (EV) ou intramuscular (IM) de 250 µg de ACTH sintético. Se a 17-OHP após o estímulo for superior a 10 ng/mL ou, mais frequentemente, superior a 15 ng/mL, é estabelecido o diagnóstico de HSC-NC.

PROGESTERONA (P) ▶ A dosagem desse hormônio na fase luteal média (20°-22° dia do ciclo) está indicada para avaliação da ovulação em pacientes com ciclos menstruais presentes. Valores inferiores a 3 ng/mL indicam ciclo anovulatório.

RELAÇÃO ENTRE HORMÔNIO LUTEINIZANTE (LH, DO INGLÊS *LUTEINIZING HORMONE*) E HORMÔNIO FOLÍCULO-ESTIMULANTE (FSH, DO INGLÊS *FOLLICLE-STIMULATING HORMONE*) ▶ Uma relação entre os níveis de LH e FSH inferior a 2 é sugestiva de SOP. Entretanto, muitas pacientes com esse diagnóstico não apresentam esse padrão de gonadotrofinas, especialmente aquelas com obesidade associada. É importante lembrar que essa relação não faz parte dos critérios diagnósticos de SOP, podendo apenas corroborá-los (ver Quadro 29.1).

Sugere-se também afastar distúrbios da tireoide, hiperprolactinemia, síndrome de Cushing e acromegalia conforme suspeita clínica. Para avaliação laboratorial dessas doenças, ver capítulos específicos do livro.

▶ DE VOLTA AO CASO CLÍNICO

Para a paciente do caso clínico, com hirsutismo moderado de progressão lenta e longa data, além de irregularidade menstrual e infertilidade, foram solicitados na fase folicular inicial TT, 17-OHP, TSH e PRL. Os resultados foram os seguintes: TT 0,9 ng/mL (VR[*]: 0,084-0,481 ng/mL); 17-OHP 2,4 ng/mL (VR: 0,1-1,08 ng/mL); TSH 1,5 mUI/L (VR: 0,5-5,0 mUI/L); e PRL 12 ng/mL (VR: 2,0-29,0 ng/mL). Foi realizado teste do ACTH curto, cujo resultado da 17-OHP após estímulo foi até 3,5 ng/mL, excluindo HSC-NC. A ultrassonografia pélvica transvaginal feita na fase folicular evidenciou ovários com aparência policística, ou seja, com volume aumentado (> 10 mL), e presença de mais de 12 folículos menores do que 10 mm. Tendo hiperandrogenismo clínico e laboratorial somados à irregularidade menstrual e ultrassonografia (US) positiva, após exclusão de outras causas, a paciente preencheu os três critérios para o diagnóstico de SOP, a principal causa de hirsutismo.

LEITURAS SUGERIDAS ▶

Azziz R, Carmina E, Dewailly D, Diamanti-Kandarakis E, Escobar-Morreale HF, Futterweit W, et al. The Androgen Excess and PCOS Society criteria for the polycystic ovary syndrome: the complete task force report. Fertil Steril. 2009;91(2):456-88.

Escobar-Morreale HF, Carmina E, Dewailly D, Gambineri A, Kelestimur F, Moghetti P, et al. Epidemiology, diagnosis and management of hirsutism: a consensus statement by the Androgen Excess and Polycystic Ovary Syndrome Society. Hum Reprod Update. 2012;18(2):146-70.

Hohl A, Ronsoni MF, Oliveira M. Hirsutism: diagnosis and treatment. Arq Bras Endocrinol Metab. 2014;58(2):97-107.

Martin KA, Chang RJ, Ehrmann DA, Ibanez L, Lobo RA, Rosenfield RL, et al. Evaluation and treatment of hirsutism in premenopausal women: an endocrine society clinical practice guideline. J Clin Endocrinol Metab. 2008;93(4):1105-20.

Spritzer PM. Síndrome dos ovários policísticos: revisando o diagnóstico e o manejo dos distúrbios metabólicos. Arq Bras Endocrinol Metab. 2014;58(2):182-7.

Satler F, Kopacek C, Domenico K, Spritzer PM. Hirsutismo. In: Silveiro SP, Satler F, organizadores. Rotinas em endocrinologia. Porto Alegre: Artmed; 2015. p. 291-7.

SITES SUGERIDOS ▶

Androgen Excess and PCOS society [Internet]. Madison (WI): AES; c2012 [capturado em 24 ago. 2015]. Disponível em: http://www.ae-society.org

Fiers T, Kaufman JM. Free & bioavailable testosterone calculator [Internet]. Ghent: University Hospital of Ghent; 2015. Disponível em: http://www.issam.ch/freetesto.htm

---

[*] VR, valor de referência – podem variar de acordo com o método da dosagem.

CAPÍTULO 30

INSUFICIÊNCIA SUPRARRENAL

DIMITRIS VARVAKI RADOS
LIANA FARIAS LEIRIA
MAURO A. CZEPIELEWSKI

▶ CASO CLÍNICO

Paciente do sexo masculino, 6 anos, apresenta quadro de astenia, emagrecimento (perda de 4 kg em 2 meses), náuseas e vômitos. Ao exame físico, observou-se hiperpigmentação da pele, manchas hipercrômicas em gengivas e linhas da palma da mão, pressão arterial (PA) de 60/30 mmHg, frequência cardíaca (FC) de 120 bpm e sinais de desidratação.

▶ COMO O LABORATÓRIO PODE AJUDAR NA AVALIAÇÃO DESTE PACIENTE?

Neste paciente, que apresenta diagnóstico presumível de doença de Addison (insuficiência suprarrenal [IS] primária), a avaliação laboratorial pode conduzir à investigação complementar de doenças como adrenoleucodistrofia. Apesar de o quadro clínico geralmente sugerir a etiologia da IS (primária vs. secundária), quando a apresentação inicial é oligossintomática, o laboratório pode fazer o diagnóstico diferencial entre ambas. O diagnóstico laboratorial de IS secundária conduz à avaliação de outras possíveis deficiências hormonais, bem como ao diagnóstico de doenças hipofisárias/ hipotalâmicas responsáveis pelo quadro.

É importante ressaltar que, na suspeita da crise suprarrenal, a coleta de exames e o tratamento devem ser realizados simultaneamente, sem aguardar o diagnóstico definitivo.

O Quadro 30.1 mostra as principais causas de IS, e a Figura 30.1 sugere um algoritmo para seu diagnóstico.

QUADRO 30.1 ► PRINCIPAIS CAUSAS DE INSUFICIÊNCIA SUPRARRENAL

- **Primária**
  - Autoimunidade
  - TB
  - Doenças infiltrativas (sarcoidose, amiloidose, etc.)
  - HSC
  - Adrenoleucodistrofia
  - Aids
  - Medicações que inibem a esteroidogênese (p. ex., cetoconazol, etomidato)
  - Adrenolíticos (mitotano)
  - Infiltração metastática
  - Hemorragia (trauma, meningite meningocócica)
- **Secundária**
  - Pós-suspensão abrupta de glicocorticoides exógenos
  - Lesões expansivas hipofisárias ou hipotalâmicas
  - Pós-cirurgia hipofisária/hipotalâmica
  - Pós-radiação hipofisária/hipotalâmica
  - Pós-cura de síndrome de Cushing

HSC, hiperplasia suprarrenal congênita; Aids, vírus da imunodeficiência humana; TB, tuberculose.

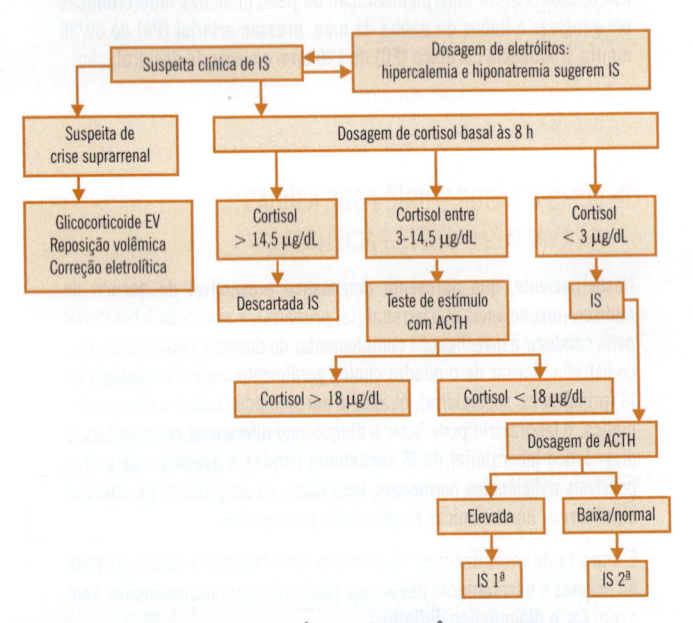

FIGURA 30.1 ► ALGORITMO PARA DIAGNÓSTICO DE INSUFICIÊNCIA SUPRARRENAL.
IS, insuficiência suprarrenal.

EXAMES ▶

ELETRÓLITOS ▶ Na IS primária, pode haver deficiência somente de hormônios glicocorticoides. Contudo, quando há deficiência de mineralocorticoides (frequentemente observada na hiperplasia suprarrenal congênita [HSC]), ocorre hiponatremia e hipercalemia, por perda da ação da aldosterona nos túbulos renais (principalmente coletores), que tem o efeito de manter a volemia, induzindo a espoliação urinária de potássio e promovendo a reabsorção de sódio.

DOSAGENS HORMONAIS ▶

CORTISOL ▶ A medida do cortisol sérico basal inferior a 3 µg/dL é diagnóstica de IS, e uma medida superior a 14,5 µg/dL exclui o diagnóstico. Como diferentes radioimunoensaios apresentam variabilidade entre si, na prática, realiza-se o teste de estímulo com hormônio adrenocorticotrófico (ACTH, do inglês *adrenocorticotropic hormone*). A administração de corticosteroides (exceto dexametasona) pode interferir na dosagem de cortisol, pois apresenta reação cruzada com este ensaio.

ACTH ▶ Realiza o diagnóstico diferencial entre IS primária e secundária. Os níveis deste hormônio são baixos ou normais na IS secundária, ao passo que estão desproporcionalmente elevados em relação aos níveis de cortisol na IS primária (elevam-se cronologicamente antes de os níveis de cortisol se alterarem, na tentativa de estimular a produção hormonal pela suprarrenal).

RELAÇÃO CORTISOL/ACTH ▶ Apesar de não ser classicamente utilizada, uma relação cortisol/ACTH inferior a 0,3 parece ter boa sensibilidade e especificidade para o diagnóstico de IS primária.

TESTE DE ESTÍMULO COM CORTROSINA (ACTH) ▶ Realiza-se administrando 250 µg de cortrosina intramuscular (IM) ou endovenosa (EV), coletando cortisol no tempo basal e em 30 e 60 minutos após. Espera-se um pico de cortisol igual ou superior a 18 µg/dL (alguns autores adotam 20 µg/dL). Eventualmente, pacientes que apresentam IS de origem hipofisária (secundária) podem apresentar uma elevação falso-positiva de cortisol; nesse contexto, talvez o teste de estímulo com 1 µg de ACTH possa ser uma opção (mesmo valor de referência [VR] para a interpretação).

RENINA ▶ O valor da renina é elevado na IS primária com deficiência de mineralocorticoides, na tentativa de estimular a glândula suprarrenal à produção de aldosterona. Utilizada também no monitoramento do tratamento com reposição de mineralocorticoides, junto com os eletrólitos.

TESTE DE HIPOGLICEMIA INSULÍNICA ▶ É considerado o padrão-ouro no diagnóstico de IS secundária. Administra-se ao paciente 0,1 a 0,15 UI/kg de insulina regular EV e dosa-se o cortisol nos tempos 0, 30, 45, 60, 90, 120 minutos. Hipoglicemia com glicose abaixo de 40 mg/dL é essencial para o diagnóstico. A resposta esperada é um pico de cortisol igual ou superior a 18 µg/dL. Contraindicado em cardiopatas isquêmicos ou epiléticos.

OUTROS EXAMES ▶

GLICEMIA ▶ Dosagens baixas de glicemia apenas sugerem o diagnóstico. Pode ser útil no acompanhamento do tratamento de pacientes com IS central, quando eletrólitos, ACTH e renina não são úteis para o seguimento dos pacientes.

DESIDROEPIANDROSTERONA (DHEA) E SULFATO DE DESIDROEPIANDROSTERONA (SDHEA) ▶ Parecem ser úteis no diagnóstico de IS secundária. Os valores basais de DHEA e SDHEA têm níveis séricos reduzidos em relação aos pacientes normais (SDHEA médio de 24 vs. 96 μg/dL, respectivamente – Valores de referência por quimioluminescência [dependendo do método]: DHEA – 180 a 1.250 ng/dL (homens); 130 a 980 ng/dL (mulheres); SDHEA – 10 a 619 μg/dL). Após estímulo com 1 μg/dL de ACTH, valores de DHEA abaixo de 5 ng/dL identificam pacientes com insuficiência suprarrenal que tinham valores indeterminados na dosagem de cortisol sob estímulo.

CORTISOL SALIVAR ▶ Pode ser útil em situações especiais por dosar a forma livre, sendo mais confiável em pacientes recém-nascidos prematuros ou com hepatopatia ou nefropatia com alteração nas proteínas carreadoras. Valores matinais (8 h) maiores do que 5,8 ng/dL excluem o diagnóstico, e valores menores do que 1,8 ng/dL são sugestivos para o diagnóstico.

ANTICORPOS ANTI-21-HIDROXILASE ▶ Podem ser medidos por radioimunoensaio e documentam a etiologia autoimune na IS primária. A presença de anticorpos não traduz obrigatoriamente existência de doença. Podem apresentar níveis flutuantes, indicando agressão imune autolimitada, com períodos de atividade intercalados com períodos latentes.

ÁCIDOS GRAXOS DE CADEIA MUITO LONGA ▶ A adrenoleucodistrofia é uma doença ligada ao X recessivo, que resulta em acúmulo de cadeias muito longas de ácidos graxos saturados principalmente em substância branca e axônios do sistema nervoso central (SNC), suprarrenais e testículos. Todos os homens com doença de Addison idiopática, principalmente iniciada antes dos 7 anos, devem realizar dosagem dos ácidos graxos de cadeia muito longa.

EXAMES ADICIONAIS ▶

No paciente adulto, causas infecciosas (sendo tuberculose [TB] a mais comum) e infiltrativas devem ser investigadas (principalmente se houver acometimento bilateral) por métodos radiológicos, citopatológicos e bacteriológicos. Doença metastática suprarrenal é outra etiologia possível.

CULTURA PARA *MYCOBACTERIUM TUBERCULOSIS* ▶ A amostra do tecido é inoculada em um meio de cultura, permitindo o isolamento e a identificação da bactéria. Hoje, com a utilização de meios de cultura líquidos, os resultados estão disponíveis em 3 a 4 semanas.

REAÇÃO EM CADEIA DA POLIMERASE (PCR) PARA *M. TUBERCULOSIS* ▶ A pesquisa por métodos moleculares resultantes da rápida amplificação do DNA da amostra tem alta sensibilidade e especificidade, além de um resultado muito mais rápido do que o da cultura. É bastante útil quando a extração do material e o isolamento da bactéria são difíceis.

FUNGOS ▶ A cultura para fungos é mais sensível do que a pesquisa direta, sendo possível identificar o fungo em algumas semanas. No sul do Brasil, a paracoccidiodomicose é frequentemente associada à IS primária, por vezes apontada como mais frequente do que TB.

INVESTIGAÇÃO DE OUTRAS AUTOIMUNIDADES ▶
A IS primária autoimune pode ser componente de uma síndrome poliglandular autoimune. Alguns autores advogam a solicitação do hormônio tireotrófico (TSH, do inglês *thyroid-stimulating hormone*) e dos anticorpos antitireoperoxidase (antiTPO), considerando que o hipotiroidismo pode ser assintomático em fases iniciais, bem como solicitação de antitransglutaminase para averiguação de doença celíaca, já que essa doença é assintomática na maioria dos casos.

▶ DE VOLTA AO CASO CLÍNICO

O paciente apresentado, cujo exame físico sugeria IS primária, apresentava sódio em 127 mEq/L (VR: 135-145 mEq/L), potássio em 6,7 mEq/L (VR: 3,5-5,3 mEq/L), cortisol basal em 2,2 μg/dL (VR: 5,5-25 μg/dL), ACTH em 552 pg/mL (VR: até 46 pg/mL), renina em 14 ng/mL/h (VR: 0,84-2,5 ng/mL/h). Ao teste de estímulo com ACTH, apresentou cortisol em 2,4, 6,3 e 5,2 μg/dL nos tempos 0, 30 e 60 minutos, respectivamente. O laboratório, neste caso, confirmou o diagnóstico de IS primária. Por sua faixa etária e sexo, deve ocorrer investigação sequencialmente para adrenoleucodistrofia.

LEITURA SUGERIDA ▶
Melmed S, Polonsky KS, Larsen PR, Kronenberg HM. Williams textbook of endocrinology. 12th ed. Philadelphia: Elsevier, Saunders; 2011.

SITES SUGERIDOS ▶
Mayo Clinic. Addison's disease [Internet]. Rochester: Mayo Foundation; c1998-2015 [capturado em 4 abr. 2015]. Disponível em: http://www.mayoclinic.org/diseases-conditions/addisons-disease/basics/definition/con-20021340

Nicolaides N, Chrousos G, Charmandari E. Adrenal insufficiency. In: Endotext: The FREE Complete Source for Clinical Endocrinology [Internet]. South Dartmouth: MDText.com; c2000-2015 [capturado em 4 abr. 2015]. Disponível em: http://www.endotext.org/chapter/adrenal-insufficiency/

NIDDK: Adrenal insufficiency and Addison's disease [Internet]. Bethesda: NIH; 2014 [atualizado em maio 2014; capturado em 4 abr. 2015]. Disponível em: http://www.niddk.nih.gov/health-information/health-topics/endocrine/adrenal-insufficiency-addisons-disease/Pages/fact-sheet.aspx

CAPÍTULO 31

OSTEOPOROSE

ANDRÉ BORSATTO ZANELLA
JOSÉ MIGUEL DORA
JOSÉ A. SISSON DE CASTRO

▶ CASO CLÍNICO

Paciente do sexo feminino, 67 anos, branca, vem à consulta trazendo densitometria óssea (DMO) e radiografia de coluna, que foram exames solicitados pelo seu ginecologista em investigação de dor lombar. A DMO mostrava, na coluna lombar (L1-L4), 0,752 g/cm^2 (escore T: -2,1; escore Z: -1,4), e, no colo do fêmur, 0,683 g/cm^2 (escore T: -2,6; escore Z: -1,8); a radiografia de coluna toracolombar não mostrava alterações. Previamente assintomática, com menarca aos 12 anos, duas gestações sem intercorrência e menopausa aos 48 anos, sem outros problemas de saúde. Nega tabagismo ou uso de medicações. A história familiar e pessoal de fraturas foi negativa. O exame clínico foi normal.

▶ COMO O LABORATÓRIO PODE AJUDAR NA AVALIAÇÃO DESTA PACIENTE?

A DMO é uma quantificação da massa óssea em regiões do esqueleto que pode estimar o risco de fraturas por fragilidade óssea nas regiões avaliadas e no esqueleto em geral. O diagnóstico densitométrico definido pela Organização Mundial da Saúde (OMS)[1] é feito na coluna (geralmente L1-L4 ou L2-L4) ou no fêmur proximal (no colo ou inteiro), tendo como critério o escore T: até -1 é considerado normal; abaixo de -1 até -2,4 indica osteopenia; e inferior ou igual a -2,5 indica osteoporose, no sítio mais baixo de qualquer uma dessas regiões. A região do antebraço (rádio: um terço ou 33%) só é usada para o diagnóstico se não for possível avaliar a DMO em uma das regiões anteriores ou nos pacientes com hiperparatiroidismo.

As causas mais comuns de osteoporose são a pós-menopausa e o envelhecimento, mas sempre é necessário excluir causas secundárias (Quadro 31.1). Também importante é reconhecer os fatores de risco para a osteoporose (Quadro 31.2).

Frequentemente, é necessário obter avaliação radiográfica da coluna toracolombar, especialmente em perfil, pois só um terço dos pacientes com fraturas vertebrais são sintomáticos, e uma redução da altura vertebral de 20% ou mais já indica fragilidade óssea, independentemente da densitometria. O Quadro 31.3 sugere os exames que devem ser solicitados na avaliação inicial de pacientes com osteoporose.

QUADRO 31.1 ▶ CAUSAS SECUNDÁRIAS DE OSTEOPOROSE

- Anorexia nervosa
- Má absorção (p. ex., doença celíaca, pós-operatório de cirurgia bariátrica)
- Deficiência de cálcio ou de vitamina D
- Hipertiroidismo
- Hiperparatiroidismo
- Síndrome de Cushing
- Hipogonadismo
- Hipercalciúria
- Doenças inflamatórias
- Alcoolismo
- Doenças renais (p. ex., IRC e ATR)
- Doenças hepáticas
- Doenças hematológicas (p. ex., mieloma múltiplo, mastocitose)
- Doenças do tecido conectivo (p. ex., osteogênese imperfeita, síndrome de Marfan e Ehlers-Danlos)
- Medicamentos
    - Glicocorticoides
    - Hormônio tiroidiano
    - Imunosupressores (p. ex., ciclosporina)
    - Varfarina
    - Anticonvulsivantes (p. ex., fenobarbital e fenitoína)
    - Lítio
    - Agonistas GnRH
    - Glitazonas
    - Heparina
    - Quimioterápicos

IRC, insuficiência renal crônica; ATR, acidose tubular renal; GnRH, hormônio liberador de gonadotrofina.

QUADRO 31.2 ▸ FATORES DE RISCO PARA OSTEOPOROSE

- Sexo feminino
- Idade avançada
- Raça branca
- História familiar de osteoporose
- História pessoal de fratura prévia
- Menopausa prematura
- IMC < 19 kg/m^2
- Tabagismo
- Imobilização prolongada

IMC, índice de massa corporal.

QUADRO 31.3 ▸ EXAMES INICIAIS NA AVALIAÇÃO DE PACIENTES COM OSTEOPOROSE COM HISTÓRIA NÃO SUGESTIVA DE CAUSA SECUNDÁRIA

- Cálcio total
- Proteínas totais e albumina
- Fósforo
- 25(OH)D
- Cálcio em urina de 24 h
- Cr em urina de 24 h
- Hemograma
- Cr
- Ureia
- EQU
- AST
- ALT
- Fosfatase alcalina
- TSH

Cr, creatinina; EQU, exame qualitativo de urina; TSH, tireotrofina; AST, aspartato aminotransferase; ALT, alanino-aminotransferase; 25(OH)D, 25-hidroxivitamina D.

METABOLISMO DO CÁLCIO ▸

CÁLCIO (TOTAL OU IÔNICO) ▸ Deve ser solicitado para todo paciente com diagnóstico de osteoporose, junto com dosagem da albumina, em jejum, e sem garroteamento prolongado. Cálcio sérico anormal deve ser investigado. O cálcio iônico é a fração biologicamente ativa, refletindo apenas o cálcio ionizado e dispensando a avaliação da albumina. É mais custoso e menos preciso do que a avaliação do cálcio total.

ALBUMINA E PROTEÍNAS TOTAIS ▸ Devem ser solicitadas para a interpretação do cálcio total. Além disso, valores baixos sugerem doença inflamatória ativa ou desnutrição, e valores altos, doença hematológica.

FÓSFORO ▶ Útil na avaliação de doenças do metabolismo do cálcio, de má absorção ou IRC. Tende a manter uma relação constante com o cálcio. Seu valor varia com a ingestão e tem ritmo circadiano, recomendando-se sua dosagem pela manhã, em jejum.

25-HIDROXIVITAMINA D (25(OH)D) ▶ A alta prevalência de deficiência de vitamina D na população justifica a solicitação de 25(OH)D para todo paciente com diagnóstico de osteoporose ou com valores de fostatase alcalina elevados e enzimas hepáticas normais.

FOSFATASE ALCALINA ▶ Marcador precoce de formação óssea. Seu nível é dependente da idade, sendo maior na infância e na adolescência. Está aumentado nas doenças hepáticas e por diversos medicamentos, sendo que, nessas situações, pode-se dosar a fosfatase alcalina óssea, que vai estar elevada em casos de aumento de formação óssea.

TIREOTROFINA (TSH, DO INGLÊS *THYROID-STIMULATING HORMONE*) ▶ É o método mais adequado para avaliação da função tiroidiana. Utilizado para rastreamento de hipertiroidismo subclínico, que está associado à perda de massa óssea.

HEMOGRAMA ▶ Solicitado para rastreamento de doenças hematológicas.

CREATININA (CR), UREIA E EXAME QUALITATIVO DE URINA (EQU) ▶ Solicitados para avaliação de função e rastreamento de lesões renais.

ALANINO-AMINOTRANSFERASE (ALT) E ASPARTATO-AMINOTRANSFERASE (AST) ▶ Solicitados para rastreamento de lesão hepática.

CÁLCIO URINÁRIO EM 24 HORAS ▶ A calciúria reflete o cálcio ingerido, absorvido, metabolizado pelo osso e eliminado na urina. O cálcio urinário deve sempre ser avaliado com a creatininúria (para avaliar a adequação da coleta de urina). Quando a calciúria é aumentada (> 4 mg/kg/dia), deve ser investigada com dosagem de natriúria, paratormônio (PTH), 25(OH)D, fósforo e cálcio séricos. Calciúria inferior a 100 mg/24 h sugere baixa ingesta ou má absorção de cálcio ou, ainda, hipercalcemia hipocalciúrica familial (HHF).

MARCADORES DE REMODELAMENTO ÓSSEO
▶ São produtos da atividade das células ósseas. O uso clínico mais estabelecido dos marcadores de remodelamento ósseo é no monitoramento da resposta terapêutica aos agentes antirreabsortivos (p. ex., bisfosfonatos, denosumabe). A vantagem dos marcadores é que eles podem fornecer informação em período de tempo mais curto (3-6 meses), com vistas a avaliar e melhorar a adesão dos pacientes, e a densitometria óssea só pode ser usada para esse fim após 1 ou 2 anos de tratamento. Suas desvantagens estão no custo adicional e na falta de critérios estabelecidos de resposta para os diversos tratamentos. Os marcadores de degradação do colágeno ósseo mais utilizados são os telopeptídeos de ligação cruzada com colágeno tipo I: N-telopeptídeo urinário (NTx) e C-telopeptídeo sérico (CTx). Para monitoramento, são dosados antes de iniciar o tratamento e 3 a 6 meses após iniciado. Reduções maiores do que 30 a 50% nos marcadores são evidência de eficácia do tratamento supressivo da reabsorção óssea.

CTX ▶ Os CTx são fragmentos carboxiterminais do colágeno ósseo tipo I liberados na circulação pela reabsorção osteoclástica, podendo ser medidos no soro. Assim como outros marcadores ósseos, apresentam ritmo circadiano, com níveis maiores pela manhã e menores à tarde, sendo importante a padronização de sua coleta pela manhã. Intervalos de referência devem ser específicos para idade e sexo. Níveis elevados de CTx indicam reabsorção óssea aumentada.

NTX ▶ Os NTx são fragmentos aminoterminais do colágeno tipo I e também correspondem ao produto final da atividade osteoclástica, sendo, entretanto, medidos na urina ou no soro. São, normalmente, dosados em amostra de urina coletada pela manhã. Assim como a maioria dos analitos medidos em urina, a variabilidade (coeficiente de variação) do exame é maior, o que é uma limitação para a utilização no monitoramento. Da mesma maneira que o CTx, níveis elevados de NTx indicam reabsorção óssea aumentada.

▶ DE VOLTA AO CASO CLÍNICO

Para a paciente do caso clínico deste capítulo, que já trazia uma radiografia de coluna toracolombar, foram solicitados os exames já descritos no Quadro 31.2. A radiografia de coluna não mostrava fraturas, e o hemograma e as proteínas estavam normais. Cálcio total em 8,8 mg/dL (valor de referência [VR]: 8,4-10 mg/dL), albumina em 3,9 mg/dL (VR: 3,5-4,5 mg/dL), fósforo em 3,4 mg/dL (VR: 2,5-4,5 mg/dL), calciúria em 100 mg/24 h (VR: < 300 mg/24 h); e 25(OH)D em 34 ng/mL (VR: 30-100 ng/mL). Os demais exames também não mostraram alterações. Nesse contexto, exames normais em conjunto com a ausência de dados clínicos que sugiram causas secundárias são suficientes para que se faça o diagnóstico de osteoporose pós-menopáusica. Como a paciente também era candidata a tratamento com eficácia antifratura, foi solicitado CTx, com resultado de 0,75 ng/mL (VR: < 1,01 ng/mL, por eletroquimioluminescência [ECLIA]). Sendo branca, com mais de 65 anos e não usando reposição estrogênica, foi iniciado o tratamento com bisfosfonato, cálcio e vitamina D. Outros tratamentos também são eficazes na prevenção de fraturas, e, além da DMO, é sempre necessário avaliar outros fatores de risco na decisão terapêutica.

REFERÊNCIA ▶

1. WHO Scientific Group on the Assessment of Osteoporosis at Primary Health Care Level. Summary Meeting Report [Internet]; 2004 May 5-7; Brussels, Belgium. Geneva: WHO; 2007 [capturado em 13 out. 2015]. Disponível em: http://www.who.int/chp/topics/Osteoporosis.pdf

LEITURAS SUGERIDAS ▶

Kanis JA. Diagnosis of osteoporosis and assessment of fracture risk. Lancet. 2002;359(9321):1929-36.

Kanis JA, Borgstrom F, De Laet C, Johansson H, Johnell O, Jonsson B, et al. Osteoporos Int. 2005;16(6):581-9.

Kanis JA, World Health Organization Scientific Group. Assessment of osteoporosis at the primary health-care level: technical report. Sheffield: WHO Collaborating Centre; 2008.

Wallach J. Interpretation of diagnostic tests. 9th ed. Philadelphia: Lippincott Williams & Wilkins; 2011.

SITES SUGERIDOS ▶

Endotext: The FREE Complete Source for Clinical Endocrinology [Internet]. South Dartmouth: MDText.com; c2000-2015 [capturado em 24 ago. 2015]. Disponível em: http://www.endotext.org

FRAX: WHO Fracture risk assessment tool [Internet]. Sheffield: WHO, University of Sheffield; c2011 [capturado em 24 ago. 2015]. Disponível em: http://www.shef.ac.uk/FRAX/

International Osteoporosis Foundation [Internet]. Switzerland: IOF; c2015 [capturado em 24 ago. 2015]. Disponível em: www.iofbonehealth.org/

National Osteoporosis Foundation [Internet]. Washington: NOF; 2015 [capturado em 24 ago. 2015]. Disponível em: www.nof.org/

CAPÍTULO 32

SÍNDROME DE CUSHING

DIMITRIS VARVAKI RADOS
MATEUS DORNELLES SEVERO
MAURO A. CZEPIELEWSKI

▶ CASO CLÍNICO

Paciente do sexo feminino, 35 anos, vem à consulta com quadro, iniciado há 1 ano, de aumento progressivo de peso, fraqueza muscular proximal, fadiga e irregularidade menstrual. Previamente hígida, negava o uso de qualquer tipo de medicação. No exame clínico, apresentava pressão arterial (PA) de 150/100 mmHg, índice de massa corporal (IMC) de 30,2 kg/m^2, obesidade de distribuição centrípeta, pletora facial, estrias violáceas abdominais, gibosidade e pele fina e com equimoses.

> ► **COMO O LABORATÓRIO PODE AJUDAR NA AVALIAÇÃO DESTA PACIENTE?**
>
> Em paciente com quadro clínico sugestivo de síndrome de Cushing, está indicado, antes de tudo, excluir causas exógenas (em especial uso de formulações intramusculares [IM] e tópicas, que não raramente são omitidas pelos pacientes) e demonstrar, de forma inequívoca, o diagnóstico de hipercortisolismo; a seguir, deve-se determinar a sua causa. A Figura 32.1 sugere um algoritmo de avaliação para pacientes com suspeita de síndrome de Cushing.

DIAGNÓSTICO DE HIPERCORTISOLISMO ► O diagnóstico de síndrome de Cushing é estabelecido quando se tem, pelo menos, dois diferentes exames de rastreamento alterados. Os mais utilizados são a dosagem de cortisol livre urinário em 24 horas, cortisol salivar e cortisol pós-supressão com baixa dose de dexametasona; o teste do cortisol sérico à meia-noite costuma ser reservado para casos de difícil diagnóstico. Não há exame de rastreamento sem falhas e cada um pode ser mais ou menos útil dependendo da situação clínica do paciente.

CORTISOL SÉRICO ÀS 24 HORAS ► Idealmente, o paciente deve ser internado 48 horas antes para diminuir o efeito do estresse da internação. Da mesma forma, no dia da coleta, deve ter um acesso venoso providenciado pelo menos 2 horas antes. Classicamente, valores acima de 7,5 µg/dL, no paciente acordado, são considerados altamente específicos para o diagnóstico de síndrome de Cushing (exceto em algumas populações de indivíduos obesos). Valores abaixo de 2 µg/dL excluem hipercortisolismo com 100% de sensibilidade. Esse exame deve ser repetido ao menos uma vez.

TESTE DE SUPRESSÃO COM 1 MG DE DEXAMETASONA ► Administra-se 1 mg de dexametasona, por via oral (VO), entre às 23 e às 24 horas, e se determina o cortisol sérico às 8 horas do dia seguinte. Valores abaixo de 1,8 µg/dL possuem sensibilidade superior a 95% e especificidade de 80%, sendo esse valor usado para o diagnóstico de paciente com suspeita de síndrome de Cushing. A especificidade aumenta para mais de 95% quando se considera 5 µg/dL como ponto de corte, à custa de uma sensibilidade menor. É importante lembrar que algumas medicações aceleram ou reduzem a metabolização da dexametasona, dificultando a realização deste teste (fluoxetina, anticonvulsivantes, alguns antirretrovirais e rifampicina são as de uso mais frequente).

CORTISOL LIVRE URINÁRIO DE 24 HORAS ► É um índice direto e confiável da secreção do cortisol. Em pacientes com suspeita de síndrome de Cushing,

```
                    ┌─────────────────────────────┐
                    │ Suspeita clínica de Cushing │
                    └──────────────┬──────────────┘
                                   ▼
                    ┌─────────────────────────────┐
                    │   Excluir causas exógenas   │
                    └──────────────┬──────────────┘
                                   ▼
                    ┌─────────────────────────────┐
                    │   Realizar testes de rastreio│
                    │   Cortisol livre urina 24 h │
                    │  Cortisol salivar meia-noite│
                    │Cortisol pós 1 mg de dexametasona│
                    │ Cortisol plasmático meia-noite│
                    └──────────────┬──────────────┘
```

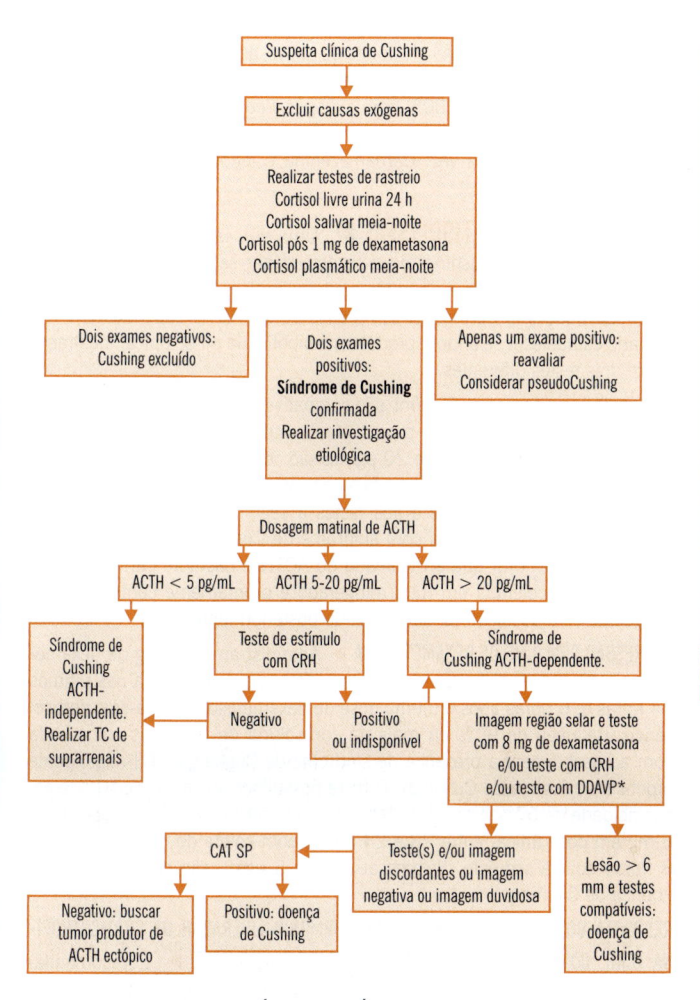

```
┌──────────────────┐   ┌──────────────────┐   ┌──────────────────────┐
│ Dois exames      │   │  Dois exames     │   │ Apenas um exame      │
│ negativos:       │   │  positivos:      │   │ positivo:            │
│ Cushing excluído │   │ Síndrome de      │   │ reavaliar            │
│                  │   │ Cushing          │   │ Considerar           │
│                  │   │ confirmada       │   │ pseudoCushing        │
│                  │   │ Realizar         │   │                      │
│                  │   │ investigação     │   │                      │
│                  │   │ etiológica       │   │                      │
└──────────────────┘   └────────┬─────────┘   └──────────────────────┘
                                ▼
                    ┌──────────────────────────┐
                    │ Dosagem matinal de ACTH  │
                    └──────────────┬───────────┘
```

FIGURA 32.1 ▶ ALGORITMO DIAGNÓSTICO PARA SÍNDROME DE CUSHING.

a cortisolúria de 24 horas deve ser medida pelo menos duas vezes, junto com a creatininúria de 24 horas (para avaliar se a coleta foi adequada) e a medida do volume urinário (volumes maiores de 3 L estão associados a uma maior excreção de cortisol). A amostra deve ser armazenada sob refrigeração, mas não deve ser congelada. Para maior sensibilidade, deve-se considerar positivo o teste com valores acima do limite superior de normalidade para o método. Valores acima de três vezes o limite superior são altamente sugestivos. Carbamazepina e fenofibrato podem levar a resultados falso-positivos.

CORTISOL SALIVAR ÀS 24 HORAS ▶ Coleta-se saliva do paciente às 24 horas e se dosa o cortisol. São descritos valores de sensibilidade entre 92 e 100% e especificidade entre 93 e 100% para o diagnóstico de síndrome de Cushing, dependendo do método e do ponto de corte utilizados. Esse exame deve ser repetido ao menos uma vez. Carbamazepina e fenofibrato podem levar a resultados falso-positivos.

CAUSA DO HIPERCORTISOLISMO

▶ Uma vez estabelecido o diagnóstico de síndrome de Cushing, deve-se determinar se o hipercortisolismo é depente ou independente de hormônio adrenocorticotrófico (ACTH, do inglês *adrenocorticotropic hormone*). E, no caso de ser ACTH-dependente, é necessário estabelecer se a fonte produtora é hipofisária ou ectópica, idealmente em dois testes diferentes.

ACTH ▶ Valores abaixo de 5 pg/mL são compatíveis com síndrome de Cushing ACTH-independente, devendo o paciente ser submetido a rastreamento das suprarrenais. Valores acima de 20 pg/mL são compatíveis com síndrome de Cushing ACTH-dependente, devendo o paciente ser submetido à ressonância magnética (RM) de hipófise e aos testes a seguir. Valores intermediários, geralmente, são compatíveis com síndrome de Cushing ACTH-dependente. É importante lembrar que a meia-vida do ACTH é bastante curta, devendo a amostra ser coletada em tubo refrigerado e prontamente centrifugada, e congelada se a dosagem for ser realizada posteriormente.

SUPRESSÃO COM 8 MG DE DEXAMETASONA ▶ Administram-se 2 mg de dexametasona, VO, a cada 6 horas, por 8 doses. Coleta-se cortisolúria nas últimas 24 horas e, 6 horas após a última dose de dexametasona, dosa-se o cortisol sérico. Redução de 90% ou mais da cortisolúria de 24 horas comparada com a basal sugere a presença de síndrome de Cushing ACTH-dependente hipofisária (doença de Cushing). O teste possui sensibilidade de 81% e especificidade de 67%. Esse teste também pode ser realizado empregando-se 8 mg em dose única, entre 23 e 24 horas, com coleta do cortisol sérico às 8 horas do dia seguinte. Valores abaixo de 5 µg/dL são compatíveis com doença de Cushing.

RESPOSTA DO ACTH AO ESTÍMULO COM HORMÔNIO LIBERADOR DE CORTICOTROFINA (CRH, DO INGLÊS *CORTICOTROPIN-RELEASING HORMONE*) ▶ É recomendado para diferenciar a síndrome de Cushing ACTH-dependente da ACTH-independente, especialmente útil nos pacientes com dosagem de ACTH entre 5 e 20 µg/dL. Administram-se 100 µg de CRH, por via intravenosa (IV), e dosam-se o ACTH e o cortisol nos tempos 0, 15, 30 e 45 minutos. A elevação do ACTH em 35% ou do cortisol em 20% tem 100% de especificidade para o diagnóstico de doença de Cushing, com sensibilidade de 93% para o ACTH e de 83% para o cortisol. Os valores de sensibilidade e especificidade podem variar conforme o CRH, seja ele de origem ovina ou humana.

RESPOSTA DO ACTH/CORTISOL AO ESTÍMULO COM DESMOPRESSINA (DESAMINO, D-8 ARGININA VASOPRESSINA [DDAVP]) ▶ Teste frequentemente realizado pela pouca disponibilidade do CRH no nosso meio, apresentando sensibilidade e especificidade de 63 a 75% e 85 a 91%, respectivamente, para estabelecer a causa da síndrome de Cushing ACTH-dependente. Coletam-se ACTH e cortisol nos tempos -15, 0, 15, 30, 45, 60, 90 e 120 minutos após a administração IV de 10 µg de DDAVP. Sugere-se que o aumento do cortisol em 20% e do ACTH em 35% seja compatível com síndrome de Cushing. Estudo recente demonstrou que pico de ACTH acima de 71 pg/mL e delta de ACTH maior do que 37 pg/mL após o estímulo com DDAVP têm sensibilidade e especificidade excelentes (90% e 95%, respectivamente) para o diagnóstico diferencial entre os estados de pseudoCushing e doença de Cushing.[1] Nos pacientes com síndrome de Cushing por ACTH ectópico, teoricamente esses resultados não deveriam ocorrer; entretanto, há relatos de que possam ocorrer em até 32% desses pacientes.

CATETERISMO BILATERAL DE SEIOS PETROSOS INFERIORES COM DOSAGEM DE ACTH ▶
Cateterizam-se, via veia femoral, ambos os seios petrosos e se coleta sangue para a dosagem do ACTH nos tempos 0, 3, 5, 10 e 15 minutos após a injeção IV de 1 µg/kg de CRH. Um gradiente de ACTH central-periférico igual ou superior a 2 antes do CRH ou igual ou superior a 3 depois do CRH estabelece que a causa da síndrome de Cushing é hipofisária, com sensibilidade de 95% e especificidade de 93%. Esse teste também pode ser feito com 10 µg de DDAVP, com sensibilidade e especificidade semelhantes. Apesar de não ser rotina, a dosagem conjunta de prolactina pode ser útil para confirmar a adequada execução do teste, em especial nos casos em que o exame é negativo. Nessa situação, uma relação de prolactina no seio petroso/periférica acima de 1,8 sugere o diagnóstico de síndrome de Cushing por ACTH ectópico.

▶ DE VOLTA AO CASO CLÍNICO

A dosagem da cortisolúria de 24 horas era 4 vezes o limite superior da normalidade em duas amostras; o cortisol sérico da meia-noite foi de 13,3 e 15,7 µg/dL em duas amostras, e o cortisol, após supressão com 1 mg de dexametasona, foi de 12 µg/dL, confirmando o diagnóstico de síndrome de Cushing. O ACTH plasmático foi inferior a 5 pg/mL, estabelecendo o diagnóstico de síndrome de Cushing ACTH-independente. A paciente foi submetida à tomografia de suprarrenais, que evidenciou lesão de 2,8 cm na suprarrenal esquerda compatível com adenoma.

REFERÊNCIA ▶

1. Rollin GA, Costenaro F, Gerchman F, Rodrigues TC, Czepielewski MA. Evaluation of the DDAVP test in the diagnosis of Cushing's Disease. Clin Endocrinol (Oxf). 2015;82(6):793-800.

LEITURAS SUGERIDAS ▶

Boscaro M, Arnaldi G. Approach to the patient with possible Cushing's syndrome. J Clin Endocrinol Metab. 2009;97(9):3121-31.

Czepielewski MA, Rollin GA, Casagrande A, Ferreira NP. Criteria of cure and remission in Cushing's disease: an update. Arq Bras Endocrinol Metabol. 2007;51(8):1362-72.

Melmed S, Polonsky KS, Larsen PR, Kronenberg HM. Williams textbook of endocrinology. 12th ed. Philadelphia: Elsevier, Saunders; 2011.

Nieman LK, Biller BM, Findling JW, Newell-Price J, Savage MO, Stewart PM, et al. The diagnosis of Cushing's syndrome: an Endocrine Society Clinical Practice Guideline. J Clin Endocrinol Metab. 2008;93(5):1526-40.

Stefani SD, Barros E. Clínica médica: consulta rápida. 3. ed. Porto Alegre: Artmed; 2008.

Utz A, Biller BM. The role of bilateral inferior petrosal sinus sampling in the diagnosis of Cushing's syndrome. Arq Bras Endocrinol Metabol. 2007;51(8):1329-38.

Wallach, J. Interpretation of diagnostic tests. 9th ed. Philadelphia: Wolters Kluwer, Lippincott Williams & Wilkins; 2011.

SITES SUGERIDOS ▶

Nieman LK. Establishing the cause of Cushing's syndrome. [Internet]. Waltham : UpToDate, Inc.; c2015 [atualizado em 26 nov. 2013; capturado em 17 set. 2015]. Disponível em: http://www.uptodate.com/contents/establishing-the-cause-of-cushings-syndrome

Nieman LK. Establishing the diagnosis of Cushing's syndrome [Internet]. Waltham: UpToDate, Inc.; c2015 [atualizado em 19 jun. 2015; capturado em 17 set. 2015]. Disponível em: http://www.uptodate.com/contents/establishing-the-diagnosis-of-cushings-syndrome

---

CAPÍTULO 33

AVALIAÇÃO NUTRICIONAL

LUCIANA VERÇOZA VIANA
CLAUDIA HALLAL ALVES GAZAL
SERGIO HENRIQUE LOSS
MIRELA JOBIM DE AZEVEDO

▶ **CASO CLÍNICO**

Paciente do sexo masculino, 60 anos, branco, portador de neoplasia maligna de esôfago. Foi solicitada avaliação nutricional devido à internação para realização de esofagectomia. Refere perda de peso involuntária, progressiva no último ano (peso médio de 76 kg), associado à disfagia acentuada e com vômitos ocasionais. Queixa-se de fadiga e sonolência. Ao exame, apresenta palidez, sinais de emagrecimento, com redução importante de massa muscular, gengivas e língua avermelhadas, eritema nos ângulos do nariz e boca e cabelos secos e quebradiços. Peso: 59,6 kg; altura: 1,76 m; índice de massa corporal (IMC): 19 kg/m^2; pressão arterial (PA): 100/55 mmHg; frequência cardíaca (FC): 96 bpm; ausculta pulmonar e cardíaca sem anormalidades. Abdome algo escavado, depressível, indolor e sem organomegalias. Edema nos membros inferiores ++/4.

▶ COMO O LABORATÓRIO PODE AJUDAR NA AVALIAÇÃO DESTE PACIENTE?

O diagnóstico do estado nutricional é essencialmente clínico. Deve-se questionar a variação, a qualidade e a quantidade de alimentos consumidos, o apetite e a variação de peso. A presença de sintomas (associados a uma possível desnutrição ou às suas causas), o exame físico e a antropometria fazem parte da avaliação inicial. Os exames laboratoriais são utilizados de forma complementar e não devem substituir a avaliação clínica. Vale ressaltar que, na avaliação do estado nutricional, o IMC não é o único determinante do diagnóstico de desnutrição. Pacientes obesos não são necessariamente bem nutridos, podendo ter deficiências de vitaminas e micronutrientes, bem como pacientes com IMC baixo podem não ser desnutridos. A desnutrição aguda e crônica tem diferentes repercussões sobre o IMC. Nesses casos, os achados laboratoriais são fundamentais para a correta avaliação do paciente.

AVALIAÇÃO LABORATORIAL ▶ A avaliação laboratorial do estado nutricional na prática clínica (Quadro 33.1) inclui exames gerais que muitas vezes sugerem as causas da alteração nutricional em questão e/ou informações para posterior manejo. O estado proteico nutricional é indiretamente avaliado por meio das proteínas circulantes. A escolha de qual proteína dosar depende de sua meia-vida na circulação, bem como dos interferentes clínicos e laboratoriais relacionados. Como a competência imunológica é fortemente influenciada pelo estado nutricional, recomenda-se que esta seja avaliada, sendo, na prática clínica, a contagem de linfócitos totais o exame mais utilizado. Devem ser avaliadas também possíveis deficiências vitamínicas. Geralmente, solicita-se a dosagem de vitamina B_{12}, ácido fólico e 25-hidroxivitamina D (25(OH)D), respeitando as indicações desta última.

QUADRO 33.1 ▶ AVALIAÇÃO NUTRICIONAL: EXAMES LABORATORIAIS

- **Exames gerais**
  - Hemograma
  - Proteína C reativa
  - Glicose
  - Eletrólitos
  - Colesterol plasmático
  - Transaminases
  - CrS e Cr urinária
  - Ureia urinária (para cálculo de nitrogênio urinário)
- **Avaliação do estado proteico e da competência imunológica**
  - Albumina
  - Transtirretina (pré-albumina)
  - Transferrina
  - Proteína ligadora do retinol (*retinol binding protein*)
  - Ferritina
  - Contagem de linfócitos totais
- **Exames complementares**
  - Ácido fólico
  - Vitamina B_{12}
  - 25(OH)D

Cr, creatinina; CrS, creatinina sérica; 25(OH)D, 25-hidroxivitamina D.

Na Tabela 33.1, estão resumidas as principais características dos exames utilizados na avaliação nutricional.

A seguir, são descritos aspectos especiais da prática clínica e interpretação de exames laboratoriais usados para avaliação nutricional.

EXAMES GERAIS ▶

HEMOGRAMA ▶ Contagem de linfócitos inferior a $1.200/mm^3$ sugere desnutrição. Contudo, doenças inflamatórias crônicas e agudas também alteram a contagem de linfócitos e devem ser consideradas. A contagem de hemácias, de hematócrito (Ht) e de hemoglobina (Hb), junto com volume corpuscular médio (VCM) e concentração da hemoglobina corpuscular média (CHCM), auxilia na identificação da anemia, em geral presente em pacientes desnutridos.

PROTEÍNA C REATIVA ▶ Sua medida visa à quantificação de inflamação, auxiliando na interpretação dos exames que se modificam na presença de inflamação, como, por exemplo, contagem de linfócitos, albumina e transferrina. Valores de proteína C reativa acima de 10 mg/L sugerem atividade inflamatória importante.

ELETRÓLITOS ▶ Sódio, potássio, cálcio, fósforo, cloro e magnésio têm papel importante na avaliação e no monitoramento da síndrome de realimenta-

TABELA 33.1 ▶ EXAMES LABORATORIAIS NA AVALIAÇÃO DO ESTADO NUTRICIONAL

EXAME	VALORES DE REFERÊNCIA	MÉTODO FLUIDO DE MEDIDA	MEIA-VIDA	SITUAÇÕES CLÍNICAS QUE INFLUENCIAM AS DOSAGENS	SINAIS E SINTOMAS ASSOCIADOS À DEFICIÊNCIA
AVALIAÇÃO DO ESTADO PROTEICO (PROTEÍNAS PLASMÁTICAS)					
Albumina	3,8-5 g/dL	Método espectométrico ou imunológico Soro ou plasma	21 dias	Citocinas aumentadas, IC, síndrome nefrótica, acidose, diálise	Edema
Transferrina	200-360 mg/dL	Imunoturbidimetria Soro	9 dias	Deficiência de ferro, hepatite aguda, gravidez, estrogênios (contraceptivos hormonais), insuficiência renal terminal, síndrome nefrótica, neoplasias, antibióticos	Associados à deficiência de ferro: fadiga, irritabilidade, apatia, taquicardia, anorexia, pica, coloníquia, estomatite angular, maior suscetibilidade a infecções, na criança comprometimento do desenvolvimento cognitivo e motor
Transtirretina	160-360 mg/L	Imunodifusão radial Soro	2 dias	Insuficiência renal, insuficiência renal terminal, deficiência ferro, esteroides, inflamação	Edema
RBP	30-65 mg/L	Imunodifusão radial, radioimunoensaio, Látex imunoensaio Plasma	12 horas	Insuficiência renal, insuficiência renal terminal, insuficiência hepática aguda, hipotiroidismo, estresse, deficiência de zinco e de vitamina A	Edema
Proteína C reativa	< 5 mg/L	Imunoturbidimetria	4 a 6 horas	Estados catabólicos, trauma, sepse, estado inflamatório	----------

(Continua)

TABELA 33.1 ▶ EXAMES LABORATORIAIS NA AVALIAÇÃO DO ESTADO NUTRICIONAL (CONTINUAÇÃO)

EXAME	VALORES DE REFERÊNCIA	MÉTODO DE MEDIDA	FLUIDO	MEIA-VIDA	SITUAÇÕES CLÍNICAS QUE INFLUENCIAM AS DOSAGENS	SINAIS E SINTOMAS ASSOCIADOS À DEFICIÊNCIA
AVALIAÇÃO DE VITAMINAS, MICRONUTRIENTES E ELEMENTOS-TRAÇO						
Tiamina (B1)	28-85 ng/mL	HPLC	Sangue total (EDTA)	----	Deficiência combinada associada à desnutrição energético-proteica e dieta restrita de produtos de origem animal	Beribéri: miocardiopatia de alto débito e polineurite Beribéri no lactente: rouquidão e afonia por paralisia laríngea
Niacina (B3)	17-85 µg/L	HPLC	Sangue total	----	Deficiência combinada associada à desnutrição energético-proteica e dieta restrita de produtos de origem animal	Pelagra 3 "D": dermatite, diarreia e demência, fraqueza Dermatite (áreas expostas ao sol): hiperceratose e hiperpigmentação, pele seca Colite: diarreia Achados neurológicos: neuropatia periférica, irritabilidade, insônia, perda de memória, cefaleia, instabilidade emocional, psicose tóxica (delirium, catatonia, convulsões e coma) Queilose: fissura angular, atrofia da língua
Ácido fólico (B9)	4,2-19,9 ng/mL	CLIA	Soro	Poucos dias	Gravidez, ingestão de álcool, anticonvulsivantes (fenobarbital, hidantoína), dieta deficiente, absorção intestinal prejudicada (intestino curto, doença celíaca), doenças neoplásicas, hipertireoidismo, medicações quimioterápicas	Anemia megaloblástica, fraqueza, glossite, anorexia, taquicardia, esplenomegalia.

(Continua)

TABELA 33.1 ▶ EXAMES LABORATORIAIS NA AVALIAÇÃO DO ESTADO NUTRICIONAL (CONTINUAÇÃO)

EXAME	VALORES DE REFERÊNCIA	MÉTODO FLUIDO DE MEDIDA	MEIA-VIDA	SITUAÇÕES CLÍNICAS QUE INFLUENCIAM AS DOSAGENS	SINAIS E SINTOMAS ASSOCIADOS À DEFICIÊNCIA
Vitamina B$_{12}$	> 300 pg/mL = normal 200-300 pg/mL = possível deficiência < 200 pg/mL = deficiência	ECLIA por competição Soro	----	Anemia perniciosa, gastrectomia, má absorção intestinal (esteatorreia, doença de Crohn, tuberculose intestinal, ressecções intestinais, gravidez, dieta vegetariana, interação medicamentosa (trimetoprima, sulfadiazina, pirimetamina), infestação por *Diphyllobothrium latum* (peixe cru)	Anemia macrocítica, hipersegmentação dos neutrófilos, glossite, atrofia vaginal, má absorção, demência, parestesias, tonturas, torpor, atrofia ótica, diminuição da destreza, diminuição da memória, mudanças de personalidade, osteoporose, fratura de quadril Em crianças: fraqueza, deficiência de desenvolvimento, irritabilidade
Vitamina D (25(OH)D)	30-100 ng/mL = suficiência 20-29 ng/mL = insuficiência < 20 ng/mL = deficiência	Referência: HPLC e -MS Podem ser utilizados métodos imunométricos automatizados - CLIA	----	População com risco de deficiência: raquitismo ou osteomalácia, osteoporose, idosos com história de quedas e fraturas, obesos, grávidas e lactentes, síndromes de má absorção (fibrose cística, doença inflamatória intestinal, doença de Crohn, cirurgia bariátrica), insuficiência renal ou hepática, hiperparatiroidismo, medicações (anticonvulsivantes, glicocorticoides, antifúngicos, antirretrovirais, colestiramina, orlistate), doenças granulomatosas e linfomas	Metabolismo ósseo (raquitismo, osteomalácia, osteopenia e osteoporose), fraqueza muscular

(Continua)

TABELA 33.1 ▶ EXAMES LABORATORIAIS NA AVALIAÇÃO DO ESTADO NUTRICIONAL (CONTINUAÇÃO)

EXAME	VALORES DE REFERÊNCIA	MÉTODO FLUIDO DE MEDIDA	MEIA-VIDA	SITUAÇÕES CLÍNICAS QUE INFLUENCIAM AS DOSAGENS	SINAIS E SINTOMAS ASSOCIADOS À DEFICIÊNCIA
Zinco	Zinco plasmático: < 70 µg/dL = deficiência aguda Zinco eritrocitário: > 42,2 ± 5,5 µg Zn/g de Hb = deficiência crônica	Eritrocitário: método espectrofotometria de absorção atômica. Material: sangue total Plasma: método espectrofotometria de absorção atômica. Material: soro	---	Ingestão deficiente, dieta vegetariana, má absorção intestinal (doença celíaca, síndrome do intestino curto, fibrose cística, doenças hepáticas)	Crianças: diminuição de apetite e paladar, baixa estatura, hipogonadismo, alopécia, dermatite (perioral e perianal), diminuição de crescimento, alteração cognitiva e aumento da suscetibilidade a infecções Diarreia: causa ou sinal de deficiência de zinco
Cobre	0,75-1,45 µg/mL	Espectrofotometria de absorção atômica Soro	---	Ingestão: dieta pobre em cobre, altas doses de ácido ascórbico, cálcio, fósforo e zinco Desnutrição	Alterações neurológicas (pode coexistir com deficiência de vitamina B_{12}) Anemia sideroblástica, neutropenia, deficiência de desenvolvimento, anormalidades ósseas (osteoporose, fratura espontânea de costelas)

(Continua)

TABELA 33.1 ▶ EXAMES LABORATORIAIS NA AVALIAÇÃO DO ESTADO NUTRICIONAL (CONTINUAÇÃO)

EXAME	VALORES DE REFERÊNCIA	MÉTODO FLUIDO DE MEDIDA	MEIA-VIDA	SITUAÇÕES CLÍNICAS QUE INFLUENCIAM AS DOSAGENS	SINAIS E SINTOMAS ASSOCIADOS A DEFICIÊNCIA
Cromo	Soro 0,05-0,5 µg/L; hemácias < 20-34 µg/L; urina 0,1-2 µg/L	Espectrofotometria de absorção atômica Soro	----	Dieta deficiente Aumento do requerimento: dieta muito rica em açúcares, exercício físico extenuante, trauma físico, infecções, neoplasias	Perda de peso, hiperglicemia refratária à insulina, glicosúria, aumento dos ácidos graxos livres plasmáticos, neuropatia periférica e hiperlipidemia
Selênio	Soro: 23-190 µg/L	Espectrofotometria de absorção atômica Soro	----	IRC em hemodiálise, nutrição parenteral sem suplementação, lactentes alimentados com fórmula de soja	Miocardiopatia com necrose miocárdica e fibrose – doença de Keshan Dor muscular, fraqueza muscular, miopatia, perda do pigmento do cabelo, alterações do leito ungueal
Iodo	Concentração urinária: > 100 µg/L = normal 20-100 µg/L = deficiência moderada < 20 µg/L = deficiência grave	Reação de Sandell-Kolthoff Urina - amostra	----	Dieta deficiente	Deficiência moderada: bócio Deficiência grave: hipotiroidismo

RBP: proteína ligadora de retinol; IC, insuficiência cardíaca; HPLC, cromatografia líquida de alta resolução; CLIA, quimioluminescência; ECLIA, eletroquimioluminescência; MS, espectrometria de massa; IRC, insuficiência renal crônica; Hb, hemoglobina; Zn, zinco; 25(OH)D, 25-hidroxivitamina D; EDTA, ácido etilenodiamino tetra-acético.

ção, sendo a hipofosfatemia a marca registrada dessa síndrome. A síndrome ocorre precocemente (dentro de 3 dias) após o reinicio da alimentação e está associada a eventos cardíacos, respiratórios, hematológicos, hepáticos e neuromusculares, com complicações importantes, incluindo óbito.

COLESTEROL PLASMÁTICO ▶ Valores abaixo de 160 mg/dL são geralmente observados em pacientes desnutridos, sendo um índice prognóstico na desnutrição. A hipocolesterolemia está relacionada a um aumento da mortalidade e do tempo de internação hospitalar.

CREATININA (CR) URINÁRIA ▶ Estima a massa muscular, não sendo útil na presença de insuficiência renal. A partir da excreção urinária de Cr, pode-se estimar o índice creatinina-altura (ICA), sendo que valores acima de 60% sugerem depleção muscular grave.

$$ICA = (\text{Creatinúria 24 h} / \text{Creatinúria 24 h estimada por peso ideal}) \times 100$$

Valores de referência (VR) de creatininúria estimada:

Homens: 23 mg/kg peso ideal; mulheres: 18 mg/kg peso ideal

UREIA URINÁRIA ▶ Na prática clínica, utiliza-se a dosagem de ureia urinária em 24 horas para calcular o balanço nitrogenado (BN). O BN orienta a terapia de reposição proteica e representa a diferença entre o nitrogênio administrado (oferta proteica) e o excretado (pele, fezes e urina). Valores iguais ou superiores a -5 g em 24 horas são considerados adequados.

$$BN = \text{Nitrogênio administrado (NA)} - \text{Nitrogênio excretado (NE)}$$
$$NA = \text{Proteínas ingeridas (g em 24 h)} / 6{,}25$$
$$NE = UU \times 0{,}5 + (1{,}2 \times UU \times 0{,}5) + 4$$
$$UU = \text{Ureia urinária de 24 h (g)}$$

EXAMES RELACIONADOS AO ESTADO PROTEICO ▶

ALBUMINA ▶ Na ausência de inflamação (proteína C reativa < 10mg/L), valores de albumina superiores a 3 g/dL caracterizam doente provavelmente desnutrido e com pior prognóstico. Embora a albumina não se correlacione adequadamente com desnutrição na presença de inflamação, ela é ainda é um forte indicador de risco para morbidade e mortalidade nesses casos. A concentração da albumina pode ser afetada pela água corporal e por doenças crônicas, como insuficiência hepática, insuficiência cardíaca (IC), síndrome nefrótica e enteropatias perdedoras de proteínas. Outra limitação da albumina é sua meia-vida longa, pois pode não se alterar em desnutrição aguda.

TRANSTIRRETINA ▶ Também denominada pré-albumina, tem meia-vida curta (2 dias), sendo sensível a quaisquer alterações de síntese proteica e catabolismo. Pode ser utilizada para acompanhamento de nutrição parenteral e é um marcador negativo de fase aguda (valor reduzido na presença de doença). Está reduzida em inflamação, malignidade, síndromes perdedoras de proteínas e doenças hepatobiliares. Além disso, a deficiência de zinco pode levar a baixos valores de transtirretina, pois o zinco é necessário para sua síntese.

TRANSFERRINA ▶ É a principal proteína ligadora do ferro, podendo ser estimada a partir da capacidade total de ligação do ferro. Tem meia-vida intermediária (9 dias) e é um marcador negativo de fase aguda. Estão diminuídas em colagenoses, doenças hepáticas e malignidades. Gestação e uso de estrogênio aumentam sua concentração.

PROTEÍNA LIGADORA DO RETINOL (*RETINOL BINDING GLOBULIN*) ▶ Tem meia-vida de 12 horas e é um bom marcador de depleção proteica. Suas concentrações estão reduzidas em insuficiência hepática, inflamação, insuficiência renal e hepatite aguda.

FERRITINA ▶ É um excelente marcador de reserva de ferro, sendo utilizada como referência para diagnóstico de deficiência de ferro, isto é, valores abaixo de 10 ng/mL. Está aumentada na presença de inflamação, por ser uma proteína de fase aguda. Deve-se suspeitar de deficiência de ferro quando os valores de ferritina forem desproporcionalmente baixos para o grau de inflamação do paciente.

EXAMES COMPLEMENTARES ▶

VITAMINAS ▶

- **Vitamina B_{12}** – Quando os valores não forem compatíveis com deficiência (< 180 pg/mL) e estiverem em níveis intermediários (200-300 pg/mL), sugere-se a repetição juntamente com a dosagem de acido metilmalônico e homocisteína plasmáticos.
- **Ácido fólico** – Sua dosagem rotineira não é recomendada. Em casos de história clinica e dietética compatível com deficiência de folato associados a esfregaço de sangue periférico com polimorfonucleares segmentados, indica-se teste terapêutico com folato, em vez da dosagem laboratorial. Deve-se sempre considerar a possibilidade de deficiência de B_{12} associada, devido ao risco de sequela neurológica se for iniciado tratamento em paciente também portador de deficiência de B_{12} não tratada.
- **25-hidroxivitamina D (25(OH)D)** – Sua medida (inclui vitaminas D_3 e D_2) deve ser realizada apenas em situações consideradas de risco para deficiência desta vitamina: osteoporose/osteomalácia, síndromes de má absorção, doença hepática, insuficiência pancreática, insuficiência renal crônica (IRC), cirurgia bariátrica e obesidade. Toxicidade ocorre em pacientes usando doses excessivas e é manifestada por hipercalcemia, hiperfosfatemia e insuficiência renal. O US Instituteof Medicine Report considera valores de 25(OH)D entre 20 e 30 ng/mL adequados, embora não exista consenso sobre valores ideais.

- **Micronutrientes e elementos-traço** – Sua dosagem não é rotineira na avaliação do estado nutricional. Entretanto, pacientes muito desnutridos podem apresentar complicações associadas à sua deficiência. É preciso alto grau de suspeição para essas deficiências, pois as alterações clínicas são discretas, tornando seu diagnóstico difícil.

> ▶ **DE VOLTA AO CASO CLÍNICO**
>
> Paciente apresentou albumina sérica de 2,7 mg/dL, proteína C reativa de 5 mg/L, Ht e Hb baixos (com índices compatíveis com anemia ferropriva) e vitamina B_{12} reduzida (102 pg/mL). Do ponto de vista nutricional, foi considerado portador de desnutrição grave com indicação de suporte nutricional prévio ao procedimento cirúrgico. O grau incompleto de obstrução esofágica permitiu inserção de sonda enteral, e o paciente recebeu dieta normocalórica e hiperproteica (fórmula nutricionalmente completa) e suplementação de vitamina B_{12} e ferro por 10 dias antes da esofagectomia. O paciente teve boa evolução no pós-operatório, permanecendo com suporte nutricional por sonda de gastrostomia.

LEITURAS SUGERIDAS ▶

Heimburg DC. Malnutrition and nutritional assessment. In: Harrison's principles of internal medicine. 19th ed. New York: McGraw Hill; 2015.

Jensen GL, Hsiao P, Wheeler D. Nutrition Screening and Assessment. In: The ASPEN Adult Nutrition Support Core Curriculum. 2nd ed. Silver Spring: ASPEN; 2012.

Leme IA, Machado JDC, Rabito EI, Marchini JS. Avaliação nutrolgica: clinica e ambulatorial. In: Machado JDC, Silvestre SCM, Marchini JS, Vannucchi H, organizadores. Manual de procedimentos em nutrologia. Rio de Janeiro: Guanabara Koogan; 2009.

Pagana DK, Pagana TJ. Mosby's diagnostic and laboratory test reference. 12th ed. St. Louis: Mosby, Elsevier; 2015.

SITE SUGERIDO ▶

The European Society for Clinical Nutrition and Metabolism. The Life Long Learning (LLL) programme in clinical nutrition and metabolism [Internet]. Luxembourg: ESPEN; c 1998-2015 [capturado em 24 ago. 2015]. Disponível em: http://www.espen.org/education/lll-programme

SEÇÃO 4
Gastrenterologia

CAPÍTULO 34

ALTERAÇÃO DE AMINOTRANSFERASES, FOSFATASE ALCALINA E γ-GLUTAMILTRANSFERASE

VICTOR FERNANDES SANTOS RODRIGUES
CRISTINA ANTONINI ARRUDA
MATHEUS TRUCCOLO MICHALCZUK

▶ CASO CLÍNICO

Paciente do sexo feminino, 38 anos, assintomática, vem à consulta por discreta alteração em aminotransferases e gamaglutamiltransferase (GGT), detectada em exames de rotina: aspartato-aminotransferase (AST) em 63 U/L (valor de referência [VR]: 15-35 U/L), alanino-aminotransferase (ALT) em 59 UI/L (VR: 15-35 U/L), GGT em 97 UI/L (VR para mulheres é de 7 a 32 U/L). Refere histórico de transfusão de sangue aos 18 anos e hipotiroidismo em tratamento com levotiroxina. Nega uso de outras medicações (inclusive fitoterápicos ou outros tratamentos alternativos), álcool ou drogas. Sem histórico de promiscuidade sexual, tatuagens, piercings ou histórico familiar de hepatopatia crônica.

No exame clínico, apresentava obesidade (índice de massa corporal [IMC] de 30,5 kg/m^2), pressão arterial (PA) de 150/95 mmHg, circunferência abdominal de 98 cm e ausência de estigmas de hepatopatia crônica.

> ▶ **COMO O LABORATÓRIO PODE AJUDAR NA AVALIAÇÃO DESTA PACIENTE?**
>
> Em uma paciente assintomática com alteração de provas de lesão hepática, está indicado o seguimento de acordo com o quadro clínico e com os fatores de risco apresentados. É importante obter exames complementares de bioquímica hepática para traçar um perfil das alterações, que podem apresentar predomínio hepatocelular, colestático ou misto, além de exames adicionais para investigação de etiologia específica e grau de comprometimento da função hepatocelular. As Figuras 34.1 e 34.2 sugerem um algoritmo de avaliação dos pacientes com alteração de aminotransferases, GGT e fosfatase alcalina.

EXAMES DE BIOQUÍMICA HEPÁTICA ▶

AMINOTRANSFERASES ▶ As aminotransferases são enzimas presentes nos hepatócitos e são liberadas no sangue em caso de lesão da membrana das células hepáticas, sem necessidade de necrose da célula. A elevação em números absolutos das aminotransferases em um quadro agudo não traz relação com o prognóstico. A AST é encontrada em fígado, músculo cardíaco, músculo esquelético, rins, cérebro, pâncreas, pulmões e leucócitos. A ALT é encontrada principalmente no fígado, sendo, portanto um marcador mais específico. Classicamente, os limites superiores da normalidade das aminotransferases ficam entre 35 e 40 UI/L; alguns pesquisadores sugerem que os valores deveriam ser ajustados por sexo e IMC, mas esse ajuste raramente é feito. As causas mais comuns de aumento das aminotransferases são abuso de álcool, medicamentos, hepatite viral crônica (B e C), esteato-hepatite não alcoólica (NASH, do inglês *nonalcoholoic steatohepatitis*), hepatite autoimune, hemocromatose, doença de Wilson e deficiência de α_1-antitripsina.

FOSFATASE ALCALINA ▶ A fosfatase alcalina é uma enzima que transporta metabólitos através das membranas e, no fígado, está presente na superfície dos ductos biliares. Quadros colestáticos aumentam a síntese e a liberação dessa enzima. Sua meia-vida é de cerca de 7 dias, fato que explica por que seus níveis se elevam tardiamente e diminuem lentamente após a resolução do quadro colestático. Elevações de fosfatase alcalina devem ser investigadas com exames de imagem para definição do sítio de colestase (intra ou extra-hepático). A fosfatase alcalina não é produzida unicamente no fígado. Pode estar elevada em adolescentes (atividade óssea), em gestantes (especialmente no terceiro trimestre, pela atividade placentária) e em outras situações menos comuns (sítio intestinal, renal e leucocitário). Há duas maneiras de definir a origem hepática da fosfatase alcalina. Uma delas é a dosagem concomitante da GGT, que, se elevada, sugere fortemente origem hepatobiliar; a outra é a dosagem da isoenzima hepática da fosfatase alcalina, que é realizada por meio de eletroforese, não sendo um exame realizado rotineiramente.

GAMAGLUTAMILTRANSFERASE (GGT) ▶ A GGT é uma enzima microssomal, presente principalmente nos hepatócitos e nas células do epitélio biliar. Também é encontrada nos microtúbulos renais, no pâncreas e no intestino. Os mecanismos de alteração são similares aos descritos para a fosfatase alcalina. A atividade da GGT pode ser induzida por uma série de medicamentos, como anticonvulsivantes e contraceptivos orais (Quadro 34.1). Níveis elevados de GGT podem ser observados em uma variedade de doenças, incluindo doença pulmonar obstrutiva crônica (DPOC), insuficiência renal crônica (IRC) e pós-infarto agudo do miocárdio (IAM). Níveis séricos elevados são observados na doença hepática alcoólica, devido à indução enzimática e à deficiência em sua metabolização. Quando o aumento de GGT é associado à elevação

---

QUADRO 34.1 ▶ **MEDICAMENTOS, DROGAS E TOXINAS QUE CAUSAM ELEVAÇÃO EM TRANSAMINASES E GAMAGLUTAMILTRANSFERASE**

Medicamentos
α-metildopa
Ácido valproico
AINEs
Amiodarona
Amoxicilina-clavulanato
Anticoncepcionais orais
Carbamazepina
Dantroleno
Dissulfiram
Fenilbutazona
Fenitoína
Fluconazol/cetoconazol
Gabapentina
Gliburida
Halotano
Heparina
Inibidores da hMG-CoA redutase (estatinas)
Inibidores da protease
Isoniazida
Labetalol
Nitrofurantoína
Paracetamol
Propiltiouracila
Sulfonamidas
Troglitazona
Zafirlucaste

(Continua)

> **QUADRO 34.1 ▶ MEDICAMENTOS, DROGAS E TOXINAS QUE CAUSAM ELEVAÇÃO EM TRANSAMINASES E GAMAGLUTAMILTRANSFERASE (*CONTINUAÇÃO*)**
>
> **Drogas ilícitas**
> Cocaína
> Ecstasy
> Esteroides anabolizantes
>
> **Toxinas**
> 2-nitropropano
> Clorofórmio
> Dimetilformamida
> Hidroclorofluorcarbono
> Tetracloreto de carbono
> Tolueno
> Tricloroetileno
>
> hMG, gonadotrofina menopáusica humana; AINEs, anti-inflamatórios não esteroides.

de AST e ALT, com os valores de AST duas vezes superiores aos da ALT, além de ambos não superarem 300 U/L, deve-se considerar fortemente a possibilidade de doença hepática alcoólica. Portanto, a GGT pode ser útil na identificação de causas de alteração de fosfatase alcalina, hepatopatia relacionada ao álcool e hepatite medicamentosa.

BILIRRUBINAS ▶ As bilirrubinas são formadas pela lise das hemácias (componente heme), pelas células do sistema reticuloendotelial. A bilirrubina não conjugada é transportada junto à albumina, sendo insolúvel em água; portanto, não é excretada na urina. No fígado, é conjugada, tornando-se solúvel em água, e secretada na bile. A elevação da bilirrubina não conjugada ocorre quando há aumento na produção (principalmente por hemólise), defeitos na captação ou conjugação hepática da bilirrubina. O aumento nos níveis de bilirrubina conjugada indica defeito na secreção da bilirrubina ou defeitos bioquímicos em sua excreção por obstrução intra ou extra-hepática (ver Cap. 41, Icterícia).

ALBUMINA ▶ A albumina é uma proteína sintetizada pelos hepatócitos, e seus níveis encontram-se diminuídos em casos de hepatopatia crônica terminal, sendo importante fator prognóstico na cirrose. Diversas outras situações, porém, podem influenciar seus níveis, como desnutrição proteico-calórica, síndrome nefrótica, quadros de má absorção intestinal e estados hipercatabólicos. Portanto, a interpretação dos níveis de albumina deve ser cuidadosamente inserida na avaliação do quadro clínico do paciente.

TEMPO DE PROTROMBINA (TP) ▶ O TP depende da atividade dos fatores de coagulação I, II, V, VII e X, que são produzidos pelo fígado, refletindo de forma indireta a função sintética hepatocelular. No entanto, há diversos fatores que influenciam sua aferição, como uso de anticoagulantes orais, deficiências de

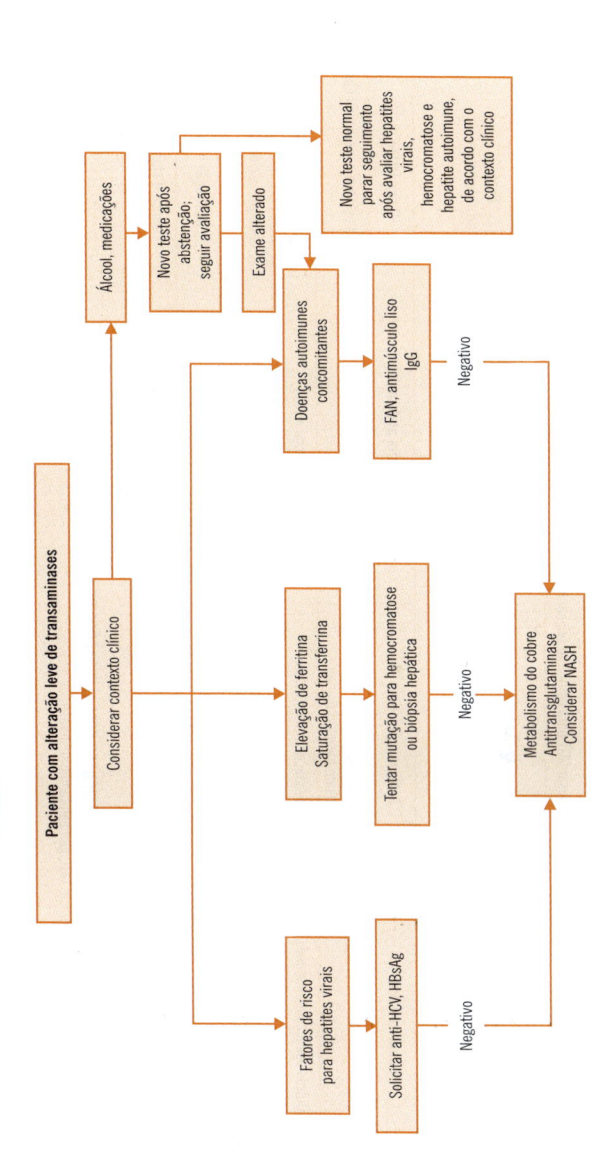

```
                                    ┌─────────────────────────┐
                                    │ Álcool, medicações      │
                                    └───────────┬─────────────┘
                                                │
                                    ┌───────────▼─────────────┐      ┌──────────────────────────┐
                                    │ Novo teste após         │─────▶│ Novo teste normal        │
                                    │ abstenção; seguir       │      │ para seguimento após     │
                                    │ avaliação               │      │ avaliar hepatites        │
                                    └───────────┬─────────────┘      │ virais, hemocromatose e  │
                                                │                    │ hepatite autoimune,      │
                                    ┌───────────▼─────────────┐      │ de acordo com o          │
                                    │ Exame alterado          │      │ contexto clínico         │
                                    └───────────┬─────────────┘      └──────────────────────────┘
                                                │
                                    ┌───────────▼─────────────┐
                                    │ Doenças autoimunes      │
                                    │ concomitantes           │
                                    └───────────┬─────────────┘
                                                │
                                    ┌───────────▼─────────────┐
                                    │ FAN, antimúsculo liso   │
                                    │ IgG                     │
                                    └───────────┬─────────────┘
                                                │ Negativo
┌─────────────────────────┐                     │
│ Paciente com alteração  │                     │
│ leve de transaminases   │                     │
└───────────┬─────────────┘                     │
            │                                   │
┌───────────▼─────────────┐                     │
│ Considerar contexto     │─────────────────────┤
│ clínico                 │                     │
└───────────┬─────────────┘                     │
            │                                   │
┌───────────▼─────────────┐                     │
│ Elevação de ferritina   │                     │
│ Saturação de            │                     │
│ transferrina            │                     │
└───────────┬─────────────┘                     │
            │                                   │
┌───────────▼─────────────┐                     │
│ Tentar mutação para     │                     │
│ hemocromatose ou        │                     │
│ biópsia hepática        │                     │
└───────────┬─────────────┘                     │
            │ Negativo                          │
            │                                   │
┌───────────▼─────────────┐                     │
│ Metabolismo do cobre    │◀────────────────────┘
│ Antitransglutaminase    │
│ Considerar NASH         │
└───────────▲─────────────┘
            │
┌───────────┴─────────────┐
│ Fatores de risco        │
│ para hepatites virais   │
└───────────┬─────────────┘
            │
┌───────────▼─────────────┐
│ Solicitar anti-HCV,     │
│ HBsAg                   │
└─────────────────────────┘
        Negativo
```

FIGURA 34.1 ▶ ALGORITMO DE AVALIAÇÃO INICIAL PARA PACIENTE COM ALTERAÇÕES DE TRANSAMINASES.

FAN, fator antinuclear; IgG, imunoglobulina G; IgM, imunoglobulina M; HCV, vírus da hepatite C; HBsAg, antígeno de superfície do vírus da hepatite B; NASH, esteato-hepatite não alcoólica; ANCA, anticorpos contra o citoplasma de neutrófilos; CPRE, colangiopancreatografia endoscópica retrógrada.

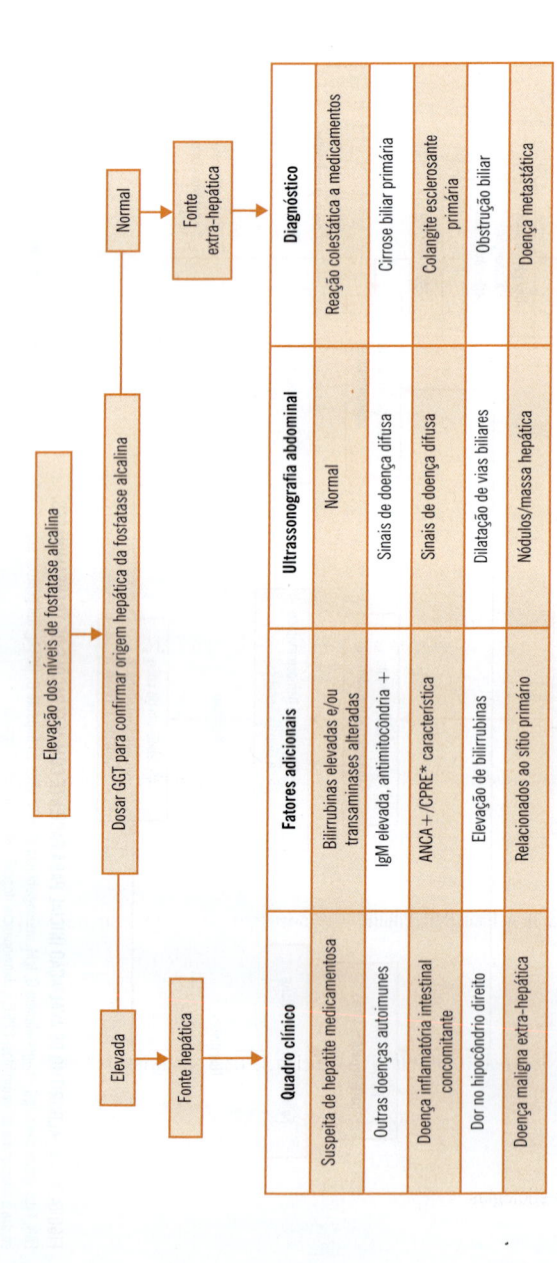

```
Elevação dos níveis de fosfatase alcalina
            │
            ▼
Dosar GGT para confirmar origem hepática da fosfatase alcalina
       │                    │
   Elevada              Normal
       │                    │
       ▼                    ▼
  Fonte hepática     Fonte extra-hepática
```

Quadro clínico	Fatores adicionais	Ultrassonografia abdominal	Diagnóstico
Suspeita de hepatite medicamentosa	Bilirrubinas elevadas e/ou transaminases alteradas	Normal	Reação colestática a medicamentos
Outras doenças autoimunes	IgM elevada, antimitocôndria +	Sinais de doença difusa	Cirrose biliar primária
Doença inflamatória intestinal concomitante	ANCA+/CPRE* característica	Sinais de doença difusa	Colangite esclerosante primária
Dor no hipocôndrio direito	Elevação de bilirrubinas	Dilatação de vias biliares	Obstrução biliar
Doença maligna extra-hepática	Relacionados ao sítio primário	Nódulos/massa hepática	Doença metastática

FIGURA 34.2 ▶ ALGORITMO DE AVALIAÇÃO INICIAL PARA PACIENTES COM ALTERAÇÕES DE FOSFATASE ALCALINA.
CPRE, colangiopancreatografia retrógrada endoscópica; GGT, gamaglutamiltransferase.

vitamina K e coagulopatia por consumo. Portanto, o TP deve ser interpretado dentro do contexto clínico e bioquímico do paciente.

OUTROS TESTES ▶

SOROLOGIAS VIRAIS ▶ Hepatites virais agudas e crônicas são causas comuns de elevação de aminotransferases. Portanto, devem ser solicitadas sorologias para vírus das hepatites A, B e C (HAV, HBV, HCV) (ver Cap. 40, Hepatites virais).

MARCADORES DE FERRO ▶ A hemocromatose é uma doença autossômica recessiva, presente na população branca, que ocasiona alteração de provas bioquímicas hepáticas. Inicialmente, a dosagem de ferritina, de ferro e da capacidade ferropéxica (para cálculo da saturação da transferrina) deve ser solicitada para o rastreamento dessa doença. Níveis elevados de ferritina e saturação de transferrina acima de 50% são sugestivos, mas não específicos, devendo a investigação prosseguir com biópsia hepática, pesquisa da mutação do gene *HFE* ou quantificação de ferro hepático por ressonância magnética (RM).

MARCADORES DE AUTOIMUNIDADE ▶ A hepatite autoimune é a causa menos comum de alteração da bioquímica hepática. Os exames solicitados para excluir tais doenças são fator antinuclear (FAN), imunoglobulina G (IgG), antimúsculo liso, antiLKM1 (*anti-liver/kidney microsome*), anticorpos antitígeno hepático solúvel (AAAHS), antiLC1 (*anti-liver cytosol 1*) e antifígado e pâncreas (AAFP). Não é necessária a pesquisa de todos os autoanticorpos inicialmente, já que a hepatite autoimune tipo I, com FAN, IgG e antimúsculo liso positivos, é a mais frequente (4% das hepatites autoimunes). A hepatite autoimune tipo II tem FAN negativo e antiLKM1 e antiLC1 positivos. A colangite esclerosante primária e a cirrose biliar primária também são doenças cujo achado inicial pode ser a alteração de aminotransferases, GGT e fosfatase alcalina. Para essas doenças há predomínio de colestase, e o anticorpo antimitocondrial é muito frequentemente positivo. A doença celíaca também pode se apresentar com elevação de transaminases. Portanto, dependendo do contexto clínico, deve-se investigar essa condição (ver Cap. 38, Diarreia crônica).

MARCADORES DE ACÚMULO DE COBRE ▶ A dosagem de ceruloplasmina sérica, cobre sérico e urinário pode ser útil em pacientes com menos de 40 anos, alteração de aminotransferases sem outra explicação, com a finalidade de diagnosticar doença de Wilson. Esperam-se níveis de cobre urinário e sérico elevados, além de níveis diminuídos de ceruloplasmina.

DEFICIÊNCIA DE α_1-ANTITRIPSINA ▶ A deficiência de α_1-antitripsina é uma doença rara e que pode alterar as provas de lesão/função hepática. A dosagem de α_1-antitripsina não faz parte da rotina da avaliação de alteração de bioquímica hepática, mas pode ser solicitada em casos específicos de doença respiratória associada, baqueteamento digital ou história familiar de cirrose sem outras etiologias.

IGG4 ▸ Níveis elevados da subclasse IgG4 podem estar associados a uma doença sistêmica que afeta principalmente o pâncreas e as vias biliares. A apresentação clínica tende a ser inespecífica, podendo se manifestar apenas com aumento assintomático de bilirrubinas e enzimas caniculares (fosfatase alcalina e GGT).

PERFIL LIPÍDICO/GLICEMIA ▸ Em casos de alteração de provas de função hepática sem etiologia definida, deve-se considerar a possibilidade de NASH. Alterações em glicemia de jejum e colesterol total, lipoproteína de alta densidade (HDL), lipoproteína de baixa densidade (LDL) e triglicérides podem reforçar a suspeita do diagnóstico de NASH.

> ▸ **DE VOLTA AO CASO CLÍNICO**
>
> A paciente do início deste capítulo apresentava quadro de alteração discreta de aminotransferases e GGT, fatores de risco para hepatite C crônica (transfusão sanguínea no passado), hepatite autoimune e doença celíaca (hipotiroidismo associado), além de NASH (obesidade, alteração de níveis tensionais). Foram solicitados testes para fosfatase alcalina, TP e bilirrubinas, que apresentaram resultados normais, além de FAN, antimúsculo liso, IgG, antitransglutaminase IgA, ferritina e capacidade ferropéxica, que também não apresentaram alterações. O antígeno de superfície do vírus da hepatite B (HBsAg) foi negativo, e o anti-HCV, reagente. Foi realizado o teste da reação em cadeia da polimerase (PCR) para o HCV, que foi reagente, e o diagnóstico final foi de hepatite C crônica. A paciente seguiu avaliação em ambulatório especializado (ver Cap. 40, Hepatites virais).

LEITURAS SUGERIDAS ▸

Araujo A, Michalczuk MT, Wolff FH, Castro RCL. Icterícia, alteração de transaminases e outras manifestações de problemas hepáticos comuns. In: Duncan BB, Schmidt MI, Giugliani ERJ, Duncan MS, Giugliani C. Medicina ambulatorial: condutas de atenção primária baseadas em evidências. 4. ed. Porto Alegre: Artmed; 2013. p. 830-36.

Feldman M, Friedman LS, Brandt LJ, editors. Sleisenger and Fordtran's gastrointestinal and liver disease: pathophysiology, diagnosis, management. 8th ed. Philadelphia: Saunders; 2006.

Galvão-Alves J, Galvão MC. Pancreatite autoimune. JBM. 2014;102(1):17-22.

Giannini EG, Testa R, Savarino V. Liver enzyme alteration: a guide for clinicians. CMAJ. 2005;172(3):367-79.

Green RM, Flamm S. AGA technical review on the evaluation of liver chemistry tests. Gastroenterology. 2002;123(4):1367-84.

Krier M, Ahmed A. The asymptomatic outpatient with abnormal liver function tests. Clin Liver Dis. 2009;13(2):167-77.

Limdi JK, Hyde GM. Evaluation of abnormal liver function tests. Postgrad Med J. 2003;79(932):307-12.

Pratt DS, Kaplan MM. Evaluation of abnormal liver-enzyme results in asymptomatic patients. N Engl J Med. 2000;342(17):1266-71.

Smellie WS, Ryder SD. Biochemical "liver function tests". BMJ. 2006;333(7566):4813.

SITES SUGERIDOS ▶

American Association for the Study of Liver Diseases [Internet]. Alexandria : AASLD; c2015 [capturado em 24 ago. 2015]. Disponível em: http://www.aasld.org/

American Gastroenterological Association [Internet]. Bethesda: AGA; c2015 [capturado em 24 ago. 2015]. Disponível em: http://www.gastro.org/

CAPÍTULO 35

ASCITE

ALEXANDRE DE ARAUJO
MARIO REIS ALVARES-DA-SILVA

▶ CASO CLÍNICO

Paciente do sexo masculino, 64 anos, branco, apresenta cirrose por hepatite C e por álcool e ascite detectada há 8 meses. Está em abstenção alcoólica há 8 meses e nunca recebeu tratamento para hepatite C. A análise inicial da ascite foi compatível com cirrose sem peritonite bacteriana espontânea (PBE). Houve controle da ascite inicialmente com dieta hipossódica e diuréticos; porém, há 3 meses apresenta aumento de volume abdominal progressivo, associado a sintomas constitucionais. Exame físico apresenta ascite volumosa. Sem comorbidades. Ausência de neoplasias na família. Foi submetido à paracentese diagnóstica.

▶ COMO O LABORATÓRIO PODE AJUDAR NA AVALIAÇÃO DESTE PACIENTE?

A apresentação de ascite em qualquer paciente indica paracentese diagnóstica. O exame do líquido ascítico (LA) é fundamental para o diagnóstico sindrômico e etiológico. Pela análise do líquido, podem-se identificar suas quatro principais causas: cirrose, insuficiência cardíaca (IC), tuberculose (TB) e carcinomatose peritoneal, responsáveis por mais de 90% dos casos. A cirrose é a causa de ascite em mais de 80% dos casos, e até 5% dos pacientes podem ter mais de um fator etiológico. A Figura 35.1 apresenta um algoritmo para avaliação de ascite. As principais questões que devem ser consideradas na investigação são a existência de hipertensão portal (HP) e de infecção. A aparência do LA pode ser útil no diagnóstico diferencial, pois, na cirrose, o LA costuma ser amarelo-citrino. Ascite turva ocorre nas infecções. A aparência leitosa do LA ocorre na ascite quilosa, e a presença de ascite hemática sugere trauma ou neoplasia.

ALBUMINA ▶ A dosagem de albumina no LA é essencial, uma vez que permite o cálculo do gradiente de albumina soro-ascite (Gasa), obtido pela diferença da albumina sérica em relação à albumina no LA, cuja coleta deve ter sido feita no mesmo dia. O Gasa é o primeiro passo no raciocínio diagnóstico, com acurácia de 97% para os dois grandes grupos de diagnóstico sindrômico: Gasa igual ou superior a 1,1 g/dL, que se correlaciona com ascite secundária à HP, e Gasa inferior a 1,1 g/dL, que sugere fortemente ascite relacionada a outro mecanismo fisiopatológico (p. ex., secundária a doenças peritoneais, serosite, hipoalbuminemia) (Quadro 35.1). O Gasa mantém sua acurácia independentemente da infusão volêmica ou do uso de diuréticos.

QUADRO 35.1 ▶ CLASSIFICAÇÃO DA ASCITE CONFORME O GRADIENTE DE ALBUMINA SORO-ASCITE

GASA ≥ 1,1 G/DL	GASA < 1,1 G/DL
• Cirrose • Hepatite alcoólica • Insuficiência cardíaca/pericardite constritiva • Metástases hepáticas múltiplas • Síndrome de Budd-Chiari • Trombose de veia porta • Fibrose portal idiopática	• Ascite maligna: mesotelioma, carcinomatose peritoneal • Tuberculose peritoneal • Outras infecções peritoneais: fungos, parasitas • Pancreatite • Serosite • Síndrome nefrótica • Desnutrição proteicocalórica • Outras doenças peritoneais: sarcoidose, vasculites, gastrenterite eosinofílica, doença de Whipple

Gasa, gradiente de albumina soro-ascite.

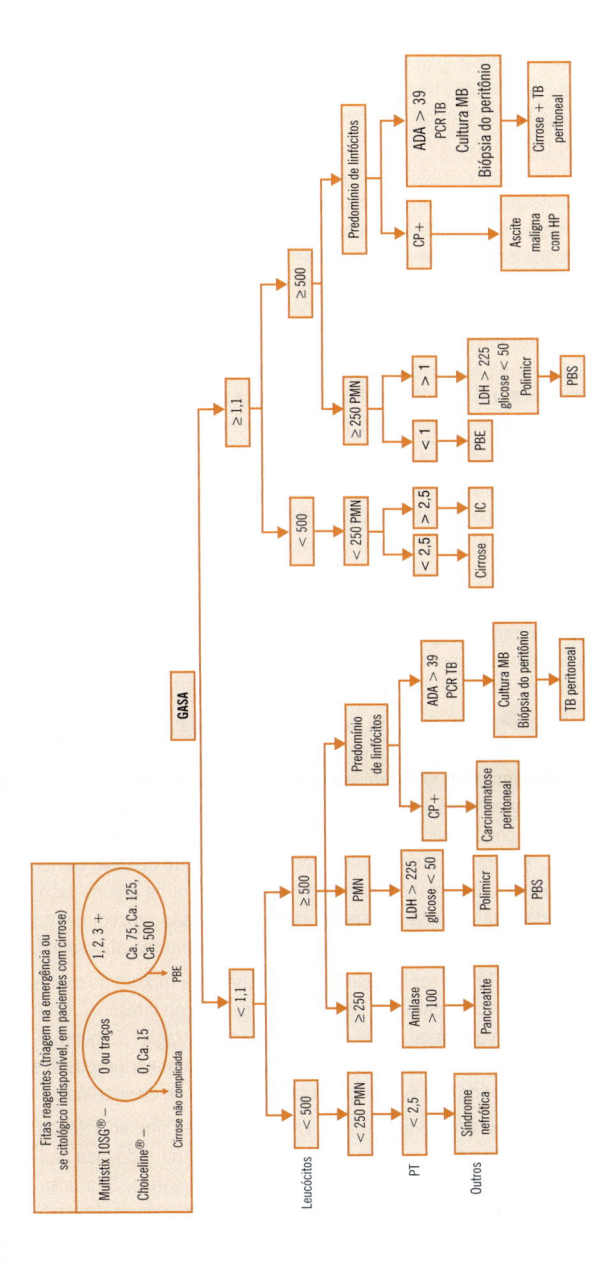

FIGURA 35.1 ▶ ALGORITMO PARA AVALIAÇÃO DE ASCITE.
Gasa, gradiente de albumina soro-ascite; PT, proteínas totais; PMN, polimorfonuclear; PBE, peritonite bacteriana espontânea; PBS, peritonite bacteriana secundária; CP+, citopatológico positivo para presença de células malignas; IC, insuficiência cardíaca; HP, hipertensão portal; TB, tuberculose; LDH, desidrogenase láctica; MB, *Mycobacterium tuberculosis*.

PROTEÍNAS TOTAIS (PT)
▶ A determinação de PT no LA indica exsudato (dosagem ≥ 2,5-3 g/dL) ou transudato (dosagem < 2,5 g/dL). No entanto, essa classificação tem menor importância em comparação ao Gasa para identificar HP. Em aproximadamente 70% dos pacientes cirróticos, a concentração de PT no LA é inferior a 2,5 g/dL. A concentração de PT no LA correlaciona-se inversamente com a pressão portal. A PBE normalmente ocorre em pacientes com baixa concentração de PT no LA, sendo valores abaixo de 1 g/dL considerados de alto risco para essa infecção. São duas as possibilidades que podem justificar esse achado: a baixa concentração de proteínas com capacidade antibacteriana e a consequente diminuição de opsoninas e/ou a marcada HP por insuficiência hepática, que predispõe a um maior risco de infecções. A PT costuma ser elevada na carcinomatose ou TB peritoneal e na ascite por HP pós-sinusoidal. Na IC, a PT geralmente é igual ou superior a 2,5 g/dL. Síndrome nefrótica apresenta-se com Gasa inferior a 1,1 g/dL e PT inferior a 2,5 g/dL.

GLICOSE
▶ A dosagem de glicose no LA é semelhante à sérica, exceto quando houver consumo por leucócitos ou bactérias, como costuma ocorrer na peritonite bacteriana secundária (PBS) e na carcinomatose peritoneal.

DESIDROGENASE LÁCTICA
▶ Habitualmente, a desidrogenase lática (LDH, do inglês *lactate dehydrogenase*) no LA é menor do que a sérica. A relação de LDH ascite/sérica é aproximadamente 0,4 na cirrose não complicada. Na PBE, a concentração de LDH no LA aumenta, e essa relação fica próxima de 1. Valores superior a 1 indicam produção de LDH na cavidade peritoneal, comumente relacionada à neoplasia ou à PBS.

TRIGLICÉRIDES
▶ Sua dosagem deve ser aferida na ascite quilosa, que se caracteriza clinicamente por líquido turvo e leitoso devido à elevada concentração de quilomícrons ricos em triglicérides. As principais causas em adultos são linfangiectasias e obstrução linfática por neoplasias, especialmente linfomas. A concentração de triglicérides na ascite quilosa é maior do que 110 mg/dL. A cirrose é uma causa infrequente de ascite quilosa, devido à hipertensão no sistema linfático esplâncnico com ruptura de alguns vasos na cavidade abdominal. Outras causas de ascite quilosa são procedimentos cirúrgicos retroperitoneais, pancreatite, sarcoidose, TB e trauma abdominal.

BILIRRUBINAS
▶ Devem ser mensuradas na suspeita de ruptura de canais biliares com drenagem para cavidade peritoneal ou perfuração intestinal. O LA apresenta coloração marrom ou verde-escura com concentração de bilirrubinas maior do que a sérica. Razão de bilirrubina ascite/soro maior do que 1 e bilirrubina no LA maior do que 6 mg/dL são características de coleperitônio.

AMILASE
▶ A atividade de amilase no LA costuma ser similar à sérica. Elevação superior a 3 vezes é sugestiva de ascite secundária à doença pancreática, incluindo pancreatite aguda e pseudocisto pancreático. Sua dosagem não é indicada na avaliação rotineira do LA, pois a prevalência de ascite pancreática é baixa.

FOSFATASE ALCALINA E ANTÍGENO CARCINOEMBRIÔNICO ▶

Dosagem de antígeno carcinoembriônico (CEA, do inglês *carcinoembryonic antigen*) superior a 5 ng/mL ou fosfatase alcalina superior a 240 UI/L no LA tem alta acurácia para detectar perfuração intestinal.

CITOLÓGICO DIFERENCIAL ▶

O principal objetivo da análise citológica do LA é identificar infecção. Na maioria dos pacientes com cirrose sem PBE, o LA tem baixa concentração de leucócitos, geralmente menor do que 100/µL, com predomínio de mononucleares ($\geq$ 70%). Em contraste, PBE é diagnosticada quando a contagem de polimorfonucleares (PMNs) é igual ou superior a 250/µL. Esse achado é diagnóstico de PBE, independentemente da cultura. Concentração de eosinófilos maior do que 10% costuma associar-se a processo inflamatório crônico secundário à diálise peritoneal, mas também pode ser detectada em IC, vasculite, linfoma e cisto hidático roto. A concentração de hemácias na ascite secundária à cirrose é geralmente inferior a 1.000/µL. Ascite hemática (hematócrito [Ht] no LA > 50%) ocorre em somente 2% desses pacientes. Em alguns casos, essa apresentação pode estar relacionada a carcinoma hepatocelular com sangramento na cavidade abdominal. Entretanto, ascite maligna é macroscopicamente hemática em torno de 10% dos casos.

BACTERIOLÓGICO ▶

O exame bacteriológico do LA deve ser realizado quando houver suspeita clínica de infecção. Entretanto, o rendimento desse teste é baixo. Utilizando inoculação em meio de cultura à beira do leito imediatamente após a coleta, a positividade da cultura em casos de PBE é de cerca de 60 a 80%. Os germes mais comumente encontrados são bacilos gram-negativos entéricos, entre eles *Escherichia coli* e *Klebsiella pneumoniae*. A cultura do LA tem papel relevante na avaliação de PBS, na qual normalmente ocorre crescimento polimicrobiano. A presença de 2 de 3 critérios sugere fortemente PBS: PT acima de 1 g/dL; glicose abaixo de 50 mg/dL; LDH acima do limite superior da normalidade do LDH sérico. A Tabela 35.1 apresenta fatores relevantes ao diagnóstico diferencial entre PBE e PBS.

TABELA 35.1 ▶ DIAGNÓSTICO DIFERENCIAL ENTRE PERITONITE BACTERIANA ESPONTÂNEA E PERITONITE BACTERIANA SECUNDÁRIA

	PBE	PBS
LDH (UI/L)	< 225	> 225
Glicose (mg/dL)	> 50	< 50
PT (g/dL)	< 1	> 1
Cultura	Negativa ou monomicrobiana	Polimicrobiana

PBE, peritonite bacteriana espontânea; PBS, peritonite bacteriana secundária; LDH, desidrogenase láctica; PT, proteínas totais.

TESTES PARA TUBERCULOSE ▶

CULTURA PARA MICOBACTÉRIAS ▶ Esse exame requer muitas semanas de incubação e não é incomum apresentar resultados falso-negativos. Entretanto, a proporção de resultados com cultura positiva pode alcançar até 80% se for utilizada técnica de centrifugação utilizando 1 litro de líquido.

ADENOSINA DEAMINASE (ADA) ▶ É uma enzima que tem sua expressão ampliada conforme a proliferação e a maturação de linfócitos T. Deve ser solicitada na pesquisa de TB em líquidos corporais, o que inclui o LA. É um teste rápido e de boa acurácia. Pontos de corte entre 36 e 40 UI/L apresentam sensibilidade de até 100% e especificidade de até 97% para o diagnóstico de TB peritoneal. O valor de 39 UI/L apresenta a melhor relação de sensibilidade e especificidade. A sua acurácia diagnóstica é de 97%. Infelizmente, pacientes com cirrose e TB peritoneal com frequência têm valores falsamente baixos de ADA.

REAÇÃO EM CADEIA DA POLIMERASE (PCR, DO INGLÊS *POLYMERASE CHAIN REACTION*) PARA TB ▶ A PCR tem sensibilidade semelhante à da cultura, com a vantagem da rapidez da interpretação.

BÁCILOS ÁLCOOL-ÁCIDO-RESISTENTES (BAAR) ▶ A pesquisa de BAAR tem baixíssima sensibilidade para identificar micobactérias (0-2%).

PERITONEOSCOPIA ▶ A biópsia peritoneal com cultura para micobactérias pode apresentar sensibilidade de até 100% para o diagnóstico de TB peritoneal. Biópsia peritoneal para realização de histologia e cultura é a ferramenta com maior poder diagnóstico para TB peritoneal.

CITOPATOLÓGICO ▶

Exame citopatológico do LA é indicado na suspeita clínica de ascite maligna. A sensibilidade do exame citopatológico na carcinomatose peritoneal em três amostras coletadas em diferentes momentos é de 96,7%. A utilização de citometria de fluxo pode aumentar a sensibilidade do teste. Entretanto, somente dois terços dos pacientes com ascite maligna apresentam carcinomatose peritoneal. Os demais têm metástases hepáticas maciças, ascite quilosa devido a linfoma ou carcinoma hepatocelular e, geralmente, citopatológico negativo. Assim, a sensibilidade do citopatológico para ascite maligna varia de 58 a 75%.

FITAS REAGENTES ▶

Fitas reagentes são úteis na ascite secundária à cirrose com suspeita de PBE, especialmente em locais em que o citológico é indisponível ou em que haja dificuldade para sua realização e como rastreamento no serviço de emergência (SE). Várias fitas são disponíveis, sendo a Multistix® a mais frequentemente utilizada. Deve-se observar o ponto de corte utilizado conforme a escala colorimétrica de cada fita (ver Fig. 35.1). Para Multistix®10SG, o ponto de corte para PBE é 1+. As fitas reagentes apresentam acurácia próxima de 90% no diagnóstico de PBE, em comparação com o exame citológico.

CALPROTECTINA ▶ Sua mensuração no LA pode ser realizada pela técnica de enzimaimunoensaio (Elisa), e valores maiores correlacionam-se com contagem de PMN superior a 250/μL. Utilizando ponto de corte de 0,63 μg/L, sua sensibilidade, especificidade, valor preditivo positivo (VPP), valor preditivo negativo (VPN) e acurácia são, respectivamente, 94,8%, 89,2%, 60%, 99% e 90% para contagens de PMN acima de 250/μL.

DOSAGEM SÉRICA DE CA 125 ▶ Essencialmente todos os pacientes com ascite, incluindo homens, e também aqueles com derrame pleural de qualquer causa, apresentam elevação do CA 125 sérico. Esta elevação ocorre pela pressão exercida pelo LA sobre as células mesoteliais e é inespecífica. Quando a ascite é controlada, ocorre redução significativa da dosagem de CA 125. Portanto, pacientes com ascite não devem realizar dosagem de CA 125 sérico.

> ▶ **DE VOLTA AO CASO CLÍNICO**
>
> A análise do LA demonstrou Gasa igual a 1,4 g/dL, com 1.100 cél./mL, predomínio de linfócitos (93%) e PT em 3,4 g/dL. A hipótese diagnóstica considerada foi ascite mista, devido à cirrose associada à TB ou carcinomatose peritoneal. O exame citopatológico do LA, em três oportunidades, foi negativo. Testes para pesquisa de TB no LA foram realizados: BAAR negativo, PCR para micobactérias negativo, ADA em 51. Videolaparoscopia com peritônio nodular e anatomopatológico demonstrou granulomas. A cultura para TB no LA e peritônio foi positiva. O Mantoux foi forte reator (17 mm), e a radiografia torácica foi normal. Foi feito o diagnóstico de ascite mista por cirrose e TB peritoneal, e foi indicado o tratamento com tuberculostáticos, tendo boa evolução.

LEITURAS SUGERIDAS ▶

Araújo A, Lopes AB, Michalczuk MT, Stifft J, Nardelli E, et al. Is there yet any place for reagent strips in diagnosing spontaneous bacterial peritonitis in cirrhotic patients? An accuracy and cost-effectiveness study in Brazil. J Gastroenterol Hepatol. 2008;23(12):1895-900.

Burri E, Schulte F, Muser J, Meier R, Beglinger C. Measurement of calprotectin in ascitic fluid to identify elevated polymorphonuclear cell count. World J Gastroenterol. 2013;19(13):2028-36.

European Association for the Study of the Liver. EASL clinical practice guidelines on the management of ascites, spontaneous bacterial peritonitis, and hepatorenal syndrome in cirrhosis. J Hepatol. 2010;53(3):397-417.

Feldman M, Friedman LS, Brandt LJ, editors. Sleisenger and Fordtran's gastrointestinal and liver disease: pathophysiology, diagnosis, management. 10th ed. Philadelphia: Saunders Elsevier; 2015.

McPherson RA, Pincus MR. Henry's clinical diagnosis and management by laboratory methods. 21st ed. Philadelphia: Saunders Elsevier; 2006.

Moore KP, Wong F, Gines P, Bernardi M, Ochs A, Salerno F, et al. The management of ascites in cirrhosis: report on the consensus conference of the International Ascites Club. Hepatology. 2003;38(1):258-66.

Riquelme A, Calvo M, Salech F, Valderrama S, Pattillo A, Arellano M, et al. Value of adenosine deaminase (ADA) in ascitic fluid for the diagnosis of tuberculous peritonitis: a meta-analysis. J Clin Gastroenterol. 2006;40(8):705-10.

Runyon BA; AASLD Practice Guidelines Committee. Management of adult patients with ascites due to cirrhosis: an update. Hepatology. 2009;49(6):2087-107.

Schiff ER, Sorrel MF, Maddrey WC. Schiff's diseases of the liver. 9th ed. Philadelphia: Lippincott Willians & Wilkins; 2003.

Sherlock S, Dooley J. Disease of the liver and biliary System. 12th ed. London: Blackwell; 2011.

Tao L, Ning HJ, Nie HM, Guo WY, Qin SY, Jiang HX. Diagnostic value of adenosine deaminase in ascites for tuberculosis ascites: a meta-analysis. Diagn Microbiol Infect Dis. 2014;79(1):102-7.

SITES SUGERIDOS ▶

American Association for the Study of Liver Diseases [Internet]. Alexandria: AASLD; c2015 [capturado em 24 ago. 2015]. Disponível em: http://www.aasld.org/

European Association for the Study of the Liver [Internet]. Geneva: EASL; c2015 [capturado em 24 ago. 2015]. Disponível em: http://www.easl.eu/

International Club of Ascites [Internet]. Padova: ICA; 2015 [capturado em 24 ago. 2015]. Disponível em: http://www.icascites.org/

Runyon BA. Evaluation of adults with ascites [Internet]. Waltham: UpToDate, Inc.; c2015 [atualizado em 22 abr. 2015; capturado em 24 ago. 2015]. Disponível em: http://www.uptodate.com/contents/evaluation-of--adults-with-ascites

CAPÍTULO 36

CIRROSE E COMPLICAÇÕES

RAQUEL SCHERER DE FRAGA
ANGELINA DANTAS COSTA

> ▶ **CASO CLÍNICO**
>
> Paciente do sexo masculino, 55 anos, procurou atendimento por aumento do volume abdominal. Refere história de etilismo há 15 anos, sem história de tabagismo, uso de drogas ou transfusões sanguíneas prévias. No exame físico, estava ictérico, orientado no tempo e espaço, sem *flapping*. Apresentava aranhas vasculares no tórax e eritema palmar. O abdome estava globoso, com circulação colateral visível, macicez móvel e sinal de piparote positivo, além de baço palpável 2 cm abaixo do rebordo costal.

> **COMO O LABORATÓRIO PODE AJUDAR NA AVALIAÇÃO DESTE PACIENTE?**

Em um paciente com quadro sugestivo de cirrose, está indicada a avaliação da função hepática, com determinação de albumina, bilirrubinas e tempo de protrombina (TP), além de dosagem das enzimas hepáticas. Uma vez feito o diagnóstico de cirrose, devem ser solicitados exames complementares com o objetivo de definir a etiologia da doença hepática. Nos pacientes com cirrose e função hepática preservada, as anormalidades laboratoriais podem ser mínimas ou ausentes, necessitando-se de exames complementares, como ultrassonografia (US) abdominal, biópsia hepática ou outros métodos não invasivos de avaliação de fibrose hepática.

PROVAS DE FUNÇÃO HEPÁTICA ▶

TEMPO DE PROTROMBINA (TP) ▶ O fígado exerce um papel essencial na hemostasia. Todos os fatores de coagulação, exceto o fator VIII, são sintetizados nos hepatócitos. O TP mede o índice de conversão da protrombina em trombina e reflete a atividade de vários fatores envolvidos na rota extrínseca da coagulação, incluindo os fatores II, V, VII e X. Nos pacientes com cirrose, em decorrência da produção reduzida desses fatores, pode ocorrer um prolongamento no TP. Vale ressaltar que a geração de trombina não se relaciona aos testes convencionais de TP e índice de normalização internacional (INR, do inglês *international normalized ratio*) para avaliar o risco de hemorragia no paciente cirrótico, sendo utilizados apenas como componentes nos escores utilizados para classificação da gravidade da doença hepática – escore de Child-Turcotte-Pugh e o Meld (do inglês *model for end-stage liver disease*). Além disso, é importante lembrar que o INR foi desenvolvido para monitorar anticoagulação com antagonistas da vitamina K e não deve ser usado para avaliar prolongamento do TP induzido pelas doenças hepáticas. Portanto, o TP pode ser utilizado como marcador de função hepática, mas não prediz risco de sangramento.

FATOR V ▶ O fator V é um fator de coagulação vitamina K-dependente que atua na via extrínseca da coagulação. Assim como o fator VII, tem meia-vida plasmática curta e, por esse motivo, é um dos fatores de coagulação que apresenta queda mais precoce na disfunção hepática, principalmente na falência hepática aguda. Por esse motivo, o nível sérico do fator V tem sido proposto como método sensível para monitorar a recuperação da função hepática em um quadro agudo. O fator V também é utilizado como marcador precoce de recuperação hepatocitária no pós-transplante hepático.

ALBUMINA ▶ A albumina é uma proteína plasmática importante, sendo sintetizada exclusivamente pelos hepatócitos. Na cirrose, devido ao dano progressivo do parênquima hepático, ocorre declínio na capacidade de síntese da albumina, reduzindo a sua concentração sérica.

BILIRRUBINA ▶ É um ânion orgânico derivado do catabolismo da hemoglobina (Hb). A bilirrubina sérica consiste em duas formas principais: a fração "direta" ou conjugada, solúvel em água; e a fração "indireta" ou não conjugada, lipossolúvel. Na cirrose, ocorre uma piora na excreção biliar, resultando em hiperbilirrubinemia direta, assim como ocorre em doenças obstrutivas da via biliar.

ENZIMAS HEPÁTICAS ▶

AMINOTRANSFERASES ▶ Os níveis de aspartato-aminotransferase (AST) e alanino-aminotrasferase (ALT) no soro são os indicadores mais frequentemente utilizados para avaliação de dano hepático. Por refletirem a presença de necrose hepatocelular, seus níveis podem ser normais na chamada cirrose "inativa", como, por exemplo, em um paciente com cirrose alcoólica que está abstêmio. Entretanto, a maioria das doenças hepáticas que podem levar à cirrose produz necrose e infiltrados inflamatórios modestos e persistentes, ocasionando uma leve elevação de aminotransferases (1,5-2 × o limite superior da normalidade).

FOSFATASE ALCALINA E GAMAGLUTAMILTRANSFERASE (GGT) ▶ Essas enzimas são marcadores de colestase. Portanto, em um paciente com cirrrose, a elevação desproporcional de fosfatase alcalina e GGT sugere uma doença colestática de base, como cirrose biliar ou colangite esclerosante primária. Um aumento isolado nos níveis de GGT pode indicar esteatose alcoólica ou não alcoólica, ou uso de medicações que elevam a GGT. Além disso, é importante ressaltar que a fosfatase alcalina está presente em grande quantidade nos ossos, elevando-se também na presença de doença óssea.

5-NUCLEOTIDASE (5'-NT) ▶ É uma glicoproteína de membrana intrínseca em várias células, constituinte também da membrana dos hepatócitos, que facilita a hidrólise do grupo 5'-nucleotídeos em nucleosídeos. É útil na identificação de doença hepatobiliar, sendo mais específica para colestase em relação à fosfatase alcalina, pois a 5'-NT não se eleva em doenças ósseas osteoblásticas. Valores podem estar aumentados em doenças colestáticas, hepatites, cirrose, uso de álcool, malignidade (carcinoma hepatocelular, metástases) e uso de medicamentos hepatotóxicos. Apesar de ser pouco utilizada na prática clínica, em pacientes com elevação da fosfatase alcalina, aumento dos níveis da 5'-NT, assim como da GGT, confirmam que a fonte da fosfatase alcalina é hepatobiliar.

OUTROS DADOS LABORATORIAIS ▶

HEMOGRAMA ▶ Na cirrose, detectam-se algumas anormalidades no eritrograma, no leucograma e na contagem de plaquetas. Os mecanismos responsáveis são variados. O hiperesplenismo secundário à hipertensão portal (HP) ocasiona um maior "sequestro" de células sanguíneas no baço, acarretando anemia normocítica/normocrômica, leucopenia e trombocitopenia. Os pacientes com cirrose também apresentam maior tendência à perda sanguínea devido aos distúrbios de coagulação e à presença de varizes esofagianas, podendo apresentar anemia microcítica secundária à deficiência de ferro. A macrocitose consiste em outro achado frequente em hepatopatas, podendo ser reflexo de alteração nuclear por deficiência de vitamina B_{12} e/ou de ácido fólico (especialmente em alcoolistas) ou de membrana celular, gerada por depósito de colesterol e fosfolipídeos nos hemácias circulantes. A trombocitopenia na cirrose ocorre não apenas por hiperesplenismo, mas também por uma menor produção de trombopoetina pelo fígado e por uma maior destruição periférica das plaquetas (p. ex., autoimunidade ou dano direto em pacientes infectados pelo vírus da hepatite C [HCV]).

SÓDIO SÉRICO ▶ Na cirrose avançada, pode ocorrer hiponatremia dilucional, com níveis de sódio sérico inferiores a 130 mEq/L. Diversos estudos documentaram que a concentração sérica reduzida de sódio se correlaciona com menor sobrevida de pacientes cirróticos.

MARCADORES NÃO INVASIVOS DE FIBROSE HEPÁTICA
▶ O diagnóstico da fibrose hepática é, antes de tudo, morfológico e estabelecido pela análise histológica do fígado. Portanto, a biópsia hepática é considerada o padrão-ouro para o diagnóstico de cirrose. Devido às limitações e aos riscos do procedimento, nos últimos anos, foram desenvolvidos testes não invasivos alternativos, como alguns biomarcadores diretos e indiretos de fibrose hepática. Os biomarcadores diretos refletem a atividade da matriz extracelular e incluem muitas moléculas envolvidas na fibrogênese hepática, como ácido hialurônico, PIINP (*amino terminal of serum procollagen III peptide*), inibidor tecidual das metaloproteinases (TIMP-1, do inglês *tissue inhibitor of metalloproteinase-1*), YKL-40. Por outro lado, os marcadores indiretos refletem a função hepática, com seus níveis reduzidos em um cenário de cirrose. É importante ressaltar que nenhum marcador apresenta isoladamente a capacidade de definir com acurácia a presença de cirrose. Dessa forma, foram desenvolvidos escores ou índices calculados a partir da combinação desses marcadores. A seguir, citam-se os principais escores utilizando biomarcadores indiretos (Tab. 36.1).

APRI (*AST-PLATELET RATIO INDEX*) ▶ É um índice facilmente aplicável e disponível para estimar fibrose hepática, sendo muito validado na hepatite C, mas com menor sensibilidade e especificidade em outras hepatopatias. O cálculo se fundamenta no princípio de que a HP induzida pela fibrose resulta em uma diminuição da contagem das plaquetas: APRI = [AST / limite superior normalidade] × 100 / contagem de plaquetas [10^3 μL].

FIBROTEST® ▶ É o mais conhecido e amplamente difundido em muitos países europeus. Utiliza cinco marcadores bioquímicos e dois parâmetros clínicos: $α_2$-macroglobulina, haptoglobina, bilirrubinas totais, apolipoproteína-A, GGT, idade e sexo. Foi originalmente desenvolvido para pacientes com hepatite C e depois validado para outras doenças hepáticas.

FIB4 (*FIBROSIS-4*) ▶ Emprega idade, AST, ALT e contagem de plaquetas como parâmetros para inferir fibrose: FIB4 = [idade × AST] / [plaquetas × √ALT]. Foi inicialmente desenvolvido para coinfectados por vírus da imunodeficiência humana (HIV) e por HCV, e subsequentemente validado também para pacientes com hepatite C e com doença hepática gordurosa não alcoólica (DHGNA).

NONALCOHOLIC FATTY LIVER DISEASE (NAFLD) FIBROSIS SCORE ▶ Inclui as seguintes variáveis: presença de diabetes/glicemia de jejum alterada, idade, AST, ALT, plaquetas, índice de massa corporal (IMC) e albumina. Foi desenvolvido e validado para pacientes com DHGNA, estudo original no qual se estimou que a biópsia hepática poderia ser evitada em até 75% dos pacientes.[1,2]

ANÁLISE DO LÍQUIDO ASCÍTICO (LA)
▶ A análise do LA fornece importantes informações tanto para o diagnóstico de HP quanto para a detecção de complicações, como a peritonite bacteriana espontânea (PBE) (ver Cap. 35, Ascite).

MARCADOR TUMORAL α-FETOPROTEÍNA [AFP])
▶ Pacientes cirróticos apresentam um risco elevado de desenvolver carcinoma hepatocelular (CHC). A AFP é o marcador mais estudado e foi por muito tempo utilizado para rastreamento do CHC associado à US abdominal. Atualmente o seu uso se restringe como auxiliar diagnóstico para CHC em pacientes cirróticos com nódulo hepático, uma vez que o seu valor como teste vigilância é questionável. Por outro lado, estudos tem demonstrado que níveis elevados nos pacientes com cirrose predizem desenvolvimento de CHC, além de ser um marcador prognóstico nos pacientes submetidos à hepatectomia com impacto na sobrevida e recidiva no pós-operatório (ver Cap. 92, Marcadores tumorais).

ESCORES PROGNÓSTICOS
▶ Utilizam-se dois principais escores para a predição de sobrevida em pacientes com cirrose: a classificação de Child-Pugh-Turcotte (Tab. 36.2) e o Meld. O Meld utiliza os valores de bilirrubina total, creatinina (Cr) e INR do TP. O Meld é o escore utilizado como critério de gravidade na priorização de pacientes em lista de transplante hepático:

$$\text{Meld} = [9{,}6 \times \log_e (\text{Cr mg/dL})] + [3{,}8 \times \log_e (\text{Bilirrubina mg/dL})] + [11{,}2 \times \log_e (\text{INR})] + 6{,}4$$

Os pacientes cirróticos que manifestam uma descompensação aguda associada à falência de outro(s) órgão(s) ou sistema(s) (rim, cérebro, coagulação, circulação, pulmão) apresentam alta taxa de mortalidade em 28 dias (30-40%). Esta síndrome é chamada de *acute-on-chronic liver failure* (ACLF), ou seja, uma descompensação aguda da cirrose associada à falência orgânica.

O projeto *EASL-chronic liver failure* (Clif) consortium conduziu estudos que desenvolveram escores para inferir a mortalidade dos pacientes cirróticos com descompensação aguda com ACLF (Clif-C ACLS score) e sem ACLF (Clif-C AD score), que predizem a mortalidade em 28, 90, 180 e 365 dias significativamente melhor comparado aos escores-padrão Meld e

TABELA 36.1 ▶ BIOMARCADORES INDIRETOS PARA DIAGNÓSTICO DE CIRROSE

TESTE	ETIOLOGIA	PC	SEN (%)	ESP (%)	VANTAGENS	DESVANTAGENS
APRI	HCV	> 2	48	94	Fácil de calcular	Baixo valor diagnóstico em estudos comparativos
Fibrotest®	HCV HBV	> 0,66 > 0,68	77 80	82 84	Validado em várias etiologias; pode correlacionar com progressão da fibrose	Fórmula patenteada; Custo elevado
FIB4	HCV	< 1,45 > 3,25	74 38	80 98	Fácil de calcular	Pouco validado para outras etiologias de hepatopatia crônica
NAFLD score	DHGNA	< 1,455 > 0,675	51	98	Fácil de calcular	Válido apenas para DHGNA

PC, ponto de corte; Sen, sensibilidade; Esp, especificidade; Apri, AST-*platelet ratio index*; FIB4, *fibrosis-4*; NAFLD score, non-alcoholic fatty liver disease; HCV, vírus para hepatite C; HBV, vírus para hepatite B; DHGNA, doença hepática gordurosa não alcoólica.

TABELA 36.2 ► CLASSIFICAÇÃO DE CHILD-TURCOTTE-PUGH

PARÂMETRO	PONTOS		
	1	2	3
Ascite	Ausente	Leve	Moderada
Bilirrubina (mg/dL)	< 2	2-3	> 3
Albumina (g/dL)	> 3,5	2,8-3,5	< 2,8
TP (segundos acima do controle)	< 4	4-6	> 6
INR	< 1,7	1,7-2,3	> 2,3
Encefalopatia	Ausente	Graus I-II	Graus III-IV

A classificação de Child-Turcotte-Pugh é **A** quando o escore total for 5-6; **B**, quando o escore total for 7-9; e **C**, quando o escore total for 10-15.

TP, tempo de protrombina; INR, índice de normalização internacional.

Child-Turcotte-Pugh. O primeiro passo é determinar se o paciente avaliado apresenta ACLF, que inclui um dos critérios a seguir:

- Falência renal isolada;
- Falência orgânica não renal única associada a piora da função renal e/ou encefalopatia hepática graus 1 a 2;
- Duas ou mais falências orgânicas.

Dessa forma, estratificam-se os pacientes com e sem ACLF, como mostra a Figura 36.1. O *Clif-C ACLF score* se baseia primeiramente pelo Clif-*organ failure score* (Clif-OFs), que pontua cada órgão/sistema acometido (fígado, rim, cérebro, coagulação, circulação e respiração) de 1 a 3, totalizando 6 a 18 pontos, conforme parâmetros clínicos e laboratoriais: nível de bilirrubinas, Cr, INR, pressão parcial arterial de oxigênio (PaO_2), fração inspirada de oxigênio (FiO_2), grau da encefalopatia hepática (West-Haven), terapia renal substitutiva (TRS), uso de vasopressores, ventilação mecânica (VM). Depois, aplica-se a fórmula a seguir, que irá finalizar o Clif-C ACLF *score* e assim predizer mortalidade conforme os dados informados: Clif-C ACLFs = 10 × (0,33 x Clif-OFs + 0,04 × idade + 0,63 x [leucócitos] − 2).

O Clif-C AD *score* utiliza idade, Cr, INR, leucócitos e sódio como parâmetros para calcular a mortalidade. Pacientes com Clif-C ADs igual ou inferior a 45 apresentam mortalidade abaixo de 2%, e aqueles com Clif-C ADs igual ou superior a 60 apresentam alta mortalidade (ver Fig. 36.1). A fórmula para cálculo é apresentada a seguir:

Clif-C ADs = 10 × 0,03 × Idade [anos] + 0,66 × Ln [Cr (mg/dL)]
+ 1,71 × Ln (INR) + 0,88 × Ln [Leucócitos (10^9 cél/L)]
− 0,05 × Sódio [mmol/L] + 8

Esses escores podem ser encontrados no *site* do *Chronic Liver Failure Consortium*.*

---

* Disponível em: http://www.clifconsortium.com/aclf-calculator/

EXAMES DE INVESTIGAÇÃO ETIOLÓGICA

Em pacientes com cirrose, é importante a determinação de sua etiologia. No Quadro 36.1, estão relacionadas as principais causas de cirrose em adultos e os respectivos exames

```
Admissão do paciente cirrótico com descompensação aguda
                         ↓
Acesso ao CLIF-C OF score para diagnóstico de ACLF
          ↓                              ↓
   ACLF presente                    ACLF ausente
          ↓                              ↓
    CLIF-C score                   CLIF-C AD score
```

Alto risco	Risco intermediário	Baixo risco
CLIF-C AD score ≥ 60	CLIF-C AD score 46-59	CLIF-C AD score ≤ 45
Mortalidade em 3 meses > 30%	Mortalidade em 3 meses 2-30%	Mortalidade em 3 meses < 2%

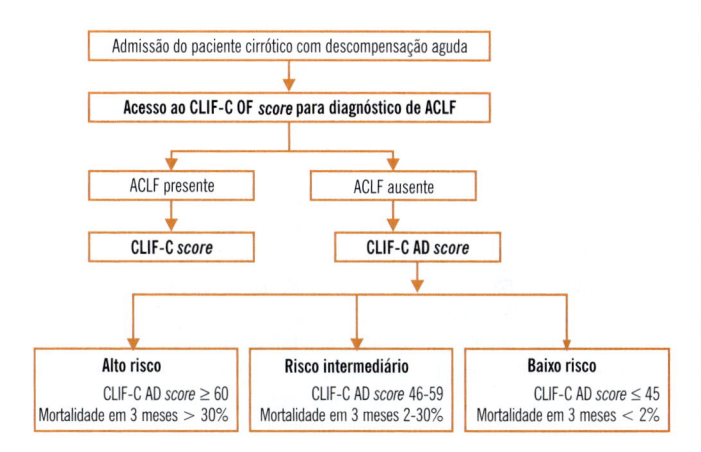

FIGURA 36.1 ▶ **ALGORITMO PARA USO DOS CLIF-C *SCORES* NOS PACIENTES COM CIRROSE INTERNADOS NO HOSPITAL POR DESCOMPENSAÇÃO AGUDA.**
ACLF, *acute-on-chronic liver failure*; Clif-C OF, *Clif-organ failure score*; Clif-C AD, *Clif consortium acute descompensation score*.
Fonte: Adaptada de Arroyo e colaboradores.[3]

QUADRO 36.1 ▶ CAUSAS DE CIRROSE E RESPECTIVOS EXAMES LABORATORIAIS INICIAIS PARA ELUCIDAÇÃO ETIOLÓGICA

DOENÇA	EXAMES LABORATORIAIS
Hepatite viral	HBsAg, anti-HBc IgG, anti-HCV, PCR para HCV
NASH	Perfil lipídico, glicemia de jejum, Hb glicada
Hepatite autoimune	FAN, antimúsculo liso, antiLKM1, proteinograma sérico, dosagem de IgG
Cirrose biliar primária	Anticorpo antimitocôndria
Hemocromatose	Ferritina, saturação de transferrina, pesquisa das mutações do gene *HFE*
Deficiência de α_1-antitripsina	Dosagem sérica de α_1-antitripsina
Doença de Wilson	Dosagem sérica de cobre, determinação de cobre em urina de 24 h, ceruloplasmina sérica

AntiLKM1, antimúsculo liso; Hb, hemoglobina; FAN, fator antinuclear; HBsAg, antígeno de superfície do vírus da hepatite B; anti-HBc, anticorpo *core* da hepatite B; IgG, imunoglobulina G; HCV, vírus da hepatite C; anti-HCV, anticorpos contra o vírus da hepatite C; PCR, reação em cadeia da polimerase; NASH, esteato-hepatite não alcoólica.

laboratoriais utilizados no diagnóstico. Na cirrose alcoólica, a anamnese é a principal ferramenta na definição etiológica.

▶ DE VOLTA AO CASO CLÍNICO

Em relação ao paciente apresentado no início do capítulo, com quadro clínico sugestivo de cirrose, a avaliação laboratorial demonstrou Hb em 10,1 g/dL (valor de referência [VR]: 12-18 g/dL), volume corpuscular médio (VCM) em 100,2 fL (VR: 82-98 fL), leucócitos em 9.300/µL (VR: 4.000-10.000/µL), plaquetas em 80.000/µL (VR: 150.000-400.000/µL), sódio em 131 mEq/L (VR: 135-145 mEq/L), AST em 72 U/L (VR: 21-42 U/L), ALT em 34 U/L (VR: 21-42 U/L), fosfatase alcalina em 120 U/L (VR: 40-130 U/L), bilirrubina total em 2,5 mg/dL (VR: < 1 mg/dL), bilirrubina direta em 2 mg/dL (VR: < 0,4 mg/dL), albumina em 2,9 g/dL (VR: 3,5-5,5 g/dL), INR do TP em 1,7, Cr em 1,1 mg/dL (VR: 0,7-1,3 mg/dL). As sorologias para hepatites virais foram negativas. Esses resultados laboratoriais associados aos dados da US abdominal (fígado reduzido, esplenomegalia e ascite de grande volume) e da endoscopia digestiva alta (EDA) (varizes esofagianas de grande calibre) confirmaram o diagnóstico de cirrose. Se esse paciente não apresentasse evidências clínicas ou achados em exames de imagem sugestivos de cirrose, seria inferido o diagnóstico utilizando o Apri como marcador indireto, cujo resultado foi de 2,14. O paciente apresenta, portanto, cirrose por álcool, com classificação de Child--Turcotte-Pugh C (10 pontos) e de Meld (17 pontos). A história clínica e os exames laboratoriais não evidenciam piora da função renal ou falência orgânica. Portanto, considera-se que se trata de uma descompensação aguda sem ACLF, e o Clif-C AD *score* é de 60. A mortalidade em 20, 90, 180 e 365 dias é de 8, 22, 31 e 45%, respectivamente.

REFERÊNCIAS ▶

1. 1 Angulo P, Hui JM, Marchesini G, Bugianesi E, George J, Farrell GC, et al. The NAFLD fibrosis score: a noninvasive system that identifes liver fibrosis in patients with NAFLD. Hepatology. 2007;45(4):846-54.
2. 2 Musso G, Gambino R, Cassader M, Pagano G. Metaanalysis: natural history of non-alcoholic fatty liver disease (NAFLD) and diagnostic accuracy of non-invasive tests for liver disease severity. Ann Med. 2011;43(8):617-49.
3. 3 Arroyo V, Moreau R, Jalan R, Ginès P; EASL-CLIF Consortium CANONIC Study. Acute-on-chronic liver failure: a new syndrome that will re-classify cirrhosis. J Hepatol. 2015;62(1 Suppl):S131-43.

LEITURAS SUGERIDAS ▶

Angulo P, Hui JM, Marchesini G, Bugianesi E, George J, Farrell GC, et al. The NAFLD fibrosis score: a noninvasive system that identifes liver fibrosis in patients with NAFLD. Hepatology. 2007;45(4):846-54.

Jalan R, Pavesi M, Saliba F, Amorós A, Fernandez J, Holland-Fischer P, et al. The CLIF Consortium Acute Decompensation score (CLIF-C ADs) for prognosis of hospitalised cirrhotic patients without acute-on-chronic liver failure. J Hepatol. 2015;62(4):831-40.

Jalan R, Saliba F, Pavesi M, Amoros A, Moreau R, Ginès P, et al. Development and validation of a prognostic score to predict mortality in patients with acute on chronic liver failure. J Hepatol. 2014;61(5):1038-47.

Pratt DS, Kaplan MM. Laboratory tests. In: Schiff ER, Sorrel MF, Maddrey WC. Schiff's diseases of the liver.10th ed. Vol. 1. Philadelphia: Lippincott Williams & Wilkins; 2007. p. 19-60.

Pratt DS. Liver chemestry and function tests. In: Feldman M, Friedman LS, Brandt LJ, editors. Sleisenger and Fordtran's gastrointestinal and liver disease: pathophysiology, diagnosis, management. 9th ed. Philadelphia: Saunders; 2010. p. 1227-35.

Roberts LN, Patel RK, Arya R. Haemostasis and thrombosis in liver disease. Br J Haematol. 2010;148(4):507-21.

Sharma S, Khalili K, Nguyen GC. Non-invasive diagnosis of advanced fibrosis and cirrhosis. World J Gastroenterol. 2014;20(45):16820-30.

Toyoda H, Kumada T, Tada T, Niinomi T, Ito T, Kaneoka Y, et al. Prognostic significance of a combination of pre- and post-treatment tumor markers for hepatocellular carcinoma curatively treated with hepatectomy. J Hepatol. 2012;57(6):1251-7.Wallach J. Interpretation of diagnostic tests. 8th ed. Philadelphia: Lippincott Williams & Wilkins; 2007.

SITES SUGERIDOS ▶

Chronic Liver Failure Consortium. CLIF score Calculators [Internet]. Barcelona: CLIF Consortium; 2014 [capturado em 24 ago. 2015]. Disponível em: http://www.clifconsortium.com/aclf-calculator/

Mayo Clinic for Medical Professionals. The MELD Model [Internet]. Rochester (MN): Mayo Foundation; c1998-2015 [capturado em 24 ago. 2015]. Disponível em: http://www.mayoclinic.org/medical-professionals/model--end-stage-liver-disease/meld-model

National Institute of Diabetes and Digestive and Kidney Diseases. Cirrohsis [Internet]. Bethesda (MD): NIH; 2013 [capturado em 24 ago. 2015]. Disponível em: http://www.niddk.nih.gov/health-information/health--topics/liver-disease/cirrhosis

The NAFLD score. NAFLD fibrosis score Online calculator [Internet]. Birmingham; 2009 [capturado em 24 ago. 2015]. Disponível em: http://www.nafldscore.com/

CAPÍTULO 37

DIARREIA AGUDA

ANTÔNIO DE BARROS LOPES
CRISTINA FLORES
LUCIANA DOS SANTOS HARLACHER

▶ CASO CLÍNICO

Paciente do sexo masculino, 23 anos, branco, chega à consulta na emergência por apresentar mais de 10 evacuações aquosas nas últimas 24 horas, associadas à febre, dor abdominal intensa em cólica, náuseas e vômitos. Nas últimas 6 horas, o paciente passou a apresentar fezes com sangue e fraqueza generalizada. Exame físico identificou mucosas hipocoradas e desidratadas, temperatura axilar de 39,4 °C, pressão arterial (PA) de 90/60 mmHg e frequência cardíaca (FC) de 115 bpm.

▶ COMO O LABORATÓRIO PODE AJUDAR NA AVALIAÇÃO DESTE PACIENTE?

A diarreia aguda (fezes amolecidas e/ou mais de 3 evacuações ao dia, com duração < 14 dias) é causada principalmente por agentes infecciosos, muitas vezes de curso autolimitado e sem necessitar de tratamento específico. Existem situações em que a diarreia se estende; quando sua duração atinge de 15 a 29 dias, é classificada como diarreia persistente. A história e o exame físico em busca de fatores de risco para diarreia inflamatória e sinais de desidratação grave podem direcionar a necessidade de realização de exames complementares. Investigação diagnóstica e avaliação de distúrbios hidreletrolíticos devem ser utilizadas apenas nos pacientes identificados como graves (critérios listados no Quadro 37.1). Aproximadamente metade dos casos de diarreia aguda é resolvida de forma espontânea em menos de 24 horas e, portanto, a avaliação etiológica ou microbiológica não é útil nesse contexto.

As principais etiologias incluem bactérias, vírus, parasitas e toxinas. Os vírus são responsáveis por uma grande parcela dos casos, mas costumam apresentar-se com diarreia aquosa autolimitada (3-5 dias) associada a anorexia, náuseas e vômitos, sintomas geralmente proeminentes. Contudo, a diarreia bacteriana deve ser suspeitada quando o paciente apresenta febre alta, diarreia sanguinolenta e dor abdominal intensa. Dados epidemiológicos, como ingesta alimentar, viagens recentes, uso de inibidores de bomba de prótons (IBPs), hospitalização e uso de antibióticos, são essenciais nessa avaliação. Dados como consistência, volume e frequência evacuatória são importantes no auxílio da diferenciação entre diarreias colônicas ou oriundas do intestino delgado.

A Figura 37.1 resume a avaliação diagnóstica de pacientes que apresentam critérios de gravidade, e a Tabela 37.1 descreve os principais agentes etiológicos de gastrenterites agudas, além de descrever características clínicas, meio de transmissão e diagnóstico. O Quadro 37.2 ressalta as informações importantes na avaliação inicial.

AVALIAÇÃO LABORATORIAL BÁSICA ▶

Em pacientes em bom estado geral, sem sinais clínicos de desidratação ou sepse, não há necessidade de coleta de exames laboratoriais. Em indivíduos com quadro grave, a coleta de exames gerais, como hemograma, creatinina (Cr), ureia, sódio, potássio, bicarbonato e lactato, deve ser realizada para a correta avaliação da presença de evidências de sepse, distúrbios hidreletrolíticos ou insuficiência renal.

EXAMES DE FEZES ▶

MARCADORES INFLAMATÓRIOS ▶ A verificação de leucócitos possui sensibilidade em torno de 70% e especificidade de 50% para detecção de diarreia de etiologia inflamatória. A acurácia do teste depende, no entanto, da habilidade e da experiência do examinador, sendo seu uso desencorajado por alguns autores. Sua utilidade principal seria a identificação dos pacientes dos quais coprocultura deve ser coletada, como forma de redução de custos. A lactoferrina é um marcador presente nos grânulos dos leucócitos polimorfonucleares (PMNs) liberados pelas membranas mucosas, e sua análise por meio de kits de imunoensaio possui sensibilidade maior do que 90% e especificidade em torno de 70%. Ainda não há consenso sobre a superioridade em relação à pesquisa de leucócitos fecais, mas a precisão e a simplicidade do método têm chamado a atenção para seu uso.

COPROCULTURA ▶ A cultura de fezes realizada de rotina prevê testes para *Shigella*, *Salmonella* e *Campylobacter*. O uso indiscriminado da coprocultura para todos os casos de diarreia aguda é dispendioso, uma vez que

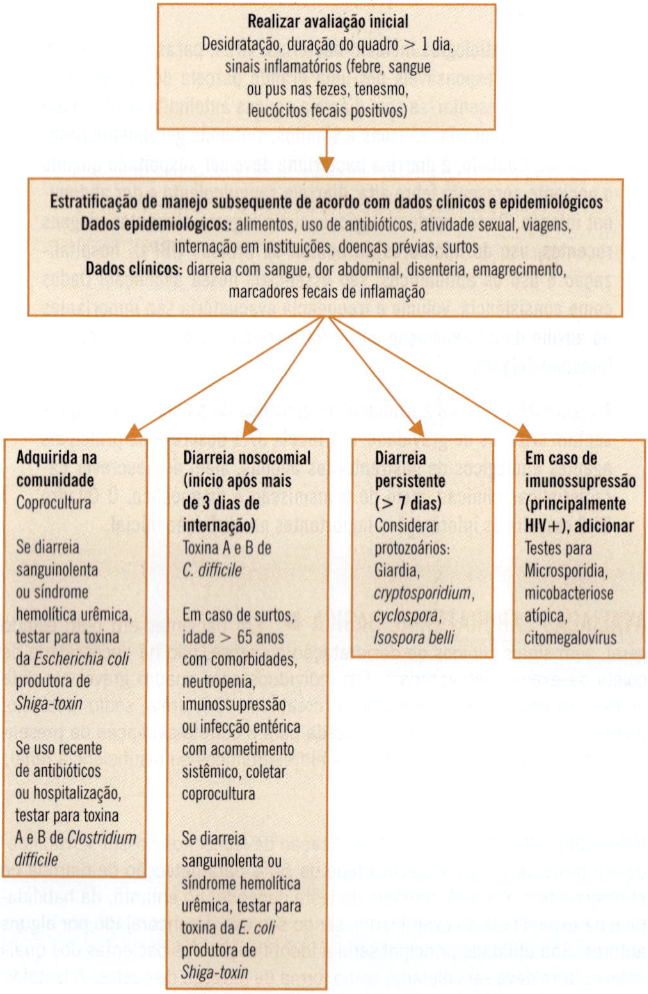

```
┌─────────────────────────────────────┐
│        Realizar avaliação inicial   │
│  Desidratação, duração do quadro > 1 dia, │
│      sinais inflamatórios (febre, sangue  │
│          ou pus nas fezes, tenesmo,       │
│           leucócitos fecais positivos)    │
└─────────────────────────────────────┘
                    │
                    ▼
┌─────────────────────────────────────────────────────────┐
│ Estratificação de manejo subsequente de acordo com dados clínicos e epidemiológicos │
│  Dados epidemiológicos: alimentos, uso de antibióticos, atividade sexual, viagens, │
│          internação em instituições, doenças prévias, surtos                       │
│  Dados clínicos: diarreia com sangue, dor abdominal, disenteria, emagrecimento,    │
│                  marcadores fecais de inflamação                                   │
└─────────────────────────────────────────────────────────┘
```

Adquirida na comunidade	Diarreia nosocomial (início após mais de 3 dias de internação)	Diarreia persistente (> 7 dias)	Em caso de imunossupressão (principalmente HIV+), adicionar
Coprocultura	Toxina A e B de *C. difficile*	Considerar protozoários: Giardia, *cryptosporidium*, *cyclospora*, *Isospora belli*	Testes para Microsporidia, micobacteriose atípica, citomegalovírus
Se diarreia sanguinolenta ou síndrome hemolítica urêmica, testar para toxina da *Escherichia coli* produtora de *Shiga-toxin*	Em caso de surtos, idade > 65 anos com comorbidades, neutropenia, imunossupressão ou infecção entérica com acometimento sistêmico, coletar coprocultura		
Se uso recente de antibióticos ou hospitalização, testar para toxina A e B de *Clostridium difficile*	Se diarreia sanguinolenta ou síndrome hemolítica urêmica, testar para toxina da *E. coli* produtora de *Shiga-toxin*		

FIGURA 37.1 ▶ ALGORITMO PARA INVESTIGAÇÃO DE DIARREIA AGUDA.
HIV, vírus da imunodeficiência humana; CMV, citomegalovírus; SHU, síndrome hemolítico-urêmica.

a probabilidade de isolar alguma dessas bactérias em cultura de fezes de pacientes com baixo risco é de 1,5 a 5,6%. A utilização de coprocultura em pacientes com doença grave e/ou com leucócitos fecais positivos aumenta a probabilidade de isolar um agente bacteriano, chegando a cerca de 30% nos casos de diarreia francamente sanguinolenta. Meios específicos para de-

QUADRO 37.1 ▶ PRINCIPAIS DADOS PARA AVALIAÇÃO DE GRAVIDADE DA DIARREIA AGUDA

- Diarreia aquosa profusa com sinais de hipovolemia (provável origem no delgado)
- Múltiplas evacuações em pequenos volumes contendo sangue ou pus, tenesmo (provável origem no colo do intestino)
- Diarreia sanguinolenta
- Temperatura axilar $\geq 38,5\ °C$
- 6 ou mais evacuações nas primeiras 24 h ou diarreia por mais de 48 h
- Dor abdominal intensa
- Uso recente de antibioticoterapia sistêmica ou internação recente
- Diarreia em imunossuprimidos ou idosos (≥ 65 anos)
- Sintomas sistêmicos associados à diarreia, em especial em gestantes (risco maior de listeriose)

QUADRO 37.2 ▶ QUESTÕES A CONSIDERAR NA AVALIAÇÃO DO PACIENTE COM SINAIS E SINTOMAS DE INFECÇÕES GASTRINTESTINAIS AGUDAS

- Início dos sintomas abrupto ou gradual. No caso de ingesta alimentar suspeita – quanto tempo antes do início dos sintomas
- Duração dos sintomas
- Características das fezes: aquosas, sanguinolentas, com pus
- Frequência e quantidade das evacuações
- História de hospitalização ou uso recente de antibióticos
- História recente de viagens, animais de estimação, exposições ocupacionais
- História alimentar, especificamente o consumo de leite cru, queijo, carne mal cozida, carne de porco, aves domésticas
- Imunosupressão
- História de familiares ou colegas de trabalho com os mesmos sintomas
- Evidências de desidratação: sede, taquicardia, redução do volume urinário, letargia e hipotensão postural

terminados agentes devem ser considerados conforme os sintomas e o perfil epidemiológico dos pacientes, de acordo com a Tabela 37.1.

EXAME PARASITOLÓGICO DE FEZES ▶ A coleta de três amostras de fezes para exame parasitológico é sugerida quando o quadro é superior a 7 dias, em homossexuais masculinos ou imunossuprimidos. Sua sensibilidade varia de 60 a 90%. Em caso de elevada suspeição e resultado negativo, o tratamento empírico deve ser considerado.

PESQUISA DE *CLOSTRIDIUM DIFFICILE* ▶ O diagnóstico de diarreia aguda secundária ao *C. difficile* pode ser realizado com a identificação da bactéria ou das suas toxinas nas fezes. Testes antigênicos ou cultura de fezes podem identificar o *C. difficile*, mas seu uso é menos difundido, pois a presença da bactéria nas fezes pode representar uma simples colonização. A presença das toxinas A e B é condição necessária para o desenvolvimento da colite por *C. difficile*. A técnica de EIA é a mais frequentemente utilizada para

TABELA 37.1 ▶ DADOS RELEVANTES SOBRE PATOGÊNESE, SINTOMAS E DIAGNÓSTICO DE INFECÇÕES GASTRINTESTINAIS AGUDAS

MICRORGANISMOS	NÁUSEAS E VÔMITOS	DOR ABDOMINAL	FEBRE	DIARREIA	LOCAL	TRANSMISSÃO	MÉTODOS DIAGNÓSTICOS
INFLAMAÇÃO LEVE A MODERADA							
*Bacillus cereus**	++++ a ++++	+ a ++	-+	+++ a ++++, aquosa	Intestino delgado	Carne bovina e suína, vegetais, arroz frito (comida chinesa)	> 10^5 bactérias/g de alimento
Staphylococcus aureus	++++ a ++++	+ a ++	-+	-+ aquosa	Intestino delgado	Maionese/ovo, carne bovina e suína, aves	No alimento – cultura de *Staphylococcus* ou detecção de enterotoxinas (Elisa)
Clostridium perfringens	-+	+ a ++	-+	+++ a ++++, aquosa	Intestino delgado	Maionese/ovo, carne bovina e suína, aves	$\geq 10^6$ esporos/g de fezes ou $\geq 10^5$ organismos/g de alimento
Vibrio cholerae 01	++ a +++	+ a ++	-+	++++ aquosas	Intestino delgado	Frutos do mar e água contaminada	Cultura de fezes em meio especial contendo sal (TCBS) com estudo para sorotipo 01
Escherichia coli enterotoxigênica	++	+ a ++	-+	++++, aquosa	Intestino delgado	Diarreia do viajante	Cultura de fezes para *E. coli* seguida de Elisa, hibridização de DNA ou PCR para detecção de enterotoxina

(Continua)

TABELA 37.1 ▶ DADOS RELEVANTES SOBRE PATOGÊNESE, SINTOMAS E DIAGNÓSTICO DE INFECÇÕES GASTRINTESTINAIS AGUDAS (CONTINUAÇÃO)

MICRORGANISMOS	NÁUSEAS E VÔMITOS	DOR ABDOMINAL	FEBRE	DIARREIA	LOCAL	TRANSMISSÃO	MÉTODOS DIAGNÓSTICOS
Clostridium difficile	-+	++++ a +++++	+ a +++	+ a +++, aquosa, eventualmente sanguinolenta	Colo do intestino	Entre pessoas em hospitais e clínicas, pós-antibióticos	Elisa para toxinas A e B
Entamoeba histolytica	-+	+ a +++++	+ a +++++	+ a ++, sanguinolenta	Íleo terminal e colo do intestino	Clínicas, homossexuais masculinos	Avaliação microscópica das fezes
Escherichia coli entero-hemorrágica (E. coli produtora da toxina Shiga)	-+	+ a +++++	+ a ++	+ a +++, inicia aquosa, depois sanguinolenta	Intestino delgado	Carne bovina e suína, fast-food, queijo, leite, verduras	Cultura de fezes em meio sorbitol-MacConkey e identificação da toxina Shiga 1 e 2 nas fezes (EIA)
Escherichia coli enteropatogênica e enteroaderente	-+	+ a +++	+ a ++	+ a ++, aquosa	Intestino delgado	Carne bovina e suína, fast-food, queijo, leite, verduras	Padrão de adesão a células HEp-2 ou detecção do gene regulatório aggR por PCR
Giardia	-+	+ a +++	+ a ++	+ a ++, aquosa	Intestino delgado	Água para preparo de alimentos, piscina, contato pessoal	Avaliação microscópica das fezes

(Continua)

TABELA 37.1 ▶ DADOS RELEVANTES SOBRE PATOGÊNESE, SINTOMAS E DIAGNÓSTICO DE INFECÇÕES GASTRINTESTINAIS AGUDAS (CONTINUAÇÃO)

MICRORGANISMOS	NÁUSEAS E VÔMITOS	DOR ABDOMINAL	FEBRE	DIARREIA	LOCAL	TRANSMISSÃO	MÉTODOS DIAGNÓSTICOS
Criptosporidiose	-+	+ a +++	+ a ++	+ a ++, aquosa	Intestino delgado	Água para preparo de alimentos, piscinas, contato entre pessoas	Avaliação microscópica das fezes
Rotavírus	+ a ++ +++	++ a +++	+++ a ++++	+ a +++, aquosa	Íleo terminal e colo do intestino	Contato humano em escolas, asilos, clínicas	Elisa, aglutinação látex
INFLAMAÇÃO VARIÁVEL							
Salmonella	+ a +++	+ a +++++	++ a ++++	+++ a +++++, aquosa ou sanguinolenta	Íleo terminal e colo do intestino	Carne bovina e suína, aves, ovos, leite, verduras	Cultura de fezes e sangue para *Salmonella typhi* e cultura de fezes para *Salmonella* não tifoide
Campylobacter jejuni	+ a +++	+ a +++++	++ a ++++	+++ a +++++, aquosa ou sanguinolenta	Íleo terminal e colo do intestino	Carne de aves pouco cozidas, leite, queijo	Cultura de fezes

(Continua)

TABELA 37.1 ▶ DADOS RELEVANTES SOBRE PATOGÊNESE, SINTOMAS E DIAGNÓSTICO DE INFECÇÕES GASTRINTESTINAIS AGUDAS (CONTINUAÇÃO)							
MICRORGANISMOS	NÁUSEAS E VÔMITOS	DOR ABDOMINAL	FEBRE	DIARREIA	LOCAL	TRANSMISSÃO	MÉTODOS DIAGNÓSTICOS
Yersinia enterocolítica	+ a +++	+ a ++++	++ a ++++	+++ a ++++, aquosa ou sanguinolenta	Íleo terminal e colo do intestino	Carne bovina e suína, leite, queijo	Cultura de fezes no meio ágar MacConkey incubado de 25-28 °C
INFLAMAÇÃO GRAVE							
Shigella	-+	+ a ++++	+ a ++++	+ a ++, sanguinolenta	Íleo terminal e colo do intestino	Entre pessoas, água contaminada, alimentos	Cultura de fezes
Entamoeba histolytica	-+	+ a ++++	+ a ++++	+ a ++, sanguinolenta	Íleo terminal e colo do intestino	Clínicas, homossexuais masculinos	Avaliação microscópica das fezes

B. cereus pode se apresentar com síndrome semelhante a *S. aureus*, com predomínio de vômitos 2-7 horas após ingestão de alimentos contaminados, com duração de 12 horas; ou com síndrome semelhante a *C. perfringens*, com predomínio de diarreia 8-14 horas após ingestão de alimentos contaminados.
-+, ausente ou presente em pequena quantidade; +, presente em pequena quantidade; ++, presente em moderada quantidade; +++, presente em grande quantidade; ++++, presente em muito grande quantidade.
Elisa, enzimaimunoensaio; TCBS, ágar tiossulfato citrato bile sacarose; DNA, ácido desoxirribonucleico; PCR, reação em cadeia da polimerase.

a detecção das toxinas A e B. Sua sensibilidade varia entre 60 e 95%, e sua especificidade é de 99%. Técnicas de reação em cadeia da polimerase (PCR, do inglês *polymerase chain reaction*) e ensaios citotóxicos apresentam maior sensibilidade, mas os custos e o tempo de execução limitam seu uso. É importante lembrar que o risco de desenvolver infecção por *C. difficile* persiste elevado por pelo menos 3 meses após a descontinuação da terapia antibiótica.

AVALIAÇÃO ENDOSCÓPICA ▶ A realização de exames endoscópicos fica restrita apenas a casos de diagnóstico difícil e que não responderam à terapia empírica. Tais exames, em especial a ileocolonoscopia e a retossigmoidoscopia com coletas de biópsia, podem ser úteis na identificação de tuberculose (TB) colônica e em casos de colites não infecciosas, como doenças inflamatórias intestinais e colite isquêmica.

> ▶ **DE VOLTA AO CASO CLÍNICO**
>
> O paciente foi internado e devidamente hidratado por via intravenosa (IV). Após coleta de pesquisa de leucócitos fecais e coprocultura, foi iniciado tratamento empírico com ciprofloxacino por via oral (VO). A pesquisa de leucócitos fecais foi positiva, e a coprocultura isolou *C. jejuni*. O paciente recebeu alta após 48 horas de internação, com orientação para totalizar 5 dias de azitromicina e hidratação VO, evitando consumo de cafeína, leite e seus derivados.

LEITURAS SUGERIDAS ▶

Barr W, Smith A, Acute diarrhea in adults. Am Fam Pshysucuan. 2014;89(3):180-9.
DuPont HL. Acute infectious diarrhea in immunocompetent adults. N Eng J Med. 2014;370(16):1532-40.
Feldman M, Friedman LS, Brandt LJ, editors. Sleisenger and Fordtran's gastrointestinal and liver disease: pathophysiology, diagnosis, management. 9th ed. Philadelphia: Saunders; 2010.
Graves NS. Acute gastroenteritis. Prim Care. 2013;40(3):727-41.

SITES SUGERIDOS ▶

Bonis PAL, LaMont JT. Approach to the adult with acute diarrhea in developed countries [Internet]. Waltham: UpToDate, Inc.; c2015 [atualizado em 27 mar. 2015; capturado em 7 set. 2015]. Disponível em: http://www.uptodate.com/contents/approach-to-the-adult-with-chronic-diarrhea-in-developed-countries

Deshpande A, Lever DS, Soffer E. Acute diarrhea [Internet]. Cleveland: The Cleveland Center for Continuing Education; c2000-2015 [atualizado em ago. 2013; capturado em 7 set. 2015]. Disponível em: http://www.clevelandclinicmeded.com/medicalpubs/diseasemanagement/gastroenterology/acute-diarrhea/

Moses S, editor. Acute diarrhea [Internet]. Texas: Family Practice Notebook; 2015 [atualizado em 3 set. 2015; capturado em 7 set. 2015]. Disponível em: http://www.fpnotebook.com/gi/diarrhea/actdrh.htm

World Gastroenterology Organisation. Acute diarrhea in adults and children: a global perspective [Internet]. Seattle: WGO; 2012. [capturado em 7 set. 2015]. Disponível em: http://www.worldgastroenterology.org/assets/export/userfiles/Acute%20Diarrhea_long_FINAL_120604.pdf

CAPÍTULO 38

DIARREIA CRÔNICA

CRISTINA FLORES
LUCIANA DOS SANTOS HARLACHER
ANTÔNIO DE BARROS LOPES
CARLOS FERNANDO FRANCESCONI

▶ CASO CLÍNICO

Paciente do sexo feminino, 32 anos, branca, há 8 meses apresenta de três a cinco evacuações pastosas/dia, sem sangue, muco ou pus. Refere plenitude pós-prandial, aftas orais e emagrecimento de 6 kg nos últimos quatro meses (perda de 10% do peso total). Exame físico com mucosas hipocoradas e pele seca. Refere história de hipotiroidismo em tratamento com levotiroxina e anemia crônica, sem melhora com reposição de ferro por via oral (VO).

▶ COMO O LABORATÓRIO PODE AJUDAR NA AVALIAÇÃO DESTA PACIENTE?

A diarreia crônica tem definição vaga; porém, a American Gastroenterological Association (AGA) preconiza que o diagnóstico deve ser suspeitado nos casos em que ocorra diminuição na consistência das fezes ou aumento do número de evacuações por mais de quatro semanas. Nesses casos, a avaliação clínica inicial é mandatória e complementada por um painel laboratorial básico para auxiliar na diferenciação entre diarreia orgânica e funcional. Indivíduos com idade inferior a 45 anos, história superior a 6 meses de duração, com volume fecal pequeno (< 300 mL/dia), sem uso recente de antibióticos, sem emagrecimento, sem pus ou sangue nas fezes e com avaliação laboratorial básica normal devem ser considerados para o diagnóstico de diarreia secundária à doença funcional. É importante ressaltar que a presença de muco nas fezes pode ser encontrada associada à diarreia funcional, não devendo este fator, se isolado, desencadear investigações extensas. Igualmente a presença de borborigmos não representa evento clínico significativo que implique aprofundamento da investigação laboratorial. Episódios de diarreia de pequeno volume, acompanhados de urgência e/ou tenesmo e desencadeados por refeições sugerem doenças do colo do intestino. Por outro lado, episódios de diarreia de volumosa a aquosa, que não cessam com o jejum, sugerem doença do intestino delgado.

A avaliação laboratorial mais aprofundada torna-se extremamente importante em pacientes com sinais, sintomas ou exames laboratoriais básicos sugerindo doença orgânica. Exames laboratoriais podem contribuir para categorizar o tipo de diarreia (secretória, osmótica, inflamatória ou gordurosa), para realizar seu diagnóstico etiológico e para definir sua repercussão nutricional. O Quadro 38.1 apresenta as principais causas de diarreia crônica, e a Figura 38.1 mostra um algoritmo com base nas recomendações sugeridas pela Associação Britânica de Gastrenterologia.[1]

AVALIAÇÃO LABORATORIAL BÁSICA ▶ Albumina, ferritina, velocidade de hemossedimentação (VHS), proteína C reativa, tireotrofina (TSH, do inglês *thyroid-stimulating hormone*), vitamina B_{12}, ácido fólico, ureia, sódio (Na), potássio (K), cálcio (Ca), tempo de protrombina (TP), antivírus da imunodeficiência humana (anti-HIV), exame parasitológico de fezes.

Os exames iniciais são realizados para tentar comprovar a origem orgânica da diarreia, para a pesquisa de má absorção e para o diagnóstico de doenças comuns que interferem no algoritmo diagnóstico.

MARCADORES SUGESTIVOS DE DOENÇA ORGÂNICA ▶ Leucocitose, VHS e proteína C reativa são marcadores inflamatórios que não apontam doenças específicas, mas sugerem que a diarreia seja de origem orgânica. Anemia e hipoalbuminemia também podem servir como sinais de alarme para a existência de estados de má absorção de nutrientes (p. ex., doença celíaca), sangramento (p. ex., doença de Crohn) ou de enteropatia perdedora de proteína.

EXAMES PARA AVALIAÇÃO DE CARÊNCIAS NUTRICIONAIS ▶ Testes como dosagem sérica de vitamina B_{12}, ácido fólico, Ca, ferritina, zinco e TP podem revelar má absorção de nutrientes e fornecer informações que indicam a área do trato gastrintestinal (TGI) acometida. Em indivíduos com diarreia crônica, a deficiência de vitamina B_{12} indica diminuição de produção gástrica de fator intrínseco (p. ex., gastrite atrófica associada a tumor carcinoide gástrico) ou alterações absortivas no íleo (p. ex., redução de área absortiva por ressecção cirúrgica prévia ou doença de Crohn) ou aumento de seu consumo por supercrescimento bacteriano.

A primeira metade do intestino delgado é responsável pela maior parte da absorção de vitaminas e minerais. As deficiências de ácido fólico, Ca, vitamina D, ferro e vitamina K são associadas a doenças do duodeno e do jejuno, com especial ênfase para a doença celíaca. A deficiência de ferro pode representar perda crônica, como em neoplasias do TGI, acloridria ou alterações absortivas do duodeno e do jejuno, como na doença celíaca. A carência de absorção de vitamina K resulta em prolongamento do TP. Vitaminas lipossolúveis (A, D, E, K) necessitam dos sais biliares para sua absorção, que ficam diminuídos em casos de colestase prolongada (p. ex., neoplasia de pâncreas/pancreatite crônica, cirrose biliar primária, colangite esclerosante primária).

TSH ▶ O TSH é um bom método para rastreamento de doenças tiroidianas. Valores baixos de TSH encontrados na tireotoxicose, tanto por hipertiroidis-

QUADRO 38.1 ▶ CAUSAS DE DIARREIA CRÔNICA

Colo do intestino
Carcinoma de colo do intestino, doença inflamatória intestinal (doença de Crohn ou retocolite ulcerativa), colite microscópica, colite actínica, TB intestinal, doenças oportunistas associadas à Aids (p. ex., CMV, herpes simples), má absorção de ácidos biliares

Intestino delgado
Doença celíaca, doença de Crohn, outras enteropatias (p. ex., doença de Whipple, linfangiectasia intestinal), deficiência de dissacaridases (p. ex., intolerância à lactose, intolerância à frutose), supercrescimento bacteriano, isquemia mesentérica, enterite actínica, linfoma, Aids, giardíase, entre outras

Pâncreas
Pancreatite crônica, carcinoma de pâncreas, fibrose cística

Sistema endócrino
Hipertiroidismo, DM (secundário a neuropatia autonômica, medicamentos antidiabéticos e supercrescimento bacteriano), hipoparatiroidismo, doença de Addison, neoplasias secretoras de hormônios (vipoma, tumor carcinoide, gastrinoma)

Funcionais
SII-D, diarreia funcional

Outras
Diarreia factícia, causas cirúrgicas (p. ex., intestino curto, pós-colecistectomia, gastrectomia, pós-vagotomia), medicamentos (p. ex., AINEs, metformina, orlistate), álcool

CMV, citomegalovírus; TB, tuberculose; DM, diabetes melito; AINE, anti-inflamatório não esteroide; SII-D, síndrome do intestino irritável com predomínio de diarreia; Aids, síndrome da imunodeficiência adquirida.

mo quanto por ingesta excessiva de hormônios tiroidianos, podem ser causa de diarreia crônica. Valores elevados de TSH sugerem o diagnóstico de hipotiroidismo, doença frequentemente associada à doença celíaca.

TESTES SOROLÓGICOS E DIAGNÓSTICO DE DOENÇA CELÍACA ▶

O diagnóstico da doença celíaca é realizado com análise de biópsia de duodeno e confirmado

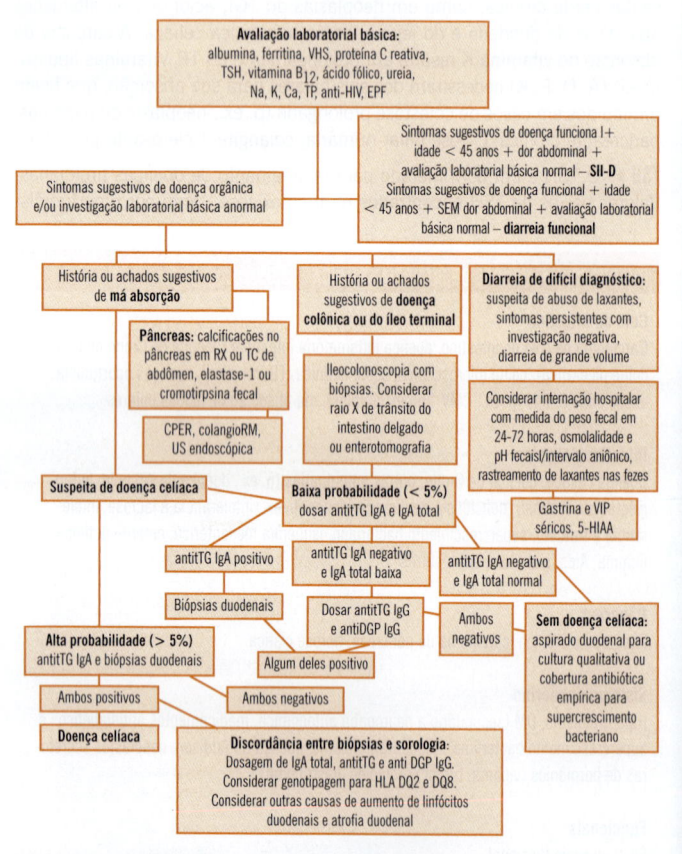

FIGURA 38.1 ▶ ALGORITMO DE AVALIAÇÃO DE DIARREIA CRÔNICA.

SII-D, síndrome do intestino irritável com predomínio de diarreia; biópsias duodenais positivas, biópsias do duodeno com infiltrado linfocitário e atrofia da mucosa; VIP, peptídeo intestinal vasoativo; 5-HIAA, ácido 5-hidroxi-indolacético; EPF, exame parasitológico das fezes; CPER, colangiopancreatografia endoscópica retrógrada; colangioRM, colangiorressonância magnética; enteroTC, enterotomografia computadorizada; enteroRM, enterorressonância magnética; VHS, velocidade de hemossedimentação; TP, tempo de protrombina; TSH, tireotrofina; HIV, vírus da imunodeficiência humana; IgA, imunoglobulina A; antiDGP, antipeptídeo gliadina deaminada; antitTG, antitransglutaminases; RX, radiografia; Ca, cálcio; K, potássio; Na, sódio.
Fonte: Baseada em Thomas e colaboradores.[1]

com melhora histológica ou sorológica após suspensão do glúten da dieta. Testes sorológicos têm grande utilidade na avaliação de indivíduos com baixa a moderada probabilidade pré-teste da doença e para a monitorização do seu tratamento. Os testes mais amplamente utilizados são a dosagem do anticorpo antigliadina imunoglobulina A (IgA), antiendomísio IgA (antiEMA IgA), antitransglutaminase tecidual IgA (antitTG IgA) e anticorpo antipeptídeo gliadina deaminada (antiDGP IgA). A antigliadina IgA é o marcador mais antigo e possui sensibilidade e especificidade mais baixas (60-80%). O antiEMA IgA, que é realizado pelo método de imunofluorescência, tem sensibilidade e especificidade superiores a 95%, mas sua técnica é a mais onerosa entre as citadas. O antitTG, que é realizado pelo método de enzimaimunoensaio (Elisa), é o mais indicado, por apresentar sensibilidade e especificidade acima de 95% e custo mais baixo. Dessa forma, os testes antiEMA IgA e antigliadina IgA vêm sendo progressivamente substituídos pelo antitTG IgA. O antiDGP IgA e imunoglobulina G (IgG) são úteis em associação ao antitTG IgA para rastreamento em crianças menores de 2 anos. É recomendada a dosagem sérica de IgA, pois os pacientes com doença celíaca podem apresentar deficiência seletiva dessa imunoglubulina (Ig), resultando em testes sorológicos falso-negativos. Em casos de deficiência de IgA e resultados negativos para os marcadores citados, podem ser dosados a antitTG IgG e o antiDGP IgG, que têm menor sensibilidade, mas não são afetados pela deficiência de IgA. Todos os marcadores citados diminuem com a boa adesão à dieta sem glúten e podem servir para monitorização terapêutica. Atualmente se dispõe também de avaliação genética para identificar indivíduos com risco de desenvolver a doença. A presença do *HLA-DQ2* e/ou *HLA-DQ8* ocorre em geral em todos os pacientes com doença celíaca, sendo útil para descartar a doença nos casos negativos.

TESTE DA D-XILOSE ▶ A D-xilose é um açúcar (pentose) que não necessita de enzimas pancreáticas para a sua absorção, dependendo apenas da integridade da mucosa intestinal. A absorção acontece passivamente no intestino delgado proximal, e sua concentração pode ser medida tanto na urina quanto no sangue. Sua taxa de resultados falso-positivos e falso-negativos é de 20 a 30% e tem sido a causa de seu relativo desuso, especialmente considerando que a biópsia duodenal por via endoscópica tem facilitado muito o diagnóstico de doença celíaca.

ANTI-HIV ▶ A presença de anti-HIV reagente pode estar associada à imunossupressão secundária à síndrome da imunodeficiência adquirida (Aids). Contagens de linfócitos CD4 inferiores a 200 células/mm3 estão associadas a doenças por microrganismos oportunistas, como *Cryptosporidium*, *Microsporidium* e *Isospora belli*, que demandam testes diagnósticos específicos para sua identificação. A colonoscopia é mais precocemente indicada quando há suspeita de lesões por citomegalovírus (CMV), herpes simples e micobacteriose. Linfomas no TGI são mais frequentes em pacientes com Aids e podem causar diarreia crônica. A diarreia secundária à enteropatia pelo HIV é um diagnóstico de exclusão.

EXAMES DE FEZES ▶

PESO DAS FEZES ▶ Indivíduos com diarreia apresentam peso das fezes superior a 200 g/dia. Esse exame pode ser útil em casos difíceis ou na suspeita de diarreia factícia e deve ser realizado em ambiente hospitalar.

OSMOLALIDADE FECAL ▶ Osmolalidade baixa (< 290 mOsm/kg) sugere contaminação das fezes por urina, água ou ingesta excessiva de líquido hipotônico.

INTERVALO ANIÔNICO (*ANION GAP*) FECAL ▶ É útil em diarreia aquosa e categoriza a diarreia em secretória ou osmótica. É calculado pela fórmula 290 − 2 × [(Na) − (K)]. Ambos os eletrólitos são medidos em diarreia aquosa após centrifugação e homogeneização das fezes. Valores inferiores a 50 mOsm/kg sugerem que a secreção de eletrólitos pela mucosa é responsável por manter maior quantidade de água no TGI e causar diarreia secretória, como ocorre com tumores neuroendócrinos (p. ex., gastrinoma). Valores superiores a 125 mOsm/kg sugerem que um componente osmoticamente ativo, como lactose, sorbitol, manitol, etc., é responsável pela diarreia.

PH FECAL ▶ Valores de pH fecal abaixo de 5,6 sugerem má absorção de carboidratos, sendo úteis para esclarecer casos de diarreia osmótica.

ELASTASE-1 E CROMOTRIPSINA FECAL ▶ A elastase-1 e a cromotripsina são produtos da secreção enzimática do pâncreas que se mantêm estáveis ao longo do TGI. São marcadores indiretos de insuficiência pancreática exócrina, sendo mais facilmente realizados do que os testes estimulatórios, como o teste da secretina. A elastase-1 é preferível, por apresentar maior sensibilidade e não ser alterada pela suplementação oral de enzimas pancreáticas. Sua sensibilidade para insuficiência pancreática exócrina moderada e grave é de 77 e 100%, respectivamente, com especificidade de 93%. Para a doença leve, a sensibilidade varia de 0 a 63%, tendo pouca utilidade. São métodos pouco utilizados em nosso meio.

EXAME PARASITOLÓGICO DE FEZES ▶ Exame recomendado em países em desenvolvimento. Sua técnica prevê coleta de três amostras de fezes, uma vez por semana. Sua sensibilidade varia de 60 a 90%. Em caso de elevada suspeição e resultado negativo, o tratamento empírico pode ser considerado.

GORDURA FECAL ▶ Exame de pouca aplicabilidade para o diagnóstico diferencial da esteatorreia, por não ajudar a esclarecer seu mecanismo fisiopatológico, podendo estar alterado em doenças da mucosa intestinal, da secreção de ácidos biliares ou do pâncreas. Nas pancreatites crônicas, somente será positivo quando houver perda de mais de 90% da capacidade de secreção do pâncreas. Além disso, sua técnica ideal (van de Kamer) é trabalhosa, pois necessita de coleta de fezes por 72 horas e sua homogeneização. O teste com coloração de Sudan é mais prático, por ser executado em amostra, mas é menos sensível do que o teste quantitativo de 72 horas.

MARCADORES INFLAMATÓRIOS ▶ A avaliação de presença de leucócitos fecais é amplamente disponível para detecção de diarreia inflamatória, mas de pouca ajuda no diagnóstico diferencial das diarreias crônicas. Sua sensibilidade alcança 70%, mas tem especificidade de 50% para detecção de diarreia de etiologia inflamatória. Outros marcadores de atividade neutrofílica nas fezes, como a calprotectina e a lactoferrina, também podem ser utilizados para indicar inflamação intestinal, mas estão menos disponíveis em nosso meio do que a pesquisa de leucócitos fecais.

OUTROS TESTES ▶

CULTURA QUANTITATIVA DE ASPIRADO DUODENAL ▶ Um supercrescimento bacteriano é causa de diarreia e má absorção em pacientes com diabetes melito (DM), acloridria, esclerodermia, cirrose, imunodeficiência, válvula ileocecal incompetente e outras cirurgias intestinais com modificações do trânsito intestinal. A superpopulação bacteriana consome vitamina B_{12}, causando deficiência dessa vitamina, associada a aumento da produção de ácido fólico, com consequente aumento de seu nível sérico. O teste padrão-ouro é a cultura jejunal quantitativa maior do que 10^5 organismos/mL. Pela dificuldade de sua realização e a indisponibilidade dos outros métodos, o teste terapêutico com antibioticoterapia de amplo espectro é aceitável.

MARCADORES DE NEOPLASIAS PRODUTORAS DE HORMÔNIOS ▶ Essas neoplasias são doenças raras, que devem ser consideradas em pacientes com diarreia volumosa e que apresentam o restante da investigação negativo. O ácido 5-hidroxi-indolacético é um produto final do metabolismo da serotonina. Um nível urinário superior a 30 mg/24 h é compatível com tumor carcinoide. A gastrina pode ser dosada diante da hipótese de gastrinoma. Valores acima de 150 pg/mL são anormais, porém duvidosos. Valores acima de 1.000 pg/mL são considerados diagnósticos. O vipoma costuma causar diarreia muito volumosa (> 1 L/dia), associada a hipocalemia e desidratação. Valores de peptídeo intestinal vasoativo (VIP) superiores a 170 pg/mL são considerados anormais.

▶ DE VOLTA AO CASO CLÍNICO

A paciente foi avaliada com exames laboratoriais que demonstraram antitTG IgA de 122 UI/mL e IgA em níveis usuais. Os demais exames laboratoriais demonstraram prolongamento do tempo de protrombina (TP) (66% de atividade), hipocalcemia discreta (cálcio total corrigido de 8,2 mg/dL) e aumento de transaminases (aspartato-aminotransferase [AST] de 52 UI/L e alanino-aminotransferase [ALT] de 48 UI/L). Ela foi submetida à endoscopia digestiva alta (EDA), que demonstrou a segunda porção duodenal com pregas duodenais serrilhadas e diminuídas. Foram realizadas biópsias, que comprovaram o diagnóstico de doença celíaca (avaliação histológica: atrofia de vilosidades, hiperplasia de criptas e infiltrado linfocitário intraepitelial). A paciente evoluiu com melhora clínica e normalização de antitTG IgA após 3 meses de dieta sem glúten.

REFERÊNCIA ▶

1. Thomas PD, Forbes A, Green J, Howdle P, Long R, Playford R, et al. Guidelines for the investigation of chronic diarrhea, 2nd edition. Gut. 2003;52 Suppl 5:v1-15.

LEITURAS SUGERIDAS ▶

Feldman M, Friedman LS, Brandt LJ, editors. Sleisenger and Fordtran's gastrointestinal and liver disease: pathophysiology, diagnosis, management. 10th ed. Philadelphia: Saunders; 2015.

Rubio-Tapia A, Hill ID, Kelly CP, Calderwood AH, Murray JA. ACG clinical guidelines: diagnosis and management of celiac disease. Am J Gastroenterol. 2013;108(5):656-76.

Schiller LR. Chronic diarrhea. Gastroenterology. 2004;127(1):287-93.

SITES SUGERIDOS ▶

Bonis PAL, LaMont JT. Approach to the adult with acute diarrhea in developed countries [Internet]. Waltham: UpToDate, Inc.; c2015 [atualizado em 27 mar. 2015; capturado em 7 set. 2015]. Disponível em: http://www.uptodate.com/contents/approach-to-the-adult-with-chronic-diarrhea-in-developed-countries

Centers for Disease Control and Prevention; Division of Parasitic Diseases. Parasitic pathways: diarrhea [Internet]. Atlanta: CDCP; 2012 [capturado em 7 set. 2015]. Disponível em: http://www.cdc.gov/healthywater/global/diarrhea-pathways.html

National Digestive Diseases Information Clearinghouse. Diarrhea [Internet]. New York: NDDIC; 2011 [capturado em 7 set. 2015]. Disponível em: http://www.niddk.nih.gov/health-information/health-topics/digestive--diseases/diarrhea/Pages/facts.aspx

---

CAPÍTULO 39

DOENÇA ULCEROSA PÉPTICA

LEANDRO BIZARRO MÜLLER
RENATO BORGES FAGUNDES

▶ CASO CLÍNICO

Paciente do sexo masculino, 58 anos, apresenta dor epigástrica de leve a moderada intensidade, diária, com alívio pós-prandial e com uso de antiácidos e piora após curtos períodos de jejum. Os sintomas iniciaram há cerca de 7 meses, tendo apresentado curtos períodos (poucos dias) de melhora parcial da dor desde o início do quadro. É acordado pela dor durante a noite com frequência. Relata episódios diários de diarreia aquosa nos últimos meses. Nega perda ponderal e uso de medicações contínuas ou eventuais. O exame físico não apresenta alterações significativas.

Foi indicada a realização de uma endoscopia digestiva alta (EDA) para elucidação diagnóstica que evidenciou duas lesões ulceradas, uma localizada no antro gástrico e outra no bulbo duodenal.

▶ COMO O LABORATÓRIO PODE AJUDAR NA AVALIAÇÃO DESTE PACIENTE?

O quadro clínico bastante sugestivo de doença ulcerosa péptica e confirmado por endoscopia exige a pesquisa de infecção pelo *Helicobacter pylori*, importante causa de úlcera péptica. Na ausência de infecção pelo *H. pylori*, e não havendo história de uso de anti-inflamatórios não esteroides (AINEs), é necessária a investigação de causas menos comuns de úlcera péptica gastroduodenal. Essa investigação envolve dados histopatológicos de biópsias obtidas da mucosa gástrica e da própria úlcera gástrica (com a finalidade de descartar neoplasia), bem como a realização de alguns exames laboratoriais específicos, discutidos a seguir.

DIAGNÓSTICO DA INFECÇÃO PELO *H. PYLORI* ▶

O diagnóstico da infecção pelo *H. pylori* pode ser realizado por meio de métodos invasivos (requer EDA com biópsias) ou não invasivos (dispensa EDA e biópsia). A endoscopia com biópsia apresenta a vantagem de permitir o diagnóstico macroscópico e histopatológico de lesões do trato gastrintestinal (TGI) alto; porém, requer sedação, pode gerar desconforto ao paciente e não é isenta de riscos (mortalidade de 0,008% e morbidade de 0,432%). A endoscopia deve ser priorizada em pacientes dispépticos com sinais de alarme (anemia, vômitos, perda ponderal), com mais de 45 anos e usuários de AINEs.

TESTES INVASIVOS ▶

TESTE RÁPIDO DA URÉASE ▶ É um método pouco dispendioso e de fácil realização durante a EDA. Consiste em um reagente à base de ureia acrescido de vermelho fenol, que é capaz de identificar a alteração do pH decorrente da formação de amônia a partir da quebra da ureia pela urease produzida pelo *H. pylori*. O teste é considerado positivo quando, após a colocação de fragmento de biópsia no frasco com urease, esse reagente muda de cor de amarelo para rosa ou vermelho. O tempo para a reação é variável de acordo com o *kit* utilizado.

A especificidade do teste varia de 95 a 100%, e sua sensibilidade é de 85 a 95%. A sensibilidade é prejudicada em situações que aumentam o pH intragástrico, como o uso de inibidores de bombas de prótons (IBPs) (p. ex., omeprazol) ou bloqueadores H2 (p. ex., ranitidina), que reduzem a produção de urease pelo *H. pylori*. O uso de antibióticos antes ou durante a realização do teste também afeta a sua acurácia.

HISTOLOGIA ▶ A identificação do *H. pylori* pelo método histopatológico tem a vantagem de associar o diagnóstico da infecção ao estudo da mucosa gástrica. É menos afetado em situações de hipocloridria, sendo o método invasivo de escolha nesses casos. No entanto, é o método mais dispendioso e demorado, além de necessitar de um número maior de biópsias gástricas. A coloração mais utilizada é o método de Giemsa, o que determina uma acurácia diagnóstica de aproximadamente 90%.

CULTURA ▶ É um método caro e de difícil realização devido à necessidade de ambiente microaeróbio, ao risco de contaminação por outras bactérias e à baixa resistência do *H. pylori* fora do ambiente gástrico. A cultura é reservada para estudos científicos e para os casos de falha após o segundo tratamento de erradicação da bactéria, com a finalidade de realizar antibiograma.

TESTES NÃO INVASIVOS ▶

SOROLOGIA ▶ Os testes sorológicos têm elevada sensibilidade na identificação do *H. pylori* (90-97%), mas sua especificidade varia de 50 a 95%. Sua principal limitação é a incapacidade de diferenciar infecção atual de infecção prévia, já resolvida. A ocorrência de resultados falso-positivos determina uma redução da acurácia do teste, principalmente quando se estudam populações com baixa prevalência da infecção.

O uso da sorologia como rotina no diagnóstico de infecção pelo *H. pylori* não é recomendado, mas ela pode ser útil em situações de baixa densidade bacteriana, como atrofia importante da mucosa gástrica e linfoma de células linfoides associadas à mucosa (Malt, do inglês *mucosa-associated lymphoid tissue*), que podem determinar altas taxas de resultados falso-negativos dos demais testes.

TESTE RESPIRATÓRIO DA UREIA ▶ É um teste com base na administração, por via oral (VO), de ureia com carbono marcado (C^{13} ou C^{14}). A produção de urease pelo *H. pylori* leva à hidrólise da ureia com consequente liberação de amônia e dióxido de carbono. Este último se difunde na corrente sanguínea, é liberado na expiração e é identificado por equipamento apropriado.

A especificidade estimada do teste respiratório é de 100%, e a sensibilidade fica em torno de 95 a 97%; porém, resultados falso-negativos podem ocorrer, especialmente em pacientes em uso de IBPs e bloqueadores H2. O teste é útil tanto para o diagnóstico inicial quanto para avaliar o resultado do tratamento de erradicação. No Brasil, é um teste ainda pouco disponível, devido ao seu alto custo.

PESQUISA DO ANTÍGENO FECAL DO *H. PYLORI* ▶ A pesquisa do antígeno fecal é um método não invasivo de boa acurácia para o diagnóstico de infecção pelo *H. pylori*. Consiste em um teste por enzimaimunoensaio (Elisa) capaz de identificar a presença de antígenos do *H. pylori* nas fezes. Testes de segunda geração, com base em anticorpos monoclonais, têm demonstrado acurácia semelhante ao teste respiratório da ureia no diagnóstico da infecção pelo *H. pylori*, mas com custo inferior.

A acurácia do teste chega a 96% em alguns estudos, e sua sensibilidade e especificidade são em torno de 94 e 97%, respectivamente. A utilidade do exame pós-tratamento de erradicação do *H. pylori* é questionada, pois é difícil determinar por quanto tempo os antígenos bacterianos serão excretados pelas fezes; porém, parece que um teste positivo após 7 dias do final do tratamento representa a sua falha. A acurácia do teste também está prejudicada nos pacientes em uso de IBP ou bloqueador H2 e naqueles com hemorragia digestiva alta.

ÚLCERA PÉPTICA *HELICOBACTER PYLORI*-NEGATIVA ▶

GASTRINA SÉRICA ▶ A dosagem sérica de gastrina é o teste de escolha para o diagnóstico da síndrome de Zollinger-Ellison (gastrinoma), causa rara de úlcera péptica. Níveis superiores a 150 pg/mL são considerados elevados, e, quando esses níveis forem maiores do que 1.000 pg/mL, pode-se considerar diagnóstico de síndrome de Zollinger-Ellison. Com dosagens de gastrina entre 150 e 1.000 pg/mL, é necessário realizar o teste de estimulação com secretina, que promove elevação superior a 200 pg/mL nos níveis de gastrina em casos positivos (Quadro 39.1).

É importante lembrar que os níveis de gastrina séricos podem estar elevados em situações que determinam hipocloridria, especialmente em usuários de IBPs e bloqueadores H2. Recomenda-se que os IBPs e os bloqueadores H2 sejam suspensos por no mínimo 2 semanas antes da dosagem de gastrina sérica.

QUADRO 39.1 ▶ CAUSAS DE ÚLCERA PÉPTICA *HELICOBACTER PYLORI*-NEGATIVA

- Outras espécies de *Helicobacter*
- Doença de Crohn
- Doença de Behçet
- Hipercalcemia
- Síndrome de Zollinger-Ellison
- CMV
- Uso de AINEs
- Úlcera maligna
- Úlcera de estresse

CMV, citomegalovírus; AINEs, anti-inflamatórios não esteroides.

CÁLCIO SÉRICO ▶ Outra causa rara de úlcera péptica é a hipercalcemia. Nesse caso, o cálcio total geralmente é superior a 10,5 mg/dL, e o cálcio iônico (não ligado à albumina) pode estar elevado ou normal. Estados de hipoalbuminemia podem reduzir os níveis do cálcio total; para correção, deve-se acrescentar 0,8 mg/dL ao valor do cálcio para cada 1 g/dL de albumina abaixo de 4 g/dL para a interpretação do resultado. Níveis elevados de paratormônios (PTH) sugerem hiperparatiroidismo e podem ocorrer concomitantemente com um gastrinoma na neoplasia endócrina múltipla tipo 1.

SOROLOGIA PARA CITOMEGALOVÍRUS (CMV) ▶ O CMV é causa rara de úlceras gastroduodenais, sendo mais frequentes em pacientes imunossuprimidos quando comparados à população geral. A sorologia para CMV poderá ser positiva tanto para anticorpos imunoglobulina G (IgG) quanto M (IgM), mas a sorologia isolada possui baixa acurácia diagnóstica, e a confirmação se dá pela biópsia da lesão, demonstrando a presença de inclusões citoplasmáticas no tecido acometido.

▶ DE VOLTA AO CASO CLÍNICO

Para este paciente, a pesquisa do *H. pylori* foi negativa, tanto pelo teste rápido da urease quanto pelo exame histopatológico. Como o paciente não era usuário de AINEs e a biópsia da lesão gástrica foi negativa para neoplasia e não apresentava alterações sugestivas de doença de Crohn ou citomegalovirose, foi realizada dosagem de cálcio total e de gastrina sérica em jejum. Obteve-se um resultado normal para o cálcio e gastrinemia de 1.230 pg/mL, sugerindo a presença de um gastrinoma de sítio a ser identificado.

LEITURAS SUGERIDAS ▶

Araújo MP, Borini P, Guimarães RC. Etiopathogenesis of peptic ulcer: back to the past? Arq Gastroenterol. 2014;51(2):55-160.

Fashner J, Gitu AC. Diagnosis and treatment of peptic ulcer disease and h. pylori infection. Am Fam Physician. 2015;91(4):236-42.

Malnick SD, Melzer E, Attali M, Duek G, Yahav J. Helicobacter pylori: friend or foe? World J Gastroenterol. 2014;20(27):8979-85.

SITES SUGERIDOS ▶

Anand BS. Peptic ulcer disease. In: Medscape [Internet]. New York: WebMD LLC; c1994-2015 [atualizado em 9 jan. 2015; capturado em 7 set. 2015]. Disponível em: http://emedicine.medscape.com/article/181753--overview

National Institutes of Health, National Institute of Diabetes and Digestive and Kidney Diseases (US). Definition and facts for peptic ulcer disease [Internet]. Bethesda: NIH; 2014 [capturado em 7 set. 2015]. Disponível em: http://www.niddk.nih.gov/health-information/health-topics/digestive-diseases/peptic-ulcer/Pages/definition--facts.aspx

CAPÍTULO 40
HEPATITES VIRAIS

ANTÔNIO DE BARROS LOPES
ALEXANDRE DE ARAUJO

▶ CASO CLÍNICO

Paciente do sexo feminino, 55 anos, com diagnóstico de artrite reumatoide (AR) e síndrome de Sjogren, em tratamento com leflunomida e prednisolona, apresentou náuseas, vômitos, astenia, desconforto no hipocôndrio direito e febrícula. Dois dias depois, iniciou com colúria e icterícia. O exame abdominal demonstrava fígado palpável 2 cm abaixo do rebordo costal direito. Paciente havia sido hospitalizada 5 meses antes e submetida a múltiplos procedimentos invasivos.

▶ COMO O LABORATÓRIO PODE AJUDAR NA AVALIAÇÃO DESTA PACIENTE?

O quadro descrito é sugestivo de hepatite aguda de etiologia viral. A avaliação laboratorial é importante para detecção da gravidade e do agente etiológico. Elevação de aminotransferases e bilirrubinas confirmam o diagnóstico de hepatite aguda. A gravidade pode ser estimada por meio de parâmetros clínicos (encefalopatia hepática, coagulopatia) ou laboratoriais (fator V, índice de normalização internacional [INR]). Quadros de hepatites crônicas são avaliados pelos níveis de aminotransferases, bilirrubinas e exames que expressam síntese hepática, como tempo de protrombina (TP) e albumina, além da biópsia hepática. Os principais agentes virais de hepatite, que serão descritos a seguir, são os vírus das hepatites A, B, C, D e E. Outros agentes responsáveis por quadros sistêmicos com hepatite são citomegalovírus (CMV), vírus Epstein-Barr (EBV), herpes simples, varicela-zóster e vírus da febre amarela.

HEPATITE A

▶ O vírus da hepatite A (HAV) é um vírus de ácido ribonucleico (RNA, do inglês *ribonucleic acid*) não envelopado de 27 nm da família *Picornaviridae* que causa quadros de hepatite aguda. Esse agente possui transmissão fecal-oral e apresenta tempo de incubação médio de 30 dias (15-45 dias). Sua apresentação clínica pode ser anictérica (mais comum em crianças, comumente confundida com gastrenterite), como também hepatite aguda ictérica ou quadros colestáticos. Eventualmente, a hepatite A pode ser recidivante, após 30 a 90 dias. Os níveis de aminotransferases não se normalizam, e a recidiva assemelha-se ao episódio original, com duração de alguns meses. Raramente pode apresentar-se como insuficiência hepática, principalmente em pacientes com hepatopatia crônica por hepatite C.

ANTI-HAV IMUNOGLOBULINA M (IGM)

▶ O diagnóstico de hepatite aguda se baseia na detecção dos anticorpos anti-HAV IgM em indivíduos com apresentação clínica e laboratorial compatíveis. A presença de anti-HAV IgM positivo em pessoas assintomáticas não define obrigatoriamente hepatite A aguda, pois pode ocorrer em hepatite A prévia com persistência do anticorpo ou resultado falso-positivo. Também pode ocorrer na hepatite A assintomática (que ocorre mais comumente em crianças < 6 anos).

ANTI-HAV IMUNOGLOBULINA G (IGG) OU TOTAL

▶ A detecção de anti-HAV IgG ou anti-HAV total significa exposição prévia e imunidade ao HAV. A Figura 40.1 resume a sequência de alterações clínicas e laboratoriais na hepatite pelo HAV.

HEPATITE B

▶ O vírus da hepatite B (HBV) é um vírus de DNA da família *Hepadnaviridae*. É transmitido pelas vias sexual, perinatal e percutânea. A infecção primária por HBV pode ser sintomática ou assintomática, sendo a última mais comum, especialmente em crianças. A progressão da infecção

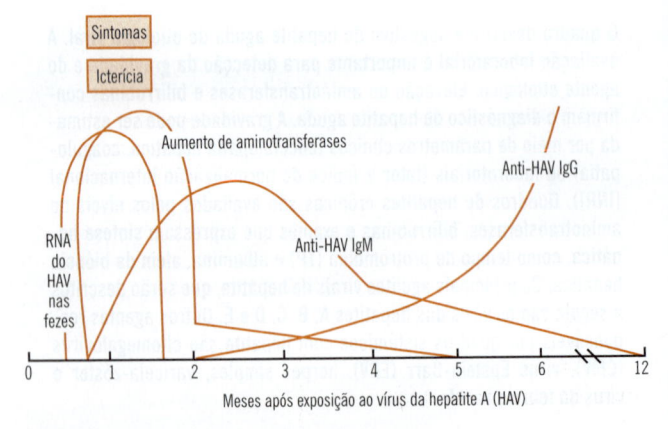

FIGURA 40.1 ▶ EVOLUÇÃO CLÍNICA E LABORATORIAL DA HEPATITE A.

por HBV aguda para crônica é influenciada pela idade de aquisição do vírus e pelo estado imunológico do indivíduo. Na transmissão perinatal, ocorre alto nível de tolerância imunológica, sem hepatite aguda, evoluindo para infecção crônica em mais de 90% dos casos. No entanto, em indivíduos adultos imunocompetentes, ocorre intensa resposta imunológica, hepatite aguda e *clearance* da infecção em mais de 95% dos casos.

Os marcadores sorológicos do HBV têm íntima relação com partes do vírus e expressam diferentes momentos da doença pelo HBV (Tab. 40.1 e Fig. 40.2). Na sequência é apresentado um glossário dos termos aplicados aos marcadores de exposição ao HBV e sua relação com frações do vírus.

ANTÍGENO DE SUPERFÍCIE DO VÍRUS DA HEPATITE B (HBSAG) ▶ Antígeno de superfície, representa um conjunto de glicoproteínas do envelope viral. Indica estado de portador do HBV em fase aguda ou crônica. Considera-se infecção crônica quando o HbsAg é positivo por mais de 6 meses.

ANTÍGENO DO *CORE* DA HEPATITE B (HBCAG) ▶ Antígeno do *core*, intracelular, que contém o genoma viral e é expresso em hepatócitos infectados. Não é detectado no soro.

TABELA 40.1 ▶ MARCADORES DA HEPATITE B CONFORME A FASE DA DOENÇA OU A EXPOSIÇÃO À VACINA

	INFECÇÃO AGUDA	INFECÇÃO CRÔNICA	PORTADOR INATIVO	INFECÇÃO CRÔNICA EXACERBADA	INFECÇÃO RESOLVIDA	VACINAÇÃO
AST/ALT	Elevadas	Flutuantes	Normais	Elevadas	Normais	Normais
HBsAg	+	+	+	+	–	–
Anti-HBc IgM	+	–	–	+	–	–
Anti-HBc total	+	+	+	+	+	–
HBV DNA	Elevado	> 2.000 UI/mL	< 2.000 UI/mL	Elevado	Indetectável	Indetectável
HBeAg	+	+/–	–	–/+	–	–
Anti-HBe	–	–/+	+	+/–	+	–
Anti-HBs	–	–	–	–	+	+

AST, aspartato-aminotransferase; ALT, alanino-aminotransferase; HBsAg, antígeno de superfície do vírus da hepatite B; IgM, imunoglobulina M; HBV, vírus da hepatite B; DNA, ácido desoxirribonucleico; anti-HBc, anticorpo produzido pela exposição ao antígeno do core da hepatite B; HBeAg, proteína do nucleocapsídeo viral do HBV; anti-HBe, anticorpo produzido pela exposição ao HBeAg; anti-HBs, anticorpo produzido pela exposição ao antígeno de superfície da hepatite B.

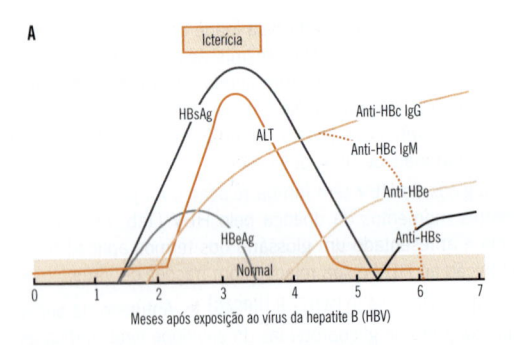

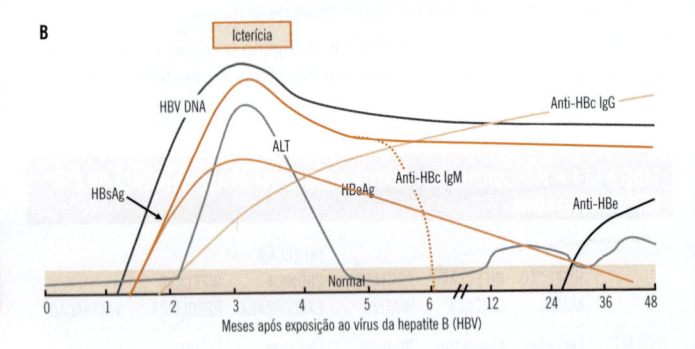

FIGURA 40.2 ▶ A) HEPATITE B AGUDA AUTOLIMITADA. B) HEPATITE B CRÔNICA.

ANTICORPO PRODUZIDO PELA EXPOSIÇÃO AO ANTÍGENO DE SUPERFÍCIE DA HEPATITE B (ANTI-HBS) ▶ Anticorpo produzido pela exposição ao antígeno de superfície. Quando presente, indica imunidade e/ou resolução da infecção. O surgimento do anti-HBs ocorre após o clareamento do HBsAg e costuma permanecer por toda a vida, conferindo imunidade. Em alguns indivíduos, pode ocorrer um período de semanas a meses para detecção do anti-HBs, considerado janela imunológica, no qual HBsAg e anti-HBs não são detectáveis, e o diagnóstico de HBV baseia-se no anticorpo produzido pela exposição ao antígeno do *core* da hepatite B (anti-HBc) IgM. O anti-HBs é o marcador utilizado para avaliação de soroconversão após a vacinação para o HBV.

ANTI-HBC ▶ Anticorpo produzido pela exposição ao antígeno do core. Há predomínio da classe IgM na infecção aguda. Anti-HBc IgM pode permanecer detectável até 2 anos após a infecção aguda. Também pode estar elevado em infecção crônica agudizada (*flare*). O anti-HBc IgG fica detectável junto com o anti-HBs em indivíduos que tiveram recuperação de hepatite B aguda e também permanece detectável junto com o HBsAg naqueles indivíduos com hepatite B crônica.

A presença de anti-HBc isolado com HBsAg e anti-HBs não detectáveis tem prevalência de 0,4 a 0,7% em áreas de baixa prevalência e 10 a 20% em países endêmicos. Pode ocorrer pelos seguintes motivos: **1** – período de janela imunológica na hepatite B aguda, quando predomina a classe IgM; **2** – após vários anos de hepatite B aguda resolvida, com queda dos títulos do anti-HBs; **3** – após vários anos de hepatite B crônica, com redução do título do HBsAg abaixo do ponto de corte (o *clearance* do HBsAg pode ocorrer espontaneamente em até 0,5% ao ano em pacientes com hepatite B crônica); **4** – resultado falso-positivo. A utilização de reforço da vacina para a hepatite B em dose única pode facilitar o diagnóstico diferencial das situações anteriores. A situação 1 apresentará surgimento do anti-HBs pela história natural da doença; as situações 2 e 3 apresentarão anti-HBs positivo após o reforço; e a situação 4 não apresentará positivação do anti-HBs.

PROTEÍNA DO NUCLEOCAPSÍDEO VIRAL DO HBV (HBEAG) ▶ É uma proteína secretória derivada de proteína pré-core. Indica infecção ativa com replicação viral e alta infectividade. É relevante na avaliação de soroconversão, que pode ocorrer espontaneamente na fase imunoativa ou induzida por antivirais. Indivíduos HBeAg-positivos em geral apresentam-se em fase mais precoce da infecção por HBV, têm como um dos alvos terapêuticos a soroconversão e são candidatos ao tratamento autolimitado conforme a resposta terapêutica. Soroconverão de HBeAg em anticorpo produzido pela exposição ao HBeAg (anti-HBe) geralmente cursa com redução da carga viral do HBV e remissão da hepatopatia. Contudo, alguns indivíduos continuam apresentando doença ativa, com baixos níveis de vírus selvagens, relacionada com mutação na região pré-core que evita ou reduz a expressão do HBeAg.

ANTI-HBE ▶ Anticorpo produzido pela exposição ao HBeAg. A perda do HBeAg e o desenvolvimento de anti-HBe (soroconversão E/antiE) podem ser associados à resolução da doença. Entretanto, pode ocorrer progressão da hepatopatia nesse cenário, causada por variantes que limitam a expressão do HBeAg devido a mutações na região pré-core.

HBV DNA ▶ É o parâmetro mais útil para elegibilidade ao tratamento antiviral e para monitoramento da terapia. Um aumento da carga viral do HBV tem correlação direta com desenvolvimento de carcinoma hepatocelular. Testes utilizando técnica de reação em cadeia da polimerase (PCR, do inglês *polymerase chain reaction*) em tempo real são altamente recomendados para uso periódico no acompanhamento de pacientes com HBV em virtude de maior acurácia e capacidade de mensurar variação da carga viral. Considera-se o tratamento em indivíduos com carga viral superior a 2.000 UI/mL (equivalente a 10.000 cópias/mL).

Em pacientes HBeAg-positivos, pode-se utilizar ponto de corte superior a 20.000 UI/mL. Na cirrose compensada, considera-se o tratamento mesmo se a quantificação do HBV DNA for inferior a 2.000 UI/mL. Indivíduos com cirrose descompensada necessitam de tratamento antiviral urgente com qualquer detecção de HBV DNA. Para avaliação da resposta ao tratamento, recomenda-se quantificação do HBV DNA a cada 12 a 24 semanas. Elevação na carga viral pode representar resistência ao antiviral.

GENOTIPAGEM ▶ Oito genótipos do HBV foram identificados (A-H) e quatro sorotipos, com prevalência variável conforme a região geográfica. A genotipagem tem importância na progressão da hepatopatia e na resposta ao tratamento com interferona. Seu papel para uso na prática clínica ainda não está definido.

HEPATITE C ▶ O vírus da hepatite C (HCV) é um vírus RNA da família *Flaviviridae* com 30 a 60 nm de fita única. Seu diagnóstico é frequentemente feito em exames de rotina, rastreamento ou em paciente com hepatopatia crônica. A prevalência estimada de hepatite C na população brasileira é de 1,4%, e somente 10 a 15% dos novos casos de hepatite C apresentam-se como hepatite ictérica. O HCV pode ter resolução espontânea (Fig. 40.3), mas causa doença crônica em cerca de 85% dos pacientes a ele expostos (Fig. 40.4). Dois tipos de ensaios podem ser utilizados e atuam de manei-

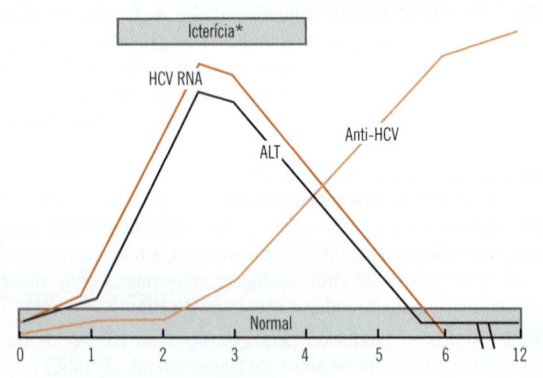

FIGURA 40.3 ▶ **HEPATITE C VIRAL AUTOLIMITADA.**
*Pode ou não apresentar sintomas.
HCV, vírus da hepatite C; anti-HCV, anticorpos contra o vírus da hepatite C; RNA, ácido ribonucleico; ALT, alanino-aminotransferase.

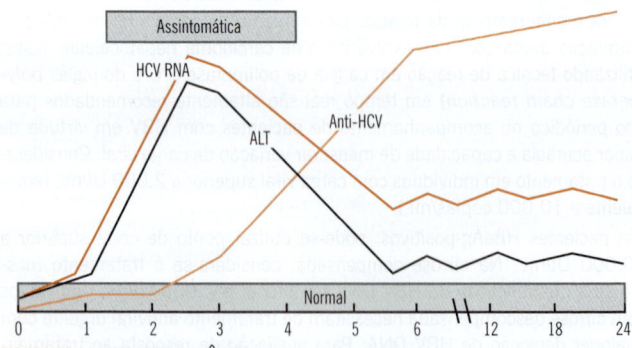

FIGURA 40.4 ▶ **HEPATITE C CRÔNICA.**
HCV, vírus da hepatite C; anti-HCV, anticorpos contra o vírus da hepatite C; ALT, alanino-aminotransferase; RNA, ácido ribonucleico.

ra complementar: testes sorológicos que detectam anticorpos contra HCV e testes moleculares que detectam e/ou quantificam o HCV RNA (Tab. 40.2).

MARCADORES SOROLÓGICOS ▶

ANTICORPOS CONTRA O VÍRUS DA HEPATITE C (ANTI-HCV) ▶ Testes para detecção do anti-HCV são utilizados para rastreamento e diagnóstico da infecção pelo HCV. A maior parte desses testes é realizado por imunoensaio, por meio de reação enzimática (Elisa, do inglês *enzyme-linked immunosorbent assay*) ou por emissão de luz (quimioluminescência). A maioria dos pacientes apresenta anti-HCV detectável entre 2 e 6 meses após a exposição. Os métodos atualmente disponíveis apresentam sensibilidade superior a 97% e especificidade próxima de 100% (Elisa-3, entre outros). O teste Elisa-2 apresenta sensibilidade menor (95%) e valor preditivo positivo (VPP) mais baixo em população de baixa prevalência (50-61% em doadores de sangue). Em pacientes imunocomprometidos (portadores de HIV, pacientes em hemodiálise ou submetidos a transplante de órgão), deve-se realizar pesquisa de HCV RNA se apresentarem anti-HCV negativo, pois nessa população a prevalência de teste falso-negativo é maior. Além disso, em pacientes com hepatite aguda ou possível exposição ao HCV nos últimos 6 meses, recomenda-se realizar o HCV RNA, pois este é um marcador mais precoce da infecção pelo HCV quando comparado à soroconversão para anti-HCV positivo.

TESTES DE IMUNOENSAIO RÁPIDOS ▶ Há muitos testes rápidos disponíveis que apresentam acurácia semelhante aos imunoensaios tradicionais (sensibilidade de 94,5-99,8% e especificidade 97,5-99,9% em comparação com Elisa-3). Apresentam resultado rápido (< 30 minutos) com coleta de vários tipos de amostras (sangue da polpa digital, secreção oral, sangue venoso, soro, plasma). Seu uso preferencial ocorre no rastreamento.

MARCADORES MOLECULARES ▶

PCR PARA HCV ▶ O RNA do HCV pode ser detectado a partir da segunda semana após a infecção. Testes moleculares são utilizados para a detecção do

TABELA 40.2 ▶ INTERPRETAÇÃO DE ENSAIOS PARA VÍRUS DA HEPATITE C

ANTI-HCV	HCV RNA	INTERPRETAÇÃO
Positivo	Positivo	Infecção crônica ou aguda pelo HCV (conforme contexto clínico)
Positivo	Negativo	Falso-positivo do anti-HCV, infecção pelo HCV resolvida ou infecção aguda em fase de viremia baixa
Negativo	Positivo	Infecção aguda em fase precoce; infecção crônica em imunossuprimidos
Negativo	Negativo	Ausência de infecção pelo HCV

HCV, vírus da hepatite C; anti-HCV, anticorpos contra o vírus da hepatite C; RNA, ácido ribonucleico.

RNA do HCV (teste qualitatitivo) e para sua quantificação (teste quantitativo). Técnicas de PCR em tempo real permitem a detecção de 10 a 15 UI/mL tanto no teste quantitativo quanto no qualitativo, oferecendo capacidade diagnóstica combinada. Graças à redução do ponto de corte do teste quantitativo, a solicitação do teste qualitativo caiu em desuso. A carga viral do HCV se relaciona com a chance de resposta ao tratamento, e a evolução da queda de sua carga viral prediz a utilidade ou futilidade de manter um tratamento já iniciado.

GENOTIPAGEM ▶ Recentemente foram descritos pelo menos 7 genótipos, e o mais comum deles é o genótipo 1, seguido do 3 e do 2. Pacientes com infecção pelo genótipo 3 podem ter progressão mais rápida da fibrose e maior risco de carcinoma hepatocelular. A utilidade prática da determinação dos genótipos é na seleção do tratamento para o HCV e na predição do seu sucesso. Para o genótipo 1, é importante a categorização do subtipo do genótipo, principalmente para diferenciar genótipo 1a de 1b, pois há diferenças relevantes na resposta ao tratamento e no perfil de resistência quando tratado com medicações de ação antiviral direta.

HEPATITE D
▶ O vírus da hepatite D (HDV, também chamado vírus delta) é um vírus RNA que depende do maquinário do HBV para sua replicação. Sua transmissão é por contato com sangue contaminado ou por via sexual e pode ser adquirido junto com o HBV (coinfecção) ou em pacientes portadores crônicos do HBV (superinfecção). A coinfecção em geral cursa como hepatite aguda, tem alta taxa de recuperação e frequentemente evolui para hepatite fulminante. A superinfecção costuma ter curso crônico de ambos os vírus, podendo ocorrer exacerbação grave em portador de HBV assintomático (Fig. 40.5).

O teste diagnóstico mais sensível e específico para a infecção pelo HDV é o PCR HDV RNA, mas esse exame é pouco disponível. Marcadores sorológicos como anticorpo do HDV (anti-HDV) IgM e IgG por imunoensaio enzimático (EIA, do *inglês enzyme immunoassay*) ou radioimunoensaio (RIA, do inglês *radioimmune assay*) podem ser utilizados para o diagnóstico. Para a distinção entre coinfecção e superinfecção, podem ser solicitados anti-HBc IgM e IgG. Na coinfecção, há positividade do anti-HBc IgM, e, na superinfecção ou doença crônica, o anti-HBc IgG é positivo. Anti-HDV IgM correlaciona-se com o nível de replicação viral e com a gravidade da doença, e pode apresentar títulos elevados na infecção crônica por HDV. Anti-HDV IgM gradativamente regride quando há resposta ao tratamento com interferona ou após transplante hepático.

HEPATITE E
▶ O vírus da hepatite E (HEV) causa doença autolimitada com evolução semelhante à da hepatite A. Sua transmissão é fecal-oral e apresenta alta prevalência em algumas áreas geográficas, como Ásia, América Central, norte da África e Amazônia, devendo ser considerada como causa de hepatite em indivíduos com viagem recente para essas áreas (período de incubação de 15-60 dias). Sua evolução é benigna, com hepa-

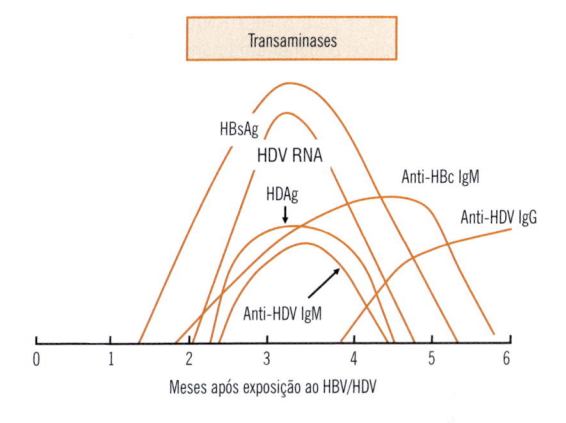

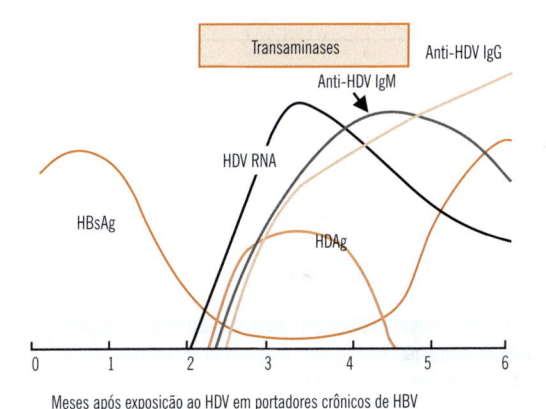

FIGURA 40.5 ▶ **HISTÓRIA NATURAL DA COINFECÇÃO E DA SUPERINFECÇÃO DO VÍRUS DAS HEPATITES B E D.**
HBsAg, antígeno de superfície do vírus da hepatite B; HDV, vírus da hepatite D; RNA, ácido ribonucleico; HDAg, antígeno do vírus da hepatite D; anti-HBc, anticorpo produzido pela exposição ao antígeno do core da hepatite B; IgM, imunoglobulina M; IgG, imunoglobulina G; anti-HDV, anticorpo do HDV; HBV, vírus da hepatite B.

tite fulminante em 1 a 3% dos casos, com taxas de mortalidade maiores em gestantes, principalmente no 3º trimestre de gestação (15-25%). Pode apresentar curso crônico com evolução para hepatopatia crônica avançada em pacientes imunocomprometidos, principalmente aqueles submetidos a transplante de órgão sólido.

Os testes diagnósticos para o HEV não são amplamente disponíveis. O diagnóstico baseia-se em testes de EIA para anticorpo do HEV (anti-HEV) IgM e anti-HEV IgG, além de PCR para o HEV RNA no sangue e nas fezes. A acurácia dos testes sorológicos é menor em imunocomprometidos; portanto, nesses pacientes, deve-se utilizar o PCR HEV RNA para o diagnóstico de HEV. A Figura 40.6 resume a sequência de alterações clínicas e laboratoriais na hepatite pelo HEV.

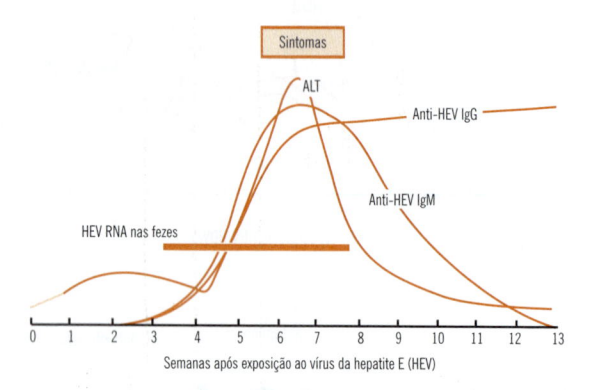

FIGURA 40.6 ▶ **EVOLUÇÃO CLÍNICA E LABORATORIAL DA HEPATITE E.**
HEV RNA, RNA do vírus da hepatite E; Anti-HEV-IgM, anticorpo IgM contra o vírus da hepatite E; Anti HEV-IgG, anticorpo IgG contra o vírus da hepatite E; ALT, alanino-aminotransferase.

▶ DE VOLTA AO CASO CLÍNICO

No caso da paciente citada no início do capítulo, os exames complementares demonstraram níveis de aminotransferases maiores do que 20 vezes o limite superior da normalidade, além de elevação de bilirrubinas. Não apresentou coagulopatia ou encefalopatia hepática. A paciente tinha exames de aproximadamente 1 ano com anti-HAV IgG, HBsAg, anti-HBc total e anti-HBs não reagentes. O anti-HAV IgM e o anti-HCV atuais não foram reagentes. Marcadores para hepatite B aguda (HBsAg e anti-HBc IgM) foram positivos. Por isso, estabeleceu-se o diagnóstico de hepatite viral aguda por HBV. Houve regressão dos sintomas em 3 semanas com resolução espontânea do quadro e negativação do HBsAg em menos de 6 meses.

LEITURAS SUGERIDAS ▶

Bowden S. Serological and molecular diagnosis. Semin Liver Dis. 2006;26(2):97-103.

Centers for Disease Control and Prevention. Testing for HCV infection: an update of guidance for clinicians and laboratorians. MMWR Morb Mortal Wkly Rep. 2013;62(18):362-5.

Dienstag JL. Hepatitis B virus infection. N Engl J Med. 2008;359(14):1486-500.

European Association for the Study of the Liver. EASL Recommendations on Treatment of Hepatitis C 2015. J Hepatol. 2015;63(1):199-236.

Ghany MG, Strader DB, Thomas DL, Seeff LB; American Association for the Study of Liver Diseases. Diagnosis, management, and treatment of hepatitis C: an update. Hepatology. 2009;49(4):1335-74.

Lai CL, Ratziu V, Yuen M, Poynard T. Viral hepatitis B. Lancet. 2003;362(9401):2089-94.

Lok AS, McMahon BJ. Chronic hepatitis B: update 2009. Hepatology. 2009;50(3):661-2.

Sherlock S, Dooley J. Disease of the liver and biliary system. 11th ed. Oxford: Blackwell; 2002.

Sorrell MF, Belongia EA, Costa J, Gareen IF, Grem JL, Inadomi JM, et al. National Institutes of Health Consensus Development Conference Statement: management of hepatitis B. Ann Intern Med. 2009;150(2):104-10.

World Health Organization. Guidelines for the prevention, care and treatment of persons with chronic hepatitis B infection. Geneva: WHO; 2014.

World Health Organization. Guidelines for the screening, care and treatment of persons with hepatitis C infection. Geneva: WHO; 2014.

SITES SUGERIDOS ▶

American Association for the Study of Liver Diseases [Internet]. Alexandria, Virginia: AASLD; 2015 [capturado em 12 set. 2015]. Disponível em: http://www.aasld.org/

CDC: Division of Viral Hepatitis [Internet]. Atlanta, GA: CDC; 2015 [capturado em 12 set. 2015]. Disponível em: http://www.cdc.gov/hepatitis/

European Association for the Study of the Liver [Internet]. Geneva: EASL; c2015 [capturado em 12 set. 2015]. Disponível em: http://www.easl.eu/

Negro F, Lok ASF. Diagnosis of hepatitis D virus infection [Internet]. Waltham (MA): UpToDate, Inc.; c2015 [atualizado em 8 abr. 2014; capturado em 12 set. 2015]. Disponível em: http://www.uptodate.com/contents/diagnosis-of-hepatitis-d-virus-infection

HCV guidance: recommendations for testing, managing, and treating Hepatitis C. [Internet]. Danvers (MA): AASLD, IDSA; c2015 [capturado em 12 set. 2015]. http://www.hcvguidelines.org/full-report-view

Sociedade Brasileira de Hepatologia [Internet]. São Paulo: SBH; c2015 [capturado em 12 set. 2015]. Disponível em: www.sbhepatologia.org.br

Umashanker R, Chopra S. Hepatitis E virus infection [Internet]. Waltham (MA): UpToDate, Inc.; c2015 [atualizado em 12 maio 2015; capturado em 12 set. 2015]. http://www.uptodate.com/contents/hepatitis-e-virus--infection

CAPÍTULO 41

ICTERÍCIA

ALEXANDRE LUIS KLAMT
SERGIO GABRIEL SILVA DE BARROS

▶ CASO CLÍNICO

Paciente do sexo masculino, 55 anos, branco, tabagista ativo e etilista ativo (consumo diário de bebidas destiladas), apresenta-se com quadro de dor no hipocôndrio direito, febrículas, fraqueza e icterícia com início após episódio de libação alcoólica recente. Procurou atendimento em uma emergência por persistência dos sintomas.

Ao exame físico apresentava-se em estado geral regular, ictérico, com sinais vitais estáveis, lúcido, orientado, coerente; exame abdominal com dor à palpação de hipocôndrio direito, fígado aumentado de tamanho com sinal de Murphy negativo e sem evidência de ascite. Os demais aspectos do exame físico eram normais.

Os exames de laboratório iniciais demonstravam bilirrubinas totais em 12,5 mg/dL (direta: 6,8 mg/dL; indireta: 5,7 mg/dL); alanino-aminotransferase (ALT) em 102 UI/L; aspartato-aminotransferase (AST) em 214 UI/L; gamaglutamiltransferase (GGT) em 655 U/L; fosfatase alcalina em 123 U/L; tempo de protrombina (TP) com 89% de atividade; albumina em 3,6 g/dL. Hemograma com leucocitose sem desvio à esquerda; plaquetas 204.000/μL. Os demais exames laboratorias eram normais.

▶ COMO O LABORATÓRIO PODE AJUDAR NA AVALIAÇÃO DESTE PACIENTE?

Em um paciente com consumo diário de álcool, o laboratório é importante não apenas para o diagnóstico, mas também para uma avaliação prognóstica. Neste caso, apesar do consumo diário de etanol, não há evidência de cirrose ao exame físico ou nos exames de laboratório, sendo fundamental, então, a associação de exames de imagem e, por vezes, endoscópicos para uma avaliação mais acurada do paciente. A principal hipótese para este paciente é uma hepatite alcoólica aguda. O uso dos exames de laboratório em uma fórmula chamada de escore discriminante de Maddrey permite um estadiamento de gravidade e pode guiar o tratamento ou não com corticoides. Porém, exames de laboratório mais específicos devem ser solicitados, para que sejam afastadas as outras causas de hepatite agudas, como as virais, as autoimunes e as metabólicas.

EXAMES LABORATORIAIS INICIAIS ▶

BILIRRUBINAS TOTAIS E FRAÇÕES ▶ Sua concentração normal varia de 1 a 1,5 mg/dL. A bilirrubina é formada, principalmente, pela degradação da hemoglobina (Hb) de hemácias senescentes. Possui duas frações: a bilirrubina conjugada (direta) e a não conjugada (indireta). No paciente ictérico, pode haver o predomínio no aumento de uma das frações isoladamente ou de ambas, fato que auxilia no raciocínio diagnóstico e na escolha dos exames complementares a serem realizados. A bilirrubina é carreada por meio das vias biliares e excretada no duodeno. O Quadro 41.1 mostra o diagnóstico diferencial com base no tipo de bilirrubina predominante. Do ponto de vista prático, as condições que levam à icterícia podem ser divididas em três categorias: distúrbios isolados do metabolismo da bilirrubina, doenças hepáticas e obstrução dos ductos biliares.

FOSFATASE ALCALINA E GAMAGLUTAMIL TRANSFERASE (GGT) ▶ São duas enzimas caniculares que se elevam, principalmente, nas obstruções da drenagem biliar intra ou extra-hepáticas e pelo uso crônico de medicamentos ou álcool. Implantes do tipo metastático ou por granulomas no fígado, além de infiltração do parênquima hepático, também podem causar aumento nessas enzi-

---

QUADRO 41.1 ▶ CAUSAS DE ICTERÍCIA DE ACORDO COM O TIPO DE BILIRRUBINA PREDOMINANTE

- **Predomínio da bilirrubina indireta**
    - Aumento da produção de bilirrubina (hemólise, eritropoiese ineficaz, reabsorção de hematoma, transfusão maciça de sangue)
    - Diminuição da captação da bilirrubina (metabolismo da bilirrubina — uso de medicações, síndrome de Gilbert, jejum prolongado)
    - Diminuição da conjugação da bilirrubina (metabolismo da bilirrubina — síndrome de Gilbert, síndrome de Crigler-Najjar tipos 1 e 2, uso de medicações, icterícia fisiológica de recém-nascido)

(Continua)

QUADRO 41.1 ▸ CAUSAS DE ICTERÍCIA DE ACORDO COM O TIPO DE BILIRRUBINA PREDOMINANTE (*CONTINUAÇÃO*)

- **Predomínio da bilirrubina direta ou mista**
  - Diminuição da secreção de bilirrubinas para os canalículos biliares (síndrome de Dubin-Johnson e síndrome de Rotor)
  - Doença hepática aguda (viral, alcoólica, hepatite por medicações, lesão isquêmica, doença de Wilson aguda, síndrome de Reye)
  - Doença hepática crônica (viral, alcoólica, hemocromatose, deficiência de α_1-antitripsina, autoimune)
  - Obstrução extra-hepática (coledocolitíase, atresia biliar, carcinoma dos ductos biliares, pancreatite, carcinoma de pâncreas, colangite esclerosante, compressão extrínseca da via biliar, cisto de colédoco)
  - Doença hepática com predomínio de colestase (doença granulomatosa infiltrativa, cirrose biliar primária, doença do enxerto vs. hospedeiro, uso de medicações, colestase recorrente benigna da infância, nutrição parenteral total, infecções bacterianas, síndrome de Stauffer)
  - Gestação
  - Pós-operatório (anestesia por halotano, choque, hipotensão)

mas. Por estar presente em outros tecidos (ossos, intestino, placenta, rins, leucócitos), a fosfatase alcalina deve ser avaliada em conjunto com a GGT. A elevação de ambas tem boa especificidade para doença das vias biliares. A elevação isolada de uma delas deve levantar a suspeita de outra comorbidade, como doença óssea no caso da elevação isolada da fosfatase alcalina e uso de medicações e álcool no caso da GGT. O aumento predominante de fosfatase alcalina e GGT em relação às transaminases é mais sugestivo de obstrução à drenagem biliar. O aumento das bilirrubinas associado à fosfatase alcalina e à GGT é denominado colestase.

ALANINO-AMINOTRANSFERASE (ALT) E ASPARTATO-AMINOTRANSFERASE (AST) ▸

São enzimas que participam da gliconeogênese, catalisando a transferência de grupos de aminoácidos na formação de ácido oxalacético e ácido pirúvico. São denominadas transaminases. A AST é mais específica para o fígado, sendo encontrada no citoplasma dos hepatócitos, e a ALT é encontrada no citoplasma e na mitocôndria, não só do fígado, mas também do miocárdio, do músculo esquelético, dos rins, do pâncreas e das células sanguíneas. O aumento das aminotransferases indica dano hepatocitário ou necrose hepatocelular. O nível de aumento pode servir de pista para a avaliação diagnóstica. Elevações de 2 a 3 vezes o limite normal superior (LNS) são consideradas leves e podem ser causadas por diversas doenças. Um aumento de 3 a 20 vezes o LNS é considerado moderado, e marcado quando maior de 20 vezes o LNS, sendo, então, compatível com necrose hepatocelular por hepatite viral ou isquêmica ou por medicamentos. Outra pista diagnóstica utilizada é a razão ALT/AST maior do que 2, que sugere hepatite alcoólica. A elevação predominante das transaminases em relação à fosfatase alcalina e à GGT é mais compatível com dano hepatocelular direto.

TESTE DE ATIVIDADE DA PROTROMBINA ▶ Esse exame altera-se na deficiência de fatores de coagulação, sendo o fígado responsável pela produção dos fatores VII, IX, XI e XII, usando como cofator a vitamina K (lipossolúvel). Tanto as doenças que alteram a síntese hepática quanto as que diminuem a absorção intestinal de vitamina K podem cursar com prolongamento do TP. A colestase prolongada, pela diminuição das bilirrubinas no intestino, é uma das causas.

ALBUMINA ▶ Proteína produzida pelo fígado que, no contexto de doença hepática crônica, pode estar associada à icterícia, devido ao comprometimento da função de síntese hepática.

EXAMES LABORATORIAIS COMPLEMENTARES
▶ Exames que, de acordo com tipo de bilirrubina predominante, história clínica e exames iniciais, devem ser solicitados para melhor esclarecimento diagnóstico: hemograma, reticulócitos, Coombs direto/indireto, desidrogenase láctica (LDH), sorologias virais (anticorpo antivírus da hepatite A [anti-HAV] imunoglobulina M [IgM], antígeno de superfície do vírus da hepatite B [HBsAg], anticorpo produzido pela exposição ao antígeno do core da hepatite B [anti-HBc] IgM, anticorpo produzido pela exposição ao antígeno de superfície da hepatite B [anti-HBs], anticorpos contra o vírus da hepatite C [anti-HCV], citomegalovírus [CMV] imunoglobulina G [IgG] e IgM, vírus Epstein-Barr [EBV] IgM e IgG), reação em cadeia da polimerase (PCR, do inglês *polymerase chain reaction*) para vírus da hepatite C (HCV), anticorpo antimitocôndria, fator antinuclear (FAN), anticorpo antimúsculo liso (antiLKM), ceruloplasmina, α_1-antitripsina, metabolismo do ferro, perfil metabólico e sorologia para leptospirose.

EXAMES DE IMAGEM
▶ O exame de imagem é fundamental para diferenciar causas intra e extra-hepáticas de icterícia, sendo geralmente a ultrassonografia (US) abdominal o exame de imagem inicial a ser solicitado. A ressonância magnética (RM) abdominal associada à colangiorressonância pode contribuir de forma significativa na avaliação diagnóstica de pacientes com dilatação de vias biliares em US abdominal.

▶ DE VOLTA AO CASO CLÍNICO

O paciente do caso citado no início do capítulo apresenta-se com quadro clínico compatível com hepatite alcoólica aguda. Em conjunto com os exames de US abdominal total (fígado aumentado de tamanho com presença de esteatose, baço de tamanho normal, ausência de ascite e vias biliares intra e extra-hepáticas sem dilatação) e endoscopia digestiva alta (EDA) sem varizes de esôfago, a presença de cirrose concomitante fica menos provável. Nos exames de laboratório, percebe-se a relação AST/ALT superior a 2, que é comum em pacientes com abuso de álcool e ajuda a diferenciar de outras causas de hepatites agudas, como as virais. O escore discriminante de Maddrey (4,6 × [TP (seg) − controle do TP (seg)] + bilirrubina total) foi de 26; portanto, foi oferecido ao paciente apenas suporte clínico, sem necessidade do uso de corticoides (utilizado quando o escore discriminate de Maddrey ≥ 32). Ele teve uma evolução favorável, recebendo alta uma semana após a internação no serviço de emergência (SE).

LEITURAS SUGERIDAS ▶

Feldman M, Friedman LS, Brandt LJ, editors. Sleisenger and Fordtran's gastrointestinal and liver disease: pathophysiology, diagnosis, management. 10th ed. Philadelphia: Saunders; 2015.

Moyer V, Freese DK, Whitington PF, Olson AD, Brewer F, Colletti RB, et al. Guideline for the evaluation of cholestatic jaundice in infants: recommendations of the North American Society for Pediatric Gastroenterology, Hepatology and Nutrition. J Pediatr Gastroenterol Nutr. 2004;39(2):115-28.

Roche SP, Kobos R. Jaundice in the adult patient. Am Fam Physician. 2004;69(2):299-304.

Sherlock S, Dooley J. Disease of the liver and biliary system. 12th ed. Oxford: Blackwell; 2011.

Soares JLMF, Pasqualotto AC, Rosa DD, Leite VRS, organizadores. Métodos diagnósticos: consulta rápida. Porto Alegre: Artmed; 2012.

CAPÍTULO 42

PANCREATITE AGUDA

CANDICE F. KRUMEL
HELENICE P. BREYER
ISMAEL MAGUILNIK

▶ CASO CLÍNICO

Paciente do sexo masculino, 47 anos, relata estar há cerca de 8 horas com dor em andar superior do abdome, com irradiação lombar, associada a náuseas. Refere leve escurecimento da urina e picos febris em casa. Relata ter apresentado episódios prévios de dor no hipocôndrio direito, mas de menor intensidade quando comparados ao episódio atual.

No exame físico, o paciente apresentava estado geral regular e icterícia, com pressão arterial (PA) de 80/58 mmHg, frequência cardíaca (FC) de 112 bpm e temperatura axilar de 38,2 °C. Ao examinar o abdome, observaram-se ruídos hidroaéreos ausentes, com dor à palpação difusa, principalmente na região epigástrica, mas sem sinais de peritonismo.

Na internação, apresentava hematócrito (Ht) de 45%, leucocitose com bastonemia, amilase de 1.850 U/L, lipase de 1.680 U/L, aspartato-aminotransferase (AST) de 300 U/L, alanino-aminotransferase (ALT) de 250 U/L, bilirrubina total de 2,2 mg/dL com 1,2 mg/dL de bilirrubina direta e creatinina (Cr) de 1,68 mg/dL.

▶ COMO O LABORATÓRIO PODE AJUDAR NA AVALIAÇÃO DESTE PACIENTE?

A pancreatite aguda é um processo inflamatório do pâncreas que se apresenta como uma doença moderada em 90% dos casos, podendo desencadear uma resposta inflamatória sistêmica com alta mortalidade em 10% dos pacientes. A maioria dos casos está associada à coledocolitíase, a medicamentos ou a trauma. O diagnóstico é geralmente estabelecido pela presença de pelo menos dois dos seguintes critérios: dor abdominal compatível, aumento na concentração plasmática de enzimas pancreáticas (amilase e/ou lipase maior do que 3 vezes acima do limite superior da normalidade) e achados característicos nos exames de imagem. Atualmente, os exames não se limitam apenas a confirmar a suspeita clínica, mas também avaliam a gravidade do quadro. Neste capítulo, serão revisados os principais exames laboratoriais solicitados na avaliação da pancreatite aguda.

EXAMES SUGERIDOS NA CHEGADA ▶ Lipase, amilase, hemograma completo, eletrólitos, função renal, AST, ALT, fosfatase alcalina, glicemia, provas de coagulação, albumina sérica – gasometria arterial (GA) se a saturação de oxigênio (SaO2) estiver abaixo de 95% ou se o paciente estiver com taquipneia.

DIAGNÓSTICO ▶

AMILASE SÉRICA ▶ As principais fontes de amilase são o pâncreas e as glândulas salivares. Na pancreatite aguda, há aumento da sua liberação e, em menor proporção, redução do seu catabolismo. A amilase sérica aumenta entre 6 e 12 horas após o início do quadro, com pico em 48 horas, e retorna ao normal em 3 a 5 dias. Possui uma sensibilidade de 67 a 84% e uma especificidade de 85 a 98% para o diagnóstico de pancreatite.

Apresentam valores normais de amilase 19 a 32% dos pacientes com pancreatite aguda. Há principalmente três fatores que diminuem a sua sensibilidade no diagnóstico de pancreatite aguda: medida tardia, pancreatite alcoólica e hipertrigliceridemia. Em pacientes com início dos sintomas há mais de 5 dias, as dosagens de amilase podem ser normais, devendo ser utilizada a dosagem de lipase para o diagnóstico. Na pancreatite alcoólica, cerca de 20% dos pacientes apresentam valores normais, sendo a pancreatite crônica subjacente e a destruição do parênquima pancreático os responsáveis pela amilasemia normal durante um episódio de pancreatite aguda. Na pancreatite aguda por hipertrigliceridemia, 50% dos pacientes não apresentam aumento dos valores de amilase, basicamente por influência do nível dos triglicérides na técnica do exame.

A amilase não é considerada muito específica, já que inúmeras condições abdominais e extra-abdominais podem cursar com valores anormais (Quadro 42.1). Contudo, a maioria dos autores concorda que valores 3 vezes acima do limite superior da normalidade são altamente sugestivos de pancreatite

---

QUADRO 42.1 ▶ CONDIÇÕES ASSOCIADAS A AUMENTO DA AMILASE SÉRICA

- **Condições abdominais**
  - Doenças pancreáticas: pancreatite aguda, pancreatite crônica, pseudocistos pancreáticos, trauma pancreático, pós-CPER
  - Doenças não pancreáticas: perfuração intestinal, infarto mesentérico, obstrução intestinal, apendicite, peritonite, aneurisma de aorta abdominal, gestação ectópica rota, cistos ovarianos, salpingite, hepatite, colecistite aguda, cirrose
- **Condições extra-abdominais**
  - Parotidite, insuficiência renal, cetoacidose, pneumonia, trauma craniano com hemorragia intracerebral, queimaduras, anorexia nervosa, bulimia, neoplasia de pulmão, infecção pelo HIV, neoplasia com produção ectópica de amilase
- **Macroamilasemia**
- **Hiperamilasemia idiopática**
  - Familiar e não familiar
- **Induzidas por medicamentos**
  - Associação definida: azatioprina, L-asparaginase, sulfonamidas, tetraciclina, didanosina, α-metildopa, estrogênios, furosemida, pentamidina, 5-aminossalicilatos, ácido valproico, salicilatos, tiazídicos, cálcio, alcaloides da vinca
  - Associação provável: glicocorticoides, nitrofurantoína, rifampicina, tacrolimo, metronidazol, 6-mercaptopurina, procainamida, difenoxilato, clortalidona, cimetidina, cisplatina, ciclosporina

CPER, colangiopancreatografia endoscópica retrógrada; HIV, vírus da imunodeficiência humana.

aguda. Na pancreatite aguda, há aumento da amilasúria, mas a combinação de testes urinários e séricos não aumenta a sensibilidade.

É importante lembrar que o nível sérico de amilase não está correlacionado com a gravidade da doença, mas sua persistência por mais de 5 dias pode estar associada a complicações, como pseudocisto, necrose ou abscesso.

LIPASE SÉRICA ▶ Essa enzima é sintetizada e armazenada principalmente como grânulos nos ácinos pancreáticos. Na pancreatite aguda, há um aumento de permeabilidade no polo basal das células acinares, levando a um pronunciado aumento da enzima no sangue. Há outras fontes de lipase – língua, esôfago, estômago, duodeno, leucócitos, tecido adiposo, pulmões e leite materno; contudo, sua concentração no pâncreas é 100 vezes maior do que nas demais fontes.

Normalmente, a lipase sérica aumenta 4 a 8 horas após o início dos sintomas, com pico em 24 horas, retornando ao normal em 8 a 14 dias. Sua sensibilidade e especificidade são de 82 a 100%.

Mesmo sendo mais específica do que a amilase, há, contudo, outras condições que estão associadas ao seu aumento (Quadro 42.2). A maioria dos

QUADRO 42.2 ▶ CONDIÇÕES ASSOCIADAS AO AUMENTO DA LIPASE SÉRICA

- Pancreatite crônica
- Cálculo pancreático
- Neoplasias pancreáticas
- Caxumba
- Hiperproteinemia tipos I e IV
- Úlcera péptica
- Colecistite aguda
- Obstrução biliar extra-hepática
- Doenças hepáticas
- Obstrução ou infarto intestinal
- Perfuração colônica
- Doença inflamatória intestinal
- Insuficiência renal
- Fratura óssea
- Lesões por esmagamento
- Embolia gordurosa
- Síndrome pós-colecistectomia
- Cetoacidose diabética
- Doença pelo vírus HIV
- Macrolipasemia
- Pós-CPER
- Doença celíaca
- Hiperenzinemia pancreática familiar
- Medicamentos

HIV, vírus da imunodeficiência humana; CPER, colangiopancreatografia endoscópica retrógrada.

autores concorda que níveis 3 vezes maiores do que o limite superior da normalidade são praticamente diagnósticos de pancreatite aguda. Pacientes com diabetes melito (DM) parecem ter uma lipase basal aumentada; logo, para o diagnóstico de pancreatite aguda, são necessários valores 3 a 5 vezes maiores do que o normal.

AMILASE E LIPASE ▶ Com algumas controvérsias, o consenso atual recomenda a solicitação das duas enzimas para o diagnóstico de pancreatite aguda. Tal associação é útil, pois essas enzimas apresentam meia-vida diferente, com amilase elevada mais precocemente e lipase mais tardiamente. Contudo, a associação dos dois exames não aumenta a acurácia.

Na pancreatite crônica, há uma redução tanto da atividade da lipase quanto da amilase, mas preferencialmente da última (91 e 26%, respectivamente). Portanto, nos casos de pancreatite crônica agudizada (por álcool), há um aumento relativamente maior da lipase; uma razão lipase/amilase superior a 2 é sugestiva de pancreatite alcoólica.

ETIOLOGIA ▶

TRANSAMINASES/BILIRRUBINAS ▶ Tanto as transaminases quanto as bilirrubinas são exames que, quando aumentados, sugerem pancreatite de origem biliar. Valores de ALT iguais ou superiores a 150 U/L (aproximadamente 3 vezes acima do limite superior da normalidade) têm um valor preditivo positivo (VPP) de 95% para pancreatite biliar.

TRIGLICÉRIDES SÉRICOS ▶ A hipertrigliceridemia pode ser responsável por 4 a 7% dos casos de pancreatite aguda. Um aumento leve ou moderado dos triglicérides é visto na fase precoce em cerca de 50% dos pacientes. Na literatura, triglicérides iguais ou superiores a 1.000 mg/dL podem precipitar um episódio. Nesses casos, a amilase costuma estar normal, e o curso clínico costuma ser mais grave.

CÁLCIO SÉRICO ▶ Responsável por cerca de 1,5% dos casos de pancreatite aguda, costuma estar associado a hiperparatiroidismo. O tratamento da hipercalcemia não alivia os sintomas. Posteriormente, na evolução da doença, pode também ser usado como exame prognóstico: nos primeiros 1 a 9 dias, pelo processo de saponificação da gordura peripancreática, há queda do cálcio sérico, podendo ocasionar hipocalcemia grave.

TESTES GENÉTICOS ▶ Podem ser considerados em pacientes jovens (< 30 anos) sem nenhuma causa evidente de pancreatite aguda e quando há história familiar para doença pancreática. Várias alterações vêm sendo encontradas na pancreatite hereditária, entre elas a mutação catiônica do tripsinogênio, do inibidor da serina protease Kazal (Spink, do inglês *serine protesase inhibitor Kazal*) e a mutação do gene regulador da condutância transmembrana da fibrose cística (CFTR, do inglês *cystic fibrosis transmembrane conductance regulator*).

PROGNÓSTICO ▶

HEMOGRAMA ▶ A hemoconcentração (Ht ≥ 44%) é causada basicamente pela perda hídrica para o terceiro espaço na pancreatite aguda, representa um importante fator de risco para necrose pancreática e disfunção orgânica. Sua ausência na internação ou durante as primeiras 24 horas sugere um curso benigno. É recomendado coletar no momento da internação ou, no máximo, entre 12 e 24 horas.

PROTEÍNA C REATIVA ▶ É um reagente de fase aguda e serve como marcador não específico de inflamação. Aumenta gradativamente, com pico em 48 a 72 horas após o início dos sintomas. Valor acima de 150 mg/L dosado 48 horas após o início dos sintomas é um marcador de gravidade (para pancreatite grave, apresenta sensibilidade de 80%, especificidade de 76%, VPP de 67%, valor preditivo negativo [VPN] de 86%).

CREATININA/*NITROGÊNIO UREICO NO SANGUE* (CR/BUN) ▶ Em uma coorte, a medida de BUN seriada é o teste laboratorial de rotina mais confiável para predizer mortalidade na pancreatite aguda. BUN acima de 20 mg/dL na internação, que aumenta nas primeiras 24 horas, está associado com mortalidade de 9 a 20%; pacientes em que BUN diminui para menos do que 5 mg/dL nas primeiras 24 horas têm 0 a 3% de mortalidade. A seguir, a fórmula para o cálculo de BUN:

$$BUN (mg/dL) = Ureia (mg/dL) / 2,1428$$

A perda de função renal (creatinina sérica [CrS] > 2 mg/dL após ressuscitação hídrica inicial) está significativamente associada a um aumento de mortalidade. Se ocorrer nas primeiras 24 horas, está associada com o aumento de 35 vezes no risco de necrose pancreática.

PROCALCITONINA ▶ É um marcador sorológico promissor para infecção pancreática e, especialmente, para infecção com disfunção orgânica: a especifidade pode chegar a 91%. Contudo, até o momento, não pode ser usado isoladamente.

ESCORES DE GRAVIDADE ▶

Em 1992, foram definidos critérios para a classificação de pancreatite, revisados em 2012, conhecidos como critérios de Atlanta.[1] Classifica-se a pancreatite aguda com intersticial edematosa ou como necrosante. Quanto à gravidade, a doença pode ser leve (sem insuficiência orgânica, complicações locais ou sistêmicas), moderadamente grave (insuficiência orgânica transitória e/ou complicações locais ou sistêmicas) e grave (insuficiência orgânica persistente, ou seja, mais de 48 horas). A insuficiência orgânica é avaliada pelo escore de Marshall modificado, que avalia aspectos cardiovasculares (PA sistólica [PAS]), respiratórios (relação entre pressão parcial arterial de oxigênio e fração inspirada de oxigênio [PaO_2/FiO_2]) e renais (valor da Cr). Considerando que 15 a 20% dos pacientes apresentam pancreatite aguda grave, a mortalidade pode ser superior a 40%. Vários escores vêm sendo testados para estratificar o risco do paciente.

A disfunção orgânica, principalmente se for persistente, é o marcador mais confiável de aumento da mortalidade. As primeiras 12 a 24 horas são críticas no manejo do paciente, pela maior incidência de disfunção orgânica. Escores prévios (Ranson e Glasgow) demoram 48 horas para ficar completos; logo, foram desenvolvidos novos escores para serem usados nas primeiras 24 horas.

- **APACHE-II.** É o escore mais validado. Primeiramente desenvolvido para as unidades de terapia intensiva (UTIs), tendo como desvantagem a necessidade de muitos parâmetros. Além dos dados clínicos, são usados no cálculo do escore Ht, leucograma, GA, Cr, sódio e potássio. É considerado grave quando for igual ou superior a 8. Apresenta sensibilidade de 85,7% e especificidade de 71% para pancreatite grave, e 100 e 65,7% para mortalidade, respectivamente. Também é importante observar sua evolução: um escore que aumenta nas primeiras 48 horas é muito sugestivo de desenvolvimento de pancreatite grave.
- **BISAP** (*bedside index of severity in acute pancreatitis*). Permite a avaliação nas primeiras 24 horas, mas não consegue diferenciar insuficiência orgânica transitória de permanente. No seu cálculo, é utilizado BUN (> 25 mg/dL), alteração do sensório, presença de síndrome de resposta inflamatória sistêmica (SIRS, do inglês *systemic inflammatory response syndrome*), idade maior que 60 anos e derrame pleural. Quando BUN for maior do que 2, há um aumento de 7 vezes no risco de disfunção orgânica e 10 vezes na mortalidade.
- **HAPS** (*harmless acute pancreatitis score*). É outro algoritmo usado para avaliação inicial. Avaliam-se dor abdominal, Cr e Ht. Quase a totalidade dos pacientes com Cr e Ht normais na internação e sem peritonismo evolui com doença leve.

Independentemente dos escores de gravidade, pacientes com SIRS persistente, aumento de BUN ou Cr, aumento da hemoconcentração ou doença cardíaca e/ou pulmonar concomitante devem ser internados em UTI ou unidade intermediária.

> ### ▶ DE VOLTA AO CASO CLÍNICO
>
> No caso descrito, o paciente apresenta clínica e exames laboratoriais compatíveis com pancreatite aguda. Na internação, apresenta um marcador de gravidade: Ht acima de 44%. O escore de APACHE-II na chegada era de 10. Após o início do tratamento com jejum e hidratação intravenosa (IV) vigorosa, foi realizada a investigação de sua etiologia. O paciente apresentava ALT acima de 150 U/L, que sugeria etiologia biliar. Um achado laboratorial foi confirmado com ultrassonografia

(US) abdominal, que demonstrava vesícula biliar com paredes levemente espessadas contendo cálculos no seu interior, além de dilatação do colédoco (1,2 cm de diâmetro). Após estabilização, o paciente foi submetido a colangiopancreatografia endoscópica retrógrada (CPER), com papilotomia precoce, e retirada de cálculos do colédoco. O paciente apresentou melhora clínica e laboratorial, com alta em 7 dias após colecistectomia videolaparoscópica.

REFERÊNCIA ▶

1. Banks PA, Bollen TL, Dervenis C, Gooszen HG, Johnson CD, Sarr MG, et al. Classification of acute pancreatitis-2012: revision of the Atlanta classification and definitions by international consensus. Gut. 2013;62(1):102-11.

LEITURAS SUGERIDAS ▶

Anand N, Park JH, Wu BU. Modern management of acute pancreatitis. Gastroenterol Clin N Am. 2012;41(1):1-8.

Banks PA, Freeman ML. Practice guidelines in acute pancreatitis. Am J Gastroenterol. 2006;101(10):2379-400.

Bluth MH, Hardin RE, Tenner S, Zenilman ME, Threatte GA. Laboratory diagnosis of gastrointestinal and pancreatic disorders. In: McPherson RA, Pincus MR. Henry's clinical diagnosis and management by laboratory methods. 21st ed. Philadelphia: Saunders Elsevier; 2006. p. 279-98.

Khan AS, Latif SU, Eloubeidi MA. Controversies in the etiologies of acute pancreatitis. JOP. 2010;11(6):545-52.

Lankisch PG, Apte M, Banks PA. Acute pancreatitis. Lancet. 2015;386(9988):85-96.

Papachristou GI, Clermont G, Sharma A, Yadav D, Whitcomb DC. Risks and markers of severe acute pancreatitis. Gastroenterol Clin North Am. 2007;36(2):277-96, viii.

Papachristou GI, Muddana V, Yadav D, O'Connel M, Sanders MK, Slivka A, et al. Comparison of BISAP, Ranson's, APACHE-II, and CTSI scores in predicting organ failure, complications, and mortality in acute pancreatitis. Am J Gastroenterol. 2010;105(2):435-41.

Tenner S, Baillie J, DeWitt J, Vege SS. American College of Gastroenterology Guidelines: management of acute pancreatitis. Am J Gastroenterol. 2013;108(9):1400-16.

Wallach J. Interpretation of diagnostic tests. 8th ed. Philadelphia: Lippincott Williams & Wilkins; 2007. p. 220-302.

Wu BU, Banks PA. Clinical management of patients with acute pancreatitis. Gastroenterology. 2013;144(6):1272-81.

Yadav D, Agarwal N, Pitchumoni CS. A critical evaluation of laboratory tests in acute pancreatitis. Am J Gastroenterol. 2002;97(6):1309-18.

SITES SUGERIDOS ▶

American College of Gastroenterology [Internet]. Bethesda: ACG; c2015 [capturado em 7 set. 2015]. Disponível em: www.gi.org

American Gastroenterological Association [Internet]. Bethesda: AGA; c2015 [capturado em 7 set. 2015]. Disponível em: http://www.gastro.org/

Vege SS. Clinical manifestations and diagnosis of acute pancreatitis [Internet]. Waltham: UpToDate, Inc.; c2015 [atualizado em 21 abr. 2015; capturado em 7 set. 2015]. Disponível em: http://www.uptodate.com/contents/clinical-manifestations-and-diagnosis-of-acute-pancreatitis

Vege SS. Predicting the severity of acute pancreatitis [Internet]. Waltham: UpToDate, Inc.; c2015 [atualizado em 6 jan. 2014; capturado em 7 set. 2015]. Disponível em: http://www.uptodate.com/contents/predicting-the--severity-of-acute-pancreatitis

CAPÍTULO 43

PANCREATITE CRÔNICA

STELA SCAGLIONI MARINI
HELENICE P. BREYER
ISMAEL MAGUILNIK

▶ CASO CLÍNICO

Paciente do sexo masculino, 45 anos, vem à consulta referindo episódios frequentes de dor no abdome superior, de forte intensidade, com irradiação para o dorso, há 2 meses. Queixa-se também de perda de peso de aproximadamente 5 kg (6,2% do peso corporal) em 3 meses. Consultou recentemente no posto de saúde, onde recebeu o diagnóstico de diabetes melito (DM). Observou também mudança nas fezes, que se tornaram acinzentadas e fétidas. Refere consumo diário de bebida alcoólica, em média 100 g/dia há 20 anos, tendo cessado desde o início dos sintomas. No exame, não foram observados estigmas de hepatopatia crônica, mas havia dor à palpação do epigástrio.

▶ COMO O LABORATÓRIO PODE AJUDAR NA AVALIAÇÃO DESTE PACIENTE?

A pancreatite crônica caracteriza-se por processo inflamatório progressivo, resultando em dano pancreático permanente. Dor abdominal e insuficiência pancreática exócrina e endócrina são as manifestações clínicas mais comuns; no entanto, a doença costuma apresentar evolução insidiosa.

Em se tratando de um paciente com quadro clínico sugestivo de pancreatite crônica, como no caso descrito, está indicada a avaliação da função pancreática. Os exames diagnósticos para pancreatite crônica estão descritos no Quadro 43.1.

QUADRO 43.1 ▸ EXAMES DIAGNÓSTICOS DISPONÍVEIS PARA PANCREATITE CRÔNICA

EXAMES DE FUNÇÃO PANCREÁTICA EXÓCRINA
- **Testes diretos**
  - Testes de estimulação hormonal direta (secretina ou secretina-colecistocinina)
- **Testes indiretos**
  - Enzimas pancreáticas
  - Tripsinogênio sérico
  - Elastase fecal
  - Cromotripsina fecal
  - Nível sérico de tripsina
  - Gordura fecal
  - IgG4
  - Glicose sérica
- **Exames de imagem**
  - US abdominal
  - TC
  - RM
  - CPER
  - US endoscópica

IgG4, imunoglobulina G, subclasse 4; US, ultrassonografia; TC, tomografia computadorizada; RM, ressonância magnética; CPER, colangiopancreatografia endoscópica retrógrada.

TESTES DIRETOS PARA AVALIAÇÃO DA FUNÇÃO PANCREÁTICA ▸

Consistem na estimulação pancreática por meio da ingesta alimentar (teste de Lundh) ou após administração de secretagogos (secretina ou colecistocinina) em dose suprafisiológica. A função pancreática é aferida por meio da coleta de líquido duodenal em que se avaliam quantidades de enzimas e bicarbonato.

TESTES INDIRETOS PARA AVALIAÇÃO DA FUNÇÃO PANCREÁTICA ▸

ENZIMAS PANCREÁTICAS ▸ Na pancreatite crônica, observa-se uma elevação, geralmente discreta, das enzimas pancreáticas – amilase e lipase – nas fases iniciais da doença, durante os períodos de agudização, com predomínio de lipase. A evolução para atrofia pancreática pode resultar em normalização dos níveis séricos dessas enzimas, mesmo durante períodos de agudização.

TRIPSINOGÊNIO SÉRICO ▸ Trata-se de um teste de baixo custo e que, ao contrário da amilase e da lipase, pode auxiliar no diagnóstico nas fases mais avançadas da doença. Apesar de pouco sensível, níveis séricos muito baixos (< 20 ng/mL) são específicos para diagnóstico de insuficiência pancreática exócrina. O nível sérico de tripsinogênio não se encontra reduzido caso o paciente apresente esteatorreia secundária a outras causas. A presença de obstrução pancreática por destruição ductal poderá cursar com redução do nível sérico de tripsinogênio.

ELASTASE E CROMOTRIPSINA FECAL ▶ A elastase e a cromotripsina são produtos da secreção pancreática que se mantêm estáveis ao longo do TGI, sendo marcadores indiretos de insuficiência pancreática exócrina. A cromotripsina fecal encontra-se reduzida nos pacientes portadores de pancreatite crônica com esteatorreia associada (estágio avançado). Resultados falso-positivos poderão ser observados em doenças disabsortivas (doença celíaca, doença de Crohn) e em pacientes gravemente desnutridos. Trata-se de um exame pouco utilizado na prática clínica.

A elastase fecal é mais facilmente aferida quando comparada à cromotripsina fecal. Sua sensibilidade para insuficiência pancreática exócrina moderada e grave é de 77 e 100%, respectivamente, com especificidade de cerca de 93%. Para doença leve, a sensibilidade varia de 0 a 63%, tendo pouca utilidade. Resultados falso-positivos poderão ser observados em outras doenças que cursam com diarreia, como síndrome do intestino curto e supercrescimento bacteriano. Na prática clínica, é um exame de grande utilidade para rastrear insuficiência pancreática exócrina em portadores de fibrose cística. Os valores de elastase fecal não se alteram com a suplementação oral de enzimas pancreáticas.

DOSAGEM DE GORDURA FECAL ▶ Má absorção de gorduras é observada quando o pâncreas perde mais de 90% da sua capacidade de secreção exócrina. Esse exame é útil na suspeita de síndrome disabsortiva que cursa com esteatorreia. O paciente deverá seguir dieta com quantidade de gordura predeterminada, dificultando a realização desse exame em nível ambulatorial. Existem dois métodos de aferição: qualitativo e quantitativo.

O exame qualitativo (Sudan III) é de mais fácil execução, pois é realizado em uma amostra de fezes isolada. A sensibilidade do teste para detectar esteatorreia moderada é de 94%. Na doença leve, os resultados poderão ser falso-negativos em 25% dos casos. O teste quantitativo é realizado por meio do método de Van de Kamer, que consiste na dosagem de gordura fecal em coleta de fezes de 72 horas (3 dias) consecutivas. Durante o teste, o paciente deve fazer dieta com 60 a 100 mg de gordura/dia. Apesar da pouca praticidade, é considerado o teste padrão-ouro para diagnóstico de esteatorreia. Sua realização está recomendada nos pacientes com teste de Sudan III positivo.

GLICOSE SÉRICA ▶ Intolerância à glicose ocorre frequentemente em portadores de pancreatite crônica. Em estágios mais avançados da doença, os pacientes costumam evoluir para DM insulino-dependente. Além da pancreatite crônica, outras doenças costumam cursar com insuficiência pancreática exócrina (Quadro 43.2).

A pancreatite crônica caracteriza-se pela substituição gradual e irreversível das células acinares por fibrose e inflamação. Com a evolução da doença, passa-se a observar redução da função exócrina. Em estágios avançados, os exames de imagem costumam apresentar boa acurácia para o diagnóstico (Fig. 43.1).

QUADRO 43.2 ▶ CAUSAS DE INSUFICIÊNCIA PANCREÁTICA EXÓCRINA

- Pancreatite crônica – causa mais comum em adultos
- Fibrose cística
- Obstrução do ducto pancreático principal (adenocarcinoma, neoplasia mucinosa intraductal, *pancreas divisum*)
- Ressecção pancreática
- Ressecção gástrica
- Síndrome do intestino curto
- Desnutrição grave
- Hemocromatose hereditária
- Deficiência de α_1-antitripsina

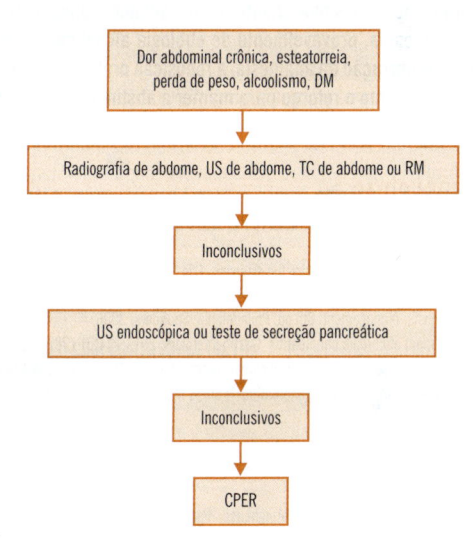

```
Dor abdominal crônica, esteatorreia,
perda de peso, alcoolismo, DM
            ↓
Radiografia de abdome, US de abdome, TC de abdome ou RM
            ↓
       Inconclusivos
            ↓
US endoscópica ou teste de secreção pancreática
            ↓
       Inconclusivos
            ↓
          CPER
```

FIGURA 43.1 ▶ ALGORITMO PARA AVALIAÇÃO DE PACIENTES COM SUSPEITA DE PANCREATITE CRÔNICA.
DM, diabetes melito; US, ultrassonografia; TC, tomografia computadorizada; RM, ressonância magnética; CPER, colangiopancreatografia endoscópica retrógrada.

IMUNOGLOBULINA G (IGG), SUBCLASSE 4 (IGG4) ▶ Exame indicado quando há suspeita de pancreatite crônica de origem autoimune. É importante ressaltar que níveis normais de IgG4 não excluem a possibilidade de origem autoimune, uma vez que este exame encontra-se alterado na pancreatite autoimune tipo 1 e normal na pancreatite autoimune tipo 2.

▶ DE VOLTA AO CASO CLÍNICO

No caso do paciente citado no início do capítulo, mediante a suspeita de pancreatite crônica, foram solicitados os seguintes exames: lipase, amilase, radiografia simples abdominal, US abdominal e pesquisa de gordura fecal (qualitativa). Na consulta de retorno, o paciente referiu piora da dor abdominal, tendo necessitado procurar serviços de emergência (SEs) em duas ocasiões para alívio da dor. A radiografia abdominal evidenciou diminutas calcificações na topografia do pâncreas, e a avaliação laboratorial demonstrou amilase e lipase discretamente elevadas (2 vezes o limite superior da normalidade) e pesquisa de gordura fecal positiva. Diante desses achados, diagnosticou-se pancreatite crônica, provavelmente de etiologia alcoólica, tendo sido indicadas a otimização da analgesia, a reposição oral de enzimas pancreáticas, bem como o reforço para manter a abstinência alcoólica.

LEITURAS SUGERIDAS ▶

Chowdhury RS, Forsmark CE. Review article: pancreatic function testing. Aliment Pharmacol Ther. 2003;17(6):733-50.

Conwell DL, Wu BU. Chronic pancreatitis: making the diagnosis. Clin Gastroenterol Hepatol. 2012;10(10):1088-95.

Feldman M, Friedman LS, Brandt LJ, editors. Sleisenger and Fordtran's gastrointestinal and liver disease: pathophysiology, diagnosis, management. 8th ed. Philadelphia: Saunders; 2006.

Forsmark CE. Management of chronic pancreatitis. Gastroenterology. 2013;144(6):1282-91.

Fry LC, Monkemuller K, Malfertheiner P. Diagnosis of chronic pancreatitis. Am J Surg 2007;194(4 Suppl 1):S45-52.

Steer ML, Waxman I, Freedman S. Chronic pancreatitis. N Engl J Med. 1995;332(22):1482-90.

SITES SUGERIDOS ▶

American Gastroenterological Association [Internet]. Bethesda: AGA; c2015 [capturado em 7 set. 2015]. Disponível em: http://www.gastro.org/

National Digestive Diseases Information Clearinghouse. Pancreatitis [Internet]. Bethesda: NDDIC; 2008 [atualizado em 16 ago. 2012; capturado em 7 set. 2015]. Disponível em: http://www.niddk.nih.gov/health-information/health-topics/liver-disease/pancreatitis/Pages/facts.aspx

SEÇÃO 5
Genética

CAPÍTULO 44

DIAGNÓSTICO PRÉ-NATAL

KALINA LÍVIA LOPES CARNEIRO
FILIPPO VAIRO
CAROLINA FISCHINGER MOURA DE SOUZA

▶ CASO CLÍNICO

Paciente do sexo feminino, 39 anos, primigesta, procura acompanhamento pré-natal, com gestação de 8 semanas, sem intercorrências. História familiar e história médica pregressa sem particularidades.

A paciente busca aconselhamento genético quanto ao risco fetal de apresentar alteração cromossômica, como síndrome de Down, e sobre suas opções laboratoriais para rastreamento e diagnóstico pré-natal.

▶ COMO O LABORATÓRIO PODE AJUDAR NA AVALIAÇÃO DESTA PACIENTE?

Em uma paciente com idade avançada, como a do caso em questão, há a possibilidade de indicar rastreamento bioquímico sérico e ultrassonográfico, tanto no primeiro quanto no segundo trimestres de gestação, bem como diagnóstico pré-natal de alterações cromossômicas com métodos invasivos e não invasivos.

Um diagnóstico pré-natal implica uma variedade de técnicas para determinar a saúde e a condição de um embrião ou feto (Quadro 44.1). Sem o conhecimento obtido na avaliação pré-natal, há a possibilidade de um desfecho não favorável para o feto, para a gestante ou para ambos. Anomalias congênitas são responsáveis por 20 a 25% de todas as mortes perinatais, sendo, então, a avaliação genética pré-natal importante para **(1)** o manejo das semanas subsequentes da gestação, **(2)** a determinação do desfecho da gestação, **(3)** o planejamento das possíveis complicações do processo de parto ou do nascimento de um filho com alguma alteração, **(4)** e definição das condições que possam auxiliar na decisão ou no manejo de futuras gestações. A Tabela 44.1 correlaciona a idade materna e o risco para anomalias cromossômicas na gestação.

O aconselhamento genético deve preceder qualquer exame complementar, de preferência antes da concepção e, sempre que possível, dirigido ao casal, com tempo hábil para solicitação de exames adicionais, estabelecimento de diagnóstico e risco de recorrência.

QUADRO 44.1 ▶ INDICAÇÕES DE DIAGNÓSTICO PRÉ-NATAL

- Idade materna avançada (≥ 35 anos, de acordo com o American College of Obstetricians and Gynecologists)
- Anomalia estrutural fetal detectada em ultrassonografia obstétrica
- Rastreameno bioquímico sérico materno positivo
- Concepção anterior com doença genética
- Progenitor portador ou afetado por doença genética
- História de infertilidade
- História familiar de doença genética
- Gestação prévia com anomalias múltiplas sem diagnóstico
- Outros fatores de risco para malformações (gestante com diabetes melito insulino-dependente malcontrolado, gestantes epiléticas em uso de anticonvulsivantes, etc.)

TABELA 44.1 ▶ RISCO DE TRISSOMIA DO CROMOSSOMO 21 E DE OUTRAS ANOMALIAS CROMOSSÔMICAS AO NASCIMENTO

IDADE MATERNA	TRISSOMIA DO CROMOSSOMO 21	OUTRAS ANOMALIAS CROMOSSÔMICAS
20 anos	1/1.480	1/525
25 anos	1/1.350	1/475
30 anos	1/940	1/384
35 anos	1/353	1/178
40 anos	1/85	1/62
45 anos	1/30	1/18

MÉTODOS DE RASTREAMENTO E DIAGNÓSTICO PRÉ-NATAL
MÉTODOS NÃO INVASIVOS ▶

ULTRASSONOGRAFIA (US) ▶ Técnica que não causa danos à mãe ou ao feto. Mede-se a translucência nucal (TN) (se aumentada, há maior risco para anomalias cromossômicas) e a presença de osso nasal entre 11 e 14 semanas. Também se realiza avaliação morfológica, idealmente entre 22 e 24 semanas, e ecocardiográfica a partir da 26ª semana. Esse método pode ser associado ou não a um exame laboratorial. A associação pode aumentar a sensibilidade do exame.

PESQUISA DE CÉLULAS FETAIS NO SORO MATERNO ▶ Técnica utilizada a partir da 8ª semana de gestação, desenvolvida em função do conhecimento da passagem de células fetais para o sangue da mãe, via placenta, podendo ser analisados sexo do feto (análise da presença do cromossomo Y), tipagem Rh fetal, aneuploidias fetais, doenças gênicas herdadas do pai, entre outras.

PROTEÍNA A PLASMÁTICA ASSOCIADA À GESTAÇÃO (PAPP-A) ▶ Baixos níveis de PAPP-A medidos no soro materno durante o primeiro trimestre podem estar associados a anomalias cromossômicas fetais, incluindo trissomias dos cromossomos 13, 18 e 21. Além disso, podem predizer um desfecho desfavorável da gestação, inclusive um feto pequeno para a idade gestacional (PIG) ou natimorto. Níveis elevados de PAPP-A podem predizer fetos grandes para a idade gestacional (GIG). Essa técnica é utilizada em alguns laboratórios da rede privada.

GONADOTROFINA CORIÔNICA HUMANA β (β-HCG, DO INGLÊS β-*HUMAN CHORIONIC GONADOTROPIN*) SÉRICA MATERNA ▶ É o teste de escolha para a confirmação de gravidez. É utilizado junto com o PAPP-A no rastreamento bioquímico de primeiro trimestre (podendo chegar a 83% de sensibilidade quando associado à medida da TN, com índice de falso-positivo de 5%). No segundo trimestre, faz parte do teste triplo ou quádruplo, quando se associa à inibina A. Quando se associam os testes de rastreamento no primeiro e segundo trimestres, a sensibilidade chega a 96%, com 5% de falso-positivos. Níveis elevados de β-hCG e diminuídos de outros marcadores sugerem risco aumentado para síndrome de Down.

α-FETOPROTEÍNA (AFP) SÉRICA MATERNA ▶ O desenvolvimento do feto necessita de duas proteínas sanguíneas importantes: albumina e AFP. Como adultos geralmente só apresentam albumina em seu sangue, a dosagem de AFP no soro materno pode ser utilizada para determinar a AFP do feto. Normalmente, apenas uma pequena amostra de AFP chega ao líquido amniótico (LA) e atravessa a barreira placentária; porém, quando há um defeito do tubo neural fetal, há o extravasamento de uma quantidade maior de AFP. Defeitos do tubo neural incluem anencefalia e espinha bífida. Também há aumento do nível de AFP quando o feto apresenta defeito de fechamento da parede abdominal, como onfalocele ou gastrósquise. Os níveis de AFP no soro materno podem ser afetados pela idade gestacional, pela etnia e por doenças crônicas, como o diabetes melito (DM). Quando há gestação de feto com anomalia cromossômica, a dosagem de AFP tende a ser menor.

ESTRIOL NÃO CONJUGADO SÉRICO MATERNO ▶ A dosagem de estriol no soro materno depende da viabiliade fetal, da funcionalidade placentária e do bem-estar materno. O estriol é produzido pela placenta a partir da desidroepiandrosterona (DHEA) produzida pelas glândulas suprarrenais fetais. Tende a ser mais baixo em fetos com síndrome de Down e quando há hipoplasia suprarrenal com anencefalia. A Tabela 44.2 correlaciona o rastreamento bioquímico com os defeitos genéticos encontrados.

INIBINA A SÉRICA MATERNA ▶ É secretada pela placenta e pelo corpo lúteo. Quando associada à dosagem de β-hCG, AFP e estriol no segundo trimestre de gestação, chama-se teste quádruplo. Níveis elevados são associados a um aumento do risco de síndrome de Down e/ou risco de parto prematuro.

É importante lembrar que um resultado normal, tanto no rastreamento de primeiro trimestre quanto no de segundo trimestre, embora indique que não existe risco aumentado, não exclui a possibilidade de ocorrência da doença. Da mesma forma, alterações de marcadores bioquímicos não são diagnósticas, indicando apenas um risco aumentado. Quando isso acontece, é indicado um método invasivo.

TESTE PRÉ-NATAL NÃO INVASIVO (NIPT, DO INGLÊS *NONINVASIVE PRENATAL TESTING*)
▶ Material genético fetal pode ser encontrado na circulação materna, sendo possível a utilização de sangue materno para o diagnóstico da doença fetal. Células fetais intactas identificadas no sangue materno não são uma fonte viável de material genético fetal, pois essas células são extremamente raras e podem persistir durante anos após gestações anteriores. Em comparação, o material genético fetal *cell free* (ácidos nucleicos não contidos dentro das membranas celulares: cfDNA e cfRNA) são abundantes na circulação materna e exclusivo da gestação atual. Assim, eles têm um grande potencial para uso em diagnóstico pré-natal. É possível sequenciar todo o genoma fetal de forma não invasiva. Está indicado desde a investigação de aneupolidias, sexagem, investigação genética em gestação gemelar até suspeitas que necessitem de análise molecular, como nos casos de doenças monogênicas e síndromes de microdeleção.

TABELA 44.2 ▶ RASTREAMENTO BIOQUÍMICO

CONDIÇÃO	AFP	ESTRIOL	β-HCG
Defeito do tubo neural	↑	Normal	Normal
Trissomia do 21	↓	↓	↑
Trissomia do 18	↓	↓	↓
Gestação molar	↓	↓	↑↑
Morte fetal	↑	↓	↓

AFP, α-fetoproteína; β-hCG, gonadotrofina coriônica humana β; ↑, aumentado; ↓, diminuído.

MÉTODOS INVASIVOS

Como esses procedimentos estão relacionados a risco, é necessária indicação criteriosa. Esses testes permitem a aplicação de diversos métodos investigativos, como avaliação citogenética, hibridização fluorescente *in situ* (Fish, do inglês *fluorescense in situ hibridization*), reação em cadeia da polimerase (PCR, do inglês *polymerase chain reaction*), análise metabólica/enzimáticas e moleculares diretamente do material fetal.

BIÓPSIA DE VILOS CORIÔNICOS ▶ Um cateter é utilizado por via transvaginal ou transabdominal, com o auxílio de US para a coleta de amostra de vilos coriônicos placentários entre a 9ª e a 11ª semanas. Pode-se realizar análise dos cromossomos (cariótipo) ou cultivar as células para análises bioquímicas (p. ex., diagnóstico de erros inatos do metabolismo [EIMs]) ou moleculares. O risco de perda fetal é de aproximadamente 1%.

AMNIOCENTESE ▶ É realizada entre a 14ª e a 20ª semana de gestação. Uma agulha é utilizada para a coleta de LA, podendo ser realizados os testes já descritos para a biópsia de vilos coriônicos, mas com um nível de segurança menor quanto a perdas gestacionais (em torno de 0,5%).

CORDOCENTESE ▶ Coleta de sangue do cordão umbilical, realizada a partir da 20ª semana para realização dos testes já descritos. Utilizada quando há impossibilidade de coleta de vilos coriônicos ou LA, devido à idade gestacional avançada ou à quantidade insuficiente de líquido.

Para cada período gestacional, existem opções quanto ao método de diagnóstico pré-natal (Quadro 44.2) mais adequado.

QUADRO 44.2 ▶ INVESTIGAÇÃO PRÉ-NATAL POSSÍVEL DE ACORDO COM A IDADE GESTACIONAL

IDADE GESTACIONAL	EXAME
8-11 semanas	NIPT, biópsia de vilos coriônicos, rastreamento bioquímico (β-hCG e PAPP-A)
10-14 semanas	Ultrassonografia com medida da TN
14-18 semanas	Rastreamento bioquímico – testes triplo (AFP, β-hCG, estriol) e quádruplo (+ inibina A)
15-16 semanas	Amniocentese
18-22 semanas	US detalhada com avaliação morfológica e ecocardiograma fetal
20-24 semanas	Cordocentese

NIPT, teste pré-natal não invasivo; β-hCG, gonadotrofina coriônica humana β; PAPP-A, proteína A plasmática associada à gestação; TN, translucência nucal; US, ultrassonografia.

> ▶ **DE VOLTA AO CASO CLÍNICO**
>
> A paciente citada no início deste capítulo foi informada quanto ao risco de feto com alterações cromossômicas relacionadas à idade e quanto à possibilidade de realização de testes de rastreamento no primeiro e no segundo trimestres, para refinar a avaliação do risco. Ao saber que os testes de rastreamento não possuíam a sensibilidade e a especificidade de que ela gostaria, optou por realizar amniocentese.

LEITURAS SUGERIDAS ▶

American College of Obstetricians and Gynecologists. ACOG Practice Bulletin No. 77: screening for fetal chromosomal abnormalities. Obstet Gynecol. 2007;109(1):217-27.

American College of Obstetricians and Gynecologists. ACOG Practice Bulletin No. 88: invasive prenatal testing for aneuploidy. Obstet Gynecol. 2007;110(6):1459-67

Bernhardt BA, Haunstetter CM, Roter D, Geller G. How do obstetric providers discuss referrals for prenatal genetic counseling? J Genet Couns. 2005;14(2):109-17.

Bianchi DW, Parker RL, Wentworth J, Madankumar R, Saffer C, Das AF, et al. DNA sequencing versus standard prenatal aneuploidy screening. N Engl J Med 2014; 370:799 RL, Wentworth J, et al. DNA sequencing versus standard prenatal aneuploidy screening. N Engl J Med. 2014;370(9):799-808.

Driscoll DA, Gross S. Clinical practice: prenatal screening for aneuploidy. N Engl J Med. 2009;360(24):2556-62.

Kazerouni NN, Currier B, Malm L, Riggle S, Hodgkinson C, Smith S, et al. Triple-marker prenatal screening program for chromosomal defects. Obstet Gynecol. 2009;114(1):50-8.

Wright CF, Chitty LS. Cell-free fetal DNA and RNA in maternal blood: implications for safer antenatal testing. BMJ. 2009;339:b2451.

SITES SUGERIDOS ▶

Geneva Foundation for Medical Education and Research. Prenatal screening and diagnosis [Internet]. Versoix, Switzerland: GFMER; 2015 [capturado em 7 set. 2015]. Disponível em: http://www.gfmer.ch/Guidelines/Prenatal_screening/Prenatal_screening_and_diagnosis.htm

The Fetal Medicine Foundation [Internet]. London:The Fetal Medicine Foundation: c2015 [capturado em 7 set. 2015]. Disponível em: http://www.fetalmedicine.com/fmf/

CAPÍTULO 45

ERROS INATOS DO METABOLISMO

FABIANO POSWAR
FILIPPO VAIRO
CAROLINA FISCHINGER MOURA DE SOUZA

▶ CASO CLÍNICO

Menino lactente de 2 meses é trazido à consulta médica por apresentar letargia e recusa alimentar há 2 dias. Pais referem que têm oferecido apenas o leite materno à criança. Mãe relata ainda que vem notando aumento do volume abdominal e que, nos últimos dias, ele tem estado mais "amarelo". Além disso, os pais informam serem consanguíneos. No exame físico, o lactente apresenta-se desidratado, irritado, ictérico e com hepatoesplenomegalia.

▶ COMO O LABORATÓRIO PODE AJUDAR NA AVALIAÇÃO DESTA PACIENTE?

Diante do quadro clínico apresentado, os primeiros exames solicitados objetivam o diagnóstico e a classificação da hiperbilirrubinemia e a determinação da função hepática. Exames adicionais devem ser solicitados para identificar a causa do quadro clínico, com especial atenção àquelas cujos desfechos dependam do tempo decorrido até o diagnóstico. Nesse contexto, exames para identificação de erros inatos do metabolismo que cursem com icterícia e hepatoesplenomegalia, devem ser considerados, especialmente quando condições mais comuns forem afastadas.

Os erros inatos do metabolismo (EIMs) são doenças causadas por defeitos genéticos que afetam o funcionamento normal de proteínas envolvidas em reações químicas que ocorrem como parte do processo contínuo de degradação e de renovação de moléculas necessárias para o funcionamento do organismo (Fig. 45.1). São doenças de manifestação clínica heterogênea, cujos primeiros sinais e sintomas ocorrem geralmente durante o período neonatal e a infância, podendo também afetar jovens e adultos. Os EIMs são condições individualmente raras, incluindo doenças com baixa frequência (p. ex., tirosinemia hereditária, com 1 caso para 500.000 nascimentos) e outras bem mais frequentes (como a fenilcetonúria, com 1 caso em 12.000 nascimentos). Embora raras, em função do seu grande número (mais de 600 diferentes condições, 10% do total das doenças genéticas), sua frequência estimada, em conjunto, é maior do que 1 para 1.000 nascimentos.

SINAIS E SINTOMAS ▶

Os principais sinais e sintomas clínicos sugestivos de erros inatos do metabolismo são listados a seguir:

- Morte neonatal ou infantil sem causa definida.
- Consanguinidade entre os pais.
- Encefalopatia inexplicável que ocorre em qualquer idade e de forma recorrente.
- Episódios de hipoglicemia em jejum, acidose metabólica ou alcalose respiratória.
- Regressão neurológica.
- Retardo mental progressivo.
- Hepato e/ou esplenomegalia, icterícia colestática sem causa aparente.
- Déficit de crescimento e/ou alterações osteoarticulares.

As manifestações são típicas e atípicas nas diversas doenças e suas fases de apresentação. De forma sucinta, podem-se dividir os EIMs em dois grupos: doenças de grandes ou de pequenas moléculas (Quadro 45.1).

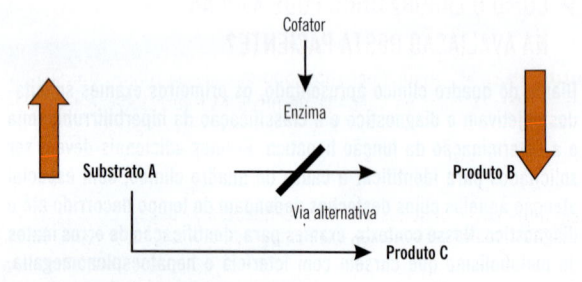

FIGURA 45.1 ▶ REAÇÃO ENZIMÁTICA.
A manifestação clínica dos eims decorre do acúmulo do substrato (A) e/ou deficiência do produto (B) da reação, secundários à deficiência da enzima envolvida e/ou de seu cofator. Em muitos casos, há o desvio para uma rota alternativa, e o produto dessa rota (C) poderá ser o responsável pelos danos metabólicos.

QUADRO 45.1 ► CLASSIFICAÇÃO SIMPLIFICADA DOS ERROS INATOS DO METABOLISMO

	MOLÉCULAS PEQUENAS	MOLÉCULAS GRANDES
Início	Súbito (mais frequentemente)	Gradual
Curso	Agudo, intermitente ou crônico	Crônico e progressivo
Regressão neurológica	Pouco frequente (a não ser após "crises")	Frequente
Manifestações clínicas desencadeadas por estados catabólicos ou farmacológicos	Frequentes	Pouco frequentes
Manifestações clínicas ou laboratoriais tipo "intoxicação" ou "déficit de energia" (hipoglicemia, acidose metabólica, hiperamonemia, hiperlactemia, coma)	Frequentes	Pouco frequentes
Evidência de acúmulo intracelular do substrato (organomegalia, miocardiopatia hipertrófica, opacificação de córnea, achados histopatológicos)	Ausente	Presente
Envolvimento ósseo	Pouco frequente	Frequente
Miopatia	Frequente	Pouco frequente
Malformação cerebral	Pode ocorrer	Ausente
Dismorfias faciais	Pouco frequentes	Frequentes
Resposta a tratamento dietético ou suplementação vitamínica	Presente	Ausente

DIAGNÓSTICO

► Alguns achados laboratoriais de rotina, mesmo inespecíficos, podem auxiliar na suspeita de um EIM e direcionar a investigação. O Quadro 45.2 descreve exames rotineiros que podem estar alterados em pacientes com EIMs.

Devido ao grande número de possibilidades diagnósticas que compartilham semelhantes características clínicas, é necessário seguir uma linha de raciocínio na investigação de um EIM (Figs. 45.2 e 45.3). A confirmação do diagnóstico de EIM requer exames específicos, sendo geralmente necessária a demonstração de redução significativa da atividade da enzima que se supõe deficiente. Esse exame é feito em plasma, leucócitos ou fibroblastos; entretanto, algumas vezes, é necessária a sua execução em tecido hepático ou muscular. Alguns EIMs, como a fenilcetonúria clássica, entretanto, po-

QUADRO 45.2 ► EXAMES LABORATORIAIS DE ROTINA QUE PODEM ESTAR ALTERADOS EM CASOS DE ERROS INATOS DO METABOLISMO

ACHADOS	POSSIBILIDADE DE DIAGNÓSTICO
Anemia (macrocítica)	Distúrbios do metabolismo da cobalamina e do ácido fólico
Reticulocitose	Defeitos da glicólise
Linfócitos vacuolados	Doença lisossômica de depósito
↑ Fosfatase alcalina	Defeitos da síntese de ácidos biliares
↓ Colesterol	Defeitos da síntese do colesterol (síndrome de Smith-Lemli-Opitz), doença do metabolismo das lipoproteínas
↑ Triglicérides	Glicogenoses, doença do metabolismo das lipoproteínas
↑ CK	Doenças mitocondriais, defeitos da oxidação dos ácidos graxos, glicogenose tipos II e III, defeitos da glicólise
↑ AFP	Tirosinemia hepatorrenal
↑ Ácido úrico	Glicogenoses, doenças do metabolismo das purinas, defeitos da oxidação dos ácidos graxos, doença mitocondrial
↓ Ácido úrico	Doenças do metabolismo das purinas, deficiência do cofator molibdênio
↑ Ferro, transferrina	Hemocromatose, doença dos peroxissomos
↑ Cobre na urina ou fígado	Doença de Wilson, doença dos peroxissomos
Hipotiroidismo, hipoparatiroidismo	Doença mitocondrial, defeitos congênitos da glicosilação

CK, creatinocinase; AFP, α-fetoproteína; ↑, aumento; ↓, diminuição.

dem ter o seu diagnóstico confirmado mediante a demonstração do acúmulo do substrato da enzima deficiente (nesse caso, da fenilalanina), não sendo necessária a medida da atividade da enzima. Os diagnósticos com base em acúmulo do substrato e/ou falta do produto devem ser realizados em amostras de sangue/urina coletadas no momento da crise metabólica e antes de ser iniciado o tratamento específico; esse tipo de cuidado permite a diminuição dos resultados falso-negativos.

Quando a análise dos metabólitos ou a avaliação da atividade enzimática são inconclusivas ou inespecíficas, a realização de testes moleculares pode ser importante para estabelecer o diagnóstico definitivo. Além disso, com a expansão do uso do sequenciamento de nova geração, os exames metabólicos têm sido utilizados posteriormente à análise molecular em alguns casos, como forma de se confirmar seus resultados.

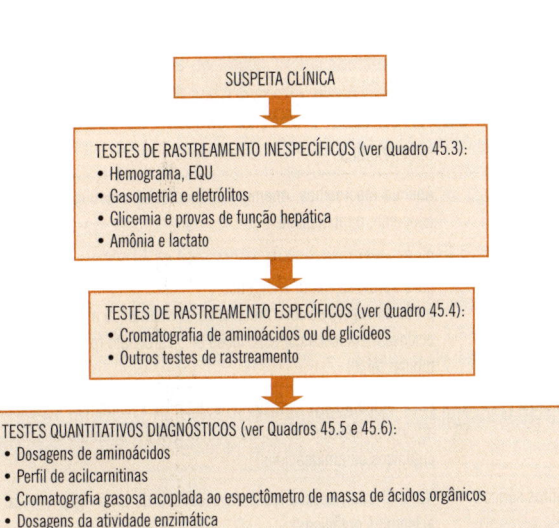

```
SUSPEITA CLÍNICA
         ↓
TESTES DE RASTREAMENTO INESPECÍFICOS (ver Quadro 45.3):
• Hemograma, EQU
• Gasometria e eletrólitos
• Glicemia e provas de função hepática
• Amônia e lactato
         ↓
TESTES DE RASTREAMENTO ESPECÍFICOS (ver Quadro 45.4):
• Cromatografia de aminoácidos ou de glicídeos
• Outros testes de rastreamento
         ↓
TESTES QUANTITATIVOS DIAGNÓSTICOS (ver Quadros 45.5 e 45.6):
• Dosagens de aminoácidos
• Perfil de acilcarnitinas
• Cromatografia gasosa acoplada ao espectômetro de massa de ácidos orgânicos
• Dosagens da atividade enzimática
```

FIGURA 45.2 ▶ AVALIAÇÃO LABORATORIAL DE ERROS INATOS DO METABOLISMO DE PEQUENAS MOLÉCULAS.
EQU, exame qualitativo de urina.

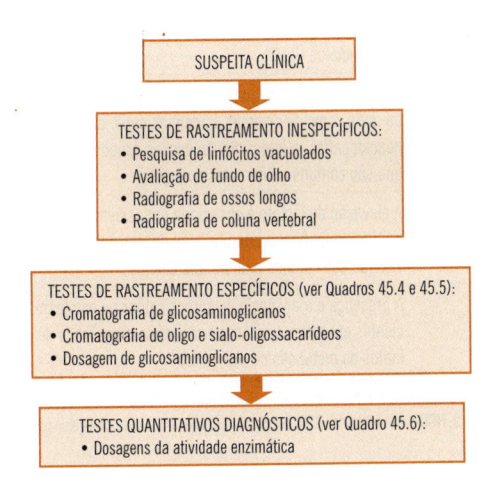

```
SUSPEITA CLÍNICA
         ↓
TESTES DE RASTREAMENTO INESPECÍFICOS:
• Pesquisa de linfócitos vacuolados
• Avaliação de fundo de olho
• Radiografia de ossos longos
• Radiografia de coluna vertebral
         ↓
TESTES DE RASTREAMENTO ESPECÍFICOS (ver Quadros 45.4 e 45.5):
• Cromatografia de glicosaminoglicanos
• Cromatografia de oligo e sialo-oligossacarídeos
• Dosagem de glicosaminoglicanos
         ↓
TESTES QUANTITATIVOS DIAGNÓSTICOS (ver Quadro 45.6):
• Dosagens da atividade enzimática
```

FIGURA 45.3 ▶ AVALIAÇÃO LABORATORIAL DE ERROS INATO DO METABOLISMO POR ACÚMULO DE GRANDES MOLÉCULAS.

QUADRO 45.3 ► EXAMES LABORATORIAIS INESPECÍFICOS NAS SUSPEITAS DE ERROS INATOS DO METABOLISMO

EXAMES	OBSERVAÇÕES
Hemograma	Anemia macrocítica, anemia não macrocítica, neutropenia, trombocitopenia, pancitopenia
EQU	Presença de corpos cetônicos (ácidos graxos estão sendo desviados para aproveitamento energético) pH ácido sugere acidose metabólica; ph normal ou alcalino sugere acidose metabólica por espoliação de bicarbonato (p. ex., acidose tubular renal)
Gasometria	Acidose metabólica; consumo de HCO_3 (nas acidemias orgânicas); *anion gap* elevado (acidemia láctica, EIM por acúmulo de ácidos orgânicos ou aminoácidos)
Eletrólitos séricos	Na e Cl são necessários para o cálculo de *anion gap* (> 16 nas acidemias orgânicas)
Glicemia	Hipoglicemia
Provas de função hepática	Hiperbilirrubinemia – galactosemia é a doença mais associada à icterícia; outras doenças associadas: tirosinemia hereditária, deficiência de $α_1$-antitripsina, acidúria mevalônica, hemocromatose, síndrome de Zellweger, doença de Niemann-Pick tipo C, GSD tipo IV, deficiência de G6PD
Amônia	A elevação de amonemia costuma resultar tanto dos EIMS do ciclo da ureia como de diversas acidemias orgânicas e de algumas aminoacidopatias; a interpretação desses achados é complexa, uma vez que são comuns a diferentes doenças
Lactato	A elevação de lactato é observada em acidemias lácticas e algumas aminoacidopatias; a interpretação desses achados é complexa, uma vez que são comuns a diferentes doenças
Cetonemia	A presença e a ausência de corpos cetônicos no plasma em pacientes em jejum auxiliam no raciocínio diagnóstico de alguns erros inatos do metabolismo energético

EIM, erro inato do metabolismo; EQU, exame qualitativo de urina; G6PD, glicose-6-fosfato-desidrogenase; Na, sódio; Cl, cloro; HCO_3^-, bicarbonato; GSD, doença do armazenamento de glicogênio (do inglês *glicogen storage disease*).

QUADRO 45.4 ▶ TESTES QUALITATIVO PARA ERROS INATOS DO METABOLISMOS

EXAME	EIM ASSOCIADO
Teste de Benedict	Doenças do metabolismo de glicídeos
Teste de cloreto férrico	Fenilcetonúria
Teste da dinitrofenil-hidrazina	Acidúrias orgânicas
Teste do nitrosonaftol	Tirosinemia
Teste do cianeto-nitroprussiato	Cistinúria/homocistinúria
Teste da p-nitroanilina	Acidúria metilmalônica
Teste do brometo de CTMA	Mucopolissacaridose
Teste do azul de toluidina	Mucopolissacaridose
Teste de Watson-Schwartz	Porfirias agudas
Teste do nitroprussiato de prata	Homocistinúria
Teste para alcaptonúria	Alcaptonúria
Teste de Millon	Tirosinemia
Teste do sulfito	Deficiência do cofator molibdênio
Cromatografia de aminoácidos	Aminoacidopatias em papel
Cromatografia de oligossacarídeos e de sialoligossacarídeos	Gangliosidose GM1 Doença de Sandhoff Doença de Tay-Sachs α-manosidose β-manosidose Fucosidose Sialidose (mucolipidose I) Aspartilglicosaminúria Galactossialidose
Cromatografia de Saiccar	Deficiência da adenil-succinato liase
Cromatografia de glicídeos	Galactosemia Intolerância à frutose Síndrome de Fanconi (tubulopatia renal)
Isoeletrofocalização da transferrina	Defeitos congênitos da glicosilação

EIM, erro inato do metabolismo; CTMA, cetil-trimetil-amônio.

QUADRO 45.5 ▶ TESTES QUANTITATIVOS PARA ERROS INATOS DO METABOLISMO

EXAME	MATERIAL DE ANÁLISE	EIM ASSOCIADO
Analise de ácidos orgânicos na urina por CG/MS	Urina	Acidemias orgânicas, do metabolismo energético, aminoacidopatias
Dosagem quantitativa de aminoácidos por HPLC autoanalisador, Tandem ou fluorimetria (fenilalanina e tirosina)	Urina, sangue, LCS e papel-filtro	Aminoacidopatias, acidemias orgânicas, doença de neurotransmissores
VLCFA	Sangue	Doença dos peroxissomos (adrenoleucodistrofia, síndrome de Zellweger)
Dosagem de ácido fitânico	Sangue	Doença de Refsum
Dosagem de ácido pristânico	Sangue	Deficiência de AMACR
Dosagem de colestanol	Sangue	Xantomatose cerebrotendínea
Dosagem de PBG e δ-ALA	Urina	Porfirias agudas
Dosagem de porfirinas	Urina	Porfirias
Dosagem de guanidinoacetato e creatina	Urina	Deficiência de creatina
Dosagem de ácido orótico	Urina	Defeitos do ciclo da ureia
Dosagem de succinil-acetona	Sangue e urina	Tirosinemia tipo 1
Dosagem de ácido siálico	Urina	Sialidose, sialúria, doença do armazenamento do ácido siálico
Dosagem de glicosaminoglicanos	Urina	Mucopolissacaridoses
Perfil Tandem de acilcarnitinas	Sangue (papel-filtro)	Defeitos de β-oxidação de ácidos graxos, acidemias orgânicas

EIM, erro inato do metabolismo; CG/MS – cromatografia gasosa acoplada ao espectômetro de massa; HPLC, cromatografia líquida de alta resolução; LCS, líquido cerebrospinal; PBG, porfobilinogênio; δ-ALA, ácido delta-aminolevulínico; AMACR, α-metil-acil CoA racemase; VLCFA, ácido graxo de cadeia muito longa.

QUADRO 45.6 ► ENZIMAS CUJAS ATIVIDADES PODEM SER MENSURADAS

LOCAL DE MENSURAÇÃO	ENZIMA DEFICIENTE	DIAGNÓSTICO
Tecido hepático	Frutose-1,6-difosfatase	Deficiência de frutose-1,6-difosfatase
	Glicose-6-fosfatase	Glicogenose tipo I
Hemácias	Galactose-1-fosfato-uridil transferase	Galactosemia (tipo I ou clássica)
Plasma	α-iduronidase	Mucopolissacaridose tipo I
	α-galactosidase A	Doença de Fabry
	Arilsulfatase A	Leucodistrofia metacromática
	β-glicuronidase	Mucopolissacaridose tipo VII
	Hexosaminidases A e B	Doença de Sandhoff
	Hexosaminidase A	Doença de Tay-Sachs
	Iduronato sulfatase	Mucopolissacaridose tipo II
	α-N-acetilgalactosaminidase	Doença de Schindler
	N-acetilglicosaminidase	Mucopolissacaridose tipo III B
	Quitotriosidase ↑	Doenças lisossômicas
Leucócitos/ fibroblastos	Acetil-CoA glicosaminide N-acetiltransferase	Mucopolissacaridose III C
	α-fucosidase	Fucosidose
	α-glicosidase	Doença de Pompe
	α-manosidase	Manosidose
	α-galactosidase A	Doença de Fabry
	Arilsulfatase A	Leucodistrofia metacromática
		Mucossulfatidose
	Arilsulfatase B	Mucopolissacaridose VI
		Mucossulfatidose
	Arilsulfatase C	Ictiose ligada ao X
	β-galactosidase	Gangliosidose GM1
		Mucopolissacaridose IV B
	β-glicosidase	Doença de Gaucher
	β-manosidase	β-manosidose
	Esfingomielinase	Doença de Niemann-Pick A ou B
	Galactocerebrosidase	Doença de Krabbe
	Galactose-6-sulfatase	Mucopolissacaridose IV A
	Heparan-sulfamidase	Mucopolissacaridose III A
	N-acetilglicosamina-6-sulfatase	Mucopolissacaridose III D
	Neuraminidase	Sialidose

IMPORTÂNCIA DO DIAGNÓSTICO CLÍNICO E LABORATORIAL

- Há necessidade de aconselhamento genético da família devido ao alto risco de recorrência – geralmente 25% para cada novo filho do casal.
- A instituição precoce do tratamento específico pode evitar graves sequelas no crescimento e desenvolvimento das crianças afetadas.

▶ DE VOLTA AO CASO CLÍNICO

Exames laboratoriais demonstraram icterícia colestástica com disfunção hepática associada. Sorologias para hepatites virais foram negativas. Devido à consanguinidade dos pais, o pediatra pensou em doenças genéticas metabólicas que pudessem estar causando todos os problemas da criança.

O médico decidiu começar uma investigação de doenças hereditárias tratáveis. Entre os exames solicitados, estava a cromatografia de glicídeos na urina, que revelou presença acentuada de lactose e galactose. Com base nos achados clínicos e laboratoriais, a hipótese mais provável é de que o paciente seja portador de galactosemia. Sabendo que a galactose-1-fosfato-uridiltransferase é a enzima cuja deficiência é a mais frequente nos portadores de galactosemia, foi solicitada a dosagem da atividade. O resultado demonstrou atividade bastante reduzida, praticamente nula.

Após instituição do tratamento adequado à galactosemia, a criança evoluiu com melhora clínica constante, mantendo-se em acompanhamento regular com especialistas para evitar e tratar possíveis complicações de sua doença.

LEITURAS SUGERIDAS

Burton BK. Inborn error of metabolism in infancy: a guide to diagnosis. Pediatrics. 1998;102(6):E69.

Clarke JTR, editor. A clinical guide to inherited metabolic diseases. 3rd ed. Cambridge: Cambridge University Press; 2005.

Cleary MA, Green A. Developmental delay: when to suspect and how to investigate for an inborn error of metabolism. Arch Dis Child. 2005;90(11):1128-32.

Leonard JV, Morris AA. Inborn errors of metabolism around time of birth. Lancet. 2000;356(9229):583-7.

Raghuveer TS, Garg U, Graf WD. Inborn errors of metabolism in infancy and early childhood: an update. Am Fam Physician. 2006;73(11):1981-90.

Saudubray JM, Sedel F, Walter JH. Clinical approach to treatable inborn metabolic diseases: an introduction. J Inherit Metab Dis. 2006;29(2-3):261-74.

Saudubray JM, van der Berghen G, Walter JH, editors. Inborn metabolic diseases: diagnosis and treatment. 5th ed. Berlin: Springer; 2014.

Schwartz ID, Souza CFM Giugliani R. Tratamento de erros inatos do metabolismo. J Pediatr (Rio de Janeiro). 2008;84(4 Supl):S8-19.

Soliz A, Chandler BD, Vasconcellos E. The enigmatic baby: a practical approach to the diagnosis of inborn errors of metabolism. Int Pediatr. 2007;22(4):192-6.

SITES SUGERIDOS ▶

Brasil. Ministério da Saúde. Portal da Saúde [Internet]. Brasília: Ministério da Saúde; 2015 [capturado em 7 set. 2015]. Disponível em: http://portalsaude.saude.gov.br/

GeneReviews [Internet]. Seattle: University of Washington; 1993-2015 [capturado em 7 set. 2015]. Disponível em: http://www.ncbi.nlm.nih.gov/books/NBK1116

Online Mendelian Inheritance in Man (OMIM): an online catalog of human genes and genetic disorders [Internet]. Baltimore: Johns Hopkins University; c1966-2015 [capturado em 7 set. 2015]. Disponível em: www.omim.org

Orphanet: the portal for rare diseases and orphan drugs [Internet]. Paris: INSERM; 2015 [capturado em 7 set. 2015]. Disponível em: www.orpha.net

CAPÍTULO 46

TRIAGEM NEONATAL/ TESTE DO PEZINHO

DANIELE KONZEN
CAROLINA FISCHINGER MOURA DE SOUZA
FILIPPO VAIRO

▶ CASO CLÍNICO

Recém-nascido (RN) é trazido à consulta pelos pais, que estão em busca de orientações sobre o resultado alterado do teste do pezinho (aumento de tirosina). Negam queixas. O RN alimenta-se adequada e exclusivamente de leite materno; apresenta-se em bom estado geral e sem particularidades no exame físico.

> ### ▶ COMO O LABORATÓRIO PODE AJUDAR NA AVALIAÇÃO DESTE PACIENTE?
>
> A triagem neonatal, conhecida como teste do pezinho, por ser um exame realizado a partir de gotas de sangue obtidas do calcanhar do RN, possibilita a identificação de um grupo de doenças metabólicas, genéticas, endocrinológicas e infecciosas, mesmo que assintomáticas no período neonatal. Tais doenças têm tratamento estabelecido que, quando iniciado precocemente, altera de forma significativa o curso prognóstico da doença.

Para a inclusão de uma doença em programas de rastreamento nenonatal, alguns critérios de elegibilidade devem ser preconizados: deve existir um estágio assintomático no qual a doença possa ser diagnosticada; a doença deve ser um problema importante de saúde pública e causar lesões graves e irreversíveis caso não tenham intervenção terapêutica precoce; o tratamento deve ser social e eticamente aceitável; e, além disso, o teste deve ser altamente sensível e seguro, e a detecção precoce deve ter uma relação custo/benefício economicamente viável e socialmente aceitável.

Para minimizar resultados falso-negativos e falso-positivos, o teste do pezinho deve ser realizado a partir do terceiro dia de vida e, depois desse período, o mais brevemente possível.

No Brasil, o teste do pezinho pode ser realizado na rede pública ou no setor privado. Quando coletado na rede pública, o teste fica submetido às normas do Programa Nacional de Triagem Neonatal (PNTN).[1] Esse programa foi criado por meio da Portaria GM/MS n° 822, de 6 de junho de 2001, com os seguintes objetivos específicos: a ampliação da cobertura visando a 100% dos nascidos-vivos; a busca ativa dos pacientes triados; sua confirmação diagnóstica; o acompanhamento e o tratamento adequados dos pacientes identificados.[1]

Em virtude dos diferentes níveis de organização das redes assistenciais existentes nos diferentes estados brasileiros, da variação percentual de cobertura dos nascidos-vivos do rastreamento que vinha sendo realizada no País e da diversidade das características populacionais existentes, optou-se por implantar o PNTN em fases, conforme descrição a seguir:

- **Fase I** – Rastreamento, confirmação diagnóstica, acompanhamento e tratamento de fenilcetonúria e hipotiroidismo congênito.
- **Fase II** – Rastreamento, confirmação diagnóstica, acompanhamento e tratamento de fenilcetonúria, hipotiroidismo congênito + doenças falciformes e outras hemoglobinopatias.

- **Fase III** – Rastreamento, confirmação diagnóstica, acompanhamento e tratamento de fenilcetonúria, hipotiroidismo congênito, doenças falciformes e outras hemoglobinopatias + fibrose cística.
- **Fase IV** – Rastreamento, confirmação diagnóstica, acompanhamento e tratamento de deficiência de biotinidase e hiperplasia suprarrenal congênita.

A realização do teste de rastreamento em laboratórios privados permite a detecção de um número maior de doenças (Quadro 46.1). Contudo, é importante ressaltar que a qualidade do teste depende de um número amostral grande para elaboração das curvas de normalidade, que variam entre as populações.

A tendência é de que cada vez mais doenças sejam incorporadas à triagem neonatal. A espectrometria de massa Tandem (MS) é uma técnica que permite, a partir de uma única gota de sangue, o diagnóstico de cerca de 30 doenças metabólicas. O método analisa e mede aminoácidos e acilcarnitinas, detectando, portanto, aminoacidopatias, acidemias orgânicas, defeitos envolvendo o ciclo da ureia e o metabolismo de ácidos graxos (defeitos de oxidação).

Por se tratar de um programa de rastreamento, é importante enfatizar que um teste do pezinho alterado requer a realização de exames confirmatórios. Em um primeiro momento, realizam-se exames de alta sensibilidade, que serão confirmados com exames de maior especificidade e menores taxas de falsos-positivos.

Na Figura 46.1, estão descritos os principais passos a serem seguidos na triagem neonatal.

TÉCNICA DE COLETA ▶

A técnica utilizada para coleta de material para realização do teste do pezinho é importante para a qualidade da análise

QUADRO 46.1 ▶ DOENÇAS QUE PODEM SER RASTREADAS NO TESTE DO PEZINHO

- Fenilcetonúria e outras aminoacidopatias
- Hipotiroidismo congênito
- Anemia falciforme e outras hemoglobinopatias
- HSRC
- Fibrose cística
- Galactosemia
- Deficiência de biotinidase
- Deficiência de G6PD
- Doenças infecciosas congênitas: sífilis, toxoplasmose, citomegalovirose, rubéola, HIV 1 e 2, doença de Chagas
- Deficiência de MCAD
- Acidúrias orgânicas
- Defeitos da oxidação de ácidos graxos

G6PD, glicose-6-fosfato desidrogenase; MCAD, desidrogenase das acil-CoA dos ácidos graxos de cadeia média; HSRC, hiperplasia suprarrenal congênita; HIV, vírus da imunodeficiência humana.

e para a obtenção de resultados confiáveis. A coleta deve ser em um cartão de papel-filtro específico para a triagem neonatal (Fig. 46.2). Dados de identificação e data de nascimento devem ser preenchidos com atenção. Os seguintes passos orientam uma coleta adequada:

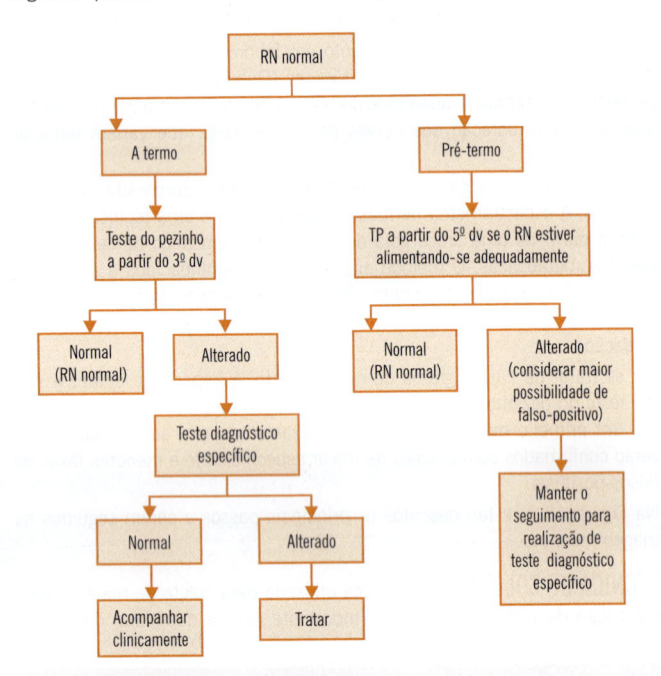

FIGURA 46.1 ▶ PASSOS PARA A TRIAGEM NEONATAL.
RN, recém-nascido; dv, dia de vida; TP, tempo de protrombina.

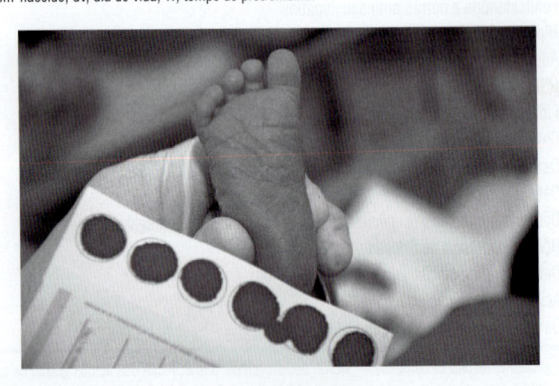

FIGURA 46.2 ▶ CARTÃO PARA COLETA DO TESTE DO PEZINHO.

- Fazer antissepsia do calcanhar com álcool 70% e esperar secar em temperatura ambiente;
- Puncionar, com lanceta de ponta fina ou agulha descartável, uma das áreas laterais da região plantar do calcanhar;
- Após a formação de gota de sangue, retirar a primeira gota com gaze ou algodão. Encostar o centro do círculo, saturando sua área até o verso do papel-filtro. Dois círculos devem ser preenchidos para tiroxina (T_4), tireotrofina (TSH, do inglês *thyroid-stimulating hormone*), tripsina, 17-hidroxiprogesterona (17-OHP); dois círculos para biotinidase, galactose, toxoplasmose, sífilis, vírus da imunodeficiência humana (HIV); um círculo para os outros testes;
- Aguardar a secagem do cartão. Acondicionar o cartão em papel-alumínio e enviar ao laboratório.

DIAGNÓSTICO

A Tabela 46.1 descreve as principais doenças metabólicas que podem ser diagnosticadas por meio do teste do pezinho relacionando a doença e o teste utilizado em caso de teste do pezinho alterado.

TABELA 46.1 ▶ DOENÇA E TESTE UTILIZADO EM CASO DE TESTE DO PEZINHO ALTERADO

DOENÇA	TESTE	FREQUÊNCIA	INFORMAÇÕES SOBRE A DOENÇA
Fenilcetonúria e outras aminoacidopatias	Dosagem quantitativa dos aminoácidos	1/2.600	Acúmulo de fenilalanina causado pela deficiência da enzima fenilalanina hidroxilase. Na ausência de tratamento, as crianças desenvolvem retardo mental
Hipotiroidismo congênito	Dosagem quantitativa de TSH e T_4	1/3.000	Ocorre pela incapacidade de produzir quantidades normais de hormônio da tireoide; a falta de tratamento leva ao atraso do desenvolvimento neuropsicomotor
HSRC	Dosagem da 17-α-OHP	1/10.500	Ocorre devido a um defeito genético que leva a um bloqueio da rota metabólica envolvida na síntese do cortisol e dos mineralocorticoides

(Continua)

TABELA 46.1 ▶ DOENÇA E TESTE UTILIZADO EM CASO DE TESTE DO PEZINHO ALTERADO (*CONTINUAÇÃO*)

Fibrose cística	Quantificação da ITR; pesquisa das mutações (p. ex., DF508)	1/3.100	Ocorre devido a um distúrbio no transporte de cloreto pelas membranas epiteliais; as manifestações podem incluir íleo meconial, infecções frequentes, diarreia e baixo peso e altura
Galactosemia	Detecção de galactose e galactose-1--fosfato uridil transferase	1/25.000	É um erro inato do metabolismo dos carboidratos relacionado à deficiência enzimática na rota da metabolização da galactose
Deficiência de biotinidase	Dosagem da atividade da biotinidase	1/20.000	A deficiência da biotinidase provoca a deficiência de múltiplas carboxilases; pode causar crises convulsivas, lesões de pele e alterações metabólicas graves
Deficiência de G6PD	Dosagem da atividade da G6PD	1/40	Ocorre pela deficiência da enzima G6PD; pode provocar icterícia neonatal e/ou anemia hemolítica
Acidúrias orgânicas e defeitos da oxidação dos ácidos graxos (p. ex., MCAD)	Perfil Tandem (MS) de acilcarnitinas	1/2.200	Os dois grupos de doenças geralmente evoluem com uma deterioração clínica aguda no período neonatal e podem cursar com hipoglicemia, acidose metabólica e encefalopatia

MCAD, desidrogenase das acil-CoA dos ácidos graxos de cadeia média; ITR, tripsina imunorreativa; MS, espectrometria de massa; T_4, tiroxina; TSH, tireotrofina; HSRC, hiperplasia suprarrenal congênita; 17-α-OHP, 17-α-hidroxiprogesterona; G6PD, glicose-6-fosfato-desidrogenase.

▶ DE VOLTA AO CASO CLÍNICO

O aumento transitório da tirosina é comum, sendo a alteração mais observada na triagem neonatal, especialmente em RNs prematuros, com baixo peso ou dieta inadequada. É uma circunstância chamada de tirosinemia neonatal transitória (TNT). Nesses casos, o aumento da tirosina se deve a uma imaturidade fisiológica da enzima fumarilacetoacetato hidroxilase. A tirosinemia transitória geralmente regride espontaneamente, não sendo necessário tratamento.

REFERÊNCIA ▶

1. Brasil. Ministério da Saúde. Portaria nº 822, de 06 de junho de 2001. Institui, no âmbito do Sistema Único de Saúde, o Programa Nacional de Triagem Neonatal (PNTN). Diário Oficial da União. 7 jun. 2001; Seção 1:33.

LEITURAS SUGERIDAS ▶

Pandor A, Eastham J, Beverley C, Chicott J, Paisley S. Clinical effectiveness and cost effectiveness of neonatal screening for inborn errors of metabolism using tandem mass spectrometry: a systematic review. Health Technol Assess. 2004;8(12):iii, 1-121.

Saudubray JM, van der Berghen G, Walter JH, editors. Inborn metabolic diseases: diagnosis and treatment. 5th ed. Berlin: Springer; 2012.

Wilcken B, Wiley V, Hammond J, Carpenter K. Screening newborns for inborn errors of metabolism by tandem mass spectrometry. N Engl J Med. 2003;348(23):2304-12.

SITES SUGERIDOS ▶

Brasil. Ministério da Saúde. Manual de Normas Técnicas e Rotinas Operacionais do Programa Nacional de Triagem Neonatal [Internet]. Brasília: Ministério da Saúde; 2002 [capturado em 7 set. 2015]. Disponível em: http://bvsms.saude.gov.br/bvs/publicacoes/triagem_neonatal.pdf

CTN diagnósticos. Teste do pezinho: o que é? [Internet]. Porto Alegre: CTN; 2015 [capturado em 7 set. 2015]. Disponível em: http://www.portalctn.com.br/novo/testedopezinho.php

International Society for Neonatal Screening [Internet]. Netherlands: ISNS; c2013 [capturado em 7 set. 2015]. Disponível em: www.isns-neoscreening.org

SEÇÃO 6
Ginecologia e Obstetrícia

CAPÍTULO 47

ASSISTÊNCIA PRÉ-NATAL

JANETE VETTORAZZI
CRISTIANO CAETANO SALAZAR
EDIMÁRLEI GONSALES VALÉRIO

▶ CASO CLÍNICO

Paciente do sexo feminino, 19 anos, hígida, chega à unidade básica de saúde com 7 semanas de amenorreia e teste urinário de gravidez positivo. Queixa-se de sonolência e náuseas. Nega gestações prévias, doenças, cirurgias ou uso crônico de medicamentos (exceto ácido fólico, orientação pré-concepcional). Nega malformações, tromboembolia ou hipertensão na família. Sem sangramento ou dor e sem alterações no exame físico.

▶ COMO O LABORATÓRIO PODE AJUDAR NA AVALIAÇÃO DESTA PACIENTE?

Apesar de não haver estudos conclusivos demonstrando que a assistência pré-natal melhora os resultados perinatais, recomenda-se a avaliação das gestantes com o objetivo de identificar aquelas com maior risco de morbimortalidade materna e fetal. As diretrizes sobre o pré-natal de rotina variam de acordo com a localização geográfica, levando em conta a prevalência de doenças e de fatores de risco, além dos recursos disponibilizados localmente.

Para casos de pré-natal de baixo risco, como o apresentado, a diretriz brasileira atual recomenda os exames descritos no Quadro 47.1.[1] A seguir, são descritos os exames que podem ser realizados durante o pré-natal.

QUADRO 47.1 ▶ EXAMES LABORATORIAIS A SEREM SOLICITADOS NO PRÉ-NATAL DE BAIXO RISCO

1ª CONSULTA OU 1º TRIMESTRE	2º TRIMESTRE	3º TRIMESTRE
Hemograma e plaquetas	Hemograma e plaquetas	Hemograma e plaquetas
Tipagem sanguínea e fator Rh		
Coombs indireto (se Rh negativo)	Coombs indireto (se Rh negativo)	Coombs indireto (se Rh negativo)
Glicemia de jejum	Teste de sobrecarga oral de glicose	
VDRL		VDRL
Anti-HIV		Anti-HIV
Toxoplasmose IgG e IgM		Toxoplasmose IgG e IgM (se IgG negativo)
HBsAg		HBsAg
EQU		EQU
Urocultura		Urocultura

HIV, vírus da imunodeficiência humana; HBsAg, antígeno de superfície do vírus da hepatite B; IgG e IgM, imunoglobulinas G e M; EQU, exame qualitativo de urina; VDRL, do *inglês venereal disease research laboratory*.
Fonte: Adaptado de Brasil.[1]

HEMOGRAMA E PLAQUETAS ▶ Ver Capítulo 56, Alterações laboratoriais na gestante.

TIPAGEM SANGUÍNEA, FATOR RH E PROVA DE COOMBS INDIRETO ▶

Pacientes com fator Rh-negativo devem realizar o teste de Coombs indireto. Caso o teste seja negativo, recomenda-se repeti-lo a cada 4 semanas a partir da 24ª semana de gravidez. Quando positivo, referenciar a paciente para pré-natal de alto risco. Algumas diretrizes internacionais (AAP, ACOG, 2012) recomendam o teste de Coombs indireto na primeira consulta de pré-natal, mesmo para gestantes Rh-positivo, em busca de aloimunização a anticorpos irregulares (presente em 0,9% da população).[2] Também se deve considerar a solicitação de Coombs indireto em pacientes que receberam transfusão prévia de hemocomponentes.

GLICEMIA DE JEJUM, TESTE DE SOBRECARGA ORAL COM GLICOSE ▶

Ver capítulo 49, Diabetes gestacional.

SOROLOGIA PARA TOXOPLASMOSE E SÍFILIS ▶ Ver capítulo 55, Infecções na gestação.

ANTIVÍRUS DA IMUNODEFICIÊNCIA HUMANA (ANTI-HIV) ▶ O teste anti-HIV deve ser oferecido na primeira consulta de pré-natal e repetido no início do terceiro trimestre gestacional, após consentimento e aconselhamento pré e pós-teste. Em alguns locais, os órgãos de gestão em saúde recomendam a realização de teste rápido para HIV em todas as parturientes. Os testes se baseiam em diferentes métodos, incluindo imunoensaios e testes moleculares, sendo o diagnóstico da infecção pelo HIV habitualmente realizado com base na detecção de anticorpos anti-HIV e/ou do antígeno. Segundo a Portaria nº 29, de 17 de dezembro de 2013, os testes rápidos são suficientes para estabelecer o diagnóstico de infecção pelo HIV (conforme Fig. 47.1).[3]

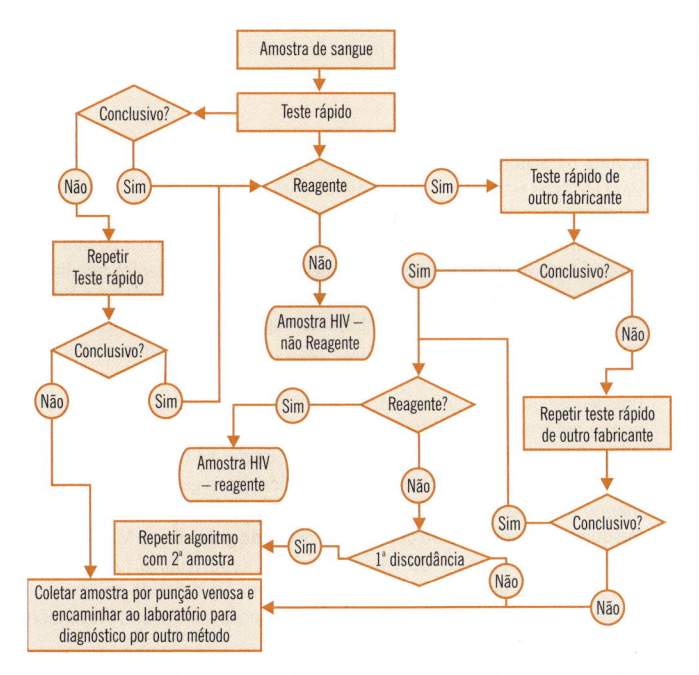

FIGURA 47.1 ▶ **DIAGNÓSTICO DE INFECÇÃO POR HIV UTILIZANDO SEQUÊNCIA DE TESTES RÁPIDOS.**
Ministério da Saúde. Manual técnico para o diagnóstico da infecção pelo HIV (2013).
Fonte: Brasil.[3]

OROLOGIA PARA HEPATITES ▶

Deve-se solicitar o rastreamento para hepatite B (HBsAg) na primeira consulta; se o resultado for negativo e não houver história de vacinação prévia, recomenda-se a vacinação. Deve-se repetir o exame no terceiro trimestre. Quando se identifica exame positivo, a intervenção pós-natal (administração de imunoglobulina [Ig] e vacinação para o recém-nascido [RN]) pode diminuir o risco de transmissão mãe-filho, sendo que essas pacientes devem ser encaminhadas para setor de pré-natal de alto risco.

EXAME QUALITATIVO DE URINA (EQU) E UROCULTURA ▶

Recomenda-se realizar urocultura de rotina, pois gestantes com bacteriúria assintomática (mais de 100.000 colônias/mL na ausência de sintomas urinários) não tratada têm mais chance de desenvolver pielonefrite aguda. Algumas diretrizes dispensam a repetição da urocultura nos trimestres seguintes quando o exame inicial é negativo, e os EQUs repetidos não são sugestivos de infecção; entretanto, é prática corrente a solicitação de ambos os exames a cada trimestre.

O EQU pode sugerir infecção do trato urinário (ITU) (bacteriúria, piúria, leucocitúria, presença de nitrito), bem como alterações que devem ser avaliadas e manejadas no pré-natal de alto risco (hematúria isolada, proteinúria maciça ou persistente, cilindrúria).

OUTROS EXAMES ▶

- **Exame parasitológico de fezes** – Recomendado pelo Ministério da Saúde para todas as gestantes, especialmente para pacientes com anemia e com condição socioeconômica menos favorecida.
- **Eletroforese de hemoglobina (Hb)** – A recomendação de 2012 do Ministério da Saúde indicava para gestantes negras, com antecedentes familiares de traço/anemia falciforme ou com anemia crônica. Há uma portaria do Ministéio da Saúde, em 2013, entretanto, sugerindo a realização do exame em todas as gestantes, considerando que a prevalência de doença falciforme chega a 1:650 e de traço falcêmico chega a 1:17 em alguns estados brasileiros.[4] As gestantes com doença falciforme devem ser encaminhadas ao pré-natal de alto risco.
- **Citopatologia oncótica do colo do útero** – Segue as diretrizes nacionais para sua realização, não havendo contraindicação na gestante com cérvice uterino preservado.
- **Pesquisa para colonização por *Streptococcus* do grupo B** – O Ministério da Saúde não recomenda o rastreamento em sua norma técnica.[4] Entretanto, a incorporação dessa rotina vem crescendo no pré-natal de baixo risco, com base na recomendação do Centers for Disease Control and Prevention

(CDC).[5] Entre 35 e 37 semanas, deve-se coletar material do introito vaginal e do reto (um *swab* único, ou um *swab* para cada local) e enviar para cultura. Coleta-se o material também de pacientes em trabalho de parto pré-termo e em pacientes com amniorrexe pré-termo. Não é necessário coletar de pacientes com alguma urocultura positiva para *Streptococcus* do grupo B durante a gravidez (mesmo que negativada após o tratamento), nem de pacientes que tiveram um bebê com sepse neonatal por esse microrganismo em uma gestação anterior, pois para essas já é indicada profilaxia periparto. Não costuma ser necessário realizar antibiograma (na medida em que são sempre sensíveis à penicilina), mas é fundamental fazê-lo na paciente alérgica a β-lactâmicos.

- **Rastreamento para vaginose bacteriana** – Não deve ser oferecido para pacientes assintomáticas, pois a identificação e o tratamento dessa condição não diminuem o risco de parto prematuro ou outros problemas reprodutivos.
- **Rastreamento para *Chlamydia trachomatis*** – Não é recomendado pelo Ministério da Saúde, com base na relação custo/efetividade.[1] Nos Estados Unidos, o CDC recomenda rastreamento com base em fatores de risco,[6] e o American College of Obstetricians and Gynecologists (ACOG) indica para todas as gestantes.[2]
- **Rastreamento para *Neisseria gonorrhoea* e *Trichomonas vaginalis*** – Recomendado apenas para pacientes com sintomas ou fatores de risco (infecção prévia, doenças sexualmente transmissíveis [DSTs], múltiplos parceiros, etc.)
- **Hormônios tiroidianos** – Como o desenvolvimento neuronal de crianças nascidas de mães com hipotiroidismo pode ser afetado negativamente, alguns grupos de especialistas recomendam o rastreamento universal das gestantes. O Ministério da Saúde não recomenda avaliação rotineira no pré-natal de baixo risco.[1] O ACOG,[7] a Endocrine Society[8] e a American Thyroid Association[9] recomendam testar gestantes que apresentam os fatores de risco indicados no Quadro 47.2. Os valores normais de tireotrofina (TSH, do inglês *thyroid-stimulating hormone*) variam conforme o trimestre (0,1-2,5 mU/L no primeiro; 0,2-3 mU/L no segundo; 0,3-3 mU/L no terceiro). Os níveis de tiroxina (T_4) livre (T_4L) não são confiáveis na gestação. Os níveis de T_4 total (T_4T), por sua vez, podem ser utilizados para avaliação da função da tireoide, mas os valores de referência são 1,5 vezes maiores do que fora da gestação.
- **Vitamina D** – Não existe recomendação de rastreamento universal para gestantes. Naquelas que apresentam fatores de risco (exposição solar inadequada, gastrectomia ou cirurgia bariátrica, síndromes malabsortivas, hipoparatiroidismo, anticonvulsivantes, ingesta inadequada), considera-se a avaliação do nível de 25-hidroxivitamina D_3.

QUADRO 47.2 ▶ GESTANTES COM INDICAÇÃO DE AVALIAÇÃO DE FUNÇÃO TIROIDIANA (SEGUNDO O CONSENSO DA ENDOCRINE SOCIETY, 2012)

- \> 30 anos
- História familiar de hipotiroidismo
- História familiar de doença de tireoide autoimune
- Bócio
- Anticorpos antitireoperoxidase presentes
- Sinais ou sintomas de hipotiroidismo
- Diabetes tipo 1 ou outra doença autoimune
- Infertilidade
- História prévia de aborto ou parto pré-termo
- Irradiação prévia do crânio ou pescoço
- Cirurgia de tireoide prévia
- Áreas com deficiência de iodo
- Pacientes em uso de levotiroxina

▶ DE VOLTA AO CASO CLÍNICO

Os exames laboratoriais mostraram Hb em 11,8 g/dL e plaquetas em 160.000/μL, glicemia em 87 mg/dL, sorologias negativas e urocultura positiva para *Streptococcus agalactiae* (> 100.000 colônias/mL). Mesmo sem sintomas, foi prescrita ampicilina por via oral (VO) para tratamento da bacteriúria, e o pré-natal seguiu normalmente. Ficou a recomendação de que, mesmo com a repetição de uroculturas negativas pós-tratamento, a paciente tem indicação de receber profilaxia com penicilina quando estiver em trabalho de parto ou com ruptura de membranas.

REFERÊNCIAS ▶

1. Brasil. Ministério da Saúde. Cadernos de atenção básica: atenção ao pré-natal de baixo risco [Internet]. Brasília: Ministério da Saúde; 2012 [capturado em 7 set. 2015]. (Série A. Normas e Manuais Técnicos. Cadernos de Atenção Básica, 32). Disponível em: http://bvsms.saude.gov.br/bvs/publicacoes/cadernos_atencao_basica_32_prenatal.pdf
2. American Academy of Pediatrics, American College of Obstetricians and Gynecologists. Guidelines for perinatal Care. 7th ed. Washington: AAP, ACOG; 2012.
3. Brasil. Ministério da Saúde. Portaria nº 29, de 17 de dezembro de 2013. Aprova o Manual Técnico para o Diagnóstico da Infecção pelo HIV em Adultos e Crianças e dá outras providências [Internet]. Diário Oficial da União. 18 dez. 2013 [capturado em 13 out. 2015];Seção 1:59. Disponível em: bvsms.saude.gov.br/bvs/saudelegis/svs/2013/prt0029_17_12_2013.html
4. Brasil. Ministério da Saúde, Secretaria de Atenção à Saúde, Departamento de Ações Programáticas Estratégicas, Coordenação Geral de Saúde das Mulheres. Inserção da eletroforese de hemoglobina nos exames de pré-natal – Rede Cegonha. Norma Técnica. Brasília: Ministério da Saúde; 12 dez. 2013.

5. Verani JR, McGee L, Schrag SJ; Division of Bacterial Diseases, National Center for Immunization and Respiratory Diseases, Centers for Disease Control and Prevention (CDC). Prevention of perinatal group B streptococcal disease: revised guidelines from CDC, 2010. MMWR Recomm Rep. 2010;59(RR-10):1-36.
6. Workowski KA, Bolan GA, Centers for Disease Control and Prevention. Sexually transmitted diseases treatment guidelines, 2015. MMWR Recomm Rep. 2015;64(RR-03):1-137.
7. Committee on Patient Safety and Quality Improvement, Committee on Professional Liability. ACOG Committee Opinion No. 381: Subclinical hypothyroidism in pregnancy. Obstet Gynecol. 2007;110(4):959-60.
8. Abalovich M, Amino N, Barbour LA, Cobin RH, De Groot LJ, Glinoer D, et al. Management of thyroid dysfunction during pregnancy and postpartum: an Endocrine Society Clinical Practice Guideline. J Clin Endocrinol Metab. 2007;92(8 Suppl):S1-47.
9. Stagnaro-Green A, Abalovich M, Alexande E, Aizi F, Mestman J, Negro R, et al. Guidelines of the American Thyroid Association for the diagnosis and management of thyroid diseases during pregnancy and postpartum. Thyroid. 2011;21(10):1081-125.

LEITURAS SUGERIDAS ▶

Brasil. Ministério da Saúde. Departamento de DST, Aids e Hepatites Virais. Manual técnico para o diagnóstico da infecção pelo HIV [Internet]. Brasília: Ministério da Saúde; 2014 [capturado em 7 set. 2015]. Disponível em: http://www.aids.gov.br/sites/default/files/anexos/publicacao/2013/55594/manual_tecnico_para_o_diagnostico_da_infeccao_pelo_17627.pdf

De Groot L, Abalovich M, Alexander EK, Amino N, Barbour L, Cobin R, et al. Management of thyroid dysfunction during pregnancy and postpartum: an endocrine society clinical practice guideline. J Clin Endocrinol Metab. 2012;97(8):2543-65.

CAPÍTULO 48

AVALIAÇÃO DA MATURIDADE PULMONAR

JOSÉ ANTÔNIO MAGALHÃES
ANA LÚCIA LETTI MÜLLER
JANETE VETTORAZZI

▶ CASO CLÍNICO

Gestante de 32 anos, na terceira gestação após um parto vaginal e uma cesariana, com data da última menstruação desconhecida, início tardio de acompanhamento pré-natal, idade gestacional (IG) incerta de 35 semanas definida por ultrassonografia (US) realizada com 29 semanas (possibilidade de erro de ± duas semanas) e com diagnóstico de placenta prévia oclusiva total (PPOT), é internada com história de sangramento vaginal intermitente para realização de cesariana programada.

▶ COMO O LABORATÓRIO PODE AJUDAR NA AVALIAÇÃO DESTA PACIENTE?

A avaliação da maturidade pulmonar fetal pode ser útil na indicação médica de nascimento prematuro, considerando o risco de manutenção da gestação tanto para a mãe quanto para o feto. Permite interrupção da gestação com segurança. O pulmão fetal é o último órgão a tornar-se maduro antes do nascimento. A síndrome de angústia respiratória do recém-nascido (SARN) que ocorre nas primeiras horas de vida de bebês prematuros é decorrente da deficiência de surfactante pulmonar e consequente atelectasia em alvéolos não ventilados, ocasionando hipóxia e acidose. É inversamente relacionada à IG no momento do nascimento.

AVALIAÇÃO LABORATORIAL ▶ Existem testes laboratoriais aperfeiçoados ao longo dos anos para a avaliação da maturidade pulmonar fetal, além de exames de imagem mais recentemente estudados. A quantidade de surfactante presente nos pulmões fetais pode ser estimada na avaliação do líquido amniótico (LA), onde são encontrados elementos provenientes deles. Este pode ser obtido, na maioria das vezes, por meio da amniocentese, realizada fora da área de inserção placentária. Outras formas de coleta são diretamente com seringa, por meio de exame especular; ou indiretamente, com o uso de gaze estéril na vagina em casos de ruptura prematura das membranas amnióticas.

TESTES DE AVALIAÇÃO ▶ Testes bioquímicos medem a concentração de componentes específicos do surfactante pulmonar. São eles: relação lecitina/esfingomielina (L/E), fosfatidilglicerol, contagem de corpos lamelares e razão surfactante/albumina por meio da polarização fluorescente. Testes biofísicos analisam os efeitos tensoativos desses fosfolipídeos e o aspecto do LA e pulmões, como o teste de Clements, a análise da densidade ótica, a amnioscopia e a avaliação da ecogenicidade pulmonar por US ou ressonância magnética (RM). Em estudos controlados, nenhum método demonstrou ser significativamente superior aos outros; portanto, a escolha do método deve ser baseada na sua disponibilidade, na presença de contaminantes (sangue e mecônio) e na experiência do médico. Cabe lembrar que pode haver pequenas variações nos valores de referência (VRs) de cada laboratório, dependendo da metodologia empregada. Assim, ao coletar LA para análise da maturidade pulmonar, o laboratório deve ser contatado para descrever seus VRs próprios.

Os testes deveriam ter uma sensibilidade diagnóstica alta para imaturidade e um valor preditivo negativo alto (significando maturidade), mesmo que isso não elimine completamente o risco de SARN. Os testes mais comumente utilizados e suas características estão descritos na Tabela 48.1.

RELAÇÃO L/E ▶ A lecitina é o maior surfactante pulmonar, com concentração crescente desde as 28 semanas de IG até o nascimento, e a esfingomielina permanece constante no terceiro trimestre. O exame é realizado pela cromatografia de camada fina após centrifugação em baixa velocidade. A amostra de LA pode ser afetada pela ação da temperatura sobre as enzimas e deve ser refrigerada até o processamento. A contaminação do LA por sangue ou mecônio pode alterar o resultado, por também conter esfingomielina. Valores da relação L/E iguais ou superiores a 2 são preditivos de maturidade pulmonar, com baixo risco de desenvolver a SARN.

FOSFATIDILGLICEROL ▶ Seu surgimento ocorre muitas semanas após o da lecitina, sendo considerado o último marcador de maturidade pulmonar. O exame pode ser realizado pela técnica de cromatografia ou pela técnica de aglutinação, esta última mais rápida, mas menos sensível. O resultado qualitativo correspondente à maturidade é dado como *positivo*, e o resultado quantitativo é superior a 3% ou superior a 0,5. A maior vantagem é que o fosfatidilglicerol não está presente no sangue, assim como o mecônio. Por outro lado, a contaminação por bactérias pode gerar um resultado falso-positivo.

CONTAGEM DE CORPOS LAMELARES ▶ O surfactante é armazenado no citoplasma dos pneumócitos tipo II alveolares na forma de corpos lamelares que são secretados dentro do espaço alveolar e se depositam na superfície dos alvéolos; e pelos movimentos respiratórios fetais chegam ao LA. Como o tamanho dos corpos lamelares e das plaquetas é semelhante, utiliza-se um contador de células hematológicas automatizado padrão para quantificar o número desses corpos no LA. É um teste de baixo custo, de fácil execução, rápido e com necessidade de pequeno volume de líquido. Mostrou-se válido para gestações gemelares. A contaminação por sangue causa resultado falso-positivo pela contagem das plaquetas, ocorrendo o mesmo com a amostra vaginal de LA. Valores abaixo de 10.000 partículas/µL são de alto risco para a SARN. A partir de 30.000 partículas/µL, prediz maturidade pulmonar, sem consenso sobre o valor mais acurado.

RAZÃO SURFACTANTE/ALBUMINA ▶ A medida desta razão era feita por meio da polarização fluorescente, avaliando de forma quantitativa a maturidade pulmonar fetal. Possuía variabilidade mínima, tanto entre laboratórios quanto com amostras de LA por punção ou vaginal. Valores acima de 55 mg/g de albumina possuíam sensibilidade der 100% e especificidade de 72% para

TABELA 48.1 ▶ CARACTERÍSTICAS DOS TESTES DE MATURIDADE PULMONAR FETAL MAIS COMUMENTE UTILIZADOS

TESTE	VALOR DE REFERÊNCIA	VALOR PREDITIVO PARA MATURIDADE QUANDO O TESTE É POSITIVO	VALOR PREDITIVO PARA IMATURIDADE QUANDO O TESTE É NEGATIVO	VANTAGENS	LIMITAÇÕES	COLETA DO LA
Relação L/E	≥ 2	95-100%	33-50%	Concentração de esfingomielina é constante no terceiro trimestre	Resultado afetado por sangue e mecônio; teste complexo com grande variação laboratorial	Amniocentese
Fosfatidilglicerol	Presente (> 3% do total de fosfolipídeos ou ≥ 0,5)	95-100%	23-53%	Resultado não afetado por sangue ou mecônio; teste rápido e simples se realizado por aglutinação	Bactérias podem resultar em falso-positivo; teste complexo se realizado por cromatografia; ausência antes de 36 semanas é menos preditiva de imaturidade	Preferencialmente amniocentese
Contagem de corpos lamelares	≥ 30.000-40.000	97-98%	29-35%	Resultado não afetado por mecônio	Resultado afetado por sangue; teste econômico	Amniocentese

(Continua)

TABELA 48.1 ▶ CARACTERÍSTICAS DOS TESTES DE MATURIDADE PULMONAR FETAL MAIS COMUMENTE UTILIZADOS (CONTINUAÇÃO)

TESTE	VALOR DE REFERÊNCIA	VALOR PREDITIVO PARA MATURIDADE QUANDO O TESTE É POSITIVO	VALOR PREDITIVO PARA IMATURIDADE QUANDO O TESTE É NEGATIVO	VANTAGENS	LIMITAÇÕES	COLETA DO LA
Razão surfactante/albumina	> 55 mg/g de albumina	96-100%	47-61%	Teste simples com mínima variabilidade; volume mínimo de LA	Resultado afetado por sangue ou mecônio; fabricante não produz mais o sistema e o reagente	Amniocentese ou vaginal
Teste de Clements	Positivo	98%	15%	Preditor rápido de maturidade	Resultado afetado por sangue ou mecônio; não deve ser coletado em frasco de silicone	Amniocentese

maturidade. Entretanto, o fabricante do teste retirou atualmente do mercado o sistema analítico e suspendeu a produção do reagente.

TESTE DE CLEMENTS ▶ Também chamado de teste de estabilidade de bolhas, explorando as propriedades biofísicas do surfactante de manter uma bolha estável por meio de tensão superficial. Foi o primeiro teste desenvolvido e ainda é utilizado, por ser rápido e econômico. É executado pela adição de 1, 0,75 e 0,5 mL de LA centrifugado a três frascos de vidro com 1 mL de álcool absoluto, totalizando um volume de 2 mL cada pelo acréscimo de solução fisiológica (SF) a 0,9%. As soluções são agitadas por 30 segundos, e avalia-se a estabilidade da bolha que se forma na superfície de cada frasco após 15 minutos: *positivo*, com bolhas nos três frascos; *intermediário* ou *negativo*, sem bolhas. O resultado positivo praticamente exclui SARN; contudo, resultados negativos podem ocorrer mesmo com maturidade pulmonar existente. Não deve ser realizado em frascos de silicone, e o resultado pode ser alterado por sangue ou mecônio.

DENSIDADE ÓTICA A 650 NM ▶ Medida indireta dos corpos lamelares que se baseia na quantificação da luz dispersa pelo surfactante armazenado neles e presente no LA. Utiliza-se o LA diluído em glicerol e em água destilada para medida da densidade ótica na faixa de 650 nm. Não há interferência de sangue, mecônio ou bilirrubina nessa faixa específica. Valores iguais ou superiores a 0,15 indicam maturidade pulmonar. Método pouco utilizado.

AMNIOSCOPIA ▶ Na presença de dilatação do colo uterino, pode-se utilizar um prisma de acrílico através do qual se visualiza o LA e a presença de grumos ou vérnix, que estão associados à maturidade fetal; pouco específica, pois a não visualização não significa imaturidade.

EXAMES NÃO INVASIVOS

▶ A US e a RM permitem analisar e comparar, por meio de escalas de cinza e de intensidade de sinal, a ecogenicidade do parênquima pulmonar e do fígado fetal. Assim, pode-se predizer o grau de maturidade pulmonar, de forma não invasiva e útil nos casos de ausência virtual de LA para realização da amniocentese. Nas Figuras 48.1 e 48.2, pode-se observar a diferença do aspecto ultrassonográfico da relação pulmão/fígado de um feto prematuro e de um feto de gestação a termo.

O estudo Doppler do fluxo de sangue na artéria pulmonar também tem sido estudado como preditor da SARN por meio da elevação da relação tempo de aceleração/tempo de ejeção. Mostra-se promissor na substituição da amniocentese, da mesma forma que a análise do Doppler da artéria cerebral média no diagnóstico de anemia fetal em gestantes isoimunizadas.

CONSIDERAÇÕES SOBRE A INTERPRETAÇÃO DOS TESTES

▶ A utilização de um mesmo valor de referência para todas as IGs é um problema em potencial da interpretação, visto que o risco de SARN diminui com o aumento da IG. Além disso, outros riscos da prematuridade, além da imaturidade pulmonar, devem ser também levados em conta.

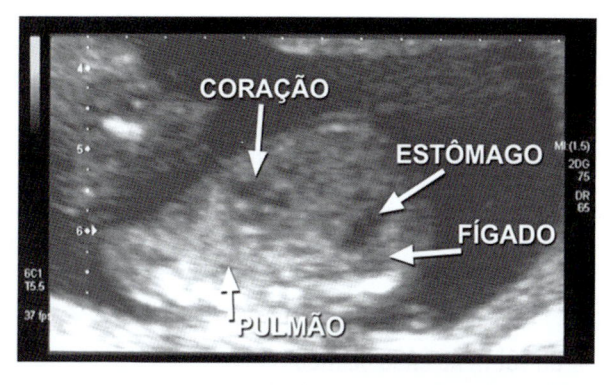

FIGURA 48.1 ▶ ASPECTO ULTRASSONOGRÁFICO (CORTE OBLÍQUO) DE PULMÃO E FÍGADO DE UM FETO IMATURO (22 SEMANAS).

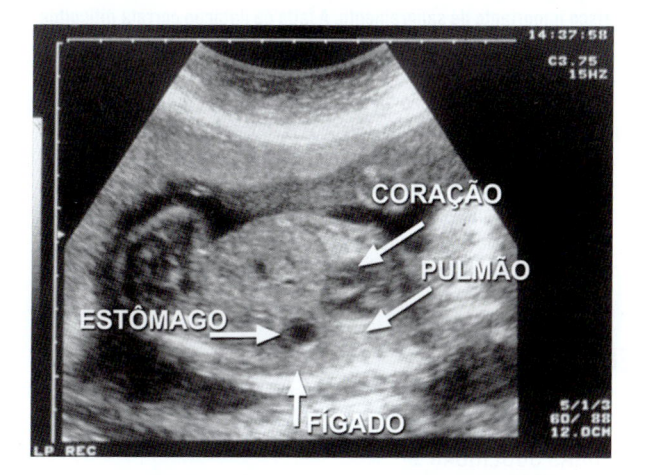

FIGURA 48.2 ▶ ASPECTO ULTRASSONOGRÁFICO (CORTE OBLÍQUO) DE PULMÃO E FÍGADO DE UM FETO MADURO (39 SEMANAS).

Outro problema é a falta de estudos com relação ao volume de LA da gestação (oligodrâmnio e polidrâmnio) e a possível diferença na concentração dos elementos nessas situações. Da mesma forma, o uso dos corticosteroides para aceleração da maturidade pulmonar fetal nas gestações de risco pode interferir na interpretação dos testes, porque eles podem não ser suficientemente sensíveis para detectar as alterações da concentração do surfactante no LA e os efeitos arquiteturais produzidos nos pulmões pelos esteroides.

Com relação à gestação gemelar, o American College of Obstetricians and Gynecologists (ACOG) sugere que a avaliação do LA de um dos fetos acima de 33 semanas de IG geralmente é suficiente para avaliação da maturidade, já que a discordância é bastante incomum a partir dessa idade, devendo ser feita de ambos mais precocemente.[1] Se for possível apenas de um dos fetos, que seja daquele com maior risco de imaturidade.

Nos últimos anos, tem-se considerado que, em gestantes diabéticas com bom controle glicêmico, a avaliação de maturidade pulmonar tem a mesma indicação para não diabéticas. Naquelas com mau controle, os pontos de corte para os valores de maturidade devem ser os mesmos utilizados atualmente.

▶ DE VOLTA AO CASO CLÍNICO

Em gestantes com PPOT, a interrupção eletiva da gestação por cesariana programada deve ocorrer entre 35 e 36 semanas, tendo em vista o risco importante de sangramento. A falta de datação correta dificultou essa tomada de decisão no caso descrito, justificando-se a amniocentese (coletou-se 10 mL de LA claro sem sangue ou mecônio) para análise do LA e avaliação da maturidade pulmonar fetal. Foram realizados os testes de Clements, relação L/E, dosagem de fosfatidilglicerol e contagem de corpos lamelares. O teste de Clements apresentou resultado intermediário; a razão L/E foi de 1,9; o fosfatidilglicerol estava presente; e a contagem de corpos lamelares foi de 45.000 partículas/µL. O feto foi considerado maduro, e a gestação foi interrompida, nascendo um bebê de 2.500 g sem desenvolvimento de SARN.

REFERÊNCIA ▶

1. American College of Obstetricians and Gynecologists. ACOG Practice Bulletin no. 97. Fetal lung maturity. Obstet Gynecol. 2008;112(3):717-26.

LEITURAS SUGERIDAS ▶

Freitas F, Martins-Costa S, Ramos JGL, Magalhães JA. Rotinas em Obstetrícia. 6. ed. Porto Alegre: Artmed; 2011.
Grenache D, Gronowski AM. Fetal lung maturity. Clin Biochem. 2006;39(1):1-10.
Kim SM, Park JS, Norwitz ER, Hwang EJ, Kang HS, Park CW, et al. Acceleration time-to-ejection time ratio in fetal pulmonary artery predicts the development of neonatal respiratory distress syndrome: a prospective cohort study. Am J Perinatol. 2013;30(10):805-12.
Moshiri M, Mannelli L, Richardson ML, Bhargava P, Dubinsky TJ. Fetal lung maturity assessment with MRI fetal lung-to-liver signal-intensity ratio. AJR Am J Roentgenol. 2013;201(6):1386-90.
Serizawa M, Maeda K. Noninvasive fetal lung maturity prediction based on ultrasonic gray level histogram width. Ultras Med Biol. 2010;36(12):1998-2003.

SITE SUGERIDO ▶

UpToDate [Internet]. Whaltham: UpToDate Inc.; c2015 [capturado em 22 ago. 2015]. Disponível em: http://www.uptodate.com

CAPÍTULO 49

DIABETES MELITO GESTACIONAL

DANIELA VANESSA VETTORI
VANESSA K. GENRO
MARIA LÚCIA DA ROCHA OPPERMANN

▶ CASO CLÍNICO

Paciente do sexo feminino, 35 anos, com 26 semanas de idade gestacional (IG), traz resultado de ultrassonografia obstétrica que mostra crescimento fetal acima do percentil 75 para a IG e polidrâmnio. Teve gestação prévia com término por cesariana devido à macrossomia fetal (peso de 4.750 g). Pré-natal sem intercorrências, exceto por ganho de 17 kg desde o início da gestação e glicemia de jejum, na primeira consulta, de 98 mg/dL.

▶ COMO O LABORATÓRIO PODE AJUDAR NA AVALIAÇÃO DESTA PACIENTE?

A gestante apresenta sinais sugestivos de diabetes melito gestacional (DMG), além de fatores de risco para a condição, como história obstétrica prévia de macrossomia fetal. A paciente apresenta glicemia de jejum de 98 mg/dL, o que, de acordo com critérios atuais, a define como tendo DMG.

Os critérios diagnósticos do DMG vêm sofrendo alterações, pois evidências demonstraram que os valores de glicemia com impacto na gestação podem ser menores do que os usados tradicionalmente para diagnóstico. O estudo Hyperglicemia and Adverse Pregnancy Outcome (Hapo)[1] foi idealizado para avaliar de forma prospectiva a relação entre níveis glicêmicos maternos, abaixo de valores tradicionais de diagnóstico, e desfechos obstétricos e neonatais, como recém-nascido grande para IG, hipoglicemia neonatal e índice de cesariana primária. Esse estudo revelou associação linear entre níveis de glicemia materna e os desfechos mencionados a partir de valores em jejum tão baixos quanto 75 mg/dL. A associação mostrou-se contínua, sem pontos de inflexão que pudessem traduzir valores críticos. Usando as médias de glicemia da coorte do Hapo, em extrapolação matemática, a Associação Internacional dos Grupos de Estudo de Diabetes e Gestação (IADPSG, do inglês International Association of the Diabetes and Pregnancy Study Groups) definiu como pontos de corte as glicemias correspondentes a uma razão de chaches (RC) de 1,75 para os desfechos estudados, gerando, então, os valores críticos para diagnóstico: 92 mg/dL em jejum; 180 mg/dL 1 hora após sobrecarga oral de 75 g de glicose; e 153 mg/dL 2 horas após sobrecarga.[2] No protocolo de consenso do IADPSG e de pesquisadores e especialistas na área, o diagnóstico de DMG em geral se baseia em dois passos: rastreamento com glicemia de jejum, seguido por exame diagnóstico com teste de tolerância à glicose (TTG), passou a ser realizado apenas com a glicemia de jejum para um grande número de pacientes. A primeira recomendação desse consenso altera a própria definição do DMG, pois reconhece como diabetes prévio à hiperglicemia descoberta pela primeira vez na gestação que atinja os critérios vigentes para o diabetes fora da gestação (jejum $\geq$ 126 mg/dL, A1c $\geq$ 6,5%; 2ª hora TTG $\geq$ 200 mg/dL).[2]

Embora tenham sido realizadas várias conferências e encontros de especialistas na tentativa de uniformizar o diagnóstico do DMG, ainda não existe homogeneidade nas posições recomendadas pelas diferentes sociedades de especialidade e instituições oficiais, e estamos longe de um consenso mundial, principalmente por conta de dois motivos:

1. Pelo aumento significativo na prevalência do DMG com o critério recomendado pela IADPSG[2] e pela Organização Mundial da Saúde (OMS),[3] implicando necessidade de aumento de recursos para diagnóstico e tratamento;
2. Pela ausência de comprovação de melhora nos desfechos da gestação com o emprego desses novos critérios.

A Figura 49.1 apresenta o atual algoritmo para rastreamento de DMG no pré-natal, recomendado pela OMS.[3] A Tabela 49.1 registra as posições atuais das mais importantes associações internacionais de saúde, de diabetes e de obstetrícia. Algumas sociedades, como a Canadian Diabetes Association (CDA),[4] e instituições oficiais, como o National Institute for Health and Care Excellence (NICE),[5] recomendam procedimentos próprios para rastreamento e diagnóstico do DMG, ao passo que o American Congress of Obstetricians and Gynecologists (ACOG)[6] e o National Health Institute (NIH)[7] não alteram suas recomendações de duas etapas no rastreamento e diagnóstico do DMG, e tampouco aceitam mudar os critérios de diagnóstico.

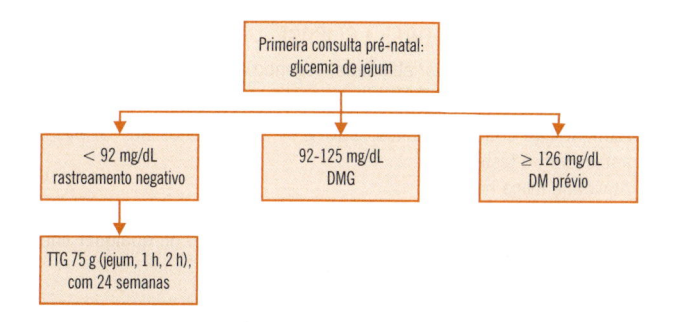

```
        ┌─────────────────────────┐
        │ Primeira consulta pré-natal: │
        │   glicemia de jejum     │
        └─────────────────────────┘
         │           │           │
         ▼           ▼           ▼
┌──────────────┐ ┌──────────┐ ┌──────────┐
│ < 92 mg/dL   │ │92-125 mg/dL│ │≥ 126 mg/dL│
│rastreamento  │ │   DMG    │ │ DM prévio │
│  negativo    │ │          │ │          │
└──────────────┘ └──────────┘ └──────────┘
       │
       ▼
┌──────────────┐
│TTG 75 g (jejum, 1 h, 2 h),│
│  com 24 semanas │
└──────────────┘
```

FIGURA 49.1 ▶ RASTREAMENTO DO DIABETES GESTACIONAL.

TTG 75 g: Teste oral de tolerância à glicose (TTG) com ingestão de 75 g de glicose anidra e medidas de glicemia plasmática em 3 momentos: jejum (92 mg/dL), 1ª hora (180 mg/dL) e 2ª hora (153mg/dL). Qualquer ponto que atinja ou ultrapasse esses valores configura diagnóstico de DMG.

DM, diabetes melito; DMG, diabetes melito gestacional; TTG, teste de tolerância à glicose; TTG, teste oral de tolerância à glicose.

Fonte: Baseada em World Health Organizaation.[3]

TABELA 49.1 ▶ CRITÉRIOS MAIS EMPREGADOS PARA O DIAGNÓSTICO DO DIABETES GESTACIONAL

ACOG**	GLICEMIA JEJUM	SOBRECARGA ORAL (TTG)	GLICEMIA NA 1ª HORA	GLICEMIA NA 2ª HORA	GLICEMIA NA 3ª HORA
IADPSG* OMS 2013/ ADA 2014	≥ 95 (5,3)	100 g-3 h	≥ 180 (10)	≥ 155 (8,6)	≥ 140 (7,8)
ADIPS*	≥ 92 (5,1)	75 g-2 h	≥ 180 (10)	≥ 153 (8,5)	-
CDA**	≥ 92 (5,1)	75 g-2 h	≥ 180 (10)	≥ 153 (8,5)	-
NICE*	≥ 95 (5,3)	75 g-2 h	≥ 191 (10,6)	≥ 160 (8,9)	-
ACOG**	... (≥ 5,6)	75 g-2 h	-	... (≥ 7,8)	-

*Um valor é suficiente para o diagnóstico. **Dois ou mais valores são exigidos para o diagnóstico. Valores em mg/dL (mmmol/L)

TTG, teste de tolerância à glicose; ACOG, American Congress of Obstetricians and Gynecologists;[6] IADPSG, International Association of Diabetes and Pregnancy Study Groups;[2] OMS, Organização Mundial da Saúde;[3] ADA, American Diabetes Association (aceita também o critério da ACOG);[8] ADIPS, Australasian Diabetes Pregnancy Society;[9] CDA, Canadian Diabetes Association;[4] NICE, National Institute of Health and Care Excellence.[5]

TESTE DE SOBRECARGA ORAL À GLICOSE – TTG 75 G

▶ A padronização do teste diminui sua variabilidade, segundo as recomendações da OMS (Fig. 49.2).

- Alimentação com, ao menos, 150 g de carboidratos nos 3 dias que antecedem o teste.
- Atividade física habitual.
- No dia do teste, observar ausência de ingestão calórica por 8 horas (ingestão de água é permitida; enfatizar que cafezinho ou qualquer líquido com açúcar prejudicam o teste).
- Não fumar ou caminhar durante o teste.
- Medicações e intercorrências que podem alterar os resultados do teste devem ser cuidadosamente anotadas.
- Após a coleta do sangue em jejum, ingerir 75 g de glicose anidra dissolvidas em 250 a 300 mL de água em, no máximo, 5 minutos.
- O sangue coletado deve ser centrifugado imediatamente para separação do plasma e medida da glicemia. Caso não seja possível, coletar o sangue em tubos fluoretados e mantê-los resfriados (4 °C) até a centrifugação, que deve ser feita rapidamente.

HEMOGLOBINA GLICADA (HBA1C)

▶ Na gestação de primeiro trimestre, medidas anormais de glicemia plasmática em jejum, em mulheres sem diagnóstico prévio de diabetes, sugerem hiperglicemia anterior à gestação, não diagnosticada, e que pode ser confirmada pela medida da HbA1c. Valores de HbA1c iguais ou superiores a 6,5% diagnosticam diabetes, e valores entre 5,7 e 6,4% identificam indivíduos com pré-diabetes.[10]

Nas mulheres com diabetes prévio à gestação, a medida da HbA1c é utilizada no período pré-concepcional e periconcepcional como indicador do risco de malformações fetais e como sinalizador do momento apropriado de interromper a contracepção para tentar a gestação com segurança, quando atingido o valor desejado.

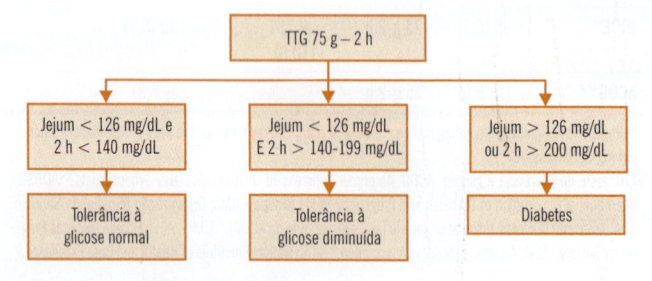

```
                      TTG 75 g – 2 h
         ┌───────────────────┼───────────────────┐
Jejum < 126 mg/dL e    Jejum < 126 mg/dL    Jejum > 126 mg/dL
2 h < 140 mg/dL        E 2 h > 140-199 mg/dL  ou 2 h > 200 mg/dL
         │                   │                   │
   Tolerância à         Tolerância à          Diabetes
   glicose normal       glicose diminuída
```

FIGURA 49.2 ▶ **ALGORITMO PARA RECLASSIFICAÇÃO DA TOLERÂNCIA À GLICOSE APÓS DIAGNÓSTICO DE DIABETES GESTACIONAL.**
TTG 75 g-2 h em 6 a 8 semanas após o parto.
Fonte: Baseada em World Health Organization.[3]

O valor ideal de HbA1c nas mulheres com diabetes que planejam gestação é inferior a 6,5% (NICE)[5] ou a 7% (ADA),[8] desde que alcançar esses valores não implique episódios de hipoglicemia grave.

> ### ▶ DE VOLTA AO CASO CLÍNICO
>
> O rastreamento do diabetes foi corretamente realizado na primeira consulta pré-natal e, de acordo com critérios atualmente utilizados para diagnóstico, essa paciente deveria ter sido considerada como tendo DMG e tratada como tal. Caso a glicemia inicial fosse inferior a 92mg/dL, a paciente deveria ser submetida a TTG com 75 g com medidas da glicose em jejum, em 1 e em 2 horas após a sobrecarga oral de glicose anidra (TTG 75 g-2 h).
>
> A ultrassonografia obstétrica mostrava sinais de crescimento fetal excessivo, provavelmente secundário à hiperglicemia materna. O tratamento-padrão do DMG inicia com a dieta individualizada e, se necessário, para atingir os alvos de glicemia pretendidos, com uso de medicação. Medicações orais, como a metformina e a glibenclamida, têm sido consideradas seguras e eficazes no tratamento do DMG, mas a insulina é ainda o tratamento padrão na gestação. Na gestante em questão, para alcançar o controle glicêmico adequado (glicemias capilares em jejum e pré-prandiais abaixo de 95 mg/dL e de 2 horas pós-prandiais abaixo de 120 mg/dL), foi necessário, além da dieta com restrição de carboidratos para aproximadamente 42% do valor energético total com alimentos de baixo índice glicêmico, o uso da metformina. O crescimento fetal e o volume de líquido amniótico normalizaram após 2-3 semanas de bom controle metabólico materno.

REFERÊNCIAS ▶

1. HAPO Study Cooperative Research Group, Metzger BE, Lowe LP, Dyer AR, Trimble ER, Chaovarindr U, et al. Hyperglycemia and adverse pregnancy outcomes. N Engl J Med. 2008;358(19):1991-2002.
2. International Association of Diabetes and Pregnancy Study Groups Consensus Panel, Metzger BE, Gabbe SG, Persson B, Buchanan TA, Catalano PA, et al. International association of diabetes and pregnancy study groups recommendations on the diagnosis and classification of hyperglycemia in pregnancy. Diabetes Care. 2010;33(3):676-82.
3. World Health Organization. Diagnostic criteria and classification of hyperglycaemia first detected in pregnancy. Geneva: WHO; 2013 [capturado em 7 set. 2015]. Disponível em: http://www.who.int/diabetes/publications/Hyperglycaemia_In_Pregnancy/en/
4. Thompson D, Berger H, Feig D, Gagnon R, Kader T, Keely E, et al. Diabetes and pregnancy. Can J Diabetes. 2013;37 Suppl 1:S168-83.
5. National Institute for Health and Care Excellence (UK). Diabetes in pregnancy: management of diabetes and its complications from preconception to the postnatal period [Internet]. London: NICE; 2015 [capturado em 7 set. 2015]. Disponível em: http://www.nice.org.uk/guidance/ng3

6. American Congress of Obstetricians and Gynecologists, Committee on Practice Bulletins--Obstetrics. Practice bulletin number 137: gestational diabetes mellitus. Obstet Gynecol. 2013;122(2 Pt 1):406-16.
7. National Institutes of Health (US). NIH development conference: diagnosing gestational diabetes mellitus [Internet]; 4-6 mar. 2013. Bethesda: NIH; 2013 [capturado em 22 out. 2015]. Disponível em: https://consensus.nih.gov/2013/gdm.htm
8. American Diabetes Association. Management of diabetes in pregnancy. Diabetes Care [Internet]. 2015 [capturado em 7 set. 2015];38(Suppl 1):S77-9. Disponível em: http://care.diabetesjournals.org/content/38/Supplement_1/S77.full
9. Nankervis A, McIntyre HD, Moses R, Ross GP, Callaway L, Porter C, et al for the Australasian Diabetes in Pregnancy, Society. ADIPS Consensus Guidelines for the Testing and Diagnosis of Gestational Diabetes Mellitus in Australia [Internet]. Sydney: ADIPS; 2014 [capturado em 7 set. 2015]. Disponível em: http://adips.org/downloads/2014ADIPSGDMGuidelinesV18.11.2014_000.pdf
10. American Diabetes Association. Classification and Diagnosis of Diabetes. Diabetes Care [Internet]. 2015 [capturado em 7 set. 2015];38(Suppl 1):S8-16. Disponível em: http://care.diabetesjournals.org/content/38/Supplement_1/S8.full

CAPÍTULO 50

DIAGNÓSTICO DE SANGRAMENTO UTERINO ANORMAL

GUSTAVO PERETTI RODINI
ROSI PEREIRA BALBINOTTO
HALEY CALCAGNOTTO
HELENA VON EYE CORLETA

▶ CASO CLÍNICO

Paciente do sexo feminino, 49 anos, com quadro de sangramento vaginal aumentado há 6 meses, apresenta ciclos menstruais irregulares com periodicidade máxima de 60 dias e mínima de 15 dias. Previamente apresentava sangramento aumentado. Não apresenta doenças sistêmicas. Nega uso de medicações. Sem outras queixas. Ao exame físico clínico, sem particularidades. Pressão arterial (PA) de 120/80 mmHg, frequência cardíaca (FC) de 80 bpm. Ao exame físico ginecológico, sem alterações ao exame especular. Apresenta sangramento proveniente da cavidade uterina. Toque vaginal, útero na pelve, sem massas anexiais.

▶ COMO O LABORATÓRIO PODE AJUDAR NA AVALIAÇÃO DESTA PACIENTE?

Paciente com sangramento uterino anormal (SUA) deve ser criteriosamente avaliada em busca de sua causa. A anamnese (em especial a história ginecológica), o exame físico geral e o ginecológico norteiam a solicitação de exames. A partir desses, a etiologia e o tratamento podem ser estabelecidos.

O SUA é responsável por até um terço das consultas ginecológicas. Apresenta prevalência anual de 53 em cada 1.000 mulheres entre 18 e 50 anos de idade, compreendendo período da menacme e da perimenopausa, quando o SUA é mais frequente. Entre 4 e 11% das mulheres na pós-menopausa também apresentam SUA.

Em 2011, a Federação Internacional de Ginecologia e Obstetrícia (Figo) definiu uma classificação básica para o SUA em idade reprodutiva.[1] Essa classificação é dividida em quatro alterações estruturais objetivas e visíveis, denominadas PALM (acrônimo para pólipo, adenomiose, leiomioma, malignidade [neopladia/hiperplasia]) e quatro alterações não estruturais, chamadas COEIN (acrônimo para coagulopatia, disfunção ovariana, difunção endometrial, iatrogênica e causas nao especificadas). Essa classificação é conhecida como PALM-COEIN (Fig. 50.1).

CAUSAS DE SANGRAMENTO UTERINO ANORMAL ▶

ANAMNESE ▶ Deve ser avaliada a possibilidade de a paciente apresentar ciclos ovulatórios. A anovulia é a principal causa de SUA e deve ser suspeitada na falta dos sinais clínicos de ovulação, como mastalgia, leucorreia e amenorreia sobreposta a períodos de SUA. Ciclo menstrual regular é o principal fator associado à ovulação. A relação do sangramento com a atividade sexual ou presente em absorvente estabelece possível etiologia de sangramento proveniente do colo do útero, da vulva ou da vagina. O sangramento associado à evacuação ou à micção deve ter sua etiologia estabelecida, não sendo o escopo deste capítulo. Relação com dismenorreia, dor pélvica crônica e dispareunia profunda levanta suspeita de endometriose e/ou adenomiose. A avaliação de coagulopatia deve ser considerada em pacientes com SUA desde a menarca em associação ao sangramento excessivo em pequenos cortes

A	
Pólipo	
Adenomiose	Submucosos
Leiomioma	Outros
Malignidade (neoplasia e hiperplasia)	

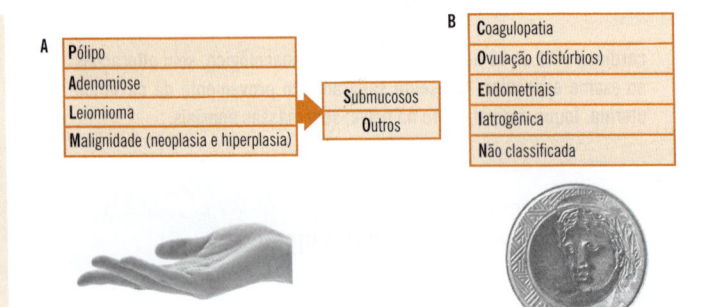

B
Coagulopatia
Ovulação (distúrbios)
Endometriais
Iatrogênica
Não classificada

FIGURA 50.1 ▶ CLASSIFICAÇÃO BÁSICA DO SANGRAMENTO UTERINO ANORMAL, SEGUNDO A FIGO.[1] (A) PALM – ESTRUTURAIS; (B) COEIN – NÃO ESTRUTURAIS.
Fonte: Modificada de Munro e colaboradores.[1]

ou ao aparecimento de hematomas inesperados. Estresse, ganho ou perda excessiva de peso em curto período de tempo, atividade física extenuante regular são causa de ciclos menstruais irregulares. Considerar história de trauma e sintomas sistêmicos que podem direcionar para a etiologia de SUA.

MEDICAÇÕES ▶ Deve-se avaliar o uso das principais medicamentos que podem estar associadas ao SUA, a saber: anticoncepcionais, terapia de reposição hormonal, dispositivos intrauterinos, anticoagulantes, tamoxifeno, corticoides e antipsicóticos.

DOENÇAS SISTÊMICAS ▶ As principais doenças que podem estar envolvidas nos caos de SUA são:

- Doenças envolvendo a vagina: doença de Crohn, síndrome de Behçet, penfigoide, pênfigo, líquen plano erosivo, linfoma;
- Coagulopatias (Cap. 58, Coagulopatias): doença de von Willebrand, trombocitopenia, disfunção plaquetária, doença hepática avançada;
- Hipertiroidismo e hipotiroidismo;
- Hiperprolactinemia;
- Síndrome dos ovários policísticos (SOP), sendo definida como a presença de dois dos três fatores para diagnóstico: presença de ovários policísticos à ultrassonografia (US), hiperandrogenismo clínico ou laboratorial e irregularidade menstrual;
- Doença hepática crônica;
- Doença renal;
- Doença celíaca.

AVALIAÇÃO LABORATORIAL ▶

TESTE DE GESTAÇÃO ▶ Este teste deve ser solicitado para toda mulher em idade reprodutiva com SUA e sem anticoncepção eficaz. Deve ser medida a subunidade β da gonadotrofina coriônica humana (β-hCG) produzida pelo trofoblasto. A metodologia do radioimunoensaio permite detectar níveis séricos de β-hCG tão baixos quanto 5 a 10 UI/L, com uma incidência de falso-negativo de 0,5%. O β-hCG pode ser detectado no soro sanguíneo 7 a 8 dias após a ovulação, ou aproximadamente no dia posterior à implantação trofoblástica. A detecção urinária do β-hCG ocorre posteriormente quando seu nível sérico está em 20 a 30 IU/L.

HEMOGRAMA COMPLETO ▶ Mulheres com história de sangramento prolongado devem ter avaliação objetiva da perda sanguínea apresentada por meio da avaliação dos valores do hematócrito (Ht) e da hemoglobina (Hb). Deve-se lembrar que a ausência de anemia não exclui o diagnóstico de SUA.

A contagem de plaquetas se faz necessária se houver suspeita de discrasia sanguínea, e o leucograma é importante para a identificação de causas infecciosas.

TESTES ADICIONAIS ▶

TEMPO DE SANGRAMENTO, TEMPO DE PROTROMBINA E TEMPO DE TROMBOPLASTINA PARCIAL ATIVADA ▶ Avaliação de coagulopatias e necessidade de reposição de hemoderivados. Pela sua prevalência, a solicitação de fator VIII, antígeno e atividade do fator de Von Willenbrand pode ser realizada em pacientes jovens.

HORMÔNIO ESTIMULANTE DA TIREOIDE (TSH, DO INGLÊS *THYROID-STIMULATING HORMONE*) ▶ O TSH deve ser solicitado em pacientes com sinais e sintomas de hipo ou hipertiroidismo, que podem ser causas de sangramento irregular e anovulação.

PROLACTINA E ANDROGÊNIOS ▶ A dosagem destes é importante nos diagnósticos diferenciais naquelas pacientes com ciclos anovulatórios.

CITOLOGIA CERVICAL E COLPOSCOPIA ▶ A citologia associada à colposcopia apresenta sensibilidade maior do que 90% para detecção de câncer de colo do útero, inclusive em seus estágios iniciais.

BIÓPSIA ENDOMETRIAL ▶ A amostra endometrial deve ser considerada em pacientes com mais de 35 anos de idade. A presença de células inflamatórias sugere endometrite. A biópsia endometrial pode ser realizada em consultório com curetas de Novak®, Pipelle® ou sondas de aspiração. A sensibilidade para diagnóstico de neoplasia endometrial em biópsias aspirativas é similar à de procedimentos mais invasivos, como a histeroscopia.

US TRANSVAGINAL ▶ A US tem sido utilizada como exame inicial, em pacientes com SUA, para avaliar o endométrio (espessura e aspecto) e levantar a suspeita de lesões tipo miomas ou pólipos. Em pacientes na menacme, é preferível a realização do exame transvaginal do 3° ao 6° dia do ciclo menstrual, quando o endométrio deve estar mais fino, e lesões endometriais podem ficar mais aparentes quando o endométrio é proliferativo e espesso. A discussão da espessura endometrial para indicação de procedimentos invasivos em pacientes pós-menopáusicas também é debatida. Em pacientes com espessura endometrial menor ou igual a 3 mm, a probabilidade de presença de câncer uterino é menor do que 1%. Em pacientes com sangramento na pós-menopausa e com endométrios mais espessos, a avaliação histológica do endométrio estará indicada. Deve-se, entretanto, lembrar que a causa mais frequente de sangramento pós-menopáusico é a atrofia da mucosa vaginal ou do endométrio. No grupo de pós-menopáusicas com SUA e usuárias de terapia de reposição hormonal, a avaliação endometrial deve ser considerada devido à falta de definição dos critérios de normalidade endometrial nesse subgrupo de pacientes.

HISTEROSCOPIA ▶ A histeroscopia deve ser realizada sempre em associação com biópsia do endométrio ou da lesão suspeita. Uma metanálise envolvendo mais de 26.000 exames revelou que a sensibilidade dos critérios visuais é de 86,4% para diagnóstico de câncer e de 80% para hiperplasia endometrial com probabilidade pós-teste negativa de 0,6 e 2,8%, respectivamente.[2] Outra metanálise mais recente identificou sensibilidade de 94% para diagnóstico de doenças endometriais em geral, 94% para pólipos e 87% para miomas. Mesmo quando o aspecto do endométrio é de atrofia, existe um risco de 0,7% de neoplasia.[3]

Os algoritmos das Figuras 50.2 a 50.4 descrevem as diretrizes para avaliação das pacientes com SUA em diferentes faixas etárias.

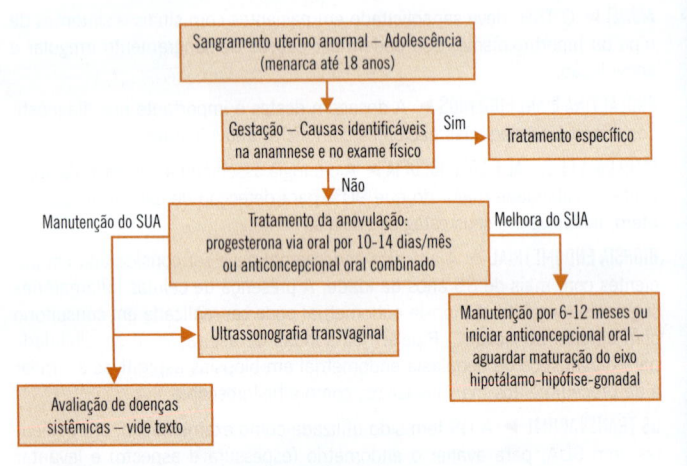

FIGURA 50.2 ▶ **AVALIAÇÃO DO SANGRAMENTO UTERINO ANORMAL NA ADOLESCENTE.**

```
┌─────────────────────────────────────┐
│ Sangramento uterino anormal – Menacme│
│           até 45 anos                │
└─────────────────────────────────────┘
                  │
                  ▼
┌─────────────────────────────────┐  Sim  ┌──────────────────────┐
│ Gestação – Causas identificáveis├──────▶│ Tratamento específico│
│   em anamnese e exame físico    │       └──────────────────────┘
└─────────────────────────────────┘
                  │ Não
                  ▼
┌─────────────────────────────────┐
│   Ultrassonografia transvaginal │
└─────────────────────────────────┘
        │              │               │
        ▼              ▼               ▼
   ┌─────────┐   ┌──────────────┐  ┌──────────────┐
   │ Imagem  │   │Imagem anexial│  │Sem alteração │
   │intrauterina│ │     ↓        │  │ identificável│
   └─────────┘   │Tratamento    │  └──────────────┘
        │       │ específico   │         │
        ▼       └──────────────┘         ▼
┌──────────────┐                  ┌──────────────────────────────┐
│ Histeroscopia│                  │Fatores de risco para carcinoma│
│      ↓       │                  │de endométrio: > 35 anos,     │
│Pólipo, mioma,│                  │obesidade, nuliparidade,      │
│adenomiose,   │                  │diabetes melito, anovulação   │
│hiperplasia,  │                  │crônica, história familiar,   │
│câncer,       │                  │uso de tamoxifeno, espessura  │
│endometrite   │                  │endometrial > 12 mm           │
└──────────────┘                  └──────────────────────────────┘
```

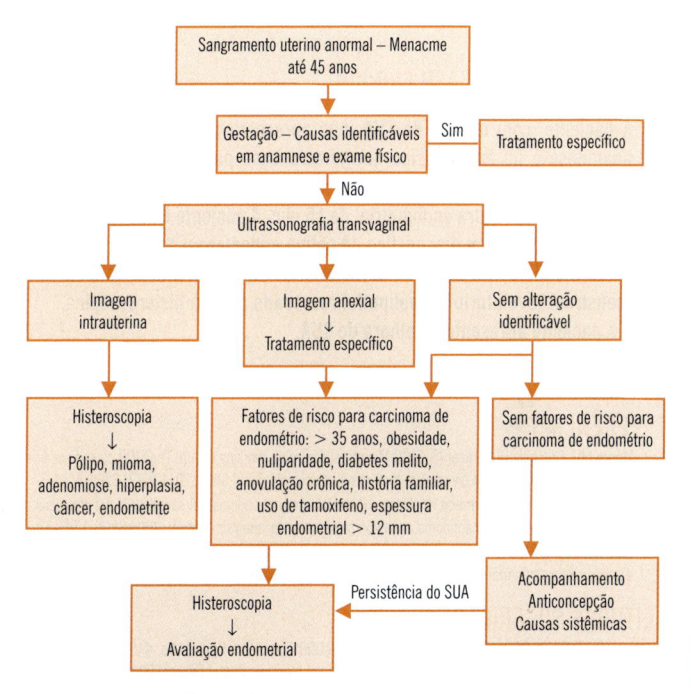

FIGURA 50.3 ▶ AVALIAÇÃO DO SANGRAMENTO UTERINO ANORMAL NA MENACME.
SUA, sangramento uterino anormal.

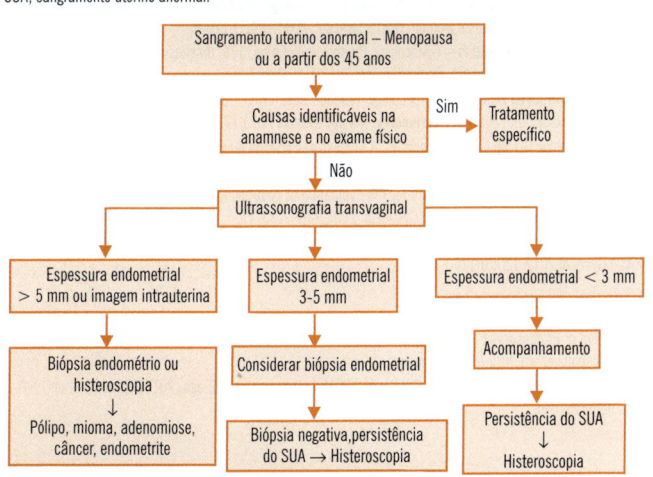

FIGURA 50.4 ▶ AVALIAÇÃO DO SANGRAMENTO ANORMAL NA MENOPAUSA.

> ## ▶ DE VOLTA AO CASO CLÍNICO
>
> A paciente, com quadro de SUA, não apresentava nenhum dado na anamnese e no exame físico que direcionasse para um diagnóstico específico inicial. Foi solicitada US transvaginal, por meio da qual se identificou espessura endometrial de 15 mm. A paciente foi submetida à histeroscopia com diagnóstico de pólipo endometrial de 3 cm associado a endométrio secretor, característico da segunda fase do ciclo menstrual (ovulatório). O pólipo foi ressecado por via histeroscópica, e a paciente apresentou melhora do SUA.

REFERÊNCIAS ▶

1. Munro MG, Critchley HO, Fraser IS; FIGO Menstrual Disorders Working Group. The FIGO classification of causes of abnormal uterine bleeding in the reproductive years. Fertil Steril. 2011;95(7):2204-8, e1-3.
2. Dijkhuizen FP, Mol BW, Brölmann HA, Heinz AP. The accuracy of endometrial sampling in the diagnosis of patients with endometrial carcinoma and hyperplasia: a meta-analysis. Cancer. 2000;89(8):1765-72.
3. Clark TJ, Mann CH, Shah N, Khan KS, Song F, Gupta JK. Accuracy of outpatient endometrial biopsy in the diagnosis of endometrial cancer: a systematic quantitative review. BJOG. 2002;109(3):313-21.

LEITURAS SUGERIDAS ▶

American Congress of Obstetricians and Gynecologists. ACOG Committee Opinion No. 440: the role of transvaginal ultrasonography in the evaluation of postmenopausal bleeding. Obstet Gynecol 2009;114(2):409-11.

Association of Professors of Gynecology and Obstetric. Clinical management of abnormal uterine bleeding. Crofton: APGO; 2006.

Breitkopf DM, Frederickson RA, Snyder RR. Detection of benign endometrial masses by endometrial stripe measurement in premenopausal women. Obstet Gynecol. 2004;104(1):120-5.

Committee on Practice Bulletins – Gynecology. Practice bulletin no. 128: diagnosis of abnormal uterine bleeding in reproductive-aged women. Obstet Gynecol 2012;120(1):197-206.

Committee on Practice Bulletins – Gynecology. Practice bulletin no. 136: management of abnormal uterine bleeding associated with ovulatory dysfunction. Obstet Gynecol 2013;122(1):176-85.

Fraser IS, Critchley HO, Munro MG, Broder M. A process designed to lead to international agreement on terminologies and definitions used to describe abnormalities of menstrual bleeding. Fertil Steril. 2007;87(3):466-76.

Moodley M, Roberts C. Clinical pathway for the evaluation of postmenopausal bleeding with an emphasis on endometrial cancer detection. J Obstet Gynaecol. 2004;24(7):736-41.

Trimble CL, Method M, Leitao M, Lu K, Ioffe O, Hampton M, et al. Management of endometrial precancers. Obstet Gynecol 2012;120(5):1160-75.

SITES SUGERIDOS ▶

Association of Professors of Gynecology and Obstetrics [Internet]. Crofton : APGO; 2015 [capturado em 7 set. 2015]. Disponível em: http://www.apgo.org

UpToDate [Internet]. Whaltham : UpToDate Inc.; c2015 [capturado em 22 ago. 2015]. Disponível em: http://www.uptodate.com

CAPÍTULO 51
DOENÇA HIPERTENSIVA NA GESTAÇÃO

JANETE VETTORAZZI
EDIMÁRLEI GONSALES VALÉRIO
JOSÉ GERALDO LOPES RAMOS
SÉRGIO MARTINS-COSTA

▶ CASO CLÍNICO

Paciente primigesta, 35 anos, sem acompanhamento pré-natal, chega à consulta médica com cefaleia. Idade gestacional (IG) de 35 semanas, calculada pela data da última menstruação. Ao exame, pressão arterial (PA) de 140/90 mmHg, em duas medidas após repouso; frequência cardíaca (FC) de 98 bpm; altura uterina de 30 cm; batimento cardíaco fetal de 140 bpm; sem contrações uterinas; colo uterino sem dilatação; e apresentação cefálica.

▶ COMO O LABORATÓRIO PODE AJUDAR NA AVALIAÇÃO DESTA PACIENTE?

Na avaliação inicial de uma gestante com PA aumentada sustentada, deve ser feito o diagnóstico diferencial entre hipertensão arterial sistêmica (HAS) crônica (hipertensão prévia ou registrada antes de 20 semanas), pré-eclâmpsia (PE), doença hipertensiva gestacional (hipertensão iniciada após 20 semanas de gestação sem proteinúria significativa) e hipertensão crônica com sobreposição de PE. Atualmente, o diagnóstico de PE é realizado na presença de hipertensão (pressão arterial sistólica [PAS] ≥ 140mmHG e/ou presão arterial diastólica [PAD] ≥ 90 mmHg) associada a proteinúria significativa (relação proteinúria/creatininúria [P/C] ≥ 0,3 ou proteinúria de 24 h ≥ 300mg/dL) ou presença de creatinina (Cr) igual ou superior a 1,1 mg/dL, plaquetas abaixo 100.000/mm^3 ou aumento de duas vezes nas transaminases.

A avaliação laboratorial inclui medida da proteinúria (de 24 horas ou relação P/C em amostra), das plaquetas, da creatinina sérica (Cr) e da aspartato-aminotransferase (AST). Entretanto, dependendo do caso clínico, ainda podem ser solicitados ácido úrico sérico, desidrogenase láctica (LDH), bilirrubinas, calciúria de 24 horas e alanino-aminotransferase (ALT).

Os valores dos exames laboratoriais considerados normais em gestantes diferem dos valores de não gestantes e tendem a ser menores (Tab. 51.1). Esses exames ajudam no diagnóstico diferencial entre as situações citadas (Tab. 51.2). Consultar também o Capítulo 54, Avaliação hepática na gestação.

TABELA 51.1 ▶ VALORES DE REFERÊNCIA DE EXAMES EM GESTANTES

EXAME	VALOR
Ácido úrico	≤ 4,5 mg/dL
AST/ALT*	< 40 UI/L
Bilirrubina total	0,3-1,2 mg/dL
Calciúria 24 h	> 100 mg/24 h
Cr	≤ 0,8 mg/dL
LDH	135-214 U/L
Plaquetas	≥ 150.000/mm³
Proteinúria 24 h	< 300 mg/24 h
Relação P/C em amostra de urina	< 0,3

* Podem ocorrer variações nos trimestres de gestação.
AST, aspartato-aminotransferase; ALT, alanino-aminotransferase (; LDH, desidrogenase láctica; Cr, creatinina; P/C, proteinúria/creatininúria.

TABELA 51.2 ▶ DIAGNÓSTICO DIFERENCIAL ENTRE AS DOENÇAS HIPERTENSIVAS NA GESTAÇÃO

	PE	HAS CRÔNICA	PE SOBREPOSTA À HAS CRÔNICA	HAS GESTACIONAL
Paridade	Mais comum em primigesta			Mais comum em primigesta
Início da HAS	> 20 semanas	< 20 semanas	> 20 semanas	> 20 semanas
História prévia de HAS	Não	Sim	Sim	Não
História familiar de PE ou eclâmpsia	Sim	Não	Sim	Sim

(Continua)

TABELA 51.2 ▶ DIAGNÓSTICO DIFERENCIAL ENTRE AS DOENÇAS HIPERTENSIVAS NA GESTAÇÃO (CONTINUAÇÃO)

	PE	HAS CRÔNICA	PE SOBREPOSTA À HAS CRÔNICA	HAS GESTACIONAL
Relação P/C	> 0,3	< 0,3 ou maior se houver dano renal	> 0,3	< 0,3
Proteinúria 24 h (mg/24 h)	> 300	< 300 ou > se houver dano renal	> 300	< 300
Plaquetas	Normal ou ↓	Normal	Normal ou ↓	Normal
AST/ALT	Normal ou ↑	Normal	Normal ou ↑	Normal
LDH	Normal ou ↑	Normal	Normal ou ↑	Normal
Ácido úrico	↑	Normal	↑	Normal
Bilirrubinas	Normal ou ↑	Normal	Normal ou ↑	Normal
Calciúria 24 h	< 100 mg	> 100 mg	< 100 mg	> 100 mg
Antitrombina III	< 70%	≥ 70%	< 70%	≥ 70%

PE, pré-eclâmpsia; HAS, hipertensão arterial sistêmica; P/C, proteinúria/cretininúria; AST, aspartato-aminotransferase; ALT, alanino-aminotransferase; LDH, desidrogenase láctica; ↓, diminuído; ↑, elevado.

Os exames laboratoriais também fazem parte da avaliação de gravidade da PE, que pode ser classificada como grave ou leve. Os casos graves podem cursar com eclâmpsia (convulsões) ou síndrome de HELLP, sendo estas as formas mais graves da doença. Os outros parâmetros para critérios diagnósticos de gravidade são presença de distúrbios visuais, edema pulmonar, PAS igual ou superior a 160 mmHg e/ou PAD igual ou superior a 110 mmHg, (epigastralgia). A gravidade da PE se estabelece conforme os critérios que constam na Tabela 51.3.

TABELA 51.3 ▶ CRITÉRIOS LABORATORIAIS PARA DIAGNÓSTICO DA GRAVIDADE DA PRÉ-ECLÂMPSIA

EXAME	PE LEVE	PE GRAVE	SÍNDROME DE HELLP
Plaquetas	≥ 100.000/mm^3	< 100.000/mm^3	< 100.000/mm^3
AST/ALT	Normal ou aumento menor de 2 vezes	Aumento de 2 vezes	≥ 70 U/L
Cr (na ausência de doença renal)	≤ 1,1 mg/dL	≥ 1,1 mg/dL	Normal ou aumentada

(Continua)

TABELA 51.3 ▶ CRITÉRIOS LABORATORIAIS PARA DIAGNÓSTICO DA GRAVIDADE DA PRÉ-ECLÂMPSIA (*CONTINUAÇÃO*)

EXAME	PE LEVE	PE GRAVE	SÍNDROME DE HELLP
LDH		≥ 600	≥ 600 U/L
Bilirrubina total			≥ 1,2 mg/dL
Lâmina de sangue periférico			Presença de hemácias fragmentadas

AST, aspartato-aminotransferase; ALT, alanino-aminotransferase; LDH, desidrogenase láctica; PE, pré-eclâmpsia; Cr, creatinina; HELLP, do inglês *Hemolytic anemia, Elevated Liver enzymes, Low Platelet count*.

▶ DE VOLTA AO CASO CLÍNICO

Foram realizados os exames laboratoriais para diagnóstico diferencial conforme as tabelas apresentadas, bem como avaliação do bem-estar fetal. Os resultados foram relação P/C: 0,5; ácido úrico: 6 mg/dL; plaquetas: 90.000/mm³; Cr: 0,6 mg/dL; AST: 37 U/L. Esses exames fecham diagnóstico de PE grave em gestante com IG de 35 semanas (confirmada por ultrassonografia obstétrica). Nesses casos, está indicada a interrupção da gestação por indução do trabalho de parto (apresentação cefálica e bem-estar fetal normal), bem como o uso de sulfato de magnésio para prevenção de eclâmpsia. No puerpério, houve normalização dos parâmetros laboratoriais e clínicos.

LEITURAS SUGERIDAS ▶

American Congress of Obstetricians and Gynecologists; Task Force on Hypertension in Pregnancy. Hypertension in pregnancy: report of the American College of Obstetricians and Gynecologists' Task Force on Hypertension in Pregnancy. Obstet Gynecol. 2013;122(5):1122-31.

Martins-Costa SH, Ramos JGL, Vettorazzi J, Barros E. Doença hipertensiva na gravidez. In: Freitas F, Martins-Costa SH, Ramos JGL, Magalhães JA. Rotinas em obstetrícia. 6. ed. Porto Alegre: Artmed; 2011. p. 523-551.

Von Dadelszen P, Magee LA. Pre-eclampsia: an update. Curr Hypertens Rep. 2014;16(8):454.

SITES SUGERIDOS ▶

Ahmed KT, Almashhrawi AA, Rahman RN, Hammoud GM, Ibdah JA. Liver diseases in pregnancy: diseases unique to pregnancy. World J Gastroenterol [Internet]. 2013 [capturado em 7 set. 2015];19(43):7639-46. Disponível em: http://www.ncbi.nlm.nih.gov/pmc/articles/PMC3837262/

Goel A, Jamwal KD, Ramachandran A, Balasubramanian KA, Eapen CE. Pregnancy-related liver disorders. J Clin Exp Hepatol [Internet]. 2014 [capturado em 7 set. 2015];4(2):151-162. Disponível em: http://www.jcehepatology.com/article/S0973-6883%2813%2900495-7/abstract

Hay JE. Liver Disease in Pregnancy. Hepatology [Internet]. 2008 [capturado em 7 set. 2015];47(3):1067-76. Disponível em: http://onlinelibrary.wiley.com/doi/10.1002/hep.22130/full

Riely CA. Liver disease in the pregnant patient. Am J Gastroenterol [Internet]. 1999 [citado em 7 abril 2015];94(7):1728-32. Disponível em: http://s3.gi.org/physicians/guidelines/LiverDiseaseinPregnantPatient.pdf

CAPÍTULO 52

INFERTILIDADE FEMININA

DEBORAH BELTRAMI GOMEZ
IVAN SERENO MONTENEGRO
EDUARDO PANDOLFI PASSOS

▶ CASO CLÍNICO

Paciente do sexo feminino, 32 anos, nuligesta, há 2 anos tenta engravidar sem sucesso. Refere menarca aos 15 anos e ciclos irregulares em torno de 45 dias, desde que suspendeu uso de contraceptivo oral combinado há 2 anos. Refere dor pélvica crônica há 1 ano, após episódio de infecção pélvica. Nega doenças crônicas ou cirurgias prévias. Ao exame físico, apresentou índice de massa corporal (IMC) de 22 kg/m^2, acne grau 2 em face e dorso, ausência de hirsutismo, exame ginecológico sem particularidades. Esposo de 31 anos, hígido, traz espermograma normal.

▶ COMO O LABORATÓRIO PODE AJUDAR NA AVALIAÇÃO DESTA PACIENTE?

A história clínica sugere fator anovulatório de infertilidade. Nesse caso, exames complementares podem auxiliar no diagnóstico da causa da anovulação e exclusão de outras causas de infertilidade. No Quadro 52.1, são apresentadas as principais causas de infertilidade feminina.

QUADRO 52.1 PRINCIPAIS CAUSAS DE INFERTILIDADE FEMININA

- Anovulação
- Anatômicas (uterina, alteração tubária ou tuboperitoneal)
- Infertilidade sem causa aparente

A história menstrual pode ser suficiente para investigação, pois ciclos regulares pressupõem ciclos ovulatórios. Em pacientes com oligo ou amenorreia, os métodos complementares apresentados no Quadro 52.2 podem ajudar no diagnóstico da disfunção ovulatória.

QUADRO 52.2 ▶ MÉTODOS COMPLEMENTARES PARA AVALIAR A FUNÇÃO OVULATÓRIA

EXAME	REFERÊNCIA	COMENTÁRIOS
Progesterona sérica	Valores > 3 ng/mL sugerem que houve ovulação	Os VRs podem variar de acordo com o método ou *kit* comercial utilizado pelo laboratório
LH urinário	Kits comerciais que mostram resultados positivos ou negativos	Acurácia, confiabilidade e aplicabilidade limitadas
USTV	Avalia desenvolvimento folicular, ovulação, luteinização e endométrio	
Prolactina	Valores > 20 ng/mL são considerados hiperprolactinemia e podem cursar com quadro clínico de anovulação	Os VRs podem variar de acordo com o método ou *kit* comercial utilizado pelo laboratório
TSH	Valores > 5,0 µU/mL são considerados hipotiroidismo e podem cursar com quadro clínico de anovulação	Os VRs podem variar de acordo com o método ou *kit* comercial utilizado pelo laboratório
FSH associado com estradiol sérico	Podem indicar falência ovariana: FSH > 12 mUI/mL e estradiol < 59 pg/mL amenorreia hipotalâmica: FSH normal ou baixo e estradiol < 59 pg/mL	Os VRs podem variar de acordo com o método ou *kit* comercial utilizado pelo laboratório
Testosterona	VR: 6-86 ng/dL	Solicitar se houver suspeita de hiperandrogenismo Os VRs podem variar de acordo com o método ou *kit* comercial utilizado pelo laboratório
17-hidroxiprogesterona	VR: 20-500 ng/dL	Solicitar se houver suspeita de hiperandrogenismo Os VRs podem variar de acordo com o método ou *kit* comercial utilizado pelo laboratório
SDHEA	VR: 12-535 µg/dL	Solicitar se houver suspeita de hiperandrogenismo Os VRs podem variar de acordo com o método ou *kit* comercial utilizado pelo laboratório

(Continua)

QUADRO 52.2 ▶ MÉTODOS COMPLEMENTARES PARA AVALIAR A FUNÇÃO OVULATÓRIA (*CONTINUAÇÃO*)

EXAME	REFERÊNCIA	COMENTÁRIOS
Biópsia endometrial e curva de temperatura basal		Métodos não recomendados para avaliação de função ovulatória

VR, valor de referência; USTV, ultrassonografia transvaginal; LH, hormônio luteinizante; TSH, tireotrofina; FSH, hormônio folículo-estimulante; SDHEA, sulfato de desidroepiandrosterona.

O conceito de reserva ovariana refere-se ao potencial reprodutivo relacionado à quantidade e à qualidade oocitária. A avaliação da reserva ovariana pode prover informações prognósticas em casos selecionados. Os métodos utilizados para avaliação da reserva ovariana são apresentados no Quadro 52.3.

ANORMALIDADES UTERINAS ▶ As condições uterinas mais relacionadas à infertilidade incluem pólipos, sinéquias, miomas submucosos e malformações müllerianas. Os métodos de avaliação uterina são ultrassonografia transvaginal (USTV) em 2D ou 3D, ressonância magnética (RM), histerossonografia, histerossalpingografia (HSG) e histeroscopia. A histeroscopia é o método padrão-ouro de avaliação e tratamento de doenças da cavidade uterina. Entretanto, trata-se de um método invasivo e de alto custo.

FATOR TUBÁRIO E PERITONEAL ▶ A avaliação da permeabilidade e da função tubária é imprescindível na investigação da infertilidade feminina. Frequentemente é necessário realizar mais de um exame na sua elucidação, conforme descrito no Quadro 52.4.

QUADRO 52.3 ▶ MÉTODOS COMPLEMENTARES PARA AVALIAR A RESERVA OVARIANA

EXAME	REFERÊNCIA	COMENTÁRIOS
FSH basal	Valores < 10 mUI/mL sugerem reserva ovariana adequada	Deve ser realizado até o 3º dia do ciclo. Os VRs podem variar de acordo com o método ou kit comercial utilizado pelo laboratório
Contagem de folículos antrais	Menos de 3-6 folículos é considerado baixa reserva ovariana	Exame realizado por meio de USTV e necessita de ecografista habilitado
Hormônio antimülleriano	Valores < 1 ng/mL sugerem baixa reserva e baixa resposta à estimulação ovariana	Níveis séricos sofrem mínima variação durante o ciclo menstrual

FSH, hormônio folículo-estimulante; VR, valor de referência; USTV, ultrassonografia transvaginal.

QUADRO 52.4 ▶ MÉTODOS COMPLEMENTARES PARA AVALIAR O FATOR TUBÁRIO E PERITONEAL

EXAME	COMENTÁRIO
Sorologia para *Chlamydia trachomatis*	Deve ser o primeiro exame a ser realizado, pois o resultado positivo pode estar associado a dano tubário e indica investigação adicional com exame mais invasivo. Os valores preditivos positivo e negativo são de 60% e 80-90%, respectivamente.
HSG	Método tradicional de avaliação de permeabilidade tubária que permite documentar detalhes da arquitetura tubária eda região peri-fimbrial pela passagem do contraste pelas tubas uterinas e cavidade peritoneal
Histerossonografia	Método alternativo à HSG que utiliza contraste ou SF associado à US
Videolaparoscopia	Considerado padrão-ouro, permite avaliação da permeabilidade e da morfologia tubária por meio de cromotubagem com solução azul de metileno ou SF. Além disso, a visualização direta da anatomia pélvica permite o diagnóstico de endometriose e aderências pélvicas

HSG, histerossalpingografia; US, ultrassonografia; SF, solução fisiológica.

▶ DE VOLTA AO CASO CLÍNICO

A investigação da paciente revelou níveis de gonadotrofinas, androgênios, tireotrofina (TSH, do inglês *thyroid-stimulating hormone*) e prolactina normais. A USTV revelou ovários de aspecto policístico (Fig. 52.1). A imunofluorescência indireta (IFI) para clamídia tracomatis era reagente (1:1.024), e a videolaparoscopia demonstrou tubas tortuosas, dilatadas e com obstrução distal bilateral, além de aderências pélvicas (Fig. 52.2). Portanto, a investigação diagnosticou duas causas para infertilidade: anovulatória e tuboperitoneal. O tratamento indicado foi fertilização *in vitro* (FIV).

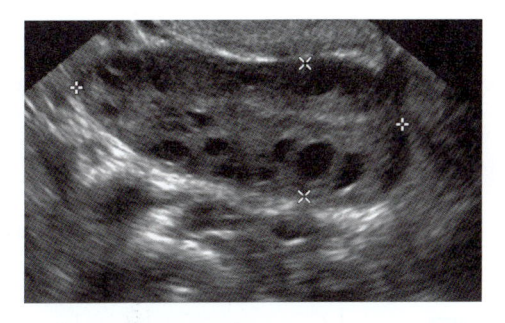

FIGURA 52.1 ► OVÁRIO COM ASPECTO POLICÍSTICO.

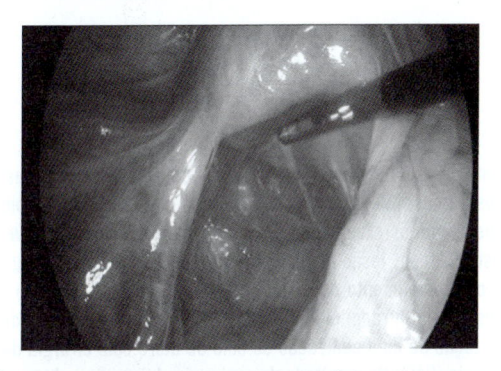

FIGURA 52.2 ► VIDEOLAPAROSCOPIA DEMONSTRANDO ADERÊNCIAS PÉLVICAS.

LEITURAS SUGERIDAS ►

Dzik A, Pereira DM, Cavagna M, Amaral WN. Tratado de reprodução assistida. 3. ed. São Paulo: Segmento Farma; 2014.

Freitas F, Menke CH, Rivoire WA, Passos EP. Rotinas em ginecologia. 6. ed. Porto Alegre: Artmed; 2011.

Fritz MA, Speroff L. Endocrinologia ginecológica clínica e infertilidade. 8. ed. Rio de Janeiro: Revinter; 2015.

Practice Committee of the American Society for Reproductive Medicine. Diagnostic evaluation of the infertile female: a committee opinion. Fertil Steril. 2015;103(6):e44-50.

SITE SUGERIDO ►

American Society for Reproductive Medicine. ReproductiveFacts.org [Internet]. Birmingham : ASRM; c1996-2015 [capturado em 7 set. 2015]. Disponível em: http://www.reproductivefacts.org

GINECOLOGIA E OBSTETRÍCIA

CAPÍTULO 53

PATOLOGIA CERVICAL E PAPILOMAVÍRUS HUMANO

PAULO NAUD
JEAN CARLOS DE MATOS
VALENTINO MAGNO

▶ CASO CLÍNICO

Paciente do sexo feminino, 35 anos, com citologia cervical normal nos últimos 5 anos, nuligesta e com desejo de gestação, vem à consulta com os seguintes exames: citologia cervical com carcinoma *in situ*, colposcopia com lesão totalmente visível sugestiva de alto grau e sem comprometimento do canal cervical e biópsia do colo do útero com neoplasia intraepitelial cervical (NIC) de alto grau. Foi indicada a realização de uma conização de colo do útero com cirurgia de alta frequência (CAF). No resultado da conização, foi confirmado o achado de "carcinoma *in situ*" com áreas NIC 3 (NIC de alto grau) e margens cirúrgicas comprometidas. Diante destas informações, qual é o melhor seguimento?

1. Histerectomia abdominal.
2. Reconização a frio imediata.
3. Reconização com CAF imediata.
4. Citologia e colposcopia em 6 meses e reconização se houver persistência da alteração.
5. Citologia apenas, já que a colposcopia após a conização fica prejudicada.

> **COMO O LABORATÓRIO PODE AJUDAR NA AVALIAÇÃO DESTA PACIENTE?**
>
> Em relação a infeção pelo HPV e as lesões precursoras do câncer de colo do útero ressalta-se a importância do laboratório para o diagnóstico das lesões que, em sua grande maioria, são subclínicas, ou seja, quando o exame físico não consegue fornecer elementos diagnósticos e os exames citológicos, de biologia molecular e anatopatólogicos definem o seguimento e escolhas terapêuticas para um número considerável de pacientes acometidas.

EPIDEMIOLOGIA ▶ O papilomavírus humano (HPV, do inglês *human papillomavirus*) é um vírus de DNA de dupla-hélice, pertencente à família Papillomaviridae. Atualmente são conhecidos mais de 100 tipos de HPV, que podem ser designados como baixo ou alto risco para progressão para doença maligna.[1]

Estima-se que 75% da população tenha contato com o HPV em algum momento de sua vida, e aproximadamente 1 a 4% das mulheres desenvolverão lesões detectáveis, como condiloma ou NIC.[2] A infecção pelo HPV é a doença sexualmente transmissível (DST) de origem viral mais prevalente em todo o mundo. Sua prevalência é maior em adolescentes e adultos jovens (20% antes dos 25 anos de idade), decrescendo com o aumento da idade (10% aos 35 anos de idade).[3]

O câncer de colo do útero é uma das neoplasias malignas mais frequentes entre as mulheres.[4] Estima-se um risco acumulado de desenvolver a doença aos 65 anos de idade de 0,8% em países desenvolvidos e de 1,5% nos países em desenvolvimento.[5-7] É o terceiro câncer mais frequente na população feminina, atrás apenas do câncer de mama e do colorretal, e a quarta causa de morte por tumores em mulheres no Brasil. Em 2014, ocorreram aproximadamente 15 mil novos casos, e cerca de um terço desses casos evoluíram para o óbito.[8]

O rastreamento do câncer cervical tem como objetivo identificar e tratar as mulheres com doença assintomática, utilizando procedimentos de baixo risco. Em países com programas de rastreamento efetivos, ocorreu uma redução drástica na incidência da doença e no estágio da doença diagnosticada.[7,9]

A associação entre a infecção pelo HPV e o câncer de colo de útero, vulva e vagina, além de suas respectivas lesões pré-invasoras, é amplamente aceito, e pode-se afirmar que não existe câncer de colo do útero sem que haja uma infecção por HPV para iniciar o processo de oncogênese.[10] Além do potencial oncogênico e da associação com os diversos tipos de tumores ginecológicos,

O HPV também está relacionado com lesões perineais e causa condilomatose do trato genital feminino e masculino, além do câncer peniano e anal.

FISIOPATOGENIA DO HPV EM LESÕES PRÉ-MALIGNAS DO COLO DO ÚTERO ▶

Não existem fatores únicos e definitivos que identifiquem em quais casos ocorrerá à integração do DNA do HPV com o DNA do hospedeiro, dependendo do tipo de HPV, do tempo de permanência da infecção e da resposta imunológica do hospedeiro.[2] Outros cofatores, como tabagismo, coinfecção por outros agentes de DSTs e doenças imunossupressoras, podem ser determinantes para a progressão da infecção ou o surgimento de lesões.

A NIC é a lesão precursora do tecido escamoso do colo do útero, com modificações atípicas da zona de transformação (ZT). As alterações são descritas como lesões de baixo e alto grau de acordo com a gravidade e a espessura do epitélio acometido pelas células displásicas (NIC 1, 2 ou 3); NIC 1 é considerada de baixo grau, e NIC 2 e 3, de alto grau.[11,12] O processo de malignização do colo do útero passa por estágios pré-malignos denominados NIC até chegar à forma invasora. As lesões glandulares pré-invasoras são menos frequentes e também podem levar ao adenocarcinoma.

Frequentemente, a infecção pelo HPV é transitória, e o próprio sistema imunológico da paciente elimina o vírus e as lesões precursoras.[7] Mulheres com lesões de baixo grau possuem um baixo risco de evoluírem para uma doença invasiva. Em uma avaliação dos estudos relevantes, estimou-se que somente 10% dos casos de NIC 1 evoluíram para NIC 3, e que somente 1% teve evolução para carcinoma invasor. Estudos posteriores demonstraram taxas de progressão de NIC 1 na mesma proporção ou ainda menores.1[3,14]

Deve-se considerar que as taxas de regressão de NIC 1 estão intimamente associadas ao tempo de observação da lesão. Estudos em que essas lesões são observadas por mais tempo observam taxas de regressão acentuadas, principalmente em pacientes jovens.[13,15] Por outro lado, a NIC de alto grau possui grande risco de progressão para carcinoma invasor. Apesar de existir uma limitação de estudos para determinar a história natural desse tipo de lesão, atualmente existe a recomendação formal de tratar todos os tipos de NIC de alto grau, exceto em algumas situações especiais, como nas adolescentes.[16]

No manejo das pacientes com NIC, o objetivo é, de um lado, prevenir a progressão para doença invasiva e, do outro, evitar o excesso de tratamento daquelas lesões que regredirão espontaneamente, evitando as complicações possíveis das diferentes formas de tratamento dessas lesões precursoras.[17,18]

MÉTODOS INDIRETOS ▶

Os métodos indiretos não detectam a presença do HPV, e sim alterações estruturais visíveis no epitélio sugestivas de infecção viral.

AVALIAÇÃO CLÍNICA ▶

A inspeção da genitália pode ser realizada com uma fonte de luz clara em busca de lesões condilomatosas no colo do útero ou na genitália externa. Como a infecção pelo HPV pode ser uma infecção multicêntrica na genitália feminina, não raramente são encontradas lesões em múltiplas localizações.

CITOLOGIA ▶ A infeção pelo HPV causa alterações celulares no colo do útero que podem ser diagnosticadas por meio do exame citopatológico (teste de Papanicolau). A infecção inicial é identificada por meio de células que apresentam coilocitose, ou seja, efeito citopático do HPV em que ocorrem núcleos picnóticos contornados por halos claros do citoplasma. Também podem ser identificados casos mais acentuados, onde ocorrem alterações nucleares menores (lesões intraepiteliais cervicais de baixo grau, que correpondem à NIC 1) ou alterações nucleares maiores (lesões intraepiteliais cervicais de alto grau, que correspondem à NIC 2 ou 3).

Na Tabela 53.1, estão descritas as orientações para o seguimento citológico de mulheres entre 21 e 65 anos, conforme orientação do Ministério da Saúde do Brasil[19] e do American Congress of Obstetricians and Gynecologists.[20]

INSPEÇÃO COM ÁCIDO ACÉTICO E LUGOL ▶ Lesões cervicais podem ser realçadas com a aplicação de ácido acético 3-5%, que torna branca a região de lesão (acetobranca, decorrente da maior presença de proteínas do que o epitélio normal, provocada pela desestruturação nuclear das células com consequente aumento de proteínas). Processos inflamatórios e metaplásicos também podem provocar aparência acetobranca, causando interpretação errônea, sendo um exemplo de efeito a acetorreação que ocorre em pacientes com candidíase. Além disso, regiões com alterações displásicas possuem menor produção de glicogênio, corando-se menos intensamente na aplicação de solução de lugol (teste de Schiller positivo). Deve-se considerar que, à medida que o processo de displasia se agrava, maior é a concentração de material nuclear e, consequentemente, mais intenso e duradouro é o efeito acetobranco do ácido acético.

TABELA 53.1 ▶ SEGUIMENTO CITOLÓGICO PARA MULHERES ENTRE 21 E 65 ANOS

CITOLOGIA	FREQUÊNCIA	ASC-US	AGC	LSIL	HSIL
Iniciar rastreamento com 25 anos (A)*	Dois exames anuais e depois a cada 3 anos	Repetir exame em 6/6 m**	Colposcopia e avaliação endometrial** imediata	Repetir exame em 6/12 meses. Se persistir o resultado = colposcopia***	Colposcopia imediata (A)

(A) Força da recomendação: a prática é recomendada. Há alta convicção de que o benefício líquido é substancial.
* Avaliar fatores de risco para o início do rastreamento. ** Para mulher com mais de 35 anos. *** Colposcopia em 12 meses pode ser aceita se paciente tiver menos de 20 anos.
** Para mulheres com mais de 30 anos sugere-se colposcopia.
ASC-US, atipia de significado indeterminado de células escamosas; AGC, atipia de células glandulares; LSIL, lesão intraepitelial de baixo grau; HSIL, lesão intraepitelial de alto grau.
Fonte: Modificada de Ministério da Saúde do Brasil[19] e ACOG.[20]

COLPOSCOPIA ▶ Considerando-se que a infecção pelo HPV é multicêntrica, a colposcopia permite o exame não só do colo do útero (colposcopia), mas também da vagina (vaginoscopia), da vulva (vulvoscopia) e do ânus (anuscopia). É importante considerar que a colposcopia permite a identificação da área de alteração mais significativa para biópsia.

HISTOLOGIA ▶ Permite que sejam identificadas alterações morfológicas do epitélio (acantose, paraceratose, hiperceratose e coilocitose, além de alterações na relação núcleo/citoplasma decorrente de displasia), sendo o padrão-ouro para diagnóstico das lesões causadas pelo HPV.

MÉTODOS DIRETOS
▶ Os métodos diretos permitem identificar o DNA viral presente no sítio da infecção. Os mais frequentemente utilizados são a captura híbrida e a reação em cadeia da polimerase (PCR, do inglês *polymerase chain reaction*).

CAPTURA HÍBRIDA ▶ Este é um teste que permite que o DNA viral seja marcado por meio da reação de quimioluminescência (CLIA) e detectado *in vitro* por meio de coletas de *swab* cervical. O teste também permite que a quantidade de vírus presente na amostra seja quantificada. Possibilita a detecção HPV de alto risco (16, 18, 31, 33, 35, 39, 45, 51, 52, 56, 58, 59, 68) e cinco tipos de baixo risco (6, 11, 42, 43 e 44). O teste não informa especificamente qual tipo de HPV foi detectado, e sim se algum tipo de HPV do grupo foi identificado.

PCR ▶ Este teste, utilizado também para outros fins que não a detecção do HPV, permite que pequenas quantidades de HPV DNA sejam detectadas, informando que tipo específico de HPV foi identificado.

MÉTODOS SOROLÓGICOS
▶ Os métodos sorológicos permitem identificar se existe produção de anticorpos contra a infecção pelo HPV. Entretanto, como o HPV não causa viremia, não há resposta imune adequada, e o teste é inadequado para uso clínico. Atualmente, é reservado apenas para a identificação da infecção em pesquisas clínicas.

COMENTÁRIOS ▶ Em vista da alta prevalência de HPV na população geral, a testagem para HPV indiscriminadamente não é recomendada. Caso isso fosse realizado de rotina, haveria um grande percentual de mulheres HPV-positivas, que não iriam desenvolver qualquer tipo de lesão cervical, ocasionando falsa doença e impacto psicológico negativo.[21]

Segundo a Sociedade Americana de Colposcopia e Patologia Cervical,[20] a testagem para HPV pode ser utilizada em situações especiais:

- **Pacientes com exame citopatológico com atipias celulares em células escamosas de significado indeterminado (ASC-US)** – Em caso de teste positivo, a paciente deve ser seguida em intervalos menores ou encaminhada para colposcopia;

- **Pacientes com mais de 30 anos de idade** – Em caso de dois testes negativos e citologias negativas, pode-se fazer o rastreamento a cada 5 anos; em caso de teste positivo, a paciente deve ser encaminhada para colposcopia.
- **Seguimento pós-conização de pacientes que trataram lesões de alto grau** – Teste positivo pode ser um preditor importante para recidivas; deve-se ressaltar que a indicação de um novo tratamento não deve ser feito apenas com base em testes de biologia molecular, mas sim definido por citologia e histologia.

TRATAMENTO/SEGUIMENTO

Não existe tratamento destinado à eliminação da infecção pelo HPV, mas sim tratamentos ablativos/excisionais das células/tecidos que estão infectados pelo vírus. O tratamento em geral se baseia em resultados histopatológicos obtidos em biópsias dirigidas por um exame colposcópico. Em algumas situações, um procedimento excisional pode ser indicado para o diagnóstico, bem como para o tratamento.[18]

Muitas vezes, as pacientes recebem tratamento para lesões que iriam involuir espontaneamente, gerando desconforto, ansiedade e custos desnecessários para os programas de rastreamento.[16,22-24]

Nos casos de conduta expectante de lesões de baixo grau, o objetivo do acompanhamento é esperar a eliminação espontânea do HPV. No caso das lesões de alto grau tratadas, ainda assim existe a possibilidade de persistir a infecção pelo HPV, mesmo que as lesões não sejam mais evidenciadas após a terapia. Na Tabela 53.2, é descrito o seguimento para pacientes tratadas com lesões cervicais.

De acordo com o Ministério da Saúde do Brasil e ACOG, as lesões de alto grau são preferencialmente tradadas de imediato após o diagnóstico histopatológico deste tipo de lesão.[20,21] O tratamento indicado é a conização do colo do útero, e a escolha feita é a conização realizada com CAF. Atualmente a indicação de uma conização a frio é destinada para lesões que adentram o canal cervical mais de 1 cm, não visualizadas em toda a sua extensão, lesões glandulares ou suspeita de doença invasiva. Lesões de baixo grau que persistem por mais de 2 anos podem ser tratadas por meio de uma

TABELA 53.2 ► SEGUIMENTO DAS LESÕES CERVICAIS APÓS TRATAMENTO COM CONIZAÇÃO DO COLO DO ÚTERO

COM MARGENS LIVRES	COM MARGENS COMPROMETIDAS
Seguimento com citologia e colposcopia semestral por 12 meses e, depois, citologia anual	Seguimento com citologia e colposcopia em 3, 6, 12 e 18 meses. Se houver persistência da lesão na revisão de 6 meses, indicar uma reconização; depois, citologia anual

Fonte: Modificada de Saslow e colaboradores[20] e Brasil.[19]

conização do colo do útero, preferencialmente pela técnica de CAF, tentando retirar apenas a ZT do colo do útero, com menos complicações em gestações futuras, principalmente em relação a risco de tratabalho de parto prematuro.

▶ DE VOLTA AO CASO CLÍNICO

A opção mais adequada para o seguimento da paciente é o acompanhamento com citologia e colposcopia de 6 em 6 meses, até que sejam obtidos 3 resultados normais. Aproximadamente 60% das lesões residuais desaparecem no controle em 6 meses (efeito da cauterização do tecido durante a cirurgia). Portanto, não há necessidade de uma reconização ou histerectomia imediata. Um procedimento adicional pode ser indicado se houver persistência do achado em 6 meses, e o procedimento seria uma nova reconização. A citologia ser normal e mesmo assim existir uma lesão de alto grau corrobora a necessidade de haver um seguimento combinando citologia e colposcopia, já que a citologia isolada pode ter taxas de 10-20% de resultados falso-negativos. É importante lembrar também que toda paciente submetida a uma conização tem um risco aproximado de 13% de ter um trabalho de parto prematuro após a primeira conização, e que a indicação de um segundo procedimento aumentaria esse risco para cerca de 25%.

REFERÊNCIAS ▶

1. de Sanjosé S, Diaz M, Castellsagué X, Clifford G, Bruni L, Muñoz N, et al. Worldwide prevalence and genotype distribution of cervical human papillomavirus DNA in women with normal cytology: a meta-analysis. Lancet Infect Dis. 2007;7(7):453-9.
2. Cox JT. The development of cervical cancer and its precursors: what is the role of human papillomavirus infection? Curr Opin Obstet Gynecol. 2006;18 Suppl 1:s5-13.
3. Sargent A, Bailey A, Almonte M, Turner A, Thomson C, Peto J, et al. Prevalence of type-specific HPV infection by age and grade of cervical cytology: data from the ARTISTIC trial. Br J Cancer. 2008;98(10):1704-9.
4. Ferlay J, Pisani P, Parkin DM. Cancer incidence, mortality and prevalence worldwide. GLOBOCAN 2009. IARC CancerBase. 2009;5:5.
5. Bermudez A. Can we do the same in the developing world? Gynecol Oncol. 2005;99(1):192-6.
6. Parkin DM, Ferlay J, Teppo L, Thomas DB. Cancer incidence in five continents. IARC. 2002;8(155).
7. Martin-Hirsch PP, Paraskevaidis E, Bryant A, Dickinson HO. Surgery for cervical intraepithelial neoplasia. Cochrane Database Syst Rev. 2013;12:CD001318.
8. Brasil. Ministério da Saúde. Instituto Nacional do Câncer José Alencar Gomes da Silva. Controle do Câncer do Colo do Útero [Internet]. Rio de Janeiro: INCA; c1996-2015 [capturado em 10 set. 2015]. Disponível em: http://www2.inca.gov.br/wps/wcm/connect/acoes_programas/site/home/nobrasil/programa_nacional_controle_cancer_colo_utero

9. Peto J, Gilham C, Fletcher O, Matthews FE. The cervical cancer epidemic that screening has prevented in the UK. Lancet. 2004;364(9430):249-56.
10. zur Hausen H. Papillomaviruses and cancer: from basic studies to clinical application. Nat Rev Cancer. 2002;2(5):342-50.
11. Tavassoli FA, Devilee P, editors. World Health Organization classification of tumours: pathology and genetics of tumours of the breast and female genital organs. Lyon: IARC Press; 2003.
12. Solomon D, Davey D, Kurman R, Moriarty A, O'Connor D, Prey M, et al. The 2001 Bethesda System: terminology for reporting results of cervical cytology. JAMA. 2002;287(16):2114-9.
13. Bansal N, Wright JD, Cohen CJ, Herzog TJ. Natural history of established low grade cervical intraepithelial (CIN 1) lesions. 2008;28(3B):1763-6.
14. Syrjänen KJ. Spontaneous evolution of intraepithelial lesions according to the grade and type of the implicated human papillomavirus (HPV). Eur J Obstet Gynecol Reprod Biol. 1996;65(1):45-53.
15. Kataja V, Syrjänen S, Mäntyjärvi R, Yliskoski M, Saarikoski S, Syrjänen K. Prognostic factors in cervical human papillomavirus infections. Sex Transm Dis. 1992;19(3):154-60.
16. Duggan MA. A review of the natural history of cervical intraepithelial neoplasia. Gan To Kagaku Ryoho. 2002;29 Suppl 1:176-93.
17. Massad LS, Einstein MH, Huh WK, Katki HA, Kinney WK, Schiffman M, et al. 2012 updated consensus guidelines for the management of abnormal cervical cancer screening tests and cancer precursors. J Low Genit Tract Dis. 2013;17(5 Suppl 1):S1-27.
18. Wright JD. Cervical intraepithelial neoplasia: management of low-grade and high-grade lesions. [Internet]. Waltham: UpToDate, Inc.; c2015 [atualizado em 22 abr. 2014; capturado em 10 set. 2015]. Disponível em: http://www.uptodate.com/contents/cervical-intraepithelial-neoplasia-management-of-low-grade-and-high-grade-lesions
19. Brasil. Ministério da Saúde. Instituto Nacional de Câncer. Diretrizes Brasileira para o rastreamento do câncer do colo do útero [Internet]. Rio de Janeiro; 2011 [capturado em 10 set. 2015]. Disponível em: http://bvsms.saude.gov.br/bvs/publicacoes/inca/rastreamento_cancer_colo_utero.pdf
20. Saslow D, Solomon D, Lawson HW, Killackey M, Kulasingam SL, Cain JM, et al. American Cancer Society, American Society for Colposcopy and Cervical Pathology, and American Society for Clinical Pathology screening guidelines for the prevention and early detection of cervical cancer. J Low Genit Tract Dis. 2012 Jul;16(3):175-204.
21. ACOG. Cervical Cancer Screening: testing can start later and occur less often under new ACOG recommendations. 2003, American College of Obstetricians and Gynecologists ACOG.
22. Conaglen HM, Hughes R, Conaglen JV, Morgan J. A prospective study of the psychological impact on patients of first diagnosis of human papillomavirus. Int J STD AIDS. 2001;12(10):651-8.
23. American Cancer Society. American Cancer Society guidelines for the early detection of cancer [Internet]. Atlanta: ACS; 2015 [atualizado em 11 mar. 2015; capturado em 10 set. 2015]. Disponível em: http://www.cancer.org/docroot/PED/content/PED_2_3X_ACS_Cancer_Detection_Guidelines_36.asp?sitearea=PED.
24. Wright TC Jr, Cox JT, Massad LS, Twiggs LB, Wilkinson EJ. 2001 Consensus Guidelines for the management of women with cervical cytological abnormalities. JAMA. 2002;287(16):2120-9.

CAPÍTULO 54

AVALIAÇÃO HEPÁTICA NA GESTAÇÃO

EDIMÁRLEI GONSALES VALÉRIO
SAMANTA SCHNEIDER
JANETE VETTORAZZI

▶ CASO CLÍNICO

Paciente do sexo feminino, 22 anos, primigesta com 32 semanas de gestação, previamente hígida, com pré-natal desde o início da gestação e sem intercorrências até o momento.

Ela interna devido a diagnóstico de pré-eclâmpsia (PE), sem alterações nos exames usados como critério de gravidade.

A avaliação laboratorial inicial incluiu os seguintes exames: proteinúria de 24 horas (380 mg/24 h), aspartato-aminotransferase (AST) (20 U/L), alanino-aminotransferase (ALT) (15 U/L), creatinina (Cr) (0,7 mg/dL) e plaquetas (180.000/mm^3). Após 3 dias, inicia com náuseas, vômitos, dor abdominal e mal-estar.

No exame físico, apresentou pressão arterial (PA) de 140/90 mmHg, frequência cardíaca (FC) de 90 bpm, altura uterina de 30 cm, batimento cardíaco fetal de 142 bpm, sem contrações e colo uterino sem dilatação.

▶ COMO O LABORATÓRIO PODE AJUDAR NA AVALIAÇÃO DESTA PACIENTE?

Na gestação, os níveis de bilirrubina, ALT, AST, gamaglutamiltransferase (GGT) e ácidos biliares estão dentro dos limites normais. Os níveis de referência destes variam de acordo com o laboratório onde são realizados e são os mesmos da população geral. A Tabela 54.1 mostra os níveis, em média, encontrados em gestações normais. A fosfatase alcalina pode estar levemente aumentada, devido à produção placentária; e a albumina pode estar diminuída, decorrente da hemodiluição que ocorre pelo aumento do volume plasmático.

A avaliação inicial de uma gestante com doença hepática deve incluir perguntas específicas, como exames alterados previamente à gestação, desenvolvimento de hepatites anteriores, ingestão de drogas (pela possível hepatotoxicidade), viagens recentes e doenças em gestações anteriores. Hemograma com plaquetas, testes de função hepática (ALT, AST, bilirrubinas, GGT, tempo de protrombina [TP], tempo de tromboplastina parcial ativada [TTPa] e desidrogenase láctica [LDH]), Cr, eletrólitos, glicose e ácido úrico devem ser solicitados. A investigação também inclui a pesquisa de sorologias para hepatites virais (A, B e C) e exame de urina. A ultrassonografia (US) abdominal exclui doenças da vesícula e das vias biliares.

As alterações hepáticas em uma gestante podem corresponder a qualquer doença hepática que ocorre coincidentemente durante a gravidez (hepatites virais) ou a disfunções específicas da gestação, sendo elas hiperêmese gravídica (única alteração específica da gestação com início no primeiro trimestre), colestase intra-hepática da gestação, PE com comprometimento hepático, síndrome HELLP (do inglês *hemolysis, elevated liver testes, low platelet count*) e fígado gorduroso agudo da gestação. O diagnóstico diferencial entre essas e outras doenças com comprometimento hepático baseia-se no período da gestação em que elas ocorrem, bem como em manifestações clínicas e achados laboratoriais. A Tabela 54.2 sumariza cada uma das principais doenças hepáticas.

TABELA 54.1 ▶ VALORES DE REFERÊNCIA NORMAIS NA GESTAÇÃO

PARÂMETRO	VALORES NA GESTAÇÃO (POR TRIMESTRE)		
	1º TRIMESTRE	2º TRIMESTRE	3º TRIMESTRE
AST (U/L)	3-23	3-33	4-32
ALT (U/L)	3-30	2-33	2-25
Bilirrubina total (mg/dL)	0,1-0,4	0,1-0,8	0,1-1,2

AST, aspartato-aminotransferase; ALT, alanino-aminotransferase.

TABELA 54.2 ▶ DIAGNÓSTICO DIFERENCIAL ENTRE AS ALTERAÇÕES HEPÁTICAS NA GESTAÇÃO

	SÍNDROME HELLP	PE/ECLÂMPSIA	COLESTASE INTRA-HEPÁTICA GESTACIONAL	FÍGADO GORDUROSO AGUDO DA GESTAÇÃO	PTT	SHU	HEPATITES VIRAIS
Período	Após 20 semanas ou pós-parto	Após 20 semanas ou pós-parto	Mais comum entre a 25ª e a 32ª semana	3º trimestre, mais comum após 35 semanas	2º/3º trimestre ou pós-parto	Variável	Variável
Achados	Dor abdominal, náuseas e vômitos	Hipertensão, proteinúria	Prurido, com ou sem icterícia	Dor abdominal, náuseas/vômitos. Pode ter icterícia e encefalopatia	Náuseas/vômitos, sintomas neurológicos (90%), febre, dor abdominal	Náuseas e vômitos (95%), IRA, ↑PA	Mal-estar, icterícia, náuseas e vômitos
Aminotransferases	↑ de moderado a 10-20 ×	Normais ou elevadas	↑ de moderado a 10-20 ×	300 U/L ou mais	↑ leve	↑ leve	> 1.000 U/L
Bilirrubinas	< 5 mg/dL	Normais ou elevadas	< 5 mg/dL	Em geral < 5 mg/dL	↑ indireta	↑ indireta	↑ 5-10 ×

(Continua)

TABELA 54.2 ▶ DIAGNÓSTICO DIFERENCIAL ENTRE AS ALTERAÇÕES HEPÁTICAS NA GESTAÇÃO (CONTINUAÇÃO)

	SÍNDROME HELLP	PE/ECLÂMPSIA	COLESTASE INTRA-HEPÁTICA GESTACIONAL	FÍGADO GORDUROSO AGUDO DA GESTAÇÃO	PTT	SHU	HEPATITES VIRAIS
Outros exames alterados	Plaquetas < 100 mil/mm³, LDH > 600 U/L, esquizócitos	Pode: ↓ plaquetas, ↑ LDH, ↑ ácido úrico, convulsões na eclâmpsia	Ácidos biliares > 10 µmol/L	Pode: ↑ TP e TTPa, ↑ Cr e ureia, hipoglicemia, leucocitose	↓ plaquetas, ↑ importante do LDH, ↑ Cr, esquizócitos, leucocitose, proteinúria leve	↓ plaquetas, ↑ leve Cr e ácido úrico, proteinúria leve	Sorologias para hepatite positivas

PE, pré-eclâmpsia; PTT, púrpura trombocitopênica; SHU, síndrome hemolítico-urêmica; LDH, desidrogenase láctica; TP, tempo de protrombina; TTPa, tempo de tromboplastina parcial ativada; IRA, insuficiência renal aguda; PA, pressão arterial; Cr, creatinina; ↑, aumento; ↓, diminuição.
Fonte: Adaptada de Hay.[1]

▶ DE VOLTA AO CASO CLÍNICO

Após a sintomatologia, foram solicitados novos exames. A nova avaliação laboratorial da paciente evidenciou hemoglicoteste (HGT) em 60 mg/dL, hemoglobina (Hb) em 11 g/dL, leucócitos em 22.200 sem desvios, plaquetas em 180.000/mm³, AST em 250 U/L, ALT em 320 U/L, bilirrubinas totais em 1,5 mg/dL, TP de 23 segundos, TTPa de 29 segundos, Cr de 0,8 mg/dL. Novos exames após 12 horas: glicemia em 50 mg/dL, Hb em 11,1 g/dL, leucócitos em 26.200 sem desvios, plaquetas em 160.000/mm³, AST em 320 U/L, ALT em 450 U/L, bilirrubinas totais em 3,5 mg/dL, TP de 23 segundos, TTPa de 29 segundos, Cr em 0,9 mg/dL. Sendo diagnosticada como portadora de fígado gorduroso agudo da gestação, foi indicada a interrupção da gestação, com piora dos exames laboratoriais nos primeiros dias de puerpério, como costuma acontecer nesta doença, com recuperação gradual dos parâmetros e alta em bom estado geral.

REFERÊNCIA ▶

1. Hay JE. Liver Disease in Pregnancy. Hepatology [Internet]. 2008 [capturado em 7 set. 2015];47(3):1067-76. Disponível em: http://onlinelibrary.wiley.com/doi/10.1002/hep.22130/full

LEITURAS SUGERIDAS ▶

American Congress of Obstetricians and Gynecologists. ACOG Practice Bulletin No. 86: viral hepatitis in pregnancy. Obstet Gynecol. 2007;110(4):941-55.

Goel A, Jamwal KD, Ramachandran A, Balasubramanian KA, Eapen CE. Pregnancy-related liver disorders. J Clin Exp Hepatol. 2014;4(2):151-162.

Martins-Costa SH, Ramos JGL, Vettorazzi J, Barros E. Doença hipertensiva na gravidez. In: Freitas F, Martins-Costa SH, Ramos JGL, Magalhães JA. Rotinas em obstetrícia. 6. ed. Porto Alegre: Artmed; 2011. p. 523-51.

Ramos JGL, Martins-Costa SH, Valério EG, Araújo J. Síndrome de HELLP. In: Freitas F, Martins-Costa SH, Ramos JGL, Magalhães JA. Rotinas em obstetrícia. 6. ed. Porto Alegre: Artmed; 2011. p. 805-14.

SITES SUGERIDOS ▶

ACOG: the American Congress of Obstetricians and Gynecologists [Internet]. Washington: ACOG; c2015 [capturado em 7 set. 2015]. Disponível em: http://www.acog.org/

Ahmed KT, Almashhrawi AA, Rahman RN, Hammoud GM, Ibdah JA. Liver diseases in pregnancy: diseases unique to pregnancy. World J Gastroenterol [Internet]. 2013 [capturado em 7 set. 2015];19(43):7639-46. Disponível em: http://www.ncbi.nlm.nih.gov/pmc/articles/PMC3837262/

Riely CA. Liver disease in the pregnant patient. Am J Gastroenterol [Internet]. 1999 [capturado em 7 abril 2015];94(7):1728-32. Disponível em: http://s3.gi.org/physicians/guidelines/LiverDiseaseinPregnantPatient.pdf

Royal College of Obstetricians and Gynaecologists [Internet]. London: RCOG; c2015 [capturado em 7 set. 2015]. Disponível em: http://www.rcog.org.uk/

Royal College of Obstetricians and Gynaecologistis. Obstetric cholestasis: green-top guideline no. 43 [Internet]. London: RCOG; 2011 [capturado em 7 set. 2015]. Disponível em: https://www.rcog.org.uk/globalassets/documents/guidelines/gtg_43.pdf.

CAPÍTULO 55

INFECÇÕES NA GESTAÇÃO

EDIMÁRLEI GONSALES VALÉRIO
FERNANDO ROCHA DE OLIVEIRA
JANETE VETTORAZZI
JOSÉ ANTÔNIO MAGALHÃES

▶ CASO CLÍNICO

Paciente gestante, 28 anos, branca, primigesta, idade gestacional (IG) de 14 semanas, chega ao centro obstétrico referindo febre em torno de 38 °C há dois dias. Nega tosse, coriza, disúria e outras queixas associadas. Nega doenças prévias, bem como familiar próximo com alguma doença infecciosa. Fez a vacina da gripe neste ano. Nos exames recentes anotados na carteira de pré-natal, apresentava hemograma normal e VDRL (do inglês *veneral disease research laboratory*) em 1:2. Imunofluorescência para toxoplasmose: imunoglobulinas G e M (IgG e IgM) reagentes; antivírus da imunodeficiência humana (anti-HIV) não reagente; demais exames sem particularidades. Ao exame físico observou-se temperatura axilar de 37,6 °C, frequência cardíaca (FC) de 90 bpm, eupneica, colo uterino fechado e sem sangramento, com batimentos cardíacos fetais presentes.

▶ COMO O LABORATÓRIO PODE AJUDAR NA AVALIAÇÃO DESTA PACIENTE?

A presença de febre de origem desconhecida em gestantes sempre deve ser investigada para proteção do feto. Inicia-se uma investigação rotineira com hemograma, exame qualitativo de urina (EQU) e urocultura. Se a investigação inicial não identificar fator etiológico e a febre permanecer, é necessária uma avaliação mais ampla com investigação de Storch (sífilis, toxoplasmose, rubéola, citomegalovírus [CMV], herpes), que pode também incluir parvovírus, listeriose, entre outros. Neste caso, a investigação inicial foi normal (hemograma e EQU normais e urocultura negativa), sendo então solicitado exames de Storch.

AVALIAÇÃO LABORATORIAL

A avaliação laboratorial deve iniciar com exames de rotina, como hemograma, EQU, urocultura e radiografia torácica (se houver sintomas com suspeita de infecção pulmonar). O hemograma será considerado infeccioso se houver leucocitose (considera-se normal até 15.000 leucócitos/mm^3 em gestantes) e/ou presença significativa de formas jovens da linha granulocítica (p. ex., > 500 bastonados/mm^3).

Os exames de urina serão considerados infecciosos quando crescer algum patógeno na urocultura após 48 a 72 horas da coleta, e serão sugestivos de infecção quando o EQU apresentar leucocitúria significativa, presença de nitritos e estearase leucocitária. A radiografia torácica será importante se apresentar algum achado sugestivo de broncopatia infecciosa.

Se houver a persistência da febre e os exames laboratoriais iniciais não identificarem a etiologia, é necessário seguir a investigação, com exames como Storch e outras infecções. No Quadro 55.1, estão descritos os exames solicitados para rastreamento de infecções na rotina do pré-natal conforme recomendações atuais.

SÍFILIS NA GESTAÇÃO

A testagem para sífilis na gestação deve ser feita com testes sorológicos não treponêmicos que medem o anticorpo reagínico detectado pelo antígeno cardiolipina-lecitina. São eles o VDRL ou o RPR (do inglês *rapid plasma reagin*). O VDRL deve ser solicitado no primeiro e terceiro trimestres da gestação, bem como no momento da admissão para nascimento.

QUADRO 55.1 ▶ EXAMES SOLICITADOS PARA RASTREAMENTO DE INFECÇÕES NA ROTINA DO PRÉ-NATAL

	1° TRIMESTRE	2° TRIMESTRE	3° TRIMESTRE
Sífilis	VDRL		VDRL
Infecção por HIV	Anti-HIV Método Elisa		Repetir se negativo no 1° trimestre
Hepatite B	HBsAg		HBsAg
Toxoplasmose	IF: IgM e IgG	Repetir se negativo no 1° trimestre	Repetir se negativo nos trimestres anteriores
Pesquisa de *Streptococcus* do grupo B			35-37 semanas
Hepatite C (gestantes de risco)	Anti-HCV		Anti-HCV

VDRL, do inglês *venereal disease research laboratory*; IF, imunofluorescência; HIV, vírus da imunodeficiência humana; IgM e IgG, imunoglobulinas M e G; Elisa, enzimaimunoensaio; anti-HCV, anticorpos contra o vírus da hepatite C; HBsAg, antígeno de superfície do vírus da hepatite B.

Valores quantitativos baixos no VDRL (como 1:2) na gestação podem ser falso-positivos, positivos devido a tratamentos anteriores ou por doença ativa. Se houver dúvida no diagnóstico, pede-se o teste de absorção do anticorpo antitreponêmico fluorescente (FTA-ABS), que é o teste treponêmico para confirmação. Valores superiores a 1:8 de VDRL são considerados doença ativa. A elevação de títulos do VDRL em quatro ou mais vezes em relação ao último exame (p. ex., de 1:2 para 1:8) justifica um novo tratamento. Se o valor quantitativo do VDRL for baixo e o FTA-ABS for reagente, sem história de tratamento prévio, considera-se o diagnóstico de sífilis ativa, atual. Existe a testagem de sífilis por meio de um teste rápido treponêmico. Se for reagente, inicia-se o tratamento e segue-se com fluxo por meio do VDRL. Importante enfatizar que, em gestantes, o tratamento deve ser instituído mesmo com valores baixos de VDRL, antes mesmo do resultado do exame FTA-ABS, para proteção do feto.

TOXOPLASMOSE NA GESTAÇÃO ▶ A infecção é causada pelo parasita intracelular *Toxoplasma gondii*, transmitido geralmente pelo consumo de carnes malcozidas, verduras mal lavadas, terra contaminada ou contato com oócitos nas fezes de gatos contaminados. As gestantes imunocompetentes com uma infecção aguda normalmente são assintomáticas ou apresentam sintomas inespecíficos, como febre, fadiga e mialgias.

A pesquisa de imunofluorescência (IF) da toxoplasmose é sempre realizada no pré-natal visando à proteção do feto. Se houver a presença de IgG reagente e IgM negativa no primeiro trimestre, encerra-se a investigação, pois se trata de infecção antiga e de consequente proteção nesta gestação. Se ambas as IFs forem negativas, repete-se no segundo e terceiro trimestres da gestação, e o resultado é interpretado conforme o Quadro 55.2.

Se houver IgG reagente e IgM reagente, também se deve solicitar o teste de avidez para IgG (Quadro 55.3). Este pode ser solicitado até 16 semanas de gestação. Se a avidez apresentar valores altos, significa infecção tardia e não deve ser tratada. Se apresentar valores baixos, significa infecção recente e deve ser tratada para proteção do feto. Se houver IgM reagente e IgG não

QUADRO 55.2 ▶ **INTERPRETAÇÃO DOS RESULTADOS DA IMUNOFLUORESCÊNCIA PARA TOXOPLASMOSE NA GESTAÇÃO**

	RESULTADOS		INTERPRETAÇÃO
	IGG	IGM	
Primeira sorologia no 1º trimestre da gestação	+	−	Imunidade remota. Doença antiga ou crônica
	−	−	Suscetibilidade para doença
	+	+	Possibilidade de infecção durante a gestação
	+	+	Infecção muito recente ou IgM falso-positivo

IgG e IgM, imunoglobulinas G e M.

QUADRO 55.3 ▶ INTERPRETAÇÃO DO TESTE DE AVIDEZ PARA IMUNOGLOBULINA G		
< 15%	Baixa avidez	Infecção nos últimos 3 meses
15-29%	Duvidoso	
> 30%	Alta avidez	Infecção há mais de 16 semanas

reagente, pode tratar-se de infecção muito recente. Aguardam-se 3 semanas e repete-se a IF, pois a IgG pode positivar neste período.

Para confirmar se houve infecção fetal, o teste realizado é por meio da coleta da reação em cadeia da polimerase (PCR, do inglês *polymerase chain reaction*) no líquido amniótico (LA) a partir da 18ª semana de gestação. A ultrassonografia periódica também pode ser critério para iniciar tratamento se houver sinais positivos (hidrocefalia, calcificações intracranianas ou derrames cavitários).

INFECÇÃO POR CMV ▶

O CMV pertence à família dos herpesvírus. A transmissão pode ocorrer por secreções respiratórias, sangue, saliva, urina, secreções genitais, esperma. Atualmente é a infecção intrauterina mais comum na gestação.

As gestantes infectadas normalmente são assintomáticas ou apresentam sintomas gripais leves. A maioria dos recém-nascidos (RNs) infectados não apresentam sequelas; no entanto, podem acarretar hepatoesplenomegalia, microcefalia, calcificações intracranianas, surdez, dificuldade de aprendizado e até morte fetal intraútero.

Não se justificam testes de rastreamento para CMV de rotina no pré-natal. Em torno de 90% das gestantes apresentam anticorpos IgG detectáveis. O diagnóstico mais específico é o isolamento do vírus em líquidos corporais por cultura ou por PCR. Na suspeita da infecção, os testes mais simples realizados são as IFs antiCMV (IgG e IgM) e radioimunoensaio. A maioria dos testes é baseada na detecção do IgM (enzimaimunoensaio [Elisa] IgM).

RUBÉOLA ▶

Na gestação, pode causar anomalias congênitas. A presença de IgM específica para rubéola sela o diagnóstico (presente até 30 dias após a infecção). O diagnóstico também é feito quando houver aumento de 4 vezes nos níveis de IgG em um intervalo de 2 semanas. A pesquisa no feto pode ser feita por biópsia de vilo coriônico, amniocentese (PCR) e cordocentese (IgM fetal e PCR). No pré-natal, o rastreamento rotineiro não está indicado, podendo fazer parte dos exames pré-concepcionais, onde estaria indicada a vacinação nas mulheres com IgG negativa.

INFECÇÃO HERPÉTICA ▶

A infecção herpética é causadas pelo herpesvírus tipo 1 (HSV-1) e tipo 2 (HSV-2) com quadro clínico de queimação e prurido local, seguido de vesículas que ulceram. A infecção congênita prévia à ruptura da bolsa amniótica é incomum, acontecendo principalmente na primoinfecção. Frequentemente o diagnóstico é clínico, mas estudos laboratoriais, dos quais se pode lançar mão para confirmação da doença, consistem em cultura viral (teste específico, com sensibilidade de 60-70%), PCR, detecção de IgM específica ou ainda o aumento de 4 vezes nos níveis de IgG com intervalo de 2 a 3 semanas.

PARVOVÍRUS ▶ A infecção causada pelo parvovírus B19 caracteriza-se pela ausência de sintomas ou manifestações clínicas inespecíficas, como febre e eritema. É transmitido por meio de secreções respiratórias e contato das mãos com a boca. Entre as alterações fetais, as mais comuns são anemia, que pode acarretar insuficiência cardíaca (IC) e hidropsia. O diagnóstico da infecção materna pode ser feito por IgG e IgM (método Elisa). O diagnóstico de infecção fetal pode ser obtido pela coleta do PCR do LA ou pela cordocentese.

LISTERIOSE ▶ A listeriose é a infecção causada pela *Listeria monocytogenes* (bacilo gram-positivo, aeróbio e anaeróbio facultativo) encontrado mais comumente em produtos lácteos, comidas condensadas, solo e água. As manifestações clínicas podem ser ausentes ou febre alta, cefaleia, diarreia, entre outras menos comuns. O diagnóstico se baseia em isolamento da listeria em cultura, ou por imuno-histoquímica.

▶ DE VOLTA AO CASO CLÍNICO

Após 48 horas de observação, a paciente permaneceu febril, variando entre 38,1 e 37,9 °C. Foi realizado novo hemograma, que permaneceu normal. O teste de avidez para IgG de toxoplasmose foi considerado de baixa avidez, o que definiu uma infecção aguda na gestação, sendo instituído o tratamento com espiramicina. Na viragem sorológica, deve-se iniciar imediatamente com espiramicina (1 g de 8/8 h ou 3.000.000 UI de 8/8 h), por via oral (VO). A espiramicina não atravessa a barreira placentária e é usada na tentativa de evitar transmissão vertical.

Para diagnóstico de infecção fetal, seria necessária a realização de cordocentese com pesquisa de IgM específica no sangue fetal ou amniocentese com PCR do LA para o DNA do toxoplasma. A amniocentese (PCR em tempo real no LA) pode ser realizada após 18 semanas de gestação para pesquisa de infecção fetal e 4 semanas após infecção materna. Após a 15ª semana gestacional, se for confirmada infecção aguda, deve-se iniciar o tratamento com pirimetamina (25 mg de 12/12 h, VO) mais sulfadiazina (1.500 mg de 12/12 h, VO) e ácido fólico (10 md/dia) para prevenção de aplasia medular. Deve-se controlar periodicamente com hemograma e plaquetas, além de intercalar 3 semanas de espiramicina e 3 semanas do esquema tríplice anterior. Poderia ser usada azitromicina 500 mg/dia, em uso continuado, na falta da espiramicina.

> Em relação à sífilis, tendo em vista que a paciente estava internada, aguardou-se o FTA-ABS, que foi não reagente; logo, a titulação do VDRL 1:2 foi considerada falso-positiva.

LEITURAS SUGERIDAS ▶

Feldman DM, Timms D, Borgida AF. Toxoplasmosis, parvovirus and cytomegalovirus in pregnancy. Clin Lab Med. 2010;30(3):709-20.

Martins-Costa SH, Valiati B, Schmitz CR, Ramos JGL. Infecções pré-natais. In: Freitas F, Martins-Costa SH, Ramos JGL, Magalhães JA. Rotinas em obstetrícia. 6. ed. Porto Alegre: Artmed; 2011.

SITES SUGERIDOS ▶

Brasil. Ministério da Saúde. Secretaria de Atenção à Saúde. Departamento de Ações Programáticas Estratégicas. Gestação de alto risco: manual técnico [Internet]. Brasília: Ministério da Saúde; 2010 [capturado em 7 set. 2015]. Disponível em: http://bvsms.saude.gov.br/bvs/publicacoes/gestacao_alto_risco.pdf

Centers for Disease Control and Prevention (CDC). Cytomegalovirus (CMV) and Congenital CMV Infection [Internet]. Atlanta: CDC; 2015 [capturado em 7 set. 2015]. Disponível em: www.cdc.gov/cmv/index.html

Centers for Disease Control and Prevention (CDC). Parasites: toxoplasmosis (toxoplasma infection) [Internet]. Atlanta: CDC; 2015 [capturado em 7 set. 2015]. Disponível em: www.cdc.gov/parasites/toxoplasmosis/gen_info/

Centers for Disease Control and Prevention (CDC). Sexually Transmitted Diseases (STDs): syphilis [Internet]. Atlanta: CDC; 2015 [capturado em 7 set. 2015]. Disponível em: www.cdc.gov/std/syphilis/default.htm

Gelfand MS. Clinical manifestations and diagnosis of Listeria monocytogenes infection [Internet]. Waltham: UpToDate, Inc.; c2015 [atualizado em 27 out. 2014; capturado em 7 set. 2015]. Disponível em: http://www.uptodate.com/contents/clinical-manifestations-and-diagnosis-of-listeria-monocytogenes-infection

Riley LE, Fernandez CJ. Parvovirus B19 infection in pregnancy [Internet]. Waltham: UpToDate, Inc.; c2015 [atualizado em 23 dez. 2013; capturado em 7 set. 2015]. Disponível em: http://www.uptodate.com/contents/parvovirus-b19-infection-during-pregnancy

CAPÍTULO 56

ALTERAÇÕES LABORATORIAIS NA GESTAÇÃO

CRISTIANO CAETANO SALAZAR
ALÍSSIA CARDOSO DA SILVA
GUSTAVO FAULHABER

▶ CASO CLÍNICO

Paciente primigesta, 30 anos, idade gestacional de 34 semanas, vem à consulta de pré-natal. Paciente hígida, fazendo uso somente de sulfato ferroso (1 comprimido ao dia). Assintomática, com exame físico sem alterações. Traz exames coletados para rotina, entre eles hemograma evidenciando hemoglobina (Hb) em 11,1 g/dL, hematócrito (Ht) em 34%, volume corpuscular médio (VCM) em 89 fL, leucócitos totais em 13.400 com 65% de segmentados, sem desvio à esquerda, e 250.000 plaquetas.

▶ COMO O LABORATÓRIO PODE AJUDAR NA AVALIAÇÃO DESTA PACIENTE?

Durante o pré-natal, alguns exames laboratoriais devem ser solicitados rotineiramente para todas as gestantes. Entretanto, estes devem ser avaliados com muito cuidado. Diversas alterações fisiológicas ocorrem durante esse período, e a adaptação do organismo materno ocasiona mudanças nos valores de referência (VRs) de alguns desss exames, muitas vezes não discriminadas nos resultados emitidos pelo laboratório.

AVALIAÇÃO LABORATORIAL

A Tabela 56.1 resume os principais valores laboratoriais normais de acordo com o trimestre da gestação.

TABELA 56.1 ▶ VALORES DE REFERÊNCIA NORMAIS EM GESTANTES E NÃO GESTANTES

	NÃO GESTANTES	GESTANTES 1º TRIMESTRE	GESTANTES 2º TRIMESTRE	GESTANTES 3º TRIMESTRE
HEMOGRAMA				
Hemácias (milhões/µL)	3,9-5,3	3,42-4,55	2.81-4,49	2,71-4,43
Hb (g/dL)	12-15,5	11,6-13,9	9,7-14,8	9,5-15
Ht (%)	37-46,4	31-41	30-39	28-40
HCM (pg)	27-32	30-32	30-33	29-32
VCM (fL)	82-96	81-96	82-97	81-99
RDW (%)	< 14,5	12,5-14,1	13,4-13,6	12,7-15,3
Leucócitos ($\times 10^3$/µL)	4-10	5,7-13,6	5,6-14,8	5,9-16,9
Segmentados ($\times 10^3$/µL)	1,4-4,6	3,6-10,1	3,8-12,3	3,9-13,1
Eosinófilos ($\times 10^3$/µL)	0-0,6	0-0,6	0-0,6	0-0,6
Basófilos ($\times 10^3$/µL)	0-0,2	0-0,1	0-0,1	0-0,1
Monócitos ($\times 10^3$/µL)	0,1-0,7	0,1-1,1	0,1-1,1	0,1-1,4
Linfócitos ($\times 10^3$/µL)	0,7-4,6	1,1-3,6	0,9-3,9	1,0-3,6
COAGULAÇÃO				
Plaquetas ($\times 10^3$/µL)	150-400	174-391	155-409	146-429
Antitrombina (%)	70-130	89-114	78-126	82-116
Fibrinogênio (mg/dL)	200-400	244-510	291-538	301-696
TP (s)	12,7-15,4	9,7-13,5	9,5-13,4	9,6-12,9
TTPa (s)	29-44	23-38,9	22,9-38,1	22,6-35
Proteína C (%)	70-130	78-121	83-133	67-135
Proteína S (%)	70-140	39-105	27-101	33-101
Fator V (%)	60-140	75-95	72-96	60-88
OUTROS				
ALT (unidades/L)	7-41	3-30	2-33	2-25
AST (unidades/L)	12-31	3-23	3-33	4-32

(Continua)

TABELA 56.1 ▶ VALORES DE REFERÊNCIA NORMAIS EM GESTANTES E NÃO GESTANTES (*CONTINUAÇÃO*)

	NÃO GESTANTES	GESTANTES		
		1º TRIMESTRE	2º TRIMESTRE	3º TRIMESTRE
Albumina (g/dL)	3,7-5,6	3,1-5,1	2,6-4,5	2,3-4,2
Fosfatase alcalina (U/L)	33-96	17-88	25-126	38-229
Bilirrubina total (mg/dL)	0,3-1,3	0,1-0,4	0,1-0,8	0,1-1,1
Cr (mg/dL)	0,5-0,9	0,4-0,7	0,4-0,8	0,4-0,9
Ureia (mg/dL)	7-20	7-12	3-13	3-11
TFG (mL/min)	106-132	131-166	135-170	117-182
TSH (µUI/mL)	0,5-3,5	0,1-2,5	0,2-3	0,3-3
T_4T (µg/dL)	5,4-11,7	6,5-10,1	7,5-10,3	6,3-9,7
T_4L (ng/dL)	0,8-1,7	0,8-1,2	0,6-1	0,5-0,8
T_3T (ng/dL)	77-135	97-149	117-169	123-162
T_3L (pg/mL)	2,4-4,2	4,1-4,4	4-4,2	-
Vitamina B_{12} (pg/mL)	279-966	118-438	130-656	99-526

Hb, hemoglobina; Ht, hematócrito; HCM, hemoglobina corpuscular média; VCM, volume corpuscular médio; RDW, *red cell distribution width*; TP, tempo de protrombina; TTPa, tempo de tromboplastina parcial ativada; ALT, alanino-aminotransferase; AST, aspartato-aminotransferase;. GGT, gamaglutamiltransferase; Cr, creatinina; TFG, taxa de filtração glomerular; TSH, hormônio estimulante da tireoide; T_4T, tiroxina toral; T_4L, tiroxina livre; T_3T, tri-iodotironina total; T_3L, tri-iodotironina livre.

SISTEMA HEMATOLÓGICO ▶ Na gestação normal, há um aumento de 40 a 45% na volemia, que se inicia entre 6 e 12 semanas de gestação e atinge um platô no início do terceiro trimestre. Como consequência, há também aumento nos níveis de eritropoietina e na produção das células vermelhas, levando às alterações fisiológicas descritas a seguir. As alterações hematológicas relacionadas à gestação retornam aos valores normais em cerca de 6 a 8 semanas após o parto.

- **Hemoglobina e hematócrito** – Há uma discreta redução nos níveis de Ht e Hb na gestante saudável decorrente da maior expansão plasmática em comparação ao aumento da contagem celular. Considera-se anemia quando a Hb é menor do que 11 g/dL ou o Ht menor do que 33%. O VCM baixo (< 80 fL) sugere deficiência de ferro, sendo recomendado realizar a dosagem de ferritina. Quando a microcitose é acentuada (< 65 fL), a possibilidade de talassemia deve ser considerada, sendo útil a solicitação de eletroforese de Hb; VCM elevado (> 100 fL) sugere primeiramente deficiência de folato ou de vitamina B_{12} nessa população, dada a captação desses nutrientes pelo feto.

- **Leucócitos** – A gestação normal está associada a um aumento no número de leucócitos, basicamente devido ao aumento do nível de neutrófilos circulantes. Os valores normais variam geralmente entre 5 e 16.000/μL, atingindo níveis de até 25.000/μL durante parto e puerpério imediato. O número de linfócitos e monócitos geralmente permanece estável, e o número de eosinófilos tende a apresentar um discreto aumento.
- **Plaquetas** – Podem reduzir-se levemente durante a gestação, mas valores abaixo de 150.000/μL devem levantar a suspeita de trombocitopenia gestacional ou outra disfunção plaquetária, merecendo investigação ou acompanhamento adicional.
- **Fatores de coagulação** – A gestação normal é um estado pró-coagulante. Há redução dos níveis de proteínas anticoagulantes C e S, redução da antitrombina e do fator V, e aumento dos níveis de fibrinogênio, bem como dos fatores II, VII, VIII, X, XII e XIII. D-dímeros não são válidos para avaliação de eventos na gestação devido à alteração nos seus valores comparados a não gestantes e à falta de VRs na gestação. Os efeitos dessas alterações são trombogênicos, a fim de gerar proteção materna a hemorragias. Entretanto, essas alterações aumentam significativamente o risco de eventos tromboembólicos na gestação e, principalmente, no puerpério imediato. Exames laboratoriais para avaliação dos fatores de coagulação não devem ser rotineiramente solicitados durante a gestação.

SISTEMA URINÁRIO ▶ A taxa de filtração glomerular (TFG) e o fluxo plasmático renal aumentam durante a gestação. Essas alterações fisiológicas têm implicações na interpretação dos testes de função renal na gestação. Os níveis de creatinina sérica (Cr) reduzem para uma média de 0,7 a 0,5 mg/dL, sendo que valores acima de 0,9 mg/dL indicam necessidade de investigação adicional. No exame qualitativo de urina (EQU), a presença de glicosúria pode ser um achado normal.

SISTEMA HEPÁTICO ▶ Alguns testes laboratoriais para função hepática estão alterados na gestação normal. A fosfatase alcalina quase dobra, quanto comparada à de mulheres não gestantes. Os valores de alanino-aminotransferase (ALT), aspartato-aminotransferase (AST), gamaglutamiltransferase (GGT) e bilirrubinas estão discretamente diminuídos. A concentração de albumina sérica também reduz durante a gestação.

SISTEMA ENDÓCRINO ▶ As alterações fisiológicas da gestação fazem com que haja aumento na produção dos hormônios tiroidianos em cerca de 40 a 100%, para suprimento das necessidades maternas e fetais. Há um aumento rápido na produção de tiroxina total (T_4T) e livre (T_4L) e de tri-iodotironina total (T_3T) até a 14ª semana de gestação, estimulados por um aumento na β-gonadotrofina coriônica humana (β-hCG), promovendo uma redução fisiológica dos níveis séricos de hormônio estimulante da tireoide (TSH, do inglês *thyroid-stimulating hormone*). Para diagnóstico das tiroidopatias na gestação, o TSH é o principal exame laboratorial, variando seus VRs conforme o trimestre da gestação (ver Cap. 47, Assistência pré-natal).

▶ DE VOLTA AO CASO CLÍNICO

A paciente, grávida do 3º trimestre, apresenta níveis de Ht e Hb menores do que o esperado para mulheres não gestantes. Entretanto, seus níveis estão dentro dos limites normais, não sendo necessário instituir tratamento específico para o achado. A concentração de plaquetas também pode estar discretamente diminuída devido à hemodiluição. A leucocitose presente no hemograma se encontra dentro dos VRs para gestante e, estando assintomática, não necessita de investigação adicional.

LEITURAS SUGERIDAS ▶

Cunningham FG, Leveno KJ, Blomm SL, Hauth JC, Rouse DJ, Spong CY. Williams obstetrics. 23rd ed. New York: McGraw-Hill; c2010.

Freitas F, Martins-Costa SH, Ramos JG, Magalhães JA. Rotinas em obstetrícia. 6. ed. Porto Alegre: Artmed; 2011.

Larsson A, Palm M, Hansson LO, Axelsson O. Reference values for clinical chemistry tests during normal pregnancy. BJOG. 2008;115(7):874-81.

Stagnaro-Green A, Albalovich M, Alexander E, Azizi F, Mestman J, Negro R, et al. Guidelines of the American Thyroid Association for the diagnosis and management of thyroid disease during pregnancy and postpartum. Thyroid. 2011;21(10):1081-125.

SEÇÃO 7
Hematologia

CAPÍTULO 57
ANEMIAS

JOANA CIOCARI
CRISTIANE SEGANFREDO WEBER
GUSTAVO FAULHABER

▶ CASO CLÍNICO

Paciente do sexo feminino, 49 anos, há 1 ano começou a apresentar astenia. Há 3 meses, notou emagrecimento, palidez cutânea e diarreia, além de parestesias nas mãos e nas pernas simetricamente. Negava presença de outras doenças. No exame físico, estava emagrecida, com mucosas descoradas, sem organomegalias. Também apresentava diminuição da sensibilidade profunda e de reflexos tendinosos de membros superiores e inferiores.

▶ COMO O LABORATÓRIO PODE AJUDAR NA AVALIAÇÃO DESTA PACIENTE?

Em pacientes com quadro sugestivo de anemia, há necessidade de exames laboratoriais para estabelecer o diagnóstico diferencial entre as diversas causas. As Figuras 57.1 e 57.2 ilustram um algoritmo para abordagem inicial das anemias.

EXAMES ▶

HEMOGRAMA ▶ De acordo com a Organização Mundial da Saúde (OMS),[1] a anemia em adultos é definida como hemoglobina (Hb) inferior a 13 g/dL em homens e inferior a 12 g/dL em mulheres. Os sistemas de classificação das anemias enfatizam tanto o tamanho da hemácia quanto o mecanismo que reduz o número de células vermelhas. O hemograma avalia quantitativa e qualitativamente os elementos do sangue. A avaliação quantitativa é feita por meio de contadores eletrônicos que registram o número de células, além de índices hematimétricos (volume corpuscular médio [VCM], concentração de Hb corpuscular média [CHCM], Hb corpuscular média [HCM], *red cell distribution width* [RDW]). A análise qualitativa é realizada observando-se a morfologia do esfregaço de sangue periférico, sendo descritas anormalidades de forma das hemácias (p. ex., esferócitos, esquizócitos, etc.). A Figura 57.1 apresenta um algoritmo para abordagem inicial das anemias.

Os dados presentes no hemograma na avaliação quantitativa para a abordagem das anemias são os seguintes:

- **Hb** – É o índice mais fidedigno para o diagnóstico e a avaliação da gravidade da anemia.
- **Hematócrito (Ht)** – É o percentual do sangue ocupado pelas hemácias. Os contadores de células calculam o Ht de acordo com o VCM e com a contagem de hemácias.
- **VCM** – O VCM das hemácias é medido em fentolitros (fL). Classifica as anemias em macrocíticas (> 100 fL), microcíticas (< 80 fL) ou normocíticas (80-100 fL) (Fig. 57.2).

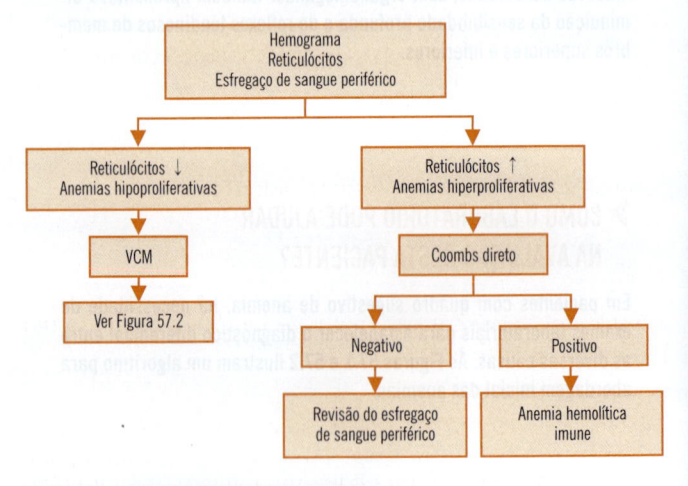

FIGURA 57.1 ▶ **ABORDAGEM INICIAL DAS ANEMIAS.**
VCM, volume corpuscular médio; ↓, diminuídos; ↑, aumentados.

```
                    ┌─────────┐
                    │   VCM   │
                    └────┬────┘
         ┌───────────────┼───────────────┐
         ▼               ▼               ▼
    ┌─────────┐    ┌──────────┐    ┌──────────┐
    │  Baixo  │    │  Normal  │    │   Alto   │
    │(< 80 fL)│    │(80-100fL)│    │(> 100 fL)│
    └────┬────┘    └─────┬────┘    └─────┬────┘
         ▼               ▼               ▼
```

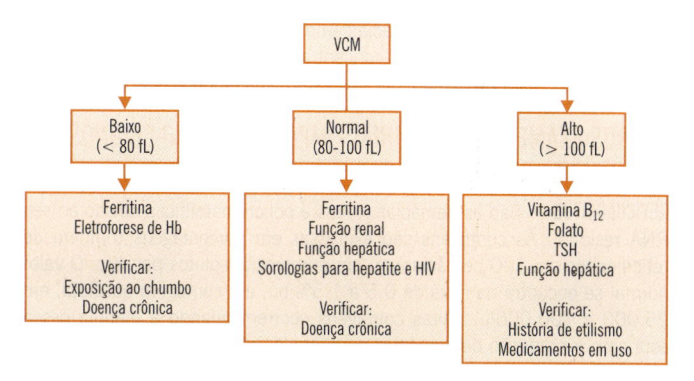

Ferritina	Ferritina	Vitamina B_{12}
Eletroforese de Hb	Função renal	Folato
	Função hepática	TSH
Verificar:	Sorologias para hepatite e HIV	Função hepática
Exposição ao chumbo		
Doença crônica	Verificar:	Verificar:
	Doença crônica	História de etilismo
		Medicamentos em uso

FIGURA 57.2 ▶ AVALIAÇÃO DAS ANEMIAS DE ACORDO COM O VCM.

VCM, volume corpuscular médio; HIV, vírus da imunodeficência humana; TSH, hormônio estimulante da tireoide; Hb, hemoglobina.

- **RDW** – É o índice de anisocitose, avaliando objetivamente a heterogeneidade das hemácias em relação ao seu tamanho.

A avaliação qualitativa do hemograma tem o objetivo de analisar a morfologia do esfregaço de sangue periférico. A seguir, algumas das alterações morfológicas mais importantes das hemácias:

- **Esferócitos** – Hemácias que perdem sua palidez central e são esféricas; indicam a perda da integridade do citoesqueleto. Encontrados em esferocitose hereditária, anemia hemolítica autoimune, entre outros.
- **Esquizócitos ou fragmentação eritrocitária** – Hemácias fragmentadas em uma série de formas e tamanhos. Estão associados às anemias hemolíticas microangiopáticas, incluindo púrpura trombocitopênica trombótica (PTT), síndrome hemolítico-urêmica (SHU), coagulação intravascular disseminada (CIVD) e causas mecânicas, como em próteses valvares.
- **Corpúsculo de Howell-Jolly** – Uma ou poucas inclusões nas hemácias, que representam fragmentos da cromatina do núcleo. Ocorre após esplenectomia ou em doenças com redução funcional do baço.
- **Células em lágrima ou gota (dacriócitos)** – Indicam mecanismo de estresse (deformação) da hemácia na medula óssea ou em sua passagem pelo baço. Aparecem em talassemias e em várias outras condições, como na invasão medular por neoplasias e infecções e na mielofibrose.
- **Corpúsculos de Pappenheimer** – Várias inclusões nas hemácias compostas de agregados de ribossomos, ferritina e mitocôndria. Achados nas anemias congênitas, como as hemoglobinopatias, ou nas anemias adquiridas, como as megaloblásticas.
- **Acantócitos** – Células com espículas, que correspondem à composição anormal de lipídeos na membrana da hemácia. Indicam doença hepática quando presentes em número significativo; também vistos em abetalipoproteinemias.

- **Rouleaux** – Presença de hemácias empilhadas devido à sua aglutinação. É um fenômeno decorrente da concentração elevada de fibrinogênio ou de globulinas, visto especialmente nas gamopatias monoclonais.

OUTROS EXAMES LABORATORIAIS IMPORTANTES NO DIAGNÓSTICO DIFERENCIAL DAS ANEMIAS ▶

RETICULÓCITOS ▶ São as hemácias jovens e policromatofílicas devido ao seu RNA residual. As contagens são expressas em porcentagens (número de reticulócitos em 100 hemácias) ou em números absolutos por litro. O valor normal se encontra na faixa de 0,5 a 1,5% ou, em contagem absoluta, em 25.000 a 100.000/μL. Altas contagens ocorrem quando a medula óssea está com a produção de hemácias aumentada, como, por exemplo, quando existe hemólise, perda aguda de sangue ou ainda na resposta medular ao tratamento de anemias.

A contagem de reticulócitos absoluta é realizada pelos contadores hematológicos mais modernos e é mais fidedigna do que os valores percentuais. Os valores expressos em porcentagem devem ser corrigidos de acordo com a severidade da anemia, conforme a fórmula a seguir:

Reticulócitos corrigidos = Reticulócitos × Ht do paciente / Ht normal

FERRITINA ▶ É o exame de sangue que melhor reflete os estoques de ferro. Quando o resultado é abaixo do limite inferior, de acordo com o sexo e a faixa etária, apresenta alta especificidade para o diagnóstico de anemia ferropriva. Como a ferritina é também uma proteína de fase aguda, seu resultado deve ser interpretado com cautela em pacientes portadores de doenças inflamatórias e infecciosas.

SATURAÇÃO DE TRANSFERRINA ▶ Os valores de referência estão entre 20 e 50%. Valores baixos podem ser encontrados na anemia ferropriva e de doença crônica, e valores aumentados, em anemias hemolíticas, sideroblásticas e megaloblásticas. É calculada por meio da fórmula ferro sérico total / capacidade ferropéxica × 100.

ÁCIDO FÓLICO ▶ Seu nível sérico é altamente sensível à ingestão. A deficiência nutricional leva a diminuições do nível sérico (< 2 ng/mL) em aproximadamente 3 semanas.

VITAMINA B_{12} ▶ Não há um teste padrão-ouro para testar sua deficiência. Os valores séricos podem estar normais, ao passo que os níveis teciduais estão depletados. Além disso, níveis normais ou aumentados não indicam necessariamente nível adequado da vitamina. Valores baixos são inferiores a 200 pg/mL.

ELETROFORESE DE HB ▶ Método laboratorial que permite a identificação das diferentes frações normais e patológicas da Hb. Exame útil para o diagnóstico das hemoglobinopatias.

COOMBS DIRETO ▶ Detecta a presença de imunoglobulinas (Igs) ou complementos ligados na membrana da hemácia. O resultado positivo na presença de achados de hemólise é sugestivo de hemólise imunomediada.

HAPTOGLOBINA ▶ É um exame específico nos casos de anemia hemolítica. A presença de hemólise leva à ligação da Hb com essa proteína, levando à redução de seu nível sérico.

EXAME DA MEDULA ÓSSEA ▶ Pode ser necessário para estabelecer o diagnóstico quando existem outras citopenias associadas; os demais testes realizados não são diagnósticos quando há progressão da anemia ou quando não ocorre uma resposta apropriada ao tratamento instituído.

▶ DE VOLTA AO CASO CLÍNICO

A paciente apresentada no início deste capítulo apresentava quadro de anemia com comprometimento de sensibilidade profunda. O hemograma apresenta hemácias: $1.500.000/mm^3$; Ht: 18%; Hb: 6 g/dL; VCM: 132 fL; reticulócitos: $30.000/\mu L$; leucócitos: $4.800/mm^3$, com diferencial normal. Observação de neutrófilos hipersegmentados. As bilirrubinas estavam levemente aumentadas, e o nível sérico de vitamina B_{12}, normal. O medulograma mostrou uma medula hipercelular, com hiperplasia de série eritroide, assim como alterações megaloblastoides em todas as séries.

Diante do quadro de anemia megaloblástica associada a alterações de sensibilidade profunda, foi realizada uma endoscopia digestiva alta que revelou gastrite atrófica, sendo esta uma das causas principais de deficiência de vitamina B_{12}. A paciente recebeu tratamento com reposição de vitamina B_{12} com excelente resposta clínica e laboratorial.

REFERÊNCIA ▶

1. World Health Organization. Haemoglobin concentrations for the diagnosis of anaemia and assessment of severity [Internet]. Geneva: WHO; 2011 [capturado em 26 out. 2015]. Disponível em: http://www.who.int/vmnis/indicators/haemoglobin/en/

LEITURAS SUGERIDAS ▶

Dacie SJV, Lewis SM. Practical haematology. 9th ed. New York: Churchill Livingstone; 2005.
Hoffman R, Furie B, McGlave P, Silberstein LE, Shattil SJ, Benz Jr EJ, et al. Hematology: basic principles and practice. 5th ed. London: Churchill Livingstone; 2009.
Howard MR, Hamilton PJ. Haematology: an illustrated colour text. 3rd ed. Philadelphia: Elsevier; 2008.
Lee RG, Bithell TC, Foerster J, Athens JW, Lukens JN. Hematologia clínica de Wintrobe. São Paulo: Manole; 1998.
Tefferi A. Anemia in adults: a contemporary approach to diagnosis. Mayo Clin Proc. 2003;78(10):1274-80.
Yawata Y. Atlas of blood diseases: citology and histology. London: The Livery House; 1996.

SITES SUGERIDOS ▶

American Society of Hematology [Internet]. Washington: ASH; c2015 [capturado em 7 set. 2015]. Disponível em: http://www.hematology.org

Blood [Internet].Washington: American Society of Hematology. Vol.1, No. 1, Jan 1946 [capturado em 7 set. 2015] – Disponível em: http://bloodjournal.hematologylibrary.org/

CAPÍTULO 58

COAGULOPATIAS

CAROLINA DA FONTE PITHAN
FLAVO BENO FERNANDES

▶ CASO CLÍNICO

Paciente do sexo feminino, 15 anos, chega ao serviço de emergência (SE) devido a sangramento menstrual aumentado há mais de 15 dias, com piora nos últimos 2 dias. Refere tontura e palpitações ao caminhar. Já havia apresentado sangramento semelhante, mas de menor porte, há cerca de 2 anos, que cessou com o uso de hormônios prescritos. Apresenta raras equimoses (pequenas) nas pernas e no braço direito (que, segundo ela, havia "raspado em uma parede"). Algumas pessoas na família (tia e primas) tiveram sangramentos semelhantes.

▶ COMO O LABORATÓRIO PODE AJUDAR NA AVALIAÇÃO DESTA PACIENTE?

A hemostasia é dividida em primária e secundária. A primária é dependente de plaquetas e vasos enquanto que a secundária é dependente da formação de coágulo (coagulação).

Na Figura 58.1, veem-se os fatores de coagulação e como se desenvolve a sua ativação até a formação da fibrina. Dessa forma, os defeitos da hemostasia (as coagulopatias) podem ter sua causa tanto na hemostasia primária como na secundária. Alguns aspectos clínicos do sangramento podem ajudar nessa diferenciação, conforme mostra o Quadro 58.1.

A Figura 58.2 auxilia na orientação diagnóstica, pois, a partir de exames de rastreamento iniciais, pode-se predizer qual a situação clínica envolvida como a causa mais provável do sangramento. Os exames que devem ser primeiramente solicitados são tempo de protrombina (TP), tempo de tromboplastina parcial ativada (TTPa), fibrinogênio e contagem de plaquetas.

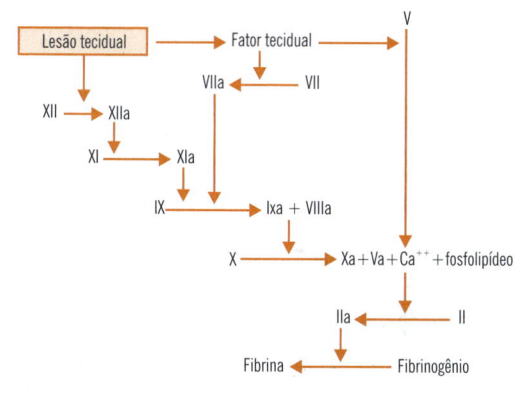

FIGURA 58.1 ▶ CASCATA DA COAGULAÇÃO.

QUADRO 58.1 ▶ CORRELAÇÃO ENTRE O TIPO DE SANGRAMENTO E A ALTERAÇÃO PROVÁVEL NA HEMOSTASIA

	TIPO DE SANGRAMENTO	MANIFESTAÇÃO CLÍNICA
Hemostasia primária	Cutâneo e mucoso	Epistaxe, metrorragia, sufusões e petéquias
Hemostasia secundária	Parenquimatoso e articular	Hematomas, equimoses e hemartroses

Diagrama (Figura 58.2)

		TTPa Normal	TTPa Alterado
TP	**Normal**	Fibrinólise aumentada: tempo de lise de euglobulinas e D-dímeros. Doenças plaquetárias: agregação plaquetária e citometria de fluxo	DvW: TS, FvW, FVIII, cofator de ristocetina e agregação plaquetária / Deficiência de precalicreína, HMWK, Fator XII, Fator XI, Fator IX, Fator VIII
TP	**Alterado**	Deficiência de fator VII / Doença hepática, Deficiência de vitamina K, Uso de antivitamina K	Disfibrinogenemia: fibrinogênio e TT / Anticoagulante lúpico / Uso de heparina / Deficiência: Fator X, Fator V, Protrombina (II), Fibrinogênio (I) / CIVD

Rastreamento: TP, TTPa, fibrinogênio e plaquetas

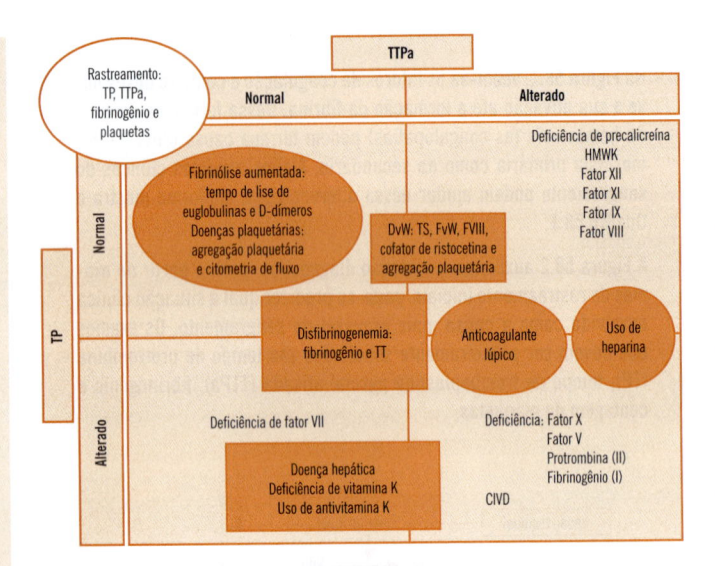

FIGURA 58.2 ► ESQUEMA DE CLASSIFICAÇÃO DAS COAGULOPATIAS DE ACORDO COM OS RESULTADOS DE TEMPO DE PROTROMBINA E TEMPO DE TROMBOPLASTINA PARCIAL ATIVADA.
HMWK, cininogênio de alto peso molecular; DvW, doença de von Willebrand; TT, tempo de trombina; CIVD, coagulação intravascular disseminada; TS, tempo de sangramento; FvW, fator de von Willebrand; TTPa, tempo de tromboplastina parcial ativada; TP, tempo de protrombina.

TESTES DE COAGULAÇÃO ►

TP ► Esse exame utiliza a tromboplastina (fosfolípideo) como ativador da coagulação, sendo esta desencadeada pela adição de Ca^{++} ao plasma do paciente. Avalia principalmente o fator VII, mas também os fatores X, V, protrombina e fibrinogênio. Por serem esses fatores dependentes de vitamina K, o TP é o exame utilizado para monitoramento da anticoagulação realizada com o uso de medicamentos antagonistas da vitamina K, como a varfarina e a femprocumona. A fim de padronizar possíveis variações da intensidade da tromboplastina, utiliza-se mundialmente o índice de normalização internacional (INR). Para o cálculo do INR, é usado o índice de sensibilidade internacional (ISI) como referência; quanto mais próximo de 1, mais aproximado da tromboplastina-padrão, obtida de cérebro humano.

$$INR = (T\ paciente\ /\ T\ controle)^{ISI}$$

Sendo:

- T paciente = tempo em segundos até a formação do coágulo;
- T controle = tempo médio de controles normais, em segundos, até a formação do coágulo.

TTPA ▶ Para avaliar o TTPa, é realizada uma mistura entre plasma do paciente, fosfolipídeos de membrana e superfícies carregadas negativamente. É adicionado cloreto de cálcio, e o tempo até a formação do coágulo é avaliado. O TTPa avalia as vias intrínseca (fatores XII, XI, IX e VIII, precalicreína e cininogênios de alto peso molecular) e comum (fatores X, V, II e fibrinogênio) da coagulação. Cabe ressaltar que a dosagem do TTPa pode refletir diferentes diminuições nos níveis dos fatores de coagulação.

FIBRINOGÊNIO ▶ Existem duas metodologias para sua determinação: o método coagulométrico (que avalia a funcionalidade e é mais qualitativo) e o método quantitativo (determinação bioquímica direta). O uso rotineiro é o do teste coagulométrico. A suspeita de disfibrinogenemia deve ser avaliada por ambas as metodologias.

TT ▶ O TT é realizado adicionando-se trombina exógena purificada ao plasma do paciente para avaliar o tempo de formação do coágulo. Serve para definir se o fibrinogênio está funcionalmente normal. Reflete, em última análise, a quantidade circulante ativa de fibrinogênio. Quando aumentado, reflete estados de hipofibrinogenemia ou possível disfibrinogenemia.

DOSAGEM DE FATORES ▶ A dosagem específica de fatores de coagulação é realizada quando se suspeita da deficiência de um fator específico, com base nas provas de coagulação iniciais. As deficiências de fatores podem ser quantitativas ou qualitativas, ocorrendo as últimas nos casos de proteína disfuncional ou na presença de inibidores específicos dos fatores de coagulação.

CONTAGEM DE PLAQUETAS ▶ A contagem plaquetária é realizada como parte do hemograma e oferece, além da contagem total, uma avaliação do volume plaquetário (volume plaquetário médio [VPM]). Plaquetas com VPM aumentado podem ser contadas erroneamente no processo automatizado, resultando em plaquetopenia no hemograma.

TEMPO DE SANGRAMENTO (TS) ▶ O TS é um teste utilizado para avaliar a fase inicial da coagulação – hemostasia primária, mais especificamente a função plaquetária. Não serve para uma avaliação global da hemostasia. É realizado da seguinte maneira: com um estilete, são realizadas duas pequenas incisões no antebraço. Um manguito é inflado até 40 mmHg para que exista uma pressão venosa padrão. O tempo necessário para que cesse o sangramento é avaliado por meio da quantidade de sangue presente em um filtro de papel trocado a cada 30 segundos. Diversos fatores podem influenciar o resultado, entre eles a profundidade, a localização e a direção da incisão e a técnica na realização, além da função plaquetária. Pode estar alterado em deficiências ou anormalidades de proteínas do plasma, como o fator de von Willebrand (FvW), em hipofibrinogenemia grave, ou devido ao uso de medicamentos que alterem a função plaquetária. Não se altera na maioria dos distúrbios que resultam em alterações do TP e do TTPa. Não deve ser realizado com contagem de plaquetas inferior a 100.000/µL.

AGREGAÇÃO PLAQUETÁRIA ▶ A agregação e a secreção plaquetárias podem ser avaliadas por meio de testes específicos, utilizando-se diversos agentes estimuladores da agregação, como ADP, ácido araquidônico, epinefrina, colágeno e ristocetina. Consiste em um teste específico, de técnica delicada, indicado quando há suspeita clínica de um defeito na função plaquetária.

FVW ▶ O FvW desempenha um papel central na hemostasia, sendo importante tanto na hemostasia primária quanto na secundária. Na hemostasia secundária, é responsável por se ligar ao fator VIII, impedindo que este seja eliminado da circulação. Na hemostasia primária, atua como importante fator na adesão plaquetária. É secretado pelas plaquetas e células endoteliais, além de megacariócitos. Diversas condições clínicas estão associadas a alterações no FvW, dentre elas alterações qualitativas e quantitativas responsáveis pelas subclassificações da doença de von Willebrand. A dosagem do antígeno permite somente o diagnóstico da doença de von Willebrand tipo 1, sendo os demais tipos dependentes de alterações qualitativas não avaliadas pela medida da proteína total. Testes adicionais de função (como a determinação dos multímeros do fator) devem ser realizados na suspeita clínica dos demais tipos da doença.

CITOMETRIA DE FLUXO PLAQUETÁRIA ▶ Permite a pesquisa da presença de receptores plaquetários e o diagnóstico de doenças específicas (síndrome de Bernard-Soulier e trombastenia de Glanzmann).

D-DÍMEROS ▶ São formados a partir da degradação da fibrina pela plasmina no sistema fibrinolítico da coagulação. Quando presentes, indicam que houve formação de trombina, que ocorreu formação de trombo, que esse foi estabilizado pelo fator XIII ativado, que houve formação de plasmina e que esta clivou as pontes de fibrina. É um teste utilizado no diagnóstico da coagulação intravascular disseminada (CIVD).

TEMPO DE LISE DE EUGLOBULINAS ▶ Neste teste, uma fração do plasma do paciente é analisada após ativação com trombina, e o tempo para dissolução do coágulo é analisado. Um tempo de lise de euglobulinas muito alargado auxilia a investigação para alterações no sistema fibrinolítico, focalizando proteínas que regulam o processo de fibrinólise.

▶ DE VOLTA AO CASO CLÍNICO

A paciente era portadora de manifestações clínicas compatíveis com doença da hemostasia primária. O TS estava prolongado (mais de 15 min), e foram dosados o fator VIII e o FvW, ambos diminuídos; assim, foi feito o diagnóstico de doença de von Willebrand tipo 1.

LEITURAS SUGERIDAS ▶

Bick RL, editor. Disorders of thrombosis and hemostasis: clinical and laboratory practice. 3rd ed. Philadelphia: Lippincott Williams & Wilkins; 2002.

Dahlbäck B. Blood coagulation. Lancet. 2000;355(9215):1627-32.

Hoffmann R, Benz EB, Shattil SJ, Furie B, Cohen HJ, Silberstein LE, et al. Hematology, basic principles and practice. 5th ed. Philadelphia: Churchill Livingstone; 2008.

Lillicrap D, Nair SC, Srivastava A, Rodeghiero F, Pabinger I, Federici AB. Laboratory issues in bleeding disorders. Haemophilia. 2006;12 Suppl 3:68-75.

McPherson RA, Pincus MR. Henry's clinical diagnosis and management by laboratory methods. 21st ed. Philadelphia: Saunders Elsevier; 2006.

SITES SUGERIDOS ▶

Blood Coagulation & Fibrinolysis [Internet]. Philadelphia: Wolters Kluwer Health, Lippincott Williams & Wilkins. Vol. 1, No.1 , Mar 1990 [capturado em 7 set. 2015] – Disponível em: http://journals.lww.com/bloodcoagulation/pages/default.aspx

Brasil. Ministério da Saúde. Manual de diagnóstico laboratorial das coagulopatias hereditárias e plaquetopatias [Internet]. Brasília: Ministério da Saúde; 2012 [capturado em 7 set. 2015]. Disponível em: http://bvsms.saude.gov.br/bvs/publicacoes/diagnostico_laboratorial_coagulopatias_hereditarias_plaquetopatias.pdf

Brasil. Ministério da Saúde. Manual de tratamento das coagulopatias hereditárias [Internet]. Brasília: Ministério da Saúde; 2006 [capturado em 7 set. 2015]. Disponível em: http://bvsms.saude.gov.br/bvs/publicacoes/06_1132_M.pdf

CAPÍTULO 59

DISCRASIAS PLASMOCITÁRIAS

LISANDRA DELLA COSTA RIGONI
CRISTIANE SEGANFREDO WEBER

▶ CASO CLÍNICO

Paciente do sexo masculino, 70 anos, procurou atendimento médico por apresentar quadro de dor lombar iniciada há 6 meses sem alívio com analgesia, emagrecimento de 10 kg nesse período, anemia e infecções repetidas de vias aéreas.

> ▶ **COMO O LABORATÓRIO PODE AJUDAR NA AVALIAÇÃO DESTE PACIENTE?**
>
> Em um paciente com quadro semelhante ao caso descrito, uma das principais hipóteses a ser investigada é a de mieloma múltiplo (MM).

EXAMES PARA INVESTIGAÇÃO DAS DISCRASIAS PLASMOCITÁRIAS ▶

A presença de pico monoclonal na eletroforese de proteínas é altamente sugestiva de alterações envolvendo a linhagem plasmocitária (Quadro 59.1), mas a imunofixação e o mielograma também têm papel importante na investigação.

ELETROFORESE DE PROTEÍNAS ▶ Na eletroforese de proteínas, é fundamental fazer a distinção entre um pico monoclonal (sugestivo de doença clonal; neoplásica, na maioria das vezes) e um policlonal (sugestiva de processos reacionais ou inflamatórios). Um pico monoclonal (presente em 80% dos casos de MM) poderá ser composto por imunoglobulinas G, A, D, E, M (IgG – 55% dos casos; IgA – 22%; IgD ou IgE – 2%; IgM < 1%), cadeias leves (18%) ou biclonal (2%). Além de identificar o pico monoclonal, a eletroforese de proteínas o quantifica, o que é necessário para o diagnóstico diferencial das discrasias plasmocitárias.

IMUNOFIXAÇÃO ▶ Nos casos em que não se observa a presença de pico monoclonal na eletroforese de proteínas, o diagnóstico de discrasia plasmocitária não poderá ser afastado até que se realize o teste de imunofixação, que é mais sensível do que a eletroforese, uma vez que é capaz de identificar quantidades muito pequenas de proteína monoclonal: a partir de 0,2 g/dL no sangue e 0,04 g/dL na urina.

PESQUISA DE CADEIAS LEVES ▶ O exame é útil na avaliação de gamopatia monoclonal de significado indeterminado (MGUS, do inglês *monoclonal gammopathy of undetermined significance*), amiloidose, mieloma oligossecretor e doenças que cursam com depósito de cadeias leves. Nos mielomas secretores de cadeias leves, é o método mais sensível para avaliar resposta ao tratamento.

QUADRO 59.1 ▶ **DOENÇAS QUE CURSAM COM PICO MONOCLONAL NA ELETROFORESE DE PROTEÍNAS**

- Gamopatia monoclonal de significado indeterminado
- Mieloma múltiplo
- Plasmocitoma isolado
- Amiloidose
- Macroglobulinemia de Waldenström
- Leucemia de células plasmocitárias

DOSAGEM SÉRICA DAS IMUNOGLOBULINAS (IGS) ISOLADAMENTE ▶ Mostrará um aumento da Ig que compõe o pico monoclonal, ao passo que as demais terão seus níveis reduzidos.

HEMOGRAMA ▶ Pode mostrar presença de anemia (caracteriza presença de lesão em órgão-alvo no MM), outras citopenias, presença de plasmócitos em sangue periférico e também de Rouleaux (agregado de hemácias no esfregaço de sangue periférico).

MEDULOGRAMA ▶ Para estabelecer o diagnóstico de MM, é necessária uma contagem de plasmócitos acima de 10% na medula óssea. Nos mielomas não secretores, apenas o medulograma definirá o diagnóstico, pois não há pico monoclonal na eletroforese de proteínas.

IMUNOFENOTIPAGEM ▶ Auxilia na identificação de plasmócitos neoplásicos nos casos de doença em processo de transformação e nos casos em que não há secreção de Ig. Marcadores aberrantes podem servir como alvos terapêuticos em potencial, além de auxiliar na detecção de doença residual mínima. Os plasmócitos normais marcam CD38 e CD138, e os plasmócitos neoplásicos expressam adicionalmente CD56, CD117 ou CD28.

O Quadro 59.2 mostra os critérios diagnósticos para as principais discrasias plasmocitárias.

QUADRO 59.2 ▶ CLASSIFICAÇÃO DAS DISCRASIAS PLASMOCITÁRIAS

- **Gamopatia monoclonal de significado indeterminado – não IgM**
  - Pico monoclonal não IgM < 3 g/100 mL
  - Plasmocitose na medula $< 10\%$
  - Ausência de lesão de órgão-alvo*
- **Gamopatia monoclonal de significado indeterminado IgM**
  - Proteína monoclonal sérica IgM < 3 g/100 mL
  - Infiltração por células linfoplasmocitoides na medula $< 10\%$
  - Ausência de anemia, sintomas constitucionais, hiperviscosidade, linfadenopatia, hepatoesplenomegalia ou outras lesões em órgão-alvo que possam ser atribuídas a doença linfoproliferativa
- **Doença monoclonal de significado indeterminado de cadeias leves**
  - Pesquisa de cadeias leves com relação kappa/lambda apresentando valor anormal ($< 0,26$ ou $> 1,65$)
  - Aumento de cadeias kappa ou lambda
  - Ausência de expressão de imunoglobulina de cadeias pesadas na imunofixação
  - Ausência de lesões em órgão-alvo, como hipercalcemia, insuficiência renal, anemia, lesões ósseas ou amiloidose, que possam ser atribuídos à doença proliferativa plasmocitária
  - Plasmócitos clonais na medula $< 10\%$
  - Proteinúria monoclonal < 500 mg/24 h

(Continua)

QUADRO 59.2 ▶ CLASSIFICAÇÃO DAS DISCRASIAS PLASMOCITÁRIAS (*CONTINUAÇÃO*)

- **Mieloma *smoldering* (ambos os critérios devem estar presentes)**
  - Pico monoclonal IgG ou IgA ≥ 3 g/100 mL ou proteinúria monoclonal ≥ 500 mg/24 h ou plasmocitose na medula 10-60%
  - Ausência de eventos que definam mieloma ou amiloidose
- **Mieloma múltiplo**
  - Pico monoclonal ≥ 3 g/100 mL
  - Plasmocitose na medula 10-60%
  - Presença de lesão em órgão-alvo: hipercalcemia (Ca > 11mg/dL), insuficiência renal (DCE < 40 mL/min ou CrS > 2 mg/dL), anemia (dois pontos abaixo do limite inferior da normalidade ou Hb < 10%), lesões ósseas (uma ou mais lesões líticas presentes no estudo radiológico do esqueleto, tomografia ou PET-TC)
- **Plasmocitoma isolado**
  - Biópsia de lesão única com proliferação plasmocitária clonal (osso ou tecidos moles)
  - Biópsia de medula óssea sem evidência de proliferação clonal de plasmócitos
  - Exames de imagem sem evidência de outras lesões ósseas
  - Ausência de lesão em órgão-alvo*
- **Plasmocitoma isolado com mínimo envolvimento medular**
  - Biópsia de lesão óssea isolada com evidência de plasmócitos clonais
  - Plasmócitos na medula < 10%
  - Pesquisa de outras lesões ósseas ausentes (exceto a lesão isolada)
  - Ausência de lesão em órgão-alvo*
- **Amiloidose sistêmica**
  - Presença de doença sistêmica relacionada a depósito amiloide (rins, coração, fígado, TGI, nervo periférico)
  - Biópsia com coloração positiva para vermelho Congo em qualquer tecido
  - Presença de cadeias leves no exame direto da substância amiloide
  - Evidência de doença monoclonal plasmocitária proliferativa
- **Síndrome de Poems**
  - Presença de doença plasmocitária monoclonal (quase sempre cadeias λ[lambda])
  - Neuropatia periférica
  - Pelo menos um dos três critérios maiores: lesões ósseas osteoscleróticas, doença de Castleman, níveis elevados de VEGFA
  - Pelo menos uma das lesões a seguir: organomegalia, endocrinopatia, alterações cutâneas, papiledema, edema difuso, trombocitose ou policitemia

*Uma lesão de órgão-alvo é definida por presença de hipercalcemia, insuficiência renal, anemia e/ou lesões ósseas.

Hb, hemoglobina; CrS, creatinina sérica; TGI, trato gastrintestinal; PET-TC, tomografia computadorizada por emissão de pósitrons; DCE, depuração de creatinina endógena; Poems, polineuropatia, organomegalia, endocrinopatia, proteína M e alterações da pele (*skin*); VEGFA, fator de crescimento endotelial vascular (do inglês *vascular endothelial growth factor*); Ca, cálcio; IgA, IgM e IgG, imunoglobulinas A, M e G.

> ### ▶ DE VOLTA AO CASO CLÍNICO
>
> O paciente em questão realizou exames iniciais, nos quais foi evidenciada a presença de pico monoclonal na eletroforese de proteínas, medulograma com infiltração plasmocitária acima de 20% e presença de lesão em órgão-alvo (anemia e lesão óssea), preenchendo os critérios necessários para o diagnóstico de MM.

LEITURAS SUGERIDAS ▶

Hoffman R, Benz Jr EJ, Silberstein LE, Heslop H, Weitz J, Anastasi J. Hematology: basic principles and practice. 6th ed. London: Churchill Livingstone; 2013.

Lin P. Plasma cell myeloma. Hematol Oncol Clin North Am. 2009;23(4):709-27.

O'Connell TX, Horita TJ, Kasravi B. Understanding and interpreting serum protein electrophoresis. Am Fam Physician. 2005;71(1):105-12.

Rajkumar S, Dimopoulos M, Palumbo A, Blade J, Merlini G, Mateos MV, et al. International Myeloma Working Group updated criteria for the diagnosis of multiple myeloma. Lancet Oncol. 2014;15(12):e538-48.

SITES SUGERIDOS ▶

American Society of Hematology [Internet]. Washington: ASH; c2015 [capturado em 7 set. 2015]. Disponível em: http://www.hematology.org

Associação Brasileira de Hematologia, Hemoterapia e Terapia Celular [Internet]. Rio de Janeiro: ABHH; 2012 [capturado em 7 set. 2015]. Disponível em: http://www.abhh.org.br

British Society for Haematology [Internet]. London: BSH; 2015 [capturado em 7 set. 2015]. Disponível em: http://www.b-s-h.org.uk/

CAPÍTULO 60
NEOPLASIAS MIELOPROLIFERATIVAS

LEO SEKINE

▶ CASO CLÍNICO

Paciente do sexo feminino, 58 anos, branca, previamente hígida, há cerca de 10 meses apresenta cefaleia, parestesias intermitentes em extremidades e sensação de plenitude pós-prandial. O familiar que a acompanhava na consulta referiu que o rosto da paciente se tornou progressivamente mais "ruborizado" nos últimos meses. Ao tomar banho, referia um prurido no corpo que demorava a passar. Negava febre ou outras queixas. Ao exame físico, era possível identificar pletora facial, cianose discreta de extremidades e esplenomegalia que atingia cerca de 5 cm abaixo do rebordo costal na linha hemiclavicular esquerda.

▶ COMO O LABORATÓRIO PODE AJUDAR NA AVALIAÇÃO DESTA PACIENTE?

O diagnóstico diferencial desta paciente deve incluir a investigação para distúrbios hematológicos. Neoplasias mieloproliferativas (NMPs) apresentam comumente sintomatologia e achados clínicos que podem ser similares. O diagnóstico específico do distúrbio apresentado é importante para o planejamento terapêutico e a consideração prognóstica. Essa avaliação é possível apenas por meio da adequada conciliação das informações clínicas, histopatológicas e laboratoriais (incluindo hematologia, citogenética, biologia molecular e citometria de fluxo).

Neste capítulo, serão tratadas as principais NMPs *BCR-ABL1*-negativas. A leucemia mieloide crônica (LMC) será abordada separadamente no Capítulo 61, Leucemias.

POLICITEMIA VERA ▶

HEMOGRAMA (DIAGNÓSTICO, MONITORIZAÇÃO E PROGNÓSTICO) ▶ Pode-se encontrar elevação dos níveis hematimétricos, como hemoglobina (Hb), hematócrito (Ht) e contagem de hemácias em praticamente todos os pacientes (alcançando níveis de Hb 18-24 g/dL). O aspecto morfológico das hemácias é, em geral, normal. Até 20% dos casos podem apresentar alterações isoladas da série vermelha (sem alteração da série branca ou plaquetas). Uma vez instituído o tratamento, a terapêutica pode ser guiada pelo Ht (alvo de < 45% para homens e < 42% para mulheres). Trombocitose (> 400.000/µL) é encontrada em até 60% dos pacientes, e leucocitose (leucócitos totais > 12.000/µL) em cerca de 40% deles. Aumento do número de leucócitos (especialmente > 13.000/µL) é fator de mau prognóstico. Pode haver desvio à esquerda, comumente até mielócitos e basófilos. Eosinófilos e monócitos também podem estar aumentados. A deficiência de ferro concomitante pode levar à ausência de elevação da hematimetria, mascarando o quadro laboratorial. Nesses casos, a suplementação breve com ferro pode desmascarar um diagnóstico de policitemia vera (PV) previamente interrogado.

MIELOGRAMA E BIÓPSIA DE MEDULA ÓSSEA (DIAGNÓSTICO) ▶ Comumente se observa uma marcada hipercelularidade (embora a medula possa ser normocelular em até 13% dos casos), com aumento das três linhagens hematopoéticas e substituição do tecido adiposo medular por tecido hematopoético, chegando à ocupação de 80 a 90% do espaço intertrabecular. Aumento dos megacariócitos em número e tamanho é encontrado em 95% dos casos. Outra anormalidade frequentemente observada é a ausência de depósitos coráveis de ferro (94%), tanto que o aumento dos estoques de ferro na medula vai contra o diagnóstico de PV. Na biópsia, além das alterações já citadas, é comum ver alteração na disposição estrutural relativa dos grupamentos de células hematopoéticas. Além disso, pode ser observado algum grau de fibrose e/ou depósitos de reticulina, mas esse achado é mais raro no momento do diagnóstico (11-15% dos pacientes).

MASSA ERITROCITÁRIA (DIAGNÓSTICO) ▶ É a estimativa da volemia globular apresentada pelo paciente, dada por método cintilográfico (utilizando variados radioisótopos, como crômio, iodo, fósforo). É um exame passível de erro, com sensibilidade inadequada, cuja interpretação é bastante comprometida, principalmente em alguns subgrupos de pacientes. Valores são considerados elevados quando acima de 36 mL/kg em homens e acima de 32 mL/kg em mulheres (valores variaram de 38,8 até 91 mL/kg, em uma série de casos). Alguns autores o consideram desnecessário, principalmente quando a Hb for superior a 18,5 g/dL ou o Ht for superior a 56% em homens, e Hb acima de 16,5 g/dL ou o Ht acima de 50% em mulheres (níveis em que a massa eritrocitária é quase universalmente elevada).

OUTROS EXAMES (DIAGNÓSTICO) ▶ O escore de fosfatase alcalina leucocitária (FAL), dado por método citoquímico, é aumentado em 70 a 100% dos pacientes, mas possui especificidade bastante baixa. Hiperuricemia pode ser encontrada em 55 a 70% dos pacientes. A vitamina B_{12} sérica também pode estar elevada; no entanto, esse achado é de baixa sensibilidade e especificidade.

MARCADORES CLONAIS (DIAGNÓSTICO) ▶ Alterações citogenéticas são encontradas em 20 a 43% dos pacientes com PV. Os achados mais comuns são a deleção dos cromossomos Y, 5q, 6q, 7q, 11q, 13q e 20q; a trissomia dos cromossomos 8 e 9; e a perda de heterozigosidase do braço curto do cromossomo 9. Algumas alterações citogenéticas podem não estar presentes no diagnóstico, mas surgem ao longo da história natural da doença. A alteração molecular de maior importância é a mutação do gene *JAK2* (encontrado no braço curto do cromossomo 9), que pode ser vista em praticamente todos os pacientes com PV (quando contabilizadas as mutações do éxon 14 e do éxon 12 em conjunto, encontradas em 96 e 3% dos pacientes, respectivamente) e tem papel importante em sua patogênese, sendo atualmente agregada aos critérios diagnósticos.

ERITROPOETINA (EPO) (DIAGNÓSTICO) ▶ A EPO sérica abaixo do valor de referência (VR) tem sensibilidade de 64% e especificidade de 92 a 99% para o diagnóstico de PV. A sensibilidade pode chegar a 72% se a mensuração de EPO for realizada em dois momentos diferentes, pois o valor pode ser normal em um primeiro momento. A EPO pode se manter reduzida mesmo após a correção de Ht/Hb com o tratamento. Uma mensuração elevada de EPO em vigência de redução da saturação arterial de oxigênio (SaO_2) é forte argumento contra o diagnóstico de PV.

FORMAÇÃO DE COLÔNIAS ERITROIDES ENDÓGENAS (DIAGNÓSTICO) ▶ A formação de colônias eritroides *in vitro* que independe da adição de EPO é característica de distúrbios mieloproliferativos, como a PV. Apesar de apresentar especificidade e sensibilidade próximas a 100%, é um exame não padronizado e de difícil acesso em território nacional.

CRITÉRIOS DIAGNÓSTICOS

▶ O primeiro critério diagnóstico largamente aceito foi concebido pelo Polycythemia Vera Study Group (PVSG) (Quadro 60.1).[1] A Organização Mundial de Saúde (OMS) concebeu critérios reformulados para PV (Quadro 60.2) que agregaram as alterações moleculares características da doença, sendo estes utilizados até hoje.[2] Todos eles requerem a presença de alguns achados principais, como:

- Demonstração do aumento da massa eritrocitária, seja pela mensuração da volemia globular, seja pela observação de elevação importante de Ht/Hb;
- Distúrbios que possam causar elevação secundária de Ht/Hb devem ser excluídos, como, por exemplo, hipóxia, estenose de artéria renal, distúrbios policitêmicos familiares, presença de Hb com alta afinidade pelo oxigênio ou produção de EPO por neoplasia.

QUADRO 60.1 ► CRITÉRIOS DIAGNÓSTICOS PARA POLICITEMIA VERA

Critérios maiores
Aumento da massa eritrocitária
Homens: > 36 mL/kg
Mulheres: > 32 mL/kg
$SaO_2 \geq 92\%$
Esplenomegalia

Critérios menores
Contagem plaquetária > 400.000/μL
Leucócitos totais > 12.000/μL
Escore de FAL > 100 (na ausência de febre ou infecção)
Vitamina B_{12} sérica > 900 pg/mL ou capacidade de ligação da B_{12} não saturada > 2.200 pg/mL

O diagnóstico de PV requer a presença dos três critérios maiores OU os dois primeiros critérios maiores e dois critérios menores quaisquer

SaO_2, saturação arterial de oxigênio; FAL, fosfatase alcalina leucocitária; PV, policitemia vera.
Fonte: Berlin.[1]

QUADRO 60.2 ► CRITÉRIOS DIAGNÓSTICOS PARA POLICITEMIA VERA REVISADOS E PROPOSTOS PELA ORGANIZAÇÃO MUNDIAL DE SAÚDE

Critérios maiores
Hb > 18,5 g/dL em homens, Hb > 16,5 g/dL em mulheres ou outra evidência de aumento da massa eritrocitária
Presença da mutação V617F do *JAK2* ou outra mutação funcionalmente similar (mutação do éxon 12 do *JAK2*)

Critérios menores
Biópsia de medula óssea mostrando hipercelularidade para a idade com hiperplasia das três séries (pan-mielose)
EPO sérica abaixo do VR normal
Formação *in vitro* de CEE

O diagnóstico de PV requer ambos os critérios maiores e um critério menor OU a presença do primeiro critério maior associado a dois critérios menores

PV, policitemia vera; Hb, hemoglobina; EPO, eritropoetina; VR, valor de referência; CEE, colônias eritroides espontâneas.
Fonte: Tefferi e Vardiman.[2]

MIELOFIBROSE PRIMÁRIA OU METAPLASIA MIELOIDE AGNOGÊNICA ▶

HEMOGRAMA (DIAGNÓSTICO, MONITORIZAÇÃO E PROGNÓSTICO) ▶ Anemia, com Hb abaixo de 10 g/dL, é observada em dois terços dos pacientes com mielofibrose primária (MFP) e geralmente é multifatorial. Níveis menores do que 8 g/dL são vistos em até 20% dos casos. O esfregaço de sangue periférico demonstra alterações bem características, mostrando dacriocitose, anisocitose, poiquilocitose, graus variados de policromatofilia e hemácias nucleadas. As contagens plaquetárias e leucocitárias são bastante variáveis na MFP. Leucocitose pode ser observada em 41 a 49% dos pacientes, sendo que a leucocitose extrema (> 20.000/μL) ocorre em até 20% dos casos. A trombocitose (> 400.000/μL) ocorre no diagnóstico em 13 a 31% dos casos, com elevações extremas (> 1.000.000/μL) em até 10%. Por outro lado, leucopenia e trombocitopenia também podem ser observadas em 7 a 22% e 21 a 37% dos pacientes, respectivamente. Pode-se observar a presença de células imaturas da linhagem mieloide, inclusive com um percentual pequeno (< 5%, geralmente) de mieloblastos, características que, em conjunto com as alterações da série eritroide, são chamadas de leucoeritroblastose; não são específicas (apesar de classicamente descritas) da MFP, podendo aparecer em outras situações (infiltração medular por doenças infecciosas ou neoplásicas). Neutrófilos hipersegmentados também podem ser vistos. A plaquetopenia se torna mais grave com a progressão da doença, e não raramente se observam macroplaquetas com granulação alterada ou mesmo megacariócitos fragmentados. Hb abaixo de 10 g/dL, contagem de leucócitos acima de 25.000/μL e blastos circulantes iguais ou superiores a 1% são parâmetros de mau prognóstico.[3]

CÉLULAS CD34+ CIRCULANTES (DIAGNÓSTICO) ▶ O aumento de células imaturas com marcação positiva para o antígeno CD34 (por citometria de fluxo) é uma característica da MFP, assim como outras NMPs, no entanto, em geral, em maior magnitude. Estima-se que a quantidade circulante supere em mais de 400 vezes à dos indivíduos hígidos. Com um ponto de corte de 15 células CD34+/μL em pacientes fora de tratamento, pode-se diferenciar a MFP das demais NMPs com valor preditivo positivo (VPP) e negativo (VPN) de 98 e 85%, respectivamente.

MIELOGRAMA E BIÓPSIA DE MEDULA ÓSSEA (DIAGNÓSTICO E PROGNÓSTICO) ▶ O aspirado de medula óssea na MFP é classicamente descrito como *dry tap* ("aspirado seco") pela dificuldade de obter uma amostra adequada de material devido à fibrose medular. O mielograma pode mostrar variados graus de hipercelularidade, com hiperplasia mieloide e megacariocítica. São características também as alterações morfológicas na linhagem megacariocítica (*clusters* de megacariócitos, com nucleação bizarra). A biópsia se torna necessária para a demonstração de fibrose, que é vista em praticamente todos os pacientes, sendo muito extensa na grande maioria deles. É mais bem observada com colorações especiais para reticulina (coloração por prata) ou colágeno (coloração tricrômica). Também é notável a expansão sinusoidal e a hematopoiese intravascular, assim como o espessamento e a distorção das trabéculas ósseas (osteoesclerose). Em alguns casos, observa-se marcada hipercelularidade associada à ausência de fibrose medular. Esses casos representam a fase celular (ou pré-fibrótica) da MFP, que pode ser confundida com trombocitose essencial (TE), e devem ser diagnosticados levando-se em consideração as demais alterações laboratoriais características da doença.

OUTROS EXAMES (DIAGNÓSTICO) ▶ É comum observar alterações em uma variedade de outros exames laboratoriais. Elevações são observadas na fosfatase alcalina, na desidrogenase láctica (LDH), no ácido úrico, na FAL e na vitamina B_{12}.

MARCADORES CLONAIS (DIAGNÓSTICO E PROGNÓSTICO) ▶ São consideradas alterações citogenéticas de mau prognóstico cariótipos complexos, ou anormalidades isoladas ou combinadas que incluam alterações cromossômicas +8, -7/7q-, i(17q), -5/5q-, 12p-, inv(3) ou rearranjos do 11q23. A mutação do gene *JAK2* (V617F/éxon14) está presente em parte dos pacientes com MFP (43-65%), mas seu papel na patogênese dessa enfermidade ainda não está claro. Outras alterações moleculares, como a mutação dos genes *CALR* (19p13.2) e *MPL* (1p34), ocorrem em 25 a 35 e 8% dos pacientes, respectivamente. Pacientes que não possuem quaisquer dessas três alterações clonais ("triplo negativo") tendem a apresentar pior prognóstico.

CRITÉRIOS DIAGNÓSTICOS
▶ É importante ressaltar que a fibrose medular não é uma característica exclusiva da MFP e pode ser encontrada em outras doenças hematológicas (outras NMPs, linfoma, mieloma múltiplo, tricoleucemia e leucemia mieloide aguda [LMA]) e, inclusive, não hematológicas (neoplasias sólidas metastáticas, doenças autoimunes, doenças endócrinas). Dessa forma, deve-se considerar fortemente o diagnóstico de MFP apenas na presença dos achados a seguir: hemácias nucleadas (eritroblastos), dacriócitos e precursores mieloides no sangue periférico, e esplenomegalia palpável (Quadro 60.3). Outro aspecto importante a ser ressaltado é que tanto a PV quanto a TE podem evoluir para MFP em sua história natural (Quadro 60.4).

QUADRO 60.3 ▶ CRITÉRIOS DIAGNÓSTICOS PARA MIELOFIBROSE PRIMÁRIA REVISADOS E PROPOSTOS PELA ORGANIZAÇÃO MUNDIAL DE SAÚDE

Critérios maiores

Presença de proliferação megacariocítica com atipias, geralmente acompanhada de fibrose por reticulina e/ou colágeno, ou, na ausência de fibrose significativa, as alterações megacariocíticas devem ser acompanhadas por um aumento na celularidade da medula óssea, caracterizado por hiperplasia granulocítica e frequentemente por eritropoiese diminuída (fase pré-fibrótica da doença)

Não preenchimento de critérios da OMS para PV, LMC, síndrome mielodisplásica ou outra neoplasia mieloide

Presença da mutação V617F do *JAK2* ou outro marcador clonal (p. ex., mutações do *MPL*), ou, na ausência de marcador clonal, nenhuma evidência de fibrose medular devido a outras doenças (inflamatórias ou neoplásicas)

(Continua)

QUADRO 60.3 ▶ CRITÉRIOS DIAGNÓSTICOS PARA MIELOFIBROSE PRIMÁRIA REVISADOS E PROPOSTOS PELA ORGANIZAÇÃO MUNDIAL DE SAÚDE (*CONTINUAÇÃO*)

Critérios menores
Leucoeritroblastose
Aumento do LDH sérico
Anemia
Esplenomegalia palpável

O diagnóstico de MFP requer todos os três critérios maiores e dois dos critérios menores

MFP, mielofibrose primária; OMS, Organização Mundial de Saúde; PV, policitemia vera; LMC, leucemia mieloide crônica; LDH, desidrogenase láctica.
Fonte: Tefferi e Vardiman.[2]

QUADRO 60.4 ▶ CRITÉRIOS DIAGNÓSTICOS PARA MIELOFIBROSE PRIMÁRIA PÓS-POLICITEMIA VERA E PÓS-TROMBOCITOSE ESSENCIAL

Critérios maiores
Diagnóstico prévio de PV ou TE
Fibrose medular graus 2-3 (em escala 0-3) ou graus 3-4 (em escala 0-4)

Critérios menores
Esplenomegalia palpável com aumento ≥ 5 cm ou nova esplenomegalia
Leucoeritroblastose
Um ou mais sintomas constitucionais
Aumento no LDH sérico (apenas para MFP pós-TE)
Anemia com redução ≥ 2 g/dL da Hb basal do paciente (apenas para MFP pós-TE)
Anemia ou ausência sustentada da necessidade de tratamento citorredutor ou flebotomia (apenas para MFP pós-PV)

O diagnóstico de MFP requer todos os dois critérios maiores e dois dos critérios menores

PV, policitemia vera; TE, trombocitose essencial; LDH, desidrogenase láctica; MFP, mielofibrose primária; Hb, hemoglobina.
Fonte: Barosi e colaboradores.[4]

TROMBOCITOSE ESSENCIAL ▶

HEMOGRAMA (DIAGNÓSTICO, MONITORIZAÇÃO E PROGNÓSTICO) ▶ O diagnóstico de TE foi, por muitos anos, aceito na presença de trombocitose relevante e persistente (> 600.000/µL) na ausência de fatores reacionais. Seu diagnóstico era dificultado ainda pelo fato de que outras NMPs também podem cursar com a mesma alteração. Assim, a exclusão de etiologias que possuam características semelhantes (PV, MFP, LMC e síndrome mielodisplásica) é que determina em última instância o diagnóstico de TE. Em geral, os níveis de Ht/Hb e leucócitos são normais; no entanto, anemia e/ou leucocitose (> 15.000/µL) podem ser encontradas em 15 a 20% dos pacientes. Pode haver basofilia, eosinofilia ou desvio à esquerda e, no esfregaço, a presença de macroplaquetas. Uma contagem de leucócitos igual ou superior a 15.000/µL e Hb abaixo de 12 g/dL e abaixo de 13,5 g/dL, para mulheres e homens respectivamente, figuram como fatores prognósticos adversos.

MIELOGRAMA E BIÓPSIA DE MEDULA ÓSSEA (DIAGNÓSTICO) ▶ A medula óssea apresenta-se de normocelular a hipercelular (1/3 dos casos), com alterações na quantidade (aumento), na localização (em agrupamentos) e na morfologia dos megacariócitos. Estas se apresentam aumentadas de tamanho e com aspecto maduro. Pode haver algum grau de fibrose medular reticulínica em até 25% dos casos. Em geral, não há alterações significativas nas linhagens eritroide e mieloide.

OUTROS EXAMES (DIAGNÓSTICO) ▶ O ácido úrico e a vitamina B_{12} sérica podem estar elevados em até 25% dos casos. A trombocitose intensa pode levar a erros laboratoriais na mensuração do fósforo, pseudo-hipoxemia e pseudo-hipercalemia, assim como discrasias da coagulação, como a doença de von Willebrand tipo 2 adquirida (em geral, com contagens plaquetárias > 1,5 milhão/µL).

MARCADORES CLONAIS (DIAGNÓSTICO) ▶ Não há aberração cromossômica específica, e a prevalência de anormalidades citogenéticas é em torno de 5% apenas. A mutação V617F do *JAK2* pode ser observada em cerca de 55% dos pacientes; a mutação do *CALR*, em 15 a 24%; e a mutação do *MPL*, em cerca de 4% apenas.

CRITÉRIOS DIAGNÓSTICOS ▶ Como visto, a TE é um diagnóstico de exclusão. Para tanto, é necessário, além de observar a elevação persistente de contagens plaquetárias, excluir outras NMPs ou condições inflamatórias (que possam causar trombocitose reacional) (Quadro 60.5).

QUADRO 60.5 ▶ **CRITÉRIOS DIAGNÓSTICOS PARA TROMBOCITOSE ESSENCIAL REVISADOS E PROPOSTOS PELA OMS**

- Contagem plaquetária sustentada > 450.000/µL
- Amostra de biópsia de medula óssea mostrando proliferação predominante da linhagem megacariocítica, com elevação no número de megacariócitos aumentados e de aparência madura; ausência de alterações relevantes na linhagem mieloide e eritroide
- Não preenchimento de critérios para PV, MFP, LMC, SMD ou outra neoplasia mieloide
- Presença da mutação V617F do *JAK2* ou outro marcador clonal, ou, na ausência de marcador clonal, nenhuma evidência de trombocitose reacional (a presença de uma condição associada que possa causar trombocitose reacional não exclui o diagnóstico de TE se os três primeiros critérios forem preenchidos)

O diagnóstico de TE requer todos os quatro critérios

PV, policitemia vera; MFP, mielofibrose primária; LMC, leucemia mieloide crônica; TE, trombocitose essencial; SMD, síndorme mielodisplásica.
Fonte: Tefferi e Vardiman.[2]

▶ DE VOLTA AO CASO CLÍNICO

A paciente realizou exames demonstrando Hb de 21,2 g/dL e Ht de 64%, acompanhados de leve leucocitose (15.400/µL) e trombocitose (470.000/µL). O esfregaço não apresentava maiores alterações. A EPO sérica estava suprimida, e a SaO_2 era normal. Foi detectada mutação V617F do gene *JAK2* em exame de reação em cadeia da polimerase (PCR, do inglês *polymerase chain reaction*) de sangue periférico. Por fim, a paciente realizou biópsia e aspirado de medula óssea que foram compatíveis com a suspeita de PV.

REFERÊNCIAS ▶

1. Berlin NI. Diagnosis and classification of the polycythemias. Seminars Hematology. 1975;12:339–51.
2. Tefferi A, Vardiman JW. Classification and diagnosis of myeloproliferative neoplasms: the 2008 World Health Organization criteria and point-of-care diagnostic algorithms. Leukemia. 2008;22(1):14-22.
3. Cervantes F, Dupriez B, Pereira A, Passamonti F, Reilly JT, Morra E, et al. New prognostic scoring system for primary myelofibrosis based on a study of the International Working Group for Myelofibrosis Research and Treatment. Blood. 2009;113(13):2895–901.
4. Barosi G, Mesa RA, Thiele J, Cervantes F, Campbell PJ, Verstovsek S, et al. Proposed criteria for the diagnosis of post-polycythemia vera and post-essential thrombocythemia myelofibrosis: a consensus statement from the International Working Group for Myelofibrosis Research and Treatment. Leukemia. 2008;22(2):437-8.

LEITURAS SUGERIDAS ▶

Greer JP, Arber DA, Glader B. Wintrobe's Clinical Hematology. 13th ed. Philadelphia: Lippincot Williams and Wilkins; 2014.

Hoffman R, Benz Jr EJ, Silberstein LE. Hematology: basic principles and practice. 6th ed. London: Elsevier Health Sciences; 2013.

Spivak JL, Silver RT. The revised World Health Organization diagnostic criteria for polycythemia vera, essential thrombocytosis, and primary myelofibrosis: an alternative proposal. Blood. 2008;112(2):231-9.

Tefferi A, Thiele J, Orazi A. Proposals and rationale for revision of the World Health Organization diagnostic criteria for polycythemia vera, essential thrombocythemia, and primary myelofibrosis: recommendations from an ad hoc international expert panel. Blood. 2007;110(4):1092-97.

Tefferi A, Vardiman JW. Classification and diagnosis of myeloproliferative neoplasms: the 2008 World Health Organization criteria and point-of-care diagnostic algorithms. Leukemia. 2008;22(1):14-22.

SITES SUGERIDOS ▶

Myeloid disorders in practice [Internet]. London: Hayward Medical Communications; c2010-2015 [capturado em 7 set. 2015]. Disponível em: http://www.mdip.co.uk/mdip/

Myeloproliferative neoplasms [Internet]. MPN Education Foundation; c2015 [capturado em 7 set. 2015]. Disponível em: http://www.mpdinfo.org/

National Comprehensive Cancer Network (US) [Internet]. Fort Washington. NCCN; c2015 [capturado em 7 set. 2015]. Disponível em: http://www.nccn.org/

CAPÍTULO 61

LEUCEMIAS

LEO SEKINE

▶ CASO CLÍNICO

Paciente do sexo masculino, 14 anos, branco, com história de asma na infância, procura atendimento médico por dor nos membros inferiores, febre ocasional e fadiga há cerca de 3 semanas. Relata dispneia aos moderados esforços, que vem piorando progressivamente. Ao exame físico, apresentava-se pálido, notavam-se petéquias em membros inferiores, além de linfoadenomegalias fibroelásticas, móveis, indolores, de cerca de 2 cm no maior diâmetro, em região cervical bilateralmente. Também se podia identificar o aumento do testículo direito à palpação do saco escrotal.

▶ COMO O LABORATÓRIO PODE AJUDAR NA AVALIAÇÃO DESTE PACIENTE?

Os sintomas apresentados podem estar relacionados a citopenias sintomáticas (sangramento mucocutâneo por plaquetopenia, febre devido à infecção por neutropenia e sintomas de astenia por anemia). Citopenias podem ocorrer, entre outras possibilidades, por consumo extramedular ou por falência medular primária. Entre as causas de comprometimento da hematopoiese, a infiltração da medula por células neoplásicas, como nas leucemias, deve sempre ser descartada.

Nas leucemias agudas, a célula envolvida é mais imatura e indiferenciada; no sangue periférico e na medula óssea podem predominar os blastos; e o diagnóstico definitivo geralmente é feito por meio de exame da medula óssea. Nas leucemias crônicas, predominam as células mais maduras e diferenciadas, e o diagnóstico, em alguns casos, pode dispensar o exame direto da medula óssea. A seguir, serão abordadas as leucemias agudas de linhagem linfoide e mieloide, a leucemia linfocítica crônica (LLC) (linfoproliferação madura mais frequente, que também é a forma de leucemia globalmente mais comum) e a leucemia mieloide crônica (LMC) (neoplasia mieloproliferativa também mais frequente). As demais mieloproliferações clássicas são abordadas no Capítulo 60, Neoplasias mieloproliferativas.

LEUCEMIA LINFOIDE/LINFOBLÁSTICA AGUDA ▶

HEMOGRAMA (DIAGNÓSTICO E PROGNÓSTICO) ▶ Anemia normocítica e normocrômica geralmente está presente. Sessenta por cento dos pacientes com leucemia linfoide/linfoblástica aguda (LLA) apresentam leucocitose, que geralmente é discreta. No entanto, cerca de 10 a 15% apresentam contagens leucocitárias superiores a 100.000/µL, sendo que um valor acima de 50.000/µL é reconhecido como fator independente de mau prognóstico. Em torno de 80% dos pacientes apresentam neutropenia (< 2.000/µL), e 90% apresentam trombocitopenia (< 150.000/µL), sendo que contagens de plaquetas abaixo de 25.000/µL são vistas em um terço dos pacientes. É comum que, no esfregaço de sangue periférico, sejam encontradas células imaturas (linfoblastos) que caracterizam a doença.

MIELOGRAMA (DIAGNÓSTICO) ▶ Os pacientes com LLA têm, de forma geral, infiltração medular por linfoblastos (que pode atingir 100% das células nucleadas medulares, achado encontrado em até 7% dos pacientes). O diagnóstico é firmado na presença de mais de 20% de linfoblastos no mielograma. No entanto, neoplasias envolvendo células imaturas da linhagem linfoide também podem apresentar-se na forma de linfomas agressivos. Dada a íntima relação dessas entidades nosológicas, a Organização Mundial de Saúde agrupou os diferentes tipos de LLA com os linfomas linfoblásticos, tanto da linhagem precursora B quanto da T, dividindo-os da seguinte forma:[1]

- Linfoma linfoblástico: quando houver massa tumoral mediastinal ou em outro local do organismo e menos de 20% de blastos na medula óssea.
- Leucemia linfoblástica: quando houver mais de 20% de blastos na medula óssea com ou sem massa tumoral.

Os linfoblastos podem ser classificados como L1, L2 e L3 com base na sua morfologia. Além disso, variadas técnicas de coloração podem ser utilizadas para definir a linhagem linfoide de determinada célula imatura (p. ex., ácido periódico de Schiff), mas se tornaram obsoletas após o advento da imunofenotipagem.

IMUNOFENOTIPAGEM (DIAGNÓSTICO E MONITORIZAÇÃO) ▶ A imunofenotipagem realizada por citometria de fluxo tem a capacidade de determinar o perfil antigênico celular expresso por meio de anticorpos monoclonais e, dessa forma, a linhagem (diferenciação de linhagens B e T) e o grau de maturação de determinada célula clonal (Quadro 61.1). Cerca de 70% das neoplasias de precursores linfoides são LLA B; 25% são LLA T; e cerca de 5% são leucemia/linfoma de Burkitt (também de origem B). Nos adultos, a expressão aberrante de marcadores mieloides (CD13, CD15 e CD33) também pode ser encontrada. Em alguns casos, essa expressão pode levar ao diagnóstico de

---

QUADRO 61.1 ▶ CARACTERÍSTICAS DIFERENCIAIS NA IMUNOFENOTIPAGEM DA LEUCEMIA LINFOIDE AGUDA

Linhagem linfoide B (marcadores característicos CD10 – *Common acute lymphoblastic leukemia antigen* - CALLA, CD19, CD79a, cCD22, CD24, PAX5, TdT, CD20, CD34)
Subtipos:
LLA B precursor imaturo (pró-B): presença de CD19 (membrana), CD79a (citoplasma), CD22 (citoplasma) e TdT. Não expressão de CD10
LLA B comum: presença de CD10
LLA B precursor tardio (pré-B): presença de CD20 e cadeia pesada M citoplasmática. CD10 pode ou não estar presente. Não expressão de sIg

Linhagem linfoide T (marcadores característicos CD1a, CD2, CD3, CD4, CD5, CD7, CD8, CD34)
Subtipos:
LLA pró-T: presença de CD7, CD38 e CD3 (citoplasma). Não expressão de CD1a, CD2, CD4 e CD8. Variável expressão de CD34
LLA pré-T: presença de CD2, CD7 e CD3 (citoplasma). Não expressão de CD1a, CD4 e CD8. Variável expressão de CD34
LLA T cortical (tímica): presença de CD2, CD7, CD3 (citoplasma), CD1a, CD4 e CD8 (duplo positivo). Não expressão de CD34
LLA T medular (madura): presença de CD2, CD7, CD3 (citoplasma e membrana), CD4 ou CD8. Não expressão de CD1a e CD34
LLA precursor imaturo de células T: expressão fraca de CD5 (< 75% dos linfoblastos). Não expressão de CD1a e CD8. Expressão de um ou mais marcadores de células mieloides ou progenitoras em pelo menos 25% dos linfoblastos: CD117, CD34, HLA-DR, CD13, CD33, CD11b e/ou CD65

LLA, leucemia linfoide aguda; sIg, imunoglobulina de superfície.

leucemias bifenotípicas. A identificação do imunofenótipo de células neoplásicas é importante não só para o diagnóstico, mas também para a posterior monitorização da doença residual mínima durante o tratamento.

ANÁLISE CITOGENÉTICA E MOLECULAR (PROGNÓSTICO) ▶ Anormalidades cromossômicas são bastante comuns nas LLA e definem agrupamentos prognósticos diferenciados. De forma geral, as alterações podem envolver translocações como t (1;19), t (4;11), t (9;22) e t (12;21) na linhagem B; t (1;14), t (5;14), t (7;7) e t (10;14) na linhagem T; hipo e hiperdiploidias (> 50 cromossomos). Entre 16 e 42% dos cariótipos podem ser normais no diagnóstico. O *interphase fluorescence in-situ hybridization* (Fish) geralmente é útil na detecção de alterações não observadas no cariótipo com bandas convencional. Dado o impacto na avaliação terapêutica e prognóstica, a detecção do transcrito do rearranjo *BCR-ABL1* (p190 e p210), do cromossomo Filadélfia, deve ser realizada em todos os pacientes. Translocações envolvendo o *MLL* também conferem mau prognóstico.

OUTROS EXAMES (DIAGNÓSTICO) ▶ Para todos os casos de LLA, recomenda-se a realização de punção lombar (PL) para análise do líquido cerebrospinal (LCS) e detecção de possível comprometimento do sistema nervoso central (SNC).

LEUCEMIA MIELOIDE AGUDA ▶

HEMOGRAMA (DIAGNÓSTICO) ▶ Anemia normocítica e normocrômica geralmente está presente. Reticulocitopenia é bastante comum, mas eritroblastos circulantes podem ser encontrados eventualmente. O número total de leucócitos varia bastante, mas está aumentado em mais de 50% dos pacientes. Contagens muito elevadas (> 100.000 leucócitos/μL), vistas em até 20% dos casos, podem causar um fenômeno chamado leucoestase (por comprometimento do fluxo sanguíneo pela hiperviscosidade), que pode comprometer o SNC e o parênquima pulmonar, constituindo-se em uma emergência. A trombocitopenia, também frequente (até 75% dos casos têm menos de 100.000 plaquetas/μL), pode ser resultado da infiltração medular ou fazer parte de um quadro de coagulopatia de consumo (caracteristicamente na leucemia promielocítica aguda [LPA]). Neutropenia é encontrada na vasta maioria dos pacientes (contagens normais de neutrófilos são ocasionalmente observadas nas variantes monocíticas). Mieloblastos são vistos no sangue periférico em quantidades variáveis. A presença de estruturas citoplasmáticas, como bastões de Auer ou corpúsculos de Phi, é considerada patognomônica. O Quadro 61.2 apresenta a tradicional classificação da French-American-British (FAB) para leucemia mieloide aguda (LMA).[2]

MIELOGRAMA (DIAGNÓSTICO) ▶ A medula óssea mostra-se infiltrada por células leucêmicas que comprometem as linhagens de células sadias. O mieloblasto tem núcleo aumentado, nucléolos proeminentes e citoplasma variável que pode conter alguns bastões de Auer e corpúsculos de Phi, como no sangue periférico. Os critérios da French-American-British (FAB) levam em consideração características morfológicas específicas a cada linhagem e estágio de diferenciação do blasto leucêmico (mieloblasto, promielócito, monoblasto,

QUADRO 61.2 ▶ CLASSIFICAÇÃO DA FRENCH-AMERICAN-BRITISH PARA LECEMIA MIELOIDE AGUDA E SUAS FREQUÊNCIAS RELATIVAS

M0 – LMA com mínima evidência de diferenciação mieloide (identificada por imunofenotipagem) – 3-5%
M1 – LMA sem maturação – 15-20%
M2 – LMA com maturação – 25-30%
M3 – LPA – 10-15%
M4 – Leucemia mielomonocítica aguda – 20-30%
M5 – Leucemia monocítica/monoblástica aguda – 2-7%
M6 – Eritroleucemia aguda – 3-5%
M7 – Leucemia megacarioblástica – 3-5%

LMA, leucemia mieloide aguda; LPA, leucemia promielocítica aguda.
Fonte: Bennett e colaboradores.[2]

eritroblasto e megacarioblasto). O percentual de mieloblastos que define a LMA é de 20% ou mais, conforme a classificação atual da OMS (o limiar era de 30%).[1] O uso de técnicas de citoquímica pode auxiliar na determinação da linhagem da célula, mas tem sido cada vez menos comum a sua utilização com a popularização da imunofenotipagem.

IMUNOFENOTIPAGEM (DIAGNÓSTICO) ▶ O padrão específico de expressão de antígenos de superfície difere para cada subtipo de LMA, mas, em geral, se observa a expressão de CD34, HLA-DR, CD117, CD13 e CD33. A expressão de marcadores linfoides B e T pode acontecer em até 20% dos casos, sendo importante a diferenciação entre leucemias bifenotípicas, com expressão aberrante ou de linhagem mista (Tab. 61.1).

ANÁLISE CITOGENÉTICA E MOLECULAR (DIAGNÓSTICO E PROGNÓSTICO) ▶ As alterações cromossômicas na LMA são de tamanha importância que foram incor-

TABELA 61.1 ▶ CARACTERÍSTICAS DIFERENCIAIS NA IMUNOFENOTIPAGEM DA LEUCEMIA MIELOIDE AGUDA

FAB	MARCADORES IMUNOFENOTÍPICOS
M0, M1, M2 (linhagem mieloide)	CD34, HLA-DR, CD13, CD33, CD117, CD15 (fraco)
M3 (linhagem promielocítica)	Em geral não expressa CD34 e HLA-DR
M4, M5 (linhagem monocítica)	CD14, CD4, CD11b, CD11c, CD64, CD36
M6 (linhagem eritroide)	Glicoforina
M7 (linhagem megacariocítica)	CD41, CD42, CD61

poradas na classificação mais recente da OMS (Quadro 61.3).[1] São definidoras de conduta e de prognóstico, e algumas são tão específicas que podem estabelecer o diagnóstico de LMA *per se*, independentemente da contagem de blastos na medula óssea. Esse é o caso da t (8;21), inv (16) ou t (16;16) e t (15;17), que, por sua vez, são marcadores de bom prognóstico. São

QUADRO 61.3 ▶ CLASSIFICAÇÃO DA ORGANIZAÇÃO MUNDIAL DE SAÚDE PARA LEUCEMIA MIELOIDE AGUDA

LMA com anormalidades genéticas recorrentes
- LMA com t (8;21)
- LMA com eosinófilos anormais e inv (16) ou t (16;16)
- LMA com t (15;17) – LPA
- LMA com t (9;11)
- LMA com t (6;9)
- LMA com inv (3) ou t (3;3)
- LMA com t (1;22)
- LMA com mutação do *NPM1*
- LMA com mutação do *CEBPA*

LMA com displasia multilinhagem
- Evolução de SMD ou NMP anterior documentada
- Anormalidades citogenéticas relacionadas à SMD – monossomia do 5 ou del (5q), monossomia do 7 ou del (7q), isocromossomo 17p, etc.
- Displasia multilinhagem identificada como mais de 50% das células com características displásicas em duas ou mais linhagens hematopoéticas (sem antecedente anterior de SMD/NMP)

LMA/SMD relacionada à terapia
- Exposição prévia a agentes citotóxicos (alquilantes, inibidores da topoisomerase tipo II, outros)

LMA não especificada
- LMA minimamente diferenciada
- LMA sem maturação
- LMA com maturação
- LMA mielomonocítica
- Leucemia monocítica e monoblástica aguda
- Eritroleucemia
- Leucemia megacarioblástica aguda
- Leucemia basofílica aguda
- Pan-mielose aguda com mielofibrose
- Sarcoma mieloide (sarcoma granulocítico)

Leucemia aguda de linhagem ambígua

LMA, leucemia mieloide aguda; NMP, neoplasia mieloproliferativa; SMD, síndrome mielodisplásica; LPA, leucemia promielocítica aguda.
Fonte: Swerdlow w colaboradores.[1]

consideradas anormalidades citogenéticas de mau prognóstico (na ausência das alterações citadas): Del (5q), add (5q), Del (7q), add (7q), monossomias do 5 e do 7, inv (3), t (3;3), t (6;11), t (10;11), t (9;22), anormalidades ou monossomia do 17p, cariótipos complexos aberrantes (4 ou mais alterações) e anormalidades do 11q23. As alterações moleculares de maior importância envolvem os genes *NPM1*, *FLT3-ITD*, *CEBPA* e *MLL*. Tais alterações devem ser ativamente identificadas, sobretudo em pacientes com cariótipo normal.

OUTROS EXAMES (DIAGNÓSTICO) ▶ A redução do fibrinogênio reflete a presença de consumo de fatores da coagulação em vigência de coagulação intravascular disseminada (CIVD), assim como a elevação dos produtos de degradação da fibrina/D-dímeros, achados característicos da LPA. A PL não é indicada de rotina na LMA (apenas quando há suspeita de envolvimento do SNC) ou nas leucemias da linhagem monocítica. Hiperuricemia é observada em até 50% dos pacientes. A desidrogenase láctica (LDH) está elevada principalmente nas formas monocíticas. É importante sempre atentar para a possibilidade de síndrome de lise tumoral, caracterizada por hipercalemia, hiperfosfatemia, hipocalcemia, hiperuricemia, aumento de LDH e perda de função renal, que pode ocorrer de forma espontânea ou no momento do início da terapia citotóxica.

LEUCEMIA LINFOCÍTICA CRÔNICA ▶

HEMOGRAMA (DIAGNÓSTICO) ▶ A alteração mais característica da leucemia linfocítica crônica (LLC) é a leucocitose à custa de linfócitos, de tamanho pequeno a intermediário, cromatina condensada, nucléolos inconspícuos e escasso citoplasma. Algumas células podem exibir inclusões citoplasmáticas de morfologias diversas. O limiar estabelecido é de mais de 5.000 linfócitos/µL em sangue periférico, muito embora uma grande proporção dos pacientes se apresente com contagens superiores a 100.000 leucócitos/µL. A mediana da contagem de leucócitos é de cerca de 20 a 30 mil/µL no diagnóstico. A contagem de linfócitos tende a elevar-se inexoravelmente ao longo do tempo. Metade dos pacientes apresenta duplicação de sua contagem leucocitária em um período superior a 12 meses. Flutuações cíclicas de até 50.000 leucócitos/µL podem ocorrer em alguns pacientes, e, em outros, as contagens podem manter-se estáveis por muitos anos. É possível observar, em alguns casos, a presença de prolinfócitos em quantidades variáveis, que são células linfoides de aspecto mais imaturo e com nucléolos proeminentes. É bastante característica a descrição de restos celulares nas lâminas de sangue periférico, efeito chamado de sombras de *gumprecht* ou *smudge cells*. Tal achado não é característico de outras doenças linfoproliferativas e está ligado à redução do conteúdo celular de vimentina. Podem ser observadas outras alterações, como anemia (hemoglobina [Hb] < 10 g/dL) e trombocitopenia (plaquetas < 100.000/µL), que inclusive tem impacto negativo no prognóstico.

MIELOGRAMA E BIÓPSIA DE MEDULA ÓSSEA (DIAGNÓSTICO E PROGNÓSTICO) ▶ Embora o mielograma e a biópsia de medula óssea não sejam essenciais ao diagnóstico de LLC, podem exibir características típicas e também implicação prognóstica. De forma rotineira, observa-se infiltração medular por linfócitos, perfazendo mais de 30% das células nucleadas. Os padrões de infiltração na biópsia são divididos em nodular, intersticial, misto (nodular e intersticial) e difuso. O padrão mais comum é o misto; o mais raro é o nodular. O difuso é considerado típico de fases mais avançadas da doença e implica pior prognóstico em relação aos padrões não difusos. Em contraste com a medula, o comprometimento do parênquima no linfonodo é caracteristicamente difuso.

IMUNOFENOTIPAGEM (DIAGNÓSTICO E PROGNÓSTICO) ► A imunofenotipagem é uma ferramenta-chave para o diagnóstico de LLC devido ao seu fenótipo característico. Normalmente, o linfócito neoplásico expressa marcadores B (CD19, CD20 [em geral fraco], CD21, CD23, CD24, CD27, CD43 e CD79b), um marcador T (CD5) e baixos níveis de imunoglobulina (Ig) de superfície (em geral, IgM ou IgD com restrição de cadeia leve). O marcador CD10 e, comumente, o FMC7 são negativos. Dessa forma, o diagnóstico definitivo de LLC se dá pela observação de linfocitose acima de 5.000/µL associada à demonstração de uma população clonal de linfócitos com as características fenotípicas citadas.[3] Uma abordagem diagnóstica por meio de sistemas de pontuação é ilustrada na Tabela 61.2. Pacientes com linfocitose monoclonal abaixo de 5.000/µL (sem adenopatias ou organomegalias) são classificados em uma entidade clínica chamada de linfocitose B monoclonal. Quando estes possuem linfonodomegalias palpáveis, são considerados portadores de linfoma linfocítico de pequenas células. Outros marcadores, como o Zap70 e o CD38, são também identificados rotineiramente por seu valor prognóstico, possuindo relação com o *status* mutacional da IgV_H (ambos associados com o *status* unmutated do IgV_H, que confere pior prognóstico).

ANÁLISE CITOGENÉTICA E MOLECULAR (PROGNÓSTICO) ► Embora não essenciais ao diagnóstico, algumas alterações genéticas são importantes no prognóstico. A mutação da porção variável da cadeia pesada de Ig confere bom prognóstico. Alterações cromossômicas, como a Del (17p) e Del (11q), implicam evolução desfavorável; a trissomia do 12q e o cariótipo normal conferem prognóstico intermediário; e a Del (13q) está relacionada a uma melhor evolução.

TABELA 61.2 ► **SCORE DE MATUTES PARA DIAGNÓSTICO DE LEUCEMIA LINFOCÍTICA CRÔNICA**

MARCADOR	INTENSIDADE	ESCORE	INTENSIDADE	ESCORE
sIg	Fraco	1	Forte	0
CD5	Positivo	1	Negativo	0
CD23	Positivo	1	Negativo	0
CD22/CD79b	Fraco	1	Forte	0
FMC7	Negativo	1	Positivo	0

O diagnóstico de LLC requer um escore de 4 ou 5 pontos.
sIg, imunoglobulina de superfície.
Fonte: Matutes e colaboradores.[4]

LEUCEMIA MIELOIDE CRÔNICA ▶

HEMOGRAMA (DIAGNÓSTICO E PROGNÓSTICO) ▶ O achado característico dessa mieloproliferação é a leucocitose, geralmente em níveis extremos (em média, 100.000 leucócitos/µL). Praticamente todas as formas de maturação da série mieloide podem ser observadas com um componente mais proeminente de mielócitos e neutrófilos segmentados (fenômeno chamado de desvio escalonado). A quantidade de metamielócitos relativamente pequena em relação aos mielócitos e neutrófilos é característica da doença e chamada de hiato leucêmico. A basofilia e a eosinofilia são achados praticamente universais, ao passo que a monocitose pode ser observada em casos mais raros. Trombocitose acima de 600.000 plaquetas/µL pode ser vista em 15 a 30% dos pacientes, e anemia normocrômica normocítica, em 45 a 60% dos pacientes. O escore da fosfatase alcalina leucocitária (FAL) nesses pacientes é baixo, o que os diferencia dos pacientes com reação leucemoide secundária, além de outras neoplasias mieloproliferativas. Imunofenotipagem neste contexto clínico deve ser reservada para casos em que haja suspeita de evolução para fase acelerada ou blástica da doença. O percentual de blastos, a trombocitose extrema (> 700.000/µL), a eosinofilia e a basofilia têm impacto desfavorável no prognóstico.

MIELOGRAMA E BIÓPSIA DE MEDULA ÓSSEA (DIAGNÓSTICO) ▶ A medula óssea se mostra caracteristicamente hipercelular à custa de hiperplasia mieloide com representantes de todas as fases de maturação. Podem ser observados graus variados de fibrose reticulínica e vascularização. O setor eritroide em geral está diminuído, e os megacariócitos se mostram pequenos e hipolobulados (chamados megacariócitos anões). Blastos são observados em alguns casos e podem classificar as fases da doença em crônica, acelerada ou crise blástica (Quadro 61.4). A crise blástica pode assumir linhagens de diferenciação linfoide (25%), mieloide (50%) e bifenotípica (25%).

QUADRO 61.4 ▶ **DEFINIÇÃO DE FASE ACELERADA E CRISE BLÁSTICA EM LEUCEMIA MIELOIDE CRÔNICA***

Fase acelerada (pelo menos um critério deve ser satisfeito)
Contagem de blastos no sangue periférico ou medula óssea entre 15 e 30% dos leucócitos
Contagem de blastos somados aos promielócitos no sangue periférico ou medula óssea entre 15 e 30% dos leucócitos
Contagem de basófilos de 20% ou mais no sangue periférico
Contagem de plaquetas inferior a 100.000/µL no sangue periférico não relacionada ao tratamento

Crise blástica (pelo menos um critério deve ser satisfeito)
Contagem de blastos no sangue periférico ou medula óssea igual ou superior a 30%
Infiltrados leucêmicos/blásticos extramedulares (cloromas), com exceção do baço e do fígado

*A fase crônica da doença é definida pelo não preenchimento de nenhum dos requisitos das fases acelerada ou blástica.
Fonte: Baccarani e colaboradores.[5]

ANÁLISE CITOGENÉTICA E MOLECULAR (DIAGNÓSTICO E MONITORIZAÇÃO) ▶ A demonstração da presença do cromossomo Filadélfia, t (9;22)(q32;q11.2), ou de uma de suas variantes (dentro de translocações complexas), é de fundamental importância para o diagnóstico de leucemia mieloide crônica (LMC). Sua presença ou a dos transcritos do gene de fusão *BCR-ABL1*, por meio de estudo molecular, define a doença. Fish também pode ser utilizado, por possuir maior sensibilidade do que o cariótipo por bandas convencional. O uso do cariótipo, Fish e reação em cadeia da polimerase (PCR, do inglês *polymerase chain reaction*) são úteis na monitorização da resposta ao tratamento e devem ser realizados regularmente no acompanhamento terapêutico.

▶ DE VOLTA AO CASO CLÍNICO

O paciente realizou hemograma inicial que demonstrou Hb de 9 g/dL e hematócrito (Ht) de 26,7%. A contagem de leucócitos mostrava-se elevada (16.700/µL), com 34% de células imaturas. A contagem de plaquetas era de 18.000/µL. Um aspirado e biópsia de medula foi realizado, demonstrando infiltração difusa por linfoblastos, representando 92% das células no mielograma. A imunofenotipagem demonstrou fenótipo compatível com linhagem B, CD10/CALLA-positivo. O cariótipo não identificou cromossomo Filadélfia. A ultrassonografia de saco escrotal evidenciou infiltração heterogênea do testículo direito, sugestivo de infiltração pela doença de base. O diagnóstico firmado foi de uma LLA B comum, e o paciente foi encaminhado para tratamento quimioterápico junto ao hematologista.

REFERÊNCIAS ▶

1. Swerdlow S, Campo E, Harris NL, Jaffe ES, Pileri SA, Stein H, et al. WHO Classification of tumors of Hematopoietic and Lymphoid Tissues. Lyon: IARC WHO; 2008.
2. Bennett JM, Catovsky D, Daniel MT, Flandrin G, Galton DAG, Gralnick HR, et al. Proposals for the classification of the acute leukaemias. French-American-British (FAB) co-operative group. Br J Haematol. 1976;33(4):451-8.
3. Cheson BD, Bennett JM, Grever M, Kay N, Keating MJ, O'Brien S, et al. National Cancer Institute-Sponsored Working Group Guidelines for Chronic Lymphocytic Leukemia: revised guidelines for diagnosis and treatment. Blood. 1996;87(12):4990-7.
4. Matutes E, Owusu-Ankomah K, Morilla R, Garcia Marco J, Houlihan A, Que TH, et al. The immunological profile of B-cell disorders and proposal of a scoring system for the diagnosis of CLL. Leukemia. 1994;8(10):1640-5.
5. Baccarani M, Saglio G, Goldman J, Hochhaus A, Simonsson B, Appelbaum F, et al. Evolving concepts in the management of chronic myeloid leukemia: recommendations from an expert panel on behalf of the European LeukemiaNet. Blood. 2006;108(6):1809-20.

LEITURAS SUGERIDAS ▶

Apperley JF. Chronic myeloid leukaemia. Lancet. 2015;385(9976):1447-59.

DiGiuseppe JA. Acute lymphoblastic leukemia: diagnosis and detection of minimal residual disease following therapy. Clin Lab Med. 2007;27(3):533-49.

Estey E. Acute myeloid leukemia: 2014 update on risk-stratification and management. Am J Hematol. 2014;89(11):1063-81.

Greer JP, Arber DA, Glader B. Wintrobe's Clinical Hematology. 13th ed. Philadelphia: Lippincot Williams and Wilkins; 2014.

Haferlach T, Kern W, Schnittger S, Schoch C. Modern diagnostics in acute leukemias. Crit Rev Oncol Hematol. 2005;56(2):223-34.

Hoffman R, Benz Jr EJ, Silberstein LE. Hematology: basic principles and practice. 6th ed. London: Elsevier Health Sciences; 2013.

Jabbour EJ, Faderl S, Kantarjian HM. Adult acute lymphoblastic leukemia. Mayo Clin Proc. 2005;80(11):1517-27.

Kebriaei P, Anastasi J, Larson RA. Acute lymphoblastic leukemia: diagnosis and classification. Best Pract Res Clin Haematol. 2002;15(4):597-621.

Nabhan C, Rosen ST. Chronic lymphocytic leukemia: a clinical review. JAMA. 2014;312(21):2265-76.

SITE SUGERIDO ▶

National Comprehensive Cancer Network (US) [Internet]. Fort Washington: NCCN; c2015 [capturado em 7 set. 2015]. Disponível em: http://www.nccn.org

CAPÍTULO 62

LEUCOPENIAS

CRISTIANE SEGANFREDO WEBER
GUSTAVO FAULHABER

▶ CASO CLÍNICO

Paciente do sexo masculino, 65 anos, procurou atendimento médico por apresentar quadro de infecções orofaríngeas de repetição. Recentemente, havia realizado hemograma, que apresentava $2,5 \times 10^3/\mu L$ de leucócitos e $0,9 \times 10^3/\mu L$ de neutrófilos, sem outras alterações. No exame físico, não apresentava adenomegalias ou organomegalias. Negava uso de medicamentos.

> ## ▶ COMO O LABORATÓRIO PODE AJUDAR NA AVALIAÇÃO DESTE PACIENTE?
>
> A avaliação da leucopenia (contagem de leucócitos $< 3,5 \times 10^3/\mu L$) deve ser voltada para o tipo de leucócito que apresenta sua contagem total reduzida (neutrófilos, monócitos e linfócitos). Em pacientes assintomáticos, recomenda-se repetir o hemograma para confirmação do resultado.

EXAMES PARA INVESTIGAÇÃO DE NEUTROPENIA ▶

Considera-se neutropenia quando a contagem de neutrófilos no diferencial do leucograma é menor do que $2 \times 10^3/\mu L$ em brancos e menor do que $1,5 \times 10^3/\mu L$ em negros e judeus iemenitas. No Quadro 62.1, são encontradas as principais causas de neutropenia isolada, e, no Quadro 62.2, os principais medicamentos associados à neutropenia.

AVALIAÇÃO DO ESFREGAÇO SANGUÍNEO PERIFÉRICO ▶

A avaliação do esfregaço sanguíneo periférico pode ser útil em casos de neutropenia. Um

QUADRO 62.1 ▶ CAUSAS DE NEUTROPENIA ISOLADA

Neutropenia adquirida
Infecções: bacterianas, virais, parasitárias, riquétsias
Medicamentos
Exposição ocupacional a agentes químicos
Imunomediada
Doenças do colágeno: LES, síndrome de Felty
Hiperesplenismo
Ativação do complemento: hemodiálise, Sara
Deficiência nutricional
Doenças da medula óssea

Neutropenia congênita
Agranulocitose grave da infância
Síndrome de Shwachman-Diamond
Neutropenia cíclica
Síndrome de Chédiak-Higashi
Disgenesia reticular
Disceratose congênita
Leucopenia constitucional
Deficiência de mieloperoxidade (espúria)

LES, lúpus eritematoso sistêmico; Sara, síndrome da angústia respiratória aguda.

> **QUADRO 62.2 ▶ MEDICAMENTOS QUE CAUSAM NEUTROPENIA**
>
> - Anticonvulsivantes: carbamazepina, ácido valproico, fenitoína
> - Antitiroidianos: metimazol, propiltiouracil
> - Antibióticos: penicilina, cefalosporinas, sulfonamidas, cloranfenicol, vancomicina, sulfametoxazol+trimetoprima
> - Antipsicóticos: clozapina
> - Antiarrítmicos: procainamida
> - Antirreumáticos: sais de ouro, hidroxicloroquina, penicilamina
> - Aminossalicilados
> - AINEs e dipirona
> - Quimioterápicos

AINEs, anti-inflamatórios não esteroides.

aumento na fração de bastões acima de 20% sugere presença de atividade granulopoética da medula óssea, sugerindo a possibilidade de consumo periférico. A avaliação é importante sempre inserida no contexto clínico.

HEMOGRAMAS SERIADOS ▶ Podem ser realizados para descartar presença de neutropenia cíclica, que é caracterizada por oscilações periódicas a cada 14 a 21 dias na contagem de neutrófilos, com períodos de 3 a 5 dias de neutropenia grave. Para estabelecer o diagnóstico, devem-se realizar hemogramas com contagem diferencial de leucócitos duas vezes por semana, por um período de 6 semanas.

SOROLOGIAS ▶

- **Antivírus da imunodeficiência humana (anti-HIV), hepatites e Epstein-Barr** – Essas infecções podem estar associadas a quadros de neutropenia grave e devem ser investigadas em pacientes com quadro clínico sugestivo ou fatores de risco.

PROVAS REUMATOLÓGICAS ▶

- **Fator antinuclear (FAN)** – A presença de neutropenia pode ser uma das manifestações do lúpus eritematoso sistêmico (LES), ocorrendo em aproximadamente metade dos pacientes com essa doença. Entre as causas estão a formação de anticorpos contra neutrófilos, o aumento da apoptose dos neutrófilos e a redução na produção pela medula óssea. A neutropenia pode servir como marcador da atividade da doença.
- **Fator reumatoide.** A síndrome de Felty é uma das causas de neutropenia e está associada à presença de artrite reumatoide de longa evolução.

OUTROS ▶

- **Vitamina B_{12} e folato** – As deficiências nutricionais de vitamina B_{12} e/ou folato podem cursar com neutropenia isolada. No esfregaço sanguíneo periférico, podem ser encontrados neutrófilos hipersegmentados.

- **Anticorpos antineutrófilos** – Podem ser detectados em pacientes com neutropenia de causa imune. No entanto, seus níveis não apresentam boa correlação com o grau da neutropenia, e muitas pessoas com contagem neutrofílica normal apresentam presença de anticorpos.
- **Imunofenotipagem** – Pode ser realizada para descartar os diagnósticos de hemoglobinúria paroxística noturna por meio da quantificação de proteínas ligadas a GPI, leucemia linfocítica granular grande de células T e outras neoplasias hematológicas.
- **Exame da medula óssea** – Sua realização é indicada para descartar doenças primárias da medula óssea, principalmente a mielodisplasia, que pode ter como única manifestação a presença de neutropenia. A coleta da medula óssea deverá ser realizada para avaliação de neutropenias graves com investigação laboratorial negativa.

EXAMES PARA INVESTIGAÇÃO DE LINFOCITOPENIA ▶

Considera-se linfocitopenia quando a contagem de linfócitos no diferencial do leucograma é menor do que $1,5 \times 10^3/\mu L$. No Quadro 62.3, são apresentadas as principais causas de linfocitopenia.

QUADRO 62.3 ▶ CAUSAS DE LINFOCITOPENIA
Anormalidade na produção dos linfócitos
Desnutrição proteicocalórica
Radiação
Medicamentos imunossupressores/glicocorticoides
Imunodeficiência congênita
Infecções virais
Neoplasias hematológicas
Infecção granulomatosa difusa
Quimioterápicos
Alteração no tráfego dos linfócitos
Infecção aguda
Cirurgia
Trauma
Hemorragia
Destruição ou perda linfocitária
Infecção viral
Imunomediada
Enteropatia perdedora de proteínas
Insuficiência cardíaca congestiva
Drenagem ou ruptura do ducto torácico
Circulação extracorpórea

SOROLOGIAS ▶

- **Anti-HIV** – O HIV tem uma ação direta na destruição dos linfócitos T CD4, causando linfocitopenia.

PROVAS REUMATOLÓGICAS ▶

- **FAN e fator reumatoide** – O LES e a artite reumatoide são causas de linfocitopenia imunomediada.

OUTROS ▶

- **Imunofenotipagem** – Exame útil para avaliar o perfil das subpopulações dos linfócitos circulantes e auxiliar no diagnóstico de imunodeficiências primárias e secundárias como causa de linfopenia. Monocitopenia, eosinopenia e basofilopenia são vistas mais frequentemente em estados de falência da produção pela medula óssea associadas à neutropenia. A eosinopenia e a basofilopenia podem ser secundárias a situações de estresse (p. ex., infecções agudas), neoplasias disseminadas e grande dano tecidual (p. ex., queimados) e uso de corticoide/síndrome de Cushing, mas geralmente não cursam com leucopenia, uma vez que são células de baixo percentual no sangue periférico.

▶ DE VOLTA AO CASO CLÍNICO

O paciente do caso clínico deste capítulo, com quadro de neutropenia isolada e infecções de repetição, realizou inicialmente hemogramas seriados que descartaram neutropenia cíclica, e os demais exames laboratoriais para rastreamento também foram normais. Assim, realizou exame de medula óssea, que evidenciou infiltração por linfócitos e imunofenotipagem compatível com diagnóstico de leucemia linfocítica granular grande de células T. Iniciou tratamento com metotrexato e prednisona com boa resposta hematológica.

LEITURAS SUGERIDAS ▶

Hoffman R, Benz Jr EJ, Silberstein LE, Heslop H, Weitz J, Anastasi J. Hematology: basic principles and practice. 6th ed. London: Churchill Livingstone; 2013.

Keohane E, Smith L, Walenga J. Rodak's hematology: clinical principles and applications. 5th ed. St. Louis: Elsevier; 2015.

Rodak BF, Fristma GA, Doig K. Hematology: clinical principles and applications. 3rd ed. Philadelphia: Saunders; 2007.

Tefferi A, Hanson CA, Inwards DJ. How to interpret and pursue an abnormal complete blood cell count in adults. Mayo Clin Proc. 2005;80(7):923-36.

SITES SUGERIDOS ▶

American Society of Hematology [Internet]. Washington: ASH; c2015 [capturado em 7 set. 2015]. Disponível em: http://www.hematology.org

Associação Brasileira de Hematologia, Hemoterapia e Terapia Celular [Internet]. Rio de Janeiro: ABHH; 2012 [capturado em 7 set. 2015]. Disponível em: http://www.abhh.org.br

British Society for Haematology [Internet]. London: BSH; 2015 [capturado em 7 set. 2015]. Disponível em: http://www.b-s-h.org.uk/

CAPÍTULO 63

TROMBOCITOPENIAS

CRISTIANE SEGANFREDO WEBER
GUSTAVO FAULHABER

▶ CASO CLÍNICO

Paciente do sexo feminino, 25 anos, procurou atendimento por apresentar quadro de sangramento gengival espontâneo e petéquias nos membros inferiores. Vinha em recuperação de um quadro viral. Nega uso de medicamentos. Durante o exame físico, sem evidência de hepatoesplenomegalia. Realizou exames para investigação: hemoglobina (Hb) em 12,3 g/dL, leucócitos em 5.600/µL, plaquetas em 15.000/µL, tempo de protrombina (TP) e tempo de tromboplastina parcial ativada (TTPa) normais.

▶ COMO O LABORATÓRIO PODE AJUDAR NA AVALIAÇÃO DESTA PACIENTE?

Em um paciente com trombocitopenia (plaquetas < 140.000/µL), inicialmente, deve-se avaliar a amostra coletada para descartar possível presença de coágulos. Após a confirmação da adequação da amostra, deve-se confirmar o resultado do exame por meio da avaliação do esfregaço sanguíneo periférico, especialmente se não houver quadro clínico associado. Também se deve descartar trombocitopenia secundária ao uso de medicamentos.

As medicações mais comumente associadas à trombocitopenia são heparina, quinino, quinidina, cimetidina, rifampicina, piperacilina, linezolida, sulfa e anticonvulsivantes. No Quadro 63.1, encontram-se as principais causas de trombocitopenia, e, logo a seguir, são discutidos os exames úteis para a investigação de paciente com trombocitopenia isolada.

EXAMES PARA INVESTIGAÇÃO ▶

HEMOGRAMA COM AVALIAÇÃO DO ESFREGAÇO SANGUÍNEO PERIFÉRICO ▶ Exame útil para avaliar a presença de agregação plaquetária e excluir pseudotrombocitopenia. As plaquetas de 0,1% da população aglutinam na presença de ácido etilenodiamino tetra-acético (EDTA, do inglês *ethylenediamine tetraacetic acid*), anticoagulante usado rotineiramente para as contagens sanguíneas automatizadas. Para corrigir esse artefato, deve-se realizar nova dosagem com tubo de citrato de sódio ou heparina.

O volume plaquetário médio (VPM) geralmente está aumentado nas doenças que aceleram a destruição periférica, que ocasionam infiltração da medula óssea, e nas neoplasias mieloproliferativas (NMPs). A predominância de plaquetas gigantes pode ser indicativa do diagnóstico de trombocitopenias hereditárias.

QUADRO 63.1 ▶ CAUSAS DE TROMBOCITOPENIA

Redução na produção de plaquetas
- Congênita: anomalia de May-Hegglin, síndrome de Bernard-Soulier, anemia de Fanconi, síndrome de Wiskott-Aldrich, trombocitopenia com ausência do rádio, trombocitopenia amegacariocítica congênita
- Neonatal
- Viral
- Induzida por medicamentos

Aumento na destruição de plaquetas
- Imune: trombocitopenia imune, induzida pelo uso de heparina, neonatal aloimune e autoimune, pós-transfusional, autoimune secundária
- Não imune: trombocitopenia da gestação, associada à pré-eclâmpsia, associada à infecção por HIV, doença hemolítica do RN, microangiopatia trombótica, CIVD, induzida por medicamentos

Alteração na distribuição ou diluição
- Sequestro esplênico
- Síndrome de Kasabach-Merritt
- Hipotermia
- Perda de plaquetas: transfusão maciça de sangue, CEC

RN, recém-nascido; CIVD, coagulação intravascular disseminada; CEC, circulação extracorpórea; HIV, vírus da imunodeficiência humana.

SOROLOGIAS ▶

- **Antivírus da imunodeficiência humana (anti-HIV)** – A trombocitopenia pode ocorrer em pacientes assintomáticos e pode ser a manifestação de apresentação da doença. Ela também é encontrada na infecção aguda pelo HIV. A taxa de incidência é de 3 a 8% nos pacientes assintomáticos e até 30 a 45% nos pacientes com síndrome da imunodeficiência adquirida (Aids).
- **Anticorpos contra o vírus da hepatite C (anti-HCV)** – O HCV está associado ao desenvolvimento de trombocitopenia, que pode ocorrer por diversos mecanismos. O exame para rastrear e avaliar pacientes com suspeita de infecção por HCV é o anti-HCV.

PROVAS REUMATOLÓGICAS ▶

- **Fator antinuclear (FAN)** – A presença de trombocitopenia pode ser uma das manifestações do lúpus eritematoso sistêmico (LES), ocorrendo em 20 a 40% dos pacientes com essa doença.
- **Fator reumatoide** – A trombocitopenia pode ser uma das manifestações hematológicas da artrite reumatoide, estando indicada a investigação dessa doença, principalmente na presença de outros sintomas sugestivos.

OUTROS ▶

- **Tireotrofina (TSH, do inglês *thyroid-stimulating hormone*)** – Estudos realizados em pacientes com diagnóstico de trombocitopenia autoimune demonstraram alteração na função tiroidiana em até 20% dos casos.
- **Folato/vitamina B_{12}** – A deficiência de vitamina B_{12} e/ou folato pode se apresentar em quadros iniciais com presença de trombocitopenia isolada.
- **Anticorpos antiplaquetas** – Apresentam sensibilidade de 50 a 65%, especificidade de 80 a 90% e um valor preditivo positivo (VPP) estimado de 80% para o diagnóstico de trombocitopenia autoimune. Um resultado negativo não exclui o diagnóstico de trombocitopenia imune.
- **Anticorpos anticardiolipina e anticoagulante lúpico** – A trombocitopenia pode ser uma manifestação da síndrome do anticorpo antifosfolipídeo (SAAF), sendo geralmente leve, com contagem de plaquetas variando de 75.000 a 140.000/μL. Para investigação de SAAF, são indicadas as dosagens de anticardiolipina imunoglobulina M (IgM) e G (IgG) e anticoagulante lúpico.
- **Exame da medula óssea** – Recomenda-se a realização do exame da medula óssea para investigação de trombocitopenia em pacientes com outras alterações no esfregaço sanguíneo periférico, bicitopenia ou pancitopenia, púrpuras imunológicas refratárias às medicações usuais, pacientes com mais de 60 anos e em todos que serão submetidos à esplenectomia.
- **Imunofenotipagem plaquetária** – Exame útil para avaliação quando há suspeita de plaquetopenia de causa congênita.

▶ DE VOLTA AO CASO CLÍNICO

A paciente do caso clínico deste capítulo, com quadro de trombocitopenia isolada, repetiu o exame que confirmou a contagem plaquetária, bem como a revisão da lâmina do esfregaço sanguíneo periférico. Os exames complementares realizados foram todos normais. Foi iniciado tratamento com corticosteroides com boa resposta clínica, tendo sido feito diagnóstico de trombocitopenia imune.

LEITURAS SUGERIDAS ▶

Hoffman R, Benz Jr EJ, Silberstein LE, Heslop H, Weitz J, Anastasi J. Hematology: basic principles and practice. 6th ed. London: Churchill Livingstone; 2013.

Nilsson KR, Piccini JP. The osler medical handbook. 2nd ed. Philadelphia: Elsevier Mosby; 2006.

Rodak BF, Fristma GA, Doig K. Hematology: clinical principles and applications. 3rd ed. Philadelphia: Saunders; 2007.

SITES SUGERIDOS ▶

American Society of Hematology [Internet]. Washington: ASH; c2015 [capturado em 7 set. 2015]. Disponível em: http://www.hematology.org

Associação Brasileira de Hematologia, Hemoterapia e Terapia Celular [Internet]. Rio de Janeiro: ABHH; 2012 [capturado em 7 set. 2015]. Disponível em: http://www.abhh.org.br

British Society for Haematology [Internet]. London: BSH; 2015 [capturado em 7 set. 2015]. Disponível em: http://www.b-s-h.org.uk/

CAPÍTULO 64

TROMBOFILIAS

CAROLINA DA FONTE PITHAN
FLAVO BENO FERNANDES

▶ CASO CLÍNICO

Paciente do sexo feminino, 25 anos de idade, fisioterapeuta, iniciou com dor e edema no membro superior direito durante o trabalho. Procurou atendimento de emergência, tendo sido diagnosticada trombose venosa profunda (TVP) de subclávia direita. Na época do diagnóstico, utilizava anticoncepcional oral, que foi suspenso, tendo sido mantida anticoagulada por 6 meses. Não apresentava história familiar de tromboembolia.

▶ COMO O LABORATÓRIO PODE AJUDAR NA AVALIAÇÃO DESTA PACIENTE?

O quadro descrito sugere o diagnóstico de uma trombofilia (TVP em lugar atípico) e justifica a investigação laboratorial, apesar da história familiar negativa. A correta indicação da investigação garante que os testes diagnósticos realizados sejam custo-efetivos. Entretanto, muitas vezes, não há consenso acerca de quais pacientes devem ser investigados para as trombofilias hereditárias após um evento-índice. O Quadro 64.1 sugere quais os pacientes de risco que deveriam ser investigados após um evento trombótico inicial.

INVESTIGAÇÃO DAS TROMBOFILIAS ▶ Um desequilíbrio entre o sistema de coagulação e os seus mecanismos de regulação pode desencadear quadros de sangramento ou trombose. Um aumento nos fatores pró-coagulantes, ou uma diminuição nos fatores regulatórios, resulta na produção aumentada de fibrina e, consequentemente, na formação do trombo. Esse desequilíbrio pode ser causado por condições adquiridas ou por predisposições genéticas. Entretanto, frequentemente, a combinação de ambas contribui para a manifestação clínica de um quadro de trombofilia.

A formação do trombo envolve dois fatores principais:

- Estímulo à trombogênese (causas adquiridas – Quadro 64.2).
- Defeitos nos mecanismos anticoagulantes naturais (causas hereditárias – Tabela 64.1).

As condições ideais para a realização da investigação dos estados de hipercoagulabilidade são com o paciente assintomático e sem uso de medica-

QUADRO 64.1 ▸ PACIENTES DE RISCO PARA TROMBOFILIAS A SEREM INVESTIGADOS

- Pacientes < 45 anos
- Tromboses recorrentes ou múltiplas
- Trombose venosa em lugares incomuns ou trombose arterial
- História familiar (pelo menos um familiar de primeiro grau < 45 anos com TVP)
- Pacientes com história de necrose de pele induzida pela varfarina

TVP, trombose venosa profunda.

QUADRO 64.2 ▸ CAUSAS E CONDIÇÕES ADQUIRIDAS, DOENÇAS ASSOCIADAS A ESTADOS DE HIPERCOAGULABILIDADE

- Gravidez e puerpério
- Imobilização
- Trauma
- Pós-operatório (até 30 dias)
- Anticoncepcional oral ou terapia de reposição hormonal
- Lúpus eritematoso sistêmico
- Síndrome do anticorpo antifosfolipídeo
- Neoplasia
- Infecção e inflamação
- Obesidade
- Microangiopatias (púrpura trombocitopênica trombótica e síndrome hemolítico-urêmica)
- Coagulação intravascular disseminada
- Quimioterápicos (L-asparaginase, mitomicina)
- Síndrome nefrótica
- Neoplasias mieloproliferativas
- Trombocitopenia induzida pela heparina
- Hemoglobinúria paroxística noturna
- Insuficiência cardíaca congestiva
- Diabetes melito
- Dislipidemia
- Infusão de concentrados de complexo protrombínico

TABELA 64.1 ► CONDIÇÕES ASSOCIADAS A MAIOR RISCO DE TROMBOSE

	PREVALÊNCIA NA POPULAÇÃO (%)	RISCO RELATIVO OU *ODDS RATIO* PARA TROMBOSE EM RELAÇÃO A NÃO PORTADORES
Fator V de Leiden*	3-4	7 (heterozigose) a 80 (homozigose)
Mutação do gene da protrombina (G20210A)*	2-3	2,8
Deficiência de antitrombina III*	< 0,01	8,1
Deficiência de proteína C*	0,3	7,3
Deficiência de proteína S*	0,2	8,5
Hiper-homocisteinemia	3-5	2,5-2,9
Níveis elevados dos fatores VIII, IX e XI	10-15	2,8-4,8
Disfibrinogenemias*	< 0,01	1,5-3
Anticoagulante lúpico	< 1	11
Anticoncepcionais orais	–	4
Gestação	–	4-8

*Causas genéticas.

mentos anticoagulantes. Quando em vigência de anticoagulação, somente a pesquisa para a mutação da protrombina e o fator V de Leiden podem ser investigados. Quando estiver indicada a investigação após evento trombótico inicial, os exames que podem ser solicitados, conforme a suspeita clínica inicial estabelecida, são os listados no Quadro 64.3.

EXAMES DE INVESTIGAÇÃO DAS TROMBOFILIAS ►

ANTITROMBINA ► Deficiências hereditárias e adquiridas de antitrombina (ou antitrombina III) já foram descritas. Tanto sua atividade quanto a dosagem do antígeno podem ser realizadas comercialmente. Os níveis normais para antígeno ou para atividade são estreitos, geralmente entre 80 e 120% do normal.

PROTEÍNA C ► A proteína C compõe, juntamente com a proteína S, um complexo sistema regulatório da coagulação, agindo diretamente na inibição de fatores de coagulação (V e VIII) e indiretamente aumentando a fibrinólise. Tanto condições genéticas quanto adquiridas de deficiência de proteína C ativada aumentam o risco de trombose. Assim como a antitrombina III, a proteína C ativada pode ser avaliada quanto à sua atividade e quantidade de antígeno sérico. Nas deficiências tipo I (antígeno e atividade diminuídos), antígeno e atividade da proteína estão em torno de 50% do normal, e nas

> **QUADRO 64.3 ▶ EXAMES SOLICITADOS NA INVESTIGAÇÃO DE TROMBOFILIAS, CONFORME AVALIAÇÃO INICIAL**
>
> - TP
> - TTPa
> - Fibrinogênio
> - Proteína C
> - Proteína S total e livre
> - SAAF: anticoagulante lúpico, anticardiolipina IgG e IgM, antiB2 glicoproteína IgG e IgM
> - Fator VIII, IX e XI
> - Antitrombina III
> - Mutação do fator V (fator V de Leiden) ou teste de rastreamento para resistência à proteína C ativada
> - Mutação da protrombina *G20210A*
> - Homocisteína sérica
>
> TP, tempo de protrombina; TTPa, tempo de tromboplastina parcial ativada; SAAF, síndrome do anticorpo antifosfolipídeo; IgG e IgM, imunoglobulinas G e M.

deficiências tipo II (antígeno normal e atividade diminuída), onde ocorre somente a redução da atividade abaixo de 50%.

PROTEÍNA S ▶ A proteína S atua como cofator nas ações da proteína C ativada. Sua deficiência causada por condições tanto genéticas como adquiridas já foram implicadas no aumento do risco de trombose. A investigação deve ser realizada por meio da avaliação da atividade e da determinação do seu nível plasmático, tanto livre como total. A fração livre da proteína S é a responsável pela sua ação fisiológica.

FATOR V DE LEIDEN (RESISTÊNCIA À PROTEÍNA C ATIVADA) ▶ A resistência à proteína C ativada é um dos mais comuns fatores genéticos predisponentes à trombose, principalmente entre populações brancas. É decorrente de um polimorfismo genético que torna o fator V mais resistente à inativação propiciada pela proteína C ativada. Tendo em vista que diversas condições clínicas podem interferir na ação da proteína C (como neoplasias, gestação, etc.), a avaliação molecular do polimorfismo é o método diagnóstico de escolha. Embora existam outros polimorfismos descritos (fator V de Cambridge e fator V de Hong Kong), o fator V de Leiden é o mais prevalente e disponível para pesquisa.

MUTAÇÃO DA PROTROMBINA (*G20210A*) ▶ Um polimorfismo no gene que codifica a protrombina também é o responsável pelo aumento do risco de trombose associado a essa condição. A mutação é encontrada mais frequentemente em descendentes de europeus, e a avaliação molecular é o método de escolha para identificar a mutação.

AUMENTO DOS FATORES DE COAGULAÇÃO ▶ Um aumento nos níveis fisiológicos de diversos fatores de coagulação, como VII, VIII, IX, XI e fibrinogênio, foi associado a um maior risco de trombose. Quanto maiores seus níveis, maior o risco. Diversas condições clínicas são responsáveis por aumentos transitórios nos fatores de coagulação, sendo o fator VIII o mais estudado deles.

FIBRINOGÊNIO ▶ As disfibrinogenemias são distúrbios raros e de difícil diagnóstico. As avaliações disponíveis do fibrinogênio são a dosagem sérica do antígeno e os testes funcionais de coagulação. Cabe lembrar que, por ser marcador inflamatório inespecífico, os níveis séricos de fibrinogênio podem alterar-se em diversas circunstâncias clínicas.

HOMOCISTEÍNA ▶ Níveis elevados de homocisteína no plasma estão associados a um maior risco de trombose e aterosclerose. Alterações genéticas (mutações no gene da metilenotetraidrofolato redutase) e adquiridas (deficiência de vitamina B_{12} e de folato) nessa rota metabólica já foram identificadas.

ANTICOAGULANTE LÚPICO E SÍNDROME DO ANTICORPO ANTIFOSFOLIPÍDEO
▶ A síndrome do anticorpo antifosfolipídeo é uma das causas adquiridas mais comuns de predisposição à trombose. Essa síndrome é decorrente da produção de anticorpos dirigidos a proteínas ligadoras de fosfolipídeos de membrana, como a protrombina, a proteína S, etc., e o mecanismo por meio do qual esses anticorpos agem parece ser multifatorial. São dosados rotineiramente no plasma o anticoagulante lúpico, os anticorpos anticardiolipinas das classes de imunoglobulinas G (IgG) e M (IgM) e os anticorpos anti β_2-glicoproteína das classes IgG e IgM. O diagnóstico dessa síndrome é realizado quando há um critério clínico (TVP ou perda fetal) e um critério laboratorial, com a presença de algum dos anticorpos referidos, em duas aferições realizadas com intervalo de, pelo menos, 12 semanas.

GESTAÇÃO E PUERPÉRIO ▶ Durante esse período, ocorre o surgimento de um estado fisiológico de hipercoagulabilidade causado pela alteração em diversos fatores de coagulação, como a diminuição da atividade da proteína S, a resistência à proteína C ativada que ocorre no segundo e terceiro trimestres, o aumento dos níveis de fibrinogênio, dos fatores II, VII, VIII e X e da atividade de fatores antifibrinolíticos, como o inibidor do ativador do plasminogênio. Por esses motivos, a gestação e o puerpério, por si só, definem um período de risco aumentado à trombose, na presença ou não de trombofilias hereditárias ou adquiridas.

> ▶ **DE VOLTA AO CASO CLÍNICO**
>
> A paciente do caso citado não apresentava história familiar de tromboembolia venosa e, embora tivesse um fator de risco para o evento (uso de anticoncepcional oral), foi submetida à investigação laboratorial complementar pelo local atípico de apresentação da trombose venosa. A investigação evidenciou a presença do fator V de

Leiden em heterozigose, que pode estar presente em até 8,5% da população branca de origem europeia.

Cerca de 3 anos após o evento trombótico e o término da anticoagulação, a paciente procurou atendimento porque queria gestar. Tendo em vista a sua história prévia de trombose e o diagnóstico de ser portadora da mutação do fator V de Leiden em heterozigose, optou-se pela anticoagulação profilática com enoxaparina durante todo o período gestacional e puerpério, pois o risco estimado de novo evento trombótico para essa paciente era de 10%.

LEITURAS SUGERIDAS ▶

American Congress of Obstetricians and Gynecologists, Women's Health Care Physicians. ACOG Practice Bulletin No. 138: inherited thrombophilias in pregnancy. Obstet Gynecol. 2013 Sep;122(3):706-17.

Baglin T, Gray E, Greaves M, Hunt BJ, Keeling D, Machin S, et al. Clinical guidelines for testing for heritable thrombophilia. Br J Haematol. 2010;149(2):209-20.

Bauer KA. The thrombophilias: well-defined risk factors with uncertain therapeutic implications. Ann Intern Med. 2001;135(5):367-73.

Cohn DM, Vansenne F, Kaptein AA, De Borgie CA, Middeldorp S. The psychological impact of testing for thrombophilia: a systematic review. J Thromb Haemost. 2008;6(7):1099-104.

McPherson RA, Pincus MR. Henry's clinical diagnosis and management by laboratory methods. 21st ed. Philadelphia: Saunders Elsevier; 2006.

Merriman L, Greaves M. Testing for thrombophilia: an evidence-based approach. Postgrad Med J. 2006;82(973):699-704.

Nicolaides AN, Fareed J, Kakkar AK, Comerota AJ, Goldhaber SZ, Hull R, et al. Prevention and treatment of venous thromboembolism--International Consensus Statement. Int Angiol. 2013;32(2):111-260.

Wu O, Greer IA. Is screening for thrombophilia cost-effective? Curr Opin Hematol. 2007;14(5):500-3.

SITE SUGERIDO ▶

British Committee for Standards in Haematology. BCSH Guidelines [Internet]. London: BSH; 2015 [capturado em 7 set. 2015]. Disponível em: http://www.bcshguidelines.com/

SEÇÃO 8
Infectologia

CAPÍTULO 65

ENDOCARDITE INFECCIOSA

LIVIA ADAMS GOLDRAICH
MARCELLE DUARTE ALVES

▶ CASO CLÍNICO

Paciente do sexo masculino, 55 anos, procurou atendimento por quadro de astenia, febre vespertina e emagrecimento com evolução de 3 semanas. Negava história de comorbidades conhecidas. No exame, apresentava bom estado geral, mas mucosas hipocoradas e sopro holossistólico audível em região apical. Uma ecocardiografia transtorácica demonstrou a presença de valvopatia mitral de aspecto reumático com insuficiência valvar de grau moderado e imagem sugestiva de vegetação.

▶ COMO O LABORATÓRIO PODE AJUDAR NA AVALIAÇÃO DESTE PACIENTE?

Este caso clínico é uma ilustração da apresentação clínica frequente de endocardite infecciosa. O diagnóstico definitivo se baseia na presença de achados clínico-laboratoriais de acordo com os critérios de Duke modificados. Exames laboratoriais podem auxiliar tanto no diagnóstico do quadro infeccioso como na identificação do agente etiológico. Embora o quadro clínico e os fatores de risco em geral sugiram os germes mais frequentemente envolvidos (Tab. 65.1), a tentativa de isolar o microrganismo deve sempre fazer parte da avaliação laboratorial de um paciente com suspeita de endocardite infecciosa, por permitir um tratamento antimicrobiano específico precoce.

TABELA 65.1 ▶ AGENTES INFECCIOSOS CAUSADORES DE ENDOCARDITE

AGENTE INFECCIOSO	VALVAS NATIVAS — USUÁRIOS DE DROGAS INTRAVENOSAS	VALVAS NATIVAS — NÃO USUÁRIOS DE DROGAS INTRAVENOSAS	PRÓTESES VALVARES E DISPOSITIVOS INTRACARDÍACOS
Staphylococcus aureus	68%	28%	30%
Staphylococcus coagulase-negativo	3%	9%	20%
Streptococcus viridans	10%	21%	10%
Streptococcus bovis	1%	7%	4%
Outros estreptococos	2%	7%	5%
Enterococcus sp.	5%	11%	8%
Hacek*	0	2%	1%
Fungos**	1%	1%	3%
Infecções polimicrobianas	3%	1%	0,5%
Outros, incluindo bacilos gram-negativos	3%	4%	7%
Culturas negativas	5%	9%	12%

*Hacek, Haemophilus parainfluenzae, Haemophilus aphrophilus, Haemophilus paraphrophilus, Haemophilus influenzae, Aggregatibacter actinomycetemcomitans, Kingella kingae e Kingella denitrificans.
**Candida sp., Aspergillus sp.
Fonte: Adaptada de Murdoch e colaboradores.[1]

HEMOCULTURAS ▶ São os exames mais importantes dentro da investigação diagnóstica. O uso de antimicrobianos previamente à coleta das hemoculturas pode prejudicar o seu rendimento.

NÚMERO DE AMOSTRAS ▶ Devem ser coletadas três amostras em um período de 24 horas. Um número maior de amostras pode ser necessário se o paciente utilizou antibióticos nas duas semanas anteriores ao momento da coleta.

CUIDADOS COM A COLETA ▶ Cada amostra de hemocultura deve ser obtida a partir de um sítio diferente de punção vascular, não havendo diferenças entre coletas venosas ou arteriais. As quantidades recomendadas por amostra são de 10 a 20 mL de sangue em pacientes adultos e 0,5 a 5 mL em crianças. Não há necessidade de coletar amostras durante períodos de febre ou calafrios, pois a bacteremia na endocardite é constante.

MEIOS DE CULTURA E PROCEDIMENTO LABORATORIAL ▶ Atualmente, a maioria dos laboratórios utiliza a metodologia automatizada, o que confere maior agilidade ao processo e diminui a possibilidade de contaminação. Os sistemas Bactec e BacT/Alert são os mais comuns; baseiam-se na detecção de CO_2 produzido pelo microrganismo por um sensor posicionado na base do frasco. As amostras são monitoradas a cada 10 minutos e permanecem 5 dias em incubação. Em geral, podem-se utilizar os mesmos meios usados nas hemoculturas convencionais, não havendo necessidade de suplementação. No caso de crescimento de cocos gram-positivos que não cresçam nos meios usuais, a possibilidade de *estreptococos* com deficiências nutricionais deve ser considerada, e as amostras devem ser semeadas em meio com suplementação. A comunicação entre o laboratório de microbiologia e a equipe clínica pode auxiliar no processo diagnóstico.

ENDOCARDITE COM HEMOCULTURAS PERSISTENTEMENTE NEGATIVAS ▶ É definida como a ausência de crescimento em pelo menos três amostras coletadas separadamente após um período de 7 dias de incubação. Ocorre em 2 a 7% dos casos de endocardite infecciosa, e as causas mais comuns são uso de antimicrobianos antes da coleta de hemoculturas, infecção por microrganismos altamente fastidiosos (Tab. 65.2) e técnica laboratorial inadequada. A etiologia pode variar bastante de acordo com a região, especialmente relacionada à prevalência de local de zoonoses.

As bactérias do grupo **Hacek** (*Haemophilus parainfluenzae, Haemophilus aphrophilus, Haemophilus paraphrophilus, Haemophilus influenzae, Aggregatibacter actinomycetemcomitans, Kingella kingae* e *Kingella denitrificans*) (ver Tab. 65.1) foram tradicionalmente consideradas as principais etiologias da endocardite de cultura negativa. Porém, estudos mais recentes verificaram que o grupo Hacek é facilmente identificado nas hemoculturas automatizadas de rotina com protocolos de 5 dias de incubação. Portanto, não há recomendação para estender o tempo de incubação das amostras.

Em relação à endocardite causada por fungos, *Candida* sp. e *Aspergillus* sp. são as etiologias mais frequentes. *Candida* tradicionalmente tem sido relacionada a usuários de drogas intravenosas; porém, atualmente, está mais associada a infecções nosocomiais e a procedimentos invasivos. É muito importante a identificação da espécie (as espécies de *Candida* têm diferentes

TABELA 65.2 ▶ AGENTES ETIOLÓGICOS MAIS FREQUENTES DA ENDOCARDITE DE CULTURA NEGATIVA

AGENTE	FATORES DE RISCO
Bartonella henselae *Bartonella quintana*	Exposição a gatos, hábitos de higiene precários, pediculose, etilismo
Coxiella brunetii (febre Q)	Consumo de leite não pausterizado, áreas agrícolas
Brucella sp.	Consumo de leite não pausterizado, contato com gado
Tropheryma whipplei (doença de Whipple)	Doença sistêmica acompanhada de artralgias, diarreia e comprometimento em sistema nervoso central

resistências intrínsecas aos antifúngicos) e a realização de teste de sensibilidade. Relatos mais antigos referem até 50% de hemoculturas negativas no caso de endocardite fúngica, mas esse dado é controverso atualmente (após a implementação dos sistemas automatizados) em relação à infecção por *Candida* sp. O diagnóstico de endocardite por *Aspergillus* deve ser considerado em pacientes com neutropenia prolongada, tranplantados de medula óssea ou órgãos sólidos e em pacientes com neoplasias hematológicas.

EXAMES DIRETOS E CULTURA DA VALVA CARDÍACA ▶
A realização das colorações de Gram, Giemsa, Warthin-Starry e PAS no tecido cardíaco podem permitir a identificação presuntiva do agente etiológico e nortear o laboratório de microbiologia em relação aos meios e técnicas de cultura menos usuais que possam adicionar rendimento diagnóstico nos casos de endocardite de cultura-negativa. A cultura da valva cardíaca tem importância diagnóstica nestes casos, mas também é importante na definição do tempo de tratamento após a ressecção da valva.

HEMOCULTURAS POR CENTRIFUGAÇÃO E LISE ▶
O sistema Isolator® (sistema disponível no mercado) utiliza substâncias líticas para hemolisar as células, permitindo a liberação de microrganismos fagocitados. Pode ser utilizada para *Bartonella* sp., *Brucella* spp. e fungos (leveduras e fungos dimórficos como *Histoplasma capsulatum*). Não deve ser utilizada para *Streptococcus* com deficiências nutricionais (não sobrevivem ao processo).

SOROLOGIAS ▶
Títulos de anticorpos imunoglobulina G (IgG) superiores a 1/800 para *Coxiella burnetii* são considerados critério maior para o diagnóstico de endocardite infecciosa pela definição de Duke. Sorologias para *Bartonella* sp. e *Tropheryma whipplei* também podem ser utilizadas como ferramentas diagnósticas. No entanto, reações cruzadas entre *Bartonella* sp. e *Chlamydophila* sp. podem ocorrer.

MÉTODOS MOLECULARES ▶
Diversas técnicas têm sido descritas, mas a reação em cadeia da polimerase (PCR, do inglês *polymerase chain reaction*) é a mais frequentemente utilizada. A maioria dos estudos avaliou a realização de métodos moleculares diretamente no tecido da valva cardíaca. Pode auxiliar no diagnóstico de infecções por *Bartonella* sp., *T. whipplei* e *C. burnetii*. Apresenta elevada especificidade, mas com sensibilidade variável entre 40 e 60%. Resultados falso-positivos podem ocorrer devido à persistência de bactéria não viável no tecido. Os resultados devem ser interpretados em concordância com o quadro clínico. A realização de PCR em amostras de sangue periférico tem resultados conflitantes até o momento atual.

HEMOGRAMA ▶ A anemia normocítica e normocrômica de evolução progressiva é característica, sendo que o padrão de metabolismo do ferro é de anemia de doenças crônicas. Raramente, pode haver anemia hemolítica com teste de Coombs positivo.

LEUCOGRAMA ▶ Leucocitose pode estar presente em 20 a 30% dos pacientes, assim como leucopenia pode ocorrer em 5 a 15%.

MARCADORES IMUNOLÓGICOS ▶ A elevação dos títulos de fator reumatoide (FR) (25-50% dos casos) é um dos critérios menores de Duke e indica a ativação imunológica que pode estar presente nos pacientes com endocardite infecciosa. Os fenômenos imunológicos são mais característicos da endocardite subaguda, pois os casos agudos podem apresentar evolução muito rápida para o desenvolvimento desses fenômenos. Hipocomplementenemia associa-se ao desenvolvimento de glomerulonefrite.

MARCADORES INFLAMATÓRIOS ▶

VELOCIDADE DE HEMOSSEDIMENTAÇÃO (VHS) ▶ Está elevada em praticamente todos os pacientes.

PCR ▶ A PCR apresenta diversas vantagens em relação ao VHS como marcador inflamatório. Além de não sofrer influência de tamanho, forma e número de hemácias, possui uma depuração mais rápida, permitindo a detecção mais precoce da queda de seus níveis. No entanto, seus valores apresentam uma especificidade muito baixa e nunca devem ser utilizados como única ferramenta diagnóstica. É utilizada como guia de resposta à terapêutica antibiótica. No entanto, embora o monitoramento de seus níveis tenha se tornado rotineira na prática clínica, particularmente em situações como na endocardite infecciosa, ainda não existem recomendações para modificações do tratamento com base no seu comportamento.

PRÓ-CALCITONINA ▶ Precursora da calcitonina, é naturalmente secretada por células C da tireoide e células K pulmonares; em pessoas saudáveis, apresenta níveis indetectáveis. De uma forma geral, não há estímulo para a secreção a partir de quadros inflamatórios e virais. Porém, não apresenta acurácia suficiente para ser utilizada no diagnóstico de endocardite.

EXAME QUALITATIVO DE URINA (EQU) ▶

Leucocitúria, proteinúria e/ou hematúria são achados comuns identificados em cerca de 50% dos pacientes. A presença de cilindros hemáticos está associada à presença de glomerulonefrite. O desenvolvimento de síndrome nefrótica e insuficiência renal não é frequente.

▶ DE VOLTA AO CASO CLÍNICO

A avaliação laboratorial da paciente demonstrou anemia com ferro sérico diminuído e ferritina elevada, leucograma pouco expressivo, FR positivo com título de 1/15 UI/mL, VHS de 70 mm/h e PCR de 53 mg/L. O EQU evidenciou a presença de hematúria e proteinúria leves, mas a função renal era normal. As três amostras de hemoculturas periféricas coletadas evidenciaram o crescimento de *Streptococcus viridans*, tendo sido modificado o esquema de antibióticos iniciado empiricamente para penicilina G e gentamicina.

REFERÊNCIA ▶

1. Murdoch DR, Corey GR, Hoen B, Miró JM, Fowler VG Jr, Bayer AS, et al. Clinical presentation, etiology, and outcome of infective endocarditis in the 21st century: the International Collaboration on Endocarditis--Prospective Cohort Study. Arch Intern Med. 2009;169(5):463-73.

LEITURAS SUGERIDAS ▶

Baddour LM, Wilson WR, Bayer AS, Fowler VG Jr, Bolger AF, Levison ME, et al. Infective endocarditis: diagnosis, antimicrobial therapy, and management of complications: a statement for healthcare professionals from the Committee on Rheumatic Fever, Endocarditis, and Kawasaki Disease, Council on Cardiovascular Disease in the Young, and the Councils on Clinical Cardiology, Stroke, and Cardiovascular Surgery and Anesthesia, American Heart Association: endorsed by the Infectious Diseases Society of America. Circulation. 2005;111(23):e394-434.

Fournier PE, Thuny F, Richet H, Lepidi H, Casalta JP, Arzouni JP, et al. Comprehensive diagnostic strategy for blood culture–negative endocarditis: a prospective study of 819 new cases. Clin Infect Dis. 2010;51(2):131-40.

Fowler Jr VG, Scheld WM, Bayer AS. Endocarditis and intravascular infections. In: Mandell GL, Bennett JE, Dolin R. Mandell. Douglas and Bennett's principles and practices of infectious diseases. 8th ed. Philadelphia: Elsevier; 2015. p. 990-1028.

Hoen B, Duval X. Infective endocarditis. New Engl J Med. 2013;369(8):785.

Moter A, Musci M, Schmiedel D. Molecular methods for diagnosis of infective endocarditis. Curr Infect Dis Rep. 2010;12(4):244-52.

Tattevin P, Watt G, Revest M, Arvieux C, Fournier PE. Update on blood culture-negative endocarditis. Med Mal Infect. 2015;45(1-2):1-8.

Yu CW, Juan LI, Hsu SC, Chen CK, Wu CW, Lee CC, et al. Role of procalcitonin in the diagnosis of infective endocarditis: a meta-analysis. Am J Emerg Med. 2013;31(6):935-41.

CAPÍTULO 66

DOENÇAS SEXUALMENTE TRANSMISSÍVEIS

ALEXANDRE P. ZAVASCKI
MARCELLE DUARTE ALVES
RAFAEL AGUIAR MACIEL
LUIZA SCHUSTER FERREIRA

▶ CASO CLÍNICO

Paciente do sexo feminino, 26 anos, chega à consulta ginecológica com queixa de secreção vaginal amarelada. Ao exame ginecológico, apresenta úlcera vaginal em grandes lábios, indolor, de base limpa e bordos indurados. Durante exame especular, é visualizada secreção vaginal amarelada associada a sinais de colpite. A paciente referia exposições sexuais desprotegidas e um novo parceiro no último mês.

▶ COMO O LABORATÓRIO PODE AJUDAR NA AVALIAÇÃO DESTA PACIENTE?

Em pacientes com queixas sugestivas de doenças sexualmente transmissíveis (DSTs), a abordagem sindrômica tem sido adotada, dividindo os pacientes em grupos que norteiam a investigação e o diagnóstico etiológico. Deve-se coletar anamnese e avaliar riscos para DST, assim como tempo entre a última exposição de risco e a consulta. Após essa etapa, a suspeita clínica guia a escolha dos exames laboratoriais, que serão aqui divididos de acordo com a abordagem sindrômica em úlceras genitais, doenças caracterizadas por secreção vaginal/doença inflamatória pélvica (DIP) e uretrites.

ÚLCERAS GENITAIS ▶

As doenças mais comuns que cursam com úlcera genital são sífilis e herpes simples. Outras menos comuns são o cancroide, a donovanose e o linfogranuloma venéreo. O aspecto da úlcera, a presença de dor e a secreção podem auxiliar no diagnóstico; no entanto, os exames complementares devem ser utilizados para confirmação.

HERPES GENITAL ▶ Caracteriza-se pela cronicidade, com períodos de reativação e de remissão, sendo que a primoinfecção geralmente cursa com sintomatologia mais exuberante. As lesões típicas são ulcerações dolorosas, de fundo limpo, que podem estar acompanhadas de linfadenomegalia inguinal bilateral e de febre baixa. É causada por dois tipos específicos de vírus (vírus herpes simples tipo 1 [HSV-1] e tipo 2 [HSV-2]), e a diferenciação entre os dois tipos é interessante devido à maior taxa de recidivas com o HSV-2.

Para o diagnóstico laboratorial, estão disponíveis os seguintes exames:

- **Reação em cadeia da polimerase (PCR, do inglês *polymerase chain reaction*).** É realizada em material coletado das úlceras ou vesículas genitais, apresenta boa sensibilidade comparada à cultura e, em testes mais recentes, permite a diferenciação entre o HSV-1 e o HSV-2.
- **Cultura.** É realizada em meio de cultura celular. Tem boa acurácia, mas baixa sensibilidade, que diminui na medida em que as lesões cicatrizam. O tempo para positividade (demonstração de efeito citopático viral) é de, no mínimo, 48 horas.
- **Sorologia.** Pode auxiliar em casos de diagnóstico clínico sem confirmação e também diferencia entre o HSV-1 e o HSV-2. A imunoglobulina M (IgM) não é tipo-específico, aparece após a primoinfecção e pode tornar-se positivo novamente nas reativações. O imunoglobulina G (IgG) será positivo após a infecção primária, e sua presença associada a uma ulceração genital não implica herpes como etiologia. Presença de IgG negativa asociado à cultura positiva é muito sugestiva de primoinfecção.
- **Citopatologia.** A pesquisa de efeito citopático viral pelo método de Tzanck pode também auxiliar no diagnóstico de úlceras genitais por HSV. O achado típico é de células gigantes multinucleadas em raspado superficial da base da úlcera.

SÍFILIS ▶ Ainda não existe um padrão-ouro para o diagnóstico, sendo necessária a correlação entre a história e os achados laboratoriais (Quadro 66.1). O agente etiológico *Treponema pallidum* não é cultivável, e o diagnóstico laboratorial sem baseia principalmente em testes sorológicos. Estes são divididos entre testes não treponêmicos e treponêmicos, que variam em sensibilidade e especificidade de acordo com o tipo de teste e a fase da doença. Na presença de lesões ativas, existe a possibilidade de visualização direta de espiroquetas pela microscopia em campo escuro, o que exige capacitação técnica e não diferencia entre o *T. pallidum* e espiroquetas não patogênicas. Nessas lesões, também é possível a realização de PCR, ainda não disponível na prática clínica.

QUADRO 66.1 ▶ FASES, MANIFESTAÇÕES CLÍNICAS E DIAGNÓSTICO DE SÍFILIS

FASE	MANIFESTAÇÕES CLÍNICAS	DIAGNÓSTICO
Sífilis primária	Cancro duro: úlcera genital indolor de bordos elevados e base limpa	Pesquisa de treponemas em campo escuro, PCR, testes treponêmicos; VDRL pode ser negativo inicialmente
Sífilis secundária	Lesões cutâneas disseminadas, incluindo palmas e plantas, febre, adenomegalias, condiloma plano	Testes não treponêmicos e treponêmicos positivos
Sífilis terciária	Aortite, goma	Testes não treponêmicos e treponêmicos positivos, VDRL pode ser negativo
Assintomática < 1 ano (latente precoce)	–	Testes não treponêmicos e treponêmicos positivos
Assintomática > 1 ano (latente tardia)	–	Testes não treponêmicos e treponêmicos positivos, VDRL pode ser negativo
Neurossífilis	Assintomática, demência, meningite, manifestações vasculares, retinite	VDRL positivo no LCS, FTA-ABS reagente + pleocitose ou hiperproteinorraquia não explicados por outra causa; VDRL e FTA-ABS reagentes no soro

VDRL, do inglês *venereal disease research laboratory*; PCR, reação em cadeia da plimerase; LCS, líquido cerebrospinal; FTA-ABS, teste de absorção do anticorpo antitreponêmico fluorescente.

- **Testes não treponêmicos (p. ex., *venereal disease research laboratory* [VDRL], *rapid plasma reagin* [RPR])** – Baseiam-se na detecção de anticorpos contra a cardiolipina presente no *T. pallidum*. A cardiolipina também está presente em células humanas e pode ser liberada em alguns processos patológicos. Dessa forma, resultados falso-positivos são comuns (Quadro 66.2). São testes que se baseiam na floculação em presença de soro do paciente. As amostras positivas são então diluídas, permitindo também um resultado quantitativo, importante na avaliação de atividade de doença e de resposta ao tratamento.
- **Testes treponêmicos (p. ex., teste de absorção do anticorpo antitreponêmico fluorescente [FTA-ABS, do inglês *fluorescent treponemal antibody absorption*], *Treponema pallidum particle agglutination* [TPPA], *Treponema pallidum hemagglutination* [TPHA])** – São métodos sorológicos que detectam anticorpos contra antígenos específicos do *T. pallidum*. Em geral, são detectados precocemente na infecção aguda, podendo anteceder a positivação do VDRL na sífilis primária. Dependendo do método, permitem a diferenciação entre IgM e IgG.

QUADRO 66.2 ▶ CAUSAS DE TESTES NÃO TREPONÊMICOS FALSO-POSITIVOS

CAUSAS AGUDAS (< 6 MESES)	CAUSAS CRÔNICAS (> 6 MESES)
• Doenças febris agudas • Gravidez • Imunizações	• HCV • Doenças do tecido conectivo • Uso de drogas IV • Malignidade • Malária • Chagas • TB • Hanseníase • Idade avançada • HIV

HCV, vírus da hepatite C; IV, intravenosas; TB, tuberculose; HIV, vírus da imunodeficiência humana.

Em geral, é realizado um teste não treponêmico como rastreamento com posterior confirmação por meio de teste treponêmico. Porém, a estratégia de rastreamento reverso tem ganhado espaço, sobretudo pelo surgimento de testes treponêmicos automatizados, com melhor custo/benefício e elevada sensibilidade (Figs. 66.1 e 66.2).

CANCROIDE ▶ As lesões típicas são úlceras dolorosas, de fundo necrótico, com presença de secreção purulenta, que podem estar acompanhadas de linfonodos inguinais dolorosos e supurados. O diagnóstico de certeza é obtido por meio da cultura do *Haemophilus ducreyi*, dificilmente positiva pela necessidade de meios especiais não disponíveis. A coloração de Gram da secreção da lesão mostra bacilos gram-negativos em cadeia. O uso da PCR é promissor, mas ainda pouco disponível. O diagnóstico clínico do cancro mole é aceitável e feito pela associação de úlcera característica e ausência de diagnóstico etiológico alternativo.

```
        Teste não
        treponêmico
         /      \
       (+)      (−)
        |    Sífilis improvável
   Teste treponêmico
       /      \
     (+)      (−)
  Sífilis:    Sífilis improvável
  curada ou ativa
```

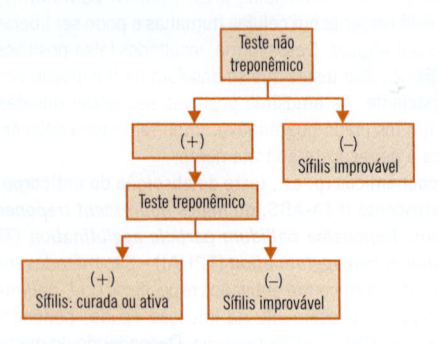

FIGURA 66.1 ▶ **RASTREAMENTO TRADICIONAL.**

```
                    Teste
                  treponêmico
                       │
          ┌────────────┴────────────┐
          ▼                         ▼
         (+)                       (−)
                              Sífilis improvável
          │
          ▼
Teste não treponêmico quantitativo
          │
    ┌─────┴─────┐
    ▼           ▼
   (+)         (−)
Sífilis:        │
curada ou ativa │
                ▼
          2° teste treponêmico
           (método diferente)
                │
          ┌─────┴─────┐
          ▼           ▼
         (+)         (−)
     Sífilis:    Sífilis improvável
  curada ou ativa
```

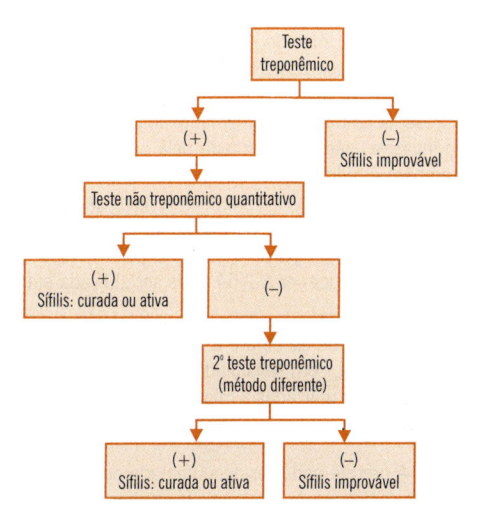

FIGURA 66.2 ▶ RASTREAMENTO REVERSO.

LINFOGRANULOMA VENÉREO ▶ Causada pela *Chlamydia trachomatis*, serovares L1, L2 ou L3, cursa com úlcera genital semelhate à do herpes, a qual em geral não é notada, sendo queixa principal comum o aparecimento de linfadenopatia inguinal dolorosa, unilateral e com supuração frequente. O diagnóstico de certeza é obtido pela cultura em meio celular da secreção dos linfonodos ou por PCR positiva para a bactéria nesse material. A cultura de material da úlcera ou PCR também é diagnóstica, mas depende da identificação dos serovares específicos. A sorologia pelo método de fixação do complemento com títulos acima de 1:64 em um contexto clínico adequado também pode ser utilizada.

DONOVANOSE ▶ O agente etiológico, *Klebsiella granulomatis*, é difícil de ser cultivado *in vitro*, e o diagnóstico dessa doença geralmente é feito por meio da clínica de lesões ulcerativas, crônicas, progressivas, indolores, com granulomas subcutâneos, associada ao achado típico na biópsia dos corpos de Donovan (pequenos bacilos localizados dentro de macrófagos quando preparados com a coloração de Giemsa). A técnica de PCR para o patógeno ainda está em investigação e não é amplamente disponível.

DOENÇAS CARACTERIZADAS POR SECREÇÃO VAGINAL E DOENÇA INFLAMATÓRIA PÉLVICA

▶ As etiologias sexualmente transmissíveis mais comuns são *Neisseria gonorrhoeae*, *C. trachomatis* e *Trichomonas vaginalis*. O quadro clínico depende do sítio acometido: as vaginites caracterizam-se por corrimento vaginal, e a DIP inclui qualquer combinação de endometrite, cervicite, salpingite, abscesso tubo-ovariano ou peritonite pélvica. Para o diagnóstico etiológico estão disponíveis os exames descritos a seguir.

GONORREIA E CLAMÍDIA ▶ O método preferencial de diagnóstico é o teste de amplificação de ácidos nucleicos (NAAT, do inglês *nucleic acid amplification testing*) que pode ser realizado em secreção de endocérvice ou vagina. Este último apresenta rendimento semelhante ao primeiro e tem a vantagem da coleta não invasiva, que pode ser feita pela própria paciente. A pesquisa na urina também é utilizada, com sensibilidade discretamente inferior à pesquisa em secreções vaginais. A cultura do gonococo em meio específico (Thayer-Martin) está indicada para teste de sensibilidade na suspeita de falha terapêutica. A sorologia para clamídia pelo método de fixação do complemento com título superior a 1:64 pode ser utilizada em um contexto clínico adequado.

TRICOMONAS ▶ O método de escolha é a PCR realizada em amostra de secreção genital ou de urina, com sensibilidade e especificidades superiores a 90%. Também podem ser utilizadas a microscopia a fresco com visualização direta do protozoário ou a cultura em meio específico.

URETRITES ▶ A uretrite pode ser documentada por secreção uretral mucoide ou purulenta, presença de 5 ou mais leucócitos por campo de imersão a óleo, esterase leucocitária positiva ou microscopia com 10 ou mais leucócitos por campo na urina de primeiro jato. As uretrites de etiologia infecciosa são divididas em uretrites gonocócicas ou não gonocócicas.

O diagnóstico de gonorreia, causada pela *N. gonorrhoeae*, é feito pela coloração de Gram da secreção uretral demonstrando diplococos Gram-negativos intracelulares ou cultura da bactéria em meios específicos (p. ex., Thayer Martin). O método preferencial de diagnóstico é o NAAT, mas com a desvantagem de não permitir teste de sensibilidade aos antimicrobianos.

As utetrites não gonocócicas incluem, principalmente, as causadas pela *C. trachomatis*. O diagnóstico pode ser confirmado por NAAT em amostra de urina.

> ▶ **DE VOLTA AO CASO CLÍNICO**
>
> A paciente em questão no início do capítulo foi submetida à coleta de material de endocérvice durante exame especular, com PCR positiva para a *N. gonorrhoeae*. Seu médico solicitou também o VDRL e o FTA-ABS devido à úlcera genital. Ambos foram positivos, confirmando hipótese de sífilis, tendo a paciente recebido tratamento específico para as duas doenças. Nesses pacientes, também está indicada a sorologia para vírus da imunodeficiência humana (HIV) e hepatites virais, além do aconselhamento quanto a futuras exposições sexuais devido ao risco aumentado de DSTs.

LEITURAS SUGERIDAS ▶

Benett JE, Dolin R, Blaser MJ. Mandell, Douglas and Benett's principles and practice of infectious diseases. 8th ed. Philadelphia: Elsevier; 2015.

Centers for Disease Control and Prevention. Sexually transmitted diseases treatment guidelines. MMWR 2010;59(RR-12);1-110.

Morshed MG, Singh AE. Recent trends in the serologic diagnosis of syphilis. Clin Vaccine Immunol. 2015;22(2):137-47.

Tong ML, Lin LR, Liu LL, Zhang HL, Huang SJ, Chen YY, et al. Analysis of 3 algorithms for syphilis serodiagnosis and implications for clinical management. Clin Inf Dis. 2014;58(8):1116-24.

SITE SUGERIDO ▶

UpToDate [Internet]. Whaltham: UpToDate Inc.; c2015 [capturado em 22 ago. 2015]. Disponível em: http://www.uptodate.comCapítulo 67

CAPÍTULO 67

INFECÇÃO PELO HIV

DIEGO RODRIGUES FALCI
LUCIANO Z. GOLDANI

▶ CASO CLÍNICO

Paciente do sexo masculino, 30 anos, previamente hígido, procura o serviço de emergência (SE) por apresentar *rash* mais proeminente no tórax e nos membros superiores, odinofagia importante, linfadenopatia generalizada e febre de até 39 °C. No exame físico, apresentava orofaringe hiperemiada, além do *rash* e das linfadenomegalias já descritos. Foram prescritos amoxicilina e anti-inflamatórios, com a hipótese operacional de faringoamidalite bacteriana. O paciente retorna ao SE 5 dias depois, mantendo o mesmo quadro com persistência da febre, acrescido de astenia importante e cefaleia grave. Refere contato sexual sem proteção com parceiros múltiplos aproximadamente 2 semanas antes do início do quadro clínico.

▶ COMO O LABORATÓRIO PODE AJUDAR NA AVALIAÇÃO DESTE PACIENTE?

Um paciente com sintomas constitucionais, principalmente com linfadenopatia generalizada, faringite e exantema, que tenha evidência epidemiológica de exposição ao vírus da imunodeficiência humana (HIV), deve ter suspeitada a ocorrência da infecção aguda pelo HIV ou de síndrome de soroconversão. Nesses pacientes, podem estar sobrepostas outras manifestações clínicas, como a meningite asséptica ou a candidíase oral. O diagnóstico laboratorial adequado nessa situação é fundamental, já que, além dos exames sorológicos convencionais, pode ser necessário o uso de outras técnicas, como se verá adiante.

MÉTODOS LABORATORIAIS PARA DETECÇÃO DA INFECÇÃO PELO HIV ▶

Os métodos laboratoriais comumente usados detectar infecção pelo HIV são os que avaliam a presença de resposta humoral, ou seja, anticorpos específicos. Inicialmente, a infecção caracteriza-se por altos níveis de antígenos (RNA viral e antígeno p24) precedendo a produção de anticorpos. Após esse período, de maneira semelhante a outras infecções, ocorre a produção de anticorpos anti-HIV específicos, inicialmente da imunoglobulina classe M (IgM), seguidos dos anticorpos de classe G (IgG).

O período referido é conhecido como janela imunológica e refere-se ao tempo, após a infecção, em que ela ainda não pode ser evidenciada pelos métodos laboratoriais comuns. Inicialmente, com a primeira geração de testes imunoenzimáticos (Elisa), esse período era, em média, de 2 meses. Após aprimoramentos na técnica, conseguiu-se reduzir para menos de 6 semanas a detecção de anticorpos anti-HIV nos testes Elisa. Nos testes Elisa denominados de quarta geração, utiliza-se uma técnica de detecção combinada de anticorpos e antígeno p24, sendo esse período de janela reduzido para aproximadamente 14 a 16 dias. A metodologia de detecção dos ácidos nucleicos pode ser positiva a partir de 10 a 12 dias. A todos esses períodos se deve acrescentar, na janela imunológica, o período de eclipse, em que todos os marcadores virais permanecem negativos; esse período pode ser de até 7 dias. Convém ainda ressaltar que a dinâmica de replicação viral e consequentemente dos níveis de RNA e antígenos virais, assim como a produção de anticorpos específicos em determinados indivíduos na infecção aguda, pode variar bastante, e, dessa forma, generalizações sobre o período de eclipse e janela imunológica podem ser imprecisas. Na Figura 67.1, observa-se uma ilustração da detecção das diferentes evidências laboratoriais de infecção pelo HIV utilizando-se metodologias distintas.

Podem-se dividir os exames laboratoriais em testes de rastreamento e testes confirmatórios. Dependendo da situação clínica (diagnóstico de pacientes,

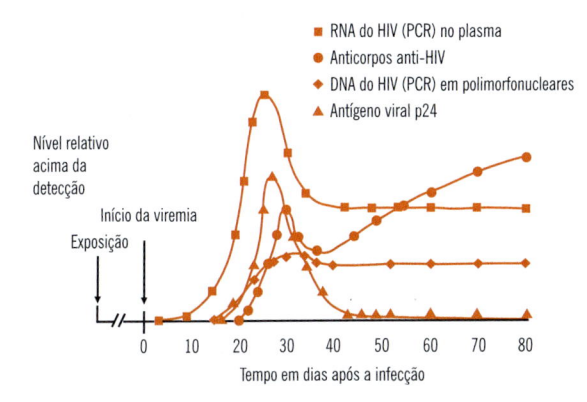

FIGURA 67.1 ▶ **EVIDÊNCIAS LABORATORIAIS DE INFECÇÃO PELO HIV AO LONGO DO TEMPO APÓS A INFECÇÃO INICIAL.**
RNA, ácido ribonucleico; DNA, ácido desoxirribonucleico; PCR, reação em cadeia da polimerase; HIV, vírus da imunodeficiência humana.

rastreamento para banco de sangue ou inquérito epidemiológico), podem-se utilizar diferentes técnicas, assim como uma combinação delas. Pelas diferentes características de sensibilidade e especificidade dos testes, a combinação de diferentes técnicas tem se mostrado a estratégia mais útil do ponto de vista de segurança e custo/efetividade no diagnóstico da infecção pelo HIV. Nos testes de rastreamento, utilizam-se exames com elevado nível de sensibilidade, buscando-se evitar ao máximo a possibilidade de um falso-negativo. O teste confirmatório deve apresentar uma alta especificidade, justamente para confirmar a evidência de infecção, reduzindo a possibilidade de falso-positivo. Assim, a estratégia combinada torna a testagem para HIV um dos métodos diagnósticos de mais elevada sensibilidade e especificidade na medicina.

TESTES DE RASTREAMENTO ▶

ELISA ▶ Também chamado de teste imunoenzimático, é o método-padrão para rastreamento, sendo capaz de detectar anticorpos contra antígenos do HIV. A maioria dos *kits* do teste é capaz de detectar tanto HIV-1 quanto HIV-2, pois possui antígenos de ambos. Esses *kits* são compostos de antígenos naturais e recombinantes para detecção de diferentes subgrupos de HIV. Esses antígenos virais são adsorvidos em cavidades existentes em placas de plástico e, a seguir, adiciona-se o soro do paciente; se o soro contiver anticorpos específicos, ocorrerá fixação sobre os antígenos; então, ao adicionar-se um substrato específico da enzima, ocorrerá uma reação corada. O teste é quantitativo, ou seja, quanto maior a quantidade de anticorpos, maior a atividade da enzima detectada. A partir de determinado limiar de atividade da enzima, o teste é considerado positivo. Os testes Elisa disponíveis atualmente detectam pela técnica de sanduíche ambas as classes de anticorpos (IgG e IgM), além de detectar também o antígeno p24 (Elisa de quarta geração).

Sua sensibilidade é superior a 99,5%, tornando-o um teste excelente para rastreamento. Seu resultado pode ser positivo (altamente reagente), negativo (não reagente) ou indeterminado (parcialmente reagente). Como sua especificidade deixa a desejar (90-99%), seu resultado deve ser confirmado com um teste mais específico, como o Western blot (WB), principalmente em populações de baixo risco.

Falso-negativos com Elisa são muito raros, mas podem ocorrer em infecção aguda pelo HIV, imunodepressão muito grave e múltiplas transfusões. Falso-positivos ocorrem com mais frequência do que falso-negativos e podem ocorrer em condições crônicas, como doenças reumáticas, alcoolismo, sífilis, neurocisticercose e distúrbios da coagulação. Multiparidade também foi associada a falso-positividade no Elisa. Além disso, a vacinação para *influenza* e outras infecções agudas, como hepatite B, dengue e malária, também estão associadas a falso-positivos para HIV no Elisa.

ENSAIO DE AGLUTINAÇÃO DE PARTÍCULAS ▶ Os ensaios de aglutinação de partículas são métodos mais simples que detectam a ligação antígeno-anticorpo sem a necessidade de leitura colorimétrica. Têm um perfil de sensibilidade e especificidade semelhante ao do Elisa e são de mais fácil execução e com menor necessidade de equipamentos, sendo adequados como testes de rastreamento em áreas com carência de recursos.

TESTES RÁPIDOS ▶ Testes rápidos de anticorpos para o HIV podem proporcionar, em uma visita única do paciente, a possibilidade de identificação do seu *status* sorológico. Estima-se que até um terço dos pacientes podem não retornar para buscar um exame convencional para HIV. É principalmente nesse contexto que os testes rápidos (com resultado em até 20 min) poderiam ser vantajosos, podendo ampliar o acesso ao diagnóstico precoce e ao tratamento em casos de áreas de alta prevalência, indivíduos com práticas de risco elevado e gestantes no trabalho de parto que não tenham sido testados anteriormente com os métodos convencionais.

Os testes rápidos utilizam a mesma metodologia do Elisa, apresentando elevada sensibilidade (> 99,3%). A especificidade também é superior a 99%, mas, como em todos os testes enzimáticos, recomenda-se um posterior exame confirmatório. Parecem ter um período de janela imunológica maior do que o Elisa convencional, positivando mais tarde no período de soroconversão.

DETECÇÃO DE ANTÍGENOS VIRAIS POR MÉTODOS SOROLÓGICOS ▶ Pode-se detectar o antígeno viral p24, presente na infecção aguda pelo HIV, utilizando-se uma metodologia Elisa adaptada especificamente com preparações de IgG policlonais de pacientes infectados. Níveis elevados desse antígeno ocorrem no período inicial da infecção pelo HIV, especialmente precedendo a produção de anticorpos específicos. Pode ser útil nessa situação como alternativa à detecção do RNA viral.

DETECÇÃO DE ÁCIDOS NUCLEICOS ▶ O uso de exames que detectam ácidos nucleicos virais vem como um adjuvante e não como substituto dos exames sorológicos convencionais. Têm elevada sensibilidade, inclusive no período inicial da infecção, podendo estar positivos a partir de 3 dias, reduzindo ao máximo o período de janela imunológica. Sua especificidade deixa a desejar, especialmente considerando o grande número de outras infecções que podem causar resultados falso-positivos.

Existem basicamente duas metodologias para a detecção de ácidos nucleicos do HIV utilizadas em diagnóstico de pacientes e rastreamento de doadores de sangue: a amplificação baseada na reação em cadeia da polimerase (PCR, do inglês *polymerase chain reaction*) e a amplificação mediada por transcrição. Vários formatos de PCR utilizados na prática clínica para monitoração da infecção pelo HIV podem realizar a detecção e a quantificação do RNA viral, com limite inferior de sensibilidade de até 1 cópia/mL. A PCR do RNA-HIV é particularmente útil para o diagnóstico neonatal, quando a sorologia para Elisa é positiva devido a anticorpos maternos. Também é de validade fundamental para o diagnóstico da síndrome de soroconversão aguda, quando níveis elevados de RNA do HIV são encontrados, e os exames sorológicos podem ainda apresentar-se negativos ou indeterminados. A amplificação mediada por transcrição pode também ser utilizada no diagnóstico individual de um paciente, mas tem sua importância mais evidenciada no rastreamento de doadores no banco de sangue. Nesse rastreamento, realiza-se a detecção dos ácidos nucleicos em *pool* ou painéis de doadores, em que uma amostra positiva gera a necessidade de testes individuais naquele painel. Seu uso demonstrou-se custo-efetivo no sentido de diminuir ainda mais a chance de transfusão de sangue contaminado pelo HIV, aliado a técnicas complementares de testagem.

TESTES CONFIRMATÓRIOS ▶

WESTERN BLOT (WB) ▶ O WB para HIV representa o exame padrão-ouro para confirmação da infecção por esse vírus, com especificidade superior a 99%. Esse exame detecta a reatividade sorológica aos diferentes antígenos do HIV. Uma eletroferese modificada de um preparado de proteínas do HIV em uma membrana de nitrocelulose, combinada posteriormente com o soro do paciente e uma mistura enzimática anti-IgG, consegue identificar a presença de anticorpos IgG específicos contra as diferentes proteínas virais. Os resultados do WB podem ser considerados positivos, negativos ou intermediários, dependendo do número de bandas positivas. Os critérios atuais mais aceitos (CDC/ASTPHLD) consideram um resultado positivo a presença de duas das seguintes bandas: p24, gp41 e gp120/160. Resultados intermediários geralmente significam a positividade de uma única banda, notadamente a p24. Doenças autoimunes, como tiroidite de Hashimoto e lúpus eritematoso sistêmico (LES), bem como neoplasias, podem estar associadas à reatividade do WB na banda p24. Outras situações clínicas, como esquistossomose, hemólise, bilirrubinas elevadas, hemodiálise e imunizações, podem também ocasionar um WB indeterminado. A frequência relativamente elevada de testes com resultado intermediário torna inviável a colocação do WB como um teste de rastreamento.

IMUNOBLOT ▶ Nesse teste, proteínas recombinantes ou peptídeos sintéticos, representativos de regiões antigênicas do HIV-1 e do HIV-2, são imobilizados sobre uma tira de *náilon*. Além das frações virais, as tiras contêm regiões de bandas controle (não virais), que são empregadas para estabelecer, por meio de comparação, um limiar de reatividade para cada banda viral presente. Da mesma forma que o WB, existem critérios para exame positivo, negativo e intermediário. Tem alta sensibilidade e especificidade como o WB, podendo ser utilizado como exame confirmatório.

IMUNOFLUORESCÊNCIA ▶ O ensaio por imunofluorescência indireta (IFI) é uma técnica clássica no diagnóstico virológico aplicada ao vírus HIV, que consiste em identificar anticorpos na sua habilidade em ligar-se a antígenos virais expressos em células infectadas. Os anticorpos são visualizados em incubação com uma substância antianticorpo fluorescente. Os parâmetros de sensbilidade e especificidade são muito semelhantes aos do WB; entretanto, requerem equipamento especial e treinamento para serem utilizados.

▶ DE VOLTA AO CASO CLÍNICO

O paciente citado no início do capítulo, por apresentar sintomas clínicos compatíveis com síndrome retroviral aguda ou síndrome de soroconversão, e evidência epidemiológica de exposição ao HIV, foi submetido à testagem convencional por Elisa, que apresentou resultado indeterminado. Foi solicitada a PCR do RNA do HIV, que demonstrou positividade com elevada quantificação da carga viral (acima de 1.000.000 cópias/mL). Foi coletada nova amostra sanguínea 30 dias depois, com positividade no Elisa e no exame confirmatório por WB.

LEITURAS SUGERIDAS ▶

Brasil. Ministério da Saúde, Secretaria de Vigilância em Saúde, Departamento Nacional de DST, AIDS e Hepatites Virais. Protocolo clínico e diretrizes terapêuticas para manejo da infecção pelo HIV em adultos. Brasília: Ministério da Saúde; 2013.

Centers for Disease Control and Prevention. Revised recommendations for HIV testing of adults, adolescents, and pregnant women in health-care settings. MMWR. 2006;55(RR-14):1-24.

Fiebig EW, Wright DJ, Rawal BD, Garrett PE, Schumacher RT, Peddada L, et al. Dynamics of HIV viremia and antibody seroconversion in plasma donors: implications for diagnosis and staging of primary HIV infection. AIDS. 2003;17(13):1871-9.

Greenwald JL, Burstein GR, Pincus J, Branson B. A rapid review of rapid HIV antibody tests. Curr Infect Dis Rep. 2006;8(2):125-31.

Mandell GL, Bennet JE, Dolin RC. Mandell, Douglas and Bennett's principles and practice of infectious diseases. 8th ed. Philadelphia: Livingstone; 2014.

SITES SUGERIDOS ▶

AIDS.gov [Internet]. Washington: U.S. Department of Health and Human Services; 2015 [capturado em 7 set. 2015]. Disponível em: http://www.aids.gov

Brasil. Ministério da Saúde. Departamento de DST/AIDS e Hepatites Virais. Portal sobre aids, doenças sexualmente transmissíveis e hepatites virais [Internet]. Brasília: Ministério da Saúde; 2015 [capturado em 7 set. 2015]. Disponível em: www.aids.gov.br

Center for Disease Control and Prevention [Internet]. Atlanta: CDCP; 2015 [capturado em 7 set. 2015]. Disponível em: www.cdc.gov

CAPÍTULO 68

PRINCIPAIS DOENÇAS OPORTUNISTAS

RAFAEL AGUIAR MACIEL
LUIZA SCHUSTER FERREIRA
DIEGO RODRIGUES FALCI

▶ CASO CLÍNICO

Paciente do sexo masculino, 28 anos, com diagnóstico prévio de infecção pelo vírus da imunodeficiência humana (HIV), sem tratamento, procura serviço de emergência (SE) do hospital com febre, emagrecimento, tosse, diarreia aquosa e cefaleia holocraniana. Ao exame, apresenta candidíase oral, múltiplas adenomegalias palpáveis e sinais de irritação meníngea.

> **COMO O LABORATÓRIO PODE AJUDAR NA AVALIAÇÃO DESTE PACIENTE?**
>
> Em pacientes infectados pelo HIV e sem tratamento, o risco de doenças oportunistas aumenta proporcionalmente ao declínio da contagem de linfócitos T CD4+, sobretudo quando esse número é inferior a 200. As doenças oportunistas podem comprometer qualquer órgão ou sistema, e a investigação diagnóstica é guiada pela apresentação clínica. O paciente em questão possui doença disseminada, com manifestações pulmonares, neurológicas e digestivas. Nesse contexto, o diagnóstico diferencial é amplo, e a adequada escolha dos exames laboratoriais é de suma importância. Cabe salientar que, com frequência, esses pacientes apresentam mais de uma doença oportunista concomitante.

EXAMES NO ESCARRO OU LAVADO BRONCOALVEOLAR (LBA)

Quando a clínica e os exames de imagem sugerem comprometimento pulmonar, deve-se proceder à coleta de escarro ou à realização de (LBA). A fibrobroncoscopia pode evidenciar o acometimento da mucosa respiratória por sarcoma de Kaposi, doenças granulomatosas, entre outras. As doenças respiratórias oportunistas incluem pneumonia fúngica (*Pneumocystis jirovecii*, *Histoplasma* sp, *Cryptococcus* sp.), viral (citomegalovírus [CMV], herpes simples), bacteriana (*Streptococcus* sp., *Rhodococcus* sp., micobactérias) e parasitária (*Toxoplasma* sp.).

Após a coleta do material, uma série de exames laboratoriais deve ser realizada na secreção respiratória.

PESQUISAS DIRETAS ▶ Fungos (coloração de prata), bacilos álcool-ácido resistentes (BAARs) (Ziehl-Neelsen) e bactérias (Gram) são importantes, pois os resultados são imediatos e direcionam o tratamento. A coloração pela prata também permite o diagnóstico de pneumonia pelo *P. jirovecii*.

CULTURAS ▶ Permitem o diagnóstico de doenças bacterianas, fúngicas ou micobacterianas, além da realização de teste de sensibilidade aos antimicrobianos para guiar a terapêutica. A suspeita clínica deve ser comunicada ao laboratório para a escolha adequada dos meios de cultura.

CITOPATOLOGIA ▶ Pode evidenciar alterações citopáticas virais, correspondentes à infecção por CMV ou herpes simples.

BIOLOGIA MOLECULAR ▶ A reação em cadeia da polimerase (PCR, do inglês *polymerase chain reaction*) é bastante sensível e rápida no diagnóstico de tuberculose (TB), podendo ainda detectar genes de resistência a algumas medicações. Além disso, apresenta grande sensibilidade para infecção pelo *P. jirovecii* e pelo CMV, apesar de pouca especificidade.

IMUNOFLUORESCÊNCIA (IF) DIRETA COM ANTICORPOS ESPECÍFICOS ▶ Elevado rendimento no diagnóstico de infecção pelo *P. jirovecii*.

EXAMES NO LÍQUIDO CEREBROSPINAL (LCS)
▶ Em pacientes imunodeprimidos, a coleta de LCS por punção lombar (PL) deve ser precedida de um exame de imagem do sistema nervoso central (SNC) que afaste a presença de lesões com efeito de massa, devido ao risco de herniação cerebral. Associados à imagem, os exames do LCS fornecem informações importantes para o diagnóstico. Os mais importantes são os seguintes:

- **Contagem de leucócitos e diferencial** – Auxilia na diferenciação etiológica, sendo o predomínio de polimorfonucleares mais associado à infecção bacteriana, e o predomínio de mononucleares mais associado a infecções virais, fúngicas e TB.
- **Glicose** – Hipoglicorraquia marcada (< 40 mg/dL no LCS ou relação entre o LCS e a glicemia sérica < 0,6) está presente nas meningites bacteriana, fúngica e tuberculosa. O antígeno do *Cryptococcus* sp. e sua pesquisa direta com a tinta nanquim (tinta da China) tem elevado rendimento para diagnóstico de neurocriptococose.
- **Microscopia direta para micobactérias (coloração de Ziehl-Neelsen)** – Possui baixa sensibilidade e elevada especificidade. A análise de volumes maiores de LCS aumenta a sensibilidade.
- **Coloração de Gram** – Proporciona rápido diagnóstico de meningites bacterianas e pode guiar a escolha de antimicrobianos, embora nem sempre seja positiva nestes casos.
- **Culturas para bactérias, micobactérias e fungos.**
- **Biologia molecular** – Testes de PCR para *Mycobacterium tuberculosis* e para *Toxoplasma gondii* têm elevada especificidade no diagnóstico. Testes de PCR para vírus (p. ex, vírus John Cunningham [JC], CMV, vírus Epstein-Barr [EBV], vírus herpes simples [HSV]) exigem estreita correlação com o quadro clínico e radiológico.
- **Citopatológico** – Pode ser útil no diagnóstico de neoplasias associadas à síndrome da imunodeficiência adquirida (Aids), como o linfoma primário do SNC.

EXAMES NA PELE (MANIFESTAÇÕES CUTÂNEAS)
▶ As manifestações mucocutâneas das doenças oportunistas da Aids são múltiplas, indicando, muitas vezes, doença disseminada. Os vírus (HSV, herpesvírus humano 8 [HHV-8], CMV, vírus da varicela-zóster [VVZ]), os fungos (*Histoplasma* sp., *Cryptococcus* sp.), os parasitas (*Sarcoptes scabiei*) e as bactérias (*Bartonella* sp., *Treponema* sp., *Mycobacterium* sp.) são alguns dos agentes mais frequentes.

Como na maioria das vezes as lesões não são patognomônicas de nenhuma doença, é fundamental que seja realizada a biópsia da lesão. O material deve ser enviado para análise histopatológica, com colorações e culturas específicas para fungos e micobactérias, assim como para análise de inclusões virais e imuno-histoquímica para CMV, VVZ e HSV.

EXAMES NAS FEZES (MANIFESTAÇÕES GASTRINTESTINAIS)

Manifestações como dor abdominal, diarreia, náuseas e vômitos, acompanhadas ou não de febre, são muito frequentes nos pacientes com HIV. Além do próprio vírus, inúmeros patógenos podem ser responsáveis pelos sintomas gastrintestinais, incluindo doenças primárias do trato digestório ou comprometimento secundário a doenças disseminadas. A avaliação laboratorial inclui os exames descritos a seguir.

- Coprocultura e exame parasitológico fazem parte da avaliação básica de diarreia em paciente com HIV. Coloração de Ziehl-Neelsen ou de Kinyoun. Permitem o diagnóstico de doenças parasitárias como a isosporíase e a criptosporidiose. Também são úteis nas micobacterioses disseminadas.
- Pesquisa da toxina do *Clostridium difficile* está indicada para avaliação de diarreia, principalmente em pacientes com exposição a antimicrobianos. Para este patógeno, também estão disponíveis técnicas de PCR, com alto valor preditivo negativo.
- Nos casos em que está indicada avaliação endoscópica, a biópsia com colorações especiais para micobactérias e fungos pode ser útil. A coloração de hematoxilina-eosina, associada à imuno-histoquímica, permite o diagnóstico de colite por CMV.
- Está indicada a coleta de hemoculturas em pacientes com diarreia e febre, pelo bom rendimento do exame em casos de salmonelose e algumas micobacterioses disseminadas, especialmente *Mycobacterium avium* (MAC).
- Para o diagnóstico de microsporidiose e de criptosporidiose, há técnicas de biologia molecular validadas. Para este último, também pode ser feita a pesquisa do antígeno por enzimaimunoensaio (Elisa).

EXAMES EM OUTROS MATERIAIS

A pesquisa do antígeno sérico do *Cryptococcus* sp. pode detectar a maioria dos pacientes infectados por esse patógeno. Da mesma forma, em infecções disseminadas por *Histoplasma* sp., seu antígeno pode ser detectado, inclusive na urina, apresentando elevada sensibilidade e especificidade. A sorologia pelo método de imunodifusão para *Histoplasma* sp. tem elevada especificidade; entretanto, sua sensibilidade pode variar bastante. As hemoculturas também são úteis na detecção de infecções bacterianas sistêmicas, assim como em casos de fungemia ou micobacteremia. Os exames sorológicos podem predizer se o indivíduo está em risco para reativação de alguns patógenos causadores de doença oportunista, como o toxoplasma, o *Trypanossoma cruzii* e o CMV. A pesquisa de β-D-glucana sérica é promissora no diagnóstico de pneumocistose. Em casos de acometimento de linfonodos, a cultura do material de biópsia fornece diagnóstico preciso na maioria dos casos. Cultura, exame direto da urina e técnicas de biologia molecular podem ser positivos em casos de TB urinária.

▶ DE VOLTA AO CASO CLÍNICO

O paciente foi submetido à tomografia computadorizada (TC) de crânio, que não mostrou alterações. Uma tomografia de tórax demonstrou um padrão micronodular difuso no parênquima pulmonar. Foram realizadas PL e fibrobroncoscopia. A análise do LCS evidenciou pleocitose com predomínio de células mononucleares e hipoglicorraquia marcada. A PCR para *M. tuberculosis* foi positivo no LBA. A pesquisa de BAAR nas fezes pela técnica de Ziehl-Neelsen foi positiva. Foi iniciado tratamento específico com melhora dos sintomas clínicos e involução das adenomegalias. O paciente também recebeu tratamento para candidíase oral com resolução das lesões. Posteriormente, as culturas para micobactérias no LBA e no LCS, coletadas na admissão, foram positivas também para *M. tuberculosis,* confirmando o diagnóstico de TB disseminada.

LEITURA SUGERIDA ▶

Benett JE, Dolin R, Blaser MJ. Mandell, Douglas and Benett's principles and practice of infectious diseases. 8th ed. Philadelphia: Elsevier; 2015.

SITES SUGERIDO ▶

Brasil. Ministério da Saúde, Secretaria de Vigilância em Saúde, Departamento Nacional de DST, AIDS e Hepatites Virais. Protocolo clínico e diretrizes terapêuticas para manejo da infecção pelo HIV em adultos [Internet]. Brasília: Ministério da Saúde; 2013 [capturado em 7 set. 2015]. Disponível em: http://www.aids.gov.br/publicacao/2013/protocolo-clinico-e-diretrizes-terapeuticas-para-manejo-da-infeccao-pelo-hiv-em-adul

Panel on Oportunistic Infections in HIV-Infected Adults and Adolescents. Guidelines for the prevention and treatment of opportunistic infections in HIV infected adults and adolescents: recommendations from the Center for Disease Control and Prevention, the National Institutes of Health, and the HIV Medical Association of the Infectious Disase Society of America [Internet]. Washington: NIH; 2015 [capturado em 7 set. 2015]. Disponível em http://aidsinfo.nih.gov/contentfiles/lvguidelines/adult_oi.pdf

UpToDate [Internet]. Whaltham: UpToDate Inc.; c2015 [capturado em 22 ago. 2015]. Disponível em: http://www.uptodate.com

SEÇÃO 9
Intensivismo

CAPÍTULO 69

CHOQUE SÉPTICO

MÁRCIO M. BONIATTI
TIAGO ANTONIO TONIETTO

▶ CASO CLÍNICO

Paciente do sexo masculino, 45 anos, iniciou há 4 dias com febre alta, dor ventilatório-dependente, calafrios e tosse produtiva. Procurou atendimento hospitalar, tendo sido internado para tratamento de pneumonia comunitária. No exame físico, encontrava-se sonolento, hipotenso (pressão arterial [PA]: 70/40 mmHg), taquicárdico (frequência cardíaca [FC]: 120 bpm), hipotérmico (34,9 °C) e taquipneico (frequência respiratória [FR]: 30 mpm). Não houve melhora da PA após ressuscitação volêmica com solução cristaloide. O paciente foi transferido para a unidade de terapia intensiva (UTI), onde foi submetido a intubação orotraqueal e punção de veia jugular interna (VJI) direita para colocação de acesso venoso central. Iniciada norepinefrina, com melhora dos níveis pressóricos.

▶ COMO O LABORATÓRIO PODE AJUDAR NA AVALIAÇÃO DESTE PACIENTE?

Nestes casos, a identificação correta do quadro de sepse é fundamental para o rápido e adequado manejo do paciente. A sepse é definida como a presença de infecção, documentada ou suspeita, associada a manifestações sistêmicas de infecção. Sepse grave é definida como hipoperfusão tecidual ou disfunção orgânica induzida pela sepse (Quadro 69.1). Já o choque séptico é definido como hipotensão induzida pela sepse que persiste, apesar da ressuscitação volêmica.

QUADRO 69.1 ▶ CRITÉRIOS PARA SEPSE GRAVE

Hipotensão
Lactato acima do limite superior
Débito urinário $< 0,5$ mL/kg/h por 2 h independente de reposição volêmica
Hipoxemia: relação $PaO_2/FiO_2 < 250$ na ausência de pneumonia como foco de infecção (ou $PaO_2/FiO_2 < 200$ na presença de pneumonia)
$Cr > 2$ mg/dL
Bilirrubina > 2 mg/dL
Contagem de plaquetas $< 100.000/\mu L$
Coagulopatia: INR $> 1,5$

PaO_2, pressão parcial arterial de oxigênio; FiO_2, fração inspirada de oxigênio; INR, razão de normatização internacional; Cr, creatinina

AVALIAÇÃO LABORATORIAL
▶ A avaliação laboratorial de pacientes críticos, especialmente com suspeita de sepse, pode contemplar os seguintes exames:

- **Exames complementares para avaliação da perfusão** – Lactato, saturação venosa de oxigênio (SvO_2) e diferença venoarterial de gás carbônico (gap CO_2);
- **Biomarcadores de infecção** – Proteína C reativa e procalcitonina.

LACTATO ▶ O lactato é um subproduto do metabolismo da glicose, formado a partir do piruvato. Em estados de hipóxia celular, o piruvato não pode entrar na mitocôndria e é preferencialmente reduzido a lactato. Esse é um processo adaptativo de geração de energia em ambientes de baixa concentração de oxigênio (como em tecidos malperfundidos) que ocorre devido ao aumento do lactato. Por outro lado, qualquer condição que aumente a geração de piruvato (mesmo sem evidência de hipóxia tecidual) vai ocasionar aumento da geração de lactato. Na sepse, por exemplo, além da hipóxia tecidual, o aumento do metabolismo da glicose e a redução do *clearance* de lactato (por inibição da enzima piruvato desidrogenase) são outros mecanismos de hiperlactatemia.

Em condições metabólicas basais, os níveis de lactato arterial mantêm-se entre 0,5 e 1 mEq/L. Os tecidos com maior produção são músculo esquelético, cérebro, intestino e hemácias. Durante a doença crítica, os pulmões parecem ser os principais produtores. O lactato é metabolizado principalmente no fígado (até 70%) e nos rins, e a disfunção desses órgãos tem sido associada com redução do seu *clearance*.

Hiperlactatemia ocorre quando a produção de lactato excede seu consumo. As causas mais frequentes de hiperlactatemia estão listadas no Quadro 69.2 e são tradicionalmente classificadas como distúrbios associados com hipóxia tecidual (tipo A) ou distúrbios em que a hipóxia tecidual está ausente (tipo B), embora as duas condições possam coexistir.

A mensuração do lactato em pacientes sépticos serve para três propósitos: diagnóstico de sepse grave (infecção acompanhada de elevação de lactato); prognóstico; e meta de ressuscitação. Nesses pacientes, é preconizada a realização de um pacote de medidas iniciais, que inclui a medida de lactato em até 3 horas, com nova mensuração repetida em até 6 horas caso a primeira esteja elevada.

NÍVEL INICIAL DE LACTATO ▶ Lactato aumentado está associado com pior prognóstico em pacientes sépticos independentemente da presença de choque ou disfunção orgânica. A mortalidade é elevada em pacientes com sepse acompanhada de hipotensão e hiperlactatemia igual ou superior a 4 mmol/L (46%) ou apenas com hiperlactatemia igual ou superior a 4 mmol/L (30%). Quanto mais elevado o lactato, maior a mortalidade.

***CLEARANCE* DE LACTATO** ▶ O *clearance* do lactato tem maior valor prognóstico do que o nível inicial. Queda dos níveis de lactato está associada a menor mortalidade em pacientes críticos. A campanha de sobrevivência à sepse

QUADRO 69.2 ▶ CAUSAS DE HIPERLACTATEMIA

TIPO A	TIPO B
• Choque cardiogênico • Choque hipovolêmico • Choque séptico	• Deficiência de tiamina • Metformina • Antirretrovirais (didanosina, estavudina) • Propilenoglicol • Convulsão • Insuficiência hepática • Neoplasia hematológica • Alcalose grave

preconiza a normalização do lactato como objetivo terapêutico quantitativo em pacientes sépticos com níveis iniciais elevados de lactato.

SvO_2 ▶ A mensuração da SvO_2, aferida na artéria pulmonar, ou da saturação venosa central de oxigênio ($SvcO_2$), aferida na veia cava superior (VCS) ou no átrio direito, tem sido usada como forma de avaliar o balanço entre oferta (DO_2) e consumo de oxigênio (VO_2). Embora ocorram discrepâncias nas duas medidas, alterações na $SvcO_2$ geralmente espelham aquelas na SvO_2. A $SvcO_2$ diminui quando há um consumo aumentado de oxigênio (dor, agitação, febre) ou uma redução da sua oferta (hipoxemia, anemia, diminuição do débito cardíaco [DC]). As intervenções para corrigi-la (p. ex., reposição volêmica, inotrópico e correção de anemia) devem levar em conta esses mecanismos.

$SVCO_2$ E DESFECHOS ▶ A meta de $SvcO_2$ superior a 70% (ou $SvO_2 > 65\%$), dentro de um pacote de medidas de ressuscitação hemodinâmica, nas primeiras horas de tratamento da sepse grave, reduziu a mortalidade. Entretanto, estudos recentes não evidenciaram benefício dessa abordagem, fazendo com que a utilização da $SvcO_2$ como meta de ressuscitação em pacientes sépticos fosse questionada. Por outro lado, um aumento na $SvcO_2$ acima de 80% indica um defeito na utilização de oxigênio pelos tecidos, em geral por disfunção mitocondrial. Essa alteração também está associada a um prognóstico ruim, embora não haja definição das intervenções a serem feitas para a sua correção.

***GAP* CO_2** ▶ É a diferença entre a pressão parcial venosa de gás carbônico ($PvCO_2$) do sangue venoso misto (coletado do cateter de artéria pulmonar [CAP]) e a pressão parcial arterial de gás carbônico ($PaCO_2$) do sangue arterial (*gap* $CO_2 = PvCO_2 - PaCO_2$). O *gap* CO_2 apresenta correlação inversa com o DC e, em condições fisiológicas, seus valores normais estão entre 2 e 5 mmHg. Em substituição ao sangue venoso misto, pode-se utilizar o sangue coletado do cateter venoso central (CVC) para o cálculo do *gap* CO_2. O aumento do *gap* CO_2 (> 6 mmHg) no choque séptico pode ser explicado pelo aumento da $PvCO_2$ resultante da estagnação de CO_2 induzida pelo estado de baixo fluxo sanguíneo, isto é, o DC reduzido torna-se insuficiente para o transporte do CO_2 acumulado nos tecidos. O *gap* CO_2 deve ser visto, portanto, como uma medida de fluxo sanguíneo e um marcador indireto da adequação do DC.

PROTEÍNA C REATIVA ▶ É uma proteína de fase aguda com secreção predominantemente hepática utilizada como biomarcador de infecção. A secreção começa 4 a 6 horas após o estímulo, atingindo o pico entre 36 e 50 horas. Possui eliminação hepática e meia-vida plasmática de 19 horas. Essa dinâmica confere uma das limitações da proteína C reativa em pacientes críticos: a concentração pode ser normal nas primeiras horas do quadro infeccioso/inflamatório. Em adultos saudáveis, a concentração sérica normal da proteína C reativa é de aproximadamente 0,8 mg/L. A concentração sérica pode aumentar até 1.000 vezes nos processos inflamatórios em comparação com as concentrações fisiológicas. A proteína C reativa também está aumentada em várias doenças inflamatórias agudas e crônicas, como artrite reumatoide, espondilite anquilosante, doença de Crohn, pancreatite, asma e doença cardiovascular.

A proteína C reativa é provavelmente o biomarcador de infecção mais utilizado (Quadro 69.3). Embora um valor alto torne mais provável o diagnóstico de infecção em um paciente com suspeita clínica, seu valor absoluto é pouco útil. Há uma importante sobreposição de níveis de proteína C reativa entre pacientes com e sem infecção. Dessa maneira, não há um ponto de corte que discrimine esses dois grupos de pacientes. Por outro lado, a evolução da proteína C reativa ao longo do tempo, em comparação com a interpretação do seu valor inicial isolado, fornece uma informação mais precisa. O aumento da proteína C reativa, por exemplo, sugere que uma infecção está se desenvolvendo.

Embora a concentração de proteína C reativa seja geralmente maior nas infecções bacterianas do que nas infecções de outras etiologias, não é um teste acurado para discriminar infecção bacteriana, fúngica ou viral.

Em pacientes com insuficiência hepática, a proteína C reativa não deve ser utilizada como marcador de infecção. Em pacientes com cirrose, sem insuficiência hepática, ainda é um biomarcador útil.

Quanto ao **prognóstico**, uma medida isolada de proteína C reativa tem pouco valor. Esse valor é consideravelmente maior quando se utiliza a alteração da proteína C reativa ao longo do tempo. Pacientes que no quarto dia (D4) de tratamento apresentam uma queda da proteína C reativa em relação à sua concentração inicial apresentam menor mortalidade do que os pacientes que não apresentam queda nesse período.

Quanto ao **guia terapêutico**, o racional para guiar antibioticoterapia por meio da proteína C reativa se baseia nos estudos que verificaram que o nível de proteína C reativa diminui à medida que ocorre resolução da sepse. O reconhecimento de um padrão da proteína C reativa por meio da avaliação da sua concentração no quinto (D5) e no sétimo (D7) dias de tratamento em relação ao primeiro dia (D1) é bastante útil como informação da adequação da antibioticoterapia. Os pacientes podem ser classificados em não respondedores (proteína C reativa D7/D1 > 0,8), respondedores rápidos (proteína C reativa D5/D1 ≤ 0,4) e respondedores lentos (proteína C reativa D5/D1 > 0,4, porém D7/D1 ≤ 0,8). Pacientes respondedores (lentos ou rápidos) em geral estão com antibioticoterapia adequada e têm bom prognóstico. Nos pacientes não respondedores, uma abordagem diagnóstica e terapêutica mais agressiva é sugerida.

QUADRO 69.3 ▶ UTILIZAÇÃO DA PROTEÍNA C REATIVA NA PRÁTICA CLÍNICA

- É mais útil para excluir do que para confirmar infecção
- Valores seriados são mais importantes do que um valor isolado. Um aumento na proteína C reativa sugere que a infecção está piorando e/ou que o antibiótico está inadequado
- Sempre deve ser avaliada dentro do contexto clínico

PROCALCITONINA ▶ A procalcitonina (PCT) é o pró-hormônio precursor da calcitonina, produzida nas células C da tireoide. Nos casos de sepse, ocorre uma elevação significativa dessa proteína por meio de secreção extratiroidiana, principalmente por leucócitos. Quando comparada com a proteína C reativa, a acurácia da PCT em discriminar sepse de síndrome de resposta inflamatória sistêmica (SIRS , do inglês *systemic inflammatory response syndrome*) sem infecção é, em geral, maior. Quanto ao valor prognóstico, a concentração sérica inicial não adiciona informação relevante. Por outro lado, o padrão de resposta da PCT, por meio de medidas seriadas nas primeiras 72 horas, tem associação significativa com mortalidade. Pacientes que apresentam queda da PCT nos primeiros 3 dias de tratamento apresentam melhor prognóstico. Outro uso promissor da PCT na prática clínica é a redução do tempo de antibiótico por meio de algoritmos guiados por esse biomarcador. Embora isso tenha sido objeto de vários estudos na última década, não há um consenso para esse uso. Um ensaio clínico recente não encontrou diferença no tempo de antibiótico entre um grupo que utilizou algoritmo guiado por PCT e um grupo submetido a tratamento-padrão.

> ### ▶ DE VOLTA AO CASO CLÍNICO
>
> Paciente com pneumonia comunitária que evolui com hipotensão sem melhora com reposição volêmica deve ser tratado como choque séptico. O laboratório identificou hiperlactatemia (6 mmol/L), *gap* CO_2 elevado (8 mmHg), $SvcO_2$ baixa (58%) e elevação marcada de proteína C reativa (342 mg/L). Após início do tratamento, o lactato, a $SvcO_2$ e o *gap* CO_2 normalizaram; a proteína C reativa, no D5, reduziu para 136 mg/L, sugerindo evolução favorável do quadro séptico.

LEITURAS SUGERIDAS ▶

Garcia-Alvarez M, Marik P, Bellomo R. Sepsis-associated hyperlactatemia. Crit Care. 2014;18(5):503.

Kraut JA, Madias NE. Lactic acidosis. N Engl J Med. 2014;371(24):2309-19.

Mallat J, Vallet B. Difference in venous-arterial carbon dioxide in septic shock. Minerva Anestesiol. 2015 Apr;81(4):419-25.

Reinhart K, Meisner M. Biomarkers in the critically ill patients: procalcitonin. Crit Care Clin. 2011;27(2):253-63.

Shehabi Y, Sterba M, Garrett PM, Rachakonda KS, Stephens D, Harrigan P, et al. Procalcitonin algorithm in critically ill adults with undifferentiated infection or suspected sepsis: a randomized controlled trial. Am J Respir Crit Care Med. 2014;190(10):1102-10.

Vincent JL, Donadello K, Schmit X. Biomarkers in the critically ill patients: C-reactive protein. Crit Care Clin. 2011;27(2):241-51.

SEÇÃO 10
Nefrologia

CAPÍTULO 70

AVALIAÇÃO DA FUNÇÃO RENAL

CRISTINA KAROHL
ELVINO BARROS
FERNANDO S. THOMÉ
FRANCISCO VERÍSSIMO VERONESE

▶ CASO CLÍNICO

Paciente do sexo masculino, 65 anos, branco, apresenta história de hipertensão arterial sistêmica (HAS) há mais de 10 anos e cardiopatia isquêmica, com angioplastia de artéria coronária esquerda e implante de *stent* há 2 anos. Vem à consulta preocupado com a possibilidade de apresentar perda de função renal. Seu irmão, que é diabético, iniciou tratamento dialítico há um ano. A creatinina sérica (CrS) medida nesse momento foi de 1,5 mg/dL. Seu peso é de 80 kg.

▶ COMO O LABORATÓRIO PODE AJUDAR NA AVALIAÇÃO DESTE PACIENTE?

Na suspeita de doença renal, a abordagem diagnóstica inclui história clínica e exame físico detalhados, além de testes laboratoriais adicionais para determinar a presença de doença renal, sua gravidade e etiologia. Nesta avaliação adicional, a determinação ou a estimativa da taxa de filtração glomerular (TFG) é essencial para analisar a extensão e a gravidade da doença renal. A determinação da TFG deve fazer parte da avaliação de pacientes que apresentam fatores de risco para desenvolver doença renal, como diabetes melito (DM), HAS, doença cardiovascular (DCV), idade avançada, história familiar de doença renal, doença estrutural do trato urinário, doenças sistêmicas que podem potencialmente afetar os rins (p. ex., lúpus eritematoso sistêmico [LES]), doença renal hereditária, uso abusivo de medicamentos ou drogas nefrotóxicas (p. ex., anti-inflamatórios não esteroides [AINEs]), entre outros. O paciente do caso clínico apresenta quatro potenciais fatores de risco para doença renal: HAS, DCV isquêmica, história familiar de doença renal crônica e idade. A detecção e a intervenção precoces da doença renal podem reverter ou retardar a evolução da doença e também as complicações associadas a ela.

DETERMINAÇÃO DA TAXA DE FILTRAÇÃO GLOMERULAR ▶

Permite que a função renal seja medida ou estimada. É o teste mais acurado para classificar o estágio da doença renal crônica e monitorar a progressão da doença renal e a resposta ao tratamento instituído, além de permitir o ajuste correto das doses de medicamentos, reduzindo o risco de nefrotoxicidade.

A filtração glomerular (FG) é definida como o ultrafiltrado do plasma que cruza a barreira glomerular para dentro do espaço urinário, e seu ritmo é expresso em mL/min. A TFG corresponde à soma da FG de todos os néfrons e reflete a função renal global. Em condições normais, a TFG é constante no tempo, mas se observa sua redução com a idade, atribuída à senescência dos rins. A presença da diminuição da TFG significa redução do número de néfrons ou redução da FG dos néfrons remanescentes que sobreviveram à lesão que levou à lesão tecidual renal. Nas fases iniciais da doença renal, a TFG pode estar normal (> 90 mL/min/1,73 m^2) pela compensação hemodinâmica dos néfrons não lesados ou parcialmente lesados, devido ao aumento da pressão intracapilar glomerular, à hipertrofia e à hiperfiltração glomerular. No entanto, esses mecanismos compensatórios se esgotam, e ocorre a destruição progressiva dos néfrons mesmo que a lesão se resolva. A partir daí, a redução da TFG tem uma velocidade muito variável, que depende da etiologia da doença renal e da manutenção de mecanismos de lesão intrarrenal, quer seja ela de natureza isquêmica, inflamatória, tóxica ou metabólica. Inexoravelmente, a TFG atinge valores muito baixos (< 15 mL/min/1,73 m^2), quando existe a necessidade de iniciar uma terapia de substituição da função renal (diálise ou transplante).

A medida da TFG não pode ser feita de forma direta em humanos (como ocorre em modelos animais), usando-se assim marcadores exógenos como a inulina, ou endógenos, como a creatinina (Cr) ou a cistatina C. A TFG é mensurada pela depuração dessas substâncias. A depuração é definida como o volume de sangue ou plasma de uma determinada substância que é completamente depurado em um período de tempo específico. Assim, se uma substância é livremente filtrada e não é nem reabsorvida nem secretada nos túbulos renais, a sua depuração reflete a FG. O Quadro 70.1 descreve as características de que um marcador necessita para determinar acuradamente a TFG.

A inulina, um polímero da frutose, é livremente filtrada pelo glomérulo e não é nem reabsorvida nem secretada, sendo, portanto, considerada o padrão-ouro para a medida da TFG. No entanto, o custo e as dificuldades técnicas do exame (é laborioso e demorado) tornam o seu uso inviável na prática clínica. Os métodos mais empregados na prática clínica para determinação da TFG são apresentados no Quadro 70.2.

No estudo de Soares e colaboradores,[1] realizado em nosso meio, a média da TFG em homens e mulheres foi respectivamente 108 ± 18 e 104 ± 18 mL/min/1,73 m². Com base nesse estudo, valores de referência (VRs) estratificados por idade seriam os seguintes: abaixo de 45 anos, 76 a 148 mL/min/1,73 m²; e de 45 anos para cima, 68 a 128 mL/min/1,73 m², independentemente do sexo.

QUADRO 70.1 ▶ CARACTERÍSTICAS DE UM MARCADOR IDEAL PARA DETERMINAÇÃO DA TAXA DE FILTRAÇÃO GLOMERULAR

- Estar presente no plasma em concentração estável
- Ser livremente filtrado pelo glomérulo
- Não ser reabsorvido, secretado ou metabolizado pelo rim
- Não ser eliminado ou excretado por via extrarrenal
- Não ser ligado a proteínas
- Ser fácil de medir, com método custo-efetivo

QUADRO 70.2 ▶ MÉTODOS PARA MEDIDA E ESTIMATIVA DA TAXA DE FILTRAÇÃO GLOMERULAR

- Marcadores de filtração: Cr e cistatina C
- Equações baseadas em Cr e/ou cistatina C sérica
- Depuração da Cr endógena em urina de 24 horas (DCE 24 h)
- Métodos radioisotópicos (iotalamato, iohexol, ^{51}cromo-EDTA, ^{99m}Tc-DTPA)

Cr, creatinina; DCE, depuração de creatinina endógena.

A seguir, são descritos os biomarcadores séricos de função renal que, de forma mais ou menos acurada, se correlacionam com a TFG.

CREATININA SÉRICA ▶ É o marcador indireto mais usado para estimar a TFG, por ser de baixo custo e facilmente disponível. A Cr é produzida por meio do metabolismo da Cr no músculo esquelético e liberada no sangue de forma constante. A Cr é secretada pelo túbulo proximal (em torno de 10%), fazendo com que a medida da Cr na urina exceda aquela verdadeiramente filtrada, superestimando a TFG; essa secreção tubular é ainda maior nos casos de perda de função renal, fazendo com que a CrS aumente apenas quando a capacidade de excreção é excedida, o que ocorre quando a TFG é reduzida para 60 mL/min/1,73 m^2. Outro problema é que a Cr pode apresentar excreção extrarrenal por secreção e degradação no trato gastrintestinal (TGI), superestimando a TFG. Adicionalmente, indivíduos desnutridos, com depleção de massa muscular, mulheres, crianças, amputados e hepatopatas apresentam uma menor produção de Cr; assim, quando a TFG estiver reduzida por alguma doença renal, a concentração sérica de Cr não irá refletir a real TFG.

A maioria dos laboratórios mede a Cr pelo método de Jaffé (ensaio colorimétrico, método do picrato alcalino), mas com uma variabilidade significativa entre eles. Além disso, o método também detecta outros cromógenos, incluindo fármacos (cefalosporina) e metabólitos endógenos (acetoacetato, bilirrubinas) que podem interferir na medida da Cr. Atualmente, métodos enzimáticos usados nos autoanalisadores modernos são mais acurados e apresentam menor variabilidade. Além disso, certos fármacos, como a trimetoprima e a cimetidina, podem inibir a secreção tubular de Cr, aumentando a sua determinação sérica. Pequenas variações no ensaio da Cr pelo método colorimétrico automatizado se refletirão em variações substanciais na TFG estimada de até 20%, sendo esse erro mais importante em indivíduos com CrS normal.

Um fator crítico para a medida acurada da Cr é a sua calibração nos ensaios de dosagem para método rastreável, como a espectrometria de massa de diluição de isótopos (ID-MS, do inglês *isotope dilution mass spectrometry*). A calibração do método implica que o fabricante equiparou-o a padrões de referência internacionais. A calibração reduz a variabilidade dos resultados de forma significativa, e obrigatoriamente deve ser incorporada na rotina de todos os laboratórios de análises clínicas para permitir uma medida acurada da Cr.

CISTATINA ▶ Devido às limitações da Cr para a estimativa da TFG, outras substâncias vêm sendo pesquisadas nos últimos anos. Uma delas é a cistatina C, um inibidor da cisteína protease, produzida por todas as células nucleadas. A cistatina C é livremente filtrada pelos glomérulos e não é secretada, embora apresente uma pequena eliminação extrarrenal. Uma vantagem sobre a Cr é que sofre menos influência da idade e da massa muscular, e parece ser mais sensível para detectar leves reduções na TFG. Entretanto, a cistatina C também apresenta algumas limitações, pois sua concentração sérica é influenciada por fatores como hipotiroidismo (valores mais baixos), hipertiroidismo (valores mais altos) e uso de corticosteroide. Outra desvantagem é o seu custo elevado, o que até o momento restringe o seu uso como medida de função renal na prática clínica.

TFG ESTIMADA POR EQUAÇÕES BASEADAS NA CR E/OU NA CISTATINA C ▶ Nos últimos anos, a TFG tem sido estimada por equações matemáticas desenvolvidas em diferentes contextos e populações. Essas equações são práticas para o uso clínico e apresentam uma razoável correlação com a TFG medida, por exemplo, pela inulina ou por métodos radioisotópicos. Entretanto, nenhuma equação mostrou uma concordância perfeita com a TFG medida, apresentando limitações de subestimativa e/ou de superestimativa, o que reduz a sua acurácia e precisão em relação ao método padrão-ouro, como apontado em revisões recentes.

EQUAÇÕES BASEADAS NA CRS ▶ O uso de equações para estimar a TFG tem como vantagens fornecer um ajuste para variações substanciais em idade, sexo, superfície corporal e raça, que sabidamente interferem na produção de Cr. As fórmulas mais usadas para estimar a TFG são a de Cockcroft–Gault (CG), a Modification of Diet in Renal Disease (MDRD) study e a Chronic Kidney Disease Epidemiology (CKD-EPI) Collaboration, que são apresentadas no Quadro 70.3. Essas fórmulas estão disponíveis em calculadoras e sites na internet (web), como o site da Sociedade Brasileira de Nefrologia,* National Kidney Foundation (US)** e eGFR Calculator.***

Até o final da década de 1990, a equação mais utilizada foi a CG. Entretanto, essa equação foi desenvolvida para cálculo da depuração da Cr, e não para estimar a FG. Devido à inclusão do peso na fórmula, a CG superestima a depuração da Cr em pacientes obesos. A secreção tubular de Cr também contribui para a superestimativa da TFG. Outras limitações da CG envolvem o fato de ter sido desenvolvida exclusivamente para homens brancos e, apesar de corrigir para mulheres com base em uma massa muscular supostamente 15% menor, não tem padronização para a área de superfície corporal (ASC).

Em 1999, foi desenvolvida a equação MDRD a partir de um grande estudo multicêntrico americano, o Modification of Diet in Renal Disease. Essa equação permite o ajuste de acordo com a ASC, e sua versão simplificada inclui apenas dados de idade, sexo, raça e CrS (Quadro 70.3).

No Brasil, devido à intensa miscigenação racial, a definição de raça, necessária para a aplicação dessa fórmula, pode ser um fator limitante para a sua aplicação clínica. Alguns estudos demonstraram maior acurácia e precisão do MDRD em relação à fórmula de CG em diferentes contextos clínicos, mesmo em indivíduos saudáveis.[2] Entretanto, a maior limitação do MDRD é subestimar a TFG em indivíduos com função renal normal ou próxima do normal, em parte por essa fórmula ter sido desenvolvida usando dados de 1.628 pacientes com doença renal crônica (DRC). Na obesidade grave

---

* Disponível em: www.sbn.org.br
** Disponível em: www.kidney.org/professionals/tools
*** Disponível em: http://www.renal.org/eGFRcalc

QUADRO 70.3 ▶ EQUAÇÕES BASEADAS NA CREATININA PARA DETERMINAÇÃO DA TAXA DE FILTRAÇÃO GLOMERULAR ESTIMADA (TFGE OU DCEE)

Equação de Cockcroft-Gault (expressa em mL/min)

$$DCEe = \frac{(140 - idade) \times peso\,(kg)}{72 \times Cr\,(mg/dL)} \times 0{,}85\,(\text{se sexo feminino})$$

Equação MDRD reexpressa (mL/min/1,73 m^2)
TFGe = $186{,}3 \times CrS^{-1{,}154} \times idade^{-0{,}203} \times 0{,}742$ (se sexo feminino) $\times 1{,}21$ (se raça negra ou afroamerica)

Equação CKD-EPI
TFGe = $141 \times \min(CrS/\kappa,1)^a \times \max(CrS/\kappa,1)^{-1{,}2009} \times 0{,}993^{idade} \times [1{,}018$ (se sexo feminino)] $\times [1{,}159$ (se negro)]
CrS, creatinina sérica (mg/dL)
$\kappa = 0{,}7$ se do sexo feminino ou $\kappa = 0{,}9$ se do sexo masculino
$a = -0{,}329$ se do sexo feminino ou $a = -0{,}411$ se do sexo masculino
min, valor mínimo de CrS/κ ou 1
máx, valor máximo de CrS/κ ou 1

Cr, creatinina; CrS, creatinina sérica; MDRD, *Modification of diet in renal disease*; CKD-EPI, *Chronic kidney disease epidemiology*.

(índice de massa corporal [IMC] > 35 kg/m^2) observa-se o contrário (superestimativa da TFG), o que reduz a acurácia do MDRD em indivíduos obesos. Uma nova fórmula foi desenvolvida em 2009, a CKD-EPI,[3] a partir de dados de vários estudos com amostras de indivíduos incluindo todo o espectro de TFG, tornando essa equação mais apropriada para estimar a TFG em indivíduos sem doença renal. Ela utiliza os mesmos parâmetros de idade, sexo, raça e CrS da fórmula MDRD. Estudos têm demonstrado que a equação CKD-EPI tem desempenho melhor do que o da MDRD, especialmente na FG em faixa de normalidade, com menor viés e maior acurácia. Um estudo no Rio Grande do Sul, entretanto, avaliando o desempenho das duas equações nos estágios 1 a 4 da DRC, mostrou que, apesar de a CKD-EPI reduzir a subestimativa da TFG na faixa superior a 60 mL/min/1,73 m^2 (embora ainda sem uma acurácia ideal nesta faixa), a CKD-EPI pode superestimar a TFG na faixa inferior a 60 mL/min/1,73 m^2.[4] A maior limitação das duas equações foi observada em pacientes diabéticos e em indivíduos jovens. Outro estudo testando a CKD-EPI em diabéticos mostrou subestimativa dos valores da TFG nesses pacientes.[5] Assim, embora a CKD-EPI, cada vez mais, esteja substituindo a MDRD na prática clínica, ainda não apresenta um desempenho ideal.

Atualmente, muitos laboratórios adotaram na sua rotina o envio dos resultados da CrS com a TFG estimada baseada nas equações MDRD e/ou CKD-EPI nos laudos dos exames. Caso não enviem o cálculo, este poderá ser obtido nos sites citados.

Um aspecto fundamental para interpretar essas equações é que a CrS deve permanecer estável para ser valorizada. Uma Cr em ascensão, como ocorre na insuficiência renal aguda (IRA), estará sempre mais elevada em relação à TFG real, superestimando-a. Por outro lado, uma Cr em queda fornece estimativas de TFG inferiores às reais. Além disso, para o diagnóstico de DRC, há necessidade de alterações renais por, no mínimo, 3 meses, de acordo com os critérios do "KDIGO" (ver Cap. 76, Doença renal crônica).

EQUAÇÕES BASEADAS NA CISTATINA C SÉRICA ▶ Equações que utilizam a cistatina C para estimar a TGF têm sido desenvolvidas recentemente, só com cistatina C ou em combinação com a Cr. A padronização da medida de cistatina C com calibradores referenciados a um padrão internacional estão sendo desenvolvidos. A equação CKD-EPI cistatina C isolada é tão acurada quando a CKD-EPI. Ela não necessita de correção para raça e parece ser mais acurada em indivíduos com redução da massa muscular. A equação CKD-EPI que combina dois marcadores de filtração, Cr e cistatina C, inclui na fórmula a idade, o nível sérico do marcador estratificado por faixa conforme o sexo (mulheres: Cr ≤ 0,7 ou > 0,7 e cistatina ≤ 0,8 ou > 0,8; homens: Cr ≤ 0,9 ou > 0,9 e cistatina ≤ 0,8 ou > 0,8) e corrige para a raça negra (× 1,08). Essa equação, por ser mais acurada do que as demais fórmulas descritas, pode ser considerada um teste confirmatório em indivíduos com redução da TFG estimada por equações com base na Cr.

MÉTODOS ISOTÓPICOS ▶ Existem diversos métodos radioisotópicos que podem ser usados para estimar a TFG e que lhe conferem uma medida acurada e precisa. No entanto, apresentam custo elevado e não são facilmente disponíveis para uso na prática clínica. Os testes mais comumente utilizados são o ^{51}Cr-EDTA, o io-hexol, o ^{99m}Tc-DTPA e o ^{125}I-iotalamato. Os métodos radioisotópicos se baseiam na administração plasmática de marcadores radioisotópicos que são depurados pela FG. De forma resumida, esses métodos são realizados por meio de uma injeção endovenosa (EV) de um radioisótopo, seguida de coletas de sangue em intervalos regulares. Após a injeção, a atividade isotópica plasmática cai rapidamente, quando ela se distribui através do líquido extracelular (LEC). O declínio exponencial mais lento, que corresponde à eliminação renal, permite a determinação da TFG.

DEPURAÇÃO DA CR ENDÓGENA EM URINA DE 24 HORAS (DCE 24 H) ▶ Para determinar a DCE, é necessária uma coleta de urina de 24 horas e a medida da Cr na urina e também no plasma. A DCE ou "*clearance* da Cr" (ClCr) é calculada usando a seguinte fórmula:

$$ClCr = (UCr \times Vu) / PCr,$$

em que UCr, creatinina urinária; Vu, volume de urina; PCr, creatina plasmática.

Os limites da normalidade do DCE são 95 ± 20 mL/min para mulheres e 120 ± 25 mL/min para homens.

Exemplo

Paciente apresenta-se com uma Cr plasmática de 1,2 mg/dL, Cr urinária de 99 mg/dL e volume de urina de 24 horas de 1,5 L.

Então: DCE 24 h = (99 × 1,5) / 1,2 = 123,7 L/dia, que, convertida para mL/min: 123,7 × 1.000 / 14.440 = 85,9 mL/min

A dosagem da DCE 24 h apresenta limitações que precisam ser analisadas em conjunto com o resultado. A coleta inadequada ou incompleta da urina é uma importante limitação da DCE 24 h. Além disso, a secreção tubular da Cr aumenta na presença de perda de função renal, levando à superestimativa da real TFG. É importante salientar que, na perda aguda de função renal, a DCE 24 h não deveria ser usada para estimar a TFG.

▶ DE VOLTA AO CASO CLÍNICO

O paciente do caso clínico apresenta CrS limítrofe (1,5 mg/dL). A maioria dos laboratórios estabelece como limite superior da normalidade o valor de CrS de 1,2 mg/dL, mas este pode variar muito conforme a massa muscular do indivíduo, como já foi dito. Usando-se a fórmula de CG, encontra-se um valor de depuração da Cr de 55,6 mL/min. Entretanto, as fórmulas que estimam diretamente a FG resultam em MDRD em 49,9 mL/min/1,73 m² e a CKD-EPI em 48,2 mL/min/1,73 m². Conclui-se que o paciente, caso mantenha essa Cr estável por, pelo menos, 3 meses, apresenta DRC estágio 3.

REFERÊNCIAS ▶

1. Soares AA, Prates AB, Weinert LS, Veronese FV, de Azevedo MJ, Silveiro SP. Reference values for glomerular filtration rate in healthy Brazilian adults. BMC Nephrol. 2013;14:54-60.
2. Poggio ED, Wang X, Greene T, Van Lente F, Hall PM. Performance of the modification of diet in renal disease and cockroft-gault equations in the estimation of GFR in health and in chronic kidney disease. J Am Soc Nephrol. 2005;16(2):459-66.
3. Levey AS, Stevens LA, Schmid CH, Zhang YL, Castro AF, Feldman HI, et al. A new equation to estimate glomerular filtration rate. Ann Intern Med. 2009;150(9):604-12.
4. Veronese FV, Gomes EC, Chanan J, Carraro MA, Camargo EG, Soares AA, et al. Performance of CKD-EPI equation to estimate glomerular filtration rate as compared to MDRD equation in South Brazilian individuals in each stage of renal function. Clin Chem Lab Med. 2014;52(12):1747-54.
5. Camargo EG, Soares AA, Detanico AB, Weinert LS, Veronese FV, Gomes EC, et al. The Chronic Kidney Disease Epidemiology Collaboration (CKD-EPI) equation is less accurate in patients with Type 2 diabetes when compared with healthy individuals. Diabet Med. 2011;28(1):90-5.

LEITURAS SUGERIDAS

Cockroft DW, Gault MH. Prediction of creatinine clearance from serum creatinine. Nephron. 1976;16(1):31-41.

Hallan S, Asberg A, Lindberg M, Johnsen H. Validation of the modification of diet in renal disease formula for estimating GFR with special emphasis on calibration of the serum creatinine assay. Am J Kidney Dis. 2004;44(1):84-93.

Inker LA, Schmid CH, Tighiouart H, Eckfeldt JH, Feldman HI, Greene T, et al. Estimating glomerular filtration rate from serum creatinine and cystatin C. N Engl J Med. 2012;367(1):20-9.

Inker LA, Eckfeldt J, Levey AS, Leiendecker-Foster C, Rynders G, Manzi J, et al. Expressing the CKD-EPI (Chronic Kidney Disease Epidemiology Collaboration) cystatin C equations for estimating GFR with standardized serum cystatin C values. Am J Kidney Dis. 2011 Oct;58(4):682-4.

Levey AS, Coresh J, Greene T, Stevens LA, Zhang YL, Hendriksen S, et al. Using standardized serum creatinine values in the modification of diet in renal disease study equation for estimating glomerular filtration rate. Ann Intern Med. 2006;145(4):247-54.

Levey AS, Bosch JP, Lewis JB, Greene T, Rogers N, Roth D. A more accurate method to estimate glomerular filtration rate from serum creatinine: a new prediction equation. Modification of Diet in Renal Disease Study Group. Ann Int Med. 1999;130(6):461-70.

Lin J, Knight EL, Hogan ML, Singh AK. A comparison of prediction equations for estimating glomerular filtration rate in adults without kidney disease. J Am Soc Nephrol. 2003;14(10):2573-80.

Rehling M, Møller ML, Thamdrup B, Lund JO, Trap-Jensen J. Simultaneous measurement of renal clearance and plasma clearance of 99mTc-labelled diethylenetriaminepenta-acetate, 51Cr-labelled ethylenediaminetetra--acetate and inulin in man. Clin Sci (Lond). 1984;66(5):613-9.

Rolin HA, Hall PM, Hei R. Inaccuracy of estimated creatinine clearance for prediction of iothalamate glomerular filtration rate. Am J Kidney Dis. 1984;4(1):48-54.

Silveiro SP, Araújo GN, Ferreira MN, Souza FD, Yamaguchi HM, Camargo EG. Chronic Kidney Disease Epidemiology Collaboration (CKD-EPI) equation pronouncedly underestimates glomerular filtration rate in type 2 diabetes. Diabetes Care. 2011;34(11):2353-5.

Soares AA, Eyff TF, Campani RB, Ritter L, Camargo JL, Silveiro SP. Glomerular filtration rate measurement and prediction equations. Clin Chem Lab Med. 2009;47(9):1023-32.

Weinert LS, Camargo EG, Soares AA, Silveiro SP. Glomerular filtration rate estimation: performance of serum cystatin C-based prediction equations Clin Chem Lab Med. 2011;49(11):1761-71.

SITES SUGERIDOS

eGFR Calculator [Internet]. Hampshire: Renal Association; 2005 [capturado em 7 set. 2015]. Disponível em: http://www.renal.org/eGFRcalc.

National Kidney Foundation (US) [Internet]. New York: NKF; c2015 [capturado em 7 set. 2015]. Disponível em: www.kidney.org/professionals/tools

Sociedade Brasileira de Nefrologia [Internet]. São Paulo: SBN; 2015 [capturado em 7 set. 2015]. Disponível em: www.sbn.org.br

CAPÍTULO 71

DISTÚRBIOS HIDRELETROLÍTICOS

FERNANDO S. THOMÉ
GUSTAVO GOMES THOMÉ
VERÔNICA VERLEINE HÖRBE ANTUNES
ELVINO BARROS

▶ CASO CLÍNICO

Paciente do sexo feminino, 32 anos, parda, encaminhada para o ambulatório de nefrologia por apresentar, há cerca de 1 mês, adinamia, fraqueza muscular (especialmente em membros inferiores) e potássio (K) sérico de 2 mEq/L. No interrogatório complementar, negava qualquer outro sinal ou sintoma. Não havia relato de uso de drogas lícitas ou ilícitas. No exame físico, o estado geral era regular, com emagrecimento, olhos levemente encovados, pressão arterial (PA) de 90/60 mmHg, frequência cardíaca (FC) de 96 bpm, temperatura axilar de 37 °C. A paciente foi internada para investigação. Foram observados vômitos diários.

▶ COMO O LABORATÓRIO PODE AJUDAR NA AVALIAÇÃO DESTA PACIENTE?

Os sintomas são compatíveis com hipocalemia. É necessária investigação laboratorial inicial com exame de urina, hemograma, glicose, ureia, creatinina (Cr), sódio (Na), K, cloro (Cl) e reserva alcalina.

HIPOCALEMIA

A hipocalemia, ou hipopotassemia, é definida como uma concentração sérica de K inferior a 3,5 mEq/L. É um distúrbio hidreletrolítico comum e potencialmente fatal, quando grave. Sua ocorrência é estimada em 20% nos pacientes internados e em 10 a 40% naqueles que fazem uso de diuréticos tiazídicos.

Os indivíduos com hipocalemia com frequência não apresentam sintomas, principalmente quando o distúrbio é leve (K sérico 3-3,5 mEq/L). Com uma hipocalemia mais grave, surgem vários sintomas, como os seguintes:

- Fraqueza, lassitude e constipação em níveis 2,5 a 3 mEq/L;
- Possibilidade de retenção urinária, íleo paralítico e rabdomiólise em níveis < 2,5 mEq/L;
- Níveis mais baixos ainda podem levar à paralisia ascendente e, eventualmente, ao comprometimento da função ventilatória.

O músculo cardíaco também é afetado pela hipocalemia. As arritmias, incluindo a fibrilação ventricular (FV), são, com frequência, o maior determinante de mortalidade. A deficiência de K está associada ao aumento da pressão arterial sistólica (PAS) e diastólica (PAD).

Em pacientes com cardiopatia isquêmica, insuficiência cardíaca ou hipertrofia ventricular esquerda, níveis de leves a moderados de hipocalemia aumentam o risco de arritmias, principalmente naqueles que utilizam digitálicos (digoxina).

As hipocalemias apresentam diversas etiologias (Quadro 71.1). A causa mais comum é o uso de diuréticos. A ingestão alimentar deficiente de K pode contribuir para a hipocalemia, mas não costuma ser a causa isolada dessa condição. A identificação de hipocalemia sugere uso de medicamentos ou doença subjacente.

QUADRO 71.1 ▶ CAUSAS DE HIPOCALEMIA

Translocação do potássio para o espaço intracelular
- Administração de dose de insulina antes da coleta de amostra de sangue
- Alcalose metabólica
- Medicamentos: agentes β_2-adrenérgicos, teofilina, intoxicação por cloroquina ou verapamil
- Paralisia periódica familiar hipocalêmica
- Tireotoxicose
- Reposição de fatores deficientes na anemia megaloblástica
- Ingestão acidental excessiva de bário
- Exercício físico vigoroso
- Hipotermia

(Continua)

QUADRO 71.1 ► CAUSAS DE HIPOCALEMIA (*CONTINUAÇÃO*)

Perda renal
- Com acidose metabólica
  - Acidose tubular distal (tipo 1)
  - Acidose tubular proximal (tipo 2)
  - Cetoacidose diabética
  - Inibidores da anidrase carbônica (acetazolamida)
  - Ureterossigmoidostomia
- Com alcalose metabólica
  - Vômitos/drenagem nasogástrica
  - Diuréticos de alça e tiazídicos
  - Pós-hipercapnia
  - Excesso de mineralocorticoides
  - Hiperaldosteronismo primário e secundário
  - Síndrome de Cushing
  - Síndrome de Gitelman
  - Síndrome de Bartter
  - Síndrome de Liddle
  - Hipertensão renovascular ou maligna
- **Sem um distúrbio acidobásico específico**
  - Recuperação de necrose tubular aguda
  - Diurese pós-desobstrução
  - Diurese osmótica
  - Deficiência de magnésio
  - Medicamentos: aminoglicosídeos, cisplatina, penicilina sódica
  - Anfotericina B
  - Algumas leucemias
  - Hipomagnesemia

Perda extrarrenal
  - Uso abusivo de laxantes
  - Fístulas gastrintestinais
  - Adenoma viloso do intestino grosso
  - Síndrome de Zollinger-Ellison
  - Sudorese profusa
  - Outras perdas intestinais (diarreias infecciosas, diarreia por tumores, *bypass* jejuno-ileal, má absorção, outras causas de diarreia)

Qualquer situação que causar maior aporte de Na ou aumento do fluxo urinário ao túbulo coletor cortical causará maior perda de K. Um exemplo é o uso de diuréticos, do grupo tiazídico ou da furosemida.

AVALIAÇÃO ► História clínica, uso de medicamentos, história familiar e exame físico são, na maioria das vezes, suficientes para o diagnóstico dos distúrbios do K. Em alguns casos, a causa da hipocalemia não é clara, sendo necessários exames laboratoriais especiais para o correto diagnóstico (Fig. 71.1). Pseudo-hipocalemia é uma condição incomum, em que o K diminui espuriamente em casos de leucemia aguda, ao penetrar nos leucócitos, quando a amostra de sangue coletada fica muito tempo armazenada antes do seu processamento.

Além da determinação do K, outros exames devem fazer parte da investigação. A avaliação do equilíbrio acidobásico, por meio da medida do bicar-

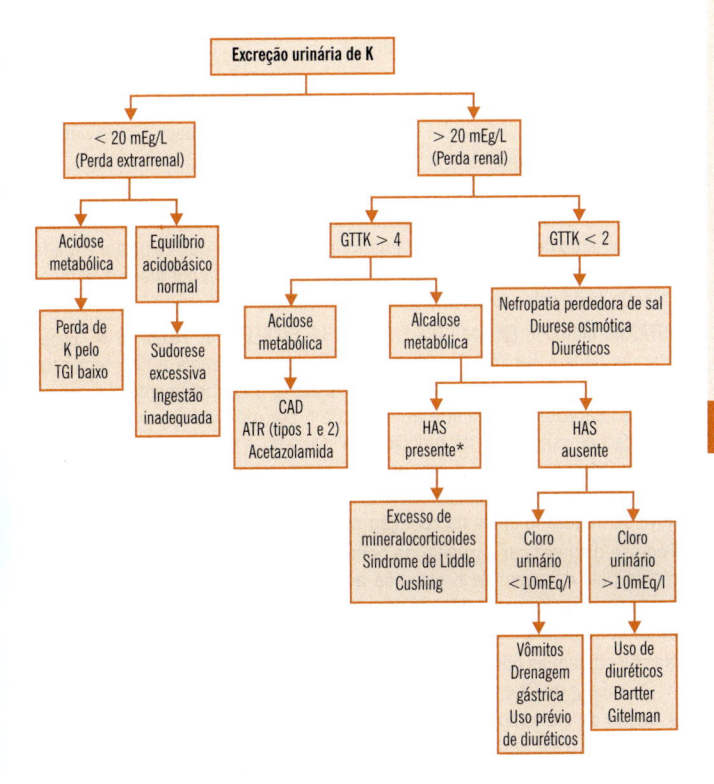

FIGURA 71.1 ▶ ALGORITMO PARA INVESTIGAÇÃO DA HIPOCALEMIA.
*Hipocalemia com hipertensão e alcalose metabólica pode ser devida a 1) aldosterona alta (hiperaldosteronismo com renina baixa ou com renina alta – hipertensão renovascular, hipertensão maligna, tumor secretor de renina); 2) aldosterona e renina baixas (síndrome de Liddle, uso de substâncias com ação mineralocorticoide); 3) aldosterona e renina normais (síndrome de Cushing).
K, potássio; HAS, hipertensão arterial sistêmica; TGI, trato gastrintestinal; GTTK, gradiente transtubular de potássio; CAD, cetoacidose diabética; ATR, acidose tubular renal.

bonato (reserva alcalina, CO_2 total) ou da gasometria, é importante para orientar o raciocínio diagnóstico: alcalose metabólica, acidose metabólica ou equilíbrio acidobásico normal (ver Quadro 71.1). Se houver acidose, o cálculo do *anion gap* por meio da medida dos eletrólitos (Na, Cl e bicarbonato) é importante (ver Cap. 73, Distúrbios acidobásicos).

Dosagens urinárias de eletrólitos são úteis. O gradiente transtubular de potássio (GTTK) mostra a diferença elétrica presente entre o lúmen do túbulo coletor e a célula tubular, representando a força que induz a secreção de K. Para essa determinação, é necessária a dosagem de osmolalidade plasmática e urinária, K plasmático e urinário.

EXAMES LABORATORIAIS ▶

POTÁSSIO SÉRICO ▶ O diagnóstico de hipocalemia é feito quase exclusivamente por meio da dosagem do K sérico inferior a 3,5 mEq/L.

GASOMETRIA ARTERIAL (GA) ▶ A GA pode ajudar. A presença de alcalose metabólica pode estar associada à hipocalemia. A alcalemia (ou alcalose) provoca deslocamento de prótons (H) do interior para o exterior das células e entrada de K, induzindo, assim, a hipocalemia. Quando causada por diarreia, a hipocalemia pode estar associada à acidose metabólica.

POTÁSSIO URINÁRIO EM AMOSTRA E FRAÇÃO DE EXCREÇÃO DE POTÁSSIO ▶ Esses exames podem ser úteis na distinção entre causas renais e não renais de hipocalemia. O princípio geral desses testes é o conhecimento de que os rins são capazes de regular a excreção de K por meio da diminuição de sua excreção em situações de hipocalemia. Quando a excreção renal de K for inadequada para os níveis séricos de K, uma causa renal é sugerida. O uso adequado desses testes com uma melhor interpretação de seus resultados deve ser realizado antes da correção do K sérico.

Pode-se diagnosticar a origem da perda de K (renal ou extrarrenal) simplesmente pela dosagem de K em uma amostra de urina. As hipocalemias por perda renal de K apresentam-se com K urinário alto: 20 mEq/L ou 20 mEq/g de Cr em amostra isolada.

Nas hipocalemias por perda extrarrenal, o K urinário é baixo: < 20 mEq/L ou < 20 mEq/g de Cr em amostra isolada.

A fração de excreção de K (FE) é a porcentagem de K filtrado que aparece na urina. O teste representa a depuração renal de K corrigida para a taxa de filtração glomerular (TFG) (representada pela depuração da Cr endógena).

$$FE\% = \text{Depuração K} / \text{Depuração Cr}$$

Essa fórmula, no entanto, pode ser mais bem estruturada:

$$FE\% = (Uk / Sk) / (Ucr / Scr) \times 100\% = (Uk \times Scr) / (Sk \times Ucr) \times 100\%$$

Interpretação:

- Indivíduo saudável: FE% ao redor de 10%.
- Hipocalemia por perda de K de causa extrarrenal (dieta baixa em K, perdas gastrintestinais, deslocamento de K para dentro das células). Nessas situações, os rins vão conservar K, então: FE% = baixa, < 10%.
- Hipocalemia por perda renal, a fração de excreção de K é alta: FE% = aumentada, > 10%.

GTTK ▶ É calculado por uma fórmula que estima o gradiente de K entre a urina e o sangue no néfron distal:

$$GTTK = [UK / (Uosm/Posm)] / Pk$$

em que Uosm e Posm, osmolalidade urinária e plasmática em amostra de urina; Pk e UK, potássio no plasma e em amostra de urina.

Interpretação:

- Em indivíduos saudáveis, o GTTK fica ao redor de 6 a 8.
- Hipocalemia com GTTK elevada sugere força de secreção de K inapropriadamente elevada.
- Hipocalemia com GTTK baixo sugere que a perda renal se deve ao aumento do fluxo tubular ou por defeito tubular, e não por força de secreção aumentada.

ELETROCARDIOGRAMA (ECG) ▶ O ECG deve ser solicitado quando o K está inferior a 3 mEq/L, especialmente em pacientes cardiopatas.

Apesar de não haver linearidade no aparecimento dos achados, as alterações costumam ser:

- **3 mEq/L** — Aparecimento de onda U proeminente, redução progressiva da amplitude da onda T e infradesnível do segmento ST;
- **2 a 3 mEq/L** — Segmento ST se funde com a onda T; QRS pode aumentar de duração; aumento do intervalo PR; podem surgir arritmias e bloqueio atrioventricular (BAV);
- **< 2 mEq/L** — Maior propensão ao aparecimento de arritmias e BAV.

OUTROS TESTES ▶ Quando a causa não fica esclarecida com a análise dos testes mais gerais, outros exames adicionais podem ser necessários. A avaliação do sistema renina-angiotensina por meio da renina e da aldosterona plasmática pode ajudar no diagnóstico diferencial das várias causas de hiperaldosteronismo. Também são necessárias avaliação da função renal e medida de magnésio e de cálcio séricos e urinários. Deve-se suspeitar de deficiência de magnésio quando a reposição de K não corrige a hipocalemia.

HIPERCALEMIA

A hipercalemia, ou hiperpotassemia, é definida pela concentração plasmática do K^+ superior a 5,5 mEq/L. Quando os seus valores ultrapassam 6,5 mEq/L, a hipercalemia é potencialmente fatal devido às arritmias que pode desencadear. A sua prevalência em pacientes hospitalizados está entre 1 e 10%.

As causas de aumento real do K envolvem dois mecanismos: incapacidade dos rins de excretarem K^+ e/ou falência dos mecanismos que movem esse íon da circulação para dentro das células (Quadro 71.2). As mais comuns são a insuficiência renal aguda e crônica e as causadas por fármacos poupadoras de K.

A pseudo-hipercalemia ou hipercalemia espúria ocorre quando há hemólise devido à coleta traumática da amostra ou coleta do sangue na mesma veia em que está sendo infundido soro com K. Deve-se, nesses casos, coletar uma nova amostra.

Os anti-inflamatórios esteroides não hormonais bloqueiam a produção das prostaglandinas, o que inibe a síntese da renina e da aldosterona. Os β-bloqueadores predispõem à hipercalemia por interferirem com a redistribuição de K, diminuindo a atividade da Na^+/K^+ ATPase.

QUADRO 71.2 ► CAUSAS DE HIPERCALEMIA

DISTÚRBIOS ASSOCIADOS À INCAPACIDADE RENAL DE EXCRETAR POTÁSSIO

- Insuficiência renal aguda ou crônica
- Nefropatias tubulointersticiais (p. ex., transplante renal, lúpus, amiloidose, anemia falciforme, uropatia obstrutiva)
- Insuficiência suprarrenal (doença de Addison)
- Hiperplasia suprarrenal congênita
- Hipoaldosteronismo hiporreninêmico
- Acidose tubular renal tipo IV
- Medicamentos: diuréticos poupadores de potássio (amilorida, triantereno, espironolactona), heparina, inibidores da calcineurina, trimetoprima, inibidores da enzima conversora da angiotensina, antagonistas dos receptores da angiotensina II e anti-inflamatórios não esteroides

DISTÚRBIOS ASSOCIADOS À REDISTRIBUIÇÃO DE POTÁSSIO PARA O MEIO EXTRACELULAR

- Acidose inorgânica
- Lesão tecidual por rabdomiólise, queimadura ou trauma
- Síndrome de lise tumoral
- Estados hiperosmolares (p. ex., hiperglicemia)
- Deficiência de insulina
- Medicamentos: β-bloqueadores, penicilina G potássica, succinilcolina, intoxicação digitálica
- Paralisia periódica hipercalêmica

A insuficiência renal (aguda ou crônica) costuma se acompanhar de hipercalemia quando há oligúria ou quando o aporte de K exógeno ou endógeno (hemólise, necrose tecidual, hipercatabolismo, lise tumoral) está aumentado.

Os sintomas e sinais são geralmente observados com concentração sérica de K maior do que 6,5 mEq/L. A velocidade de alteração dos níveis de K é importante na manifestação dos sintomas. Estes incluem fraqueza, parestesias, arreflexia e anormalidades no ECG. Há uma certa correlação entre alterações eletrocardiográficas e os níveis de K:

- **5,5 a 6,5 mEq/L** – Ondas T altas e apiculadas;
- **6,5 a 7,5 mEq/L** – Desaparecimento das ondas P;
- **7 a 8 mEq/L** – Alargamento do complexo QRS;
- **8 mEq/L** – Arritmias ventriculares, assistolia.

Quando os valores séricos do K aumentam, a relação do K intracelular/extracelular diminui. Isso reflete no potencial de repouso das células excitáveis, que se torna menos negativo, ou seja, mais próximo do limiar de excitação. Então, a célula torna-se despolarizada, e a velocidade de condução diminui, aumentando o ritmo de repolarização. O resultado final dessas alterações na polarização das células excitáveis é o desenvolvimento das arritmias cardíacas, e essa é a principal causa de morte desses pacientes.

▶ DE VOLTA AO CASO CLÍNICO

A paciente citada no início do capítulo com sintomas compatíveis com hipocalemia foi investigada inicialmente com a medida do K sérico, que foi de 2 mEq/L. Outros exames solicitados mostraram hemograma normal; glicose de 90 mg/dL; ureia de 50 mg/dL; Cr de 0,9 mg/dL; Na^+ de 138 mEq/L; Cl^- de 91 mEq/L; e reserva alcalina de 30 mEq/L. A GA mostrou uma alcalose hipoclorêmica, com *anion gap* normal. O exame de urina (primeira amostra matinal) paresentou densidade de 1.015, elementos anormais ausentes e sedimentoscopia normal. ECG com ondas em U. A paciente foi internada para investigação. Foram observados vômitos diários. A endoscopia digestiva alta (EDA) revelou úlcera duodenal com estenose pilórica. A causa da hipocalemia, junto com alcalose metabólica, foram os vômitos em grande quantidade. A melhora dos vômitos, após ressecção do piloro estenosado, e a reposição parenteral de K corrigiram a hipocalemia, e a paciente teve alta hospitalar sem sintomas e com K sérico de 4 mEq/L.

LEITURAS SUGERIDAS ▶

Allon M. Disorders of potassium metabolism. In: Greenberg A, editor. Primer kidney disease. 5th ed. Philadelphia: Elsevier Saunders; 2009. p. 108-17.

Berend K, Vries APJ, Gans ROB. Physiological approach to assessment of acid-base disturbances. N Engl J Med. 2014;371(15):1434-45.

Évora PRB, Reis CL, Ferez MA, Conte DA, Garcia LV. Distúrbios do equilíbrio hidroeletrolítico e do equilíbrio acidobásico: uma revisão prática. Medicina (Ribeirão Preto). 1999;32(4):451-69.

Gennari FJ. Hypokalemia. N Engl J Med. 1998;339(7):451-8.

Halperin ML, Kamel KS. Potassium. Lancet. 1998;352(9122):135-40.

Khosla S. Hypercalcemia and hypocalemia. In: Fauci A, Braunwald E, Kasper D, Hauser SL, Longo DL, Jameson JL. Harrinson's principles of internal medicine. 17th ed. New York: McGraw-Hill; 2008. p. 285.

Roy A, Al-bataineh MM, Pastor-Soler N. Collecting duct intercalated cell function and regulation. Clin J Am Nephrol. 2015;10(2):305-24.

Seguro AC. Hiperpotassemia. In: Barros E, Gonçalves LF. Nefrologia no consultório. Porto Alegre: Artmed, 2007. p. 145-52.

SITES SUGERIDOS ▶

Mount DB. Causes of hypokalemia in adults [Internet]. Waltham: UpToDate, Inc.; c2015 [atualizado em 14 out. 2014; capturado em 8 set. 2015]. Disponível em: http://www.uptodate.com/contents/causes-of-hypokalemia-in-adults

Mount DB. Treatment and prevention of hyperkalemia in adults [Internet]. Waltham: UpToDate, Inc.; c2015 [atualizado em 3 dez. 2014; capturado em 8 set. 2015]. Disponível em: www.uptodate.com/contents/treatment-and-prevention-of-hyperkalemia-in-adults

---

CAPÍTULO 72

DISNATREMIAS

FERNANDO S. THOMÉ
GUSTAVO GOMES THOMÉ
VERÔNICA VERLEINE HÖRBE ANTUNES
ELVINO BARROS

▶ CASO CLÍNICO

Paciente do sexo masculino, 35 anos, diabético, com controle inadequado de seu tratamento durante certo período, chega ao serviço de emergência (SE) queixando-se de aumento do volume urinário e sede. No exame, havia sinais de hipovolemia franca. Alguns exames selecionados de sua avaliação são sódio (Na) sérico de 126 mEq/L; glicose de 900 mg/dL; Na urinário de 46 mEq/L; diurese de 1.080 mL em 6 horas.

> ▶ **COMO O LABORATÓRIO PODE AJUDAR NA AVALIAÇÃO DESTE PACIENTE?**
>
> A hiponatremia é definida como uma diminuição nos níveis de Na sérico abaixo de 135 mEq/L. É um dos distúrbios hidreletrolíticos mais comuns, com uma prevalência estimada de 4-8% dos pacientes ambulatoriais e 20 a 35% dos pacientes hospitalizados. Está associada com aumento da morbimortalidade. A hiponatremia ocorre sempre que a ingestão de água livre excede a perda de água livre. Os pacientes com hiponatremia são geralmente assintomáticos enquanto o Na sérico está maior do que 125 a 130 mEq/L, mas os sintomas dependem da velocidade de instalação do distúrbio. As manifestações clínicas em geral são neurológicas. Casos agudos ou com hiponatremias graves apresentam-se com náuseas, vômitos, cefaleia, cãibras, desorientação, letargia ou agitação, tremores, insuficiência respiratória. Complicações da hiponatremia de evolução rápida podem ser convulsões, coma, dano cerebral, parada respiratória, hérnia de tronco cerebral e morte. Quadros agudos (evolução em menos de 48 horas) apresentam maior sintomatologia do que a hiponatremia crônica.

HIPONATREMIA

A hiponatremia é causada por ingestão excessiva de água (intoxicação por água) ou ingestão contínua de água livre de solutos com capacidade renal diminuída para excretá-la. O equilíbrio do Na corporal total acarreta distúrbios do volume do líquido extracelular (LEC) sem necessariamente alterar a natremia, e as disnatremias ocorrem fundamentalmente por distúrbios do equilíbrio da água. O Na^+ é o cátion mais abundante no LEC, e sua concentração é o principal determinante da tonicidade (osmolalidade efetiva). A hipernatremia sempre denota hipertonicidade; a hiponatremia pode ocorrer com tonicidade baixa, normal ou alta. Há duas situações em que a hiponatremia não causa hipotonicidade:

- Pseudo-hiponatremia ocorre em certas situações clínicas, como no mieloma múltiplo (paraproteinemia) e na hipertrigliceridemia grave, em que o excesso das proteínas ou dos lipídeos interfere na dosagem do Na plasmático. Com os métodos bioquímicos modernos, tornou-se rara;
- As hiponatremias translocacionais são causadas pela presença, no LEC, de outra substância que mantém a tonicidade, como glicose (na deficiência de insulina) ou medicamentos (manitol, sorbitol, glicerol, contrastes). Para cada 100 mg/dL de glicose plasmática acima do normal, a natremia cai em 1,7 mEq/L ou mais. Outra situação que pode causar hiponatremia com osmolalidade normal ou aumentada é a uremia.

Todas as outras hiponatremias são hipotônicas, constituindo a maioria das situações clinicamente relevantes.

HIPONATREMIAS HIPOTÔNICAS ▶

As hiponatremias hipotônicas (dilucionais), mais comuns, apresentam um excesso de água em relação às reservas corporais de Na. O mecanismo está na incapacidade renal de eliminar a água ou na sua ingestão excessiva suplantando a velocidade excretora do rim (Quadro 72.1). Em geral, há participação do hormônio antidiurético (ADH do inglês *antidiuretic hormone*). O volume corporal extracelular pode estar diminuído, normal ou aumentado e, portanto, as hiponatremias hipotônicas são classificadas em hipovolêmica, euvolêmica ou hipervolêmica.

HIPONATREMIA HIPOVOLÊMICA ▶ Decorrente das perdas de água e Na, mas com déficit maior de Na do que de água. Essas perdas podem ser devidas a causas renais ou extrarrenais (Quadro 72.2).

HIPONATREMIA EUVOLÊMICA ▶ Ocorre quando há reabsorção excessiva de água devido à incapacidade renal em diluir a urina (Quadro 72.3). Nessa situação clínica, os pacientes não apresentam edema, porque o balanço do Na está mantido.

Na síndrome da secreção inapropriada do ADH (SIADH), ocorre produção em excesso do ADH. Pode ocorrer em distúrbios do sistema nervoso central (SNC) (encefalites, meningites e tumores), por células neoplásicas (câncer de pulmão) e também nas situações em que o paciente estiver em ventilação mecânica (VM). Neste último caso, a VM causa pressão positiva intratorácica, que, por sua vez, diminui o retorno venoso, deflagrando, então, a secreção do ADH via barorreceptor.

HIPONATREMIA HIPERVOLÊMICA ▶ Nesse caso, a retenção da água é concomitante à de Na, mas o ganho hídrico é sempre superior ao iônico (Quadro 72.4). Devido à retenção salina, a presença do edema caracteriza o estado hipervolêmico dos pacientes.

Na insuficiência cardíaca (IC), na cirrose e em algumas situações de síndrome nefrótica, a hiponatremia desenvolve-se devido à elevação do ADH no plasma. Nesses casos, a informação recebida pelos barorreceptores e pelos receptores de volume é para a liberação do ADH, porque os pacientes apresentam diminuição da volemia arterial efetiva. Assim, a presença do ADH impede a dilui-

---

QUADRO 72.1 ▶ CAUSAS DE HIPONATREMIA HIPOTÔNICA DEVIDO À INGESTÃO EXCESSIVA DE LÍQUIDOS HIPOTÔNICOS

- Polidipsia primária
- Potomania por cerveja
- Ingestão acidental de água doce
- Fórmulas infantis muito diluídas
- Absorção de soluções de irrigação sem Na (histeroscopia, laparoscopia, ressecção transuretral de próstata)
- Múltiplos enemas

QUADRO 72.2 ▶ CAUSAS DE HIPONATREMIA HIPOVOLÊMICA

- Perda renal de sódio (o sódio urinário é alto [> 20 mEq/L] devido à incapacidade tubular em reabsorver o sódio)
  - Doenças tubulointersticiais (nefropatia perdedora de sal)
  - Diuréticos
  - Deficiência de mineralocorticoides (insuficiência suprarrenal)
  - Diurese osmótica (glicose, ureia, manitol)
  - Acidose tubular renal (bicarbonatúria)
  - Cetonúria
  - Síndrome cerebral perdedora de sal
- Perda extrarrenal de sódio (o sódio urinário é baixo [< 20 mEq/L] devido à resposta renal à hipovolemia)
  - Vômitos*
  - Diarreia
  - Queimaduras
  - Sangramento
  - Perdas para o terceiro espaço (pancreatite, peritonite, obstrução intestinal, trauma muscular)
  - Sudorese excessiva

*Em situações de vômitos com bicarbonatúria, o sódio urinário pode estar elevado. Nesses casos, o cloro urinário inferior a 20 mEq/L é a pista que indica perda extrarrenal.

QUADRO 72.3 ▶ CAUSAS DE HIPONATREMIA EUVOLÊMICA

- Estresse cirúrgico
- SIADH
- Insuficiência suprarrenal
- Hipotiroidismo
- Medicamentos: diuréticos tiazídicos, clorpropamida, haloperidol, anfetaminas
- Ingestão excessiva de líquidos hipotônicos (ver Quadro 72.1)
- Baixa ingestão de solutos (dieta "chá e torrada")
- Osmostato reajustado

SIADH, síndrome da secreção inapropriada do hormônio antidiurético.

QUADRO 72.4 ▶ CAUSAS DE HIPONATREMIA HIPERVOLÊMICA (COM EDEMA)

- ICC
- Cirrose
- Síndrome nefrótica
- IRA ou IRC
- Gestação

ICC, insuficiência cardíaca congestiva; IRA, insuficiência renal aguda; IRC, insuficiência renal crônica.

ção urinária, ou seja, desaparece a capacidade renal em eliminar água. Além disso, nos casos de IC e na cirrose, a reabsorção de Na pelo túbulo proximal está aumentada devido à diminuição do volume arterial efetivo.

AVALIAÇÃO ▶ A hiponatremia não é uma doença, mas a manifestação de uma variedade de doenças. A causa de base pode ser diagnosticada por meio de uma boa anamnese e exame físico, incluindo a avaliação da volemia e do volume arterial circulante efetivo. O diagnóstico diferencial da hiponatremia em um indivíduo com expansão do LEC e diminuição do volume circulante efetivo IC congestiva (ICC), cirrose e síndrome nefrótica. Pacientes com hipotiroidismo e insuficiência suprarrenal tendem a se apresentar com volume extracelular praticamente normal e diminuição do volume arterial efetivo circulante. Pacientes com SIADH geralmente são euvolêmicos.

A abordagem diagnóstica do paciente hiponatrêmico (Fig. 72.1) é dividida em três etapas:

1. Excluir as causas de hiponatremia com osmolalidade normal ou alta. Geralmente o contexto é bastante óbvio, mas, se persistirem dúvidas, pode-se medir a osmolalidade sérica;
2. Definir o volume do LEC;
3. Na ausência de edema, medir a concentração urinária de Na.

Exames laboratoriais que auxiliam no diagnóstico diferencial da hiponatremia:

- Concentração de Na urinário;
- Osmolalidade plasmática;
- Osmolalidade urinária.

A osmolalidade urinária pode ser calculada por meio dos eletrólitos urinários e da ureia urinária, mas a osmolalidade medida pode revelar outros osmóis.

$$\text{Osmolalidade urinária} = Na + K + Cl + Ureia / 6$$

A osmolalidade plasmática também pode ser calculada usando-se Na, glicose e a ureia, mediante a seguinte fórmula:

$$\text{Osmolalidade plasmática} = (2 \times Na) + Glicose / 18 + Ureia / 6$$

Entretanto, essa fórmula não prevê outros osmóis, como manitol e contrastes. Para detectá-los, seria necessário medir a osmolalidade plasmática.

A resposta apropriada do rim à hipo-osmolalidade é a excreção de uma urina diluída com baixa osmolalidade inferior a 100 mOsm/kg e densidade inferior a 1,003. Isso ocorre nos pacientes com ingestão excessiva de líquidos hipotônicos; quando não ocorre, sugere diminuição da excreção de água livre devido à ação do ADH no rim.

A depleção de volume implica aumento da reabsorção de Na tubular.

- Na urinário < 20 mmol/L esperado na hiponatremia hipovolêmica por perdas extrarrenais.
- Na urinário > 20 mmol/L esperado na hiponatremia hipovolêmica por perdas renais.

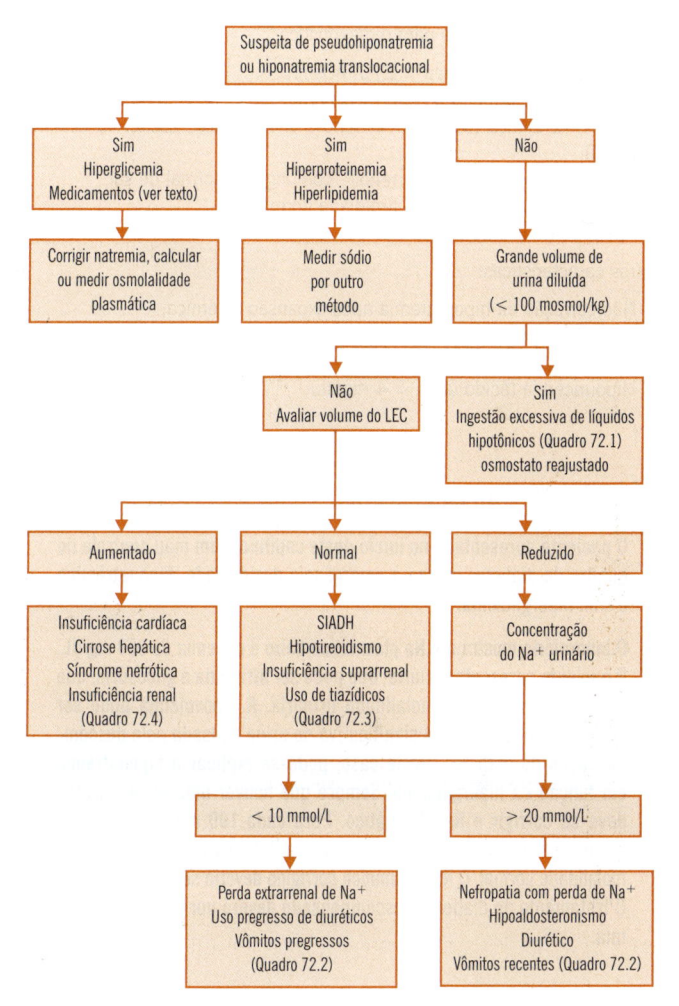

```
┌─────────────────────────────┐
│ Suspeita de pseudohiponatremia │
│ ou hiponatremia translocacional │
└─────────────────────────────┘
         │
  ┌──────┼──────────┐
  ▼      ▼          ▼
┌─────┐ ┌─────┐   ┌─────┐
│ Sim │ │ Sim │   │ Não │
│Hiperglicemia│ │Hiperproteinemia│ │
│Medicamentos │ │Hiperlipidemia│ │
│(ver texto)  │ │              │ │
└─────┘ └─────┘   └─────┘
  │       │         │
  ▼       ▼         ▼
┌─────────┐ ┌──────┐ ┌──────────┐
│Corrigir natremia, calcular│ │Medir sódio│ │Grande volume de│
│ou medir osmolalidade│ │por outro │ │urina diluída│
│plasmática│ │método│ │(< 100 mosmol/kg)│
└─────────┘ └──────┘ └──────────┘
```

FIGURA 72.1 ▶ ALGORITMO PARA A AVALIAÇÃO CLÍNICA DA HIPONATREMIA.
SIADH, síndrome da secreção inapropriada do hormônio antidiurético; LEC, líquido extracelular; IC, insuficiência cardíaca.

SIADH ▶ Caracteriza-se por níveis elevados de ADH apesar da hipo-osmolalidade e da euvolemia, e é a causa mais comum de hiponatremia hipo-osmolar euvolêmica.

São critérios fundamentais para o diagnóstico:

- Osmolalidade plasmática < 270 mOsm/L;
- Osmolalidade urinária > 100 mOsm/L na presença de hipotonicidade;
- Euvolemia clínica (sem edema, hipotensão postural, ascite, ou desidratação);
- Na urinário em geral > 40 mmol/L com ingesta normal de sal;
- Função renal, suprarrenal e tiroidiana normais;
- Ausência de uso de diuréticos.

Outras características:

- Não correção da hiponatremia após expansão volêmica;
- Correção da hiponatremia com restrição hídrica;
- Ureia sérica < 20 mg/dL;
- Hipouricemia (ácido úrico < 4 mg/dL).

> ▶ **DE VOLTA AO CASO CLÍNICO**
>
> O paciente apresentado no início deste capítulo, com mau controle do quadro de diabetes, chega à emergência desidratado, hiponatrêmico e com hiperglicemia.
>
> O laboratório mostra um Na plasmático baixo e glicemia de 900 mg/dL. O paciente apresenta poliúria, que pode ser atribuída à glicosúria, que certamente eleva a osmolalidade urinária. A hipovolemia pode ser explicada por uma perda significativa de urina causada pela descompensação do diabetes. Neste caso, pode-se explicar a hiponatremia em função da hiperglicemia. Sempre que houver uma glicemia alta, deve-se corrigir o Na plasmático. Para cada 100 mg/dL de glicose plasmática acima do normal, a natremia cai 1,7 mEq/L, mantendo-se osmolalidade normal. O Na plasmático corrigido deveria ser de 139 mEq/L. O tratamento do diabetes descompensado deverá normalizar a natremia.

HIPERNATREMIA

O mecanismo de concentração renal normal em humanos permite a excreção de urina até quatro vezes mais concentrada do que o plasma (1.200 mOsm/kg de H_2O), a fim de conservar água corporal. A sede é também um componente integral do sistema regulatório da água. A hipernatremia acontece quando não ocorre ingestão suficiente de água livre, tanto na presença quanto na ausência de um defeito de concentração. Uma dificuldade de concentração urinária com ingestão hídrica mantida pode resultar em poliúria, e não em hipernatremia.

> ### ▶ CASO CLÍNICO
>
> Paciente do sexo masculino, 25 anos, sem história prévia de outras doenças, é internado com quadro clínico de meningite. Está torporoso há 2 dias, com febre, rigidez de nuca e abalos musculares. A diurese medida no SE estava em torno de 600 mL/24 h, e havia sinais clínicos de hipovolemia. Após episódio de convulsão, a diurese passou a aumentar, piorando a hipovolemia. O Na plasmático, que era de 140 mEq/L, subiu para 157 mEq/L, e a osmolalidade urinária foi medida em 100 mOsm/kg.

> ### ▶ COMO O LABORATÓRIO PODE AJUDAR NA AVALIAÇÃO DESTE PACIENTE?
>
> A concentração sérica normal de Na é de 135 a 145 mEq/L e se mantém dentro dessa faixa mesmo com variações significativas na ingestão de sal. A hipernatremia é definida como uma dosagem de Na sérico superior a 145 mEq/L. É um distúrbio eletrolítico comum, mas menos frequente que a hiponatremia. Tem uma prevalência estimada de 2% entre os pacientes internados no hospital. Ocorre em indivíduos que não ingerem água: idosos, pacientes em coma, crianças pequenas, pacientes com hipodipsia. Esse distúrbio está associado a um déficit de água em relação ao Na, com perda de água livre ou ganho de Na hipertônico (Quadro 72.5), sendo o primeiro mecanismo o mais frequente. A osmolalidade sérica e a concentração de Na aumentam, resultando em um quadro de hipertonicidade.

As manifestações clínicas são inespecíficas e ocorrem por disfunção neurológica, que resulta do deslocamento da água para fora das células cerebrais. Os sintomas e sinais são proeminentes quando a concentração do Na aumenta rapidamente. Em crianças, os sintomas costumam ser hiperpneia, fraqueza muscular, cansaço, insônia, letargia e até mesmo coma; convulsões estão em geral ausentes. Em idosos, os sintomas são sutis e incluem sede inicialmente, fraqueza muscular, irritabilidade, letargia, tremores musculares, hiper-reflexia e espasticidade.

As hipernatremias também podem ser classificadas de acordo com a volemia dos pacientes, em hipovolêmica, hipervolêmica ou euvolêmica.

HIPERNATREMIA HIPOVOLÊMICA ▶
São as decorrentes das perdas de água e de Na, sendo que as perdas hídricas são maiores do que as dos

QUADRO 72.5 ▶ CAUSAS DE HIPERNATREMIA

PERDA DE ÁGUA LIVRE OU DE LÍQUIDOS HIPOTÔNICOS

- Água pura (perdas insensíveis, hipodipsia, diabetes insípido)
- Perdas renais (diuréticos de alça, agentes osmóticos, diurese pós-obstrutiva, fase poliúrica da necrose tubular aguda)
- Perdas gastrintestinais (vômitos, drenagem nasogástrica, diarreia, fístulas enterocutâneas, abuso de laxantes)
- Perdas cutâneas (grandes queimados, sudorese excessiva)

GANHO DE SÓDIO HIPERTÔNICO

- Infusão de bicarbonato de sódio hipertônico
- Infusão de cloreto de sódio hipertônico
- Fórmulas alimentares hipertônicas
- Infusão de grande quantidade de cloreto de sódio
- Ingestão de água do mar
- Enemas salinos hipertônicos
- Diálise hipertônica
- Hiperaldosteronismo primário
- Síndrome de Cushing

eletrólitos. Essas perdas podem ter causas renais (diurese osmótica, pós-obstrução, pós-necrose tubular aguda [NTA], doença tubulointersticial) ou extrarrenais (queimadura, diarreia, fístulas no sistema digestório). A situação clínica mais frequente de hipernatremia hipovolêmica é a que ocorre nos pacientes portadores de diabetes melito do tipo 2 (DM2) descompensado. Esses pacientes, devido à hiperglicemia, apresentam intensa diurese osmótica com perdas hídricas superiores às dos eletrólitos. O tratamento consiste na administração de insulina e na reposição rápida da volemia por meio da expansão do volume extracelular com solução fisiológica (SF) isotônica. Uma vez recuperados os parâmetros hemodinâmicos, a reposição hidreletrolítica deve ser criteriosa pela infusão de soluções parenterais hipotônicas.

HIPERNATREMIA EUVOLÊMICA ▶

Ocorre quando há diminuição da quantidade de água no organismo. Esse distúrbio pode acontecer em duas situações: em indivíduos que não ingerem água por alterações no centro da sede, como ocorre nos idosos; em indivíduos que não secretam o ADH (diabetes insípido [DI] central) ou naqueles em que o túbulo renal não responde ao ADH (DI nefrogênico). O tratamento dos pacientes com hipernatremia euvolêmica devido a não ingestão de água pode ser feito pela infusão contínua de água.

Diversas são as causas para o desenvolvimento do DI nefrogênico. Na insuficiência renal crônica (IRC), por exemplo, a causa do defeito na concentração urinária é multifatorial, podendo ser alterações morfológicas, resistência do ducto coletor à ação do ADH e diminuição da expressão das aquaporinas. O DI nefrogênico também pode ocorrer em pacientes cuja estrutura renal sofreu dano, como no caso das doenças tubulointersticiais – por exemplo, a nefropatia por abuso de analgésicos e a anemia falciforme. O DI nefrogênico também pode ocorrer em situações de hipocalemia grave, hipercalcemia, intoxicação por lítio e desnutrição proteica. Nos pacientes portadores de DI nefrogênico, a administração de medicamentos que aumentam a permeabilidade à água no ducto coletor pode ser útil. Os tiazídicos representam uma boa opção nesses casos.

HIPERNATREMIA HIPERVOLÊMICA ▶ Ocorre quando há ganho excessivo de Na e de água, sendo o ganho eletrolítico maior do que o hídrico. As hipernatremias por excesso de Na só ocorrem em situações nas quais o rim não consegue excretar a sobrecarga desse íon, como no recém-nascido (RN), no idoso e nos pacientes com insuficiência renal. A administração excessiva de SF em pacientes com insuficiência renal, mesmo de grau leve, infelizmente é causa bastante frequente de hipernatremia.

AVALIAÇÃO ▶ A avaliação clínica inicia com uma anamnese completa e exame físico, incluindo peso, balanço hídrico, acesso à água, nutrição e cuidados de enfermagem. Na sequência, o médico deve responder a várias perguntas a respeito do paciente hipernatrêmico: em primeiro lugar, a sede está intacta? Em segundo lugar, se o paciente estiver com sede, ele é capaz de conseguir água? O passo seguinte é avaliar o eixo hipotálamo-hipofisário-renal. Isso envolve a análise da osmolalidade urinária (Uosm). Se a Uosm é superior a 700 mOsm/kg, então as perdas de água livre são extrarrenais. Uma Uosm menor do que a do plasma indica que o rim é a origem da perda de água livre, devido ao DI central ou nefrogênico. Esses distúrbios são diferenciados pela resposta de Uosm à arginina-vasopressina (AVP) ou desmopressina (análogo do ADH) exógena.

SÓDIO SÉRICO ▶ Os eletrólitos plasmáticos devem ser dosados com ênfase no Na, que deve estar acima de 145 mEq/L.

SÓDIO URINÁRIO ▶ A determinação do Na urinário pode ajudar na distinção entre perdas renais, como uso de diuréticos ou diurese osmótica (paciente diabético com hiperglicemia), e perdas extrarrenais, como diarreia e/ou vômitos.

- Na perda renal, o Na urinário será superior a 20 mEq/dL.
- Na perda extrarrenal (vômito ou diarreia), o Na urinário será inferior a 20 mEq/dL.

OSMOLALIDADE ▶ A hipernatremia com euvolemia pode ser mais bem definida como de causa renal ou extrarrenal por meio da medida da Uosm, que representa a medida dos níveis e função do ADH. Baixa Uosm é compatível com perda renal e, consequentemente, com baixos níveis de ADH ou diminuição de sua função, como visto no DI. Uma alta Uosm sugere perda extrarrenal de água livre e intacta liberação do ADH (Fig. 72.2).

- Uosm/Posm > 1: perda extrarrenal.
- Uosm/Posm < 1: perda renal.

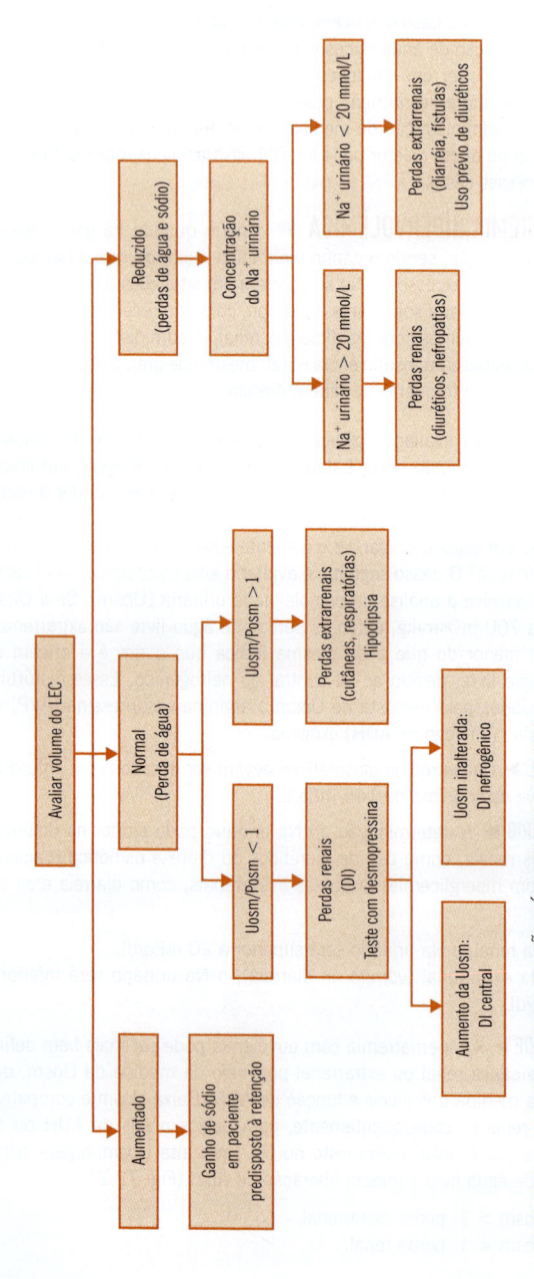

FIGURA 72.2 ▶ ALGORITMO PARA A AVALIAÇÃO CLÍNICA DA HIPERNATREMIA.
DI, diabetes insípido; LEC, líquido extracelular; Uosm, osmolalidade urinária; Posm, osmolalidade plasmática.

▶ DE VOLTA AO CASO CLÍNICO

O paciente com meningite e estado de hipovolemia apresentava uma diurese reduzida apropriada para o seu estado volêmico. Após episódio de convulsão, ocorreu um aumento da diurese, piorando o quadro de hipovolemia e, consequentemente, causando um aumento significativo do Na plasmático de 140 para 157 mEq/L em decorrência de uma diurese aquosa. Essa Uosm baixa provavelmente se deve a uma diminuição da produção do ADH, sugerindo um quadro de DI de origem central desencadeado pelo episódio de convulsão.

LEITURAS SUGERIDAS ▶

Adrogué HJ, Madias NE. Hypernatremia. N Engl J Med. 2000;342(20):1493-9.

Adrogué HJ, Madias NE. Hyponatremia. N Engl J Med. 2000;342(21):1581-9.

Evans KJ, Greenberg A. Hyperkalemia: a review. J Intensive Care Med. 2005;20(5):272-90.

Hollander-Rodriguez JC, Calvert JF Jr. Hyperkalemia. Am Fam Physician. 2006;73(2):283-90.

Noda Y, Sohara E, Ohta E, Sasaki S. Aquaporins in kidney pathophysiology. Nat Rev Nephrol. 2010;6(3):168-78.

Sam R, Feizi I. Understanding hypernatremia. Am J Nephrol. 2012;36(1):97-104.

Sara C, Berl T. Dysnatremias in patients with kidney disease. Am J Kidney Dis. 2014;63(2):294-303.

Schrier RW. Body water homeostasis: clinical disorders of urinary dilution and concentration. J Am Soc Nephrol. 2006;17(7):1820-32.

Seguro AC. Hiperpotassemia. In: Barros E, Gonçalves LF. Nefrologia: no consultório. Porto Alegre: Artmed; 2007. p. 145-52.

Smellie WS, Heald A. Hyponatraemia and hypernatraemia: pitfalls in testing. BMJ. 2007;334(7591):473-6.

Tzamaloukos AH, Shapiro JI, Raj DS, Murata GH, Glew RH, Malhotra D. Management of severe hyponatremia: Infusion of hypertonic saline and desmopressin or infusion of vasopressin inhibitors? Am J Med Sci. 2014;348(5):432-9.

Verbalis JG, Goldsmith SR, Greenberg A, Korzelius C, Schrier RW, Sterns RH, et al. Diagnosis, evaluation and treatment of hyponatremia: expert panel recommendation. Am J Med. 2013;126(10 Suppl 1):S1-42.

SITES SUGERIDOS ▶

Internal medicine: nephrology [Internet]. New Haven: Yale School of Medicine; 2015 [capturado em 8 set. 2015]. Disponível em: http://www.medicine.yale.edu/intmed/nephrol/

National Kidney Foundation [Internet]. New York: National Kidney Foundation, Inc.; c2015 [capturado em 8 set. 2015]. Disponível em: http://www.kidney.org/

Sociedade Brasileira de Nefrologia [Internet]. São Paulo: SBN; c2015 [capturado em 8 set. 2015]. Disponível em: http://www.sbn.org.br/

Sterns RH. Evaluation of adults with hyponatremia and hypernatremia syndrome [Internet]. Waltham: UpToDate, Inc.; c2015 [atualizado em 13 maio 2014; capturado em 8 set. 2015]. Disponível em: http://www.uptodate.com/contents/evaluation-of-adults-with-hyponatremia

CAPÍTULO 73
DISTÚRBIOS ACIDOBÁSICOS

FERNANDO S. THOMÉ
VERÔNICA VERLEINE HÖRBE ANTUNES
GUSTAVO GOMES THOMÉ
ELVINO BARROS

▶ CASO CLÍNICO

Paciente do sexo masculino, 25 anos, diabético, insulino-dependente há 10 anos, apresentou quadro compatível com gastrenterite viral (febre, diarreia e náuseas) e, em virtude de anorexia, decidiu não usar insulina nos últimos dois dias. Inicialmente, melhorou dos sintomas digestivos, mas passou a ficar nauseado e torporoso, tendo procurado atendimento no serviço de emergência (SE) do hospital de sua cidade. Não tinha outras comorbidades e não usava outros medicamentos além da insulina. No exame físico, apresentava-se em bom estado geral, sonolento e corado. Veias jugulares não eram visíveis, mesmo deitado, e as mucosas estavam secas. Pressão arterial (PA) de 100/60 mmHg, frequência cardíaca (FC) de 105 bpm, frequência respiratória (FR) de 28 mpm, temperatura axilar de 37,2 °C. O restante do exame era normal.

▶ COMO O LABORATÓRIO PODE AJUDAR NA AVALIAÇÃO DESTE PACIENTE?

Nos distúrbios acidobásicos, o quadro clínico é importante, mas os achados laboratoriais são fundamentais para o correto diagnóstico e para o encaminhamento do paciente. Exames importantes: gasometria arterial (GA) ou venosa, eletrólitos (sódio, potássio, cloro e bicarbonato ou reserva alcalina), cálculo do *anion gap* sanguíneo e, algumas vezes, urinário.

GASOMETRIA ▶ Classicamente, a GA é solicitada para a avaliação do equilíbrio acidobásico, mas, se não há interesse em conhecer a pressão parcial de oxigênio (pO_2), pode-se obter uma gasometria venosa periférica. Os valores normais, entretanto, diferem nesses dois exames, conforme mostra a Tabela 73.1.

INTERPRETAÇÃO DA GASOMETRIA ▶ A gasometria mede diretamente o pH e os gases pO_2 e pressão parcial de gás carbônico (pCO_2); o gás carbônico (CO_2) total e o bicarbonato (HCO_3^-) são deduzidos por meio de fórmulas (p. ex., CO_2 total = [0,03 × pCO_2] + bicarbonato). Segue um roteiro elaborado para a adequada interpretação da gasometria, utilizando os seguintes componentes da gasometria: pH, HCO_3^- e pCO_2

ANÁLISE DO PH ▶ Se o pH estiver abaixo do normal, a situação será definida como uma acidemia. Se estiver acima do normal, será considerada uma alcalemia. Esses termos significam uma alteração na concentração de íons de hidrogênio (H^+) no sangue, respectivamente alta ou baixa, e não dizem respeito ao(s) processo(s) que a causa(m). Um pH normal, por sua vez, não exclui um distúrbio acidobásico. Os termos "acidose" e "alcalose" referem-se aos distúrbios acidobásicos que levam, respectivamente, à acidemia e à alcalemia e que serão definidos a seguir.

DISTÚRBIO PRIMÁRIO E TAMPONAMENTO ▶ O tamponamento é um mecanismo químico instantâneo de atenuação da variação de H^+ em uma solução que recebe ou perde prótons. Essa é uma ação muito importante, visto que a função celular é possível somente em uma pequena faixa de pH intracelular (6,6-7,2); o pH extracelular situa-se em uma faixa um pouco mais ampla.

O sistema-tampão constitui-se de um par formado por um ácido fraco (que libera poucos prótons, apenas quando a H^+ é baixo) e sua base conjugada:

$$HA = H^+ + A^-,$$

em que A^- é o ânion do ácido, funcionando como base.

Quando há excesso de prótons, a reação desvia-se para a esquerda e, quando há poucos prótons, a a reação desvia-se para a direita, de modo que a concentração de H^+ varie o menos possível.

TABELA 73.1 ▶ VALORES NORMAIS DOS ELEMENTOS DA EQUAÇÃO DE HENDERSON-HASSELBACH

	PH	H^+ (NEQ/L)	PCO_2 (MMHG)	HCO_3^- (MEQ/L)
Arterial	7,35-7,45	35-45	35-45	21-28
Venoso	7,32-7,38	42-48	42-50	21-31

pCO_2, pressão parcial de gás carbônico; H^+, cátion de hidrogênio; HCO_3^-, bicarbonato.

No corpo humano, existem vários sistemas-tampão:

- **Ácido carbônico-bicarbonato** – Mantém o pH dos líquidos intra e extracelular;
- **Fosfato monoácido-fosfato diácido** – Tampona o fluido tubular renal;
- **Proteínas ácidas-proteínas básicas** – Tampona o líquido intracelular, mas pode afetar as funções bioquímicas;
- **Hemoglobina reduzida-oxiemoglobina** – Ttampona as hemácias, importante na hematose;
- **Osso**: importante tampão nas acidemias crônicas, levando à descalcificação.

No espaço extracelular, o sistema mais importante é o ácido carbônico-bicarbonato. Um componente importante desse sistema é a enzima anidrase carbônica, que rapidamente dissocia o ácido carbônico em água (H_2O) e CO_2. Nesse sistema, o CO_2 funciona como um ácido, e o HCO_3^-, como a base conjugada. Assim, a reação é:

$$H^+ + HCO_3^- \leftrightarrow H_2CO_3 \leftrightarrow CO_2 + H_2O$$

A relação fixa entre os elementos da reação de tamponamento deu origem à equação de Henderson, de grande utilidade clínica:

$$H^+ = 24 \times (pCO_2 / HCO_3^-)$$

Pode-se usar também a equação de Henderson-Hasselbalch, que usa o logaritmo dos componentes da fórmula, invertendo a fração. Assim, o pH é o logaritmo inverso de H^+. A partir dessas equações, tem-se o segundo passo da interpretação da gasometria, o diagnóstico do **distúrbio acidobásico primário**. Distúrbio primário é aquele que desvia a concentração de íons hidrogênio (e, portanto, o pH). Se o pH estiver normal, por convenção não existe distúrbio primário, mas pode haver distúrbio misto.

Por essas equações, pode-se deduzir que só há três explicações para os distúrbios primários: o desvio pode se dever a alterações da pCO_2 (distúrbios respiratórios), do HCO_3^- (distúrbios metabólicos) ou de ambos (acidose ou alcalose mista). Essas alterações estão resumidas na Tabela 73.2 e no Quadro 73.1.

COMPENSAÇÃO ▶ Mesmo com toda a eficiência dos sistemas-tampão, a variação provocada no pH por acréscimo ou redução de acidez pode ser excessiva. Desse modo, existe uma segunda barreira amortecedora que tenta diminuir o impacto do excesso de ácidos (ou bases) nos líquidos corporais. Essa barreira não é puramente química, como o tamponamento, mas fisiológica, isto é, depende de um mecanismo de retroalimentação que modifica funções dos principais órgãos responsáveis por homeostasia acidobásica, pulmões e rins. Assim, se há ganho ou perda de ácidos pelo líquido extracelular (LEC) (acidose ou alcalose metabólicas), os pulmões modificam sua atividade, aumentando ou diminuindo a ventilação alveolar (pCO_2), a fim de eliminar maior ou menor quantidade de acidez volátil. Se, ao contrário, a função pulmonar está comprometida, gerando acúmulo ou déficit de CO_2 (acidose ou alcalose respiratória), os rins alteram suas funções, gerando

TABELA 73.2 ▶ DEFINIÇÃO DOS DISTÚRBIOS ACIDOBÁSICOS PELA EQUAÇÃO DE HENDERSON				
DISTÚRBIO	H^+	PH	PCO_2	HCO_3^-
Acidose metabólica	↑	↓	↓	↓
Alcalose metabólica	↓	↑	↑	↑
Acidose respiratória	↑	↓	↑	↑
Alcalose respiratória	↓	↑	↓	↓
Acidose mista	↑	↓	↑	↓
Alcalose mista	↓	↑	↓	↑

*Alteração compensatória.
pCO_2, pressão parcial de gás carbônico; H^+, cátion de hidrogênio; HCO_3^-, bicarbonato; ↑, aumento; ↓, diminuição.

QUADRO 73.1 ▶ DICAS PARA UTILIZAÇÃO DAS INFORMAÇÕES DE HCO_3^- E CO_2

- HCO_3^- funciona como base. Sua alteração primária define os distúrbios metabólicos.
  - HCO_3^-: ↓ H^+ e ↑ pH (alcalose)
  - HCO_3^-: ↑ H^+ e ↓ pH (acidose)
- CO_2 funciona como ácido. Sua alteração primária define os distúrbios respiratórios.
  - CO_2: ↑ H^+ e ↓ pH (acidose)
  - ↓ CO_2: ↓ H^+ e ↑ pH (alcalose)

H^+, cátion de hidrogênio; CO_2, gás carbônico; HCO_3^-, bicarbonato; ↑, aumento; ↓, diminuição.

mais bicarbonato ou diminuindo sua reabsorção; essa é uma resposta compensatória mais lenta, embora eficaz. Esse fenômeno fisiológico, chamado compensação, demora um certo tempo para instalar-se (1-3 horas para os pulmões e de 2-4 dias para os rins).

Se considerarmos a relação inversa entre a formação de HCO_3^- e CO_2 e a tentativa de manutenção constante desta, é de se esperar que esses elementos *sempre se alterem no mesmo sentido* (ver Tab. 73.2), exceto em distúrbios mistos. Assim:

- Na **acidose metabólica pura**, a redução do HCO_3^- é acompanhada de redução da pCO_2;
- Na **alcalose metabólica pura**, o aumento do HCO_3^- é acompanhado de elevação da pCO_2;
- Na **acidose respiratória pura**, o aumento da pCO_2 é acompanhada de aumento do HCO_3^-;
- Na **alcalose respiratória pura**, a redução da pCO_2 é acompanhada de redução do HCO_3^-.

Outra consideração sobre a resposta compensatória fisiológica é que ela quase nunca corrige o pH para os seus níveis normais. O corolário disso é que um pH normal na presença de alteração dos outros elementos sugere quase sempre um distúrbio misto. Como a normalização do pH não pode ser usada como critério de compensação apropriada, a magnitude da resposta compensatória pode ser calculada pelas fórmulas expostas na Tabela 73.3.

DISTÚRBIOS MISTOS ▶ Como visto, os distúrbios primários e suas compensações sempre alteram a HCO_3^- e a pCO_2 no mesmo sentido. A ocorrência de **desvios em sentido oposto** representa sempre um distúrbio misto. A ocorrência de pH normal concomitante a alterações amplas de pCO_2 e HCO_3^- também é um forte indício de distúrbio acidobásico misto (acidose + alcalose) (Tab. 73.4). O entendimento de outros **distúrbios acidobásicos mistos** é mais complicado. A utilização de nomogramas pode auxiliar no seu diagnóstico. Como regra geral, se os valores de pCO_2 ou HCO_3^- medidos estiverem significativamente diferentes daqueles esperados pela compensação normal (ver Tab. 73.3), o diagnóstico será um segundo distúrbio. Essa decisão é clínica, ou seja, uma variação numérica limítrofe em relação à compensação esperada faz sentido se houver contexto clínico que justifique o distúrbio.

Exemplo: $pH = 7,25$; $HCO_3^- = 15$ mEq/L; $pCO2 = 35$ mmHg.

Nesse caso, há uma acidemia, e a equação de Henderson mostra como distúrbio primário uma acidose metabólica (bicarbonato baixo).

TABELA 73.3 ▶ **COMPENSAÇÃO NORMAL ESPERADA NOS DESEQUILÍBRIOS ACIDOBÁSICOS PRIMÁRIOS**

DESEQUILÍBRIO PRIMÁRIO	COMPENSAÇÃO ESPERADA
Acidose metabólica	Variação de $pCO_2 = 1,2$ x variação de HCO_3^-
	$pCO_2 = (1,5 \times HCO_3^-) + 8 \pm 2$
Alcalose metabólica	Variação de $pCO2 = 0,7$ x variação de HCO_3^-
Acidose respiratória aguda	Aumento de 1 mEq/L de HCO_3^- para cada aumento de 10 mmHg na pCO_2
	Variação de $H^+ = 0,75 \times$ variação da pCO_2
Acidose respiratória crônica	Aumento de 3,5 mEq/L de HCO_3^- para cada aumento de 10 mmHg na pCO_2
Alcalose respiratória aguda	Diminuição de 2 mEq/L de HCO_3^- para cada diminuição de 10 mmHg na pCO_2
	Variação de $H^+ = 0,75$ x variação da pCO_2
Alcalose respiratória crônica	Variação de $HCO_3^- = 0,5 \times$ variação pCO_2

pCO_2, pressão parcial de gás carbônico; H^+, cátion de hidrogênio; HCO_3^-, bicarbonato.

TABELA 73.4 ▶ DISTÚRBIOS ACIDOBÁSICOS MISTOS			
DISTÚRBIO	PH	PCO$_2$ (MMHG)	HCO$_3^-$ (MEQ/L)
Acidose metabólica + alcalose respiratória	Normal	↓	↓
Acidose respiratória + alcalose metabólica	Normal	↑	↑
Acidose respiratória + metabólica	Acidemia	↑	↓
Alcalose respiratória + metabólica	Alcalemia	↓	↑

pCO$_2$, pressão parcial de gás carbônico; HCO$_3^-$, bicarbonato; ↑, aumento; ↓, diminuição.

A compensação respiratória esperada pela equação de Winters é pCO$_2$ = (1,5 × HCO$_3^-$) + 8 ± 2, ou seja pCO$_2$ = (1,5 × 15) + 8 ± 2, ou pCO$_2$ entre 28,5 e 32,5 mmHg. A pCO$_2$ acima dessa faixa indica uma acidose respiratória concomitante, ou seja, algum fator (a ser clinicamente avaliado) está impedindo a hiperventilação correta para a compensação normal. O diagnóstico é uma acidose mista: metabólica mais respiratória.

INTEGRAÇÃO CLÍNICA ▶ A última e fundamental etapa para a abordagem dos distúrbios acidobásicos consiste na integração da análise feita até aqui com os dados clínicos, buscando um diagnóstico diferencial da causa dos processos fisiopatológicos. Em alguns casos, pode ser necessária a utilização de outros exames para esclarecimento mais preciso. O conhecimento da causa e do mecanismo de cada distúrbio é importante para o correto manejo terapêutico da situação.

ACIDOSE METABÓLICA

▶ A apresentação mais comum da acidose metabólica corresponde a um estado de diminuição primária de HCO$_3^-$ (< 22 mEq/L) no sangue, o que se traduz por um pH abaixo de 7,35. Outra apresentação ocorre quando o bicarbonato sérico está menor do que seria esperado diante de um distúrbio respiratório, conforme descrito. Os distúrbios metabólicos agudos representam estados menos graves do que os distúrbios respiratórios agudos e são muito frequentes. As causas de acidose metabólica estão listadas no Quadro 73.2. A avaliação diagnóstica da acidose metabólica está representada na Figura 73.1.

Esse distúrbio acidobásico pode resultar de três mecanismos diferentes:

- Ganho de ácidos por aumento da produção endógena, administração exógena ou diminuição da excreção renal;
- Perda renal ou digestiva de HCO$_3^-$;
- Ganho de cloro.

DETERMINAÇÃO DOS ELETRÓLITOS ▶ Os eletrólitos (sódio, potássio, cloro e bicarbonato) são importantes para a avaliação acidobásica por vários motivos, mas principalmente pela possibilidade de determinação do *anion gap* (AG), ou hiato aniônico. No processo de acidose, a formação do próton gera uma

QUADRO 73.2 ► CAUSAS DE ACIDOSE METABÓLICA

ACIDOSE METABÓLICA COM DIFERENÇA DE ÂNIONS ELEVADA (NORMOCLORÊMICA)

- Superprodução de ácidos orgânicos
  - Acidose lática: glicólise anaeróbia (sepse, isquemia mesentérica, choque, insuficiência hepática, hipoxemia grave)
  - Cetoacidose diabética
  - Cetoacidose alcoólica
  - Jejum prolongado
- Intoxicações exógenas
  - Metanol
  - Paraldeído
  - Etilenoglicol
  - Salicilatos
- Insuficiência renal
  - Aguda (Cr > 4 mg/dL)
  - Uremia

ACIDOSE METABÓLICA COM DIFERENÇA DE ÂNIONS NORMAL (HIPERCLORÊMICA)

- Perda de HCO_3^-
  - Diarreia
  - Fístulas ou drenagem intestinal
  - Derivações intestinais do fluxo urinário (ureterossigmoidostomia)
  - Inibidores da anidrase carbônica (acetazolamida)
- Disfunção tubular
  - Acidose tubular renal
  - Doenças tubulointersticiais
  - Hidronefrose
  - Hipoaldosteronismo hiperreninêmico
- Administração de cloro
  - Cloreto de amônio
  - Nutrição parenteral com aminoácidos catiônicos (arginina, histidina, lisina)
  - Administração maciça de soluções parenterais ricas em cloro (p. ex., solução fisiológica)

Cr, creatinina; HCO_3^-, bicarbonato.

carga negativa. O AG é uma maneira de detectar tais cargas negativas (ver Fig. 73.1.) Outra maneira mais detalhada e mais trabalhosa de avaliar essa geração de cargas negativas é a abordagem físico-química de Stewart, que inclui ainda a determinação de lactato, cálcio, fósforo, albumina e magnésio. Devido à sua complexidade, não tem sido usada.

ANION GAP ► A interpretação correta dos distúrbios acidobásicos requer a avaliação da diferença de ânions, o *anion gap* ou hiato aniônico. O LEC está obrigatoriamente em equilíbrio iônico, isto é, a soma de todos os cátions é igual à soma de todos os ânions. Os elementos mais importantes, quantita-

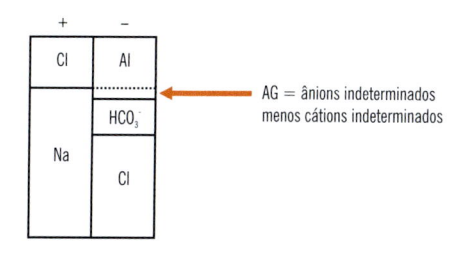

FIGURA 73.1 ▶ AVALIAÇÃO DO *ANION GAP*.

Cl, cloro; Al, ânions indeterminados, HCO_3^-, bicarbonato; Na, sódio; AG, *anion gap*.

tivamente, são o sódio (Na^+) entre os cátions e o cloro (Cl^-) e o HCO_3^- entre os ânions. Convencionou-se chamar, inapropriadamente, os outros cátions (potássio, gamaglobulinas, cálcio, magnésio, etc.) de cátions indeterminados (CIs), ou não mensurados. Do mesmo modo, os outros ânions (albumina, α e β-globulinas, fosfato, sulfato, lactato, etc.) são chamados de ânions indeterminados (AIs). A diferença entre os AIs e os CIs é o AG. O valor normal do AG é 10 ± 4 mEq/L:

$$Na^+ = Cl^- + HCO_3^- + AG$$

$$AG = Na^+ - (Cl^- + HCO_3^-) \text{ ou } Al - Cl^-$$

A causa mais comum de elevação do AG é a acidose metabólica com acúmulo de ânions, ou seja, por ganho ou retenção de ácidos. O H^+ acumulado consome o HCO_3^- do plasma, e o ânion que o acompanha se acumula na circulação; o Cl^- costuma estar normal (acidose normoclorêmica). A perda tubular renal ou digestiva de HCO_3^- também provoca acidose metabólica, mas esta ocorre com ganho de Cl^- para manter o equilíbrio eletroquímico do plasma e não altera o AG (acidose hiperclorêmica), já que não houve retenção de nenhum outro ânion.

O AG divide as acidoses metabólicas em dois grandes grupos (por ganho de ácidos ou por perda de HCO_3^- e/ou ganho de cloro). Além disso, sua elevação pode significar acidose metabólica independente do nível de bicarbonato e do pH, o que permite a detecção de processos complexos de distúrbios acidobásicos mistos. Isso é feito pela interpretação do indicador delta-delta (Δ-Δ), que é a comparação do aumento do AG com a diminuição do bicarbonato:

- **Δ AG = Δ HCO_3^-** – Representa uma acidose metabólica com acúmulo de ânions;
- **Δ AG < Δ HCO_3^-** – Representa acidose metabólica com dois componentes (acúmulo de ânions + hiperclorêmica). Exemplo: insuficiência renal (acidose urêmica) associada a defeito tubular. Pode representar ainda uma acidose metabólica em que parte dos ânions acumulados foi eliminada pela urina, como ocorre às vezes na cetoacidose diabética (CAD).
- **Δ AG > Δ HCO_3^-** – Representa um distúrbio misto com acidose metabólica mais alcalose metabólica. Há dois processos: uma formação de ácidos

com acúmulo de ânions e outro de acúmulo de bicarbonato que impediu uma queda maior de HCO_3^-. *Exemplo: choque séptico com drenagem nasogástrica abundante.*

Outros usos do AG são como indicador prognóstico (AGs elevados têm maior mortalidade) e orientação para a reposição terapêutica de álcali (adequada nas acidoses com AG normal e geralmente não indicada nas acidoses com AG aumentado).

A compensação respiratória normal da acidose metabólica inicia rapidamente e ocorre de forma plena em 12 a 24 horas, e pode diminuir a pCO_2 até aproximadamente 10 mmHg. Na acidose metabólica crônica, pode ocorrer retardo de crescimento na criança. O tamponamento ósseo do excesso de H^+ pode levar à desmineralização óssea e ao raquitismo.

As acidoses metabólicas inorgânicas frequentemente se apresentam com hipercalemia (em média 0,5-0,6 mEq/L de aumento em cátion de potássio [K^+] para cada 0,1 unidade de queda no pH), e as acidoses orgânicas têm pouco efeito direto na sua concentração, ocorrendo hipercalemia principalmente se houver desidratação, deficiência de insulina ou insuficiência renal concomitantes. A presença de hipocalemia na vigência de acidose metabólica reflete um déficit importante de K^+, cuja reposição deve ser iniciada antes da correção da acidose.

Quanto ao tratamento, sempre que possível, deve-se eliminar a causa básica. O emprego de base exógena deve ser individualizado. A base mais utilizada é o bicarbonato de sódio ($NaHCO_3$); uma alternativa é o citrato de potássio (contraindicado na insuficiência renal devido à sobrecarga de K^+, que deve ser evitada nesses pacientes, e devido ao fato de o citrato aumentar a absorção de alumínio, que é potencialmente tóxico na IR).

O $NaHCO_3$ está indicado quando houver queda de pH abaixo de 7,1, geralmente com HCO_3^- inferior a 10 mEq/L, especialmente nos casos crônicos e quando a acidose é causada por perda de HCO_3^- com AG normal ou hiperclorêmica. Na acidose metabólica com AG elevado, o $NaHCO_3$ não está indicado, exceto nos casos de uremia crônica, quando HCO_3^- estiver abaixo de 17 a 20 mEq/L, para evitar a desmineralização óssea, e nas intoxicações exógenas graves. Há também evidências de que a reposição de base na acidose urêmica crônica retarda a progressão da doença renal.

A Figura 73.2 apresenta um algoritmo para avaliação da acidemia.

ALCALOSE METABÓLICA

A alcalose metabólica corresponde a um estado de perda de H^+ no sangue (alcalemia), o que se traduz por um pH superior a 7,45, devido ao aumento do HCO_3^- (> 28 mmHg) consequente ao aumento da sua reabsorção no nível do túbulo proximal ou coletor. Essa é uma alteração mais frequente em pacientes hospitalizados e que apresenta alta mortalidade –

```
                          Acidemia
                          pH < 7,35
                              │
                ┌─────────────┴─────────────┐
                ▼                           ▼
       Acidose metabólica          Acidose Respiratória
       HCO₃⁻ < 22 mEq/L            PaCO₂ > 45 mmHg
```

Acidose metabólica (HCO₃⁻ < 22 mEq/L):

Compensação respiratória esperada:
pCO₂ = (1,5 × HCO₃⁻) + 8 (± 2 mmHg)
Valor medido:
pCO₂ < do que esperado = alcalose respiratória adicional
pCO₂ > do que esperado = acidose respiratória adicional

Calcular *anion gap*: NaCl + HCO₃⁻
Valor normal: 10 ± 4 mEq/L - corrigir para albumina: para cada 1 g/dL de redução da albumina, o valor normal se reduz em 2,5 mEq/L

AG Normal: Calcular o AG urinário (Na + K) − Cl
Se pH urinário > 6,5 ou Na urinário < 20 mEq/L: avaliar a diferença de osmolalidade urinária (medida−calculada)

- **AG urinário negativo** (diarreia, infusão de sódio, ATR proximal - hipofosfatemia, hiperuricemia, glicosúria renal)
- **AG urinário positivo** ATR tipo 1: redução do K⁺ sérico, pH urinário > 5,5 ATR tipo 4: aumento do K⁺ sérico, pH urinário > 5,5 no hipoaldosteronismo

AG elevado (ver Quadro 73.2)

Avaliar o indicador delta-delta: ΔAG−ΔHCO₃⁻
Obs.: na acidose lática, calcular (0,6 × ΔAG) − (ΔHCO₃⁻)
a) −5 a 5 mEq/L: apenas acidose metabólica com AG elevado
b) > 5 mEq/L: acidose metabólica com AG elevado mais alcalose metabólica
c) < −5 mEq/L: acidose metabólica mista (AG elevado mais AG normal)

Acidose Respiratória (PaCO₂ > 45 mmHg):

a) Para acidose respiratória "aguda"
Compensação metabólica esperada: aumento de 1 mEq/L no HCO₃⁻ para cada aumento de 10 mmHg pCO₂ (se o aumento for menor do que o esperado: acidose metabólica adicional)

b) Para acidose respiratória "crônica"
Compensação metabólica esperada: aumento de 4 mEq/L no HCO₃⁻ para cada aumento de 10 mmHg pCO₂ (se o aumento for maior do que 5 mEq/L do esperado: alcalose metabólica adicional)

Diferença A−a (gradiente A−a) em mmHg no nível do mar (ar ambiente):
150 − pO₂ − 1,25 × pCO₂

- **Diferença A−a ≤ 10 mmHg** (≤ 20 mmHg em idosos) Hiperventilação sem doença pulmonar intrínseca (p. ex., febre, gravidez)
- **Diferença A−a > 10 mmHg** (> 20 mmHg em idosos) Hiperventilação sem doença pulmonar intrínseca, discrepância ventilação-perfusão ou ambos (p. ex., pneumonia, EP)

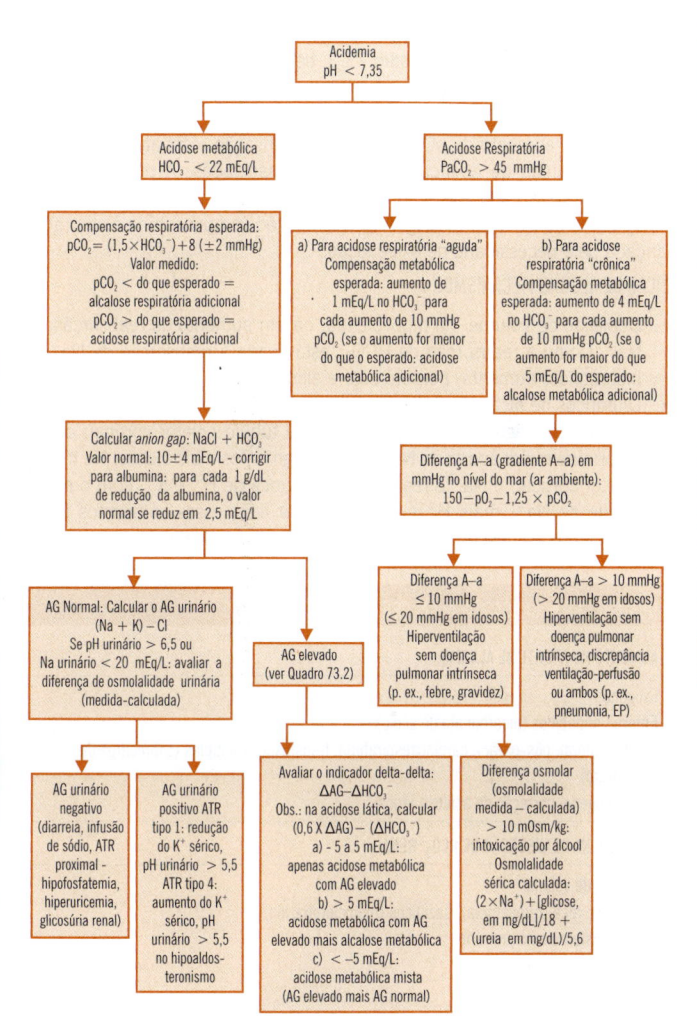

Diferença osmolar (osmolalidade medida − calculada) > 10 mOsm/kg: intoxicação por álcool
Osmolalidade sérica calculada: (2 × Na⁺) + [glicose, em mg/dL]/18 + (ureia em mg/dL)/5,6

FIGURA 73.2 ▶ ALGORITMO PARA AVALIAÇÃO DA ACIDEMIA.
EP, embolia pulmonar; ATR, acidose tubular renal; AG, anion gap; pO₂, pressão parcial de oxigênio; pCO₂, pressão parcial de gás carbônico; HCO₃⁻, bicarbonato; A-a, diferença alveolo-arterial.

por exemplo, 45% nos indivíduos com pH acima de 7,55. As causas de alcalose metabólica estão listadas no Quadro 73.3, bem com os seus mecanismos; em sua maioria (90-95%), deve-se a vômitos ou ao uso de diuréticos. A avaliação diagnóstica da alcalose metabólica está representada na Figura 73.3.

Em geral, há aumento de pCO_2, mas a compensação respiratória é errática pela coexistência de doenças respiratórias associadas. A pCO_2 aumenta 0,7 mmHg para cada elevação de 1 mEq/L de HCO_3^-. É incomum haver pCO_2 acima de 55 a 60 mmHg. A hipoventilação compensatória é contrabalançada pela necessidade de oxigenação.

DICAS DE ALGUNS MECANISMOS ▶

- Depleção de volume: na hipovolemia, há um aumento da reabsorção de Na^+. Como a reabsorção de HCO_3^- está ligada à reabsorção de Na^+, o bicarbonato aumenta, perpetuando a alcalose.
- Diuréticos de alça e tiazídicos: esses medicamentos inibem a reabsorção de Na^+ em segmentos anteriores aos do túbulo coletor cortical, o que determina maior aporte de Na^+ para os segmentos mais distais. No túbulo coletor cortical, o Na^+ é reabsorvido em troca de H^+ e K^+; com o maior aporte de Na^+, mais H^+ é excretado. Por isso, esses compostos estão associados ao desenvolvimento de hipocalemia e alcalose metabólica.

QUADRO 73.3 ▶ CAUSAS DE ALCALOSE METABÓLICA

AUMENTO NO APORTE DE ÁLCALIS

Exógena
Enteral: antiácidos (bicarbonato de sódio)
- Parenteral: pós-parada cardiorrespiratória, transfusões múltiplas (sobrecarga de citrato)
- Endógena: correção de acidose lática

AUMENTO NA REABSORÇÃO DE HCO_3^- RENAL

Depleção de volume
Diuréticos: alça (furosemida), tiazídicos (hidroclorotiazida)
Hiperaldosteronismo primário
Hipertensão renovascular
Estenose de artéria renal
Síndrome de Cushing
Pós-hipercapnia crônica (DPOC em ventilação mecânica)

PERDAS DE CL^-

Vômitos (suco gástrico rico em H^+)
Drenagem aumentada por sonda nasogástrica
Adenoma viloso (produção de líquido pobre em HCO_3^- e rico em K^+)
Hipocalemia

DPOC, doença pulmonar obstrutiva crônica; H^+, cátion de hidrogênio; HCO_3^-, bicarbonato; Cl^-, ânion de cloro.

Alcalemia pH >7,45

Alcalose metabólica
HCO_3^- > 26 mEq/L

Compensação respiratória esperada:
$pCO_2 = 0,7 \times [HCO_3^-] - 24 + 40 \pm 2$ mmHg
Se a medida da pCO_2 for menor do que esperada: alcalose respiratória adicional
Se a medida da pCO_2 for maior do que esperada: acidose respiratória adicional

Álcalis exógeno, insuficiência renal e hipercalcemia grave?

- **Sim** → Síndrome leite-álcalis
- **Não** ↓

Cl urinário < 25 mEq/L
Alcalose responsiva a Cl
Não é necessário medir Cl urinário na presença de perda gástrica ou uso de diurético (p. ex., vômitos)

Cl urinário > 40 mEq/L
Alcalose resistente a Cl
(obs.: uso continuado de diurético ou deficiência de Mg pode elevar Cl urinário e ainda responder a Cl)

- **K urinário < 20 mEq/dia** (p. ex.: abuso de laxativo)
- **K urinário > 30 mEq/dia**
  - **PA alta**: excesso de atividade mineralocorticoide, frequentemente com hipocalemia
  - **PA normal ou baixa**:
    - S. Gitelman (cálcio urinário baixo)
    - S. Bartter (cálcio urinário alto)
    - Uso continuado de diurético

Alcalose respiratória
$PaCO_2 < 35$ mmHg

Compensação metabólica esperada:
Alcalose respiratória aguda:
Redução de HCO_3^- em 2 mEq/L para cada diminuição de 10 mmHg de pCO_2
Alcalose respiratória crônica:
redução de HCO_3^- em 4-5 mEq/L para cada diminuição de 10 mmHg pCO_2.
Se a redução for maior, há acidose metabólica adicional
Se a redução for menor, há alcalose metabólica adicional

Diferença A-a (gradiente A-a) em mmHg
No nível do mar (ar ambiente):
$(150 - pO_2) - (1,25 \times pCO_2)$

- **Diferença A-a ≤ 10 mmHg** (≤20 mmHg em idosos)
Hiperventilação sem doença pulmonar intrínseca (p. ex., febre, gravidez)

- **Diferença A-a > 10 mmHg** (>20 mmHg em idosos)
Hiperventilação com doença pulmonar intrínseca, discrepância ventilação-perfusão ou ambos (p. ex., pneumonia, EP)

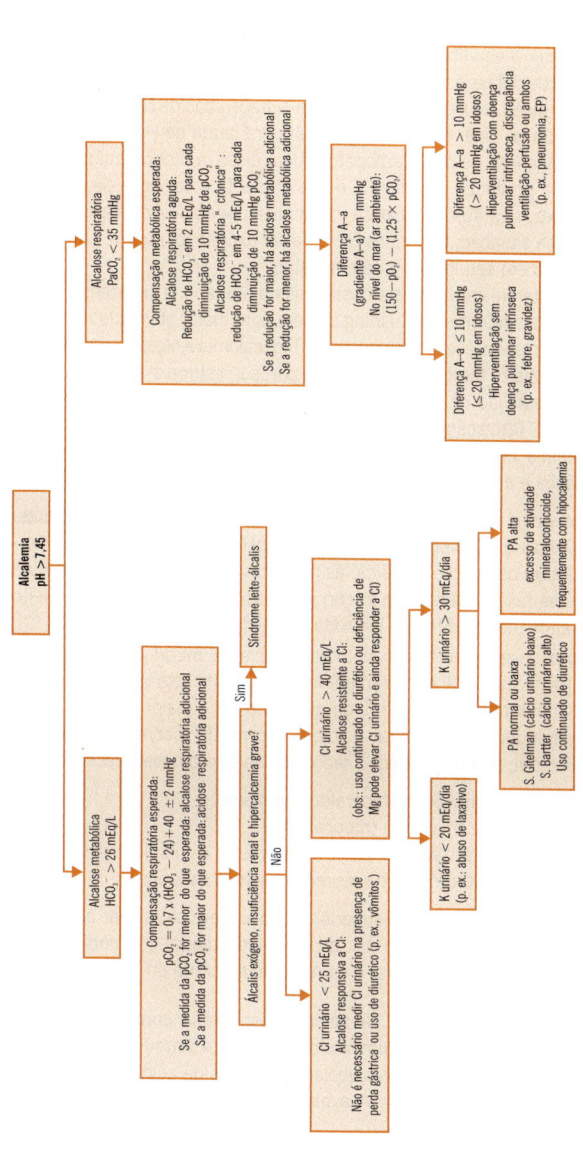

FIGURA 73.3 ▶ ALGORITMO PARA AVALIAÇÃO DA ALCALEMIA.

PA, pressão arterial; EP, embolia pulmonar; pO_2, pressão parcial de oxigênio; pCO_2, pressão parcial de gás carbônico; HCO_3^-, bicarbonato; Cl, cloro; Mg, magnésio; K, potássio; S, síndrome; A-a, diferença alveolo-arterial.

- Depleção de cloreto: na hipocloremia, há menos Cl^- para ser reabsorvido junto com o Na^+. Com isso, o HCO_3^- é reabsorvido na falta desse ânion para manter o equilíbrio eletroquímico.
- Depleção de potássio (K): na hipocalemia, há menos K^+ para ser excretado no néfron distal, processo acoplado com a reabsorção de Na^+. Assim o H^+ é excretado no lugar do K^+, o que resulta em perda de H^+ e retenção de HCO_3^- (regeneração do bicarbonato). Além disso, a hipocalemia também estimula a produção de amônia, o que aumenta a secreção de íons H^+. Por sua vez, quadros de alcalose metabólica podem levar à hipocalemia, pois, nessa situação, há menos H^+ para ser excretado, uma vez que o K^+ é excretado em seu lugar no néfron distal.
- Hiperaldosteronismo: o hiperaldosteronismo primário, a hipertensão renovascular e a síndrome de Cushing cursam com maior atividade mineralocorticoide, responsável por hipertensão, hipocalemia e alcalose metabólica. A aldosterona (e também o excesso de cortisol) estimula a reabsorção de Na^+ e a secreção de H^+ e K^+ no túbulo coletor. O hiperaldosteronismo secundário (ativação do sistema renina-angiotensina-aldosterona por hipovolemia ou hipoperfusão renal) também contribui para a alcalose metabólica e a hipocalemia.

Casos graves cursam com alteração do sensório, convulsões, tetania, parestesias, arritmias e hipoventilação alveolar. O pH plasmático influencia amplamente a taxa de ligação de *cálcio* às proteínas plasmáticas. O pH alcalino aumenta essa taxa, reduzindo a fração ionizada; o pH ácido tem um efeito contrário, aumentando a fração ionizada de cálcio.

Nas alcaloses leves, com bicarbonato entre 31 e 32 mEq/L, sem complicações, não há necessidade de tratamento. O tratamento está indicado quando o HCO_3^- é maior do que 33 mEq/L ou quando o pH é maior do que 7,5. As medidas gerais incluem restaurar a volemia (com SF) e corrigir a hipocalemia. Aqueles que não respondem à reposição volêmica devem receber:

- Espironolactona, amilorida (hiperaldosteronismo);
- Reposição de K^+ e magnésio (hipocalemia);
- Bloqueio da secreção gástrica, como antagonistas H_2, inibidores da bomba de prótons (IBPs) (aumento na secreção gástrica de ácido).

Indica-se ácido quando o pH é superior a 7,65. Deve-se utilizar ácido clorídrico (150 mEq/L diluídos em 1 L de água bidestilada) e infundir em 24 horas, por meio de acesso central e com controle horário do pH.

ACIDOSE RESPIRATÓRIA

A acidose respiratória corresponde a um estado de acidemia devido ao aumento da pCO_2 (> 45 mmHg). O mecanismo envolvido é a hipoventilação alveolar. As causas de acidose respiratória estão listadas no Quadro 73.4. A avaliação diagnóstica está ilustrada na Figura 73.2.

Na acidose respiratória aguda, o HCO_3^- aumenta em 1 mEq/L para cada elevação de 10 mmHg na pCO_2, por razões bioquímicas. A compensação renal inicia-se em 6 a 12 horas e torna-se efetiva em 2 a 3 dias (acidose respira-

QUADRO 73.4 ► CAUSAS DE ACIDOSE RESPIRATÓRIA

AGUDA	CRÔNICA
• Embolia pulmonar • Edema pulmonar grave • Pneumonia extensa • Síndrome da angústia respiratória aguda • Broncospasmo grave • Aspiração maciça • Pneumo/hemotórax grave • Miastenia/Guillain-Barré • Anestesia • Medicamentos sedativos do SNC • Trauma • Obstrução de vias aéreas • Embolia pulmonar • Edema pulmonar grave • Pneumonia extensa • Síndrome da angústia respiratória aguda • Broncospasmo grave • Aspiração maciça • Pneumo/hemotórax grave • Miastenia/Guillain-Barré • Anestesia • Medicamentos sedativos do SNC • Trauma • Obstrução de vias aéreas	• Fibrose intersticial avançada • Distrofia muscular • Poliomielite • Obesidade mórbida • Tumores do SNC • Mixedema • Poliomiosite • Esclerose múltipla • Esclerose lateral amiotrófica • Síndrome de Pickwick (obesidade mórbida e apneia do sono) • Fibrose intersticial avançada • Distrofia muscular • Poliomielite • Obesidade mórbida • Tumores do SNC • Mixedema • Poliomiosite • Esclerose múltipla • Esclerose lateral amiotrófica • Síndrome de Pickwick (obesidade mórbida e apneia do sono)

SNC, sistema nervoso central.

tória crônica), aumentando o bicarbonato em 3,5 mEq/L para cada elevação de 10 mmHg na pCO_2; o mecanismo é fundamentalmente o aumento da secreção ácida em nível renal, e essa compensação nunca é completa.

Os sintomas de acidose respiratória aguda são ansiedade, respiração superficial, confusão, psicose, alucinações, sonolência e até coma (narcose carbônica). Hipofosfatemia geralmente ocorre na hipercapnia aguda. Os sintomas de acidose crônica são distúrbios do sono, incluindo sonolência diurna, cefaleia, tremores, asterixe, alteração da memória.

Na doença pulmonar obstrutiva crônica (DPOC) avançada, o paciente torna-se um retentor crônico de CO_2. Os níveis desse ácido estão muito elevados, mas o pH está apenas levemente reduzido, pois há resposta compensatória renal com aumento do HCO_3^-. Fisiologicamente há aumento do espaço morto, que são áreas ventiladas, mas não perfundidas; e o centro respiratório responde menos às alterações de CO_2 e mais à hipoxemia. A sobreposição com outra doença respiratória pode facilmente descompensar o paciente, instalando-se um quadro de acidose respiratória aguda.

Deve-se tratar a causa básica, o que consiste em normalizar a ventilação alveolar e a retenção de CO_2. Na acidose respiratória aguda, a ventilação mecânica (VM) deve ser instituída se necessário; casos crônicos e compensados não precisam de tratamento. Deve-se ter cuidado para não corrigir a acidose respiratória crônica rapidamente, pois a hiperbicarbonatemia só normaliza após 12 a 36 horas, podendo precipitar alcalose metabólica, hipocalemia, arritmias cardíacas, baixo débito com hipofluxo cerebral e convulsões. É importante administrar quantidade suficiente de cloretos para auxiliar na correção dessa alcalose secundária.

Os níveis de CO_2 são importantes reguladores da perfusão cerebral. Quando elevados, há uma **vasodilatação dos vasos cerebrais**, que se manifesta por queda do sensório e alterações hemodinâmicas. O paciente pode necessitar de intubação e VM.

ALCALOSE RESPIRATÓRIA ▶

A alcalose respiratória corresponde a um estado de alcalemia, devido a uma diminuição da pCO_2 (< 35 mmHg). O mecanismo envolvido é a hiperventilação alveolar. As causas de alcalose respiratória estão listadas no Quadro 73.5. A avaliação diagnóstica está ilustrada na Figura 73.3.

Na alcalose respiratória aguda, há uma queda de 2 mEq/L no HCO_3^- para uma diminuição de 10 mmHg na pCO_2, devido à captura intracelular de HCO_3^- em troca de cloreto. Na alcalose respiratória crônica, há uma queda de 5 mEq/L no HCO_3^- para uma diminuição de 10 mmHg na pCO_2; o principal mecanismo envolvido nessa compensação é a redução da reabsorção renal de HCO_3^-, determinando, consequentemente, bicarbonatúria. É o único distúrbio acidobásico em que pode haver compensação completa com pH normal após duas semanas ou mais de alcalose respiratória. Pode haver hipocalemia (captura celular de potássio) e hipercloremia leve.

Os sintomas e sinais são em geral causados pela própria hiperventilação (dispneia, desconforto torácico subesternal, sensação de desmaio, tontura, aerofagia, etc.) ou pela redução de cálcio ionizado devido à alcalose (parestesias periorais, espasmo carpopedal, cãibras, convulsões).

O tratamento envolve o manejo da causa básica. Se houver tetania ou síncope sem hipoxemia, pode ser usada temporariamente a respiração em recipiente fechado, rico em CO_2. Na síndrome de hipoperfusão cerebral (a redução do CO_2 leva a uma vasoconstrição dos vasos cerebrais) com alteração do sensório, deve ser oferecida VM, com aumento do espaço morto. Novamente a correção da forma crônica deve ser lenta para evitar acidose metabólica hiperclorêmica.

QUADRO 73.5 ▶ CAUSAS DE ALCALOSE RESPIRATÓRIA

AGUDA	CRÔNICA
• Hipóxia • Ansiedade • Dor • Sepse por gram-negativos • Insuficiência hepática aguda • Acidente vascular encefálico • Pneumonia, asma, tromboembolia pulmonar • Doença pulmonar intersticial • Drogas (intoxicação por salicilatos) • Hiperventilação mecânica • Hipertensão endocraniana	• Hipóxia devida a elevadas altitudes • Insuficiência hepática crônica • Doença pulmonar crônica • Trauma do sistema nervoso central • Gestação

Observação: Sepse, intoxicação por ácido acetilsalicílico e insuficiência hepática grave são causas de alcalose respiratória e acidose metabólica concomitantes.

▶ DE VOLTA AO CASO CLÍNICO

O caso citado no início do capítulo refere-se a uma situação de CAD, que requer, para sua avaliação, glicemia, cetonemia e outras avaliações específicas. Entretanto, o paciente apresenta também hiperventilação e alteração de consciência, que sugerem desequilíbrio acidobásico. Nesse sentido, o laboratório pode ajudar por meio da determinação dos eletrólitos e da gasometria. Essa avaliação do equilíbrio acidobásico está indicada também em situações de coma, insuficiência respiratória, choque, intoxicações exógenas, distúrbios eletrolíticos e outros distúrbios metabólicos.

LEITURAS SUGERIDAS ▶

Adrogué HJ, Gennari FJ, Galla JH, Madias NE. Assessing acid-base disorders. Kidney Int. 2009;76(12):1239-47.

Berend K, de Vries APJ, Gans ROB. Physiological approach to assessment of acid-base disturbances. N Engl J Med. 2014;371(15):1434-45.

Garces EO, Thomé FS, Balbinotto A, Rech C, Barros E. Nefrologia. In: Stefani SD, Barros E. Clínica médica: consulta rápida. 3. ed. Porto Alegre: Artmed; 2008. p. 395-444.

Gennari FJ. Pathophysiology of metabolic alkalosis a new classification based on the centrality of stimulated collecting duct ion transport. Am J Kidney Dis. 2011;58(4):626-36.

Guyton AC, Hall JE. Regulação do equilíbrio ácido-base. In: Tratado de fisiologia médica. 11. ed. Rio de Janeiro: Elsevier; 2006. p. 383- 401.

Kurtz I, Kraut J, Ornekian V, Nguyen M. Acid-base analysis: a critique of the Stewart and bicarbonate-centered approaches. Am J Physiol Renal Physiol. 2008;294(5): F1009-31.

Seifter J. Integration of acid-base and electrolyte disorders. N Engl J Med. 2014;371(19):1821-31.
Soifer JT, Kim HT. Approach to metabolic alkalosis. Emerg Med Clin North Am. 2014;32(2):453-63.
Szerlip HM. Metabolic acidosis. In: Greenberg A, editor. Primer kidney disease. 5th ed. Philadelphia: Elsevier Saunders; 2009. p. 69-83.
Thomé FS, Prezzi S. Distúrbios ácido-básicos. In: Barros E, Manfro R, Thomé F, Gonçalves LF. Nefrologia: rotinas, diagnóstico e tratamento. 3. ed. Porto Alegre: Artmed; 2006.

SITES SUGERIDOS ▶

Canadian Society of Nephrology [Internet]. Montreal: CSN; 2015 [capturado em 8 set. 2015]. Disponível em: http://www.csnscn.ca/

McGill University. Nephrology [Internet]. Montreal: McGill University Health Centre; 2008 [capturado em 8 set. 2015]. Disponível em: http://nephrology.mcgill.ca/

Medscape. Nephrology [Internet]. Omaha: WebMD; c1994-2015 [capturado em 8 set. 2015]. Disponível em: http://www.medscape.com/nephrology

National Kidney Foundation [Internet]. New York: National Kidney Foundation, Inc.; c2015 [capturado em 8 set. 2015]. Disponível em: http://www.kidney.org/

Renal Pathology Society [Internet]. St. Louis: RPS; 2015 [capturado em 8 set. 2015]. Disponível em: http://www.renalpathsoc.org/

Sociedade Brasileira de Nefrologia [Internet]. São Paulo: SBN; c2015 [capturado em 8 set. 2015]. Disponível em: http://www.sbn.org.br/

CAPÍTULO 74

INFECÇÃO URINÁRIA

ELVINO BARROS
CRISTINA KAROHL
FRANCISCO VERÍSSIMO VERONESE

▶ CASO CLÍNICO

Paciente do sexo feminino, 35 anos, se apresenta à consulta médica com queixas de dor e ardência miccional há 2 dias, polaciúria e urgência urinária nas últimas 12 horas. Tem história de infecções urinárias prévias, 3 a 4 vezes ao ano. Nega secreção vaginal, dor lombar e febre. Tem vida sexual ativa e usa anticoncepcional regularmente.

> ► **COMO O LABORATÓRIO PODE AJUDAR NA AVALIAÇÃO DESTA PACIENTE?**
>
> Nas pacientes com infecção urinária, o quadro clínico é muitas vezes suficiente para iniciar um tratamento específico com antibacteriano. No entanto, o laboratório pode ser muito importante no suporte do diagnóstico e especialmente na definição do antibiótico a ser prescrito.

A infecção urinária pode ser definida como uma condição na qual o trato urinário é infectado por um microrganismo, causando ou não sintomas. Ocorre em todas as idades, do neonato ao idoso. No primeiro ano de vida, predomina no sexo masculino, devido ao maior número de malformações congênitas, especialmente válvula de uretra posterior. A partir desse período, durante toda a infância e principalmente na fase pré-escolar, as meninas são acometidas 10 a 20 vezes mais do que os meninos. Na vida adulta, o predomínio no sexo feminino se mantém, e a incidência de infecção do trato urinário (ITU) se eleva, com picos de maior acometimento relacionados à atividade sexual. É estimado que 50% das mulheres terão pelo menos um episódio de infecção urinária durante a sua vida, e um quarto delas apresentará recorrência.

A ITU pode ser classificada de acordo com:

- **Local da infecção:**
    - Baixo, como a cistite (bexiga);
    - Alto, como a pielonefrite (parênquima renal).
- **Sintomas:**
    - Sintomática;
    - Assintomática.
- **Presença de alterações estruturais ou funcionais do trato urinário** (Fig. 74.1):
    - Não complicada (trato urinário normal);
    - Complicada (algum tipo de alteração estrutural ou funcional do trato urinário, incluindo gravidez, instrumentação ou presença de sonda urinária).
- **Frequência:**
    - Episódio único;
    - Recorrente.

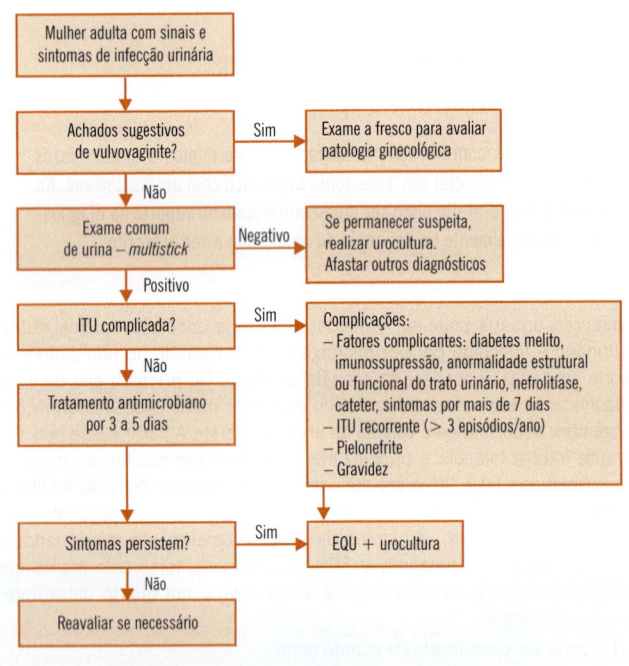

```
┌─────────────────────────┐
│ Mulher adulta com sinais│
│ e sintomas de infecção  │
│ urinária                │
└───────────┬─────────────┘
            ▼
┌─────────────────────────┐   Sim   ┌─────────────────────────┐
│ Achados sugestivos      │────────▶│ Exame a fresco para      │
│ de vulvovaginite?       │         │ avaliar patologia        │
└───────────┬─────────────┘         │ ginecológica             │
         Não│                       └─────────────────────────┘
            ▼
┌─────────────────────────┐ Negativo ┌─────────────────────────┐
│ Exame comum             │────────▶│ Se permanecer suspeita,  │
│ de urina – multistick   │         │ realizar urocultura.     │
└───────────┬─────────────┘         │ Afastar outros diagnósticos│
       Positivo                     └─────────────────────────┘
            ▼
┌─────────────────────────┐   Sim   ┌─────────────────────────┐
│ ITU complicada?         │────────▶│ Complicações:            │
└───────────┬─────────────┘         │ – Fatores complicantes:  │
         Não│                       │   diabetes melito,       │
            ▼                       │   imunossupressão,       │
┌─────────────────────────┐         │   anormalidade estrutural│
│ Tratamento antimicrobiano│        │   ou funcional do trato  │
│ por 3 a 5 dias          │         │   urinário, nefrolitíase,│
└───────────┬─────────────┘         │   cateter, sintomas por  │
            │                       │   mais de 7 dias         │
            │                       │ – ITU recorrente         │
            │                       │   (> 3 episódios/ano)    │
            │                       │ – Pielonefrite           │
            │                       │ – Gravidez               │
            ▼                       └─────────────────────────┘
┌─────────────────────────┐   Sim   ┌─────────────────────────┐
│ Sintomas persistem?     │────────▶│ EQU + urocultura         │
└───────────┬─────────────┘         └─────────────────────────┘
         Não│
            ▼
┌─────────────────────────┐
│ Reavaliar se necessário │
└─────────────────────────┘
```

FIGURA 74.1 ▶ **AVALIAÇÃO DE PACIENTE COM SUSPEITA DE INFECÇÃO URINÁRIA.**
ITU, infecção do trato urinário; DM, diabetes melito; EQU, exame qualitativo de urina.

A Escherichia coli está presente em cerca de 75 a 95% dos casos de ITU. O segundo patógeno mais comum é o Staphylococcus saprophyticus, encontrado em 5 a 20% das pacientes. Outros microrganismos menos comuns são Proteus mirabilis, Klebsiella, Enterobacter e Serratia, e os Gram-positivos Enterococcus, Staphylococcus aureus e Streptococcus.

AVALIAÇÃO ▶ As estratégias de investigação laboratorial têm mudado nos últimos anos, na tentativa de diminuir custos. Exemplo disso é o questionamento da necessidade de urocultura com teste de sensibilidade em todos os pacientes com suspeita de infecção urinária não complicada. No passado, essa prática fazia parte da investigação de todos os pacientes com suspeita de infecção urinária. Nas situações de não resposta ao tratamento, infecções urinárias complicadas, presença de diabetes melito (DM), imunossupressão, quadro clínico atípico ou suspeita de pielonefrite, a urocultura é necessária, além do exame comum de urina e hemograma (Tab. 74.1).

Uma avaliação laboratorial completa deve ser realizada para pacientes com pielonefrite ou infecções urinárias complicadas e para homens com infecção urinária. Para pacientes nessas condições, devem ser solicitados:

TABELA 74.1 ▶ EXAME DE URINA NO DIAGNÓSTICO DE INFECÇÃO URINÁRIA		
TESTE	SENSIBILIDADE (%)	ESPECIFICIDADE (%)
Piúria*	95	71
EL**	75-96	94-98
Nitrito**,***	60-80	80-85
Bactéria*	40-70	85-95

*Exame do sedimento urinário. **Fita reagente. ***Negativo para germes não redutores de nitrato (p. ex., *Enterococci, S. saprophyticus, Acinetobacter*).
EL, estearase leucocitária.

- Exame comum de urina;
- Urocultura com antibiograma;
- Provas de função renal;
- Exames de imagem (inicialmente ultrassonografia [US] de vias urinárias) conforme suspeita clínica.

EXAME COMUM DE URINA ▶ O uso da fita reagente (*dipstick*), em amostra de urina, é uma ferramenta diagnóstica de fácil avaliação na suspeita de infecção urinária. A detecção de nitrito positivo na fita reagente ocore por redução do nitrato urinário por bactérias Gram-negativas, ao passo que a esterase leucocitária (EL) positiva reflete a presença de leucócitos na urina (ver Tab. 74.1)

No exame comum de urina, a positividade da EL e do nitrito na fita reagente pode ser suficiente para a confirmação do diagnóstico. Se ambos forem negativos, o diagnóstico praticamente pode ser excluído. A análise do sedimento pode ser útil para confirmação de piúria (> 5 leucócitos por campo de grande aumento, 400 vezes) e também para visualização de grande quantidade de bactérias (ver Tab. 74.1). Eventualmente, a observação de uma ou mais bactérias no esfregaço corado por Giemsa também pode ajudar na suspeita do diagnóstico, mas esse exame não é realizado rotineiramente pelos laboratórios de análises clínicas.

UROCULTURA ▶ A urocultura com teste de sensibilidade confirma a presença de bacteriúria clinicamente significativa e identifica o microrganismo causador da infecção urinária e sua sensibilidade aos antibióticos. Entretanto, atualmente a urocultura não está indicada em pacientes com cistite aguda não complicada, mesmo que recorrente, pois o tratamento empírico promove a cura clínica e bacteriológica na maioria dos casos, reduzindo, assim, custos e facilitando o manejo do paciente. A *E. coli* está presente em aproximadamente 80% dos casos. Considera-se positiva uma urocultura com mais de 100.000 unidades formadoras de colônias (UFCs). No entanto, quantidades menores de bactérias, como 1.000 a 100.000, são consideradas positivas na presença de sintomas urinários. O *S. saprophyticus* pode crescer em baixas quantidades na urocultura, e o uso de antibióticos também pode ocasionar pouco crescimento de bactérias. Nos quadros de bacteriúria assintomática, é necessária a presença de mais de 100.000 UFCs em pelo menos duas amostras independentes de urina.

É importante mencionar que o crescimento de 2 ou mais microrganismos na urocultura (resultado de crescimento misto) sugere contaminação da amostra de urina. Esta pode ocorrer devido ao uso de frasco não esterilizado durante a coleta da urina ou na manipulação da amostra enviada ao laboratório.

HEMOGRAMA ▶ Não é necessário na avaliação de pacientes com infecção urinária baixa. No entanto, em pacientes com pielonefrite aguda (calafrios, febre e dor lombar), o hemograma pode ser útil, mostrando leucocitose com desvio para a esquerda.

HEMOCULTURA ▶ Esta é positiva nos casos graves com comprometimento sistêmico; em geral os pacientes estão internados.

BACTERIÚRIA ASSINTOMÁTICA
▶ A bacteriúria assintomática é definida por duas uroculturas com mais de 10^5 UFC/mL (mulheres), uma urocultura com mais de 10^5 UFC/mL (homens) ou presença de 100 UFC/mL em pacientes com cateter vesical (ambos os sexos), na ausência de sintomas urinários.

A Sociedade Americana de Doenças Infecciosas,[1] definiu diretrizes para o manejo da bacteriúria assintomática. Somente deve ser feito rastreamento e tratamento da bacteriúria em duas situações:

- **Gestantes** – Tratar por 7 dias e manter rastreamento periódico até o final da gestação; é controverso manter antibioticoterapia contínua até o final da gravidez;
- **Instrumentação do trato urinário** – Cirúrgica ou endoscópica (iniciar antibiótico no pré-operatório).

PROSTATITE AGUDA
▶ Infecção aguda da próstata, que afeta geralmente homens entre 20 e 40 anos de idade, com segundo pico após os 60 anos. Os mecanismos de infecção são ascensão de microrganismos pela uretra, refluxo de urina infectada para os ductos prostáticos; a via linfática e a hematogênica são raras.

O diagnóstico é feito pela apresentação clínica, com dor abdominoperineal e sintomas miccionais, como disúria e urgência, às vezes associados a febre e calafrios. O toque retal é doloroso, com flutuação na próstata. Não se deve massagear a próstata, para evitar disseminação bacteriana.

EXAMES LABORATORIAIS E TRATAMENTO ▶ Os exames solicitados ao laboratório consistem em exame qualitativo de urina (EQU) (leucocitúria, hematúria, nitrito positivo e bactérias) e urocultura com teste, nem sempre positiva. O hemograma mostra leucocitose, e o antígeno prostático específico (PSA) geralmente está elevado, retornando ao valor basal 4 a 8 semanas após o tratamento. No caso de febre e sinais de bacteremia, a hemocultura deve ser solicitada, mas apresenta apenas 20% de positividade.

O diagnóstico diferencial mais importante é feito com epididimite aguda, doença sexualmente transmissível (DST) e cistite aguda. Germes atípicos, como fungos e micobactérias, podem mais raramente causar prostatite.

O tratamento consiste na antibioticoterapia, optando-se por quinolonas devido ao espectro e à penetração no tecido prostático, ou alternativamente sulfametoxazol + trimetoprima. A duração do tratamento varia entre 2 e 4 semanas.

▶ DE VOLTA AO CASO CLÍNICO

A paciente apresentada no início deste capítulo tinha o diagnóstico claro de infecção urinária baixa ou cistite. A presença de sintomas específicos, como disúria, urgência e polaciúria/frequência em mulheres jovens sem sintomas de vaginite, sugere diagnóstico de cistite em mais de 90% dos casos. Além disso, a ausência de febre e de dor lombar descartam clinicamente a presença de pielonefrite aguda. Nesse contexto, não é necessária a solicitação de exames complementares, como exame de urina e urocultura. No entanto, esta paciente apresenta infecções urinárias recorrentes, e a coleta de exame comum de urina e urocultura são importantes para identificação do microrganismo causador da infecção atual e seu perfil de sensibilidade aos antimicrobianos. O tratamento deve ser iniciado empiricamente, e o antibiótico deve ser ajustado conforme resposta clínica e resultado do antibiograma, mas existe 85% de chance de a ITU ser causada pela *E. coli*, sensível a vários antibióticos.

As diretrizes terapêuticas atuais mantêm sulfametoxazol + trimetoprima e nitrofurantoína como primeiras escolhas, e alternativamente uma quinolona, como norfloxacino, durante 3 (se sulfa ou quinolona) a 5 dias (se nitrofurantoína). Como outras opções, registram-se amoxicilina + ácido clavulínico, ou cefalosporina oral, como cefalexina ou cefadroxila, mas a duração do tratamento com essas medicações deve ser de 7 dias, para atingir a mesma eficácia da sulfa e da quinolona.

O tratamento profilático está indicado porque a paciente apresentou mais de três episódios de ITU no último ano, e isso caracteriza infecção recorrente frequente. As escolhas são nitrofurantoína (50-100 mg/dia), sulfametoxazol + trimetopima (480 mg/dia ou 480 mg 3 vezes por semana).

REFERÊNCIA ▶

1. Calonge N, Petitti DB, DeWitt TG, Dietrich A, Gregory KD, Harris R, et al. Screening for asymptomatic bacteriuria in adults: U.S. Preventive Services Task Force reaffirmation recommendation statement. Ann Intern Med. 2008;149(1):43-7.

LEITURAS SUGERIDAS ▶

Barros E, Veronese FJV. Infecção urinária. In: Fochesatto L, Barros E. Medicina interna na prática clínica. Porto Alegre: Artmed; 2013. p. 613-21.

Brede CM, Shoskes DA. The etiology and management of acute prostatitis. Nat Rev Urol. 2011;8(4):207-12.

Colgan R, Nicolle LE, McGlone A, Hooton TM. Asymptomatic bacteriuria in adults. Am Fam Physician. 2006;74(6):985-90.

Gupta K, Hooton TM, Naber KG, Wullt B, Colgan R, Miller LG, et al. International clinical practice guidelines for the treatment of acute uncomplicated cystitis and pyelonephritis in women: a 2010 update by the Infectious Diseases Society of America and the European Society for Microbiology and Infectious Diseases. Clin Infect Dis. 2011;52(5):e103-20.

Lee JBL, Neild GH. Urinary tract infection. Medicine 2007;35(8):423-28.

Masson P, Matheson S, Webster AC, Craig J. Meta-analysis in prevention and treatment of urinary tract infections. Infect Dis Clin North Am. 2009;23(2):355-85.

Nicolle L. Uncomplicated urinary tract infection in adults including uncomplicated pyelonephritis. Urol Clin North Am. 2008;35(1):1-12.

SITE SUGERIDO ▶

Brusch JL. Cystitis in females [Internet]. Omaha (NE): Medscape, WebMD LLC; 2015 [atualizado em 19 ago. 2015; capturado em 8 set. 2015]. Disponível em: http://emedicine.medscape.com/article/778670-overview

CAPÍTULO 75

INSUFICIÊNCIA RENAL AGUDA

GUSTAVO GOMES THOMÉ
FERNANDO S. THOMÉ
VERÔNICA VERLEINE HÖRBE ANTUNES
ELVINO BARROS
ANTONIO BALBINOTTO

▶ CASO CLÍNICO

Paciente do sexo masculino, 40 anos, branco, portador de cirrose secundária ao uso de álcool, é trazido ao serviço de emergência (SE) após um episódio de hematêmese volumosa e quatro episódios de melena nas últimas 48 horas. Refere ainda diminuição do volume urinário. A avaliação inicial do paciente revelou frequência cardíaca (FC) de 132 bpm; frequência respiratória (FR) de 20 mpm; pressão arterial (PA) de 70/40 mmHg; e temperatura de 38,5 °C.

▶ COMO O LABORATÓRIO PODE AJUDAR NA AVALIAÇÃO DESTE PACIENTE?

O laboratório é importante para ajudar a definir a situação clínica deste paciente. O quadro é complexo e envolve múltiplos órgãos. Um dos órgãos envolvidos é o rim, e a possibilidade de insuficiência renal deve ser pesquisada.

A insuficiência renal aguda (IRA) é uma síndrome que se caracteriza pelo declínio da função renal (avaliada pela taxa de filtração glomerular [TFG]) e pela retenção de escórias nitrogenadas (ureia e creatinina [Cr]) que se desenvolvem em um rápido período de tempo, em geral no prazo de horas ou dias. O diagnóstico da IRA é sindrômico. As etiologias são diversas e ocorrem em vários contextos clínicos, sendo um fator de risco independente para mortalidade. A IRA resulta na incapacidade renal de manter o equilíbrio hidreletrolítico e de eliminar os resíduos nitrogenados.

A IRA pode ser classificada da maneira a seguir, detalhada no Quadro 75.1:

- **Pré-renal (± 55-60%)** – Resulta de uma diminuição na perfusão renal, sem lesão renal intrínseca, reversível com a interrupção da lesão;
- **Renal ou intrínseca (± 35-40%)** – Resulta de uma lesão nas estruturas do néfron; em geral, não reverte imediatamente com a interrupção da lesão causadora, embora, na maioria dos casos, haja retorno da função em um prazo variável de poucas horas até várias semanas;
- **Pós-renal ou obstrutiva (< 5%)** – Resulta de uma obstrução no trato urinário.

O diagnóstico de IRA é determinado pelo acúmulo sérico de resíduos nitrogenados, como Cr e ureia, acompanhado ou não de diminuição do volume

QUADRO 75.1 ▸ CLASSIFICAÇÃO DA INSUFICIÊNCIA RENAL AGUDA POR ETIOLOGIA

TIPO DE IRA	MECANISMO	CAUSA
IRA pré-renal	Diminuição absoluta do volume de sangue efetivo (hipovolemia)	Hemorragia, perda cutânea (queimadura, sudorese), perda gastrintestinal (diarreia, vômito, drenagem nasogástrica), perda renal (diurético, glicosúria), hipoalbuminemia
	Diminuição relativa do volume de sangue efetivo	Sepse inicial, anafilaxia, síndrome hepatorrenal, fármacos (agonistas α-adrenérgicos, anti-hipertensivos, anestésicos, inibidores da síntese de prostaglandinas, como AINEs, IECAs e antagonistas do receptor da angiotensina II), síndrome nefrótica quando acompanhada de hipovolemia, cirrose com ascite, IC
	Baixo DC	IC, infarto do miocárdio, arritmias, tamponamento cardíaco, hipertensão pulmonar
	Obstrução vascular	Tromboembolia bilateral ou de rim único
IRA renal ou intrínseca	Lesão vascular e glomerular	Vasculite, hipertensão maligna, microangiopatia trombótica (PTT/SHU), GN pós-infecciosa, GN rapidamente progressiva
	Nefrite intersticial aguda	Medicamentos (antibióticos, tuberculostáticos, diuréticos, AINEs, alopurinol, anticonvulsivantes), infecções (pielonefrite aguda, leptospirose)

(Continua)

QUADRO 75.1 ▶ CLASSIFICAÇÃO DA INSUFICIÊNCIA RENAL AGUDA POR ETIOLOGIA (*CONTINUAÇÃO*)		
TIPO DE IRA	MECANISMO	CAUSA
	NTA	• Isquêmica: Qualquer situação clínica que leve à hipoperfusão renal sustentada (ver causas de IRA pré-renal anteriores). Diversas situações associadas com NTA têm mecanismos inflamatórios associados aos hemodinâmicos, como na sepse e na síndrome hepatorrenal • Nefrotóxica: – Endógena – Pigmentos intratubulares (Hb, mioglobina), proteínas intratubulares (mieloma), cristais intratubulares (ácido úrico), síndrome de lise tumoral – Exógena – Antibióticos (aminoglicosídeos, cefalosporinas, anfotericina B), contraste iodado, agentes quimioterápicos (cisplatina), metais pesados, solventes orgânicos
IRA pós-renal ou obstrutiva	Obstrução do trato superior (obstrução bilateral ou de rim único funcionante)	• Intrínseca: nefrolitíase, necrose de papila, coágulo sanguíneo, carcinoma de células transicionais • Extrínseca: fibrose retroperitoneal, aneurisma de aorta, neoplasia retroperitoneal ou pélvica
	Obstrução de trato inferior	Estenose de uretra, hiperplasia prostática benigna, carcinoma de próstata, carcinoma de células transicionais de bexiga, cálculo de bexiga, bexiga neurogênica, sonda vesical mal posicionada

IRA, insuficiência renal aguda; AINE, anti-inflamatório não esteroide; IECA, inibidor da enzima conversora da angiotensina; IC, insuficiência cardíaca; DC, débito cardíaco; PTT, púrpura trombocitopênica trombótica; SHU, síndrome hemolítico-urêmica; GN, glomerulonefrite; NTA, necrose tubular aguda; Hb, hemoglobina.

urinário. Esse dignóstico pode ser dificultado pelo fato de a Cr e a ureia não terem seus valores modificados imediatamente após a lesão renal, necessitando de um tempo para acumularem no organismo.

Algumas propostas foram sugeridas para classificar a IRA, como os critérios de Rifle (Tab. 75.1),[1] Akin (Tab. 75.2)[2] e KDIGO (Tab. 75.3).[3] O propósito dessas classificações é definir os parâmetros clínicos e laboratoriais para o diagnóstico da IRA. Em ambas se valoriza a medida sérica da Cr e o débito urinário.

A classificação Rifle separa três níveis de disfunção renal (*risk, injury* e *failure*) e dois níveis de resultados clínicos (*loss* e *end-stage*), e as classificações Akin e KDIGO são divididas em três estágios.[1-3] Essas classificações

TABELA 75.1 ▶ CRITÉRIOS DE RIFLE PARA DIAGNÓSTICO DE INSUFICIÊNCIA RENAL AGUDA

	TFG	VOLUME URINÁRIO
Risco (risk)	Aumento da CrS de 1,5 × ou diminuição da TFG > 25%	< 0,5 mL/kg/h por 6 h
Dano (injury)	Aumento da CrS de 2 × ou diminuição da TFG > 50%	< 0,5 mL/kg/h por 12 h
Falência (failure)	Aumento da CrS de 3 × ou diminuição	< 0,3 mL/kg/h por 24 h ou anúria por 12 h da TFG > 75%
Perda de função (loss)	IRA persistente = TSR > 4 semanas	
Insuficiência (end-stage)	Doença renal em estágio terminal (> 3 meses)	

TFG, taxa de filtração glomerular; CrS, creatinina sérica; IRA, insuficiência renal aguda; TSR, terapia substitutiva renal.
Fonte: Bellorno e colaboradores.[1]

TABELA 75.2 ▶ CLASSIFICAÇÃO DA IRA EM DIFERENTES ESTÁGIOS COM ÊNFASE NAS ALTERAÇÕES DA CREATININA SÉRICA E DO VOLUME URINÁRIO (AKIN)

ESTÁGIO	CREATININA SÉRICA	VOLUME URINÁRIO
1	≥ 0,3 mg/dL ou ≥ 150-200% (1,5-2 ×) da Cr basal	< 0,5 mL/kg/h por mais de 6 h
2	≥ 200-300% (> 2-3 ×) da Cr basal	< 0,5 mL/kg/h por mais de 12 h
3	≥ 300% (> 3 ×) da Cr basal ou ≥ 4 mg/dL com elevação aguda de ≥ 0,5 mg/dL	< 0,3 mL/kg/h/24 h ou anúria/12 h

Cr, creatinina.
Fonte: Mehta e colaboradores.[2]

são mais bem utilizadas em casos de lesão renal aguda (LRA) em pacientes criticamente enfermos, em que o diagnóstico de necrose tubular aguda (NTA) é frequente. Na suspeita de outros diagnósticos, elas não se aplicam adequadamente.

Nos últimos anos, tem se pesquisado sobre biomarcadores séricos e urinários que sinalizariam um dano renal precoce e ajudariam no diagnóstico de IRA. Diversas moléculas estão sendo estudadas, como NGAL, KIM-1, IL-8, entre outras. Uma das propostas seria avaliar esses biomarcadores junto com a probabilidade de o paciente vir a ter perda de função renal (fatores de risco), para se valorizar mais adequadamente os seus resultados. Até o momento, não há utilidade clínica para esses biomarcadores, sendo necessários mais estudos para validar a sua prática. O conceito de dano renal anterior à insuficiência permitiria focar na prevenção da IRA, o que ainda não foi corro-

TABELA 75.3 ▶ CLASSIFICAÇÃO DA INSUFICIÊNCIA RENAL AGUDA CONFORME O KDIGO

ESTÁGIO	CREATININA SÉRICA	VOLUME URINÁRIO
1	Aumento de ≥ 0,3 mg/dL ou 1,5-1,9 × a Cr basal	< 0,5 mL/kg/h por 6 a 12 h
2	2-2,9 × a Cr basal	< 0,5 mL/kg/h por ≥ 12 h
3	3 × a Cr basal ou ≥ 4 mg/dL ou início de TRS ou filtração glomerular < 35 mL/min/1,73 m^2	< 0,3 mL/kg/h por ≥ 24 h ou anúria por ≥ 12 h

Cr, creatinina; TRS, terapia renal substitutiva.
Fonte: KDIGO Acute Kidney Injury Work Group.[3]

borado por estudos de intervenção, mas resultou em uma nova denominação da síndrome: *acute kidney injury*, que tem sido traduzido como injúria ou lesão renal aguda (LRA). Pacientes oligúricos em estágios iniciais de IRA, que poderão evoluir para estágios mais avançados, podem ser diferenciados de casos com melhor prognóstico por meio da resposta ao uso de furosemida, desde que haja certeza de que a perfusão renal está adequada.

AVALIAÇÃO ▶ A avaliação da IRA deve inicialmente excluir causas pré e pós-renais e só então iniciar a procura por potenciais etiologias intrínsecas do parênquima renal. Nesse processo, a história e o exame físico são fundamentais, pois podem fornecer informações importantes quanto à natureza da IRA.

Deve-se dar atenção à avaliação do estado volêmico do paciente, por meio da PA, do peso diário, da diurese e dos parâmetros hemodinâmicos, conforme a necessidade do caso. Também é importante estimar o balanço hídrico, as perdas insensíveis, cirúrgicas, por drenos ou outras perdas extraordinárias.

AVALIAÇÃO LABORATORIAL INICIAL ▶ A avaliação laboratorial inicial do paciente com IRA inclui exame de urina com avaliação do sedimento urinário, Cr, ureia, íons potássio (K$^+$), sódio (Na$^+$), e cálcio (Ca$^+$), gasometria arterial (GA), ácido úrico, albumina e ultrassonografia do aparelho urinário. O sódio urinário pode ser útil se houver dúvida entre causa renal e pré-renal.

EXAME DE URINA ▶ Pode fornecer informações importantes e deve ser realizado por pessoa experiente. Densidade urinária superior a 1.015 sugere causa pré-renal, ao passo que urina diluída (~1.010) aponta para NTA ou nefrite intersticial.

A fita reagente costuma ser negativa nos casos de IRA pré-renal, mas hematúria, piúria e proteinúria variáveis ocorrem nas causas intrínsecas. Nas obstrutivas, eventualmente se pode encontrar hematúria. As informações sobre sedimento urinário constam na Tabela 75.4.

TABELA 75.4 ▸ AVALIAÇÃO DA FUNÇÃO TUBULAR NA INSUFICIÊNCIA RENAL AGUDA PRÉ-RENAL E NA NECROSE TUBULAR AGUDA

ÍNDICE	IRA PRÉ-RENAL	NTA
Sedimento urinário	Cilindros hialinos	Anormal
Densidade urinária	> 1.020	~ 1.010
Osmolalidade urinária	> 500 mOsm	< 350 mOsm
Sódio urinário	< 20 mEq/L	> 40 mEq/L
Relação Ur/Cr plasmática	> 40	20-30
Fração de excreção de sódio	< 1 %	> 2 %

Realizam-se medidas de sódio, Cr, osmolalidade e proteínas (principalmente naqueles pacientes com proteinúria na fita reagente) em amostra de urina (ver a seguir). Pode ser calculada, então, a fração de excreção de sódio, conforme a fórmula a seguir:

FE_{Na} = (Sódio urinário/Sódio sérico) / (Cr urinária/Cr sérica) × 100%

PROVAS DE FUNÇÃO RENAL ▸ Além dos valores absolutos de ureia e Cr, a relação entre ambas também pode trazer informações úteis. O aumento dessa relação acima de 40/1 sugere quadro pré-renal. Pode também ocorrer em pacientes com sangramento digestivo, desidratação ou naqueles que utilizam corticosteroides em altas doses.

ELETRÓLITOS ▸ Solicitar potássio, sódio e bicarbonato séricos. No caso de paciente com hipercalemia, é prudente solicitar eletrocardiograma (ECG).

DIFERENCIAÇÃO ENTRE INSUFICIÊNCIA RENAL AGUDA PRÉ-RENAL E NECROSE TUBULAR AGUDA ▸

RELAÇÃO UREIA/CREATININA PLASMÁTICAS ▸ A relação fica em torno de 20 a 30/1 nos casos de NTA. Nos casos de IRA pré-renal, pode ultrapassar 40/1 devido ao aumento da reabsorção de ureia que se segue à ávida absorção de sódio e de água pelo túbulo proximal.

OSMOLALIDADE URINÁRIA ▸ A perda da capacidade de concentrar a urina é um achado precoce e quase universal nos casos de NTA, estando a osmolalidade urinária abaixo de 350 mOsm/kg. Nos casos de IRA pré-renal, a osmolalidade urinária está acima de 500 mOsm/kg, refletindo função tubular intacta e aumento da absorção de água pela ação do hormônio antidiurético (ADH, do inglês *antidiuretic hormone*). Densidade urinária superior a 1.015 sugere causa pré-renal, ao passo que urina diluída (1.010) aponta para NTA (Quadro 75.2).

QUADRO 75.2 ▶ ACHADOS DO SEDIMENTO URINÁRIO NAS GRANDES CATEGORIAS DE INSUFICIÊNCIA RENAL AGUDA

TIPO DE IRA	ACHADOS
IRA pré-renal	Ausentes; alguns cilindros hialinos
IRA pós-renal	Ausentes; alguns cilindros hialinos, eventualmente hemácias
Necrose tubular aguda	Células epiteliais, cilindros granulosos pigmentados grosseiros, leucócitos, proteinúria leve
Nefrite intersticial	Leucócitos, hemácias, células epiteliais, eosinófilos, cilindros leucocitários, proteinúria de leve a moderada
Glomerunefrite	Cilindros hemáticos, hemácias dismórficas, proteinúria de moderada a grave

IRA, insuficiência renal aguda.

CONCENTRAÇÃO URINÁRIA DE SÓDIO ▶ Tende a estar baixa nos casos de IRA pré-renal (< 20 mEq/L), devido ao estímulo para conservação de sódio, e alta nos casos de NTA (> 40 mEq/L), devido à disfunção tubular.

FRAÇÃO DE EXCREÇÃO DE SÓDIO ▶ É o teste mais adequado para diferenciar IRA pré-renal de IRA renal. Valores abaixo de 1% são encontrados nos casos de IRA pré-renal.

Nos casos de NTA, valores acima de 2% são geralmente encontrados, o que reflete a incapacidade tubular em conservar o sódio.

Em situações de hipoperfusão renal, os túbulos funcionam avidamente, tentando conservar sódio e água, produzindo urinas concentradas e pobres em sódio.

Quando o dano renal é maior, os túbulos começam a ser atingidos e perdem sua função reabsortiva, gerando urinas diluídas e com alto conteúdo de sódio.

Essas provas de função tubular têm menor valor em casos de IRA associada à sepse.

O sedimento típico de NTA é constituído por células epiteliais, fragmentos celulares e cilindros granulosos pigmentados grosseiros, formando um sedimento "marrom sujo" bastante específico de NTA.

OUTROS EXAMES LABORATORIAIS ▶ Alguns exames laboratoriais devem ser solicitados quando existe a suspeita de doenças específicas.

O anticorpo antinuclear (ANA), o anticorpo antiDNA e o complemento sérico devem ser avaliados na suspeita de glomerulonefrite (GN) mediada por complexos imunes.

O anticorpo anticitoplasma de neutrófilos (Anca) é utilizado no diagnóstico das GNs pauci-imunes e das vasculites, e o anticorpo antimembrana basal glomerular, no diagnóstico da síndrome de Goodpasture.

Os níveis de complemento sérico são frequentemente baixos na GN rapidamente progressiva, devido ao lúpus eritematoso sistêmico (LES); na GN pós-infecciosa; e, ocasionalmente, na doença ateroembólica.

O anticorpo antiestreptolisina O (Aslo) pode estar elevado na GN pós-infecciosa.

A elevação da creatinocinase (CK) e da aldolase ou mioglobinúria sugere rabdomiólise.

A fragmentação eritrocitária, em esfregaço de sangue periférico, é encontrada nos quadros de microangiopatia trombótica.

A eletroforese de proteínas séricas e urinárias é necessária na avaliação de IRA acompanhada de proteinúria com suspeita de amiloidose ou mieloma.

HEMOGRAMA ▶ Se há suspeita de perda aguda de sangue, anemia em graus variáveis com contagem de reticulócitos elevada é o achado esperado (hemorragia com poucas horas de evolução pode apresentar hemograma normal). Se houver anemia normocítica e normocrômica sem explicação, deve-se pensar na possibilidade de insuficiência renal crônica (IRC) (agudizada ou não). A presença de leucocitose com desvio à esquerda pode indicar infecção associada.

GASOMETRIA ARTERIAL (GA) ▶ É útil na determinação do grau de acidose que frequentemente acompanha o paciente com IRA.

ULTRASSONOGRAFIA ▶ Pode ser útil na suspeita de obstrução (em homens, principalmente por doença prostática). É útil ainda na identificação do tamanho dos rins, que, se contraídos, indicam IRC.

▶ DE VOLTA AO CASO CLÍNICO

A avaliação inicial desse paciente mostrou hemograma com 6 g/dL de hemoglobina e velocidade corpuscular média (VCM) de 88 fL; o leucograma apresentava 16.000 leucócitos (15% de bastões); a função renal evidenciou Cr de 1,8 mg/dL e ureia de 72 mg/dL. A análise do líquido ascítico coletado por paracentese demonstrou 400 neutrófilos/μL. O exame de urina mostrou densidade de 1.030 e fita reagente positiva para hemoglobina. O sedimento revelou hematúria (30 hemácias/campo/400 ×), muitos cilindros granulosos pigmentados grosseiros e presença de células epiteliais.

O cenário clínico retrata um paciente portador de cirrose secundária ao abuso de álcool, que é trazido ao atendimento médico após episódios de hemorragia gastrintestinal.

Alguns dados da avaliação inicial do paciente chamam a atenção: trata-se de um paciente taquicárdico e hipotenso, o que pode ser explicado pela perda de volume durante os episódios de hemorragia. Portanto, as provas de função renal apresentadas podem ser explicadas por uma IRA pré-renal secundária à perda de volume (hemorragia). Contudo, um dado adicional (paciente com 38,5 °C de temperatura axilar) levanta uma hipótese diagnóstica importante: a IRA pode ter como componente adicional uma instabilidade hemodinâmica (vasodilatação sistêmica), causada por um quadro séptico.

É importante lembrar de que o paciente apresentava um leucograma alterado (16.000 leucócitos com 15% de bastões) e que a análise do líquido ascítico demonstrou 400 neutrófilos/μL, um dos critérios diagnósticos de peritonite bacteriana espontânea.

Após ser analisado o exame de urina do paciente, contudo, o diagnóstico é modificado para NTA de provável causa isquêmica. No exame qualitativo de urina (EQU) do paciente, existe um sedimento urinário composto de células epiteliais, fragmentos celulares e cilindros granulosos pigmentados grosseiros (típico de NTA), ao contrário do sedimento urinário benigno (cilindros hialinos) que se encontraria em pacientes com IRA pré-renal.

A fração excretada de sódio foi superior a 2%. Um diagnóstico diferencial importante nesse caso é o de síndrome hepatorrenal, que se trata de IRA em um paciente com doença hepática avançada. Nesses casos, a IRA pode ser explicada, em parte, por uma queda da resistência vascular sistêmica (RVS), principalmente esplâncnica, que leva à hipoperfusão renal. Deve-se lembrar de que o diagnóstico de síndrome hepatorrenal é um diagnóstico de exclusão e que se acompanha de sódio urinário muito baixo (< 10 mEq/L).

REFERÊNCIAS

1. Bellomo R, Ronco C, Kellum JA, Mehta RL, Palevsky P; Acute Dialysis Quality Initiative workgroup. Acute renal failure: definition, outcome measures, animal models, fluid therapy and information technology needs: the Second International Consensus Conference of the Acute Dialysis Quality Initiative (ADQI) Group. Crit Care. 2004;8(4):R204-12.
2. Mehta RL, Kellum JA, Shah SV, Molitoris BA, Ronco C, Warnock DG, et al. Acute Kidney Injury Network: report of an initiative to improve outcomes in acute kidney injury. Crit Care. 2007;11(2):R31.
3. Kidney Disease: Improving Global Outcomes (KDIGO) Acute Kidney Injury Work Group. KDIGO clinical practice guideline for acute kidney injury. Kidney Int Suppl [Internet]. 2012 [capturado em 19 out. 2015];2(1):1-138. Disponível em: http://kdigo.org/home/guidelines/acute-kidney-injury/

LEITURAS SUGERIDAS

Bagshaw SM, Bennett M, Devarajan P, Bellomo R. Urine biochemistry in septic and non-septic acute kidney injury: a prospective observational study. J Crit Care. 2013;28(4):371-8.

Bellomo R, Kellum JA, Ronco C. Acute kidney injury. Lancet. 2012;380(9843):756-66.

Boventre JV, Vaidya VS, Schmouder R, Feig P, Dieterle F. Next-generation biomarkers for detecting kidney toxicity. Nat Biotechnol. 2010;28(5):436-40.

Brochard L, Abroug F, Brenner M, Broccard AF, Danner RL, Ferrer M, et al. An official ATS/ERS/ESICM/SCCM/SRLF Statement: prevention and management of acute renal failure in the ICU Patient. Am J Respir Crit Care Med. 2010;181(10):1128-55.

Chawla LS, Eggers PW, Star RA, Kimmel PL. Acute kidney injury and chronic kidney disease as interconnected syndromes. N Engl J Med. 2014;371(1):58-66.

Chertow GM, Honour M, Bonventre JV, Bates DW. Acute kidney injury, mortality, length of stay, and costs in hospitalized patients. J Am Soc Nephrol. 2005;16(11):3365-70.

Garces EO, Thomé FS, Balbinotto A, Rech C, Barros E. Nefrologia. In: Stefani SD, Barros E. Clínica médica: consulta rápida. 3. ed. Porto Alegre: Artmed; 2008. p. 395-444.

Kellum JA. Acute kidney injury. Crit Care Med. 2008;36(4 Suppl):S141-5.

Koyner JL, Davison DL, Brasha-Mitchell E, Chalikonda DM, Arthur JM, Shaw AD, et al. Furosemide stress test and biomarkers for the prediction of AKI severity. J Am Soc Nephrol. 2015;26(8):2023-31.

Koyner JL. Assessment and diagnosis of renal dysfunction in the ICU. Chest. 2012;141(6):1584-94.

Manfro RC, Thomé FS, Veronese FJV, Silva DM. Insuficiência renal aguda. In: Barros E, Manfro RC, Thomé FS, Gonçalves LF. Nefrologia: rotinas, diagnóstico e tratamento. 3. ed. Porto Alegre: Artmed; 2006. p. 347-64.

McCullough PA, Shaw AD, Haase M, Bouchard J, Waikar SS, Siew ED, et al. Diagnosis of acute kidney injury using functional and injury biomarkers: workgroup statements from the tenth acute dialysis quality initiative consensus conference. In: McCullough PA, Kellum JA, Mehta RL, Murray PT, Ronco C, editors. ADQI consensus on AKI biomarkers and cardiorenal syndromes. Basel: Karger; 2013. p 13-29.

Perazella MA, Coca SG, Hall IE, Iyanam U, Koraishy M, Parikh CR. Urine microscopy is associated with severity and worsening of acute kidney injury in hospitalized patients. Clin J Am Soc Nephrol. 2010 Mar;5(3):402-8.

Pipili C, Cholongitas E. Renal dysfunction in patients with cirrhosis: where do we stand? World J Gastrointest Pharmacol Ther. 2014;5(3):156-68.

Venkataraman R, Kellum JA. Defininf acute renal failure: the RIFLE criteria. J Intensive Care Med. 2007;22(4):187-93.

Zarbock A, Gomez H, Kellum JA. Sepsis-induced acute kidney injury revisited: pathophysiology, prevention and future therapies. Curr Opin Crit Care. 2014;20(6):588-95.

SITES SUGERIDOS ▶

ADQI: Acute Dialysis Quality Initiative [Internet]. [local desconhecido: editor desconhecido]; 2000 [capturado em 9 set. 2015]. Disponível em: www.adqi.net

KDIGO: Kidney Disease: Improving Global Outcomes [Internet]. Brussels: KDIGO; 2015 [capturado em 9 set. 2015]. Disponível em: www.kdigo.org

National Kidney Foundation (US) [Internet].New York: National Kidney Foundation, Inc.; c2015 [capturado em 9 set. 2015]. Disponível em: www.kidney.org

VHA/DoD Clinical Practice Guideline [Internet]. Washington: U.S Departament of Veterans Affairs; 2015 [capturado em 9 set. 2015]. Disponível em: http://www.healthquality.va.gov/

CAPÍTULO 76

DOENÇA RENAL CRÔNICA

SUZANE C. PRIBBERNOW
CARLOS ALBERTO PROMPT
FERNANDO S. THOMÉ
CRISTINA KAROHL

▶ CASO CLÍNICO

Paciente do sexo masculino, 50 anos, diabético e hipertenso há 20 anos, soube, há 6 anos, após episódio de edema de membros inferiores, ser portador de nefropatia diabética. Desde então, vem fazendo tratamento regular com dieta hipossódica, diuréticos (furosemida, 40 mg, 2 vezes ao dia), captopril (50 mg, 3 vezes ao dia) e insulina. Apresentava há 1 mês dor nas articulações dos membros inferiores, principalmente no joelho direito. Procurou o posto de saúde e recebeu diclofenaco sódico por 7 dias, referindo melhora dos sintomas. Há 2 semanas, refere astenia importante, inclusive com dificuldade de deambular, acompanhada de inapetência e náuseas matinais. Está há 2 dias com vômitos, razão por que procurou o serviço de emergência (SE).

> ### ► COMO O LABORATÓRIO PODE AJUDAR NA AVALIAÇÃO DESTE PACIENTE?
>
> Paciente com doença renal crônica (DRC) é geralmente assintomático até estágios mais tardios, quando é comumente detectada por testes laboratoriais. A avaliação laboratorial inicial de um paciente com suspeita de DRC inclui a determinação de hemograma, ureia, creatinina (Cr), sódio, potássio, bicarbonato, cálcio, fósforo, hormônio da paratireoide (PTH, do inglês *parathyroid hormone*), albumina sérica, glicose, índice proteína/Cr na urina, exame qualitativo de urina (EQU) e ultrassonografia (US) renal e de vias urinárias. Essa avaliação inicial permite o diagnóstico e a classificação da DRC e a identificação de eventuais fatores agravantes de perda de função renal, como proteinúria e obstrução urinária. Além disso, torna possível a detecção das complicações mais comuns da síndrome urêmica, como anemia, hiperpotassemia, hiperfosfatemia e acidose metabólica. Exames adicionais são necessários para o diagnóstico e o tratamento de comorbidades, como anemia, dislipidemia, gota e hiperparatiroidismo secundário, abordados em outros capítulos.

DEFINIÇÃO E CLASSIFICAÇÃO ►

A DRC é definida como a presença de lesão renal ou diminuição da função renal (taxa de filtração glomerular [TFG] < 60 mL/min/1,73 m^2) por um período mínimo de 3 meses, com implicações para a saúde do indivíduo. Os critérios para o diagnóstico de lesão renal na DRC incluem a presença de proteinúria, hematúria, anormalidades histológicas renais identificadas por biópsia ou anormalidades em exames de imagem independentes da TFG. Essa definição de DRC na presença de lesão renal, mesmo que a TFG não esteja diminuída, tem a finalidade de detectar mais precocemente indivíduos em risco para perda de função renal com instituição de medidas preventivas e de tratamento para retardar a sua progressão e evitar complicações cardiovasculares.

A DRC, em geral, apresenta caráter progressivo, que pode evoluir para doença renal em estágio terminal e necessidade de terapia dialítica ou transplante renal. As causas mais comuns de DRC são diabetes melito (DM), hipertensão arterial sistêmica (HAS), glomerulopatias, nefrites intersticiais, doença renal policística e obstrução urinária. No entanto, uma proporção importante de pacientes com DRC apresenta causa desconhecida, ou seja, no momento da apresentação da DRC nenhuma causa pode ser estabelecida.

Atualmente, a DRC é classificada de acordo com a TFG e a albuminúria (Tabs. 76.1 e 76.2). Essa classificação é importante para a avaliação da gravidade da DRC, assim como para estratificação de risco de progressão

TABELA 76.1 ▶ CLASSIFICAÇÃO DA DOENÇA RENAL CRÔNICA DE ACORDO COM A TAXA DE FILTRAÇÃO GLOMERULAR ESTIMADA

ESTÁGIO	TFG ESTIMADA (ML/MIN/1,73 M^2)	DESCRIÇÃO
1	≥ 90	Lesão renal com FG normal ou aumentada
2	60-89	Lesão renal com diminuição leve da FG
3a	45-59	Diminuição de leve a moderada da FG
3b	30-44	Diminuição de moderada a grave da FG
4	15-29	Diminuição grave da FG
5	< 15 ou diálise	Insuficiência renal terminal

TFG, taxa de filtração glomerular; FG, filtração glomerular.

TABELA 76.2 ▶ CLASSIFICAÇÃO DA DOENÇA RENAL CRÔNICA DE ACORDO COM A PROTEINÚRIA

CATEGORIA	IPC (MG/G CR)	DESCRIÇÃO
A1	< 150	Normal ou levemente aumentada
A2	150-500	Moderadamente aumentada
A3	> 500	Gravemente aumentada

IPC, índice de proteinuria/ creatinúria em amostra de urina ou proteinúria de 24 horas; Cr, creatinina.

da doença renal e de risco cardiovascular. Evidências sugerem que, quanto menor a TFG e maior a proteinúria, maior é o risco de progressão da DRC para estágios mais avançados, bem como maior é o risco de eventos cardiovasculares e mortalidade.

AVALIAÇÃO LABORATORIAL E DE IMAGEM ▶

PROVAS DE FUNÇÃO RENAL ▶ A creatinina sérica (CrS) e a ureia estão elevadas em pacientes com DRC. A medida da Cr, isoladamente, não permite a aferição adequada da função renal, que deve ser estimada com o uso de fórmulas desenvolvidas a partir da CrS e de variáveis antropométricas (Quadro 76.1). Atualmente, recomenda-se a equação CKD-EPI, que leva em consideração a CrS, a idade, o sexo e a raça do paciente e oferece os resultados em mL/min/1,73 m^2.[1] Essa fórmula tem melhor desempenho global do que a equação MDRD (Modification of Diet in Renal Disease), anteriormente utilizada. A disponibilidade de calculadoras *online* facilita a utilização dessas fórmulas complexas. Além disso, alguns laboratórios colocam o resultado dessas fórmulas nos laudos dos exames.

As novas equações para determinação da TFG tornaram a equação Cockcroft-Gault menos utilizada na DRC, principalmente por sua limitação e acurácia,

QUADRO 76.1 ▶ FÓRMULAS PARA CÁLCULO DA FILTRAÇÃO GLOMERULAR

Equação de Cockcroft-Gault

$$\text{TFGe} = \frac{(140 - \text{idade}) \times \text{peso}}{72 \times \text{CrS}} \times 0{,}85 \text{ (sexo feminino)}$$

Equação CKD-EPI 2009

$\text{TFGe} = 141 \times \min(\text{CrS}/\kappa, 1)^a \times \max(\text{CrS}/\kappa, 1)^{-1{,}2009} \times 0{,}993^{\text{idade}} \times [1{,}018 \text{ (se sexo feminino)}] \times [1{,}159 \text{ (se negro)}]$

CrS, creatinina sérica (mg/dL)

$\kappa = 0{,}7$ se do sexo feminino ou $\kappa = 0{,}9$ se do sexo masculino;

$a = 0{,}329$ se do sexo feminino ou $a = 0{,}411$ se do sexo masculino;

min, valor mínimo de CrS/κ ou 1

máx, valor máximo de CrS/κ ou 1

TFGe, taxa de filtração glomerular estimada; CrS, creatinina sérica.

---

conforme discutido no Capítulo 70, Avaliação da função renal. É preciso ter em mente as limitações das estimativas de TFG baseadas na CrS e que podem resultar na redução da acurácia dessas equações em determinados pacientes. São possíveis fontes de erro as situações de não estabilidade da função renal (insuficiência renal aguda [IRA]), extremos de tamanho corporal ou massa muscular, raça ou etnia diferente das populações estudadas, dietas hiperproteicas e uso de suplementos de creatina. As provas de função renal são discutidas mais detalhadamente no Capítulo 70.

A solicitação da ureia e da Cr é importante para avaliar a relação ureia/CrS, que costuma ser de 40/1. Essa relação está alterada em situações clínicas nas quais há um aumento da taxa de produção endógena de ureia (sangramento digestivo, dieta hiperproteica) ou uma diminuição do fluxo tubular (desidratação, insuficiência cardíaca congestiva [ICC], obstrução urinária).

ÍNDICE PROTEÍNA/CR NA URINA ▶ É obtido pela razão entre proteínas totais e Cr medidas em uma amostra de urina, apresentando boa correlação com a proteinúria de 24 horas. Valores acima de 1 podem estar associados a uma velocidade maior de perda de função renal em pacientes com DRC.

EQU ▶ Costuma ser inespecífico na DRC. A isostenúria, com densidade urinária fixada em torno de 1.010, associada à presença de cilindros céreos e largos, é o achado mais comum. Outros achados dependem da doença básica e podem incluir todo o espectro de alterações possíveis, como presença de elementos celulares e cilindros dos diferentes tipos.

HEMOGRAMA ▶ Pacientes com DRC geralmente apresentam anemia normocítica e normocrômica. Leucócitos e plaquetas são quantitativamente normais.

ELETRÓLITOS ▶ Pacientes em fase avançada de DRC podem apresentar hiperpotassemia. Essa complicação é menos frequente em pacientes com DRC de leve a moderada. Sempre que presente, é necessário que sejam afastadas outras causas de hiperpotassemia – ingestão excessiva, redistribuição do compartimento intracelular e uso de medicações que interferem na homeostase do potássio. O sódio e o cloro séricos geralmente estão na faixa de normalidade, mas hiponatremia pode ocorrer.

Cálcio, fósforo e PTH podem estar alterados em pacientes com DRC avançada (estágios 4 e 5) devido aos distúrbios mineral e ósseo que ocorrem na DRC. A maior parte dos pacientes apresenta hiperfosfatemia, resultante da diminuição da excreção renal, e PTH elevado. O cálcio sérico pode estar normal ou diminuído.

BICARBONATO ▶ Pacientes com DRC costumam apresentar, nos estágios 4 e 5, acidose metabólica, com diminuição do bicarbonato sérico e aumento do *anion gap*.

US RENAL E DE VIAS URINÁRIAS ▶ Todo paciente com DRC deve ser avaliado com US dos rins e das vias urinárias. O achado de rins diminuídos de tamanho e ecogênicos geralmente confirma o diagnóstico de DRC. Além disso, a US é fundamental para o diagnóstico de obstrução urinária, que, além de ser causa de DRC, pode ser um fator agravante, principalmente em homens após os 65 anos.

▶ DE VOLTA AO CASO CLÍNICO

As causas mais comuns de DRC são diabetes e hipertensão arterial, doenças que o paciente apresenta há muitos anos. O uso de diclofenaco sódico por 7 dias pode ter causado uma piora do quadro de DRC, como foi visto pelos exames solicitados. Estes mostraram hemograma com anemia normocítica e normocrômica, Cr de 6 mg/dL, TFG estimada pela equação CKD-EPI de 10 mL/min/1,73 m², potássio de 5 mEq/L, bicarbonato de 12 mEq/L. O exame de urina mostrou + de proteinúria, densidade de 1,012, com presença de cilindros granulosos e largos. A US evidenciou rins de tamanho reduzido (rim direito com 7 cm, e rim direito com 8 cm de comprimento). Ambos os rins apresentavam aumento da ecogenicidade e perda da diferenciação corticomedular.

A partir da história clínica do paciente e dos exames laboratoriais e de imagem, pode-se confirmar a suspeita de DRC. Neste caso, não é necessária a realização de biópsia renal. O paciente foi encaminhado para o nefrologista para dar prosseguimento à avaliação e ao acompanhamento.

REFERÊNCIA ▶

1. Levey AS, Stevens LA, Schmid CH, Zhang YL, Castro AF 3rd, Feldman HI, et al. A new equation to estimate glomerular filtration rate. Ann Intern Med. 2009;150(9):604-12.

LEITURAS SUGERIDAS ▶

Barros E, Manfro R, Thomé F, Gonçalves LF. Nefrologia: rotinas, diagnóstico e tratamento. 3. ed. Porto Alegre: Artmed; 2006.

Bregman R, Mendes RS. Doença renal crônica. In: Fochesatto Filho L, Barros E. Medicina Interna na Prática Clínica. Porto Alegre: Artmed; 2013. p. 587-95.

Matsushita K, Mahmoodi BK, Woodward M, Emberson JR, Jafar TH, Jee SH, et al. Comparison of risk prediction using the CKD-EPI equation and the MDRD study equation for estimated glomerular filtration rate. JAMA. 2012;307(18):1941-51.

Stevens LA, Schmid CH, Greene T, Zhang YL, Beck GJ, Froissart M, et al. Comparative performance of the CKD Epidemiology Collaboration (CKD-EPI) and the Modification of Diet in Renal Disease (MDRD) study equations for estimating GFR Levels Above 60 mL/min/1.73 m2. Am J Kidney Dis. 2010;56(3):486-95.

SITES SUGERIDOS ▶

CKD-EPI Creatinine Equation (2009) [Internet]. Houston: Nephron Information Center; c2004-2013 [capturado em 9 set. 2015]. Disponível em: http://nephron.com/epi_equation

KDIGO 2012 Clinical Practice guideline for evaluation and management of chronic kidney disease. Kidney Int Suppl [Intenret]. 2013 [capturado em 9 set. 2015];3(1):1-63. Disponível em: http://www.kdigo.org/clinical_practice_guidelines/pdf/CKD/KDIGO_2012_CKD_GL.pdf

National Kidney Foundation (US) [Internet]. New York: National Kidney Foundation, Inc.; c2015 [capturado em 9 set. 2015]. Disponível em: www.kidney.org

Sociedade Brasileira de Nefrologia [Internet]. Cálculos em nefrologia. São Paulo: SBN; c2015 [capturado em 9 set. 2015]. Disponível em: http://www.sbn.org.br/calculos.

CAPÍTULO 77

NEFROLITÍASE

ELVINO BARROS
FRANCISCO VERÍSSIMO VERONESE

▶ CASO CLÍNICO

Paciente do sexo feminino, 25 anos, branca, vem ao serviço de emergência (SE) com dor lombar à direita, de forte intensidade, com início há 2 horas, sem irradiações. Apresenta ainda náuseas e vômitos. Nega febre, disúria, polaciúria e dor suprapúbica. Refere ter eliminado dois cálculos renais no passado. Tem história familiar de cálculo renal – o pai já apresentou vários episódios de eliminação de cálculos. No exame físico, apresentou abdome plano, ruídos hidroaéreos presentes, depressível, hipersensibilidade à palpação profunda no flanco direito, sinal de Blumberg e de Rovsing negativos, mas sinal de Giordano (punho-percussão lombar) positivo à direita.

▶ COMO O LABORATÓRIO PODE AJUDAR NA AVALIAÇÃO DESTA PACIENTE?

A paciente está apresentando quadro agudo de dor intensa sugestivo de eliminação de cálculo renal (cólica renal aguda). Tem história de eliminação de outros dois cálculos no passado, favorecendo o diagnóstico de litíase renal recorrente no presente momento. O laboratório é importante na confirmação da hipótese diagnóstica, assim como na exclusão de outras possibilidades no diagnóstico diferencial. A prioridade neste momento é a confirmação de cólica renal. Posteriormente, em 2 a 3 meses, a paciente deverá realizar investigação laboratorial extensa em sua dieta habitual, com o objetivo de diagnosticar alterações metabólicas responsáveis pela formação dos cálculos recorrentes.

Cálculos urinários são concreções formadas por precipitados constituídos de matriz orgânica e diferentes tipos de constituintes cristalinos. Habitualmente sua formação se origina nas papilas renais, mas pode ocorrer em qualquer parte do sistema urinário. A prevalência de urolitíase é elevada: aproximadamente 2 a 10% da população é afetada, sendo mais comum em homens. Pode ocorrer em qualquer idade, mas é mais frequente em pacientes adultos jovens com idade entre 20 e 40 anos. Aproximadamente 50% dos pacientes com episódio prévio de litíase do trato urinário poderão apresentar novo episódio em 5 a 10 anos, se nenhuma investigação e consequentemente tratamento forem realizados. Em países industrializados, aproximadamente 80% dos cálculos do trato urinário superior contêm cálcio complexado a oxalato ou a fosfato; 8 a 10% de ácido úrico; e 1% de cistina. Na etiologia da nefrolitíase, destaca-se a elevada prevalência de alterações metabólicas a ela relacionadas, principalmente a hipercalciúria (Quadro 77.1).

Os pacientes de raça branca apresentam maior prevalência de cálculos renais comparados com asiáticos. Os negros têm menor prevalência de cálculos renais, provavelmente por características genéticas. Existe uma nítida relação familiar entre os pacientes com história de cálculos renais recorrentes: em geral, 40 a 60% dos pacientes acometidos apresentam familiares em primeiro grau com história de doença litiásica do trato urinário.

A formação de cálculos urinários é o resultado de um processo complexo e multifatorial com a participação de fatores genéticos, nutricionais, socioeconômicos, ambientais, metabólicos, anatômicos e infecciosos. Sua etiopatogenia pode ser explicada, em parte, pelo processo de supersaturação urinária que favorece a precipitação de componentes insolúveis ou pouco solúveis. É importante lembrar que a presença de uma urina supersaturada não implica necessariamente a formação de cálculos renais; indivíduos saudáveis apresentam frequentemente urina supersaturada sem nunca desenvolver litíase renal. Nesses casos, o que impede a formação de cálculos é a presença de substâncias inibidoras da cristalização que agem na superfície dos cristais, impedindo agregação de outros cristais. Recentemente se reconheceu mais um elemento fundamental no mecanismo fisiopatológico da litíase renal: a presença das placas de Randall, que são constituídas por agregados de cristais de fosfato de cálcio precipitados abaixo do epitélio das papilas renais. Esses cristais podem lesar o epitélio papilar, formando nichos que vão agregar outros cristais de oxalato de cálcio, ácido úrico ou fosfato de cálcio, iniciando a formação e o crescimento de cálculos.

Mais recentemente, tem sido relatado que a litíase renal está associada à síndrome metabólica, ocorrendo em pacientes obesos, dislipidêmicos, com intolerância à glicose devido à resistência à insulina, o que, nesse contexto, aumenta o risco de eventos cardiovasculares e mortalidade cardiovascular e global.

QUADRO 77.1 ▶ PRINCIPAIS ALTERAÇÕES METABÓLICAS EM PACIENTES COM LITÍASE RENAL

Hipercalciúria
É a anormalidade metabólica mais prevalente nos pacientes com litíase renal. A hipercalciúria idiopática que ocorre na vigência de normocalcemia é a mais frequente, podendo ser observada em 40-50% dos pacientes com litíase cálcica. A hipercalciúria pode ser também secundária a diversas condições, como sarcoidose, acidose tubular renal, hiperparatiroidismo primário, hipertiroidismo, tumores malignos, imobilização, doença óssea rapidamente progressiva, doença de Paget, intoxicação por vitamina D, glicocorticoides, doença de Cushing e uso de medicamentos, como furosemida

Hiperoxalúria
Aproximadamente dois terços dos cálculos apresentam oxalato de cálcio. Apesar disso, a maioria dos pacientes litiásicos apresenta excreção urinária de oxalato dentro dos limites da normalidade

Hiperuricosúria
Os cálculos de ácido úrico puro são mais raros e costumam ocorrer em 5-10% dos pacientes litiásicos. Esse tipo de cálculo é mais frequente em pacientes com gota primária. Nesses pacientes, o pH urinário exerce um papel fundamental, pois eles apresentam produção reduzida de amônia na urina com consequente redução do pH urinário. A litíase do ácido úrico está associada à hiperuricosúria (sem ou com hiperuricemia, esta sendo característica da associação com gota primária), e pH urinário excessivamente baixo (às vezes < 5), ressaltando a importância do pH ácido na formação desse tipo de cálculo

Cistinúria
A cistinúria é uma doença hereditária autossômica recessiva, caracterizada por uma inabilidade no manuseio dos aminoácidos dibásicos (cistina, ornitina, lisina e arginina). A cistina é pouco solúvel na urina e, quando excede a concentração de 200 mg em 24 horas, pode levar à formação de múltiplos cálculos recorrentes, caracterizando uma doença litiásica grave

Hipocitratúria
O citrato é o ácido orgânico mais abundante na urina. Origina-se de duas fontes: metabolismo celular, no qual é um componente do ciclo de Krebs, e ingestão alimentar. Uma dieta normal contém, aproximadamente, 4 g de citrato por dia. As suas fontes principais são o leite e seus derivados e as frutas cítricas. A hipocitratúria, seja como um distúrbio único, seja em combinação com outras anormalidades metabólicas, ocorre em 20-50% dos pacientes litiásicos

Os cálculos podem ser agrupados da seguinte maneira:

- **Radiopacos** (aproximadamente 90%):
  - Oxalato de cálcio;
  - Fosfato de cálcio;
  - Estruvita (5%).
- **Levemente radiopacos:**
  - Cistina (1%).
- **Radiotransparentes:**
  - Ácido úrico (5%).

AVALIAÇÃO DE PACIENTES COM SUSPEITA DE CÓLICA RENAL ▶

Na suspeita de um quadro agudo de nefrolitíase, o diagnóstico se baseia no quadro clínico e na realização de exames:

- Exame qualitativo de urina (EQU);
- Hemograma;
- Provas de função renal;
- Exames de imagem: ultrassonografia (US), radiografia simples, tomografia computadorizada (TC) (inicialmente sem o uso de contraste).

EXAME QUALITATIVO DE URINA ▶ A hematúria é o achado mais frequente e sugestivo de urolitíase, ocorrendo em 80 a 90% dos casos. Pode ser microscópica ou macroscópica. A leucocitúria pode ser encontrada, mas geralmente é discreta, e em geral está ausente quando não há infecção urinária associada. O achado de cristais na urina na maioria das vezes não tem significado clínico, mas pode indicar o tipo de cálculo apresentado pelo paciente (p. ex., cristais hexagonais de cistina).

FUNÇÃO RENAL ▶ É necessário solicitar creatinina sérica (CrS) para avaliação da função renal basal e também porque esses pacientes podem ser submetidos a procedimentos cirúrgicos com potencial de lesão renal.

HEMOGRAMA ▶ Pode ser útil no diagnóstico diferencial de pielonefrite, anexite ou apendicite, ou para indicar a presença de uma infecção secundária à obstrução do trato urinário por um cálculo.

EXAMES DE IMAGEM ▶

RADIOGRAFIA SIMPLES DE ABDOME ▶ Útil na visualização de cálculos radiopacos (90% dos cálculos). Eventualmente, pela falta de preparo intestinal do paciente, cálculos pequenos podem não ser vistos. O exame possui sensibilidade de 45 a 59% e especificidade de 71 a 77%.

US ▶ Pode ser útil na visualização de cálculos radiotransparentes e radiopacos, além de fornecer informações sobre obstrução urinária, como aumento do rim e dilatação ureteral, e sobre causas ginecológicas que podem mimetizar urolitíase. É limitada para visualizar cálculos ureterais, tendo baixa sensibilidade (apenas 19%), mas elevada especificidade (97%).

PIELOGRAFIA INTRAVENOSA ▶ Atualmente é pouco utilizada. As principais desvantagens são o uso do contraste, a necessidade de preparo intestinal e a não visualização de condições extraurinárias.

TOMOGRAFIA COMPUTADORIZADA (TC) HELICOIDAL (SEM CONTRASTE) ▶ Pode ser útil no diagnóstico de nefrolitíase, principalmente para cálculos de ureter. Apresenta sensibilidade de 95 a 100% e especificidade de 94 a 96%. Tem a vantagem de fornecer informações sobre condições extraurinárias. Os grandes limitadores são o maior custo e a menor disponibilidade.

AVALIAÇÃO DE PACIENTES COM LITÍASE RECORRENTE ▶

Nos pacientes com história de urolitíase recorrente (formação de dois ou mais cálculos) e em crianças com episódio de cálculo único, é recomendada uma extensa investigação laboratorial, incluindo exames em amostras de urina isolada, coleta de urina de 24 horas e exames de sangue, cujos resultados podem determinar a necessidade de testes mais específicos (Tabs. 77.1 e 77.2).

URINA DE 24 HORAS ▶ Devem ser analisados volume, cálcio, sódio, oxalato, ácido úrico, creatinina (Cr), fosfato, citrato e magnésio. A creatininúria é necessária para determinar se a coleta de urina foi completa. Em homens, os valores de Cr urinária variam de 15 a 25 mg/kg/24 horas e, nas mulheres, de 15 a 20 mg/kg/24 horas.

EXAMES DE SANGUE ▶ Fazem parte da investigação as dosagens séricas de cálcio, fósforo, ácido úrico, ureia e Cr, bicarbonato, hormônio da paratireoide (PTH, do inglês *parathyroid hormone*), este nos casos de suspeita de hiperparatiroidismo pela presença de hipercalcemia e/ou nefrocalcinose. Deve-se incluir uma avaliação do perfil lipídico (colesterol total, lipoproteína de alta densidade [HDL, do inglês *high density lipoprotein*] colesterol, lipoproteína de baixa densidade [LDL, do inglês *low density lipoprotein*] colesterol e triglicérides) e do metabolismo da glicose (glicemia de jejum e hemoglobina [Hb] glicada).

TABELA 77.1 ▶ AVALIAÇÃO LABORATORIAL DE PACIENTES COM LITÍASE RECORRENTE

MATERIAL A SER EXAMINADO	EXAME	OBSERVAÇÕES
Sangue	Cálcio, ácido úrico, fósforo, creatinina, potássio, bicarbonato e PTH	Na suspeita de ATR, medir pH sanguíneo e bicarbonato por GA
Urina: 1. Amostra isolada 2. Amostra de 24 horas	EQU + urocultura, pH após jejum de 12 horas, cistina qualitativo Cálcio, ácido úrico, citrato, sódio, oxalato, magnésio, creatinina e volume urinário	
Exames especiais	Densitometria óssea (em caso de hipercalciúria persistente), análise cristalográfica do cálculo	Podem ser solicitados dependendo do quadro clínico e da disponibilidade do exame
Exames de imagem	Ultrassonografia + radiografia simples abdominal	Tomografia helicoidal pode ser solicitada em situações especiais, principalmente na suspeita de cálculo ureteral

ATR, acidose tubular renal; GA, gasometria arterial; EQU, exame qualitativo de urina; PTH, paratormônio.

TABELA 77.2 ▶ CRITÉRIOS DIAGNÓSTICOS DAS ALTERAÇÕES METABÓLICAS EM PACIENTES ADULTOS COM LITÍASE RENAL

ALTERAÇÃO METABÓLICA	CRITÉRIO DIAGNÓSTICO	OBSERVAÇÕES
Hipercalciúria idiopática	Em urina de 24 horas: • > 250 mg para mulheres • > 300 mg para homens • > 4 mg/kg de peso para ambos os sexos	Na vigência de normocalcemia
Hiperexcreção de ácido úrico	Em urina de 24 horas: • > 750 mg para mulheres • > 800 mg para homens	
Hiperoxalúria	Em urina de 24 horas: > 44 mg	Na forma primária (tipos I e II), oxalúria em geral > 100 mg em urina de 24 horas
Hipocitratúria	Em urina de 24 horas: < 320 mg	
Cistinúria	Em amostra de urina: Teste qualitativo = positivo EM urina de 24 horas: > 100 mg	Se exame qualitativo for positivo, quantificar na urina de 24 horas
ATR distal tipo I	pH urinário de jejum > 5,5 na vigência de acidose metabólica sistêmica (forma completa) Pode ser acompanhada de hipocitratúria e hipercalciúria	Teste com cloreto de amônio para induzir acidose nos casos de ATR incompleta (sem acidose sistêmica)

ATR, acidose tubular renal.

ANÁLISE CRISTALOGRÁFICA DO CÁLCULO ▶ Pode definir, pelos cristais encontrados, a etiologia e o manejo específico, como na litíase por ácido úrico puro e cistinúria. A cristalografia determina a sequência de formação do cálculo: núcleo, corpo, envoltório e cristais periféricos. Os cristais podem ser de velita ou vedelita (oxalato de cálcio), brushita ou hidroxiapatita (fosfato de cálcio), estruvita (fosfato-amônio-magnésio), urato, cistina ou xantina.

AMOSTRA DE URINA ISOLADA ▶ Devem ser realizados EQUs, urocultura, pH urinário após jejum de 12 horas e teste para cistinúria (ver Quadro 77.1).

Algumas condições associadas à nefrolitíase exigem a realização de testes especiais para o diagnóstico definitivo de determinadas alterações metabólicas. Nas Tabelas 77.1 e 77.2, podem-se encontrar os principais testes realizados nos pacientes com litíase renal. Os critérios utilizados para o diagnóstico das alterações metabólicas estão descritos na Tabela 77.2.

▶ DE VOLTA AO CASO CLÍNICO

A paciente apresenta um quadro agudo de dor pela eliminação provável de um cálculo de origem renal (cólica renal aguda). Nessa situação, ela deve ser atendida em um SE, que deverá, em primeiro lugar, aliviar a dor e, a seguir, confirmar o diagnóstico clínico da presença de cálculo na via urinária, solicitando exames de laboratório e de imagem.

Exames laboratoriais mínimos: exame de urina e Cr. Exames de imagem: a US é suficiente, embora em outros países o exame solicitado no primeiro atendimento seja a TC helicoidal sem contraste. O exame de urina mostrou hematúria, 50 hemácias por campo de grande aumento, sem dismorfismo eritrocitário. A Cr era normal, e a US mostrou um cálculo de 0,5 cm na porção proximal do ureter direito.

A dor foi aliviada com analgésicos de uso endovenoso (EV) (foi administrado 1 g de dipirona EV). A paciente teve alta da emergência com medicação oral para dor (analgésico e anti-inflamatório). Três dias depois, referiu eliminação espontânea do cálculo. Foi então encaminhada para procurar médico nefrologista, com o objetivo de realizar a investigação das possíveis causas de formação dos cálculos renais recorrentes.

LEITURAS SUGERIDAS

Alexander RT, Hemmelgarn BR, Wiebe N, Bello A, Samuel S, Klarenbach SW, et al. Kidney stones and cardiovascular events: a cohort study. Clin J Am Soc Nephrol. 2014;9(3):506-12.

Basaravaj DR, Biyani CS, Browning AJ, Cartledge JJ. The role of urinary kidney stone inhibitors and promoters in the pathogenesis of calcium containing renal stones. EAU-EBU Up Ser. 2007;5(3):126-36.

Dalziel PJ, Noble VE. Bedside ultrasound and the assessment of renal colic: a review. Emerg Med J. 2013;30(1):3-8.

Heilberg IP, Goldfarb DS. Optimum nutrition for kidney stone disease. Adv Chronic Kidney Dis. 2013;20(2):165-74.

Izzedine H, Lescure FX, Bonnet F. HIV medication-based urolithiasis. Clin Kidney J. 2014;7(2):121-6.

Johri N, Cooper B, Robertson W, Choong S, Rickards D, Unwin R. An update and pratical guide to renal stone management. Nephron Clin Pract. 2010;116(3):c159-71.

Johri N, Jaeger P, Robertson W, Choong S, Unwin R. Renal stone disease. Medicine 2011;39(7):371-7.

Knoll T, Schubert AN, Fahlenkamp D, Leusmann DB, Wendt-Nordahl G, Schubert G. Urolithiasis through the ages: data on more than 200.000 urinary stone analysis. J Urol. 2011 Apr;185(4):1304-11.

Randall A. The origin and growth of renal calculi. Ann Surg. 1937;105(6):1009-27.

Sakhaee K. Epidemiology and clinical pathophysiology of uric acid kidney stones. J Nephrol. 2014;27(3):241-5.

Schade GR, Faerber GJ. Urinary tract stones. Prim Care. 2010;37(3):565-81, ix.

Veronese FV, Karohl C, Barros EG. Nefrolitíase. In: Barros EG, Manfro RC, Thomé F, Gonçalves LF. Nefrologia: rotinas, diagnóstico e tratamento. 3. ed. Porto Alegre: Artmed; 2006. p. 330-46.

Xu HL, Zisman AL, Coe FL, Worcester EM. Kidney stones: an update on current pharmacological management and future directions. Expert Opin Pharmacother. 2013;14(4):435-47.

SITES SUGERIDOS ▶

Internal medicine: nephrology [Internet]. New Haven: Yale School of Medicine; 2015 [capturado em 8 set. 2015]. Disponível em: http://www.medicine.yale.edu/intmed/nephrol/

National Kidney Foundation [Internet]. New York: National Kidney Foundation, Inc.; c2015 [capturado em 8 set. 2015]. Disponível em: http://www.kidney.org/

Sociedade Brasileira de Nefrologia [Internet]. São Paulo: SBN; c2015 [capturado em 8 set. 2015]. Disponível em: http://www.sbn.org.br/

CAPÍTULO 78

REJEIÇÃO NO TRANSPLANTE RENAL

ROBERTO CERATTI MANFRO
LUIZ FELIPE GONÇALVES

▶ CASO CLÍNICO

Paciente do sexo masculino, 46 anos, transplantado renal há 2 meses, com doador falecido, mantendo boa diurese desde o primeiro pós-operatório, com imunossupressão à base de tacrolimo, micofenolato sódico e prednisona, vem à consulta rotineira assintomático, mas é observada elevação da creatinina sérica (CrS) de 1,3 para 1,8 mg/dL. Nega alterações no volume urinário, edema, dor no enxerto, sintomas miccionais ou febre. No exame físico, está com pressão diastólica levemente aumentada (130/90 mmHg), frequência cardíaca (FC) de 84 bpm, temperatura axilar de 36,6 °C, aparelho cardiovascular e respiratório sem anormalidades, enxerto renal na fossa ilíaca direita sem alterações palpatórias. Não apresenta edema de extremidades.

▶ COMO O LABORATÓRIO PODE AJUDAR NA AVALIAÇÃO DESTE PACIENTE?

Em enxertos de transplantes renais funcionantes, a rejeição aguda é em geral suspeitada pelo aumento da CrS na ausência de outras circunstâncias que justifiquem a disfunção do enxerto de transplante renal. Atualmente, metade dos episódios de rejeição aguda que ocorre no primeiro ano pós-transplante se manifesta após a alta hospitalar, e os episódios são em geral assintomáticos. Dessa forma, fica clara a importância do laboratório na monitorização do paciente durante o seu seguimento ambulatorial. O diagnóstico diferencial da rejeição aguda depende da investigação laboratorial, devendo ser contemplados os diagnósticos diferenciais apresentados no Quadro 78.1. Ver também a Figura 78.1 para um algoritmo de avaliação da disfunção aguda de enxertos de transplantes renais.

QUADRO 78.1 ▶ DIAGNÓSTICO DIFERENCIAL DA DISFUNÇÃO DO ENXERTO DE TRANSPLANTE RENAL

- Infecção urinária (pielonefrite aguda)
- Toxicidade por medicamentos
- Desidratação
- Estenose ou trombose da artéria renal
- Obstrução ureteral
- Retenção ou fístula urinária
- Linfocele compressiva
- Infecções virais (citomegalovírus, polioma), bacterianas ou fúngicas

EXAMES LABORATORIAIS ▶

HEMOGRAMA ▶ As alterações no leucograma podem sugerir infecções bacterianas (leucocitose com desvio à esquerda) ou infecção viral (leucopenia). Eventualmente, alguns pacientes apresentam eosinofilia, que pode estar associada à rejeição aguda.

EXAME DE URINA ▶ O exame do sedimento urinário costuma apresentar alterações que auxiliam no diagnóstico tanto da rejeição aguda como de algumas das situações do diagnóstico diferencial, como:

- Hematúria, leucocitúria, bacteriúria e, eventualmente, cilindros leucocitários no caso de pielonefrite aguda do enxerto;
- Hematúria, leucocitúria, cilindros epiteliais, leucocitários, células tubulares renais e restos celulares na rejeição aguda.

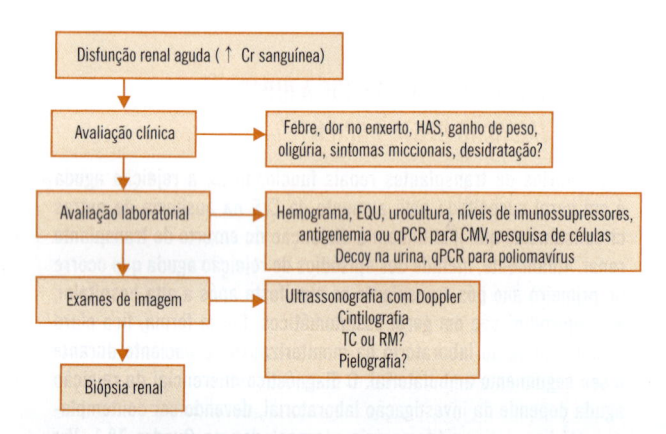

```
┌─────────────────────────────────────────┐
│ Disfunção renal aguda ( ↑ Cr sanguínea) │
└─────────────────────────────────────────┘
                  ▼
┌──────────────────────┐    ┌──────────────────────────────────────────┐
│ Avaliação clínica    │───▶│ Febre, dor no enxerto, HAS, ganho de peso,│
└──────────────────────┘    │ oligúria, sintomas miccionais, desidratação?│
                            └──────────────────────────────────────────┘
                  ▼
┌──────────────────────┐    ┌──────────────────────────────────────────┐
│ Avaliação laboratorial│──▶│ Hemograma, EQU, urocultura, níveis de imunossupressores,│
└──────────────────────┘    │ antigenemia ou qPCR para CMV, pesquisa de células│
                            │ Decoy na urina, qPCR para poliomavírus   │
                            └──────────────────────────────────────────┘
                  ▼
┌──────────────────────┐    ┌──────────────────────────────────────────┐
│ Exames de imagem     │───▶│ Ultrassonografia com Doppler             │
└──────────────────────┘    │ Cintilografia                             │
                            │ TC ou RM?                                 │
                            │ Pielografia?                              │
                            └──────────────────────────────────────────┘
                  ▼
┌──────────────────────┐
│ Biópsia renal        │
└──────────────────────┘
```

FIGURA 78.1 ▶ **ALGORITMO PARA AVALIAÇÃO DA DISFUNÇÃO DO TRANSPLANTE RENAL.**
Cr, creatinina; HAS, hipertensão arterial sistêmica; EQU, exame qualitativo de urina; qPCR, reação em cadeia da polimerase quantitativa; CMV, citomegalovírus; TC, tomografia computadorizada; RNM, ressonância magnética; US, ultrassonografia; ↑, aumento.

UROCULTURA ▶ A cultura da urina permite a identificação de patógenos bacterianos ou fúngicos causando infecção no enxerto.

NÍVEIS SANGUÍNEOS DOS IMUNOSSUPRESSORES ▶ Consiste na dosagem dos inibidores de calcineurina (tacrolimo ou ciclosporina) e dos inibidores da mTOR (do inglês *mammalian target rapamycin*) (sirolimo ou everolimo). Níveis elevados, em especial dos inibidores da calcineurina, podem sugerir a presença de nefrotoxicidade por esses fármacos como causa da disfunção do enxerto, e níveis reduzidos podem representar fatores predisponentes associados ao desenvolvimento de rejeição aguda.

ANTIGENEMIA (PP65) OU REAÇÃO EM CADEIA DA POLIMERASE QUANTITATIVA (QPCR, DO INGLÊS *QUANTITATIVE POLYMERASE CHAIN REACTION*) PARA CITOMEGALOVÍRUS (CMV)
▶ Na antigenemia, a detecção de células marcadas por técnica de imunoperoxidase ou imunofluorescência, por anticorpos contra o antígeno pp65, acima de um ponto de corte em geral de 4 células marcadas/100.000 células, denomina-se antigenemia positiva e tem um elevado valor preditivo positivo (VPP) para infecção citomegálica no contexto clínico adequado em pacientes com sintomatologia ou outras alterações laboratoriais contextualizadas. A qPCR acima do ponto de corte propicia informações equivalentes às da antigenemia.

PESQUISA DE CÉLULAS DECOY NA URINA OU QPCR PARA POLIOMAVÍRUS ▶ As células Decoy são células com inclusões virais detectadas no exame citológico da urina. Na qPCR, contagem do número de cópias virais do polioma acima do ponto de corte sugere essa etiologia para a disfunção.

No contexto de disfunção do enxerto renal, as células Decoy têm VPP moderado e valor preditivo negativo (VPN) muito elevado para o diagnóstico de infecção do enxerto pelo poliomavírus, sendo esta uma causa relativamente frequente de disfunção e de perda de enxertos.

EXAMES DE IMAGEM ▶

ULTRASSONOGRAFIA COM DOPPLER ▶ É um exame muito útil na avaliação das disfunções de rins transplantados, permitindo a exclusão de processos obstrutivos, fístulas urinárias e linfoceles. Possibilita também a avaliação do fluxo pela artéria e pela veia do rim transplantado, além da avaliação da circulação parenquimatosa. Nas rejeições graves, ocorre um aumento de resistência na microcirculação do enxerto, demonstrada pelo aumento do índice de resistência intrarrenal. Esse achado, no entanto, não é específico, podendo ocorrer em outras situações, como na nefrotoxicidade por inibidores de calcineurina.

CINTILOGRAFIA RENAL COM ÁCIDO ETILENODIAMINO TETRA-ACÉTICO (DTPA, DO INGLÊS *DIETHYLENE TRIAMINE PENTAACETIC ACID*) ▶ A cintilografia com Tc^{99m}-DTPA pode ser usada para avaliar a presença de obstrução urinária. No entanto, no contexto do transplante renal, ela apresenta algumas limitações, como a ausência de rim contralateral para comparação e, muitas vezes, a má função do enxerto, que compromete tecnicamente a avaliação do resultado.

TOMOGRAFIA COMPUTADORIZADA ABDOMINAL ▶ É algumas vezes utilizada para avaliação de complicações abdominais, em especial as retroperitoneais, relacionadas ou não ao transplante. Não é um exame habitualmente utilizado na avaliação do enxerto renal, exceto na suspeita de infecções intra-abdominais ou abscessos, cálculos urinários ou neoplasias intra-abdominais.

RESSONÂNCIA MAGNÉTICA ▶ É algumas vezes utilizada para avaliação de complicações abdominais relacionadas ou não ao transplante. Não é um exame habitualmente utilizado na avaliação do enxerto renal, exceto na suspeita tanto de infecções intra-abdominais como de abscessos ou neoplasias intra-abdominais.

PIELOGRAFIA ANTERÓGRADA ▶ É geralmente necessária em pacientes com obstrução urinária para melhor identificação anatômica da causa e do sítio da obstrução. Em geral, pacientes submetidos à colocação de nefrostomia percutânea por obstrução urinária são avaliados com pielografia, feito pelo cateter de nefrostomia, para os propósitos citados.

BIÓPSIA RENAL ▶

O exame anatomopatológico do enxerto renal é o teste padrão-ouro na elucidação das disfunções do enxerto não relacionadas a obstruções ou fístulas urinárias, obstruções vasculares, linfoceles ou outras coleções intra-abdominais. Geralmente são obtidos fragmentos do rim transplantado para os exames histopatológicos convencionais (colorações hematoxilina-eosina [HE], ácido periódico de Schiff [PAS] e tricrômico de Masson) e exames imunoistoquímicos (pesquisa de poliomavírus e de deposição da fração C4d nos capilares peritubulares). Em pacientes proteinúricos, é feita também a avaliação por exame de imunofluorescência. Atualmente, as biópsias dos enxertos renais são analisadas de acordo com a classificação de Banff, que tem por objetivo dar maior uniformidade e reprodutibilidade às interpretações.

▶ DE VOLTA AO CASO CLÍNICO

A avaliação clínica do paciente apresentado no início do capítulo não foi conclusiva para quaisquer dos diagnósticos diferenciais possíveis. Na avaliação laboratorial, o hemograma estava sem alterações; não havia indícios de infecção urinária no exame de urina, que mostrava apenas hematúria microscópica; e a urocultura foi negativa. O nível de tacrolimo foi de 7,5 ng/mL, adequado para o tempo pós-transplante deste paciente. A pesquisa de células Decoy na urina e a antigenemia para CMV também foram negativas, tornando improváveis os diagnósticos de infecção por CMV ou poliomavírus. Foi realizada ultrassonografia renal, que mostrava enxerto na fossa ilíaca direita com 10 cm de comprimento, leve proeminência das pirâmides renais, ausência de coleções perirrenais e de sinais de dilatação pielocalicinal, com fluxos intrarrenais e em vasos principais dentro dos limites da normalidade. Esses achados afastam a possibilidade de linfocele, obstrução urinária, abscesso perirrenal, trombose ou estenose de vasos renais. A biópsia renal mostra um infiltrado inflamatório mononuclear intersticial moderado em 25 a 50% da amostra e infiltração tubular por linfócitos (tubulite), não havendo alterações glomerulares ou vasculares significativas, sendo classificada como rejeição celular aguda (Banff IA). Esses achados são compatíveis com o diagnóstico de rejeição aguda celular, estando indicado o tratamento com pulso de metilprednisolona por 3 a 5 dias.

LEITURAS SUGERIDAS ▶

Knechtle SJ, Pastan S. Early course of the patient with a kidney transplant. In: Morris PF and Knechtle SJ. Kidney transplantation. 7th ed. Edinburg: Elsevier; 2014. p. 204-15.

Manfro RC, Pacheco e Silva Filho A, Noronha IL. Monitorização do enxerto renal e diagnóstico e tratamento da rejeição aguda. In: Manfro RC, Noronha IL, Pacheco e Silva Filho A. Manual de transplante renal. 2. ed. Barueri: Manole; 2014. p. 317-29.

Nankivell BJ, Alexander Sl. Rejection of the kidney allograft. N Engl J Med. 2010;363(15):1451-62.

Solez K, Colvin RB, Racusen LC, Haas M, Sis B, Mengel M, et al. Banff 07 classification of renal allograft pathology: updates and future directions. Am J Transplant. 2008;8(4):753-60.

Wilkinson A. The "first quarter": the first three months after tTransplant. In: Danovith GM. Handbook of kidney transplantation. 5th ed. Philadelphia: Wolkers Kluver; 2010. p. 198-216.

SITES SUGERIDOS ▶

Associação Brasileira de Transplantes de Órgãos [Internet]. São Paulo: ABTO; 2015 [capturado em 9 set. 2015]. Disponível em: www.abto.org.br

The Transplantation Society [Internet]. Montreal (QC): TTS; 2015 [capturado em 9 set. 2015]. Disponível em: http://www.tts.org/

Transplant Pathology Internet Services [Internet]. Pittsburgh: University of Pittsburgh; c1996-2014 [capturado em 9 set. 2015]. Disponível em: http://tpis.upmc.com/TPIShome

CAPÍTULO 79

SÍNDROME NEFRÓTICA

JOSÉ V. MORALES
ELVINO BARROS
FRANCISCO VERÍSSIMO VERONESE

▶ CASO CLÍNICO

Paciente do sexo masculino, 30 anos, branco, há 2 meses notou surgimento do edema progressivo, inicialmente em pés e tornozelos, depois em pernas, e depois observou também edema de face. Há 15 dias iniciou com dispneia e cansaço aos pequenos esforços. Relata aumento de 7 kg do seu peso habitual. Apresenta outros sintomas, como anorexia e desconforto abdominal. Nega doenças prévias, tabagismo e alcoolismo. Não usa medicamentos contínuos. Na história familiar, nega doenças renais ou cardíacas. Procurou atendimento no posto de saúde, sendo encaminhado ao hospital para diagnóstico e tratamento, com a hipótese inicial de edema de origem renal. Ao exame físico, apresentou pressão arterial (PA) de 120/80 mmHg e frequência cardíaca (FC) de 95 bpm. Ausculta cardíaca revelou ritmo regular, de dois tempos, sem sopros ou outras alterações. Tórax: diminuição do murmúrio vesicular nas bases pulmonares. Abdome: presença de ascite e edema depressível de $++++/4+$ em membros inferiores. Peso atual: 82 kg. Altura: 1,71 m; índice de massa corpoaral (IMC): 25,7 kg/m^2 (considerando peso seco de 68 kg).

► COMO O LABORATÓRIO PODE AJUDAR NA AVALIAÇÃO DESTE PACIENTE?

Em paciente com edema generalizado, devem-se considerar inicialmente as principais causas de edema: cardíacas, hepáticas, renais e outras menos comuns. Neste paciente, os dados da anamnese (idade, sintomas, história passada e familiar) e do exame físico tornam as hipóteses de cardiopatia e hepatopatia avançada pouco prováveis. Como edema de origem renal, deve-se considerar síndrome nefrótica (SN) e SN aguda. No caso, a hipótese mais provável é SN, principalmente pelo fato de o edema progressivo instalar-se de forma insidiosa.

A SN é caracterizada pela presença de edema, proteinúria de 24 horas igual ou superior a 3,5 g/1,73 m^2 de superfície corporal (proteinúria maciça ou proteinúria nefrótica) e hipoalbuminemia (albumina ≤ 3 g/dL), acompanhados quase sempre de dislipidemia e estado de hipercoagulabilidade. Em crianças, a proteinúria nefrótica pode ser definida se os valores forem superiores a 50 mg/kg/dia.

Como a SN pode ter várias causas, genericamente chamadas de primárias ou secundárias (Quadro 79.1), e pode se apresentar com quadro clínico multifacetado por complicações renais e extrarrenais, a proposta de investigação clínica e laboratorial é de confirmar a síndrome; definir a etiologia e suspeitar e descartar, sob ponto de vista clínico e laboratorial, várias complicações mais ou menos graves do estado nefrótico.

CONFIRMAÇÃO LABORATORIAL DA HIPÓTESE PRINCIPAL (SÍNDROME NEFRÓTICA) ►
Esta etapa do diagnóstico, e eventualmente das primeiras condutas, são muitas vezes tarefa do médico internista.

- Exame qualitativo de urina (EQU);
- Medida de proteinúria em um período determinado (geralmente em amostra de urina conforme a seguir, eventualmente uma proteinúria de 24 horas confirmatória);
- Relação proteína total/creatinina (Cr) em amostra de urina;
- Albumina sérica;
- Perfil lipídico;
- Ureia, Cr, eletrólitos;
- Hemograma.

QUADRO 79.1 ▶ PRINCIPAIS CAUSAS DE SÍNDROME NEFRÓTICA

Primárias
Glomerulonefrite membranosa
Glomeruloesclerose segmentar e focal
Alterações glomerulares mínimas
Glomerulonefrite membranoproliferativa
Nefropatia por IgA

Secundárias
Doenças sistêmicas: diabetes, amiloidose, lúpus, disproteinemias
Infecções: HIV, HBV, HCV, sífilis, malária, esquistossomose
Neoplasias: adenocarcinoma (pulmão, mama, estômago, colo do intestino), linfomas, leucemia, etc.
Medicamentos e toxinas: AINEs, penicilamina, probenecida, mercúrio, captopril, lítio, heroína, picada de insetos
Outras: pré-eclâmpsia, rejeição crônica do enxerto, alergia, imunizações, pólen, obesidade, dermatite herpetiforme

IgA, imunoglobulina A; HIV, vírus da imunodeficiência humana; HBV, vírus da hepatite B; HCV, vírus da hepatite C.

EXAME DE URINA ▶ A fita reagente é francamente positiva para proteínas, mais especificamente para albumina (em cruzes, ++++), e pode ser também positiva para hemoglobina (Hb) se houver hematúria, presente em até 50% dos casos. Na análise do sedimento urinário, corpúsculos gordurosos ovais e cilindros lipídicos são típicos, mas nem sempre presentes. Cilindros hialinos, granulosos e epiteliais são frequentemente encontrados.

PROTEINÚRIA DE 24 HORAS ▶ A coleta de urina em um determinado período (geralmente em 24 horas) é o exame padrão-ouro para quantificar a proteinúria. Alguns erros de coleta devem ser evitados. O mais comum é coleta incompleta (micções não incluídas no recipiente de coleta) com valores de proteinúria subestimados. Outros erros são coleta de volumes maiores e conservação em temperaturas impróprias. A orientação do médico e do laboratório tende a diminuir esses erros (Quadro 79.2).

RELAÇÃO PROTEÍNA/CR EM AMOSTRA ISOLADA DE URINA ▶ A relação proteína/Cr em amostra isolada de urina (de preferência a primeira urina matinal) apre-

QUADRO 79.2 ▶ INSTRUÇÕES PARA COLETA DE URINA EM 24 HORAS

Primeiro dia (até 8 horas da manhã): esvaziar totalmente a bexiga, desprezando essa urina. A partir daí, coletar, em recipiente apropriado, rigorosamente todas as micções (inclusive à noite).
Segundo dia: a primeira micção (até 8 horas da manhã) deve ser incluída no recipiente.
Importante: caso alguma micção não seja incluída no recipiente, deve-se interromper a coleta e reiniciá-la no dia seguinte.

senta uma boa correlação com proteinúria de 24 horas, mesmo em pacientes com redução da função renal. Um valor superior a 3 tem sensibilidade acima de 90% para o diagnóstico de proteinúria nefrótica.

ELETROFORESE DE PROTEÍNAS ▶ Permite não só documentar a hipoalbuminemia, mas acrescenta informações sobre alterações relevantes das frações protéicas α_2 e β-globulinas, que em geral estão elevadas; α_1-globulina está normal ou levemente diminuída. A γ-globulina pode estar normal, baixa ou elevada. Se estiver elevada, sugere tratar-se de síndrome nefrótica secundária.

Observação: Algumas glomerulopatias apresentam mais frequentemente hipogamaglobulinemia pela perda urinária continuada, como, por exemplo, a doença de lesões mínimas e a glomerulosclerose segmentar e focal.

ALBUMINA SÉRICA ▶ Por definição, está diminuída. Nos casos mais graves, pode estar abaixo de 2 g/dL, situação de aumento do risco de fenômenos tromboembólicos. A proteína total em geral se situa entre 4,5 e 5,5 g/dL.

PERFIL LIPÍDICO ▶ Na maioria dos pacientes nefróticos, observa-se elevação dos níveis de colesterol total (> 400 mg/dL), lipoproteína de baixa densidade (LDL, do inglês *low density lipoprotein*) colesterol e de triglicérides, especialmente quando a albumina sérica está menor do que 2 g/dL, associada ao aumento da síntese hepática de lipoproteínas e redução da sua metabolização.

FUNÇÃO RENAL ▶ Elevação da ureia e da Cr pode ocorrer pelo estado nefrótico e pela redução do fluxo plasmático renal, ou pela glomerulopatia de base, dependendo da gravidade da lesão inicial. Alguns pacientes apresentam inicialmente hipovolemia, que pode ser agravada pelo uso inadequado de diuréticos, fator de risco para redução ou piora da função renal. O aumento da circulação intrarrenal de ureia aumenta os seus níveis séricos, independentemente da Cr.

ELETRÓLITOS ▶ Geralmente, a concentração dos eletrólitos está normal, mesmo com anasarca, indicando uma retenção proporcional de sódio e água. A hiponatremia em geral espúria está associada à hiperlipidemia, mas pode ser induzida pelo uso de diurético. O cálcio iônico pode reduzir em até 20% pela perda urinária de 25-hidroxivitamina D (25(OH)D), e levar a alterações neuromusculares com sintomas de hipocalcemia. Na dependência da redução da taxa de filtração glomerular (TFG) ou na presença de distúrbio tubular, podem ocorrer hiperpotassemia e acidose metabólica.

HEMOGRAMA ▶ Os níveis de hematócrito e Hb em geral estão normais, mas podem estar aumentados pela hemoconcentração, que ocorre devido à redistribuição de líquidos nos tecidos periféricos. Em alguns casos, a perda urinária de ferro pode induzir anemia, mesmo com função renal normal.

EXAME PARASITOLÓGICO DE FEZES ▶ Em zonas endêmicas, como o nordeste do Brasil, pode ser útil para o diagnóstico de esquistossomose, pois essa doença está associada a glomerulopatias, que podem apresentar-se como síndrome nefrótica. Exame necessário para o diagnóstico de estrongiloidíase.

AVALIAÇÃO DE COMPLEMENTO ▶ As glomerulopatias podem se manifestar com alteração ou não do sistema de complemento. É importante saber se a ativação do complemento se dá pela via clássica ou alternativa, pois essa informação pode ajudar no diagnóstico do tipo de doença glomerular. Embora a perda urinária diminua os componentes do complemento de baixo peso molecular, a sua concentração sérica está inalterada, permitindo detectar a ativação do sistema.

AVALIAÇÃO CLÍNICA E LABORATORIAL DA ETIOLOGIA ▶

CLÍNICA ▶ Depois de confirmação da SN, a etiologia deve ser avaliada pelos dados clínicos e por meio de exames subsidiários selecionados. Na maioria das vezes, a biópsia renal é necessária para a confirmação do diagnóstico etiológico. Essa etapa da investigação é, na maioria das vezes, realizada por médicos nefrologistas.

É importante realizar uma anamnese completa, considerando os seguintes fatores:

- Idade de início dos sintomas e/ou sinais, ou de exames laboratoriais previamente alterados;
- SN com ou sem recidivas e intervalos entre surtos;
- Tratamentos prévios: medicações usadas ou em uso, tempo de uso, efeitos adversos associados ao tratamento;
- Sintomas associados: cansaço, anorexia, emagrecimento, alterações cutâneas e sintomas sistêmicos, como febre, diarreia, poliartralgias;
- Antecedentes familiares: SN ou outras nefropatias, hipertensão arterial, diabetes melito (DM), insuficiência renal e outras;
- Doenças anteriores ou atuais: hepatite e outras infecções virais ou bacterianas, diabetes, hipertensão arterial, malária, sífilis, lúpus eritematoso sistêmico (LES) ou outras colagenoses;
- Avaliações específicas prévias: ultrassonografia (US), exames de radiografia, tomografia computadorizada (TC), ressonância magnética (RM), outros estudos de imagem;
- Biópsia renal realizada previamente.

A SN pode estar associada a várias doenças (SN secundária) ou a cinco formas de glomerulopatias primárias (SN primária). As Figuras 79.1 e 79.2 mostram a frequência das glomerulopatias primária e secundária diagnosticadas no Ambulatório de Glomerulopatias do Hospital de Clínicas de Porto Alegre em 2014. Em adultos, aproximadamente 30% dos pacientes com SN têm associada uma doença sistêmica. Essa prevalência é variável em diversos estudos.

A causa prevalente de SN secundária é atribuída à nefropatia diabética, pela prevalência de DM na população geral. Outras doenças sistêmicas, como LES, infecções virais (como vírus da imunodeficiência humana [HIV], hepatite B ou C), amiloidose, neoplasias, gamopatias monoclonais, como o mieloma múltiplo, são também causas frequentes.

GNs primárias

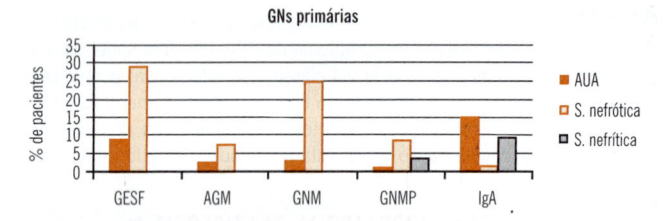

(Gráfico de barras: % de pacientes vs GESF, AGM, GNM, GNMP, IgA; legendas: AUA, S. nefrótica, S. nefrítica)

FIGURA 79.1 ▶ **FREQUÊNCIA DAS GLOMERULONEFRITES PRIMÁRIAS E SUA APRESENTAÇÃO SINDRÔMICA.**
GN, glomerulonefrite; AUA, alteração urinária assintomática; GESF, glomeruloesclerose segmentar e focal; AGM, alterações glomerulares mínimas; GNM, glomerulonefrite membranosa; GNMP, glomerulonefrite membranoproliferativa; IgA, nefropatia por imunoglobulina A; S, síndrome.

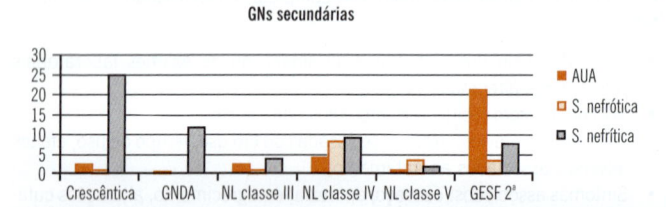

GNs secundárias

(Gráfico de barras: Crescêntica, GNDA, NL classe III, NL classe IV, NL classe V, GESF 2°; legendas: AUA, S. nefrótica, S. nefrítica)

FIGURA 79.2 ▶ **FREQUÊNCIA DAS GLOMERULOPATIAS SECUNDÁRIAS (EXCETO NEFROPATIA DIABÉTICA) E SUA APRESENTAÇÃO SINDRÔMICA.**
GN, glomerulonefrite; AUA, alterações glomerulares mínimas; GNDA, glomerulonefrite aguda pós-infecciosa; NL, nefrite lúpica; GESF, glomeruloesclerose segmentar e focal; S, síndrome.

Em relação às formas primárias, a glomerulopatia mais frequente hoje em centros no Brasil e no exterior é a glomeruloesclerose segmentar e focal (GESF), seguida pela glomerulonefrite membranosa (GNM). A nefropatia por imunoglobulina A (IgA), em alguns países, como Japão, é a forma prevalente. Alterações glomerulares mínimas (AGMs) são mais frequentes em crianças, mas ocorrem em uma proporção significativa de indivíduos adultos. A glomerulonefrite membranoproliferativa (GNMP) primária é a que tem a menor prevalência.

EXAMES COMPLEMENTARES NA AVALIAÇÃO DA ETIOLOGIA ▶ A validade do uso rotineiro de vários testes sorológicos para aumentar a acurácia do diagnóstico clínico foi investigada inicialmente por Howard em 1990.[1] O grau de concordância entre quatro nefrologistas para o diagnóstico definitivo antes da realização dos testes foi moderado ($\kappa = 0{,}51$), mas idêntico à concordância pós-testes ($\kappa = 0{,}51$), tanto para a SN primária quanto para as formas secundárias em relação à histopatologia. Nesse estudo, os testes raramente foram anormais sem suspeita clínica. Esses resultados sugerem que os testes sorológicos de rotina não melhoram a acurácia diagnóstica nos pacientes adultos com SN.

Entretanto, os testes sorológicos, se baseados na suspeita clínica, podem contribuir para o diagnóstico em pacientes que se apresentam com SN ou síndrome nefrítica. Contudo, a biópsia renal frequentemente não é dispensável, mesmo quando os testes laboratoriais são positivos, por três razões:

- O teste isoladamente pode não ter suficiente acurácia diagnóstica;
- O teste positivo não confirma que a doença em questão seja a causa da lesão glomerular;
- Na nefrite lúpica (NL), a sorologia positiva não identifica qual é o padrão histopatológico da nefrite, o que é necessário para orientar a conduta terapêutica e estabelecer o prognóstico do paciente. A sorologia também pode ser negativa, como na GNM.

Apesar dessas limitações, alguns testes sorológicos podem ser altamente sugestivos de uma determinada doença. Adicionalmente, o teste positivo pode auxiliar na interpretação da biópsia renal. Como exemplo, a GNM pode ser encontrada em muitas doenças, incluindo LES, hepatite B, hepatite C e infecção pelo HIV. Em estudo recente, a GNM foi a terceira causa de glomerulonefrite (GN) mediada por imunocomplexo em pacientes portadores de HIV, precedida pelas GNMPs e pela GN mesangial.[2]

Diversos exames sorológicos são úteis na avaliação complementar dos pacientes com SN e também para o seu diagnóstico diferencial. A seguir, são citados testes laboratoriais específicos com base na etiologia da SN.

- **Infecções** – Pesquisa de antígeno de superfície do vírus da hepatite B (HBsAg) e de anticorpos contra o vírus da hepatite B (anti-HBV), anticorpos contra o vírus da hepatite C (anti-HCV C), anti-HIV, VDRL (do inglês *veneral disease research laboratory*), malária, esquistossomose.
- **Doenças autoimune:.**
  - **Nefrite lúpica** – Fator antinuclear (FAN), dosagem dos complementos (C3, C4), anticorpos contra DNA de dupla hélice (antiDNAds), antiENA.
  - **Síndrome do anticorpo antifosfolipídico** – Imunoglobulinas G e M [IgG e IgM]), anticoagulante lúpico.
  - **Artrite reumatoide (AR)** – Fator reumatoide (FR).
  - **GNM:** anticorpo antirreceptor da fosfolipase A2 (antiPLA2R).
- **Vasculites sistêmicas:**
  - **Vasculite Anca positivo** – Anticorpo anticitoplasma de neutrófilo citoplasmático (cAnca, antiproteinase3), Anca perinuclear (pANCA, antimieloperoxidase [antiMPO]), Anca total.
  - **Síndrome de Goodpasture** – Anticorpo antimembrana basal glomerular.
- **Paraproteinemias** – Eletroforese e imunofixação de proteínas séricas, eletroforese e imunofixação de proteínas urinárias, pequisa de cadeias leves no sangue e na urina, relação κ/λ no sangue.

Algumas especificidades em diferentes glomerulopatias serão abordadas brevemente:

- Pacientes com LES apresentam os seguintes achados: anticorpos antinucleares (AAN), antiDNAds e redução dos complementos C3 e C4. A nefropatia membranosa lúpica (NL classe V), com padrão clínico e laboratorial de SN, quase sempre não apresenta alterações sorológicas (complemento pode ser normal, e anticorpos antiDNA podem não ser detectáveis).
- A amiloidose primária com deposição de cadeias leves é geralmente associada à gamopatia monoclonal (80-90%), sendo detectada por imunofixação no soro e na urina; a dosagem sérica da *free light chain* detecta baixos níveis de cadeia leve não fixada à cadeia pesada da imunoglobulina, permitindo o diagnóstico precoce na fase inicial de uma gamopatia monoclonal (mieloma múltiplo ou gamopatia monoclonal de significado incerto). A amiloidose primária é causa de SN em aproximadamente 10% dos pacientes acima de 44 anos e apenas em 1% dos pacientes jovens.
- O valor da sorologia nos pacientes com HBV e com SN não está bem definida. O HBV muitas vezes é causa de GNM. A sorologia é positiva para antígenos de superfície HBs e HBe. Um fator limitante do teste sorológico é que o teste positivo não comprova que a etiologia da doença renal seja devida ao vírus B.
- O HCV é detectado pela presença de anticorpos anti-HCV, mas a sua atividade deve ser comprovada pela presença de carga viral detectável, determinada pela reação em cadeia da polimerase (PCR, do inglês *polymerase chain reaction*). A GNMP é o diagnóstico histológico mais comumente associado; mais raramente pode ocorrer GNM. Também no HVC, a sorologia positiva não é uma evidência de que a doença renal seja devida ao HCV. Uma complicação da hepatite C é a crioglobulinemia mista, manifestada muitas vezes por uma vasculite sistêmica. Laboratorialmente, a positividade para crioglobulinas séricas, o C4 consumido e o FR positivo sugerem a presença de crioglobulinemia.
- Sífilis congênita ou secundária tem sido associada à SN devido à GNM.

COMPLEMENTO NA AVALIAÇÃO DAS GLOMERULOPATIAS ▶ A hipocomplementemia está presente em várias glomerulopatias com atividade imunológica, como NL, glomerulonefrite aguda pós-infecciosa (GNDA), GNMP e crioglobulinemia mista. É geralmente detectada pela medida sérica de C3 e C4. A causa da redução do complemento é, na maioria das vezes, sua ativação por depósitos de imunocomplexos. Em outras nefropatias, não há ativação do complemento, ou esta é muito discreta; como exemplos, AGM, GESF, IgA, GN fibrilar e imunotactoide, e GNM. Nesses casos, os níveis de complemento são normais, com exceção da GNM associada ao LES e à infecção por HBV. O complemento é geralmente normal ou mesmo elevado na doença do anticorpo antimembrana basal glomerular (Goodpasture),

poliangeíte granulomatosa, poliangeíte microscópica, poliarterite nodosa, vasculite por IgA.

A classificação atual da GNMP envolve duas entidades distintas: a) a lesão clássica por imunocomplexo (GNMP tipo I primária ou secundária), em que existem depósitos de imunoglobulina (geralmente IgG) e C3 no glomérulo; b) a forma mediada pela via alternativa do complemento, com depósitos isolados de C3 na imunofluorescência (IF), caracterizando a glomerulopatia do C3 (doença de depósito denso e GN do C3). Nesta GN, a base fisiopatológica são os defeitos herdados ou adquiridos da via alternativa do sistema de complemento.

BIÓPSIA RENAL

Após confirmação do quadro de SN, a etiologia deve ser avaliada pelos dados clínicos e por meio de exames subsidiários selecionados. Mas, na maioria das vezes, a biópsia renal é necessária para a confirmação do diagnóstico etiológico. Essa etapa da investigação é, na maioria das vezes, realizada por médicos nefrologistas (Fig. 79.3).

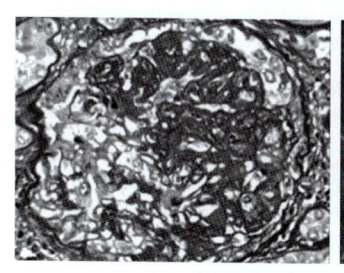

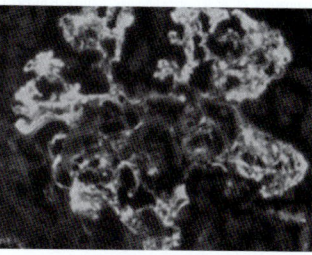

FIGURA 79.3 ▶ (A) BIÓPSIA RENAL MOSTRANDO ESCLEROSE SEGMENTAR E FOCAL (COLORAÇÃO HEMATOXILINA-EOSINA). (B) IMUNOFLUORESCÊNCIA POSITIVA PARA IGG E C3.

▶ DE VOLTA AO CASO CLÍNICO

A hipótese inicial de trabalho foi um quadro de SN e, para isso, a avaliação laboratorial foi definitiva. Foi encontrada uma perda significativa de proteínas na urina, abaixo de 3,5 g/dia, acompanhada de hipoalbuminemia, elevação de colesterol e lipidúria. Afastadas as causas de SN secundária, foi indicada biópsia renal para definição etiológica do quadro da SN. A biópsia renal ocorreu sem complicações, e o diagnóstico final foi de GESF. Foi iniciado tratamento com prednisona, na dose de 1 mg/kg, por 16 semanas. O paciente foi melhorando ao longo dos meses de tratamento com desaparecimento da proteinúria e consequentemente da SN. O aspecto histológico pode ser observado na Figura 79.3.

REFERÊNCIAS

1. Howard AD, Moore J Jr, Gouge SF, Lockard JW, Melton KD, Paulson WD, et al. Routine serologic tests in the differential diagnosis of the adult nephrotic syndrome. Am J Kidney Dis. 1990;15(1):24-30.
2. 2 Cohen SD, Kimmel PL. Immune complex renal disease and human immunodeficiency virus infection. Semin Nephrol. 2008;28(6):535-44.

LEITURAS SUGERIDAS

Antunes VV, Veronese FJ, Morales JV. Diagnostic accuracy of the protein/creatinine ratio in urine samples to estimate 24-h proteinuria in patients with primary glomerulopathies: a longitudinal study. Nephrol Dial Transplant. 2008;23(7):2242-6.

Appel GB. Improved outcomes in nephrotic syndrome. Cleve Clin J Med. 2006;73(2):161-7.

Beck LH Jr, Bonegio RG, Lambeau G, Beck DM, Powell DW, Cummins TD, et al. M-type phospholipase A2 receptor as target antigen in idiopathic membranous nephropathy. N Engl J Med. 2009;361(1):11-21.

Gluz I, Fedatto S, Kurz J, Brighenti R, Schaeffer P, Zancan R, et al. Doença renal associada ao HIV e suas múltiplas facetas. Anais do VI Congresso Sul Brasileiro de Nefrologia; 16-18 abr. 2015; Joinville, SC.

Filler G, Young E, Geier P, Carpenter B, Drukker A, Feber J. Is there really an increase in nonminimal change nephrotic syndrome in children? Am J Kidney Dis. 2003;42(6):1107-13.

Haas M, Meehan SM, Karrison TG, Spargo BH. Changing etiologies of unexplained adult nephrotic syndrome: a comparison of renal biopsy findings from 1976 to 1979 and 1995 to 1997. Am J Kidney Dis. 1997;30(5):621-31.

Hepburn NJ, Ruseva MM, Harris CL, Morgan BP. Complement, roles in renal disease and modulation for therapy. Clin Nephrol 2008;70(5):357-76.

Hull RP, Goldsmith DJ. Nephrotic syndrome in adults. BMJ. 2008;336(7654):1185-9.

Morales JV. Glomerulopatias. In: Barros E, Manfro RC, Thomé FS, Gonçalves LS. Nefrologia: rotinas,diagnóstico e tratamento. 3. ed. Porto Alegre: Artmed; 2006.

Morales JV, Leal MH, Lorentz A, Veronese FV. Síndrome nefrótica primária em adultos: estudo de coorte com 17 anos de seguimento. J Bras Nefrol. 2008;30(Suppl 3):47.

Morales JV, Weber R, Wagner MB, Barros EJ. Is morning urinary protein/creatinine ratio a reliable estimator of 24-hour proteinuria in patients with glomerulonephritis and different levels of renal function? J Nephrol. 2004;17(5):666-72.

Orth SR, Ritz E. The nephrotic syndrome. N Engl J Med. 1998;338(17):1202-11.

Quigg RJ. Complement and the kidney. J Immunol. 2003;171(7):3319-24.

Schnaper HW, Kopp JB. Nephrotic syndrome and the podocytopathies: minimal change nephropathy, focal segmental glomerulosclerosis, and collapsing glomerulopathy. In: Schrier RW, Coffman TM, Falk RJ, Molitoris BA, Neilson EG. Schrier's diseases of the kidney. 9th ed. Philadelphia: Lippincott Williams & Wilkins; 2013. p. 1414-521.

CAPÍTULO 80
SÍNDROME NEFRÍTICA

JOSÉ V. MORALES
FRANCISCO VERÍSSIMO VERONESE
ELVINO BARROS

▶ CASO CLÍNICO

Paciente do sexo masculino, 18 anos, branco, procura a emergência do hospital com queixas, iniciadas há 48 horas, de edema nos membros inferiores, diminuição da diurese e urina escura. Relata ainda dispneia há 24 horas. Tem história de dor de garganta e febre há 10 dias. Nega lesão de pele, artralgia, uso de drogas e sintomas ou sinais de nefropatia prévia. Tem história familiar negativa para doença renal e hipertensão arterial sistêmica (HAS). No exame físico, apresentou edema ++/4+ em membros inferiores, estertores subcrepitantes bilaterais. Frequência cardíaca (FC) de 104 bpm; pressão arterial (PA) de 140/105 mmHg.

▶ COMO O LABORATÓRIO PODE AJUDAR NA AVALIAÇÃO DESTE PACIENTE?

A síndrome nefrítica caracteriza-se por início súbito de edema, hematúria macro ou microscópica e hipertensão arterial, frequentemente acompanhados de oligúria por perda transitória da função renal. Em crianças, a causa é quase sempre devida à infecção estreptocócica prévia e, menos frequentemente, a outras doenças. Em adultos, não existem dados sobre a prevalência das diversas causas da síndrome, mas a glomerulonefrite (GN) pós-estreptocócica continua sendo mais frequente também nessa faixa etária. O Quadro 80.1 mostra as múltiplas causas que podem se apresentar como síndrome nefrítica aguda. Neste capítulo, será dada ênfase à GN pós-estreptocócica (GNPE).

QUADRO 80.1 ► ETIOLOGIA DA SÍNDROME NEFRÍTICA

Infecções
1. GNPE aguda
2. Bacterianas: endocardite, bacteremia estafilocócica, pneumonia pneumocócica, meningococemia, leptospirose, febre tifoide
3. Virais: HBV, HCV, HIV, CMV, EBV, VVZ
4. Outras: toxoplasmose, malária

Doenças sistêmicas
1. LES
2. Púrpura de Henoch-Schönlein
3. Crioglobulinemia

Glomerulopatias primárias
1. GN membranoproliferativa
2. Nefropatia por IgA
3. GNs proliferativas mesangiais

IgA, imunoglobulina A; GN, glomerulonefrite; LES, lúpus eritematoso sistêmico; GNPE, glomerulonefrite pós-estreptocócica; HBV, vírus da hepatite B; HCV, vírus da hepatite C; HIV, vírus da imunodeficiência humana; CMV, citomegalovírus; EBV, vírus Epstein-Barr; VVZ, vírus da varicela-zóster.

AVALIAÇÃO LABORATORIAL INICIAL ► Para o paciente com suspeita de síndrome nefrítica, devem-se solicitar inicialmente exame qualitativo de urina (EQU), provas de função renal, hemograma, eletrólitos e outros testes mais específicos.

EXAME DE URINA ► A presença de hematúria é característica, podendo ser detectada por fitas reagentes e quantificada por microscopia óptica ou citometria de fluxo.

A pesquisa de hemácias dismórficas é muito útil para estabelecer a origem glomerular da hematúria.

A presença de cilindros hemáticos e dismorfismo eritrocitário, embora característica, não é observada em todos os pacientes. Leucocitúria e cilindros de vários tipos (epitelial, granuloso, leucocitário) são frequentes nesses pacientes.

PROTEINÚRIA ► A proteinúria é comum e, na maioria das vezes, é inferior a 3 g/24 h. Pode ser quantificada em urina de 24 horas ou na amostra de urina pela relação proteína total/creatininúria. **Proteinúria nefrótica** pode ser encontrada em aproximadamente 5% dos casos e habitualmente é transitória. A proteinúria normaliza com a resolução da doença, mas a hematúria microscópica pode persistir por vários meses.

PROVAS DE FUNÇÃO RENAL ▶ Como pode fazer parte do quadro de diminuição da filtração glomerular, é necessário fazer a solicitação de creatinina sérica (CrS) no início da avaliação e no acompanhamento do quadro clínico. A redução da filtração glomerular é comum e, na maioria das vezes, transitória, normalizando com a resolução da doença.

ELETRÓLITOS ▶ São necessárias as dosagens de potássio, sódio e bicarbonato. O nível de potássio sérico deve ser monitorado enquanto persistir a oligúria ou a anúria. Hiponatremia pode ocorrer em pacientes sem restrição hídrica (hiponatremia de diluição).

DOSAGEM DAS FRAÇÕES DO COMPLEMENTO ▶ O nível sérico do complemento (C3) está quase sempre diminuído nas quatro primeiras semanas, podendo permanecer assim por até 90 dias, mesmo após a resolução da doença. A persistência de níveis baixos após esse período é incomum na GNPE e sugere outro diagnóstico (p. ex., lúpus eritematoso sistêmico [LES], GN membranoproliferativa). A intensidade da redução do C3 não tem correlação com a gravidade do quadro clínico ou com o prognóstico. O nível sérico de C4 pode estar reduzido em alguns pacientes, a exemplo da GN por crioglobulinemia associada ao vírus da hepatite C (HCV).

ANTIESTREPTOLISINA O (ASLO) ▶ Vários anticorpos contra o estreptococo podem ser medidos, podendo estar elevados em mais de 90% dos casos, embora a magnitude do aumento não tenha valor prognóstico. No Brasil, é utilizada a Aslo, embora outros sejam utilizados. Os níveis de Aslo começam a elevar-se a partir a primeira semana, atingindo valores máximos em até 30 dias e voltando aos níveis normais após alguns meses. Sendo assim, podem-se ter níveis de Aslo normais no início do quadro clínico e níveis aumentados após a resolução da doença. Os pacientes tratados precocemente com antibiótico, durante a infecção estreptocócica, podem ter níveis normais de anticorpos.

AVALIAÇÃO COMPLEMENTAR ▶
Deve-se buscar o diagnóstico etiológico da síndrome nefrítica quando o diagnóstico não se enquadra na classificação pós-estreptocócica. Diversos exames podem ser necessários:

- Fator antinuclear (FAN);
- Anticorpos contra DNA de dupla hélice (antiDNAds);
- Fator reumatoide (FR);
- Crioglobulinas;
- Anticorpo anticitoplasma de neutrófilos (Anca);
- Anticorpo antimembrana basal glomerular;
- Sorologia para vírus da imunodeficiência humana (HIV);
- Sorologia para hepatite B e C.

▶ DE VOLTA AO CASO CLÍNICO

Este paciente apresenta um quadro clínico clássico de síndrome nefrítica aguda, cujos sintomas e sinais são edema, oligúria, hematúria micro ou macroscópica e hipertensão. A história de infecção prévia é um dado da anamnese que torna esse diagnóstico ainda mais provável. Outros achados que são frequentemente encontrados são perda de função renal, consumo do complemento e aumento da Aslo (quando a etiologia for pós-estreptocócica, o que ocorre em 90% das vezes). A presença de cilindros hemáticos no exame de urina dá pistas de que a hematúria referida seja de origem glomerular. A fisiopatologia envolve a deposição de imunocomplexos nos glomérulos, resultando em processo inflamatório e marcada exsudação de neutrófilos polimorfonucleares no glomérulo, com proliferação endocapilar e edema endotelial. Em 95% das vezes, esse processo se resolve em poucos dias. Em adultos, o prognóstico é menos favorável, podendo, em alguns casos, evoluir para insuficiência renal crônica (IRC). Na maioria das vezes, o paciente deve ser internado para o manejo da grande quantidade de sódio que é retido na fase aguda (3-14 dias), importante determinante das complicações que podem surgir nesse período, como congestão circulatória, edema pulmonar, HAS, encefalopatia hipertensiva e encefalopatia por hiponatremia. Para isso, são fundamentais a restrição de sódio e o uso de diurético de alça e também de anti-hipertensivo para controle da hipertensão arterial. O tratamento específico deve ser dirigido à causa da síndrome nefrítica, como antibioticoterapia nas infecções bacterianas, antivirais nas infecções virais e imunossupressão com agentes farmacológicos em algumas situações biológicas, como no LES, nas vasculites sistêmicas, na crioglobulinemia e na GN membranoproliferativa.

LEITURAS SUGERIDAS ▶

Balter S, Benin A, Pinto SW, Teixeira LM, Alvim GG, Luna E, et al. Epidemic nephritis in Nova Serrana, Brazil. Lancet. 2000;355(9217):1776-80.

Berríos X, Lagomarsino E, Solar E, Sandoval G, Guzmán B, Riedel I. Post-streptococcal acute glomerulonephritis in Chile: 20 years of experience. Pediatr Nephrol. 2004;19(3):306-12.

Chabdan SJ, Atkins RC. Glomerulonephritis. Lancet. 2005;365(9473):1797-806.

Couser WG. Basic and translational concepts of immune-mediated glomerular diseases. J Am Soc Nephrol. 2012;23(3):381-99.

Kanjanabuch T, Kittikowit W, Eiam-Ong S. An update on acute postinfectious glomerulonephritis worldwide. Nat Rev Nephrol. 2009;5(5):259-69.

Mulloy LL, Madaio MP. Acute infectious glomerulonephritis including poststreptococcal and other infectious related glomerulonephritis. In: Schrier RW, Coffman TM, Falk RJ, Molitoris BA, Neilson EG. Schrier's diseases of the kidney. 9th ed. Philadelphia: Lippincott Williams & Wilkins; 2013. p. 1277-91.

Schrier RW, Fassett RG. Sodium homeostasis and edema. In: Massry SG, Glassock RJ. Massry and Glassock's textbook of nephrology. 4th ed. Philadelphia: Lippincott Williams & Wilkins; 2001. p. 663-5.

Vinen CS, Oliveira DB. Acute glomerulonephritis. Postgrad Med J. 2003;79(930):206-13.

SITES SUGERIDOS ▶

Canadian Society of Nephrology [Internet]. Montreal: CSN; 2013 [capturado em 8 set. 2015]. Disponível em: http://www.csnscn.ca/

Internal medicine: nephrology [Internet]. New Haven: Yale School of Medicine; 2015 [capturado em 8 set. 2015]. Disponível em: http://www.medicine.yale.edu/intmed/nephrol/

National Kidney Foundation [Internet]. New York: National Kidney Foundation, Inc.; c2015 [capturado em 8 set. 2015]. Disponível em: http://www.kidney.org/

Sociedade Brasileira de Nefrologia [Internet]. São Paulo: SBN; c2015 [capturado em 8 set. 2015]. Disponível em: http://www.sbn.org.br/

CAPÍTULO 81

TUBULOPATIAS

ELVINO BARROS
GUSTAVO GOMES THOMÉ
SAMANTHA PEREIRA DE SOUZA GONÇALVES DE OLIVEIRA
FERNANDO S. THOMÉ

▶ CASO CLÍNICO

Paciente do sexo feminino, 32 anos, branca, refere ter iniciado, há 2 meses, aumento progressivo do volume urinário, associado a sede e aumento da ingesta hídrica. Apresenta transtorno afetivo bipolar há 8 anos e faz tratamento com carbonato de lítio desde então. Consulta regularmente o seu psiquiatra e apresenta bom controle das litemias, determinadas com regularidade. Nega doença renal prévia ou outras doenças. Sem história familiar de doença renal. Procurou atendimento médico na unidade básica de saúde.

Ao exame, apresentava mucosas secas e coradas, pressão arterial (PA) de 100/60 mmHg, frequência cardíaca (FC) de 105 bpm, ausculta cardíaca e pulmonar sem alterações e extremidades bem perfundidas, sem edema. A medida da diurese em 24 horas foi de 7 litros.

Estabelecido o diagnóstico de poliúria, a paciente foi encaminhada para avaliação pelo nefrologista.

▶ COMO O LABORATÓRIO PODE AJUDAR NA AVALIAÇÃO DESTA PACIENTE?

As tubulopatias podem se manifestar de diversas maneiras, estando associadas a distúrbios eletrolíticos e a múltiplas manifestações clínicas. No caso da paciente, sua principal queixa é a presença de poliúria, que leva a considerar inicialmente os diagnósticos de diabetes melito (DM), diabetes insípido (DI) (central ou nefrogênico) e polidipsia primária. Dosagens de osmolalidade sérica e urinária, função renal (creatinina [Cr]), glicemia, sódio, potássio, cloro e reserva alcalina podem ajudar na avaliação inicial. Afastada a possibilidade de poliúria por DM, o diagnóstico preciso da causa da poliúria deve ser feito com o teste de restrição hídrica.

PRINCIPAIS TUBULOPATIAS ▶ Medidas séricas e urinárias de eletrólitos, bem como o cálculo de suas frações de excreção, auxiliam no diagnóstico de possíveis defeitos tubulares. Exames mais específicos serão citados em cada doença.

FRAÇÃO DE EXCREÇÃO (FE) ▶ A FE é uma ferramenta importante na investigação de tubulopatias. Serve para medir a proporção da depuração (mL/min) de uma subsância excretada pelo rim em relação à filtração glomerular (FG) (mL/min). Com isso, ela mostra o quanto aquela substância é secretada ou absorvida nos túbulos renais. Cada substância tem o seu valor normal de excreção, medida pela FE.

Sua fórmula usa como parâmetro a depuração da Cr, que, teoricamente, não sofre significativa absorção ou secreção nos túbulos e representa a taxa de filtração glomerular (TFG).

$$FE \text{ de } X = [X \text{ urinário} / (X \text{ plasmático} \times 100\%)] / (Cr \text{ urinária} / Cr \text{ plasmática})$$

DIABETES INSÍPIDO NEFROGÊNICO ▶

O DI se caracteriza pela incapacidade renal em concentrar a urina, levando à hipostenúria e à poliúria. Pode ter origem central, com uma redução na secreção do hormônio antidiurético (ADH, do inglês *antidiuretic hormone*), ou nefrogênica, caracterizada pela falta de resposta do ADH no rim. Pode ter origem hereditária ou ser adquirida. A forma adquirida frequentemente é secundária ao uso de medicamentos, especialmente o carbonato de lítio. O achado laboratorial específico é a hipostenúria; porém, é comum encontrar hipernatremia nos casos em que o acesso à água estiver prejudicado. A manifestação clínica principal, que leva à investigação da doença, é a poliúria (débito urinário maior do que 3 L/24 h no adulto).

O diagnóstico de DI, e sua diferenciação entre DI central e nefrogênico, pode ser realizado com o teste de restrição hídrica (Fig. 81.1). O objetivo deste teste é avaliar a capacidade do rim em concentrar a urina. Se o paciente tiver capacidade de concentrar a urina, o diagnóstico de DI pode ser afastado, e a poliúria pode ser secundária à ingesta aumentada de líquidos (poliúria primária). Caso o paciente não concentre a urina adequadamente durante o teste, deve ser administrada vasopressina exógena para observar a resposta. Se a urina concentrar com o uso de vasopressina, o defeito está na produção de ADH (DI central); caso a urina não concentre, o defeito está na resposta renal ao ADH (DI nefrogênico).

O teste de restrição hídrica para avaliação da poliúria envolve a medida do volume urinário e da osmolalidade urinária a cada hora, e a dosagem do

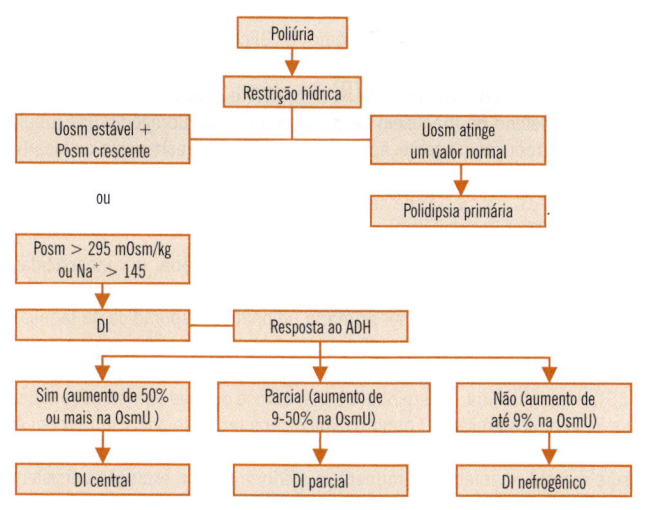

FIGURA 81.1 ▶ **TESTE DE RESTRIÇÃO HÍDRICA (RESTRIÇÃO HÍDRICA DE 7 H/ OU 2-3 H EM PACIENTES COM RISCO DE DEPLEÇÃO DE VOLUME OU HIPERNATREMIA).**

DI, diabetes insípido; ADH, hormônio antidiurético; Uosm, osmolalidade urinária; Posm, osmolalidade plasmática.

sódio plasmático e da osmolalidade sérica a cada 2 horas. O paciente deve ser orientado a não beber líquidos 2 a 3 horas antes do teste; e a restrição noturna deveria ser evitada, já que há risco de depleção grave de volume e hipernatremia em pacientes com poliúria marcada. O teste em adultos segue até uma das situações a seguir serem alcançadas:

- A osmolalidade urinária atingir um valor normal (acima de 600 mOsm/kg), indicando que a liberação de ADH e seus efeitos estão intactos;
- A osmolalidade urinária permanecer estável dentro de 2 ou 3 horas sucessivas, apesar de uma osmolalidade plasmática crescente;
- A osmolalidade do plasma exceder 295 a 300 mOsm/kg ou o sódio plasmático chegar a 145 mEq/L ou acima.

Nas duas últimas situações, a desmopressina é administrada nas dises de 10 μg intranasal ou 4 μg subcutânea (SC) ou intravenosa (IV), e a osmolalidade e o volume urinários são monitorados. A osmolalidade urinária e o volume devem ser medidos a cada 30 minutos nas próximas 2 horas.

No DI central completo, ocorre aumento da concentração urinária com incremento acima de 50% na osmolalidade urinária inicial, após a administração da desmopressina. No DI nefrogênico completo, a osmolalidade urinária aumenta menos de 9% do seu valor inicial, mostrando uma incapacidade em concentrar a urina, mesmo com a administração exógena de desmopressina. Nos casos parciais, ocorre aumento moderado da osmolalidade urinária com a restrição hídrica, e, após a administração da desmopressina, ocorre um aumento menor do que 50% do seu valor inicial.

As dosagens sérica e urinária do ADH podem ajudar nos casos de DI parciais.

Osmolalidade sérica = 2 × Sódio + (Glicose / 18) + (Ureia / 6)

ACIDOSE TUBULAR RENAL (ATR)

ATR é a acidose metabólica que ocorre por defeito no manuseio de bicarbonato e/ou hidrogênio nos túbulos renais, com redução na secreção de hidrogênio ou na reabsorção de bicarbonato, geralmente sem alteração na TFG. É geralmente hiperclorêmica, com *anion gap* (AG) normal. Pode ser classificada em diferentes tipos, conforme a Tabela 81.1.

ATR DISTAL (TIPO I)

Diminuição na acidificação urinária, por incapacidade de secretar o íon hidrogênio no túbulo distal/coletor e de secretar amônio nos túbulos coletores. Pode ser **primária** (idiopática, esporádica ou familiar), com manifestações desde a infância; ou **secundária** a doenças autoimunes (síndrome de Sjögren, artrite reumatoide, lúpus eritematoso sistêmico [LES]), hipercalciúria, hiperglobulinemia, cirrose ou medicamentos (anfotericina B, lítio, ifosfamida). O quadro clínico caracteriza-se por acidose com AG normal, com um pH urinário inapropriadamente elevado, tanto na acidose discreta como na intensa, geralmente superior a 6, com excreção persistente de bicarbonato. É associada com hipercalciúria, devido aos efeitos da acidose crônica na reabsorção óssea e na reabsorção de cálcio no túbulo renal. A hipercalciúria contribui para o desenvolvimento de nefrolitíase e nefrocalci-

TABELA 81.1 ▶ CLASSIFICAÇÃO E CARACTERÍSTICAS DA ACIDOSE TUBULAR RENAL			
	ATR TIPO I	ATR TIPO II	ATR TIPO IV
Defeito primário	Acidificação distal defeituosa	Redução da reabsorção de bicarbonato proximal	Redução da secreção/ ação da aldosterona
Bicarbonato	Variável, pode ser < 10 mEq/L	Geralmente 12-20 mEq/L	> 17 mEq/L
pH urinário	> 5,3	Variável. > 5,3, se superado o limiar da capacidade reabsortiva de bicarbonato	Em geral < 5,3
Potássio	Geralmente reduzido	Reduzido	Aumentado

ATR, acidose tubular renal.

nose. Hipocalemia, algumas vezes grave, é muito frequente na ATR distal, podendo provocar fraqueza muscular. O tratamento é a administração de álcali, geralmente o citrato de potássio, com objetivo de manter um bicarbonato sérico entre 22 e 24 mEq/L. Citrato de sódio e bicarbonato de sódio são alternativas, mas a carga de sódio tem a desvantagem de aumentar a excreção de cálcio e aumentar o risco de litíase.

ATR PROXIMAL (TIPO II) ▶ Diminuição na reabsorção proximal de bicarbonato. Há perda de bicarbonato na urina até que o bicarbonato plasmático caia a um nível tão baixo que permita que todo o bicarbonato filtrado seja reabsorvido. Portanto, a queda do bicarbonato é autolimitada. A urina está isenta de bicarbonato e tem um pH ácido apropriado. Pode, às vezes, ocorrer como defeito isolado, mas é mais comum associada com disfunção generalizada do túbulo proximal – síndrome de Fanconi. Ocorre por distúrbios primários, como idiopático, cistinose, tirosinemia, galactosemia, doença de Wilson, síndrome de Lowe; ou por distúrbios adquiridos, como síndrome de Fanconi, mieloma múltiplo, amiloidose, medicamentos (ifosfamida, acetazolamida), metais pesados, deficiência de vitamina D, hemoglobinúria paroxística noturna. Nos distúrbios primários, especialmente quando há síndrome de Fanconi, ocorre déficit de crescimento e osteomalácia em pacientes com hipofosfatemia devido à perda proximal de fosfato. Anorexia, desnutrição, fraqueza muscular e poliúria também são comuns. O diagnóstico é realizado pela medida do pH urinário e da FE de bicarbonato após a infusão de bicarbonato. O esperado é um pH urinário acima de 7,5 e o surgimento de mais de 15% do bicarbonato filtrado na urina quando a concentração de bicarbonato sérico atinge um nível normal (18-20 mEq/L).

FE bicarbonato = (Bicarbonato na urina / Bicarbonato plasmático) / (Cr urinária / Cr plasmática)

Infusão com bicarbonato de sódio: 0,5 a 1 mEq/kg/h

TRATAMENTO ▶ Reposição de bicarbonato (1-3 mEq/kg/dia) e de potássio. Correção da hipofosfatemia, se estiver presente. O tratamento pode ser difícil, já que o aumento na concentração de bicarbonato sérico leva a uma diurese marcada de bicarbonato e excessivas perdas de K+. A adição de um diurético tiazídico pode ser benéfica se altas doses de álcali são ineficazes ou não toleradas. A leve depleção de volume aumenta a reabsorção proximal de íon sódio (Na+) e secundariamente de bicarbonato. O tratamento de uma acidose leve pode nem ser necessário nos adultos.

ACIDOSE TUBULAR RENAL DISTAL (TIPO IV) ▶ Deficiência de aldosterona ou resistência tubular à ação da aldosterona. A forma mais comum de deficiência de aldosterona em adultos é o hipoaldosteronismo hiporreninêmico, frequentemente observado entre pacientes com insuficiência renal leve a moderada, especialmente secundária à nefropatia diabética. Insuficiência suprarrenal e, em crianças, hiperplasia suprarrenal congênita (HSC) são outras causas comuns de hipoaldosteronismo. Também cursam com deficiência de aldosterona infecção por HIV, uropatia obstrutiva e certas medicações, como ciclosporina, anti-inflamatóriosnão esteroides (Aines), inibidores da enzima conversora da angiotensina (IECA) e heparina. A resistência à ação da aldosterona é observada em pacientes com doença túbulo-intersticial crônica. As seguintes medicações também causam resistência à aldosterona: amiloride; espironolactona; sulfametoxazol/trimetopim em altas doses, pentamidina.

O quadro clínico depende da doença de base. Em geral, há insuficiência renal de grau moderado. Os pacientes apresentam um pH urinário adequadamente ácido e um bicarbonato plasmático superiores a 17 mEq/L. Pode-se medir a renina e a aldosterona plasmáticas. Fração de excreção de bicarbonato inferior a 10%. Um gradiente transtubular de potássio (GTTK) inferior a 7 (< 5) é altamente sugestivo de hipoaldosteronismo em pacientes hipercalêmicos.

GTT K = [K Ur / (Osmolalidade Ur/Ormolaridade sérica)] / K sérico

O tratamento consiste em dieta pobre em K. Manejo da hipercalemia (especialmente com diuréticos) sendo feito com mineralocorticoide: fludrocortisona na dose de 0,1 mg/dia.

PASSO A PASSO PARA O DIAGNÓSTICO DA ACIDOSE TUBULAR RENAL ▶

PASSO 1 ▶ Determinar o AG na acidose metabólica.

$$AG = Na - (Cl + Bicarbonato)$$
$$AGc = AG + 2,5 \, (4 - \text{Albumina sérica})$$

Normal: 10 ± 4 mEq/L (6-14mEq/L)

Se houver hipoalbuminemia: corrigir AG. Para cada déficit de 1 g/dL de albumina sérica (considerando albumina = 4), o AG calculado deve ser aumentado em 2,5 mEq/L.

PASSO 2 ▶ Diferenciar causas de acidose com AG normal: renal ou extrarrenal.

AG urinário (AGU) – Mede indiretamente a amônia urinaria.

$$AGU = (Naur + Kur) - Clur$$

Nas causas extrarrenais de acidose com AG normal, a excreção de amônia (NH) aumenta no túbulo em forma de cloreto de amônio (NH_4Cl) enquanto permanece baixa na acidose metabólica de causa renal.

AGU negativo revela excreção aumentada de NH_4 e indica causas extrarrenais, como perda intestinal de bicarbonato (diarreia, fístulas entéricas, ganho de cloro, derivações urinárias com segmento ileal).

AGU positivo revela comprometimento na excreção de bicarbonato. Ocorre na ATR distal (tipo I).

O **AGU é variável** na perda renal de bicarboonato e na ATR proximal (tipo II), devido à reabsotrção tubular proximal comprometida e amoniogênese.

Se o **pH urinário for superior a 6,5**, há bicarbonatúria. Nessa situação, utiliza-se o *gap* osmolar urinário (GOU), com maior acurácia.

$$GOU = Osmolalidade\ medida - Osmolalidade\ calculada$$

A osmolalidade urinária da primeira urina da manhã é calculada (OUC) utilizando-se a fórmula a seguir:

$$OUC = 2\,[Na + K] + (Ur/6) + (Glicose/18)$$

Eletrólitos urinários são medidos em mEq/L e, glicose, em mg/dL.

A excreção de amônia urinária é considerada apropriadamente alta se ***gap* > 100 mOsm/kg**.

PASSO 3 ▶ Classificar os tipos de ATR.

pH Urinário – Acessa o funcionamento do mecanismo de acidificação distal. Deve ser medido em uma urina fresca da manhã. Quando > 5,5, favorece o diagnóstico de ATR distal. Fatores como Na urinário e infecções alteram o mecanismo de acidificação. Para afastar um pH urinário falsamente elevado, realiza-se o **teste FF (teste furosemida-fludrocortisona)**. A furosemida aumenta a entrega de Na no túbulo distal, favorecendo, assim, o mecanismo de acidificação urinária. O mineralocorticoide apoia a furosemida na manutenção desse gradiente.

O teste também tem importante papel no diagnóstico de ATR distal incompleta. Necessita jejum noturno e K sérico normal. Primeiramente se detecta o pH urinário. Se for superior a 5,5 deve-se administrar furosemida por via oral (VO) 1 mg/kg (máx 40 mg) e fludrocortisona, VO, 0,025 mg/kg (máx 0,1 mg). Medir o pH urinário a cada hora nas 4 a 6 horas seguintes. Um pH urinário menor do que 5,5, em qualquer momento durante o teste, é um indicativo de acidificação distal normal e afasta ATR tipo I.

Os próximos testes devem ser realizados após uma **carga de bicarbonato de sódio**. Dose: 2 a 4 mEq/kg/dia; paciente deve estar com bicarbonato sérico de pelo menos 20 mEq/L. Idealmente, para coleta do PCO_2 a coleta de urina deveria estar sob óleo mineral e se o bicarbonato for medido na máquina de gasometria, deve estar devidamente calibrada.

PCO2 urinário – A suplementação de bicarbonato de sódio VO ou IV produz uma urina alcalina e o PCO_2 aumenta como resultado direto da secreção do H+ distal. A reação do H+ com o bicarbonato luminal forma ácido carbônico (H_2CO_3) que desidrata lentamente no ducto coletor medular para formar gás carbônico (CO_2).

A urina para PCO_2 deve ser coletada em uma seringa salinizada de uma amostra de urina fresca em frasco estéril e medida na máquina de gasometria. O gradiente de PCO_2 urina menos sangue (U-S CO_2) deve ser maior do que 20 mmHg em indivíduos normais. Na ATR tipo I, com defeito secretório, U-S CO_2 é menor do que 10; nas ATR tipo II e IV, o gradiente U-S CO_2 é maior do que 20.

Fração de excreção de bicarbonato – Quando acima de 15% com um bicarbonato sérico entre 20 e 24 mEq/L favorece ATR proximal. Abaixo de 5%, sugere ATR distal.

PASSO 4 A ▶ Teste exclusivo para ATR proximal. Para diferenciar defeito isolado de generalizado (Fanconi).

Fração de excreção de fosfato (FE P). Calcular reabsorção tubular de P:

$$RTP = 100 - FE\ P$$

Urina medida em período entre 6 e 24 horas. A reabsorçao de fosfato depende do fosfato plasmático e da TFG.

Aminoacidúria generalizada – O túbulo proximal absorve 95 a 99% dos aminoácidos. Quando excreção de aminoácidos é maior do que 5%, há aminoacidúria generalizada, indicando Fanconi.

Glicosúria – A absorção de glicose é reduzida na síndrome de Fanconi, cursando com glicosúria.

Proteinúria tubular (proteinúria de baixo peso molecular) – No defeito tubular, β_2-microglubulina é excretada acima dos limites superiores considerados normais.

PASSO 4 B ▶ Exclusivo para ATR distal. Apoiam o diagnóstico:

- **Calciúria de 24 horas** – Valor acima de 4mg/kg/ dia ou uma relação em amostra urinária cálcio/Cr > 0,2 indicam hipercalciúria, presente na ATR distal.
- **Ultrassonografia do aparelho urinário** – Procurar nefrocalcinose medular, muito frequente na ATR tipo I.
- **Citrato urinário** – A excreção de citrato é normal ou elevada na ATR proximal e na ATR hipercalêmica, mas se encontra reduzida na ATR distal.

SÍNDROME DE FANCONI

▶ A síndrome de Fanconi é uma disfunção tubular proximal que se caracteriza pela diminuição na reabsorção de diversas substâncias, aumentando a sua excreção urinária. As principais substâncias são glicose, fósforo e aminoácidos, mas também há perda de bicarbonato, potássio e cálcio e ácido úrico em menor quantidade. A síndrome pode ser hereditária, como em cistinose, doença de Wilson e galactosemia, ou adquirida. A forma adquirida pode estar associada ao mieloma múltiplo, a envenenamento por metais pesados (chumbo, mercúrio), ou ao uso de medicamentos (antibióticos, azatioprina, cisplatina). Os achados clínicos estão associados à deficiência das substâncias excretadas, ou a manifestações relacionadas à doença que levou à síndrome. É comum apresentar raquitismo, osteomalácia e retardo no crescimento, pela hipofosfatemia, hipocalcemia e acidose crônica. O diagnóstico é feito com a documentação do aumento da fração de excreção das substâncias, tendo níveis plasmáticos normais ou diminuídos.

CISTINÚRIA ▶ Traço autossômico recessivo com anormalidades no transporte tubular e, em alguns indivíduos, intestinal de cistina, levando à formação de cálculos urinários. O tipo A envolve mutações nos genes *SLC3A1*, e o tipo B, mutações no *SLC7A9*. As manifestações clínicas são decorrentes da formação de cálculos radiopacos pouco densos. Complicações da litíase, se não forem corrigidas, podem levar à insuficiência renal crônica (IRC). O diagnóstico deve ser considerado com a história familiar, com a presença de típicos cristais hexagonais de cistina ou com o teste do cianeto-nitroprussiato. O teste definitivo é dado pela determinação do conteúdo de cistina e aminoácidos dibásicos por cromatografia de troca iônica, eletroforese de alta voltagem, ou análise do aminoácido em coluna de gel. O tratamento visa a reduzir a excreção e aumentar a solubilidade da cistina na urina. Aumentar a ingesta líquida com até 4L por dia, restrição de sódio, alcalinização da urina (mantendo o pH entre 7,5 e 8), e administração de D-penicilamina ou de tiopronina (alfa-mercaptopropionilglicina). Esta última é a medicação de escolha na cistinúria, com menos efeitos colaterais do que a D-penicilamina.

DOENÇA DE BARTTER ▶ É um distúrbio na porção ascendente espessa da alça de Henle, marcado por hipocalemia, alcalose metabólica e hipercalciúria. Pode ser classificada em cinco tipos, conforme a molécula que é afetada. Apresenta-se geralmente com hipotensão arterial, e as demais manifestações clínicas estão associadas essencialmente à hipocalemia. O magnésio sérico pode estar normal ou diminuído. A doença pode aparecer desde a infância até os 25 anos. Seu fenótipo se parece com a administração crônica de diurético de alça, como a furosemida.

SÍNDROME DE GITELMAN ▶ É uma tubulopatia causada por mutações no gene que codifica o cotransportador sódio-cloro, sensível aos diuréticos tiazídicos, localizado no túbulo contorcido distal. É também conhecida como variante hipocalciúrica hipomagnesêmica da síndrome de Bartter. A doença geralmente tem início na infância, mas pode aparecer na fase adulta. Ela é caracterizada por alcalose metabólica, hipocalemia, hipomagnesemia e hipocalciúria. Assim como a doença de Bartter, ela cursa com hipotensão arterial.

SÍNDROME DE LIDDLE ▶ É um defeito raro no transportador do canal epitelial de sódio (ENaC) no túbulo coletor cortical, levando à absorção aumentada de sódio nesse local. Essa absorção leva a uma expansão volumétrica e ao surgimento precoce de hipertensão arterial. Ocorre também uma excreção aumentada de potássio e hidrogênio pelo transportador, que levam à hipocalemia e à alcalose metabólica.

O Quadro 81.1 apresenta as informações sobre o local no néfron e as mutações associadas nas síndromes de Bartter, Gitelman e Liddle.

DOENÇA DE DENT

A doença de Dent ou nefrolitíase ligada ao X é uma doença recessiva. Caracteriza-se por disfunção no túbulo proximal, com proteinúria de baixo peso molecular, hipercalciúria, nefrocalcinose, insuficiência renal e raquitismo ou osteomalácia. Está associada com mutação no gene *CLCN5*, que codifica os canais de cloro (ClC-5), expresso no túbulo proximal, no ramo ascendente espesso da alça de Henle e nas células intercapilares tipo A nos dutos coletores e codificado por um gene na posição XP11,22. Um quadro similar pode cursar com hipomagnesemia no lugar da hipofosfatemia, por mutação na proteína paracelina-1. Nefrolitíase e hematúria podem ocorrer. Laboratorialmente, o cálcio é normal, o paratormônio (PTH) é normal ou baixo, e o calcitriol sérico permanece normal ou discretamente elevado. A evolução para doença renal ocorre entre 30 e 40 anos de idade, independentemente da presença ou gravidade da nefrocalcinose. O tratamento é dirigido à correção da calciúria e à melhora da doença óssea e feito com restrição de sódio e tiazídicos, fosfato VO e suplementação com vitamina D.

QUADRO 81.1 ▶ LOCAL NO NÉFRON E MUTAÇÕES ASSOCIADAS NAS SÍNDROMES DE BARTTER, GITELMAN E LIDDLE

LOCAL NO NÉFRON	SÍNDROME	MUTAÇÃO
Alça de Henle	Bartte	• Cotransportador 1Na/1K/2Cl • Canal apical ROMK • Canal de Cl- basocelular (CLC-Kb) Ativa o receptor do sensor de cálcio na membrana basolateral da alça de Henle e causa inibição da ROMK e perda renal de Na+ e K+, em última análise perda de K e hipocalemia Alcalose metabólica
Túbulo contorcido distal	Gitelman	Mutação do gene codificador do cotransportador Na$^+$/Cl$^-$ sensível ao tiazídico, provoca perda renal de K$^+$ e hipocalemia
Túbulo coletor cortical	Liddle	Hipocalemia grave por hiperatividade do canal epitelial de sódio na célula principal (ENaC), por mutações nas subunidades β e γ do canal

▶ DE VOLTA AO CASO CLÍNICO

Paciente do sexo feminino, 32 anos em tratamento de transtorno de humor bipolar há 8 anos com carbonato de lítio, iniciou com quadro de poliúria. A osmolalidade sérica era de 383 osm/kg e a urinária de 202 mOsm/kg/H_2O. Apresentava Cr de 1,2, glicemia de 90 mg/dL, sódio de 148, potássio de 3,6, reserva alcalina de 19, e cloro de 116. Ao ser realizado o teste de restrição hídrica, a paciente não concentrou a urina adequadamente, mantendo osmolalidade urinária de 205 mOsm/kg/H_2O e sérica de 390 mOsm/kg, caracterizando DI. Foi administrada vasopressina e observada a resposta, porém, mesmo após a medicação, a paciente não teve alterações significativas nas medidas de osmolalidade, caracterizando então o DI nefrogênico. No caso da paciente, a provável etiologia do DI nefrogênico é o uso crônico de lítio, a causa mais comum da forma adquirida dessa doença. O tratamento mais adequado seria afastar a causa, considerando-se uma medicação alternativa no tratamento do transtorno afetivo bipolar, se possível. Caso não houvesse resposta à suspensão do lítio, o tratamento seria hidroclorotiazida e amilorida.

LEITURAS SUGERIDAS ▶

Bockenhauer D, Bichet DG. Pathophysiology, diagnosis and management of nephrogenic diabetes insipidus. Nat Rev Nephrol. 2015;11(10):576-88.

Fremont OT, Chan JCM. Understanding Bartter syndrome and Gitelman syndrome. World J Pediatr. 2012;8(1):25-30.

Heilberg IP, Baim MA. Tubulopatias. In: Fochesatto Filho L, Barros E. Medicina interna na prática clínica. Porto Alegre; Artmed; 2013. p. 645-657.

Sharma S, Gupta A, Saxena S. Comprehensive clinical approach to renal tubular acidosis. Clin Exp Nephrol. 2015;19(4):556-61.

Weiner D, Linas SL, Wingo CS. Disorders of potassium metabolism. In: Johnson RJ, Feehaley J. Floege J. Comprehensive clinical nephrology. 5th ed. Philadelphia; Elsevier Saunders; 2015. cap 9.

Zunino D. Tubulopatias hereditárias. In: Riella MC. Princípios de nefrologia e distúrbios hidroeletrolíticos. 5. ed. Rio de Janeiro; Guanabara Koogan; 2010. cap. 40.

SEÇÃO 11
Neurologia

CAPÍTULO 82
CRISE EPILÉPTICA

LENISE VALLER

▶ CASO CLÍNICO

Paciente do sexo feminino, 29 anos, trazida à emergência por familiares, com história de ter apresentado movimentação involuntária de membros superiores e inferiores, alteração do sensório, salivação excessiva e perda de controle urinário. Previamente assintomática, sem uso de medicações ou outros episódios semelhantes anteriores. Na chegada, encontrava-se sonolenta, respondendo com abertura ocular e sons incompreensíveis. Pressão arterial (PA) de 150/90 mmHg, frequência cardíaca (FC) de 90 bpm.

▶ COMO O LABORATÓRIO PODE AJUDAR NA AVALIAÇÃO DESTA PACIENTE?

A crise epiléptica é definida como a ocorrência transitória de sinais e/ou sintomas decorrentes de atividade neuronal síncrona ou excessiva no cérebro.

A epilepsia é caracterizada por uma predisposição duradoura a crises epilépticas e pelas consequências neurobiológicas, sociais, cognitivas e psicológicas desta condição. Os critérios de definição operacional para aplicação na prática incluem:

- Pelo menos duas crises não provocadas (reflexas) que ocorrem com intervalo de mais de 24 horas;
- Uma crise não provocada e chance de nova crise estimada em pelo menos 60%;
- Diagnóstico de uma síndrome epiléptica.

As crises ditas "não provocadas" são as que ocorrem na ausência de um fator clínico precipitante e em uma pessoa sem histórico prévio de epilepsia. As crises epilépticas "provocadas", ou crises sintomáticas agudas, ocorrem por condições agudas e transitórias, como alterações sistêmicas, metabólicas ou tóxicas, ou lesões no sistema nervoso central (SNC). Além disso, devem ter uma associação temporal próxima à da lesão aguda.

Nesse contexto, reside a importância dos exames laboratoriais na avaliação dos pacientes que se apresentam com a primeira crise ou mesmo uma recorrência. Determinar uma possível causa da crise por meio de exames laboratoriais auxilia na classificação da doença, na caracterização do fator precipitante e, dependendo deste, na estimativa da predisposição permanente do indivíduo a apresentar novos episódios.

INVESTIGAÇÃO DO EPISÓDIO AGUDO ▶

O objetivo principal da avaliação laboratorial no paciente que se apresenta com uma crise é esclarecer se esta resulta de um processo sistêmico tratável ou de uma disfunção intrínseca do SNC. Diversas anormalidades metabólicas podem precipitar convulsões (Quadro 82.1).

Os valores de ponto de corte para anormalidades metabólicas têm favorecido a especificidade sobre a sensibilidade, reduzindo, assim, os falso-positivos (aqueles cujas crises realmente não eram devidas à alteração metabólica). Ainda assim, esses valores são arbitrários e com base em estudos de casos (Tab. 82.1).

A propensão de que distúrbios metabólicos causem crises depende da rapidez de instalação mais do que da gravidade do distúrbio. Isso inclui principalmente as condições descritas no Quadro 82.2.

QUADRO 82.1 ▸ DISTÚRBIOS METABÓLICOS E DOENÇAS AGUDAS QUE CAUSAM CRISES EPILÉPTICAS

- Uso de álcool ou abstinência
- Intoxicação medicamentosa
- Hipo e hipernatremia
- Hipomagnesemia
- Hipocalcemia
- Hipoglicemia
- Hiperglicemia não cetótica
- Uremia
- Hipóxia
- Hipertiroidismo
- Síndrome de desequilíbrio dialítico
- Porfiria

TABELA 82.1 ▸ VALORES DE *CUTOFF* PARA CRISE SINTOMÁTICA AGUDA EM DISTÚRBIOS METABÓLICOS

Glicose sérica	< 36 mg/dL ou > 450 mg/dL associado com cetoacidose
Sódio sérico	< 115 mg/dL
Cálcio sérico	< 5 mg/dL
Magnésio sérico	< 0,8 mg/dL
Ureia	> 100 mg/dL
Creatinina	> 10 mg/dL

QUADRO 82.2 ▸ DISTÚRBIOS METABÓLICOS QUE PODEM OCASIONAR CRISES EPILÉPTICAS

Glicose	Crises por hipoglicemia são mais comuns em diabéticos usando doses excessivas de insulina ou hiploglicemiantes orais. Hiperglicemia não cetótica geralmente causa crises motoras focais em idosos diabéticos
Sódio	Hiponatremia pode precipitar crises tônico-clônicas generalizadas, em associação com pródromos de confusão
Magnésio	Nível < 0,8 mEq/L pode resultar em irritabilidade, agitação, confusão, mioclonias e outras crises, acompanhadas ou não de hipocalcemia
Cálcio	Hipocalcemia é uma causa rara de crises e mais frequente em neonatos. Em adultos, a hipocalcemia pode ocorrer após cirurgia da tireoide e paratireoide ou em associação com insuficiência renal, hipoparatiroidismo ou pancreatite

(Continua)

QUADRO 82.2 ▶ DISTÚRBIOS METABÓLICOS QUE PODEM OCASIONAR CRISES EPILÉPTICAS (*CONTINUAÇÃO*)

Ureia e creatinina	Insuficiência renal e uremia são frequentemente associadas a crises, particularmente mioclonias. Convulsões tônico-clônicas generalizadas ocorrem em aproximadamente 10% dos casos, em fases mais avançadas. Crises convulsivas também podem ocorrer em pacientes submetidos à hemodiálise como parte da síndrome do desequilíbrio da diálise
Tireotrofina (TSH)	Hipertiroidismo pode precipitar crise em pacientes com epilepsia
Gasometria arterial (GA)	Anoxia cerebral, como complicação de parada cardiorrespiratória, intoxicação por monóxido de carbono, afogamento ou complicações anestésicas, pode causar crises tônico-clônicas generalizadas e mioclonias.

RASTREAMENTO TOXICOLÓGICO ▶ Até 3% das crises podem se relacionar com intoxicação aguda. Entretanto, não há evidência suficiente para a recomendação de rastreamento toxicológico de rotina. O álcool é a principal substância implicada nos casos de crises por intoxicação ou abstinência, ocorrendo geralmente dentro de 7 a 48 horas após a última ingesta. Crises sintomáticas agudas podem ocorrer com abstinência de barbitúricos e benzodiazepínicos. Em relação às drogas ilícitas, as crises são consideradas sintomáticas agudas se metabólitos de cocaína ou *crack* são encontrados na urina ou no sangue.

PROLACTINA ▶ O nível aumenta 10 a 20 minutos após o evento e retorna ao nível basal até 6 horas depois. Assim, a dosagem de prolactina é útil quando realizada após 20 minuts do episódio de epilepsia. A maioria utiliza 2 vezes o valor de base. O valor preditivo positivo (VPP) é superior a 93% se a probabilidade pré-teste é igual ou superior a 50%. Devido à baixa sensibilidade (< 50%), um valor normal de prolactina é insuficiente para corroborar o diagnóstico de crise psicogênica. Outros marcadores usados para diferenciar crises de síncope, pseudocrises e outros eventos fisiológicos são creatinocinase (CK), cortisol, leucócitos, desidrogenase lática, PCO_2, amônia e enolase neurônio-específica. Entretanto, os valores limites de anormalidade, sensibilidade, especificidade permanecem incertos para todos.

RECOMENDAÇÕES ▶

As diretrizes atuais do National Institute for Health and Care Excellence (NICE) defendem que o clínico considere solicitar os testes sanguíneos que julgar adequados para identificar as causas potenciais da crise.[1] O American College of Emergency Physicians sugere em suas diretrizes a determinação apenas de glicose e sódio sérico nos pacientes com uma crise e sem comorbidades ou outros indícios de doença.[2] Há grande escassez de evidência disponível, e até o momento, pouca justificativa para extensa investigação laboratorial.

EXAMES LABORATORIAIS NA MONITORIZAÇÃO DA DOENÇA ▶

NÍVEIS SÉRICOS DOS FÁRMACOS ANTIEPILÉPTICOS ▶ A dosagem dos níveis séricos estão disponíveis para algumas medicações, mas não devem ser usados isoladamente. O intervalo terapêutico é diferente para cada paciente. As principais recomendações para solicitação de níveis séricos de anticonvulsivantes são:

- Ocorrência de crise em pacientes que vinham com controle adequado;
- Estabilização da dose terapêutica individual nos pacientes quando há controle;
- Suspeita de toxicidade;
- Suspeita de má aderência;
- Guia de ajustes de dose (quando há mudança de formulações, acréscimos de outros medicamentos que causam interação e durante gestação).

ACOMPANHAMENTO LABORATORIAL ▶ Há evidência convincente de que testes laboratoriais, incluindo rastreamento laboratorial hematológico e lesão hepática, não sejam necessários. Muitas reações idiossincráticas relacionadas a fármacos antiepilépticos, incluindo necrólise epidérmica tóxica, reações à doença do soro e pancreatite, não são previstas por anormalidades nos testes pré-sintomáticos. A Tabela 82.2 lista as principais orientações.

TABELA 82.2 ▶ RECOMENDAÇÕES DE ACOMPANHAMENTO LABORATORIAL COM USO DE FÁRMACOS ANTIEPILÉPTICOS

MEDICAÇÃO	NÍVEL SÉRICO	LABORATÓRIO
Carbamazepina	4-12 µg/mL	Contagem de leucócitos 4-6 semanas após o início. Se forem baixos, repetir a cada 3-4 semanas. Uma queda de leucócitos para 3.000-4.000/mm^3 caracteriza a leucopenia benigna mais comum, que em geral melhora gradualmente. Se for < 800-1.000/mm^3, o medicamento deve ser interrompido. Anemia aplástica grave ou agranulocitose são raras
Clobazam	Não conhecido	Testes laboratoriais não são necessários
Lamotrigina	4-15 µg/mL	Leucócitos e plaquetas a cada 3 meses (primeiros 6 meses)
Gabapentina	Não conhecido	Leucócitos e plaquetas a cada 3 meses (primeiros 6 meses)
Fenitoína	10-20 µg/mL	Testes laboratoriais não são necessários
Fenobarbital	10-40 µg/mL	Testes laboratoriais não são necessários

(Continua)

TABELA 82.2 ► RECOMENDAÇÕES DE ACOMPANHAMENTO LABORATORIAL COM USO DE FÁRMACOS ANTIEPILÉPTICOS (*CONTINUAÇÃO*)

Topiramato	5-20 µg/mL	Leucócitos, plaquetas, função hepática e potássio em 3-6 meses ou quando atingir dose máxima. Como é um inibidor da anidrase carbônica, pode causar leve ou moderada acidose metabólica em 2/3 dos usuários. Redução ou interrupção deve ser considerada se a acidose for persiste ou grave
Valproato	50-150 µg/mL	Função e enzimas hepáticas a cada 1-2 meses. Incidência relativamente alta de pequenas elevações em uma ou mais enzimas do fígado e amônia. Elevações < 3 vezes o valor normal em pacientes assintomáticos não têm significado. Níveis mais elevados devem ser repetidos em poucas semanas, e o medicamento deve ser interrompido se o aumento for rápido ou se houver sintomas

► DE VOLTA AO CASO CLÍNICO

A paciente apresentava-se com quadro clínico sugestivo de uma crise tônico-clônica generalizada e, no momento da avaliação na emergência, encontrava-se em estado pós-ictal. Seus exames laboratoriais, incluindo glicemia sérica e sódio, eram normais, e a paciente necessitou de exames complementares de imagem para auxiliar na investigação.

REFERÊNCIAS ►

1. National Institute for Health and Care Excellence. Epilepsies: diagnosis and management [Internet]. London: NICE; jan. 2012 [capturado em 27 out. 2015]. Disponível em: https://www.nice.org.uk/guidance/cg137
2. Huff JS, Melnick ER, Tomaszewski CA, Thiessen ME, Jagoda AS, Fesmire FM, et al. Clinical policy: critical issues in the evaluation and management of adult patients presenting to the emergency department with seizures. Ann Emerg Med. 2014;63(4):437-47.

LEITURAS SUGERIDAS ►

Berg AT, Berkovic SF, Brodie MJ, Buchhalter J, Cross JH, van Emde Boas W, et al. Revised terminology and concepts for organization of seizures and epilepsies: report of the ILAE Commission on Classification and Terminology, 2005-2009. Epilepsia. 2010;51(4):676-85.

Fisher RS, Acevedo C, Arzimanoglou A, Bogacz A, Cross JH, Elger CE, et al. A practical clinical definition of epilepsy. Epilepsia. 2014;55(4):475-82.

Fisher RS, van Emde Boas W, Blume W, Elger C, Genton P, Lee P, et al. Epileptic seizure and epilepsy definitions proposed by the International League Against Epilepsy (ILAE) and the International Bureau for Epilepsy (IBE). Epilepsia. 2005;46(4):470-2.

Krumholz A, Wiebe S, Gronseth G, Shinnar S, Levisohn P, Ting T, et al. Practice parameter: evaluating an apparent unprovoked first seizure in adults (an evidence-based review): report of the Quality Standards Subcommittee of the American Academy of Neurology and the American Epilepsy Society. Neurology. 2007;69(21):1996-2007.

CAPÍTULO 83

DEMÊNCIA

LENISE VALLER

▶ CASO CLÍNICO

Paciente do sexo feminino, 72 anos, graduada em curso superior, veio à consulta com queixa de perda de memória progressiva nos últimos 3 anos. Finalmente havia concordado em ser avaliada por um médico, acompanhada da filha. Sua história médica pregressa incluía hipertensão arterial e tabagismo de 20 anos-maço. Sua familiar referia que ela iniciou com dificuldade em recordar onde havia guardado objetos pessoais e dificuldade de lidar com o próprio dinheiro. Nos últimos meses, ela se perdeu ao retornar para casa e não era mais capaz de dirigir. Ela ficava cada vez mais ansiosa quando deixada sozinha. O exame físico não apresentava nenhuma particularidade relevante, e a avaliação neurológica mostrou diminuição das habilidades cognitivas, incluindo desorientação para o dia da semana e a data. Ela pontuava 24 dos 30 pontos do exame minimental, perdendo em orientação temporal, recordação de curto prazo e nomeação de objetos.

▶ COMO O LABORATÓRIO PODE AJUDAR NA AVALIAÇÃO DESTA PACIENTE?

O rastreamento laboratorial com exames de sangue é reconhecido como uma parte importante da análise geral de um paciente que se apresenta com distúrbios cognitivos. Os objetivos dos testes sanguíneos incluem:

- Identificar comorbidade e/ou complicações;
- Revelar potenciais fatores de risco

- Avaliar o estado de base no caso de um associado período de confusão;
- Mais raramente, identificar a causa de demência.

O Relatório Mundial de Alzheimer, de 2009, estimou que, no mundo, 36 milhões de pessoas teriam demência em 2010, e que este numero dobraria a cada 20 anos.[1] A prevalência de demência também aumenta em função do aumento da expectativa de vida. Nos Estados Unidos, a prevalência é de 5% entre pessoas de 71 a 79 anos, de 24% em pacientes com 80 anos, e chega a 37% naqueles acima de 90 anos.

COMPROMETIMENTO COGNITIVO LEVE E DEMÊNCIA DE ALZHEIMER (DA)

▶ Qualquer queixa de déficit cognitivo deve ser investigada, sem atribuí-la inicialmente ao envelhecimento. O comprometimento cognitivo leve (CCL) é definido como transtorno cognitivo objetivo com funcionalidade diária preservada. Apresenta heterogeneidade clínica significativa, e as estimativas da taxa de conversão para demência (geralmente DA) variam, mas podem ser de até 10% ao ano, em comparação com 1 a 3% ao ano nos adultos da mesma faixa etária sem queixas cognitivas.

Os esforços recentes concentraram-se em tentar distinguir CCL como pródromo da DA daquele atribuível a outras causas. Até o momento, a característica que os separa é o efeito dos sintomas nas funções diárias. A demência, incluindo a DA, descreve uma síndrome clínica que compreende dificuldade de memória, linguagem e sintomas comportamentais que causam prejuízo nas atividades cotidianas.

A classificação da DA inclui as seguintes definições:

- **Provável DA**, quando os critérios para demência são preenchidos e os sintomas têm um início gradual ao longo de meses a anos. Além disso, os déficits cognitivos iniciais e mais proeminentes são geralmente amnésicos (comprometimento da aprendizagem e lembrança de informações aprendidas recentemente) e menos comumente não amnésicos (alterações de linguagem). Déficits também devem ocorrer em outros domínios, como habilidades visuoespaciais e funções executivas (raciocínio, julgamento, resolução de problemas).
- **Possível DA**, quando forem cumpridos todos os critérios para a DA (em relação aos déficits cognitivos), mas a doença segue um curso atípico, ou quando são satisfeitos os critérios, mas há evidência de uma apresentação mista (como a doença cerebrovascular concomitante), ou o paciente tem características clínicas da demência com corpos de Lewy, tem outra comorbidade (médica ou neurológica), está usando medicação que poderia ter um efeito sobre a cognição.

O *Manual diagnóstico e estatístico de transtornos mentais – 5ª edição (DSM-5)* contém revisões dos critérios diagnósticos. O nome da categoria atualmente é "transtornos neurocognitivos".[2]

AVALIAÇÃO INICIAL ▶

Queixas de dificuldades cognitivas são frequentes e inúmeras vezes são multifatoriais; assim, uma história detalhada é crítica. Mesmo que as causas reversíveis de demência sejam raras, múltiplos fatores, como medicamentos, depressão, *delirium*, infecções, uso de álcool e distúrbios metabólicos, podem agravar o prejuízo cognitivo subjacente. Abordar e tratar os possíveis fatores contribuintes pode melhorar significativamente os sintomas, mesmo que o quadro demencial de base não possa ser tratado.

Esse processo diagnóstico inicial envolve seis etapas: história do paciente, entrevista de um cuidador ou membro da família, exame físico, testes cognitivos, exames laboratoriais básicos e exames de imagem. Tendo estabelecido a presença objetiva do déficit cognitivo ou mesmo de demência, a causa específica deve ser determinada. Essa determinação baseia-se no resultado das etapas descritas, que incluem investigações laboratoriais e de imagem. Principalmente quando se considera um diagnóstico de demência degenerativa, é importante excluir outras causas que podem confundir clinicamente, em especial o *delirium*.

A prevalência da demência com causa potencialmente tratável chega a 7,3% e a aproximadamente 3,3% nos casos de CCL. A causa mais comum é hipotiroidismo, seguida pela deficiência de vitamina B_{12} e hipoglicemia causada pelo uso de insulina. No entanto, um número muito menor desses casos é completamente reversível (0-23 0-10%).

O diagnóstico de DA e CCL é clínico, e os exames de sangue, bem como os exames de radiologia, não são utilizados como testes de rastreamento nos pacientes com queixas cognitivas. O principal papel da investigação laboratorial é descartar a presença de um distúrbio tratável que se apresenta com perda de memória.

Os atuais consensos recomendam investigação básica para todos os pacientes, incluindo hemograma completo, hormônio estimulador da tireoide, níveis séricos de cálcio, eletrólitos, além da glicemia de jejum (Tab. 83.1). Outros exames laboratoriais devem ser realizados seletivamente com base na apresentação clínica e nos achados de exame físicos (Tab. 83.2).

A medida dos níveis de homocisteína tem sido foco de atenção, com estudos epidemiológicos sugerindo que níveis elevados podem ser um fator de risco para a DA e demência vascular. Até o momento, não há evidência suficiente para recomendar a aferição dos níveis de homocisteína ou o tratamento no caso de alteração.

TABELA 83.1 ▶ RECOMENDAÇÃO DE TESTES LABORATORIAIS (CANADIAN CONSENSUS CONFERENCE ON THE ASSESSMENT OF DEMENTIA – CCCAD)

PACIENTES	TESTES	GRAU DE RECOMENDAÇÃO	COMENTÁRIOS
Todos	Hemograma completo Função da tireoide Eletrólitos e glicose	C C C	Baixa prevalência nos estudos prospectivos, mas ainda assim recomendado para todos
Casos específicos	Ureia e CrS B_{12} e folato Sorologia para sífilis	C C C	Sem evidência para incluir ou rejeitar a recomendação Considerar sensibilidade, especificidade e potencial reversibilidade

CrS, creatinina sérica.

EXAMES LABORATORIAIS SUGERIDOS ▶

HEMOGRAMA COMPLETO ▶ Nenhum estudo recente investigou sua sensibilidade ou especificidade para demência, mas há consenso que deve ser realizado.

GLICEMIA E ELETRÓLITOS ▶ Sugere-se excluir estas condições em todos os pacientes sintomáticos. Pelo menos um terço dos pacientes com sintomas cognitivos crônicos tem anormalidades nesses testes. Hipoglicemia, hiponatremia e hiperparatiroidismo são as causas mais comuns.

FUNÇÃO TIROIDIANA ▶ Pacientes sem demência, mas com hipotiroidismo, apresentam diminuição nos testes que avaliam fluência verbal, habilidades visuoespaciais e aprendizagem; nos pacientes com demência, hipotiroidismo pode contribuir para os sintomas cognitivos e é uma condição comum.

VITAMINA B_{12} ▶ Deficiência de vitamina B_{12} é comum nos idosos, e esse achado se correlaciona com diminuição da *performance* cognitiva quando comparados com pacientes sem deficiência. Mas a relação com progressão para demência ainda é controversa. A maioria não recomenda investigação dos níveis de B_{12} para todos.

TESTAGEM DE SÍFILIS ▶ É recomendada se a situação clínica justificar. Quando solicitada, é importante saber os sinais clínicos da neurossífilis, a sensibilidade e a especificidade do teste e a reversibilidade com o tratamento.

SOROLOGIA PARA VÍRUS DA IMUNODEFICIÊNCIA HUMANA (HIV) ▶ O complexo Aids-demência é uma complicação neurológica comum da síndrome da imunodeficiência adquirida (Aids). Ocorre com mais frequência em pacientes gravemente imunocomprometidos nos estágios avançados da doença. Entretanto, pode ser uma das apresentações iniciais da Aids.

TABELA 83.2 ▶ RECOMENDAÇÕES PARA PESQUISA DE ROTINA OU NAS SITUAÇÕES ESPECIAIS

TESTE	CCCADA (2012)	ACADEMIA AMERICANA DE NEUROLOGIA (2001)	NATIONAL INSTITUTE ON AGING TASK FORCE (1980)
Hemograma completo	R	R	R
Eletrólitos	R	R	R
Glicemia	R	R	R
TSH	R	R	R
Ureia e Cr	E	R	R
VSG	E	R	R
Lesão e função hepática	E	R	R
Vitamina B_{12}	E	R	R
Folato	E	R	R
VDRL	E	R	R
Níveis séricos de medicamentos	E	R	R
Sorologia HIV	E	R	E
Análise urinária	E	R	R

CCCAD, Canadian Consensus Conference on the Assessment of Dementia; R, pesquisa de rotina; E, pesquisa nas situações especiais; TSH, tireotrofina; Cr, creatinina; VSG, velocidade de hemossedimentação; VDRL, *venereal disease research laboratory*; HIV, vírus da imunodeficiência humana.

BIOMARCADORES DA DOENÇA DE ALZHEIMER ▶ Um biomarcador é um indicador que pode ser objetivamente medido nos processos normais biológicos e patogênicos. Idealmente, deve ser reproduzível, estável ao longo do tempo e disponível amplamente, além de ter relevância direta para a doença em questão. Para demências, os biomarcadores poderiam ser usados para distinguir diferentes aspectos da doença de base, detectar mudanças pré-sintomáticas ou predizer o declínio ou conversão entre os estágios da doença. Entretanto, não há nenhum biomarcador disponível na prática clínica.

LÍQUIDO CEREBROSPINAL (LCS) ▶ A sua análise é tradicionalmente usada para excluir infecções, neoplasias e processos neuroinflamatórios. Os consensos recomendam exame do LCS nas pessoas com declínio cognitivo com menos de 55 anos, doença rapidamente progressiva, síndromes demenciais atípicas ou imunossuprimidos.[3] Vários painéis de marcadores já foram descritos, inclusive com alguns mostrando forte correlação com o declínio cognitivo futuro, a exemplo da relação proteína tau t/β-amiloide no LCS. Um dos mais promissores biomarcadores, a proteína β-amiloide, está associada a um número significativo de resultados falso-positivos e falso-negativos.

> ▶ **DE VOLTA AO CASO CLÍNICO**
>
> A paciente apresentava-se com uma queixa de memória corroborada por sua família, junto com a evidência clara de um progressivo declínio cognitivo que interferia na sua funcionalidade e nas atividades da vida diária social. O miniexame do estado mental confirmou a presença de perda de memória e também o comprometimento leve da linguagem (nomeação). Na sua vida diária, há evidências de comprometimento das atividades. Esta paciente possui o diagnóstico de demência. O próximo passo é determinar a causa da demência. Para isso, devem-se excluir os principais confundidores. Não há nenhuma evidência de *delirium*, e os sintomas de ansiedade exigem uma análise mais acurada para determinar sua relação com o comprometimento cognitivo. Nenhuma medicação, em especial hipnóticos sedativos e antipsicóticos, estavam em uso. Os exames laboratoriais sugeridos pelo consenso atuais foram normais, e a paciente recebeu o diagnóstico de provável DA.

REFERÊNCIAS ▶

1. Alzheimer's Disease International. Relatório sobre a doença de Alzheimer no mundo: resumo executivo [Internet]. London: Alzheimer's Disease International; 2009 [capturado em 27 out. 2015]. Disponível em: http://www.alz.co.uk/research/files/WorldAlzheimerReport-Portuguese.pdf
2. American Psychiatric Association. Manual diagnóstico e estatístico de transtornos mentais: DSM-5. 5. ed. Porto Alegre: Artmed; 2014.
3. Nitrini R, Caramelli P, Bottino CM, Damasceno BP, Brucki SM, Anghinah R; Academia Brasileira de Neurologia. Diagnóstico de doença de Alzheimer no Brasil: critérios diagnósticos e exames complementares. Arq Neuropsiquiatr. 2005;63(3):713-19.

LEITURAS SUGERIDAS ▶

Hildreth KL, Church S. Evaluation and management of the elderly patient presenting with cognitive complaints. Med Clin North Am. 2015;99(2):311-35.

Knopman DS, DeKosky ST, Cummings JL, Chui H, Corey-Bloom J, Relkin N, et al. Practice parameter: diagnosis of dementia (an evidence-based review). Report of the Quality Standards Subcommittee of the American Academy of Neurology. Neurology. 2001;56(9):1143-53.

McKhann GM, Knopman DS, Chertkow H, Hyman BT, Jack CR Jr, Kawas CH, et al. The diagnosis of dementia due to Alzheimer's disease: recommendations from the National Institute on Aging-Alzheimer's Association workgroups on diagnostic guidelines for Alzheimer's disease. Alzheimers Dement. 2011;7(3):263-9.

Simpson JR. DSM-5 and neurocognitive disorders. J Am Acad Psychiatry Law. 2014;42(2):159-64

CAPÍTULO 84

DISTÚRBIOS DO MOVIMENTO

ARTUR F. SCHUMACHER SCHUH
ROBERTO ROSSATTO

▶ CASO CLÍNICO

Paciente do sexo feminino, 63 anos, procura o clínico com queixa de discreto tremor nas mãos, bilateral e simétrico, em repouso e também em determinadas posições, de início há aproximadamente 5 meses e que se exacerba em situações estressantes. Seus filhos estão preocupados com a possibilidade de ela ter doença de Parkinson. Desconhecia doenças pregressas e negava uso de fármacos. No exame físico, encontrava-se com movimentos lentificados e com discreto tremor bilateral. Não apresentava outras alterações no exame físico geral e neurológico.

▶ COMO O LABORATÓRIO PODE AJUDAR NA AVALIAÇÃO DESTA PACIENTE?

Trata-se de uma síndrome hipocinética, com características não usuais de doença de Parkinson, como início bilateral e ausência de outros achados neurológicos. Distúrbios do movimento são distúrbios neurológicos frequentes na prática clínica e resultam de disfunção dos sistemas cerebrais de controle motor. Apresentam fenomenologia rica, e a maioria dos diagnósticos pode ser firmada apenas na apresentação clínica. Os distúrbios do movimento são genericamente classificados em transtornos hipercinéticos (exagero de movimentos) ou hipocinéticos (diminuição global dos movimentos), e suas subdivisões:

- Síndromes hipercinéticas: tremor, coreia, balismo, distonia, mioclonias, tiques, estereotipias;
- Síndromes hipocinéticas: parkinsonismos, incluindo a doença de Parkinson.

O aspecto mais importante para o diagnóstico consiste na identificação precisa do tipo do movimento e, muitas vezes, na observação da evolução natural da doença. Geralmente não há alterações laboratoriais específicas. Entretanto, testes laboratoriais são importantes para excluir etiologias raras, identificar causas com tratamento específico e avaliar comorbidades que se associam ou que exacerbam o quadro clínico (Quadro 84.1).

EXAMES LABORATORIAIS

Em geral, os exames laboratoriais indicados na avaliação habitual de um paciente com distúrbios do movimento são os seguintes:

- Hemograma completo;
- Eletrólitos (sódio, potássio, cálcio e magnésio);
- Testes de função renal e transaminases hepáticas;
- Avaliação da função tiroidiana;
- Cobre e ceruloplasmina séricos e cobre em urina de 24 horas;
- Sorologia para sífilis (e outras sorologias para doenças venéreas);
- Antiestreptolisina O (Aslo), antidesoxirribonuclease B (antiDNAse B) e anti-hialuronidase;
- Pesquisa de acantócitos em esfregaço de sangue periférico.

O Quadro 84.1 descreve as principais doenças nas quais está recomendada investigação laboratorial.

QUADRO 84.1 ▶ PRINCIPAIS DIAGNÓSTICOS QUE EXIGEM AVALIAÇÃO LABORATORIAL

Doença de Wilson

Pode acometer pacientes jovens e se apresenta de maneira diversa, incluindo quadros parkinsonianos, coreicos ou distônicos. A avaliação laboratorial para essa doença justifica-se, uma vez que há intervenções terapêuticas que podem reverter o quadro quando diagnosticada precocemente. Nessa doença, as transaminases costumam estar levemente aumentadas. A TGO geralmente é maior do que a TGP. O diagnóstico deve incluir a dosagem de ceruloplasmina sérica, que costuma estar baixa. A mutação responsável pela doença de Wilson causa prejuízo na incorporação hepática de cobre na apoceruloplasmina para formar a ceruloplasmina, causando uma redução na sua concentração sérica. Os valores de referência são de 14 a 41 mg/dL para crianças; 15 a 30 mg/dL para homens adultos; 16 a 45 mg/dL para mulheres adultas. Aproximadamente 85-90% dos pacientes com doença de Wilson têm níveis de ceruloplasmina < 20 mg/dL. Entretanto, várias condições podem causar níveis baixos, incluindo doenças que causam perda proteica, doença renal em estágios finais, heterozigotos assintomáticos, doença de Menkel, nutrição parenteral.

(Continua)

QUADRO 84.1 ▶ PRINCIPAIS DIAGNÓSTICOS QUE EXIGEM AVALIAÇÃO LABORATORIAL (*CONTINUAÇÃO*)

A excreção urinária de cobre é usada para diagnóstico e monitorização da terapia. A doença de Wilson associa-se à excreção > 100 μg/24 horas, embora valores baixos possam ser descritos em mais de 25% dos pacientes pré-sintomáticos com doença confirmada. Valores normais variam entre os laboratórios, mas normalmente são de 15 a 60 μg/24 h.

Hipoparatiroidismo
Pode causar calcificação dos núcleos da base e apresentar-se como um distúrbio do movimento. A causa mais comum é após cirurgia de tireoide, mas pode estar presente em doenças autoimunes, DM, hipotiroidismo, hepatite crônica, hipogonadismo e má absorção. O cálcio sérico está diminuído com PTH baixo e magnésio sérico normal.

Doenças da tireoide
Hipotiroidismo pode se apresentar como uma síndrome hipocinética, e hipertiroidismo é uma das causas de coreia.

Outras causas de síndromes hipercinéticas
Crianças com distúrbios de movimento, principalmente coreia, devem ser investigadas com Aslo, antiDNAse B e anti-hialuronidase para descartar coreia de Sydenham. Ainda na investigação de jovens com síndromes hipercinéticas, deve ser solicitada a pesquisa de acantócitos em sangue periférico para investigação de neuroacantocitose. Por vezes, a doença celíaca manifesta-se como um distúrbio do movimento e pode estar acompanhada de **anticorpos antigliadina e antitransglutaminase**. Em casos raros e selecionados, geralmente em clínicas especializadas nesses transtornos, a investigação pode ser ampliada, incluindo rastreamento para EIMs e exames de biologia molecular.

Aslo, antiestreptolisina O; TGO, transaminase glutâmico-oxalética; TGP, transaminase glutâmico-pirúvica; DM, diabetes melito; PTH, paratormônio; EIM, erro inato do metabolismo; antiDNAse B, AntiDesoxirribonuclease B.

▶ DE VOLTA AO CASO CLÍNICO

No caso citado no início do capítulo, o hormônio tireoestimulante (TSH, do inglês *thyroid-stimulating hormone*) da paciente estava em 37 μU/mL. A paciente iniciou tratamento para hipotiroidismo, e houve remissão dos sintomas motores.

LEITURAS SUGERIDAS ▶

Ayd FJ Jr. A survey of drug-induced extrapyramidal reactions. JAMA. 1961;175:1054-60.
Dressler D, Benecke R. Diagnosis and management of acute movement disorders. J Neurol. 2005;252(11):1299-306.
Jankovic J, Lang AE. Movement disorders: diagnosis and assessment. In: Bradley WG, Daroff RB, Fenichel GM, Jankovic J, editors. Neurology in clinical practice. 4th ed. Philadelphia: Butterworth-Heinemann, Elsevier; 2004. p. 293.
Ropper AH, Brown RH. Adams and Victor's principles of neurology. 8th ed. New York: McGraw-Hill; 2005.
Saito T. Presenting symptoms and history of Wilson disease. Eur J Pediatr. 1987;146(3):261-5.
Wallach J. Interpretation of diagnostic tests. 8th ed. Philadelphia: Lippincott Williams & Wilkins; 2007.

SITES SUGERIDOS ▶

International Parkinson and Movement Disorder Society [Internet]. Milwaukee: International Parkinson and Movement Disorder Society; c1998-2015 [capturado em 10 set. 2015]. Disponível em: http://www.movementdisorders.org/

CAPÍTULO 85

DOENÇAS CEREBROVASCULARES

LUCAS SCOTTA CABRAL

▶ CASO CLÍNICO

Paciente do sexo masculino, 64 anos, é trazido à avaliação neurológica pelo serviço de emergência (SE) devido a perda de força no hemicorpo esquerdo e dificuldade para falar. Os sintomas iniciaram de forma abrupta há 45 minutos. A história médica pregressa é caracterizada por hipertensão, diabetes melito (DM), dislipidemia, tabagismo e infarto agudo do miocárdio (IAM) há 2 anos. O exame clínico geral demonstra pressão arterial (PA) de 190/105 mmHg e sudorese profusa; o exame neurológico demonstra agitação, hemiplegia esquerda e disartria grave. É realizada tomografia computadorizada (TC) de crânio, que não revela quaisquer achados de imagem clinicamente relevantes.

▶ COMO O LABORATÓRIO PODE AJUDAR NA AVALIAÇÃO DESTE PACIENTE?

O surgimento agudo de sinais e sintomas neurológicos, quando em correspondência com territórios neurovasculares bem delimitados, coloca em primeiro lugar a hipótese de acidente vascular encefálico (AVE). Para os diversos subtipos de doença cerebrovascular (Quadro 85.1), a rápida estabilização do paciente e o direcionamento da terapêutica são fundamentais na obtenção de melhores resultados funcionais.

A suspeita de doença cerebrovascular aguda geralmente leva à realização emergencial de exames de neuroimagem. Uma correta interpretação dos achados radiológicos permite, em grande número de casos, a delimitação do subtipo de doença cerebrovascular mais provável.

Tanto na avaliação clínica inicial quanto na consideração da elegibilidade para reperfusão, na investigação das causas associadas ao evento e no seguimento de longo prazo, os exames laboratoriais são indispensáveis para que se instituam os melhores cuidados disponíveis na atualidade.

AVE ISQUÊMICO (AVEI) ▶

A ocorrência frequente de AVEIs – sejam eles infartos ou ataques isquêmicos transitórios [AITs] – permite que o uso de certos testes laboratoriais tenha relevância na prática clínica. A abordagem utilizada é diferente para cenários na fase hiperaguda – na qual há tempo limitado para tomada de condutas – e os fora dela. De forma geral, podem-se delimitar quais exames deveriam ser solicitados nos casos de emergência (Quadro 85.2).

HEMÁCIAS ▶ A análise quantitativa e qualitativa das células vermelhas é de interesse. Em adultos jovens, hematócritos (Hts) acima de 60% têm relação com hiperviscosidade. A policitemia tem sido relacionada à redução de fluxo na microcirculação e a uma maior área isquêmica após a reperfusão. Anemias graves têm relação com a ocorrência e a gravidade de novos infartos. Em jovens, a presença de células falcêmicas ou esferócitos direciona a investigação etiológica.

LEUCÓCITOS ▶ Contagens elevadas de leucócitos são um dos marcadores de atividade inflamatória e foram associadas à lesão do endotélio. Há relação entre leucocitose e gravidade da aterosclerose, tanto carotídea quanto aórtica, especialmente em não tabagistas. A presença de contagens em níveis

QUADRO 85.1 ▶ CLASSIFICAÇÃO DOS SUBTIPOS DE DOENÇA CEREBROVASCULAR

- Acidente vascular encefálico isquêmico
    - Aterosclerose/oclusão de grandes vasos
    - Cardioembolia
    - Oclusão de pequenos vasos
    - Outras etiologias determinadas
- Etiologia indeterminada
- Hemorragia intracraniana
- Hemorragia subaracnóidea
- Trombose venosa cerebral

> **QUADRO 85.2 ▶ SUGESTÃO DE RASTREAMENTO LABORATORIAL PARA TODOS OS PACIENTES COM ACIDENTE VASCULAR ENCEFÁLICO OU ATAQUE ISQUÊMICO TRANSITÓRIO**
>
> - Hemograma, incluindo a contagem de plaquetas
> - Tempo de tromboplastina parcial ativada
> - Tempo de protrombina
> - Fibrinogênio
> - Glicemia
> - Lipidograma
> - Eletrólitos/testes de função renal
> - Marcadores de lesão miocárdica
> - Velocidade de sedimentação glomerular
> - Exame qualitativo de urina

leucêmicos apresenta relação com múltiplos pequenos infartos ou focos de hemorragia.

PLAQUETAS ▶ A trombocitose com contagens acima de 10^6 plaquetas/mm^3 é sabidamente associada à hipercoagulabilidade e ao infarto cerebral. Em pacientes que apresentam AVE agudo, a trombocitose é um fator de risco independente para a extensão da área de infarto. A plaquetopenia pode ser um indício valioso de distúrbios subjacentes, como síndrome do anticorpo antifosfolipídeo (SAAF), lúpus eritematoso sistêmico (LES), trombocitopenia induzida por heparina e púrpura trombocitopênica trombótica (PTT).

FIBRINOGÊNIO ▶ Os níveis séricos usuais variam entre 250 e 400 mg/dL. A hiperfibrinogenemia tem associação com eventos trombóticos, sendo, na fase aguda, marcadora de probabilidade reduzida de reperfusão.

GLICEMIA ▶ Níveis glicêmicos elevados (> 400 mg/dL) têm valor prognóstico adverso na fase aguda da doença cerebrovascular. A presença de hipoglicemia apresenta relação bem estabelecida com o desenvolvimento de sinais e sintomas neurológicos agudos; pode simular por completo um evento cerebrovascular.

LIPIDOGRAMA ▶ Deve ser solicitado para todos os pacientes com doença cerebrovascular aguda e que possuam história de hiperlipidemia familiar. Concentrações extremamente elevadas de triglicérides podem aumentar a viscosidade sanguínea e contribuir para o evento isquêmico.

PROVAS DE FUNÇÃO RENAL ▶ Uma baixa taxa de filtração glomerular (TFG) é um marcador prognóstico adverso no evento agudo. A presença de doença renal crônica (DRC) tem associação com maior disfunção endotelial e é preditora de eventos micro e macrovasculares.

MARCADORES DE LESÃO MIOCÁRDICA ▶ O IAM pode ser tanto causa como consequência de doença cerebrovascular. Níveis elevados de troponina têm valor prognóstico independente na fase aguda do AVE.

COAGULOGRAMA ▶ Tempo de protrombina (TP) e Tempo de tromboplastina parcial ativada (TTPa) são métodos de rastreamento eficazes e amplamente disponíveis. Devem ser parte da investigação de qualquer paciente com doença cerebrovascular. Em pacientes com história de uso de anticoagulantes, são os únicos exames que obrigatoriamente devem ser conferidos antes do início da fibrinólise.

OUTROS TESTES ESPECIAIS DA COAGULAÇÃO ▶ A pesquisa de anticorpos antifosfolipídeos (AFLs) e de resistência à proteína C ativada e a mensuração dos mais diversos fatores – como antitrombina III, proteína C, proteína S, fator V de Leiden, fator VIII (FVIII) – podem ser úteis (Quadro 85.3). São mais relevantes em casos de trombose venosa.

PROVAS INFLAMATÓRIAS ▶ A presença de títulos elevados, em especial de forma persistente, pode ser indicativa de vasculite primária do sistema nervoso ou de outras vasculites sistêmicas.

PROTEINOGRAMA ▶ A presença de baixas concentrações de albumina e a redução da razão albumina/globulina são marcadores de recorrência de AVEI. Alterações significativas de imunofixação podem indicar distúrbio autoimune subjacente em pacientes com isquemias inexplicáveis. A detecção de macroglobulinas pode ocorrer na macroglobulinemia de Waldeström e no mieloma múltiplo (MM).

HEMORRAGIA INTRACRANIANA ▶

HEMOGRAMA ▶ Verifica-se aumento das contagens de células brancas na fase aguda da hemorragia intracraniana (HIC) (15.000-20.000/µL), em magnitude maior do que na etiologia isquêmica. Pode também ser sugestivo da associação com leucemia, anemia aplástica, LES e trombocitopenia. É fundamental para a pesquisa de plaquetopenia.

PROVAS DE COAGULAÇÃO ▶ Indispensáveis para a avaliação inicial e para guiar a terapêutica. Os distúrbios adquiridos ou farmacológicos da coagulação são uma consideração especial e devem ser corrigidos de forma emergencial em caso de HIC.

QUADRO 85.3 MOTIVOS EM POTENCIAL PARA A PESQUISA DE DISTÚRBIOS DA COAGULAÇÃO EM PACIENTES COM ACIDENTE VASCULAR ENCEFÁLICO

- TP e TTPa indicativos de distúrbio da coagulação
- Múltiplas oclusões vasculares presentes e ausência de evidência de fonte embólica cardíaca
- Oclusões venosas nas extremidades e presença de AVE
- Trombose venosa cerebral
- História de tromboflebite recorrente ou abortamentos de repetição
- Distúrrbio neoplásico, reumatológico ou inflamatório conhecido

TP, tempo de protrombina; TTPa, tempo de tromboplastina parcial ativada; AVE, acidente vascular encefálico.

SÓDIO ▶ Pode ser útil no diagnóstico de distúrbios da osmolalidade frequentemente associados à HIC (síndrome da secreção inapropriada de hormônio antidiurético [SIADH], diabetes insípido [DI]) e para guiar a administração de soluções durante os cuidados neurocríticos da fase aguda.

HEMORRAGIA SUBARACNOIDE ▶

ANÁLISE DO LÍQUIDO CEREBROSPINAL (LCS) ▶ O método padrão-ouro para o diagnóstico de hemorragia subaracnoide (HSA) ainda é a detecção de componentes hemáticos no LCS. Em estágios precoces (< 8 h do início dos sintomas), pode não ser encontrada xantocromia. Quando hemático, o LCS apresenta valores muito variáveis de componentes da série eritrocítica; entretanto, a relação hemoglobina (Hb)/leucócitos geralmente é maior do que a observada no sangue periférico. Em 40% dos casos, o LCS já está límpido com 10 dias de evolução; em 15% dos casos, podem ser encontrados traços de Hb depois de 21 dias do evento. Se for analisado isoladamente, o exame do LCS deixará de identificar 5% das HSAs, especialmente as de etiologia aneurismática que se alojaram no parênquima encefálico. É importante fazer a diferenciação com punção traumática (Tab. 85.1).

PROVAS DE FUNÇÃO RENAL ▶ Podem ser sugestivas da associação com hipertensão arterial, doença renal policística e coarctação da aorta.

MARCADORES DE LESÃO MIOCÁRDICA ▶ A prevalência de eventos coronarianos concomitantes e as manifestações eletrocardiográficas secundárias à HSA tornam desejável a investigação laboratorial dos marcadores de lesão miocárdica.

TABELA 85.1 ▶ HEMORRAGIA SUBARACNOIDE VS. PUNÇÃO LOMBAR TRAUMÁTICA		
ACHADOS DO LCS	**HSA**	**PL TRAUMÁTICA**
Pressão do LCS	Frequentemente elevada	Baixa ou normal
Aparência nos tubos de coleta	LCS e sangue misturados em todos os frascos de forma homogênea	Tubos iniciais mais hemáticos; contagem de hemácias com redução progressiva de acordo com a sequência de coleta
Coagulação do LCS	Sem coagulação	Com coagulação
Contagem de hemácias	Tende a ser > 1.000/µL	Tende a ser < 1.000/µL
Xantocromia do supernadante	Presente > 2-8 h da hemorragia	Ausente; falso-positivo para paciente ictérico ou > 2 h entre coleta e análise
Nova punção em nível mais cranial	LCS de mesmo aspecto da PL inicial	LCS límpido

LCS, líquido cerebrospinal; HSA, hemorragia subaracnoide; PL, punção lombar.

TROMBOSE VENOSA CEREBRAL ▶

HEMOGRAMA ▶ Ajuda na identificação de mastoidite, sinusite, policitemias, anemia falciforme, PTT, macroglobulinemia de Waldeström.

ANÁLISE DO LCS ▶ Podem-se demonstrar níveis normais ou discretamente elevados de proteínas (geralmente ≤ 100 mg/dL). A contagem de células pode se alterar já nas primeiras 48 horas (até ≥ 10 leucócitos/μL), mas raramente é superior 2.000 leucócitos/μL no terceiro dia. Valores acima desses devem alertar para a possível etiologia infecciosa/inflamatória da trombose venosa. Baixos níveis de glicose devem sugerir a presença de tromboflebite. Em diabéticos, é indispensável a solicitação de testes microbiológicos.

COAGULOGRAMA E OUTROS TESTES HEMATOLÓGICOS ▶ TP e TTPa devem ser realizados como rastreamento de distúrbios subjacentes. Em caso de trombose venosa recorrente ou não explicada, está indicada a pesquisa de SAAF, de fator V de Leiden, de mutação do gene da protrombina, de deficiência de antitrombina III, etc.

MARCADORES INFLAMATÓRIOS ▶ As elevações de proteína C reativa e a velocidade de hemossedimentação (VHS) apresentam valor preditivo positivo (VPP) para a ocorrência de infarto secundário à trombose. Níveis elevados de proteína C reativa também são marcadores prognósticos adversos. Se persistentes, deve-se considerar vasculite associada.

***VENEREAL DISEASE RESEARCH LABORATORY* (VDRL) E TESTE DE ABSORÇÃO DO ANTICORPO ANTITREPONÊMICO FLUORESCENTE (FTA-ABS)** ▶ A neurolues é uma causa conhecida e tratável de trombose venosa cerebral.

LEITURAS SUGERIDAS ▶

Caplan LS. Caplan's stroke: a clinical approach. 4th ed. Philadelphia: Saunders Elsevier; 2009.

Dambinova SA, Khounteev GA, Izykenova GA, Zavolokov IG, Ilyukhina AY, Skoromets AA. Blood test detecting autoantibodies to N-methyl-D-aspartate neuroreceptors for evaluation of patients with transient ischemic attack and stroke. Clin Chem. 2003;49(10):1752-62.

Hunder GG, Arend WP, Bloch DA, Calabrese LH, Fauci AS, Fries JF, et al. The American College of Rheumatology 1990 criteria for the classification of vasculitis: introduction. Arthritis Rheum. 1990;33(8):1065-7.

Jauch EC, Saver JL, Adams HP Jr, Bruno A, Connors JJ, Demaerschalk BM, et al. Guidelines for the early management of adults with ischemic stroke: a guideline for healthcare professionals from the American Heart Association/American Stroke Association. Stroke. 2013;44(3):870-947.

Rainer TH, Wong LK, Lam W, Yuen E, Lam NY, Metreweli C, et al. Prognostic use of circulating plasma nucleic acid concentrations in patients with acute stroke. Clin Chem. 2003;49:(4):562-9.

Reynolds MA, Kirchick HJ, Dahlen JR, Anderberg JM, McPherson PH, Nakamura KK, et al. Early biomarkers of stroke. Clin Chem. 2003;49:(10):1733-9.

Salvarani C, Cantini F, Boiardi L, Hunder GG. Polymyalgia rheumatica and giant-cell arteritis. N Engl J Med. 2002;347:(4):261-71.

Stam J. Thrombosis of the cerebral veins and sinuses. N Engl J Med. 2005;352:(17):1791-8.

Wallach, J. Interpretation of diagnostic tests. 8th ed. Philadelphia: Lippincott Williams & Wilkins; 2007.

Weyand CM, Goronzy JJ. Medium- and large-vessel vasculitis. N Engl J Med. 2003;349(2):160-9.

> ▶ **DE VOLTA AO CASO CLÍNICO**
>
> O caso apresentado no início deste capítulo constitui uma emergência médica, e o paciente é candidato à reperfusão. Deve-se proceder à coleta dos exames descritos no Quadro 85.2. Ressalta-se que a conferência dos resultados dos exames não deve retardar o início da fibrinólise. A estratificação de risco, as medidas terapêuticas propostas e a delimitação do prognóstico poderão ser delineadas de acordo com a evolução clínica e laboratorial.

SITES SUGERIDOS ▶

Cerebrovascular Diseases [Internet]. Basel: Karger AG. Vol. 1, No. 1, 1996- [capturado em 10 set. 2015]. Disponível em: http://www.karger.com/Journal/Home/224153

Medscape [Internet]. New York: WebMD LLC; c1994-2015 [capturado em 10 set. 2015]. Disponível em: http://www.medscape.com/

CAPÍTULO 86

DOENÇAS DA TRANSMISSÃO NEUROMUSCULAR

LUCAS SCOTTA CABRAL
ROBERTO ROSSATTO

> ▶ **CASO CLÍNICO**
>
> Paciente do sexo masculino, 42 anos, vem à consulta com queixas de episódios de borramento visual e cansaço com surgimento há 3 meses. A história médica é caracterizada apenas por tabagismo, e o paciente

afirma não fazer uso de qualquer medicamento. O exame neurológico demonstra ptose palpebral bilateral fixa, reflexos tendinosos profundos preservados e dificuldade para levantar da posição sentada.

▶ COMO O LABORATÓRIO PODE AJUDAR NA AVALIAÇÃO DESTE PACIENTE?

Quando a avaliação clínica demonstra achados fortemente sugestivos de um distúrbio da transmissão neuromuscular, são de fundamental importância a delimitação clínica do sítio topográfico afetado, o período da vida em que o indivíduo se encontra e o tempo de evolução do processo.

Os estudos neurofisiológicos podem ser úteis para um registro objetivo mais acurado para a discriminação entre alguns dos distúrbios adquiridos da transmissão neuromuscular (Quadro 86.1). Entretanto, questões importantes, como fisiopatogenia subjacente, confirmação de diagnóstico etiológico, resposta ao tratamento e prognóstico, na maioria das vezes, não são respondidas por esses estudos. Nessas questões, os exames laboratoriais são de grande auxílio, sendo, por vezes, indispensáveis.

De forma geral, os exames laboratoriais dividem-se em testes imunológicos, microbiológicos e bioquímicos/toxicológicos.

QUADRO 86.1 ▶ PRINCIPAIS DISTÚRBIOS ADQUIRIDOS DA TRANSMISSÃO NEUROMUSCULAR

Autoimunes	• Pré-sinápticos: SMLE • Pós-sinápticos: MG AChR+; MG MuSK+; miastenia paraneoplásica • Síndrome miastênica neonatal (transferência passiva de anticorpos maternos)
Tóxicos	• Botulismo • Envenenamentos neuroparalíticos (p. ex., carrapatos, serpentes, araneídeos) • Envenenamento por organofosforados e carbamatos • Acúmulo de metais pesados • Hipermagnesemia e hipercalcemia • *Overdose* de anticolinesterásicos

(Continua)

QUADRO 86.1 ▶ PRINCIPAIS DISTÚRBIOS ADQUIRIDOS DA TRANSMISSÃO NEUROMUSCULAR (CONTINUAÇÃO)

Fisiopatologia mista	• Medicamento-induzido: D-penicilamina, lítio, β-bloqueadores, aminoglicosídeos, fluoroquinolonas, fenitoína, glicocorticosteroides

SMLE, síndrome miastênica de Lambert-Eaton; MG, miastenia grave; AChR, antirreceptor de sítio de ligação de acetilcolina.; MuSK, antitirosinocinase musculoesquelética.
Fonte: Adaptada de Chauduri e colaboradores.[1]

TESTES IMUNOLÓGICOS ▶

ANTIRRECEPTOR DE SÍTIO DE LIGAÇÃO DE ACETILCOLINA (ACHR) ▶ É o meio primário de confirmação da miastenia grave (MG) imunomediada (soropositiva). É considerado essencial para o diagnóstico da doença, sendo altamente específico e sensível de forma muito satisfatória. Se utilizado o teste de ligação de AChR humano purificado com α-bungarotoxina radiomarcada (radioimunoprecipitação), é positivo em 95% dos casos de formas generalizadas e em 50 a 70% das formas oculares isoladas. Os falso-positivos são descritos na síndrome de sobreposição com síndrome miastênica de Lambert-Eaton (SMLE), na doença do enxerto versus hospedeiro, nas hepatites autoimunes, no lúpus induzido por penicilamina, no timoma sem miastenia e em familiares de miastênicos. Não há relação entre títulos elevados de anticorpos e maior gravidade da doença. Sua ausência praticamente exclui a possibilidade de timoma concomitante. Habitualmente o título de antiAChR normaliza com a imunossupressão. Não deve ser utilizado para monitorar a resposta ao tratamento.

ENSAIO DE ANTICORPOS MODULATÓRIOS DOS RECEPTORES DE ACETICOLINA (MACHR) ▶ Mede a taxa de decaimento ao longo do tempo das contagens de antiAChR radiomarcado em cultura de miotúbulos humanos. Em 10% dos casos de MG, não há positividade para anticorpos antiAChR; como existe reatividade cruzada dos anticorpos com receptores patologicamente alterados, verifica-se degradação acelerada na taxa de ligação entre eles.

ANTIBLOQUEADOR DO RECEPTOR DE ACETILCOLINA (BACHR) ▶ Presente em 5% dos casos de miastenia soronegativa. É altamente específico e, na prática clínica, deve ser utilizado apenas nos casos em que exista suspeita de falso-positivo de AChR.

ANTIMÚSCULO ESTRIATONAL (SM) ▶ Reage com elementos contráteis do músculo esquelético. Tem correlação com a gravidade da miastenia. É positivo em 90% dos casos de miastenia associada a timoma e em 30% dos timomas sem miastenia. Possui maior utilidade na detecção desse tumor em cenário de imagem negativa – 60% dos miastênicos com menos de 50% e antiSm elevado terão timoma subjacente. É proposto por alguns como marcador de recorrência tumoral pós-timectomia.

ANTITIROSINOCINASE MUSCULOESPECÍFICA (MUSK) ▶ Tem incidência de 40 a 70% nos casos de miastenia soronegativa. Serve para diferenciação entre as formas autoimunes adquiridas, hereditárias e congênitas. Ao contrário do antiAChR na miastenia soropositiva, o título de antimuSK tem correlação direta com a gravidade do distúrbio neuromuscular.

ANTITITINA ▶ Liga-se a grandes antígenos musculares, sendo um marcador de MG de início em idades avançadas. Se presente em jovens, parece ser fortemente sugestiva de timoma subjacente.

ANTIRRECEPTOR DE RIANODINA (RYR) ▶ Reage com canal liberador de cálcio no retículo sarcoplasmático do músculo esquelético. Ocorre em 75% dos miastênicos com timoma.

ANTICRMP5/CV2 ▶ É indicador de miastenia grave paraneoplásica. As neoplasias mais implicadas são carcinoma brônquico de pequenas células e timoma.

ANTIVGCC (TIPO P/Q) ▶ Classicamente é um marcador da associação entre SMLE e carcinoma brônquico de pequenas células. Demonstra sensibilidade entre 85 e 90% para síndrome de Lambert-Eaton, com raros falso-positivos – geralmente com títulos baixos.

TESTES MICROBIOLÓGICOS ▶

PESQUISA DE TOXINA BOTULÍNICA ▶ Habitualmente é realizada em soro ou conteúdo fecal. O método tradicional – ensaio de letalidade em roedores – demora em torno de 96 horas e não é disponível. Os ensaios com base em teste imunoenzimático (Elisa) para a pesquisa de toxinas A, B, E e F estão à disposição em laboratórios de saúde pública; os métodos mais recentes têm acurácia para menos de uma dose letal mínima e fornecem resultados em menos de 5 horas. A amplificação e a detecção da toxina por meio de reação em cadeia da polimerase (imuno-PCR) apresenta a maior sensibilidade entre as técnicas disponíveis na atualidade. No cenário clínico apropriado, a positividade para qualquer tipo de toxina é suficiente para fechar o diagnóstico de botulismo.

BACTERIOLÓGICO ▶ A cultura para germes anaeróbios pode ser capaz de isolar *Clostridium botulinum* em diversos meios – feridas cutâneas, soro, fezes, suco gástrico. A cultura em meios tradicionais é laboriosa e demora aproximadamente 7 dias. No geral, em 60% dos casos de botulismo, é possível isolar o *C. botulinum* nas fezes por meio do exame bacteriológico. A amplificação por meio de PCR dos genes *botA, botB, botE* e *botF* pode servir para identificar a presença do germe dentro de 8 horas. Da mesma forma que para a toxina, a evidência de isolamento de *C. botulinum* no cenário clínico apropriado fecha o diagnóstico de botulismo.

TESTE TUBERCULÍNICO ▶ Sugere-se sua realização antes do início da imunossupressão em pacientes miastênicos.

TESTES GENÉTICOS ▶

PESQUISA DE MUTAÇÃO RECESSIVA DO GENE *DOK7* ▶ Relacionada à presença de miastenia congênita tipo Dok-7. Mais comumente sintomática entre 2 e 3 anos de idade. Tende a envolver predominantemente o padrão membro-cintura.

PESQUISA DE MUTAÇÕES DO GENE *RASPN* ▶ A presença de tais mutações está correlacionada com a deficiência congênita de receptores de acetilcolina na placa terminal. Geralmente de início precoce, as manifestações variam entre hipotonia neonatal grave generalizada com artrogripose e fraqueza discreta de metâmeros isolados.

TESTES BIOQUÍMICOS/TOXICOLÓGICOS ▶

ELETRÓLITOS ▶ É imperativa a exclusão de distúrbios do metabolismo do cálcio.

PROVAS TIROIDIANAS ▶ O grande espectro de manifestações neurológicas dos distiroidismos e a associação frequente com timoma tornam prudente a conferência de provas de função tiroidiana.

PESQUISA DE METAIS PESADOS ▶ A dosagem de chumbo, arsênio, tálio e mercúrio pode ser útil em cenário clínico sugestivo. Entretanto, os metais pesados são causas infrequentes de distúrbios miasteniformes.

ATIVIDADE DE COLINESTERASE ERITROCITÁRIA ▶ É o padrão-ouro na detecção de intoxicação por organofosforados ou carbamatos. Raramente disponível em tempo hábil. Pela grande variabilidade dos níveis na população, tem maior validade se comparada com valores prévios de um mesmo indivíduo. Seu aumento após o início do tratamento também é utilizado como evidência positiva de bloqueio tóxico da condução neuromuscular.

> ### ▶ DE VOLTA AO CASO CLÍNICO
>
> No caso do paciente citado no início do capítulo, foi realizado teste de estimulação repetitiva, que mostrou decréscimo superior a 10% no nervo fibular e ulnar. A dosagem de AChR foi positiva. A tomografia computadorizada (TC) torácica foi normal. A dosagem de hormônios tiroidianos não mostrou alterações. Foi iniciado tratamento com piridostigmina, levando a uma melhora importante do quadro clínico.

REFERÊNCIA ▶

1. Chaudhuri A, Behan PO. Myasthenic crisis. QJM. 2009;102(2):97-107.

LEITURAS SUGERIDAS ▶

Amato AA, Russel JA. Neuromuscular disorders. New York: McGraw-Hill; 2008.

Bradley WG, Daroff RB, Fenichel GM, Jankovic J, editors. Neurology in clinical practice. 5th ed. Philadelphia: Buttenworth-Heinemann, Elsevier; 2008.

Evoli A, Tonali PA, Padua L, Monaco ML, Scuderi F, Batocchi AP, et al. Clinical correlates with anti-MuSK antibodies in generalized seronegative myasthenia gravis. Brain. 2003;126(Pt 10):2304-11.

Fagerlund MJ, Eriksson LI. Current concepts in neuromuscular transmission. Br J Anaesth. 2009;103(1):108-14.

Ford M, Delaney KA, Ling LJ, Erickson T, editors. Clinical toxicology. Philadelphia: W.B. Saunders; 2001.

Kaminski HJ, Santillan C, Wolfe Gl. Autoantibody testing in neuromuscular disorders, part II: neuromuscular junction, hyperexcitability, and muscle disorders. J Clin Neuromuscul Dis. 2000;2(2):96-105.

Lennon VA. Serological diagnosis of myasthenia gravis and the Lambert–Eaton myasthenic syndrome. In: Dekker M, editor. Handbook of myasthenia gravis and myasthenic syndromes. New York: Marcel Dekker; 1994. p. 149-64.

Lindström M, Korkeala H. Laboratory diagnostics of botulism. Clin Microbiol Rev. 2006;19(2):298-314.

Mimori T. Autoantibodies in connective tissue disease: clinical significance and analysis of target autoantigens. Intern Med. 1999;38(7):523-32.

SITES SUGERIDOS ▶

Dhir SV, Dhir AK, Vimal LKG. The physiology of neuromusçular transmission. Update Anaesth [Internet]. 1994 [capturado em 2010 Mar 25]; 4:1 Disponível em: http://www.nda.ox.ac.uk/ wfsa/html/u04/u04_017.htm

Fagerlund MJ, Eriksson LI. Current concepts in neuromuscular transmission. Br J Anaesth [Internet]. 2009 Jul [capturado em 2010 mar 25]; 103(1):108-14. Disponível em: http:// bja.oxfordjournals.org/cgi/content/short/103/1/108

CAPÍTULO 87

DOENÇAS DESMIELINIZANTES/ ESCLEROSE MÚLTIPLA

ROBERTO ROSSATTO
CLARISSA T. HABEKOST
MARCELLE PORTAL

▶ CASO CLÍNICO

Paciente do sexo feminino, 30 anos, vem à emergência por diminuição de força no membro superior direito. Refere ter iniciado dificuldade para segurar objetos no dia anterior, inicialmente de forma muito leve. Ao acordar no dia seguinte, percebeu que havia piorado, não conseguindo mais realizar as tarefas básicas com esse membro. O esposo também percebeu que a "boca estava torta" para o lado esquerdo. Refere, ainda, discreta sensação de "formigamento" no referido membro.

Durante a entrevista, relatou que, há cerca de 2 anos, apresentou discreta alteração da visão do olho esquerdo. Isso permanecera alguns dias e remitira espontaneamente, não tendo procurado atendimento médico naquela ocasião. A paciente não apresentava antecedentes clínicos de doenças, fazia acompanhamento regular com seu ginecologista e não fazia uso de medicamentos, incluindo anticoncepcional hormonal. Não tinha história de tabagismo, uso de drogas ou de álcool.

▶ COMO O LABORATÓRIO PODE AJUDAR NA AVALIAÇÃO DESTA PACIENTE?

Neste momento, realizou uma tomografia computadorizada (TC) de crânio, que não mostrou anormalidades. Os exames laboratoriais gerais eram normais. Seguiu-se a investigação com uma ressonância magnética (RM) de encéfalo, que mostrou múltiplas lesões compatíveis com substrato desmielinizante, sendo que uma delas, localizada no centro semioval à esquerda, apresentou impregnação pelo gadolíneo.

Diante de um contexto clínico bastante compatível com o diagnóstico de esclerose múltipla (EM), a RM com uso de contraste IV consolida o diagnóstico e possibilita o início imediato de corticoterapia IV em alta dose. Assim, não há necessidade, sob um ponto de vista pragmático clínico, de investigação laboratorial extensa, tampouco de exame do LCS. Há, contudo, casos que não se apresentam clinicamente de forma tão típica, sendo, então, necessária uma abordagem diagnóstica paraclínica mais ampla.

A EM é a causa mais comum de incapacidade neurológica em adultos jovens. É mais prevalente em mulheres e tem o pico de incidência na faixa etária entre 20 e 30 anos. É uma doença de caráter autoimune, de etiologia não claramente estabelecida, crônica, caracterizada por lesões imunomediadas à mielina do sistema nervoso central (SNC). Atualmente, há evidências de que não seja apenas uma doença da substância branca, mas também da substância cinzenta. Estudos recentes demonstram que a EM promove uma redução significativa do volume cerebral global, em geral devido à redução de volume da substância cinzenta. Esta se correlaciona mais intimamente com incapacidade física e disfunção cognitiva. Apresenta múltiplas variantes de evolução clínica, sendo a mais prevalente a forma chamada surto-remissão, na qual ocorrem déficits neurológicos focais agudos, causados por placas de desmielinização, intercalados por períodos sem manifestações clínicas. Uma das manifestações mais frequentes é a neurite óptica, que se manifesta com alteração visual unilateral (salientando que o nervo óptico é, na verdade, um tracto de fibras pertencente ao SNC). Após o advento da RM, observou-se que, mesmo nos chamados períodos de remissão, há surgimento de novas lesões desmielinizantes, clinicamente silentes. O diagnóstico pode basear-se nos critérios de MacDonald,[1] que têm como objetivo a caracterização da distribuição temporal e espacial das lesões. O tratamento atualmente se constitui de corticoterapia IV em altas doses – a chamada pulsoterapia – por 3 a 5 dias nos surtos e uso crônico de medicações imunomoduladoras, imunossupressoras ou anticorpos monoclonais. Como exemplo dos imunomoduladores, podem-se citar as interferonas e o acetato de glatirâmer, que demonstraram, em múltiplos ensaios clínicos, ser capazes de diminuir a progressão da doença. Os imunossupressores, por sua vez, são representados pelo fingolimode, que é mais eficaz do que os imunomoduladores no controle dos surtos, da incapacidade e da atrofia cerebral. Quanto aos anticorpos monoclonais, os representantes são o natalizumabe e o alemtuzumabe, altamente eficazes, mas com perfil de segurança que demanda maior cautela.

INVESTIGAÇÃO PARACLÍNICA

EXAMES LABORATORIAIS GERAIS ▶ Não mostram alterações significativas. Contudo, é recomendável sempre solicitar dosagem de vitamina B_{12}, pois sua deficiência pode provocar lesões desmielinizantes que tornam-se aparentes na RM.

PROVAS REUMATOLÓGICAS ▶ Não mostram alterações significativas. Servem, antes, para descartar possíveis diagnósticos diferenciais. Não há alteração significativa da proteína C reativa nem da velocidade de hemossedimentação (VSG) na EM. Deve ser lembrado que até 25% dos portadores de EM apresentam fator antinuclear (FAN) reagente, sem significado clínico.

EXAME DO LÍQUIDO CEREBROSPINAL (LCS) ▶ Apresenta-se normal ou com discretas alterações inespecíficas – aumento de proteínas e pleocitose mononuclear. A pesquisa de banda oligoclonais e do índice de imunoglobulina G (IgG), quando pesquisados em períodos de atividade da doença, podem ser positivos, não obstante não serem específicos para EM.

POTENCIAIS EVOCADOS ▶ Utilizados para detecção de disfunção subclínica de uma via, auxiliando na detecção da distribuição espacial da doença. Com o advento da técnica de imagem por RM, deixaram de ter uma função tão importante como outrora.

RESSONÂNCIA MAGNÉTICA ▶ É a grande ferramenta atualmente para o diagnóstico da doença. Caracteristicamente, há presença de múltiplas lesões hiperintensas nas imagens ponderadas em T2, FLAIR, e densidade de prótons, e hipotensas ou isointensas em T1. São geralmente localizadas nas áreas periventriculares, no corpo caloso e no centro semioval. Têm aspecto ovoide, e algumas são perpendiculares ao corpo caloso, parecendo se irradiar deste (dedos de Dawson). As lesões localizadas na medula espinal também são frequentes. As lesões ativas apresentam impregnação pelo contraste gadolíneo.

Não obstante terem uma boa correlação com EM, se contextualizadas dentro de um quadro clínico típico, outras doenças podem cursar com lesões similares (lesões isquêmicas, doença de Behçet).

▶ DE VOLTA AO CASO CLÍNICO

Diante da hipótese diagnóstica principal de esclerose múltipla (EM), optou-se por iniciar metilprednisolona 1.000 mg intravenosa (IV), ao dia, por 5 dias. A paciente evoluiu bem nesse período, com uma discreta melhora do déficit clínico.

REFERÊNCIA ▶

1. McDonald WI, Compston A, Edan G, Goodkin D, Hartung HP, Lublin FD, et al. Recommended diagnostic criteria for multiple sclerosis: guidelines from the International Panel on the diagnosis of multiple sclerosis. Ann Neurol. 2001;50(1):121-7.

LEITURAS SUGERIDAS ▶

Clanet M, Radue EW, Kappos L, Hartung HP, Hohlfeld R, Sandberg-Wollheim M, et al. A randomized, double-blind, dose-comparison study of weekly interferon beta-1a in relapsing Neurology. 2002;59(10):1507-17.

Comi G, Filippi M, Wolinsky JS. European/Canadian multicenter, double-blind, randomized, placebo-controlled study of the effects of glatiramer acetate on magnetic resonance imaging-measured disease activity and burden in patients with relapsing multiple sclerosis. European/Canadian Glatiramer Acetate Study Group. Ann Neurol. 2001;49(3):290-7.

Filippi M, Rocca MA, Horsfield MA, Hametner S, Geurts JJ, Comi G, et al. Imaging cortical damage and dysfunction in multiple sclerosis. JAMA Neurol. 2013;70(5):556-64.

Filippi M, Rocca MA. MR imaging of multiple sclerosis. Radiology. 2011;259(3):659-81.

Geurts JJ, Calabrese M, Fisher E, Rudick RA. Measurement and clinical effect of grey matter pathology in multiple sclerosis. Lancet Neurol. 2012;11(12):1082-92.

Jacobs LD, Cookfair DL, Rudick RA, Herndon RM, Richert JR, Salazar AM, et al. Intramuscular interferon beta-1a for disease progression in relapsing multiple sclerosis. The Multiple Sclerosis Collaborative Research Group (MSCRG). Ann Neurol. 1996;39(3):285-94.

Johnson KP, Brooks BR, Cohen JA, Ford CC, Goldstein J, Lisak RP, et al. Copolymer 1 reduces relapse rate and improves disability in relapsing-remitting multiple sclerosis: results of a phase III multicenter, double-blind placebo-controlled trial. The Copolymer 1 Multiple Sclerosis Study Group. Neurology. 1995;45(7):1268-76.

Johnson KP, Brooks BR, Cohen JA, Ford CC, Goldstein J, Lisak RP, et al. Extended use of glatiramer acetate (Copaxone) is well tolerated and maintains its clinical effect on multiple sclerosis relapse rate and degree of disability. Copolymer 1 Multiple Sclerosis Study Group. Neurology. 1998;50(3):701-8.

Kappos L, Traboulsee A, Constantinescu C, Erälinna JP, Forrestal F, Jongen P, et al. Long-term subcutaneous interferon beta-1a therapy in patients with relapsing-remitting MS. Neurology. 2006;67(6):944-53.

Koch-Henriksen N, Sørensen PS, Christensen T, Frederiksen J, Ravnborg M, Jensen K, et al. A randomized study of two interferon-beta treatments in relapsing-remitting multiple sclerosis. Neurology. 2006;66(7):1056-60.

Lassmann H. Cortical lesions in multiple sclerosis: inflammation versus neurodegeneration. Brain. 2012;135(Pt 10):2904-5.

Lublin FD, Reingold SC, Cohen JA, Cutter GR, Sørensen PS, Thompson AJ, et al. Defining the clinical course of multiple sclerosis: the 2013 revisions. Neurology. 2014;83(3):278-86.

Lublin FD, Reingold SC. Defining the clinical course of multiple sclerosis: results of an international survey. National Multiple Sclerosis Society (USA) Advisory Committee on Clinical Trials of New Agents in Multiple Sclerosis. Neurology. 1996;46(4):907-11.

Lukas C, Sombekke MH, Bellenberg B, Hahn HK, Popescu V, Bendfeldt K, et al. Relevance of spinal cord abnormalities to clinical disability in multiple sclerosis: MR imaging findings in a large cohort of patients. Radiology. 2013;269(2):542-52.

The IFNB Multiple Sclerosis Study Group. Interferon beta-1b is effective in relapsing-remitting multiple sclerosis. I. Clinical results of a multicenter, randomized, double-blind, placebo-controlled trial. Neurology. 1993;43(4):655-61.

SITES SUGERIDOS ▶

Multiple Sclerosis International Federation [Internet]. London: Multiple Sclerosis International Federation; 2015 [capturado em 10 set. 2015]. Disponível em: www.msif.org

National Multiple Sclerosis Society [Internet]. New York: MS; 2015 [capturado em 10 set. 2015]. Disponível em: www.nationalmssociety.org

---

CAPÍTULO 88

INFECÇÕES DO SISTEMA NERVOSO CENTRAL

ANGÉLICA DAL PIZZOL
ROBERTO ROSSATTO

▶ CASO CLÍNICO

Paciente do sexo feminino, 18 anos, previamente hígida, procura a emergência devido a cefaleia holocraniana, febre de 38,5 °C e vômitos há um dia. No exame físico, estava lúcida e orientada, apresentava frequência cardíaca (FC) de 130 bpm, pressão arterial (PA) de 100/80 mmHg, rigidez de nuca, sinal de Kernig e Brudzinski.

> ## ▶ COMO O LABORATÓRIO PODE AJUDAR NA AVALIAÇÃO DESTA PACIENTE?
>
> A paciente apresentou-se com quadro clínico sugestivo de meningite, pois apresentava sinais infecciosos e irritação meníngea. A tríade clássica das meningites bacterianas consiste em febre, rigidez de nuca e alteração do sensório; entretanto, um número considerável de pacientes não apresenta todas essas alterações. Na suspeita de qualquer infecção do sistema nervoso central (SNC), o exame do líquido cerebrospinal (LCS) por punção lombar (PL) é imprescindível. Esse procedimento só deve ser realizado caso o paciente não apresente contraindicações. As infecções do SNC podem ser ocasionadas por diversos microrganismos, entre eles bactérias, fungos, parasitas e vírus. A realização da PL ou o exame de imagem não devem retardar o início da antibioticoterapia em pacientes com alta probabilidade de infecção do SNC.

Neste capítulo, serão enfatizados os achados laboratoriais das principais infecções do SNC.

AVALIAÇÃO BÁSICA DO LCS ▶ A análise básica do LCS deve conter:

- **Medida de pressão de abertura** – Normal: 60 a 200 mmH$_2$O (considerar até 250 mmH$_2$O em pacientes obesos e em ventilação mecânica [VM]);
- **Exame físico do LCS:**
  - **Cor** – Incolor (LCS normal, como água de rocha), xantocrômico (qualquer vestígio de tonalidade amarela ou laranja), sanguinolento (tonalidade francamente vermelha);
  - **Aspecto** – Límpido, levemente turvo, turvo, turvo-leitoso;
- **Citológico diferencial (CD)** – Coletar LCS em três frascos ou mais e enviar o último para CD (normal até 5 células e 5 hemácias);
- **Glicorraquia** – Normal: 45 a 85 mg/dL, 50 a 70% da glicemia sérica;
- **Proteinorraquia** – Normal: 15 a 45 mg/dL;
- **Gram** – Culturas, pesquisa e demais exames conforme suspeita clínica.

Em casos de acidente de punção, pode-se utilizar a fórmula a seguir para a correção de leucócitos no LCS. Uma maneira prática para estimar a quantidade de leucócitos é descontar um leucócito a cada 500 a 1.500 hemácias do LCS.

Leucócitos reais = Leucócitos no LCS − (Leucócito sérico ×
[Hemácias no LCS / Hemácias no sangue])

Se existem evidências clínicas de lesão focal com aumento da hipertensão intracraniana (HIC) (crise convulsiva recente, papiledema, paciente imunocomprometido ou suspeita de lesão expansiva), uma tomografia computadorizada (TC) de crânio ou uma ressonância magnética (RM) de crânio deve ser realizada antes da realização da PL. Qualquer coagulopatia que indique risco de complicação hemorrágica da PL deve ser rapidamente revertida.

AVALIAÇÃO ESPECÍFICA DO LCS ▶ A análise básica do LCS para as infecções do SNC mais comuns está na Tabela 88.1, e a análise detalhada é descrita a seguir.

MENINGITE BACTERIANA AGUDA ▶

- **Pressão de abertura** – Geralmente elevada, acima de 200 mmH$_2$O.
- **Aspecto do LCS** – Turvo, turvo-leitoso, xantocrômico.
- **Celularidade:**
    - 1.000 a 10.000 leucócitos/mm³ com 85 a 95% de neutrófilos;
    - 50.000 leucócitos – cogitar a possibilidade de abscesso cerebral; pode-se encontrar aumento porporcional mononuclear em meningite bacteriana parcialmente tratada;
    - Eritrócitos são incomuns.
- **Proteína** – Aumentada, maior do que 250 mg/dL.
- **Glicose** – Geralmente menor do que 40 mg/dL ou menor do que 40% da concentração de glicose sérica.
- **Bacterioscopia** – positiva em 60 a 90% dos casos:
    - Diplococos Gram-positivos sugerem infecção por pneumococo;
    - Diplococos Gram-negativos sugerem infecção por meningococo;
    - Cocobacilos Gram-negativos sugerem infecção por *Haemophilus influenzae*;
    - Cocobacilo Gram-positivo sugere infecção por listeria.
- **Cultura** – Positiva em 50 a 90% dos casos de meningite bacteriana; nos adultos, os organismos patogênicos mais comuns são *Streptococcus pneumoniae, Neisseria meningitidis, H. influenzae, Listeria monocytogenes* e *Staphylococcus* sp.
- **Lactato** – A dosagem de lactato pode ser útil para diferenciar meningite bacteriana de meningite asséptica; entretanto, a sensibilidade é baixa em pacientes que receberam tratamento com antibiótico previamente.

MENINGITE POR TUBERCULOSE ▶

- **Pressão de abertura** – Geralmente elevada.
- **Aspecto do LCS** – Oncolor e límpido.
- **Celularidade** – 5 a 1.000 leucócitos/mm³; no início da doença, pode ocorrer um número maior de polimorfoucleares (PMNs), mas, com o passar dos dias, ocorrerá um predomínio de linfócitos.
- **Proteína** – maior do que 250 mg/dL.
- **Glicose** – geralmente menor do que 40 mg/dL; a queda da glicose é gradual e pode ser observada após vários dias do início do quadro.
- **Bacterioscopia (bacilo álcool-ácido resistente [BAAR])** – positiva em uma minoria dos casos; necessita de grande quantidade de LCS para análise (> 6 mL).

TABELA 88.1 ▶ ACHADOS NO LÍQUIDO CEREBROSPINAL EM INFECÇÕES SELECIONADAS

	MENINGITE BACTERIANA AGUDA	MENINGITE TUBERCULOSA	NEUROSSÍFILIS	MENINGITE FÚNGICA	MENINGITE VIRAL
Pressão do LCS (mmHg)	Aumentada	Aumentada	Aumentada	Aumentada	Normal
Aspecto	Turvo, purulento	Incolor e límpido	Incolor e límpido	Incolor e límpido	Incolor e límpido
Celularidade (leuc/mm³)	1.000-10.000	5-1.000	5-100	5-100	5-2.000
Tipo de célula predominante	Neutrófilos	Linfócitos	Linfócitos	Linfócitos	Linfócitos
Proteína (mg/dL)	> 250	> 250	50-250	20-200	< 150
Glicose	Diminuída	Diminuída	Normal	Normal ou diminuída	Normal ou discretamente reduzida

LCS, líquido cerebrospinal.

- **Cultura para micobactérias** – Realiza diagnóstico definitivo, mas demora em média 3 a 6 semanas. A meningite por tuberculose é geralmente causada por *M. tuberculosis* e raramente por *Mycobacterium bovis* ou *Mycobacterium fortuitum*.
  - Reação em cadeia da polimerase (PCR, do inglês *polymerase chain reaction*) para M. tuberculosis: sensibilidade baixa e especificidade alta;
  - Adenosina deaminase (ADA): valores elevados em pacientes com neurotuberculose; entretanto, falso-positivos podem ser encontrados em pacientes com linfomas, malária, brucelose, meningite piogênica, meningite por citomegalovírus (CMV) e por criptococos. Um estudo recente em adultos infectados pelo vírus da imunodeficiência humana (HIV) demonstrou uma sensibilidade de 57%.

NEUROSSÍFILIS ▶

- **Pressão de abertura** – Geralmente elevada.
- **Aspecto do LCS** – Límpido.
- **Celularidade** – 5 a 100 leucócitos/mm^3 com predomínio de linfócitos.
- **Proteína** – 50 a 250 mg/dL.
- **Glicose** – normal.
- **Testes não treponêmicos** – *Venereal disease research laboratory* (VDRL) reagente no LCS apresenta elevada especificidade, mas apenas 50% de sensibilidade. VDRL sérico reagente no sangue indica exposição ao organismo no passado, mas não é diagnóstico de neurossífilis. Entretanto, o VDRL sérico pode ser não reagente em pacientes com neurossífilis tardia.
- **Testes treponêmicos específicos** – Teste de absorção do anticorpo antitreponêmico fluorescente (FTA-ABS) é sensível, mas não específico, particularmente em neurossífilis assintomática.

INFECÇÃO CRIPTOCÓCICA ▶

- **Pressão de abertura** – Elevada.
- **Aspecto do LCS** – Límpido e incolor.
- **Celularidade** – 5 a 100 leucócitos/mm^3 com predomínio de linfócitos.
- **Proteína** – 20 a 200 mg/dL.
- **Glicose** – Normal, raramente reduzida.
- **Cultura** – Positiva em 90% dos pacientes sem síndrome da imunodeficiência adquirida (Aids). O resultado da cultura pode demorar de 3 a 5 dias para ficar pronto. Os resultados são melhores com maiores quantidades de LCS (6-10 mL).
  - Pesquisa de antígeno para *Cryptococcus neoformans* (aglutinação do látex): apresenta sensibilidade de 91% e especificidade de 95%;
  - Pesquisa direta de fungos: exame da tinta da China tem grande potencial na detecção direta do fungo, sensibilidade de 70 a 90% em indivíduos com Aids e inferior a 50% em imunocompetentes.

MENINGITE VIRAL ▶

- **Pressão de abertura** – Normal ou elevada.
- **Aspecto do LCS** – Incolor e límpido.

- **Celularidade** – 5 a 2.000 leucócitos/mm^3 com predomínio de linfócitos. Pode ocorrer presença de grande quantidade de hemácias no LCS. Pode ocorrer predomínio de neutrófilos nas primeiras 24 horas.
- **Proteína** – Normal ou discretamente elevada.
- **Glicose** – Normal.
- **Cultura** – Raramente positiva; pouco utilizada em nosso meio a cultura para vírus.
- **PCR** – Deve-se realizar a pesquisa para vírus herpes simples (HSV) tipos 1 e 2, vírus da varicela-zóster (VVZ), CMV, enterovírus e herpes vírus humano (HHV) tipos 6, 7 e 8, salientando-se que a acurácia do teste varia conforme o agente infeccioso.

INFECÇÃO POR CISTICERCOSE ▶

- **Pressão de abertura** – Normal, podendo estar elevada.
- **Aspecto do LCS** – Límpido.
- **Celularidade** – 0 a 50 leucócitos/mm^3, com predomínio de linfomonócitos e eosinófilos.
- **Proteína** – Geralmente normal.
- **Glicose** – Normal.
- **Teste de fixação de complemento** – Se for negativo, não exclui o diagnóstico. Uma variedade de técnicas propiciaram uma maior precisão para o estabelecimento do diagnóstico de neurocisticercose. Pode-se detectar o anticorpo para o *Taenia solium* por meio de fixação de complemento, teste por enzimaimunoensaio (Elisa), imunofluorescência (IF), hemaglutinação e *blotting*.

NEUROTOXOPLASMOSE ▶

- **Pressão de abertura** – Normal; pode estar elevada.
- **Aspecto do LCS** – Límpido.
- **Celularidade** – Geralmente inferior a 100 leucócitos/mm^3, com predomínio de linfomonócitos.
- **Proteína** – Aumentada.
- **Glicose** – Normal ou diminuída.

A presença de anticorpos contra *Toxoplasma gondii* no LCS é observada em 60 a 80% dos casos. A simples constatação de um resultado positivo no LCS não é suficiente para o estabelecimento do diagnóstico. O diagnóstico clínico-laboratorial é apenas presuntivo, sendo sua confirmação dependente da neuroimagem e do tratamento empírico para toxoplasmose.

EXAMES ADICIONAIS ▶ Outros exames devem ser considerados inicialmente no diagnóstico de uma infecção do SNC, entre eles leucograma, proteína C reativa, eletrólitos, provas de função renal e hepática, sorologias para sífilis, hepatite B, hepatite C e anti-HIV. Além disso, antes de iniciar o tratamento específico, devem ser coletadas duas hemoculturas periféricas, pois elas podem ser positivas em 40 a 60% dos pacientes com *H. influenzae*, pneumococo e meningococo.

▶ DE VOLTA AO CASO CLÍNICO

A paciente apresentava-se com quadro clínico de meningite. Foi realizada uma TC de crânio, que não contraindicou a PL. O exame do LCS apresentou-se com uma pressão de abertura de 250 mmH$_2$O, aspecto purulento, 1.500 leucócitos/mm^3 com predomínio de neutrófilos, glicorraquia de 10 mg/dL (sérica de 100 mg/dL), proteinorraquia de 250 mg/dL, presença de diplococo Gram-negativo e cultura *N. menigitidis*, confirmando o diagnóstico de meningite bacteriana.

LEITURAS SUGERIDAS

Chaves MLF, Finkelsztejn A, Stefani MA. Rotinas em neurologia e neurocirurgia. Porto Alegre: Artmed; 2008.
Fishman RA. Cerebrospinal fluid in diseases of the nervous system. 2nd ed. Philadelphia: W.B. Saunders; 1992.
Jayanthi U, Madhavan HN, Therese KL. Nucleic acid amplification tests for diagnosis of tuberculous meningitis. Lancet Infect Dis. 2004;4(1):9.
Marshall RS, Mayer SA. On call neurology. 3rd ed. Philadelphia: Saunders Elsevier; 2007.
Ropper AH, Brown RH. Adams and Victor's principles of neurology. 8th ed. New York: McGraw-Hill; 2005.
Sakushima K, Hayashino Y, Kawaguchi T, Jackson JL, Fukuhara S. Diagnostic accuracy of cerebrospinal fluid lactate for differentiating bacterial meningitis from aseptic meningitis: a meta-analysis. J Infect. 2011;62(4):255-62.
Thwaites G, Fisher M, Hemingway C, Scott G, Solomon T, Innes J; British Infection Soci-ety. British Infection Society guidelines for the diagnosis and treatment of tuberculosis of the central nervous system in adults and children. J Infect. 2009;59(3):167-87.

SITE SUGERIDO

UpToDate [Internet]. Whaltham: UpToDate Inc.; c2015 [capturado em 22 ago. 2015]. Disponível em: http://www.uptodate.com

NEUROPATIAS PERIFÉRICAS

ANGÉLICA DAL PIZZOL
LUCAS SCOTTA CABRAL
ROBERTO ROSSATTO

▶ CASO CLÍNICO

Paciente do sexo masculino, 65 anos, casado, previamente hipertenso, procura o ambulatório de neurologia com queixa de parestesias em membros inferiores distalmente, tipo "bota e luva". Os exames mostravam glicemia de jejum de 195 mg/dL. No exame físico, apresentava diminuição de sensibilidade vibratória e tátil distalmente. Reflexo patelar e aquileu diminuídos bilateralmente, sem sinais de atrofia nos membros inferiores.

▶ COMO O LABORATÓRIO PODE AJUDAR NA AVALIAÇÃO DESTE PACIENTE?

Em um paciente com quadro clínico de perda sensorial distal e simétrica, reflexos diminuídos ou abolidos e fraqueza distal, deve-se considerar a hipótese de uma doença do sistema nervoso periférico. Uma anamnese e um exame físico detalhado são essenciais para a investigação etiológica das neuropatias.

As neuropatias periféricas referem-se a qualquer distúrbio do sistema nervoso periférico e incluem polineuropatias, radiculopatias e mononeuropatias.

As polineuropatias caracterizam-se em geral por perda de sensibilidade, sensação de queimação ou fraqueza em vários nervos, geralmente distal e simétrica. As mononeuropatias referem-se ao envolvimento focal de um único nervo, geralmente devido a trauma, compressão ou esmagamento. As mononeuropatias múltiplas referem-se a envolvimento simultâneo ou sequencial de raízes nervosas, geralmente causadas por vasculite sistêmica.

As polineuropatias podem ser agudas ou crônicas, axonais ou desmielinizantes, sensoriais ou motoras (Tab. 89.1). Entender essas diferenciação pode ajudar no diagnóstico diferencial das polineuropatias.

AVALIAÇÃO BÁSICA ▶ Anamnese e exame físico detalhados são essenciais para a investigação etiológica de uma neuropatia. Deve-se questionar o paciente e os familiares quanto a hábitos nutricionais, uso de álcool, história familiar de doença neurológica, uso de medicações, história de trauma, exposição a toxinas, comorbidades e história ocupacional. É fundamental caracterizar a evolução temporal da neuropatia.

Os exames laboratoriais devem ser solicitados de acordo com a anamnese e o exame clínico (Quadro 89.1). A eletroneuromiografia é fundamental para a diferenciação das neuropatias. A investigação ainda pode incluir a realização de biópsia muscular e de nervos.

AVALIAÇÃO ESPECÍFICA ▶

NEUROPATIAS ASSOCIADAS À DOENÇA SISTÊMICA OU METABÓLICA ▶

- Glicemia de jejum, função renal, eletrólitos, função hepática;
- Deficiência nutricional e alcoolismo: dosagem de vitaminas B_1, B_6, B_{12} e E.
- Paraproteinemias: crioglobulinemia, imunofixação sérica, eletroforese de proteínas no soro e na urina;
- Provas de função tiroidiana;
- Polineuropatia do doente crítico;
- Porfiria: excreção de porfobilinogênio urinário;
- Doenças do tecido conectivo: fator anticnuclear (FAN), fator reumatoide (FR), velocidade de hemossedimentação (VSG), proteína C reativa, C3, C4, antiDNA, anti-Ro, antiLa, anticorpo anticitoplasma de neutrófilo (Anca);
- Doenças infecciosas: sorologias específicas para sífilis, hepatite B, hepatite C, vírus da imunodeficiência humana (HIV), herpes simples, herpes-zóster, doença de Lyme, citomegalovírus (CMV). Biópsia de nervo periférico e/ou pele na suspeita de hanseníase;
- Amiloidose.

NEUROPATIA TÓXICA ▶ Arsênio, chumbo, mercúrio, tálio, organofosforados, quimioterápicos.

NEUROPATIA INFLAMATÓRIA AGUDA DESMIELINIZANTE ▶ Punção lombar (PL) para análise do líquido cerebrospinal (LCS), avaliação da dissociação citológico-proteica. Exemplo: síndrome de Guillain-Barré.

NEUROPATIAS HEREDITÁRIAS ▶ Diagnóstico de certeza por meio de exames genéticos específicos (Quadro 89.2).

ANTICORPOS CONTRA COMPONENTES GLICOLIPÍDICOS E GLICOPROTEICOS DE NERVOS PERIFÉRICOS ▶

- **Antigangliosídeo GM1 IgM** – Em altos títulos, é específico para neuropatia motora multifocal com bloqueio de condução;

TABELA 89.1 ▶ CARACTERÍSTICAS DAS PRINCIPAIS DOENÇAS ASSOCIADAS À NEUROPATIA PERIFÉRICA

	AXONAL			DESMIELINIZANTE			SENSÓRIA OU MOTORA	AUTONÔMICA
	AGUDA	SUBAGUDA	CRÔNICA	AGUDA	SUBAGUDA	CRÔNICA		
DOENÇAS SISTÊMICAS								
DM	–	±	+	–	±	+	S, SM, raramente M	± / +
Doenças críticas (sepse)	–	+	±	–	–	–	M > S	–
Neoplasia	–	+	+	–	–	–	S > M	±
Uremia	±	+	+	–	–	–	SM	±
Deficiência de vitamina B_{12}	–	±	+	–	–	–	S	–
Doença hepática crônica	–	–	–	–	–	+	S, SM	–
Má absorção	–	±	±	–	–	–	S, SM	±
HIV	–	±	+	–	–	–	S > M	–
MM	–	–	±	–	±	+	SM	–
Porfiria	+	±	–	–	–	–	M, SM	± / +
Hipoglicemia	±	+	±	–	–	–	M	–

(Continua)

TABELA 89.1 ▶ CARACTERÍSTICAS DAS PRINCIPAIS DOENÇAS ASSOCIADAS À NEUROPATIA PERIFÉRICA (CONTINUAÇÃO)						
Cirrose biliar primária	–	±	+	–	–	S
Amiloidose	–	±	+	–	–	SM	+
Hipotiroidismo	–	–	–	–	±	S
DPOC	–	±	+	–	+	S, SM
Crioglobulinemia	–	±	+	–	–	SM
MEDICAMENTOS						
Amiodarona	–	–	+	–	+	SM
Hidralazina	–	±	+	–	–	S > M
Isoniazida	–	±	+	–	–	SM	±
Metronidazol	–	–	±	–	–	S, SM
Fenitoína	–	–	+	–	–	S > M
Piridoxina	–	±	+	–	–	S
Arsênico	±	+	+	–	–	SM	±
Toxina diftérica	–	–	–	+	–	SM
Organofosforados	–	±	+	–	–	SM

+, geralmente presente; ±, algumas vezes presente; –, raramente presente; S, sensorial; M, motora; SM, sensório-motora; DM, diabetes melito; MM, mieloma múltiplo; DPOC, doença pulmonar obstrutiva crônica; HIV, vírus da imunodeficiência humana
Fonte: Modificada de Fauci e colaboradores.[1]

QUADRO 89.1 ▶ RESUMO DOS PRINCIPAIS EXAMES NA INVESTIGAÇÃO DE NEUROPATIAS

Neuropatias axonais
- Hemograma
- VSG
- Glicemia, TTG, Hb glicada
- TSH, T$_4$L
- Cr
- Níveis de vitamina B12, homocisteína e MMA
- Vitamina B6, vitamina B1, folato e vitamina E
- Imunoeletroforese de proteínas séricas
- Sorologia para sífilis, HIV, hepatite B, hepatite C, pesquisa de hanseníase
- FAN, FR, Anca, antiSSA, antiSSB
- Anticorpos anti-Hu em suspeitas de neuronopatia sensorial paraneoplásica
- Pesquisa de ALA e PBG na urina (porfiria)
- Mutação da transtiretina (amiloidose familiar)
- Pesquisa de metais pesados na urina de 24 horas
- LCS (citopatológico)

Neuropatias desmielinizantes
- Hemograma
- Cálcio
- Cr
- Glicemia, TTG, Hb glicada
- LCS (dissociação citológico-proteica)
- Imunoeletroforese de proteína sérica
- Imunofixação na urina de 24 horas (proteína de Bence-Jones)
- Anti-HIV
- Anticorpos antimAG (puramente sensorial)
- Anticorpos antiGM1 (puramente motora)
- Anticorpos antiGQ1b (variante de Miller-Fisher)
- Biópsia de medula óssea se houver paraproteinemia
- Estudos genéticos para Charcot-Marie-Tooth
- Estudos genéticos para neuropatia hereditária com suscetibilidade à paralisia por pressão
- Dosagem de arilsulfatase A, β-galactosidase, esfingomielinase, ácido fitânico e VLCIA
- Biópsia de nervo

VSG, velocidade de hemossedimentação; Cr, creatinina; TTG, teste de tolerância à glicose; Hb, hemoglobina; TSH, tireotrofina; T$_4$L, tiroxina livre; HIV, vírus da imunodeficiência humana; FAN, fator antinuclear; FR, fator reumatoide; LCS, líquido cerebrospinal; VLCIA, ácidos graxos de cadeia muito longa; ALA, ácido aminolevulínico; PBG, porfobilinogênio; Anca, anticorpo anticitoplasma de neutrófilo; MMA, ácido metilmalônico.

QUADRO 89.2 ▶ NEUROPATIA HEREDITÁRIA

DOENÇA GENÉTICA	TIPO DE NEUROPATIA
Doença de Charcot-Marie-Tooth tipos 1a e 1b	Desmielinizante
Doença de Charcot-Marie-Tooth tipo 2	Axonal
Polineuropatia amiloide hereditária	Axonal
Neuropatia porfírica	Axonal
Adrenomieloneuropatia	Axonal
Neuropatia de Déjerine-Sottas	Desmielinizante
Ataxia telangiectasia	Axonal
Neuropatia axonal gigante	Axonal
Leucodistrofia metacromática	Desmielinizante
Ataxia de Friedrich	Axonal

- **Antigangliosídeo GQ1b** – É altamente sensível e específico para definir a etiologia de oftalmoparesia secundária à neuropatia inflamatória desmielinizante;
- **AntimAG** – Apresenta papel direto na patogênese de certas neuropatias e é encontrado em 50 a 70% de casos de neuropatia sensorial desmielinizante progressiva associada a pico monoclonal IgM kappa.

> ▶ **DE VOLTA AO CASO CLÍNICO**
>
> O paciente citado no início do capítulo apresentava-se com quadro clínico de polineuropatia sensorial tipo "bota e luva". A eletroneuromiografia mostrou polineuropatia axonal de predomínio sensorial. A principal hipótese diagnóstica é de uma polineuropatia diabética. A neuropatia periférica crônica associada ao DM consiste em um processo patológico insidioso e progressivo, no qual a gravidade não está diretamente representada nos sinais e sintomas desenvolvidos pelos pacientes. Neste caso, o diagnóstico oferece uma oportunidade para o paciente diabético procurar ativamente o controle glicêmico ótimo e implementar cuidados com seu pé antes de a morbidade se tornar significante.

REFERÊNCIA ▶

1. Fauci AS, Braunwald E, Isselbacher KJ. Harrison's internal medicine. 14th ed. New York: McGraw-Hill; 1998.

LEITURAS SUGERIDAS ▶

Chaves MLF, Finkelsztejn A, Stefani MA. Rotinas em neurologia e neurocirurgia. Porto Alegre: Artmed; 2008.

Goetz CG, Pappert EJ. Textbook of clinical neurology. Philadelphia: W.B. Saunders; 1999.

Kimura J. Electrodiagnosis in diseases of nerve and muscle: principles and practice. 2nd ed. Philadelphia: FA Davis; 1989.

Marshall RS, Mayer SA. On call neurology. 3rd ed. Philadelphia: Saunders Elsevier; 2007.

McLeod JG. Investigation of peripheral neuropathy. J Neurol Neurosurg Psychiatry. 1995;58(3):274-83.

Ropper AH, Brown RH. Adams and Victor's principles of neurology. 8th ed. New York: McGraw-Hill; 2005.

SITE SUGERIDO ▶

UpToDate [Internet]. Whaltham: UpToDate Inc.; c2015 [capturado em 22 ago. 2015]. Disponível em: http://www.uptodate.com

SÍNDROMES PARANEOPLÁSICAS DO SISTEMA NERVOSO

LUCAS SCOTTA CABRAL
ROBERTO ROSSATTO

▶ CASO CLÍNICO

Paciente do sexo feminino, 48 anos, vem à consulta com queixas de dificuldade para caminhar, perda de destreza das mãos e alteração na entonação da voz, de início há 3 semanas e com curso progressivo. A história médica pregressa é caracterizada por tentativas frustradas de engravidar e tratamentos para infertilidade. A paciente é nulípara e nunca fez uso de contraceptivos orais. O exame clínico geral não demonstra achados patológicos; o exame neurológico demonstra ataxia axial e apendicular, dismetria, disdiadococinesia e voz escandida. Realizou diversos exames, todos normais, incluindo hemograma, glicemia, lipidograma, ureia, creatinina (Cr), ácido úrico e dosagem de hormônios tiroidianos, além da pesquisa de elementos anormais e sedimentos na urina, exame parasitológico de fezes e ressonância magnética (RM) do crânio.

▶ COMO O LABORATÓRIO PODE AJUDAR NA AVALIAÇÃO DESTA PACIENTE?

Em casos de apresentações de cenários neurológicos clássicos, aqui exemplificados por meio da degeneração cerebelar subaguda, incluem-se entre o diagnóstico diferencial as síndromes paraneoplásicas (SPNs) do sistema nervoso central (SNC) e periférico (Quadro 90.1 e Tab. 90.1).

A apresentação clínica das SPNs pode antedatar a detecção de algumas malignidades. O pronto reconhecimento dessa associação, a investigação direcionada e o tratamento adequado têm proporcionado um prognóstico mais acurado em comparação às séries sem manifestações à distância no sistema nervoso. Em casos como este, os exames laboratoriais úteis basicamente se dividem em exame do líquido cerebrospinal (LCS) e pesquisa de determinados anticorpos.

QUADRO 90.1 ▶ PRINCIPAIS SÍNDROMES PARANEOPLÁSICAS DO SISTEMA NERVOSO CENTRAL E PERIFÉRICO

	CLÁSSICA	NÃO CLÁSSICA
Encéfalo, nervos cranianos, retina	• Degeneração cerebelar paraneoplásica • Encefalite límbica • Encefalomielite • *Opsoclonus-mioclonus*	Rombencefalite Neurite óptica Retinopatia associada ao câncer Retinopatia associada ao melanoma
Medula	• Síndrome da pessoa rígida • Mielite • Mielopatia necrosante • Síndrome do neurônio motor	
Junção neuromuscular	• Síndrome miastênica de Lambert-Eaton	• Miastenia grave
Nervos periféricos ou músculo	• Neuropatia sensória • Pseudo-obstrução intestinal • Dermatomiosite	• Neuropatia sensório-motora • Neuropatia paraproteinêmica • Neuropatia vasculítica • Neuromiotonia adquirida • Disautonomia • Polimiosite • Miopatia necrosante aguda

EXAMES LABORATORIAIS ▶

EXAME DO LCS ▶ O exame de rotina do LCS frequentemente está dentro dos limites da normalidade. Pode-se, entretanto, encontrar a presença de níveis discretamente elevados de proteínas (60-120 mg/dL), contagens de células discretamente aumentadas (11-20 células/mm^3, com predomínio de linfócitos e monócitos), índice de imunoglobulina G (IgG) elevado e presença de bandas oligoclonais. Tais alterações, em conjunto, vêm sendo denominadas alterações inflamatórias mínimas (AIMs).

TABELA 90.1 ▶ RELAÇÕES ENTRE ANTICORPOS, SÍNDROMES PARANEOPLÁSICAS E NEOPLASIAS ASSOCIADAS

	SPN	NEOPLASIAS ASSOCIADAS	PACIENTES COM ANTICORPO POSITIVO SEM CÂNCER (%)	ANTICORPO POSITIVO EM PACIENTE COM CÂNCER SEM SPN (%)
ANTICORPOS BEM CARACTERIZADOS*				
Anti-Hu (ANNA1)	EMP (cortical, tronco), EMP, DCP, mielite, NS, disautonomia	CBPC, outros	2	16 (mas só 1% com títulos semelhantes aos casos de paraneoplasia)
Anti-Yo (PCA1)	DCP	Ovário, útero, mama	2	1
Anti-Ri (ANNA2)	DCP, rombencefalite, *opsoclonus-mioclonus*	Mama, ovário, útero, CBPC	3	4
AntiCV2/ CRMP5	EMP, DCP, coreia, uveíte, neurite óptica, neuropatia periférica	CBPC, timoma, outros	4	9
Antima1 e Ma2	EMP, infrequentemente DCP	Neoplasia testicular germinativa, carcinoma brônquico não de pequenas células	4	0
AntiTr (DNER)	DCP	Linfoma de Hodgkin	11	28
Antianfifisina	Síndrome da pessoa rígida, EMP, mielopatia	CBPC, mama	5	0 (mama), 1 (CBPC)

(Continua)

TABELA 90.1 ▶ RELAÇÕES ENTRE ANTICORPOS, SÍNDROMES PARANEOPLÁSICAS E NEOPLASIAS ASSOCIADAS (CONTINUAÇÃO)

	SPN	NEOPLASIAS ASSOCIADAS	PACIENTES COM ANTICORPO POSITIVO SEM CÂNCER (%)	ANTICORPO POSITIVO EM PACIENTE COM CÂNCER SEM SPN (%)
ANTICORPOS PARCIALMENTE CARACTERIZADOS				
AntiZic 4	DCP	CBPC	12	16
AntimGluR1/R5	DCP	Linfoma de Hodgkin	50	
ANNA 3	Diversas	CBPC	9	0
PCA2	Diversas	CBPC	0	2
Antirrecoverina	Retinopatia associada ao câncer	CBPB		
Anticélulas bipolares da retina	Retinopatia associada ao melanoma	Melanoma		
ANTICORPOS QUE OCORREM COM OU SEM PRESENÇA DE CÂNCER				
AntiNMDAR (NR1/NR2)	Encefalite antiNMDA	Teratoma (geralmente ovariano)		
AntiVGKC	ELP, neuromiotonia, outros	Timoma, CBPC		
AntiVGCC	SMLE, DCP	CBPC		
AntiAChR	MG	Timoma		
AntinAChR	Disautonomia subaguda	CBPC		

(Continua)

TABELA 90.1 ► RELAÇÕES ENTRE ANTICORPOS. SÍNDROMES PARANEOPLÁSICAS E NEOPLASIAS ASSOCIADAS (CONTINUAÇÃO)

	SPN	NEOPLASIAS ASSOCIADAS	PACIENTES COM ANTICORPO POSITIVO SEM CÂNCER (%)	ANTICORPO POSITIVO EM PACIENTE COM CÂNCER SEM SPN (%)
AntiGAD	Síndrome da pessoa rígida, ELP, DCP	Timoma, outros		
AntiAMPAR	ELP com recidivas	CBPC, timoma, mama		
AntiGABA(A)	Encefalopatia, convulsões refratárias	Timoma		
AntiGABA(B)	ELP, convulsões	CBPC, tumores neuroendócrinos		
AntiCASPR2	Síndrome de Morvan	Timoma e diversos tumores sólidos		
AntiLGI1	ELP, convulsões	Timoma, CBPC		
AntiGlyR	EMP com espasmos musculares, rigidez, mioclonias	Conumente sem neoplasia		

Dados aproximados, compilados de diversas séries de casos.
*Anticorpos bem caracterizados são aqueles direcionados contra antígenos conhecidos e isolados por diferentes investigadores.
DCP, degeneração cerebelar paraneoplásica; SPN, síndrome paraneoplásica; EMP, encefalomielite; NS, neuropatia sensória; ELP, encefalite límbica; MG, miastenia grave; SMLE, síndrome miastênica de Lambert-Eaton; CBPC, carcinoma brônquico de pequenas células.
Fonte: Adaptada de Dalmau e colaboradores,[1] Rosenfeld e colaboradores[2] e Graus e colaboradores.[3]

ANTICORPOS CONTRA ANTÍGENOS ONCONEURAIS ▶ O compartilhamento de epítopos entre células neoplásicas e populações celulares específicas no sistema nervoso (antígenos onconeurais) permite a individualização em laboratório de anticorpos discretos. A realização de painéis de pesquisa desses anticorpos, tanto no sangue quanto no LCS, é utilizada na melhor caracterização da presença de determinadas SPNs (ver Tab. 90.1). A sensibilidade e a especificidade de cada teste não estão completamente caracterizadas no presente momento. Quando se combinam as síndromes e os seus respectivos anticorpos mais fortemente associados, pode-se delinear a proposta de investigação clínica (Fig. 90.1).

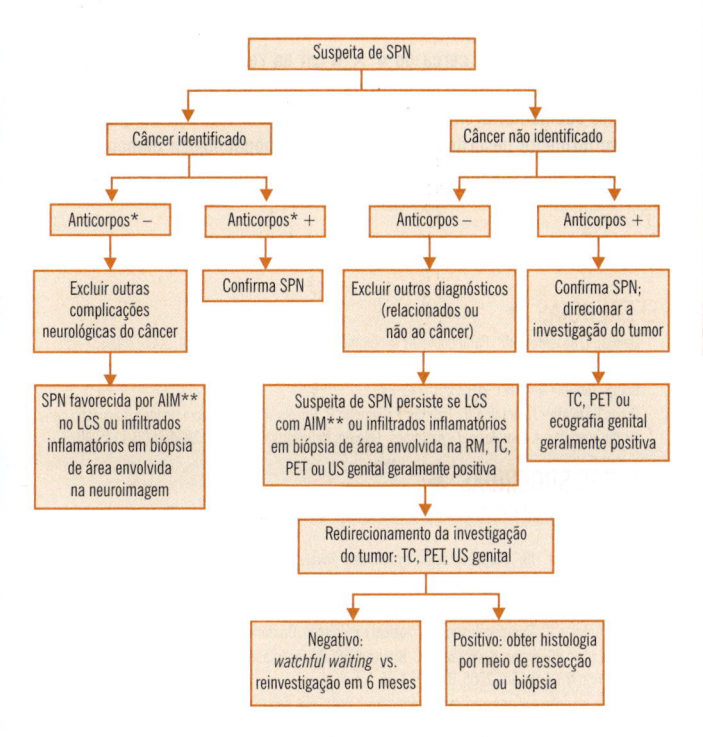

FIGURA 90.1 ▶ **ABORDAGEM DIAGNÓSTICA ÀS SÍNDROMES PARANEOPLÁSICAS DO SISTEMA NERVOSO.**
*Direcionados para antígenos bem caracterizados.
**Alterações inflamatórias mínimas: pleocitose linfocítica, índice de IgG elevado, bandas oligoclonais com ou sem elevação de proteínas.
SPN, síndrome paraneoplásica; TC, tomografia computadorizada; PET, tomografia com emissão de pósitrons; LCS, líquido cerebrospinal; AIM, alterações inflamatórias mínimas; RM, ressonância magnética; US, ultrassonografia.
Fonte: Adaptada de Dalmau e colaboradores.[1]

▶ DE VOLTA AO CASO CLÍNICO

A paciente foi reavaliada após 1 ano. Na ocasião, apresentava ataxia grave de tronco, tremor cefálico constante, nistagmo, dismetria e disdiadococinesia. Realizou RM de crânio, que evidenciou áreas de sinal hipointenso em T1 e hiperintenso em T2 e FLAIR, não captantes de contraste, localizadas no córtex cerebelar, com limites mal definidos, predominando à esquerda. Na ultrassonografia (US) abdominal e pélvica, foi observada imagem cística na topografia do ovário direito. A investigação da mesma região com tomografia computadorizada (TC) evidenciou lesão expansiva mista, de densidade predominantemente cística, medindo cerca de 4 × 6 cm na região anexial esquerda e determinando desvio do útero para o lado contralateral. A paciente foi submetida a cirurgia 3 dias depois, com retirada do material anteriormente descrito, cuja análise anatomopatológica demonstrou cistoadenocarcinoma seroso papilífero pouco diferenciado e invasivo.

REFERÊNCIAS ▶

1. Dalmau J, Rosenfeld MR. Paraneoplastic syndromes of the CNS. Lancet Neurol. 2008;7(4):327-40.
2. Rosenfeld MR, Titulaer MJ, Dalmau J. Paraneoplastic syndromes and autoimmune encephalitis: five new things. Neurol Clin Pract. 2012;2(3):215-23.
3. Graus F, Delattre JY, Antoine JC, Dalmau J, Giometto B, Grisold W, et al. Recommended diagnostic criteria for paraneoplastic neurological syndromes. J Neurol Neurosurg Psychiatry. 2004;75(8):1135-40.

LEITURAS SUGERIDAS ▶

Antoine JC, Camdessanché JP. Peripheral nervous system involvement in patients with cancer. Lancet Neurol. 2007;6(1):75-86.
Darnell RB, Posner JB. Paraneoplastic syndromes involving the nervous system. N Engl J Med. 2003;349(16):1543-54.
Fishman, RA. Cerebrospinal fluid in diseases of the nervous system. 2nd ed. Philadelphia: Saunders; 1992.
Honnorat J, Antoine JC. Paraneoplastic neurological syndromes. Orphanet J Rare Dis. 2007 May 4;2:22.
Karim AR, Hughes RG, Winer JB, Williams AC, Bradwell AR. Paraneoplastic neurological antibodies: a laboratory experience. Ann N Y Acad Sci. 2005;1050:274-85.
Posner, JB. Immunology of paraneoplastic syndromes: overview. Ann N Y Acad Sci. 2003;998:178-86.
Rudnicki SA, Dalmau J. Paraneoplastic syndromes of the peripheral nerves. Curr Opin Neurol. 2005;18(5):598-603.
Vedeler CA, Antoine JC, Giometto B, Graus F, Grisold W, Hart IK, Honnorat J, et al. Management of paraneoplastic neurological syndromes: report of an EFNS Task Force. Eur J Neurol. 2006;13(7):682-90.

SITE SUGERIDO ▶

International Paraneoplastic Association [Internet]. [Local desconhecido: editor desconhecido; capturado em 22 ago. 2015]. Disponível em: http://www.paraneoplastic.org/

SEÇÃO 12
Oncologia

CAPÍTULO 91

AVALIAÇÃO DO RISCO HEREDITÁRIO DE CÂNCER DE MAMA E DE CÂNCER COLORRETAL

CRISTINA NETTO
PATRICIA ASHTON-PROLLA

▶ CASOS CLÍNICOS

CÂNCER DE MAMA HEREDITÁRIO

Paciente do sexo feminino, 35 anos, recebe o diagnóstico de carcinoma ductal infiltrante triplo-negativo após biópsia de lesão no quadrante superior externo (QSE) da mama esquerda. Revela ao seu médico história familiar de câncer de mama em idade precoce (< 40 anos), em duas tias maternas, e diagnóstico recente de câncer de ovário em sua mãe, que, atualmente, está com 59 anos. A paciente questiona o médico em relação à possibilidade de câncer hereditário e sobre a necessidade de investigação complementar.

CÂNCER COLORRETAL HEREDITÁRIO

Paciente do sexo feminino, 61 anos, recebe o diagnóstico de câncer gástrico e refere história prévia de câncer de endométrio aos 42 anos, câncer colorretal (CCR) aos 52 anos e retirada de vários carcinomas basocelulares (CBCs). Ela está muito preocupada devido à sua história familiar: duas irmãs com CCR, uma delas também com câncer de endométrio, e seu pai, falecido em decorrência de CCR, além de vários tios e tias paternas com CCR. Ela questiona o médico sobre o risco de seus filhos terem herdado essa predisposição ao CCR e se existe algum exame para investigação.

▶ COMO O LABORATÓRIO PODE AJUDAR NA AVALIAÇÃO DESTAS PACIENTES?

CÂNCER DE MAMA HEREDITÁRIO

A combinação dos achados de câncer de mama pré-menopáusico tipo triplo-negativo e história familiar de câncer de mama pré-menopáusico e câncer de ovário é fortemente sugestiva da síndrome de predisposição hereditária ao câncer de mama e ovário, causada principalmente por mutações nos genes *BRCA1* e *BRCA2*.

O teste genético é fundamental para confirmar a hipótese diagnóstica. No caso da análise dos genes *BRCA1* e *BRCA2*, deve ser realizada a análise completa da sequência de ambos os genes associada à análise de rearranjos gênicos, a partir de DNA genômico, que pode ser obtido de diversos tecidos, mais comumente da fração leucocitária de sangue periférico. Diversas metodologias podem ser utilizadas para identificar mutações nesses genes, incluindo o sequenciamento gênico por Sanger associado à análise de rearranjos pelas técnicas de amplificação de múltiplas sondas dependente de ligação (MLPA, do inglês *multiple ligation probe amplification*) ou de sequenciamento de nova geração (NGS, do inglês *next generation sequencing*), a qual pode ou não incluir análise de rearranjos. Se a plataforma utilizada para NGS não incluir análise de rearranjos, esta deve ser realizada pela técnica de MLPA ou equivalente. Se não forem identificadas mutações em *BRCA1* ou *BRCA2*, deve-se considerar a análise de outros genes relacionados, como *PALB2*, *BRIP1*, *NBN*, *RAD51C*, entre outros. Para tanto, hoje, podem ser realizadas análises de mutação com painéis de genes.

CÂNCER COLORRETAL HEREDITÁRIO

A combinação dos achados do caso clínico é fortemente sugestiva da síndrome de predisposição hereditária ao CCR não polipoide, ou síndrome de Lynch, causada por mutações nos genes de reparo (MMR, do inglês *mismatch repair*) do DNA: *MLH1*, *MSH2*, *MSH6* e *PMS2*.

O teste genético é fundamental para confirmar a hipótese diagnóstica. No caso da síndrome de Lynch, o ideal é iniciar a investigação realizando a imuno-histoquímica para verificar se há expressão nuclear das quatro principais proteínas do sistema MMR no tecido tumoral emblocado em parafina e a análise de instabilidade microssatélite no tecido tumoral e não tumoral da paciente. Tais metodologias direcionam a análise de mutação ao gene mais provavelmente mutado. No entanto, para definir a mutação germinativa causadora, e para diagnóstico preditivo em uma família, é necessário realizar análise molecular direta dos genes *MLH1*, *MSH2*, *MSH6* e *PMS2* por sequenciamento; e, quando este for negativo para mutações, pela análise de rearranjos gênicos.

Estima-se que cerca de 5 a 10% do total das neoplasias malignas da idade adulta tenham um forte componente hereditário, com padrão de transmissão mendeliano, idade de aparecimento mais precoce do que o observado na população geral e maior índice de bilateralidade. Esse tipo de tumor, em geral, está associado a mutações em genes únicos, de elevada penetrância em genes supressores tumorais. Com o advento de técnicas de análise mutacional de alta sensibilidade e menor custo, e com a investigação de um número crescente de pacientes, mesmo pacientes sem óbvia história familiar de câncer hereditário, o percentual de tumores relacionados a mutações germinativas está aumentando e deve atingir 25 a 30%.

Todo profissional de saúde envolvido no cuidado de um paciente oncológico deve saber identificar sinais indicativos de câncer hereditário, uma vez que o manejo desses indivíduos é muito diferente daqueles diagnosticados com tumores não hereditários, e frequentemente há outros familiares em risco para a mesma condição. De forma geral, deve-se suspeitar de câncer hereditário quando o diagnóstico de um tumor for muito precoce; quando houver múltiplos casos na família, em mais de uma geração; quando um indivíduo apresentar múltiplos tumores primários; quando houver apresentação pouco usual do tumor ou tumor raro (p. ex., câncer de mama em homens); em caso de doença sugestiva de origem hereditária do tumor (p. ex., câncer gástrico do tipo difuso ou câncer de mama triplo-negativo em idade muito jovem); e quando o paciente pertencer a um grupo étnico específico (p. ex., alta prevalência de câncer de mama hereditário em mulheres de origem judaica ashkenazim).

A avaliação de um paciente com suspeita de câncer hereditário é feita em um processo chamado "aconselhamento genético", no qual se faz o diagnóstico diferencial; identifica-se a necessidade de realizar ou não teste genético de pesquisa de mutações; explicam-se ao paciente os riscos, os benefícios e as limitações do teste; escolhe-se o tipo de teste para o câncer; interpreta-se o resultado do teste; e discute-se o manejo decorrente desse resultado e suas repercussões para o paciente e demais familiares. Neste capítulo, são abordados dois problemas clínicos para exemplificar a investigação genética do câncer hereditário de mama e do CCR.

SÍNDROMES DE PREDISPOSIÇÃO HEREDITÁRIA AO CÂNCER DE MAMA

▶ Embora a maioria dos casos de câncer de mama seja esporádica, isto é, resultado da interação de múltiplos fatores de risco sem um padrão claramente hereditário, há situações clínicas em que se deve sempre suspeitar dessa possibilidade (Quadro 91.1). Cerca de 10 a 15% de todos os casos de câncer de mama são reconhecidamente hereditários, ou seja, causados por uma mutação germinativa (herdada) em um dos genes de alta penetrância para câncer de mama (Quadro 91.2). A importância na identificação de tais indivíduos reside na possibilidade de oferecer aconselhamento genético adequado, visando atuar precocemente, utilizando estratégias preventivas e terapêuticas para o paciente e outros familiares que podem

QUADRO 91.1 ▶ SITUAÇÕES CLÍNICAS DE PACIENTES COM CÂNCER DE MAMA EM QUE SE DEVE PENSAR EM CÂNCER HEREDITÁRIO DE MAMA E ENCAMINHAR O PACIENTE PARA AVALIAÇÃO EM SERVIÇO ESPECIALIZADO

QUADRO CLÍNICO	SÍNDROME
Diagnóstico ≤ 50 anos Sexo masculino Triplo-negativo ≤ 60 anos Todos os pacientes de origem judaica ashkenazi Paciente com ≥ 2 tumores primários da mama Paciente com câncer de mama e ≥ 2 tumores de mama, pâncreas e/ou próstata em familiares próximos	Câncer de mama e ovário hereditários
Diagnóstico ≤ 45 anos Diagnóstico em qualquer idade, se houver diagnóstico prévio ou simultâneo de outro tumor do espectro da síndrome, ou dois familiares com tumores da síndrome, sendo um deles diagnosticado ≤ 45 anos	Li-Fraumeni
Tipo lobular e diagnóstico atual ou prévio de câncer gástrico difuso Tipo lobular e pelo menos um familiar com câncer lobular da mama e outro familiar com câncer gástrico difuso, sendo um deles diagnosticado < 50 anos	Câncer gástrico difuso hereditário
Presença de manchas hipercrômicas em região perioral e mãos e/ou pólipo colônico com histologia típica de Peutz-Jeghers	Peutz-Jeghers
Dois critérios (maiores ou menores) de síndrome de Cowden	Tumores hamartomatosos – PTEN

QUADRO 91.2 ► GENES DE ALTA PENETRÂNCIA PARA CÂNCER DE MAMA HEREDITÁRIO E SUGESTÕES DE LEITURA COMPLEMENTAR

GENE	LOCALIZAÇÃO	SÍNDROME ASSOCIADA	RCV MAMA (%)	OMIM[1]	GENE REVIEWS[2]
BRCA1	17q21.31	Câncer de mama e ovário hereditários	40-85	604370	Petrucelli e colaboradores.[3]
BRCA2	13q13.1	Câncer de mama e ovário hereditários	20-85	612555	Petrucelli e colaboradores.[3]
CDH1	16q22.1	Câncer gástrico difuso hereditário	39-60	137215	Kaurah e colaboradores.[4]
PALB2	16p12.2	Câncer de mama e ovário hereditários	37-50	610355	Petrucelli e colaboradores.[3]
PTEN	10q23.31	Tumores hamartomatosos (Cowden)	25-50	601728	Eng.[5]
STK11	19p13.3	Peutz-Jeghers	32-54	175200	McGarrity e colaboradores.[6]
TP53	17p13.1	Li-Fraumeni	56-90	151623	Schneider e colaboradores.[7]

RCV, risco cumulativo vital estimado; OMIM, Online mendelian inheritance in men (www.omim.org).

ser igualmente portadores de mutação, a fim de reduzir o risco do desenvolvimento da neoplasia. Por outro lado, a identificação de um não portador em uma família de alto risco permite considerá-lo um paciente de risco populacional. Na sequência, de forma resumida, serão descritas as principais síndromes genéticas relacionadas a alto risco para câncer de mama.

SÍNDROME DE PREDISPOSIÇÃO HEREDITÁRIA AO CÂNCER DE MAMA E OVÁRIO (HBOC, DO INGLÊS *HEREDITARY BREAST AND OVARIAN CANCER*) ► Cerca de 25% de todos os casos de câncer hereditário da mama são causados por mutações nos genes *BRCA1* e *BRCA2*. Os principais tumores associados a mutações em *BRCA1* são câncer de mama, câncer de ovário ou trompas/peritônio e câncer de próstata. Em portadores de mutações em *BRCA2*, os tumores mais frequentes são de mama (inclusive masculino), ovário, próstata, melanoma, vias biliares e pâncreas, entre outros. Milhares de variantes de sequências diferentes já foram descritas em cada um desses genes, e um ponto crítico é definir, de acordo com informações existentes em bancos de dados e análises familiares e funcionais, qual é a patogenicidade dessas variantes. O risco cumulativo vital (RCV) de desenvolvimento de câncer de mama em portadores de mutação nos genes *BRCA1* ou *BRCA2* varia de 60 a 85%, e o RCV de um segundo tumor primário em pessoas portadoras é de cerca de 50%. Embora diferentes opções de redução de risco para câncer de mama possam ser oferecidas para portadores de mutação (mastectomia redutora de risco, quimioprevenção e rastreamento diferenciado), a mastectomia contralateral após o diagnóstico de um primeiro tumor é hoje considerada uma recomendação formal, pelas evidências contundentes de redução de mortalidade em portadoras de mutação submetidas à cirurgia. O risco para câncer de ovário varia de 20 a 45%, e, como não existe rastreamento eficaz, há uma recomendação formal de salpingo-ooforectomia redutora de risco em portadoras. As mesmas recomendações em relação a intervenções de redução de risco são aplicáveis a portadoras de mutações em BRCA2. Um portador de mutação tem uma chance de 50% de transmitir a mesma alteração para sua descendência. Recentemente, um gene adicional foi associado à predisposição hereditária ao câncer de mama: PALB2 (partner and localizer of BRCA2). Mutações em um alelo de PALB2 estão associadas a aumento significativo do risco para câncer de mama e pâncreas, e possivelmente também câncer de ovário. Elas são encontradas em 0,6 a 3,9% das famílias com câncer de mama hereditário, dependendo da população.

SÍNDROME DE LI-FRAUMENI (SLF) ▶ Nesta síndrome, os portadores têm alto risco de desenvolver um ou mais tumores em idade muito jovem, sendo alguns diagnosticados na infância. Cerca de 30% dos indivíduos portadores de mutação desenvolvem pelo menos um tumor até os 30 anos de idade, e 90%, até os 60 anos de idade. Os tumores principais da SLF são o câncer de mama (geralmente pré-menopáusico), o carcinoma adrenocortical, os tumores do sistema nervoso central (SNC), os sarcomas ósseos e de tecidos moles. No entanto, muitos outros tumores foram associados, como leucemias, tumores do trato gastrintestinal (TGI), tumores de vias biliares, melanoma, carcinoma bronquioloalvelolar. A causa é a presença de uma mutação germinativa no gene TP53. No mundo todo, a frequência de portadores na população geral é de 1:5.000. No sul do Brasil, devido a um efeito fundador, observa-se uma alta prevalência da mutação (presente em até 1:300 dos recém-nascidos [RNs]).

SÍNDROME DE TUMORES HAMARTOMATOSOS RELACIONADOS AO GENE PTEN (INCLUI A SÍNDROME DE COWDEN) ▶ Nesta síndrome, pode-se observar um conjunto de alterações benignas de pele e mucosas (pápulas, tumores benignos, hiperceratose plantar e palmar), além da predisposição a tumores malignos, sendo os principais os tumores de mama, endométrio, CCR e tireoide, além de tumores epidermoides. Macrocefalia, alterações cognitivas e psiquiátricas são comuns em pacientes acometidos (Quadro 91.3). A síndrome é causada por mutações no gene PTEN.

SÍNDROME DE PEUTZ-JEGHERS (SPJ) ▶ Esta é uma síndrome em que se observam pólipos do TGI (hamartomatosos) e menos frequentemente em outros sítios, pigmentação mucocutânea atípica e predisposição aumentada ao câncer. Os pólipos podem resultar em sangramento crônico e/ou anemia, ou obstruções recorrentes e intussuscepção, um sintoma frequente na infância e na adolescência. A hiperpigmentação (máculas de cor azulada a acastanhada) também se apresenta já na infância, sendo principalmente localizada ao redor da boca, nos olhos, nas narinas e no ânus, bem como em dígitos,

> **QUADRO 91.3 ▶ SITUAÇÕES CLÍNICAS DE PACIENTES COM CÂNCER COLORRETAL EM QUE SE DEVE PENSAR EM CÂNCER HEREDITÁRIO DE CÂNCER DE COLO DO INTESTINO E ENCAMINHAR O PACIENTE PARA AVALIAÇÃO EM SERVIÇO ESPECIALIZADO**

QUADRO CLÍNICO	SÍNDROME
Diagnóstico < 50 anos CCR ≤ 50 anos com HF de familiar de primeiro grau com CCR ou de endométrio em qualquer idade CCR e endométrio sincrônico ou metacrônico no mesmo paciente CCR com IMH para proteínas MMR alterada CCR e dois outros casos e dois outros tumores associados à síndrome de Lynch no mesmo indivíduo ou em familiares próximos	Lynch Polipose associada ao gene *MUTYH*
CCR e um tumor adicional do espectro da síndrome de Li-Fraumeni no mesmo indivíduo ou em dois familiares; um deles ≤ 45 anos	Síndrome de Li--Fraumeni
CCR e dois critérios adicionais da síndrome de Cowden no mesmo indivíduo	Cowden
Presença de manchas hipercrômicas em região perioral e mãos e/ou pólipo colônico com histologia típica de Peutz-Jeghers	Peutz-Jeghers
CCR com > 10 pólipos adenomatosos no mesmo indivíduo	PAF Polipose associada ao gene *MUTYH*

CCR, câncer colorretal; PAF, polipose adenomatosa familiar; MMR, *mismatch repair*; HF, história familiar; IMH, imuno-histoquímica.

podendo desaparecer no adolescente ou no adulto. As pessoas com SPJ têm um risco aumentado para diversos tumores epiteliais, incluindo câncer de mama além de CCR, câncer gástrico, câncer de pâncreas e ovário). As mulheres também podem ser acometidas com tumores germinativos de ovário e adenoma maligno do colo uterino, e os homens podem desenvolver tumores das células de Sertoli. Embora o diagnóstico em geral seja feito clinicamente, 80 a 95% dos indivíduos afetados apresentam mutações germinativas no gene *STK11* (*LKB1*).

SÍNDROME DE CÂNCER GÁSTRICO DIFUSO HEREDITÁRIO ▶ Nesta síndrome, pessoas acometidas têm um risco muito superior ao da população geral de desenvolver câncer gástrico difuso (carcinoma de células em anel de sinete). O RCV de câncer gástrico é estimado em 80%, e a idade média ao diagnóstico é 38 anos. As mulheres acometidas também têm um risco aumentado para câncer lobular da mama (RCV: 39-52%). O gene associado à síndrome de câncer gástrico difuso hereditário é o *CDH1*.

SÍNDROMES DE PREDISPOSIÇÃO HEREDITÁRIA AO CCR ▶ O CCR,
como a maioria das neoplasias, resulta da interação entre o componente genético do indivíduo e o ambiente. No entanto, um percentual significativo

decorre principalmente de alterações genéticas herdadas que conferem uma predisposição significativa. Atualmente, estima-se que cerca de 5 a 10% de todos os CCRs estejam associados a uma predisposição hereditária. A história familiar de CCR e a predisposição genética ao desenvolvimento de doenças crônicas do intestino (como as poliposes adenomatosas) configuram-se como o mais importante fator de risco para o desenvolvimento desse tipo de neoplasia. O câncer de pâncreas e o câncer gástrico também fazem parte de algumas síndromes de câncer familial, e a história de neoplasia em um indivíduo confere um risco aumentado para seus familiares de primeiro grau (5 e 3 vezes maior, respectivamente) (Tab. 91.1).

SÍNDROME DE LYNCH (CÂNCER COLORRETAL HEREDITÁRIO NÃO POLIPOIDE [HNPCC, DO INGLÊS *HEREDITARY NONPOLYPOSIS COLORECTAL CANCER*]) ▶ É a principal síndrome de CCR hereditária, com herança autossômica dominante. Deve ser suspeitada quando houver história de CCR com diagnóstico antes dos 50 anos (especialmente em colo do intestino ascendente) e/ou quando houver história familiar de CCR e outros tumores do espectro da síndrome (câncer de estômago, intestino delgado, vias biliares, endométrio, ovário, gliomas, leucemia, linfoma não Hodgkin, meduloblastoma, tumores de células transicionais do epitélio urinário, tumores de glândulas sebáceas e carcinoma hepatocelular). Existem critérios internacionais (Amsterdã e Bethesda), que podem ser encontrados no *site* ta National Comprehensive cancer Network,[*] os quais indicam diagnóstico clínico e suspeita, respectivamente. O RCV de desenvolvimento de CCR em portadores de mutação em um dos genes *MMR* pode ser de até 80%, e o RCV de endométrio, até 60%. Existem protocolos bem estabelecidos quanto ao acompanhamento dos pacientes com

TABELA 91.1 ▶ RISCO EMPÍRICO PARA MORTE POR CÂNCER COLORRETAL LEVANDO EM CONTA AS DIFERENTES HISTÓRIAS FAMILIARES

CENÁRIO	RISCO DURANTE A VIDA
População geral	1:50
1 familiar de 1º grau com CCR	1:17
1 familiar de 1º grau com CCR < 45 anos	1:10
1 familiar de 1º e 1 familiar de 2º grau com CCR	1:12
2 familiares de 1º grau com CCR	1:6
3 familiares de 1º grau com CCR	1:3

CCR, câncer colorretal.
Fonte: Adaptada de Hodgson e colaboradores.[8]

---

[*] Disponível em: http://www.nccn.org/professionals/physician_gls/f_guidelines.asp#genetics_colon

diagnóstico de síndrome de Lynch, sendo a colonoscopia a cada 1 a 2 anos e a histerectomia e a salpingo-ooforectomia profiláticas as principais delas.

POLIPOSE ADENOMATOSA FAMILIAR (PAF) ▶ É caracterizada pela presença de numerosos pólipos adenomatosos no TGI. Na PAF clássica, existem, por definição, mais de 100 pólipos intestinais, podendo ser essa a única manifestação da síndrome, ou pode haver manifestações extracolônicas associadas, caracterizando o fenótipo de Gardner (osteomas de mandíbula, cistos epidermoides, hipertrofia do epitélio da retina, pólipos ou adenocarcinomas em trato digestório alto e tumores desmoides de retroperitônio). Fazem parte do espectro da PAF adenocarcinoma de pâncreas, tumor de intestino delgado, hepatoblastoma, meduloblastoma, sarcomas e neoplasia de tireoide (não medular). O risco de um pólipo sofrer transformação maligna na PAF é cerca de 90%, alguns casos em idade muito jovem, colocando esses pacientes em acompanhamento rigoroso para rastreamento colônico.

POLIPOSE ASSOCIADA A MUTAÇÕES EM *MUTYH* ▶ Diferente da grande maioria das síndromes de predisposição ao câncer, a polipose associada a mutações em *MUTYH* tem padrão de herança autossômico recessivo, em que a mutação germinativa dos dois alelos do gene *MUTYH* pode resultar em um fenótipo semelhante ao da PAF clássica. Tem como tumor associado a neoplasia de intestino delgado.

▶ DE VOLTA AO CASO CLÍNICO

CÂNCER DE MAMA HEREDITÁRIO

A paciente foi encaminhada para avaliação de risco genético sendo sugerida a análise de mutações germinativas em *BRCA1* e *BRCA2* por sequenciamento e MLPA. Foi identificada uma mutação deletéria em *BRCA1* e, em decorrência deste resultado, a paciente foi encaminhada para um programa de manejo de alto risco para câncer para discussão de estratégias de prevenção de um novo tumor primário da mama e de câncer de ovário e trompas uterinas. Foi sugerida avaliação dos familiares de 1o grau, em risco de 50% de serem igualmente portadores.

CCR HEREDITÁRIO

A paciente apresenta critérios para investigação de síndrome de Lynch. Foi realizada a IMH para proteínas MMR no bloco do tumor de colo do intestino que mostrou perda da expressão de *MSH2* e, posteriormente, foi realizada análise molecular deste gene que mostrou variante germinativa patogênica. A partir disso, a paciente foi encaminhada a um programa de rastreamento de alto risco.

REFERÊNCIAS

1. OMIM: Online Mendelian Inheritance in Men [Internet]. Bethesda: Johns Hopkins University; c 1966-2015 [capturado em 17 out. 2015]. Disponível em: www.omim.org
2. Pagon RA, Adam MP, Ardinger HH, Wallace SE, Amemiya A, Bean LJH. GeneReviews [Internet]. Seattle: University of Washington; 1993-2015 [capturado em 17 out. 2015]. Disponível em: http://www.ncbi.nlm.nih.gov/books/NBK1116/
3. Petrucelli N, Daly MB, Feldman GL. BRCA1 and BRCA2 hereditary breast and ovarian cancer. 4 set. 1998 [atualizado em 26 set. 2013; capturado em 20 de out. 2015]. In: Pagon RA, Adam MP, Ardinger HH, Wallace SE, Amemiya A, Bean LJH. GeneReviews [Internet]. Seattle : University of Washington; 1993-2015. Disponível em: http://www.ncbi.nlm.nih.gov/books/NBK1247/
4. Kaurah P, Huntsman DG. Hereditary diffuse gastric cancer. 4 nov. 2002 [atualizado em 31 jul. 2014; capturado em 20 de out. 2015]. In: Pagon RA, Adam MP, Ardinger HH, Wallace SE, Amemiya A, Bean LJH. GeneReviews [Internet]. Seattle: University of Washington; 1993-2015. Disponível em: http://www.ncbi.nlm.nih.gov/books/NBK1139/
5. Eng C. PTEN Hamartoma Tumor Syndrome (PHTS) 29 nov. 2001 [atualizado em 23 jan. 2014; capturado em 20 de out. 2015]. In: Pagon RA, Adam MP, Ardinger HH, Wallace SE, Amemiya A, Bean LJH. GeneReviews [Internet]. Seattle: University of Washington; 1993-2015. Disponível em: http://www.ncbi.nlm.nih.gov/books/NBK1488/
6. McGarrity TJ, Amos CI, Frazier ML, Wei C. Peutz-Jeghers syndrome. 23 fev. 2001 [atualizado em 25 jul. 2013; capturado em 20 de out. 2015]. In: Pagon RA, Adam MP, Ardinger HH, Wallace SE, Amemiya A, Bean LJH. GeneReviews [Internet]. Seattle: University of Washington; 1993-2015. Disponível em: http://www.ncbi.nlm.nih.gov/books/NBK1266/
7. Schneider K, Zelley K, Nichols KE, Garber J. Li-Fraumeni syndrome. 19 jan. 1999 [atualizado em 11 abr. 2013; capturado em 20 de out. 2015]. In: Pagon RA, Adam MP, Ardinger HH, Wallace SE, Amemiya A, Bean LJH. GeneReviews [Internet]. Seattle: University of Washington; 1993-2015. Disponível em: http://www.ncbi.nlm.n ih.gov/books/NBK1311/
8. Hodgson SV, Foulkes WD, Eng C, Maher ER. Gastrintestinal system. In: A practical guide to human cancer genetics. 3rd ed. Cambridge University Press, 2007.

LEITURAS SUGERIDAS

Apostolou P, Fostira F. Hereditary breast cancer: the era of new susceptibility genes. Biomed Res Int. 2013;747318.

Hampel H, Bennett RL, Buchanan A, Pearlman R, Wiesner GL; Guideline Development Group, American College of Medical Genetics and Genomics Professional Practice and Guidelines Committee and National Society of Genetic Counselors Practice Guidelines Committee. A practice guideline from the American College of Medical Genetics and Genomics and the National Society of Genetic Counselors: referral indications for cancer predisposition assessment. Genet Med. 2015;17(1):70-87.

Lindor NM, McMaster ML, Lindor CJ, Greene MH; National Cancer Institute, Division of Cancer Prevention, Community Oncology and Prevention Trials Research Group. Concise handbook of familial cancer susceptibility syndromes: second edition. J Natl Cancer Inst Monogr. 2008;(38):1-93.

Weitzel JN, Blazer KR, MacDonald DJ, Culver JO, Offit K. Genetics, genomics, and cancer risk assessment: state of the art and future directions in the era of personalized medicine. CA Cancer J Clin. 2011;61(5):327-59.

SITES SUGERIDOS

Brasil. Ministério da Saúde. Instituto Nacional de Câncer. Rede nacional de câncer familiar: manual operacional [Internet]. Brasília: INCA; 2009 [capturado em 17 out. 2015]. Disponível em: http://www.inca.gov.br/inca/Arquivos/publicacoes/Cancer_Familial_fim.pdf

National Comprehensive Cancer Network [Internet]. Fort Washington: NCCN; c2015 [capturado em 17 out. 2015]. Disponível em: http://www.nccn.org/index.asp

MARCADORES TUMORAIS

CAPÍTULO 92

GUILHERME GEIB
FREDERICO SOARES FALCETTA
GUSTAVO VASCONCELOS ALVES

▶ CASO CLÍNICO

Paciente do sexo feminino, 58 anos, assintomática e sem história familiar de câncer, vem à consulta com seu clínico para exame de rotina. Ela está preocupada, pois uma amiga teve diagnóstico recente de câncer colorretal. Então, ela solicita ao seu médico que sejam feitos todos os exames de sangue possíveis para a "prevenção" de câncer.

▶ COMO O LABORATÓRIO PODE AJUDAR NA AVALIAÇÃO DESTA PACIENTE?

Marcadores tumorais são substâncias identificadas em quantidade anormal no organismo na presença de câncer. São mais comumente encontrados no sangue e na urina, mas podem também ser isolados diretamente do tecido tumoral. Em sua maioria, são glicoproteínas, produtos de células tumorais ou de células normais do organismo em resposta à presença de câncer ou mesmo de condições benignas. Suas potenciais utilizações são no diagnóstico, no prognóstico, na predição de resposta a um tipo de tratamento e no acompanhamento de pacientes com câncer.

Uma vez que não são absolutamente específicos, a sua presença isolada não é o suficiente para o diagnóstico de um dado tipo de câncer, devendo sempre ser interpretados no contexto dos dados clínicos, patológicos e de imagem. Eles também têm sensibilidade limitada, o que permite que pacientes com um dado tipo de câncer não apresentem

> sistematicamente elevação de marcadores tumorais relacionados a essa doença. Independente de suas limitações, eles são bastante úteis quando utilizados de forma apropriada. No entanto, quando utilizados de forma não criteriosa, geram maiores custos, investigações desnecessárias, ansiedade e, possivelmente, dano ao paciente.

São descritas a seguir, de forma resumida, as características e a utilidade clínica dos principais marcadores tumorais em uso corrente nos laboratórios de análises clínicas em adultos. Para mais detalhes sobre o assunto, recomenda-se a leitura de textos específicos.

CA-125 ▶

DEFINIÇÃO ▶ É uma glicoproteína transmembrana codificada pelo gene *MUC16*, normalmente expressa no epitélio celômico (peritônio, pericárdio e pleura) e mülleriano (endométrio, endocérvice e tuba uterina) durante o desenvolvimento fetal.

VALOR DE REFERÊNCIA (VR) (PLASMA) ▶ Até 35 U/mL.

ELEVAÇÃO EM CONDIÇÕES DIVERSAS ▶ Ginecológicas: menstruação, endometriose, miomatose uterina, abscessos pélvicos, salpingite, cistos ovarianos, gestação. Não ginecológicas: cirrose, serosites (ascite, derrame pleural, derrame pericárdico), embolia pulmonar (EP), pneumonia, insuficiência cardíaca (IC), infecção urinária.

ELEVAÇÃO EM NEOPLASIAS MALIGNAS ▶ Câncer de ovário, endométrio, tuba uterina, mama, pulmão, esôfago, estômago, colorretal, fígado, pâncreas e vias biliares.

UTILIZAÇÃO ▶ Sua principal utilização é no diagnóstico, na avaliação prognóstica e no acompanhamento de pacientes com câncer epitelial de ovário. A sensibilidade para o diagnóstico é de 80% (50% para tumores em estádio I e 90% para estádios II-IV), e a especificidadee é de 75%, sendo menor em pacientes na pré-menopausa. É uma ferramenta útil no diagnóstico diferencial de mulheres com massas pélvicas ou com líquido ascítico (LA) positivo para adenocarcinoma sem um sítio primário identificado.

Níveis pré-operatórios elevados de CA-125, em pacientes com câncer de ovário, correlacionam-se a doença avançada e pior prognóstico. No entanto, a queda dos seus níveis correlaciona-se com resposta terapêutica, e a sua normalização após o tratamento (cirurgia ± quimioterapia) está relacionada à melhora da sobrevida. É, ainda, um exame bastante útil na detecção de recorrência em pacientes previamente tratadas para câncer de ovário devido à alta especificidade nesse contexto, e o seu uso é recomendado no acompanhamento da doença, sobretudo na presença de sinais/sintomas de recidiva tumoral.

O uso de CA-125 como ferramenta de rastreamento de câncer de ovário em mulheres assintomáticas na população geral não é recomendado e persiste como objeto de estudos clínicos.

DICAS ▶

- Em condições benignas, os níveis raramente excedem 200 U/mL, sendo esse o valor consensual indicado para avaliação com especialista;
- Tem valor diagnóstico limitado em mulheres na pré-menopausa, principalmente quando a elevação dos seus níveis é discreta, já que a alteração desse marcador está associada a condições não oncológicas frequentes nessa faixa etária;
- Seus valores podem ser mais baixos em obesas e pacientes histerectomizadas, assim como mais altos em pacientes tabagistas;
- A elevação do CA-125 na recidiva de câncer de ovário pode preceder o aparecimento de sintomas em cerca de 4 a 5 meses. O tratamento precoce de mulheres assintomáticas, porém, parece não trazer benefício em termos de sobrevida, o que leva ao questionamento da necessidade de dosar CA-125 na ausência de sinais/sintomas de recidiva;
- Mulheres com mutação comprovada nos genes *BRCA1* ou *BRCA2* têm alto risco de desenvolver câncer de ovário e podem beneficiar-se do rastreamento com CA-125 e ultrassonografia (US) transvaginal;
- Em casos selecionados, o CA-125 pode ser utilizado para monitorar a resposta ao tratamento e/ou para o acompanhamento de pacientes com outros tumores associados à sua elevação.

ANTÍGENO CARCINOEMBRIONÁRIO (CEA, DO INGLÊS *CARCINOEMBRYONIC ANTIGEN*) ▶

DEFINIÇÃO ▶ O antígeno carcinoembrionário (CEA) é uma glicoproteína produzida em grande quantidade no período fetal e em pequena monta por células mucosas em adultos. É parte da família das imunoglobulinas (Igs), e o gene responsável pela sua codificação está no cromossomo 19.

VALOR DE REFERÊNCIA ▶

- Não fumantes: até 3,4 ng/dL.
- Fumantes: inferior a 5 ng/dL.

ELEVAÇÃO EM CONDIÇÕES DIVERSAS ▶ Tabagismo, uso de maconha, obstrução intestinal, colecistite, cirrose, hepatites, abscesso hepático, icterícia obstrutiva, gastrite, úlcera péptica, pancreatite, diverticulite, doença inflamatória intestinal (DII), insuficiência renal, doença fibrocística da mama.

ELEVAÇÃO EM NEOPLASIAS MALIGNAS ▶ Câncer de colo do intestino e de reto (adenocarcinomas), câncer do sistema digestório (esôfago, estômago, intestino delgado, pâncreas, vias biliares e hepatocarcinoma), mama, pulmão, próstata, câncer ginecológico (ovário, endométrio, colo uterino), carcinomas epidermoides da cabeça e pescoço, tireoide, etc.

UTILIZAÇÃO ▶ Embora ainda seja motivo de controvérsia, a principal utilização do CEA reside no manejo de pacientes com adenocarcinomas de colo do intestino e reto. Em função de sua baixa sensibilidade (46%) e especificidade (89%), não é um exame útil para diagnóstico, devendo ser reservado para pacientes com a doença já estabelecida. Os níveis do CEA correlacionam-se com o estadiamento, o grau e a ploidia tumorais. Níveis pré-operatórios maiores do que 5 ng/dL estão associados a pior prognóstico, sobretudo naqueles pacientes que persistem com valores alterados após a realização de cirurgia curativa, indicando doença persistente. Quando utilizado para o diagnóstico de recidiva de pacientes previamente tratados, sua elevação pode preceder o aparecimento de sintomas em cerca de 5 meses, detectando doença ainda potencialmente ressecável com intuito curativo e aparente ganho de sobrevida, motivo pelo qual é recomendado como exame de rotina no acompanhamento de pacientes com estádios II e III ressecados. Valores iguais ou superiores a 5 ng/dL têm sensibilidade de 62,5% e especificidade de 88,5% para o diagnóstico de recidiva, ao passo que, se for adotado um ponto de corte inferior (3 ng/dL), há aumento da sensibilidade (73,3%) em detrimento da perda de especificidade (68,4%). Os estudos sugerem que o exame é mais indicado para diagnóstico de recidiva sistêmica (sobretudo hepática) do que local. Outra potencial aplicabilidade da dosagem do CEA é na avaliação da resposta ao tratamento quimioterápico de pacientes com doença metastática, embora não haja estudos demonstrando benefícios na sobrevida ou na qualidade de vida quando usado para essa finalidade.

DICAS ▶

- Não deve ser utilizado no rastreamento de pacientes assintomáticos e como teste diagnóstico de suspeita de carcinoma colorretal;
- O CEA pode estar elevado em até 20% dos tabagistas na ausência de neoplasia; tabagistas tendem ainda a ter níveis de CEA mais elevados do que não tabagistas, com aparente correlação com o número de cigarros consumidos;
- Sempre que o CEA estiver elevado, deve ter seus valores confirmados, já que possui alto índice de resultados falso-positivos (49%);
- Devido à sua baixa especificidade, não deve ser dosado com o intuito de identificar o sítio primário de pacientes com adenocarcinoma metastático de origem desconhecida;
- Devido à sua baixa sensibilidade, valores normais não afastam a possibilidade de recidiva de carcinoma colorretal, mesmo em pacientes que apresentavam o marcador elevado inicialmente;
- O uso de quimioterapia à base de fluoropirimidinas pode acarretar aumentos transitórios nos seus níveis;
- Em casos selecionados, pode ser utilizado no acompanhamento e na avaliação de resposta ao tratamento de outros tipos de câncer associados à sua elevação.

CA 19-9 ▶

DEFINIÇÃO ▶ Glicolipídeo de alto peso molecular produzido por células epiteliais pancreáticas, biliares, gástricas, colônicas, endometriais e salivares.

VR ▶ Até 35 UI/mL.

ELEVAÇÃO EM CONDIÇÕES DIVERSAS ▶ Icterícia obstrutiva, colangite, coledocolitíase, pancreatite (aguda e crônica), pseudocisto pancreático, hepatite aguda, doença hepática crônica, fibrose cística, tiroidite de Hashimoto, artrite reumatoide (AR), lúpus eritematoso sistêmico (LES), esclerodermia.

ELEVAÇÃO EM NEOPLASIAS MALIGNAS ▶ Carcinoma (endócrino e exócrino) de pâncreas, câncer de vias biliares, colo do intestino, estômago, esôfago, ovário, hepatocarcinoma e, raramente, pulmão e neoplasias uterinas.

UTILIZAÇÃO ▶ A potencial utilidade do CA 19-9 reside no manejo de pacientes com adenocarcinoma de pâncreas e vias biliares. A limitada acurácia diagnóstica contraindica a sua utilização como teste de rastreamento em indivíduos assintomáticos. Em pacientes com suspeita de câncer de pâncreas, dispõe de sensibilidade de 79 a 81% e especificidade de 82 a 90%, o que torna questionável a sua utilização como ferramenta diagnóstica, sobretudo em pacientes ictéricos ou com lesões pequenas (< 3 cm). Quando se utilizam pontos de corte mais elevados, como 100 e 1.000 UI/mL, a especificidade sobe para 98 e 99,8%, respectivamente, e a sensibilidade cai para 68 e 41% respectivamente. Diante disso, o CA-19-9 não é recomendado como teste diagnóstico isolado na diferenciação entre câncer e outras condições crônicas do pâncreas, devendo sempre ser correlacionado com exames de imagem, avaliação ultrassonográfica e, sobretudo, dados histológicos. Para o diagnóstico de colangiocarcinoma, a sensibilidade e a especificidade do CA 19-9 foram de 77,9 e 76,3%, respectivamente.

Em pacientes com adenocarcinoma de pâncreas potencialmente ressecáveis, a dosagem perioperatória de CA 19-9 tem valor prognóstico e correlaciona-se com o estadiamento. Níveis pré-operatórios superiores a 1.000 UI/mL, na presença de bilirrubinas normais, foram associados à piora na sobrevida, justificando a realização de laparoscopia previamente à ressecção definitiva, na busca de doença metastática oculta nos exames de imagem. Valores pós-operatórios superiores a 200 U/mL identificam pacientes de maior risco de recidiva e pior sobrevida. Em pacientes com doença previamente ressecada, a dosagem de CA 19-9 é útil na detecção mais precoce de recidivas. A ausência de tratamentos capazes de alterar significativamente a história natural da doença, porém, torna essa prática questionável. Quando utilizado na avaliação da resposta ao tratamento quimioterápico paliativo de pacientes com câncer de pâncreas avançado, a queda nos níveis de CA 19-9 não foi relacionada à melhora da sobrevida. Além disso, como o objetivo terapêutico com os regimes atuais é principalmente o controle de sintomas, a mensuração sistemática do marcador não parece trazer benefícios ao paciente.

A dosagem de CA 19-9 não é recomendada no manejo de pacientes com carcinoma colorretal.

DICAS ▶

- Níveis elevados de CA 19-9 não substituem a avaliação histológica para o diagnóstico;
- Em pacientes ictéricos, os níveis séricos de CA 19-9 devem ser idealmente medidos após a adequada drenagem da via biliar;
- O CA 19-9 não é expresso em pacientes com o genótipo Lewis a-b-, presente em cerca de 5 a 10% da população branca, não sendo, portanto, um marcador tumoral útil nesse grupo.

CA 15-3 ▶

DEFINIÇÃO ▶ Glicoproteína transmembrana derivada do gene *MUC1*, que tem sua expressão aumentada em tumores epiteliais, sobretudo os de mama.

VR ▶ Inferior a 38 U/mL.

ELEVAÇÃO EM CONDIÇÕES DIVERSAS ▶ Doenças mamárias benignas, hepatites, cirrose hepática, anemia megaloblástica, uso de medicamentos antirretrovirais, etc.

ELEVAÇÃO EM NEOPLASIAS MALIGNAS ▶ Câncer de mama, ovário, endométrio, pulmão, pâncreas, estômago, colo do intestino e reto.

UTILIZAÇÃO ▶ A potencial utilidade do CA 15-3 como marcador de câncer de mama até agora não foi confirmada em estudos clínicos, motivo pelo qual seu uso não é recomendado rotineiramente em nenhuma das fases da doença. Não é um teste útil para o diagnóstico, tendo em vista a baixa sensibilidade e especificidade, já que nem toda neoplasia de mama secreta esse marcador. Seu valor prognóstico, independentemente de outros fatores, também não foi estabelecido; porém, vários estudos demonstraram que sua elevação pode predizer recorrência 5 a 6 meses antes de sinais e sintomas ou até mesmo de exames de imagem. Valores elevados estão associados com o volume de doença, como em tumores primários volumosos e em doença metastática (principalmente para ossos e fígado). Em paciente com câncer de mama metastático sem doença mensurável (p. ex., metástases ósseas), pode ser um parâmetro para resposta ao tratamento em casos selecionados, assim como um indicador de falha terapêutica, mas pode apresentar elevação nas primeiras 4 a 6 semanas do início do tratamento.

ANTÍGENO PROSTÁTICO ESPECÍFICO (PSA, DO INGLÊS *PROSTATE-SPECIFIC ANTIGEN*) ▶

DEFINIÇÃO ▶ Glicoproteína produzida por células acinares prostáticas.

VR ▶ O ponto de corte para considerar um valor de PSA anormal ainda é motivo de debate; em geral, tomam-se como anormal valores iguais ou superiores a 4 ng/mL.

ELEVAÇÃO EM CONDIÇÕES DIVERSAS ▶ Hiperplasia prostática benigna, prostatites, retenção urinária, trauma perineal, após biópsia prostática ou cistoscopia.

ELEVAÇÃO EM NEOPLASIAS MALIGNAS ▶ Câncer de próstata.

UTILIZAÇÃO ▶ A dosagem de PSA é útil em todas as fases do câncer de próstata. O seu uso revolucionou o diagnóstico na década de 1990, levando à identificação mais precoce dos casos ainda assintomáticos. A sensibilidade e a especificidade variam de acordo com o ponto de corte utilizado (Tab. 92.1).

O rastreamento do câncer de próstata foi motivo de debate constante nas últimas décadas. Grandes ensaios clínicos publicados recentemente confirmaram que o seu uso é capaz de aumentar o número de diagnósticos de câncer de próstata, sem, contudo, trazer benefício significativo em termos de sobrevida, e podendo também diminuir a qualidade de vida. Além disso, possui um baixo valor preditivo positivo (VPP) (24%), acarretando um grande número de biópsias desnecessárias. Tais resultados levaram diversas sociedades internacionais a não recomendarem o seu uso rotineiro no rastreamento de câncer de próstata em homens assintomáticos. Na tentativa de melhorar o desempenho diagnóstico de PSA, foi desenvolvida uma série de refinamentos do seu uso, como PSA ajustado para a idade, PSA livre, velocidades de aumento de PSA, densidade de PSA, etc., mas a sua utilidade ainda é motivo de estudos.

Em pacientes com diagnóstico de câncer de próstata já estabelecido, é uma ferramenta bastante útil. Seus valores, junto com outros dados clínicos (idade, escore de Gleason, estadiamento), podem ser avaliados por meio de nomogramas para auxiliar na decisão terapêutica. Níveis elevados (> 20 ng/dL) estão associados ao pior prognóstico, pois se relacionam com a presença de doença metastática.

Após 2 a 4 semanas da realização de prostatectomia radical, os níveis de PSA devem ser indetectáveis, pois, do contrário, refletem a presença de doença residual, seja locorregional ou sistêmica. Define-se como recidiva bioquímica os valores iguais ou superiores a 0,2 ng/dL em mais de uma medida. A definição de falha bioquímica é mais complexa após o tratamento primário com radioterapia. Os níveis de PSA caem gradualmente após o tratamento radioterápico, atingindo o nadir em torno de 18 meses. Não há um ponto de corte definido para sucesso terapêutico, mas valores menores correlacionam-se com melhores desfechos. Define-se como falha do tratamento radioterápico quando ocorrem três elevações consecutivas no valor do

TABELA 92.1 ▶ SENSIBILIDADE E ESPECIFICIDADE DO ANTÍGENO PROSTÁTICO ESPECÍFICO PARA O DIAGNÓSTICO DE CÂNCER DE PRÓSTATA		
VALOR (NG/DL)	SENSIBILIDADE (%)	ESPECIFICIDADE (%)
≥ 4	20-44	94
≥ 3	32,2	86,7
≥ 2	52,6	72,5
≥ 1	83,4	38,9

PSA em relação ao nadir pós-tratamento. Nos pacientes com falha bioquímica documentada, a utilização do tempo de duplicação do PSA (utilizando-se fórmula específica) pode auxiliar na decisão terapêutica, pois pacientes com baixo tempo de duplicação (< 3 meses) têm pior prognóstico. A dosagem do PSA é um parâmetro importante de resposta ao tratamento de pacientes com doença avançada.

DICAS ▶

- O PSA é um marcador específico para a próstata, mas não necessariamente para o câncer de próstata;
- A biópsia prostática causa elevação transitória (em média de 7,9 ng/dL) nos níveis de PSA, devendo-se aguardar pelo menos 4 semanas após o procedimento para dosar o PSA;
- A decisão de utilizar o PSA como rastreamento de câncer de próstata deve ser individualizada e discutida com o paciente em relação aos potenciais riscos e benefícios; seu uso é absolutamente contraindicado para rastreamento em homens com mais de 75 anos de idade ou com expectativa de vida inferior a 10 anos;
- Alterações no PSA trazem muita ansiedade ao paciente; portanto, a sua solicitação deve ser criteriosa em todas as etapas da doença.
- Pode ter seu valor reduzido com o uso de anti-inflamatórios não esteroides (Aines), paracetamol, inibidores da 5-α-redutase (finasterida), estatinas e tiazídicos.

CROMOGRANINA A ▶

DEFINIÇÃO ▶ Glicoproteína hidrossolúvel armazenada em vesículas secretoras de células neuroendócrinas.

VR ▶ Inferior a 100 µg/L (método: enzimaimunoensaio [Elisa]).

ELEVAÇÃO EM CONDIÇÕES DIVERSAS ▶ Feocromocitoma, adenoma de paratireoide, hiperplasia primária de paratireoide, hiperplasia de células C da tireoide, hipertiroidismo, adenomas de hipófise, endometriose, miomatose uterina, uso de medicamentos inibidores da bomba de prótons (IBPs), hipertensão essencial, síndrome coronariana aguda (SCA), disfunções orgânicas (insuficiência renal, hepática e cardíaca).

ELEVAÇÃO EM NEOPLASIAS MALIGNAS ▶ Tumores carcinoides, feocromocitoma maligno, carcinoma medular de tireoide, carcinomas de pequenas células (pulmonar e extrapulmonar), tumores de ilhotas pancreáticas, neuroblastoma, câncer de próstata, câncer colorretal e de mama.

UTILIZAÇÃO ▶ Os principais usos da cromogranina A sérica em oncologia são no diagnóstico, na avaliação da resposta terapêutica e no acompanhamento de pacientes com tumores neuroendócrinos, sobretudo tumores carcinoides. Em pacientes com suspeita clínica de tumor de origem neuroendócrina, níveis séricos elevados de cromogranina A podem auxiliar no diagnóstico, embora devam ser sempre confirmados por avaliação histológica. A sensibilidade varia de acordo com o tipo e a localização do tumor primário, além da extensão da doença. Em tumores carcinoides do intestino médio (*midgut*), a sensibilidade pode alcançar 99% na doença metastática, podendo ficar limitada a cerca de 30% na doença localizada; e a especificidade varia entre 68 e 100%. É fator independente de pior prognóstico em níveis elevados. Uma vez que se correlaciona com o volume tumoral, pode ser utilizada para monitorar a resposta terapêutica. É útil ainda na detecção de recidiva de pacientes previamente tratados.

DICAS ▶

- A presença de níveis elevados de cromogranina A não difere entre tumores neuroendócrinos "funcionantes" e "não funcionantes";
- Não deve ser utilizada para diagnóstico da síndrome carcinoide. Para esse fim, deve-se usar o ácido 5-hidroxi-indolacético (5-HIAA) (ver a seguir);
- Os IBPs frequentemente causam elevações nos níveis de cromogranina A.

ÁCIDO 5-HIDROXI-INDOLACÉTICO (5-HIAA) EM URINA DE 24 H ▶

DEFINIÇÃO ▶ Principal metabólito da serotonina, no organismo, excretado pela urina.

VR ▶ Normal: 2 a 7 mg/dia; diagnóstico de síndrome carcinoide: acima de 25 mg/dia.

ELEVAÇÃO EM CONDIÇÕES DIVERSAS ▶ Apendicite aguda, doença celíaca, doença de Whipple, obstrução intestinal, ingestão de alimentos que contêm triptofano (bananas, abacaxi, abacate, tomate, *kiwi*, beringela, etc.), algumas substâncias (paracetamol, fenobarbital, reserpina, efedrina, nicotina, cafeína, fluoruracila, melfalana).

ELEVAÇÃO EM NEOPLASIAS MALIGNAS ▶ Tumores carcinoides, principalmente na presença de síndrome carcinoide.

UTILIZAÇÃO ▶ É o teste de escolha para o diagnóstico da síndrome carcinoide, com sensibilidade de 75% e especificidade próxima a 100%. Valores elevados denotam um prognóstico ruim e associam-se ao desenvolvimento de doença cardíaca carcinoide. Ele pode ainda ser utilizado na avaliação da resposta ao tratamento da síndrome carcinoide.

DICAS ▶

- Alguns medicamentos podem causar falsa redução nos níveis de 5-HIAA e devem ser evitados por 3 dias antes da avaliação do marcador: imipramina, levodopa, inibidores da monoamino-oxidase (MAOs), fenotiazinas, ácido acetilsalicílico (AAS), isoniazida, metildopa, heparina, etanol;
- Algumas substâncias também devem ser evitadas até 3 dias antes da coleta de 5-HIAA, pois causam falso aumento: abacate, abacaxi, banana, *kiwi*, tomate, paracetamol, fenobarbital, cafeína e fluoruracila, entre outras;
- Tumores carcinoides provenientes do intestino anterior embriológico (*foregut*) em geral não produzem níveis elevados de 5-HIAA;
- Na ausência de sintomas da síndrome carcinoide, o teste tem a sua sensibilidade significativamente reduzida e a utilidade bastante limitada.

α-FETOPROTEÍNA (AFP) ▶

DEFINIÇÃO ▶ É a principal glicoproteína do soro fetal, produzida pelo fígado e pelo seio endodérmico durante a vida embrionária, caindo a níveis indetectáveis após o nascimento.

VR ▶ Inferior a 10 ng/mL.

ELEVAÇÃO EM CONDIÇÕES DIVERSAS ▶ Gravidez (especialmente se for complicada por defeitos do tubo neural), cirrose, hepatites virais, doença hepática alcoólica, obstruções do trato biliar.

ELEVAÇÃO EM NEOPLASIAS MALIGNAS ▶ Hepatocarcinoma, tumores germinativos não seminomatosos (gonadais ou extragonadais), neuroblastoma, hepatoblastoma, câncer de estômago, pâncreas e vias biliares, pulmão.

UTILIZAÇÃO ▶ Os principais usos da AFP como marcador tumoral relacionam-se ao manejo de pacientes com hepatocarcinoma e tumores germinativos.

- **Hepatocarcinoma** – Quando utilizada para diagnóstico de hepatocarcinoma, níveis séricos acima de 20 ng/mL têm sensibilidade de 41 a 65%, especificidade de 80 a 94%, razão de verossimilhança positiva de 3,1 a 6,8 e razão de verossimilhança negativa de 0,4 a 0,6. Em pacientes de alto risco, com lesão hepática suspeita, valores acima de 500 ng/mL são praticamente diagnósticos de hepatocarcinoma. Seus valores não se correlacionam com tamanho, estágio ou prognóstico; porém, valores superiores a 1.000 µg/L estão altamente associados à recorrência de doença em pacientes submetidos a ressecção ou transplante hepático. Em pacientes previamente tratados, a AFP é um marcador útil na avaliação de recidivas e de resposta terapêutica. O seu uso no rastreamento de pacientes de alto risco para hepatocarcinoma permanece motivo de debate e, quando utilizada, deve ser acompanhada por exame de imagem.
- **Tumores germinativos** – O exame de AFP é extremamente útil no manejo de pacientes com tumores germinativos (testiculares, ovarianos e extragonadais), em conjunto com gonadotrofina coriônica humana (hCG, do inglês *human chorionic gonadotropin*) e desidrogenase lática (LDH). Em homens com câncer de testículo, a elevação de AFP é diagnóstica das variantes não seminomatosas (especialmente quando há componente de tumor do seio endodérmico, carcinoma embrionário ou teratoma imaturo). Além disso, a magnitude da elevação dos seus níveis é parte do estadiamento e tem valor prognóstico, com repercussão direta sobre a escolha terapêutica. Sua avaliação deve ser feita, em associação com hCG e LDH, em todos os pacientes previamente ao início do tratamento, para auxílio no diagnóstico e principalmente após a orquiectomia ou ressecção de lesão primária para estadiamento e classificação de risco, devendo ser negativa nesse período. Caso apresente valores elevados, pode significar doença residual mesmo que exames de imagem não demonstrem alteração. Além disso, os níveis de AFP devem ser medidos durante o tratamento quimioterápico, caso este seja indicado, e devem ser progressivamente menores, evidenciando doença resistente se não houver declínio adequado e indicando reavaliação

de tratamento e possivelmente sua troca. Após término de tratamento, também é um exame extremamente útil para avaliação de recidiva, devendo ser solicitado em todas as consultas de acompanhamento.

Em pacientes jovens, sobretudo homens, com carcinomas indiferenciados de mediastino ou retroperitônio, sua elevação pode apontar para o diagnóstico de tumores germinativos, com o seu respectivo manejo curativo.

DICAS ▶

- A meia-vida da AFP é de 4 a 5 dias;
- Na variante fibrolamelar do hepatocarcinoma, os valores de AFP são normais;
- Sua elevação transitória, assim como a de LDH e hCG, durante o primeiro ciclo de quimioterapia pode significar destruição celular, e não resistência ao tratamento.

GONADOTROFINA CORIÔNICA HUMANA (HCG) ▶

DEFINIÇÃO ▶ Membro da família dos hormônios glicoproteicos, na qual se incluem também o hormônio luteiunizante (LH, do inglês *luteinizing hormone*), o hormônio folículo-estimulante (FSH, do inglês *follicle-stimulating hormone*) e a tireotrofina (TSH, do inglês *thyroid-stimulating hormone*). Todos possuem uma subunidade α em comum, sendo diferenciados pela subunidade β, que confere a atividade biológica. É expresso em grande quantidade pela placenta e pelas células trofoblásticas.

VR ▶ Inferior a 5 UI/L.

ELEVAÇÃO EM CONDIÇÕES DIVERSAS ▶ Gestação, doença trofoblástica gestacional, produção hipofisária fisiológica, uso de maconha.

ELEVAÇÃO EM NEOPLASIAS MALIGNAS ▶ Coriocarcinoma, carcinoma embrionário, seminomas, pequenas elevações em alguns tumores sólidos, como bexiga, útero, pulmão, fígado, estômago, pâncreas, etc.

UTILIZAÇÃO ▶ Os principais usos da hCG como marcador tumoral relacionam-se ao manejo de mulheres com doença trofoblástica e em pacientes com tumores germinativos.

- **Doença trofoblástica** – A hCG é um teste extremamente importante no manejo de mulheres com suspeita de doença trofoblástica gestacional, situação em que seus níveis geralmente são mais elevados do que o esperado para uma gravidez (normal ou ectópica) de mesma idade gestacional. Cerca de 40% das molas completas apresentam-se com hCG superior a 100.000 UI/L. O diagnóstico de mola hidatiforme (completa ou incompleta) é realizado por meio da combinação de hCG, achados ultrassonográficos e histológicos. Após uma gravidez molar, os níveis de hCG devem ser monitorados, e deve-se suspeitar de mola invasiva e/ou coriocarcinoma se houver queda do valor da hCG inferior a 10% em pelo menos quatro medidas ao longo de 3 semanas; aumento de 10% em três medidas ao longo de 2 semanas; persistência de hCG elevada por mais de 6 meses.

Além de fundamental no diagnóstico, a hCG é ainda fator prognóstico e parâmetro importante da resposta ao tratamento e no acompanhamento após o término do regime terapêutico.

- **Tumores germinativos** – O exame de hCG é imprescindível no manejo de pacientes com tumores germinativos (testiculares, ovarianos e extragonadais), em conjunto com AFP e LDH. Em homens com câncer de testículo, a elevação marcada de hCG aponta para o diagnóstico das variantes não seminomatosas (carcinoma embrionário e coriocarcinoma). Além disso, a magnitude da elevação dos seus níveis é parte do estadiamento da avaliação prognóstica, com repercussão direta sobre a escolha terapêutica (Tab. 92.2; ver também descrição da AFP).

A hCG pode estar elevada em cerca de 10 a 50% dos pacientes com seminoma puro, correlacionando-se com volume tumoral, mas sem relação direta com o potencial de metástases. Quando níveis pré-operatórios elevados retornam ao normal após a ressecção de um seminoma puro em estádio I, não indica doença avançada.

Da mesma forma que citado para AFP, em pacientes jovens, sobretudo homens, com carcinomas indiferenciados de mediastino ou retroperitônio, sua elevação pode apontar para o diagnóstico de tumores germinativos.

DICAS ▶

- A meia-vida da hCG varia entre 18 e 36 horas;
- Valores acima de 500.000 UI/L podem indicar o fenômeno de gancho (*hook*), resultando em valores falsamente baixos; para evitar sua ocorrência, deve-se diluir a amostra para análise;
- Anticorpos heterófilos podem gerar resultado falso-positivo no teste, em geral com valores pouco elevados; ausência de hCG em teste urinário confirma o falso-positivo;

TABELA 92.2 ▶ CLASSIFICAÇÃO PROGNÓSTICA PARA TUMORES GERMINATIVOS*

PROGNÓSTICO	HCG (UI/ML)	AFP (NG/ML)	LDH
Bom	< 5.000	< 1.000	< 1,5 vezes
Intermediário	5.000-50.000	1.000-10.000	1,5-10 vezes
Ruim	> 50.000	> 10.000	> 10 vezes

*Avaliação realizada após tratamento da doença primária com orquiectomia ou cirurgia no caso de doença extragonadal.
hCG, gonadotrofina coriônica humana; AFP, α-fetoproteína; LDH, desidrogenase lática.

- hCG hipofisária pode ser causa de elevação discreta e persistente, sobretudo em mulheres pós-menopáusicas;
- Elevações extremas de hCG podem acarretar tireotoxicose em função da homologia com TSH;
- No seminoma puro, pode haver elevação pequena de hCG, que raramente excede 500 UI/L, decorrente da produção das células do sinciciotrofoblasto que acompanham o tumor.

DESIDROGENASE LÁTICA (LDH) ▶

DEFINIÇÃO ▶ Enzima constituída de cinco diferentes isoenzimas que catalisam a conversão de lactato em piruvato. É amplamente distribuída, estando presente no citoplasma de praticamente todas as células do organismo.

VR ▶ Varia conforme o laboratório.

ELEVAÇÕES ▶ Seus valores podem estar elevados em qualquer situação relacionada à grande destruição celular.

UTILIZAÇÃO COMO MARCADOR TUMORAL ▶ Uma vez que a LDH é um marcador extremamente inespecífico, não faz parte do diagnóstico de qualquer neoplasia. Sua potencial utilidade reside no fator prognóstico que representa para vários tipos de tumores. As principais indicações nesse sentido serão abordadas, a seguir, de maneira sucinta.

Em pacientes com linfoma não Hodgkin, junto com outras variáveis clínicas, faz parte do fator prognóstico IPI (do inglês *International Prognostic Index*) (ou FLIPI para linfoma folicular), que tem relação direta com sobrevida.

Em tumores germinativos não seminomatosos de testículo ou extragonadais, sua elevação tem importância no estadiamento e no prognóstico, podendo ser o único marcador elevado no seminoma puro de testículo. No entanto, devido à sua baixa sensibilidade e especificidade, não é um teste útil para o diagnóstico de recidiva. Pacientes com seminoma apresentam elevação dos seus níveis em cerca de 30 a 80% dos casos, situação que impacta de forma adversa no prognóstico.

No melanoma, a LDH é fator independente de mau prognóstico quando apresenta níveis elevados em pacientes com doença metastática. Embora seja utilizado como marcador de recidiva de doença pós-tratamento, essa indicação é controversa, dada a sua baixa especificidade e devido ao fato de aparentemente não acrescentar informação adicional ao resultado dos exames de imagem.

Por estar relacionada ao volume tumoral, confere valor prognóstico adverso em neoplasias hematológicas (leucemias agudas e crônicas, mieloma múltiplo [MM]) e em tumores sólidos (mama, pulmão, colo do intestino, próstata, etc.).

β₂-MICROGLOBULINA ▶

DEFINIÇÃO ▶ Componente do complexo de histocompatibilidade principal (MHC, do inglês *major histocompatibility complex*) classe I, é uma pequena molécula de superfície existente em todas as células nucleadas.

VR ▶ 609 a 2.164 (soro; método: quimioluminescência).

ELEVAÇÃO ▶ Marcador inespecífico que se eleva em condições inflamatórias, infecciosas, sarcoidose, amiloidose, neoplasias hematológicas (MM, linfoma, leucemias) e tumores sólidos. Como sua excreção é basicamente renal, condições que levam à diminuição da filtração glomerular podem acarretar elevação dos seus níveis.

UTILIZAÇÃO ▶ Por ser um marcador inespecífico, não tem utilidade diagnóstica. Sua principal indicação é como marcador prognóstico de pacientes com MM, fazendo parte do estadiamento da doença pelo International Staging System (ISS). Seus níveis estão elevados em 75% dos pacientes, sendo diretamente relacionados com maior volume tumoral e insuficiência renal e inversamente relacionados com a sobrevida.

CALCITONINA ▶

DEFINIÇÃO ▶ Hormônio produzido pelas células C parafoliculares da glândula tireoide.

VR ▶ Homens: menor do que 12 pg/mL. Mulheres: menor do que 5 pg/mL.

ELEVAÇÃO EM CONDIÇÕES DIVERSAS ▶ Hiperplasia de células C da tireoide, tireoidite de Hashimoto, politraumatizados, doenças inflamatórias pulmonares, insuficiência renal crônica (IRC), tabagismo.

ELEVAÇÃO EM NEOPLASIAS MALIGNAS ▶ Carcinoma medular de tireoide, câncer de pulmão e de mama, leucemias.

UTILIZAÇÃO ▶ É um exame bastante útil em pacientes com carcinoma medular de tireoide.

No momento do diagnóstico, é recomendável que os pacientes tenham dosagem pré-operatória de calcitonina, a fim de avaliar se o tumor é secretor desse hormônio e para permitir avaliações comparativas no pós-operatório.

É um exame bastante útil para detecção de recidivas, sendo recomendado no acompanhamento de pacientes previamente tratados.

A monitorização da resposta terapêutica é outra potencial utilidade do marcador.

DICAS ▶

- Seu uso na avaliação diagnóstica de nódulos de tireoide não é recomendado, tendo em vista o grande número de resultados falso-positivos;
- A dosagem de calcitonina após estimulação (gluconato de cálcio, pentagastrina, etc.), como teste de rastreamento de carcinoma medular de tireoide em pacientes com neoplasia endócrina múltipla 2 (NEM-2), tem sido substituída pela avaliação molecular do gene *RET*.

TIREOGLOBULINA ▶

DEFINIÇÃO ▶ Pró-hormônio da tiroxina (T_4) e da tri-iodotironina (T_3), sintetizado pelos folículos tiroidianos.

VR ▶ Varia conforme o sexo e a idade.

ELEVAÇÃO EM CONDIÇÕES DIVERSAS ▶ Tiroidites, hipertiroidismo.

ELEVAÇÃO EM NEOPLASIAS MALIGNAS ▶ Carcinomas de tireoide (especialmente papilar e folicular).

UTILIZAÇÃO ▶ Uma vez que a tireoglobulina é extremamente específica em denotar a presença de tecido tiroidiano residual, a dosagem sérica de tireoglobulina fornece importante informação acerca de presença de doença persistente, recorrente e/ou metastática em pacientes com carcinoma diferenciado de tireoide.

Após a realização de tratamento específico (cirúrgico e/ou iodoablativo), a tireoglobulina é extremamente útil na determinação de doença residual, com sensibilidade e especificidade superiores a 95%. Naqueles pacientes livres de doença após o tratamento, é um marcador útil na detecção de recorrência, sendo recomendada no seguimento.

A dosagem de tireoglobulina pode ainda ser utilizada na avaliação da resposta do paciente aos tratamentos.

DICA ▶

- Pode haver desenvolvimento de autoanticorpos contra a tireoglobulina (10-20% da população), o que prejudica a confiabilidade do teste; por esse motivo, devem ser solicitados anticorpos antitireoglobulina paralelamente à tireoglobulina sérica no seguimento dos pacientes.

O Quadro 92.1 sintetiza as recomendações de uso clínico dos principais marcadores tumorais.

QUADRO 92.1 ▶ RECOMENDAÇÕES DE USO CLÍNICO DOS PRINCIPAIS MARCADORES TUMORAIS

MARCADOR	TIPO DE CÂNCER	RECOMENDAÇÃO DE USO CLÍNICO				
		RASTREAMENTO	DIAGNÓSTICO	PROGNÓSTICO	DETECÇÃO DE RECIDIVA	MONITORIZAÇÃO DO TRATAMENTO
AFP	Tumores germinativos	Não	Sim	Sim	Sim	Sim
	Carcinoma hepatocelular	Sim	Sim	Sim	Sim	Sim
Calcitonina	Carcinoma medular de tireoide	Não	Sim	Não	Sim	Sim
Cromogranina A	Tumores carcinoides	Não	Sim (casos selecionados)	Sim	Sim	Sim
CA-125	Câncer de ovário	Não	Sim (casos selecionados)	Sim	Sim	Sim
CA 15-3	Câncer de mama	Não	Não	Não	Não	Não (exceto casos selecionados)
CA 19-9	Câncer de pâncreas	Não	Não (exceto casos selecionados)	Sim	Sim	Sim
CEA	Câncer colorretal	Não	Não	Sim	Sim	Sim

(Continua)

QUADRO 92.1 ▶ RECOMENDAÇÕES DE USO CLÍNICO DOS PRINCIPAIS MARCADORES TUMORAIS (CONTINUAÇÃO)

MARCADOR	TIPO DE CÂNCER	RASTREAMENTO	DIAGNÓSTICO	PROGNÓSTICO	DETECÇÃO DE RECIDIVA	MONITORIZAÇÃO DO TRATAMENTO
hCG	Tumores germinativos	Não	Sim	Sim	Sim	Sim
	Neoplasia trofoblástica gestacional	Não	Sim	Sim	Sim	Sim
PSA	Câncer de próstata	Controverso	Sim	Sim	Sim	Sim
Tg	Câncer de tireoide (papilar ou folicular)	Não	Não	Não	Sim	Sim

CEA, antígeno carcinoembrionário; AFP, α-fetoproteína; hCG, gonadotrofina coriônica humana; PSA, antígeno prostático específico; Tg, tireoglobulina.

> ▶ **DE VOLTA AO CASO CLÍNICO**
>
> A paciente do caso clínico deste capítulo não tem indicação para dosar qualquer um dos marcadores tumorais com o intuito de rastreamento de câncer. Outras modalidades de rastreamento, como mamografia, colonoscopia, exame de Papanicolau, etc., deverão ser discutidos com o seu médico.

LEITURAS SUGERIDAS ▶

Perkins GL, Slater ED, Sanders GK, Prichard JG. Serum tumor markers. Am Fam Physician. 2003;68(6):1075-82.

Sturgeon CM, Duffy MJ, Stenman UH, Lilja H, Brünner N, Chan DW, et al. National Academy of Clinical Biochemistry laboratory medicine practice guidelines for use of tumor markers in testicular, prostate, colorectal, breast, and ovarian cancers. Clin Chem. 2008;54(12):e11-79.

Sturgeon CM, Lai LC, Duffy MJ. Serum tumour markers: how to order and interpret them. BMJ. 2009;339:b3527.

SITES SUGERIDO ▶

American Cancer Society [Internet]. Atlanta: ACS; 2015 [capturado em 22 ago. 2015]. Disponível em: http://www.cancer.org

National Comprehensive Cancer Network [Internet]. Fort Washington: NCCN [capturado em 22 ago. 2015]. Disponível em: http://www.nccn.org/professionals/physician_gls/f_guidelines.asp#detection

SEÇÃO 13
Pneumologia

CAPÍTULO 93

BRONQUIECTASIAS E FIBROSE CÍSTICA NO ADULTO

FLÁVIA GABE BELTRAMI
DENISE ROSSATO SILVA
MARCELO BASSO GAZZANA
PAULO DE TARSO ROTH DALCIN

▶ CASO CLÍNICO

Paciente de 20 anos, do sexo masculino, vem à consulta com história de otite média recorrente, rinossinusite crônica e infecções respiratórias de repetição desde a infância. Apresentava tosse todos os dias e expectoração. Sem queixas gastrintestinais. No exame, apresentava estertores finos (crepitantes) em terços inferiores bilateralmente.

▶ COMO O LABORATÓRIO PODE AJUDAR NA AVALIAÇÃO DESSES PACIENTES?

Os sinais e sintomas apresentandos pelo paciente sugerem presença de bronquiectasias. Esta hipótese diagnóstica deve ser confirmada por meio de exames de imagem, como radiografia ou tomografia computadorizada do tórax enquanto que a investigação etiológica das bronquiectasias deve ser realizada com base na história clínica e nos exames descritos no tópico Avaliação etiológica para bronquiectasias.

BRONQUIECTASIAS ▶

O termo bronquiectasia refere-se à dilatação anormal e irreversível dos brônquios de pequeno e médio calibre, causada pela destruição dos componentes elástico e muscular de suas paredes. Não representa uma doença *per se*, mas sim a via final comum de um ciclo vicioso de inflamação, de colonização bacteriana e de infecção. Diversos estímulos, tanto externos (aspiração de corpo estranho) como internos (defeito de função ciliar), podem resultar em dano estrutural das vias aéreas, acarretando em estase e impactação de muco, além de colonização bacteriana persistente. Esse processo favorece a infecção crônica, com consequente manutenção desse ciclo vicioso e o agravamento das bronquiectasias. Nos Estados Unidos e na Europa, a fibrose cística é a sua principal etiologia, ao passo que as causas mais comuns em países em desenvolvimento são as pós-infecciosas (infecções das vias aéreas de repetição na infância, pneumonia grave e tuberculose pulmonar).

Bronquiectasia deve ser suspeitada em pacientes com tosse crônica produtiva e infecções das vias aéreas de repetição. Também deve ser lembrada na presença dos seguintes achados: expectoração diária, rinossinusite, fadiga, hemoptise, asma de difícil controle, pacientes não tabagistas com diagnóstico de doença pulmonar obstrutiva crônica (DPOC), ou ainda pela presença de *Pseudomonas aeruginosa* ou micobacteriose atípica no escarro.

A suspeita diagnóstica deve ser confirmada por exames de imagem. A radiografia torácica tem sensibilidade de 88% e especificidade de 74%. No entanto, um exame normal não descarta a presença de bronquiectasias. A tomografia computadorizada de alta resolução (TCAR) torácica com cortes é o exame diagnóstico de eleição.

AVALIAÇÃO GERAL PARA BRONQUIECTASIAS ▶

Os exames laboratoriais gerais mostram resultados muitas vezes inespecíficos, mas que podem ser associados aos achados da história e do exame físico para reforçar a suspeita clínica.

HEMOGRAMA COMPLETO ▶ Anemia, em geral com padrão de doença crônica, é comum em pacientes com bronquiectasias supurativas de longa evolução. Também é comum em pacientes com doenças do colágeno ou com perdas sanguíneas (deve-se pensar em doença inflamatória intestinal [DII]). Leucopenia e/ou linfopenia podem apontar para a possibilidade de imunodeficiência. Leucocitose e/ou formas jovens são comuns em exacerbações infecciosas de pacientes com bronquiectasias. Eosinofilia pode sugerir aspergilose broncopulmonar alérgica (ABPA).

MARCADORES INFLAMATÓRIOS ▶ A elevação de marcadores como a hemossedimentação e a proteína C reativa são frequentes nas exacerbações infecciosas das bronquiectasias, em pacientes cronicamente sintomáticos e nas doenças do colágeno em atividade.

FUNÇÃO RENAL ▶ Alterações em provas de função renal e no sedimento urinário podem ocorrer nas colagenoses.

PROTEINOGRAMA SÉRICO ▶ Pode demonstrar hipogamaglobulinemia nas imunodeficiências, hipergamaglobulinemia policlonal pelo estado inflamatório crônico (inespecífico) e redução da fração α_1 em pacientes com deficiência de α_1-antitripsina (AAT-α_1).

EXAMES MICROBIOLÓGICOS DO ESCARRO ▶ A avaliação microbiológica do escarro (com os cuidados pertinentes à coleta) pode contribuir na busca etiológica das bronquiectasias em situações em que o microrganismo é causa primária das bronquiectasias, como, por exemplo, na identificação do complexo *Mycobacterium avium-intracellulare* na síndrome de Lady Windermere (mulher na pós-menopausa com bronquiectasias no lobo médio e na língula) e na identificação de *Aspergillus* sp. em pacientes com ABPA e asma. A presença de *P. aeruginosa* ou *Staphylococcus aureus* pode sugerir fibrose cística. A avaliação microbiológica do escarro também pode identificar microrganismos complicando secundariamente bronquiectasias de outras causas, como as MNTs e o *Aspergillus* sp. em pacientes com fibrose cística ou em pacientes com sequelas extensas de tuberculose. Além disso, o exame bacteriológico do escarro permite a identificação de patógenos específicos envolvidos na colonização/infecção das vias aéreas, possibilitando estratégias terapêuticas de tratamento das exacerbações, de erradicação precoce, de tratamento supressivo e de controle de infecção. A diferenciação entre colonização e infecção é feita por critérios clínicos (sinais de inflamação ativa), mas pode ser difícil. Define-se colonização/infecção crônica quando há crescimento do mesmo patógeno em três culturas ou mais (coletadas com pelo menos 1 mês de diferença) em um período de 6 meses. Portanto, na avaliação diagnóstica inicial de bronquiectasias, devem ser solicitados, no exame de escarro, testes bacterioscópicos, bacteriológicos, pesquisa de bacilo álcool-ácido resistente (BAAR), cultura para micobactérias, pesquisa direta e cultura para fungos. Naqueles pacientes em que não é possível a obtenção de escarro, a broncoscopia pode ser útil. Ela também permite a identificação de lesão obstrutiva responsável por bronquiectasias segmentares localizadas e de segmentos broncopulmonares bronquiectásicos responsáveis por hemoptise recorrente.

AVALIAÇÃO ETIOLÓGICA PARA BRONQUIECTASIAS
▶ A história médica pregressa, a revisão de sistemas e a história familiar detalhada, focadas nos distúrbios listados no Quadro 93.1, devem ser primeiramente verificadas.

Além disso, os achados tomográficos podem sugerir a etiologia:

- **Bronquiectasias localizadas** – Envolvem um segmento ou lobo pulmonar e geralmente estão associadas a uma obstrução das vias aéreas (endobrônquica, por tumor ou corpo estranho, por exemplo; ou extrínseca, determinada por adenomegalia ou tumor) ou à distorção da arquitetura brônquica (após ressecção pulmonar ou retração parenquimatosa).
- **Bronquiectasias difusas** – Envolvem ambos os pulmões e geralmente estão associadas a doenças sistêmicas ou imunodeficiências. Bronquiectasias centrais são sugestivas de aspergilose broncopulmonar alérgica; as de

predominância em lobos superiores sugerem fibrose cística; já aquelas em lobos inferiores podem relacionar-se a discinesia ciliar. O envolvimento de lobo médio e da língula sugere infecção por micobactérias não tuberculosas (MNTs).

A investigação laboratorial varia conforme o caso, e inclui os exames listados no Quadro 93.1. É importante ressaltar que esses testes não devem ser todos realizados na avaliação inicial, mas sim solicitados sequencialmente, com as hipóteses mais prováveis sendo avaliadas em um primeiro momento. Infelizmente, apesar de extensa investigação, a etiologia das bronquiectasias é indeterminada em 26 a 53% dos casos.

IMUNOGLOBULINAS (IG) ▶ Imunodeficiências primárias podem ser a causa de bronquiectasias, sendo, no adulto, mais comum a deficiência isolada de imunoglobulina A (IgA) e a imunodeficiência comum variável (em que há

QUADRO 93.1 ▶ DIAGNÓSTICO ETIOLÓGICO DAS BRONQUIECTASIAS

SUSPEITA CLÍNICA	TESTES DIAGNÓSTICOS INICIAIS
Imunodeficiência	Ig, sorologia para HIV
Doença do tecido conectivo	Fator reumatoide, fator antinuclear
Deficiência de AAT-α_1	Dosagem sérica de AAT-α_1
Discinesia ciliar primária	Teste da sacarina, biópsia de mucosa nasal, espermograma
ABPA	IgE sérica, IgE específica para *Aspergillus*, teste cutâneo para *Aspergillus*, precipitinas séricas para *Aspergillus*, leucograma
Fibrose cística	Teste do suor, DPN, análise de mutações, espermograma
Tuberculose ou MNT	Pesquisa e cultura para micobactérias no escarro ou LBA
Obstrução brônquica	Broncoscopia
Asma ou DPOC	Provas de função pulmonar*
Sinusopatia crônica**	TC de seios da face, endoscopia nasossinusal
DRGE	pHmetria/manometria esofágicas
DII	Colonoscopia e/ou avaliação do intestino delgado

*As provas de função pulmonar (espirometria, volumes e difusão pulmonar) também são importantes na avaliação e no acompanhamento de pacientes com bronquiectasias, independentemente da etiologia.
**A sinusopatia crônica pode ser a causa de bronquiectasias, mas também pode ser causada junto à doença que leva à bronquiectasia (p. ex., fibrose cística, imunodeficiências).
HIV, vírus da imunodeficiência humana; DPN, diferença de potencial nasal; DRGE, doença do refluxo gastresofágico; DPOC, doença pulmonar obstrutiva crônica; LBA, lavado broncoalveolar; Ig, imunoglobulina; IgE, imunoglobulina E; DII, doença inflamatória intestinal; TC, tomografia computadorizada; MNT, micobactéria não tuberculosa; ABPA, aspergilose broncopulmonar alérgica; AAT-α_1, α_1-antitripsina.

redução dos níveis de IgA, imunoglobulina G [IgG], ou suas subclasses, e eventualmente imunoglobulina M [IgM]). Portanto, a avaliação diagnóstica inicial deve incluir dosagens séricas de IgG (e suas subclasses), IgM e IgA. A dosagem de imunoglobulina E (IgE) sérica é importante no diagnóstico de ABPA, no qual geralmente os níveis são maiores do que 1.000 ng/mL, exceto em pacientes em remissão, estádio avançado ou em uso de prednisona. Pode também haver aumento da IgE específica anti*Aspergillus* e de anticorpos IgG anti*Aspergillus*.

SOROLOGIA PARA VÍRUS DA IMUNODEFICIÊNCIA HUMANA (HIV) ▶ Assim como outras imunodeficiências, a infecção pelo HIV e a síndrome da imunodeficiência adquirida (Aids) também está associada ao desenvolvimento de bronquiectasias, seja primariamente relacionada ao HIV ou secundária às doenças oportunistas.

PROVAS REUMATOLÓGICAS ▶ Bronquiectasias são complicações de várias colagenoses, especialmente a artrite reumatoide e a síndrome de Sjögren. Assim, devem ser solicitados fator reumatoide (FR) e fator antinuclear (FAN) na avaliação inicial desses pacientes. Além disso, a identificação de anticorpos específicos pode ser útil, como SS-A e SS-B na síndrome de Sjögren. Lúpus eritematoso sistêmico (LES), espondilite anquilosante e policondrite recidivante também devem ser considerados em caso de suspeita de colagenose.

DOSAGEM DE AAT-α_1 ▶ Deve ser solicitada na avaliação inicial de pacientes com bronquiectasias, especialmente naqueles que apresentam concomitantemente enfisema e/ou doença hepática. Os testes quantitativos comercialmente disponíveis, que empregam imunodifusão radial ou nefelometria, tendem a superestimar os níveis séricos quando comparados ao teste-padrão purificado do National Heart, Lung and Blood Institute (NHLBI). Valores de AAT-α_1 inferiores a 50 mg/dL, 80 mg/dL e 11 µmol/dL mensurados pelos métodos de nefelometria, imunodifusão radial e pelo teste-padrão purificado do NHLBI, respectivamente, podem estar associados a manifestações clínicas. O diagnóstico de deficiência de AAT-α_1 é mais bem estabelecido por meio de análise fenotípica, que deve ser solicitada para confirmação diagnóstica. Ver detalhes da análise fenotípica no Capítulo 95, Doença pulmonar obstrutiva crônica.

TESTES DE FUNÇÃO CILIAR ▶ A discinesia ciliar primária (DCP) é uma doença genética rara que causa bronquiectasias, rinossinusite, otites e infertilidade. O teste de rastreamento mais simples para o diagnóstico de DCP é o teste da sacarina, que consiste na colocação de uma partícula de sacarina de 1 mm de diâmetro no assoalho da fossa nasal, cerca de 1 cm para dentro do corneto inferior. É medido o tempo, em minutos, entre a colocação da sacarina e o início da sensação de gosto doce na faringe. O teste é considerado alterado quando esse tempo é superior a 30 minutos. Os casos suspeitos, sempre que possível, devem ser submetidos ao estudo da frequência do batimento ciliar, do padrão de onda ciliar e da ultraestrutura dos cílios, por meio da microscopia eletrônica. O material para análise detalhada da ultraestrutura e da função ciliar pode ser obtido por biópsia da mucosa nasal ou por escovação nasal. Essa última é de mais fácil realização, tem menor custo e menos efeitos adversos. A discinesia ciliar é reconhecida quando a frequência dos batimentos ciliares é menor do que 11 Hz/minuto.

ESPERMOGRAMA ▶ Pode contribuir de forma secundária para o diagnóstico da fibrose cística de DCP. A azoospermia obstrutiva está associada à fibrose cística (mais de 95% dos homens) e à síndrome de Young (azoospermia). A imobilidade dos espermatozoides está associada à DCP.

EXAMES PARA DIAGNÓSTICO DE ABPA ▶ A ABPA é causa de bronquiectasias, caracteristicamente bilaterais e centrais, associada ao fenótipo atópico de asma e sinusopatia. Indícios de aspergilose pulmonar podem ser observados pela identificação desse fungo nos espécimes respiratórios (não indicando necessariamente doença), pela dosagem elevada de IgE total e específica para *Aspergillus*, além de eosinofilia periférica.

A dosagem de precipitinas (imunodifusão em ágar gel) pode ajudar no diagnóstico da ABPA; elas são invariavelmente positivas na fase aguda, reduzindo-se nas remissões.

A reatividade cutânea imediata (em 20 min) e tardia (em 4-8 h) ao *Aspergillus fumigatus* tem sido descrita em pacientes com ABPA, mas não ocorre em todos os pacientes e não é essencial para o diagnóstico.

Os critérios diagnósticos laboratoriais (adicionalmente aos clínico-radiológicos) de ABPA, em pacientes com ou sem fibrose cística, envolvem teste cutâneo positivo, identificação de precipitinas séricas, IgE total acima de 1.000 UI/L, eosinofilia periférica acima de 500/mm^3 e presença de IgE específica.

A Figura 93.1 apresenta um algoritmo para diagnóstico etiológico das bronquiectasias.

EXAMES PARA DIAGNÓSTICO DE FIBROSE CÍSTICA ▶

TESTE DO SUOR ▶ O teste do suor por meio da iontoforese quantitativa pela pilocarpina é o padrão-ouro para a confirmação do diagnóstico de fibrose cística, estando alterado em mais de 90% dos pacientes. O teste do suor deve ser sempre interpretado levando-se em conta o contexto clínico. O cloreto fornece a discriminação diagnóstica mais acurada. A medida do sódio é útil para o controle de qualidade. Valores muito discordantes entre o cloreto e o sódio indicam problemas na coleta ou na análise. O volume mínimo de suor aceitável é de 75 mg pelo método de Gibson-Cook e de 15 µL pelo de Macroduct. Para indivíduos com mais de 6 meses de vida, concentração de cloreto superior a 60 mmol/L é consistente com o diagnóstico de fibrose cística. Valores de cloretos entre 40 e 60 mmol/L são considerados limítrofes e podem ocorrer em casos atípicos ou não clássicos de fibrose cística. Apesar de a dosagem de eletrólitos no suor não permitir isoladamente a exclusão do diagnóstico de fibrose cística, valores inferiores a 30 mmol/L tornam essa possibilidade improvável. Para pacientes com até 6 meses de vida os valores de referência são: ≤ 29 mmol/L, diagnóstico pouco provável; entre 30 e 59 mmol/L, possibilidade intermediária ou possível; ≥ 60 mmol/L é indicativo de FC.

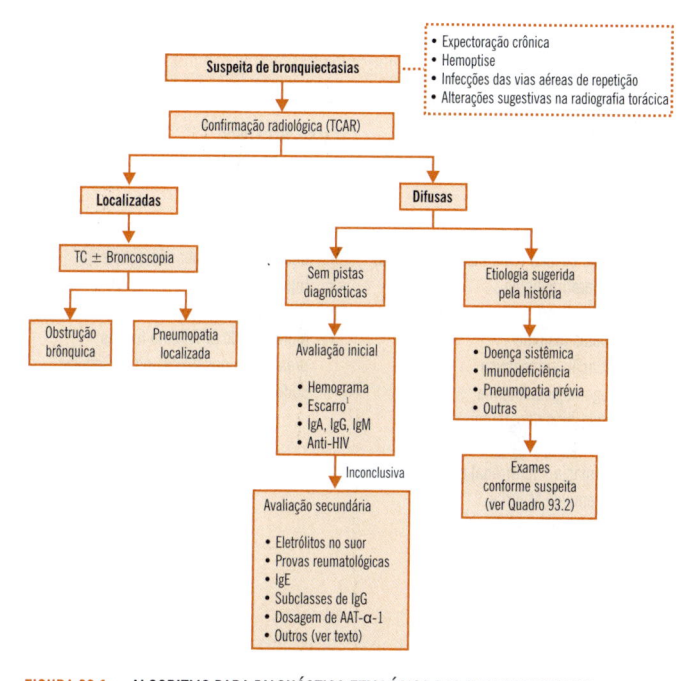

FIGURA 93.1 ▶ ALGORITMO PARA DIAGNÓSTICO ETIOLÓGICO DAS BRONQUIECTASIAS.
1Bacterioscópico, bacteriológico, pesquisa e cultura para micobactérias e fungos.
Ig, imunoglobulina; TCAR, tomografia computadorizada de alta resolução; HIV, vírus da imunodeficiência humana; AAT-α-1, α-1-antitripsina.

O teste do suor deve ser realizado pelo menos duas vezes em cada paciente, de preferência com um intervalo de semanas entre eles. Todo teste do suor positivo deve ser repetido ou confirmado por análise de mutações. O teste do suor com valor limítrofe também deve ser repetido. Se o resultado continuar indeterminado, testes diagnósticos adicionais deverão ser realizados. O Quadro 93.2 lista algumas das causas de resultados falso-positivos e falso-negativos no teste do suor.

ANÁLISE DE MUTAÇÕES ▶ A identificação de mutações conhecidas como causas de fibrose cística em cada um dos genes do regulador da condutância transmembrana da fibrose cística (CFTR, do inglês *cystic fibrosis transmembrane conductance regulator*), mediante contexto clínico ou história familiar compatíveis, estabelece o diagnóstico de fibrose cística. Entretanto, o achado de uma ou de nenhuma mutação no gene do *CFTR* não exclui o diagnóstico de fibrose cística.

As mutações podem ser classificadas em quatro grupos:

1. Causadoras de fibrose cística (p. ex., F508del);
2. Associadas a determinados fenótipos;

QUADRO 93.2 ► CAUSAS DE FALSO-POSITIVOS E FALSO-NEGATIVOS NO TESTE DO SUOR

FALSO-POSITIVOS	FALSO-NEGATIVOS
<ul><li>Insuficiência suprarrenal</li><li>Anorexia nervosa</li><li>Dermatite atópica grave</li><li>Doença celíaca (com hipoproteinemia)</li><li>Hipoparatiroidismo</li><li>Hipotiroidismo</li><li>Diabetes insípido</li><li>Disfunção autonômica</li><li>Hipogamaglobulinemia</li><li>Pseudo-hipoaldosteronismo</li><li>Desnutrição</li><li>Hiperplasia suprarrenal congênita</li><li>Síndrome de Mauriac</li><li>Displasia ectodérmica</li><li>Síndrome de Klinefelter</li><li>Síndrome de Münchausen</li><li>Erros inatos do metabolismo*</li><li>Síndrome nefrótica</li><li>Deficiência de G6PD</li><li>Infusão prolongada de epoprostenol</li></ul>	<ul><li>Diluição da amostra</li><li>Desnutrição</li><li>Edema periférico</li><li>Quantidade de suor não suficiente</li><li>Hipoproteinemia</li><li>Desidratação</li><li>Mutações do *CFTR* com função preservada dos ductos das glândulas sudoríparas</li></ul>

*Glicogenose tipo 1, mucopolissacaridose tipo 1, fucosidose.
CFTR, regulador da condutância transmembrana da fibrose cística; G6PD, glicose-6-fosfato-desidrogenase.

3. Sem implicações clínicas;
4. De significado incerto/desconhecido; algumas das mutações podem ser associadas a um fenótipo de doença mais leve.

Além disso, já foram relatados pacientes com fibrose cística não clássica sem evidência de mutações nos genes do *CFTR*. Portanto, a existência de genótipos complexos, de fatores modificadores e de mutações atenuadoras exige que o diagnóstico de fibrose cística seja feito com a contribuição dos achados clínicos.

Diversos métodos de testagem estão disponíveis, e ainda não há um padrão-ouro definido. Podem ser divididos em dois grupos: a pesquisa de mutações conhecidas específicas e o método de rastreamento/sequenciamento (incluindo grandes rearranjos desconhecidos do *CFTR*). A análise de mutações para confirmar o diagnóstico de fibrose cística tem alta especificidade, mas baixa sensibilidade. A baixa sensibilidade decorre da existência de um grande número de mutações conhecidas associadas à fibrose cística (> 1.500) e do fato de que os painéis comerciais disponíveis para essa análise só estudam uma minoria dessas mutações. Poucos centros podem disponibilizar painéis com maior número de mutações ou realizar o sequenciamento genético para o diagnóstico dos casos atípicos.

A mutação mais comum, F508del (antes descrita como ΔF508), leva a uma deleção da fenilalanina na posição 508. Aproximadamente 70% dos indivíduos afetados têm uma cópia da F508del, com cerca de 25% deles sendo homozigotos para a mutação. Indivíduos afetados com um genótipo heterozigoto demonstram características fenotípicas típicas com menos de 5% de funcionamento do CFTR.

Diretriz sobre a testagem genética na fibrose cística efatiza a importância de levar em consideração aspectos étnicos e geográficos do paciente, embasados em princípios de probabilidade e de resultados laboratoriais confiáveis.[1]

A realização da pesquisa de mutações é indicada a pacientes com quadro suspeito, com dosagem de eletrólitos no suor inconclusiva; pacientes com quadro atípico; pacientes com diagnóstico estabelecido de fibrose cística (determinadas mutações estão associadas a manifestações específicas); e em situações particulares nos indivíduos com história familiar positiva.

DIFERENÇA DE POTENCIAL NASAL (DPN) ▶ As anormalidades do transporte iônico no epitélio respiratório na fibrose cística estão associadas a um padrão alterado na DPN. Especificamente, três características distinguem a fibrose cística: uma DPN basal mais elevada; uma maior inibição da DPN após a perfusão nasal com amilorida; pouca ou nenhuma alteração na DPN após a perfusão do epitélio nasal com uma solução livre de cloretos em conjunção com isoproterenol. Uma DPN aumentada, em associação com quadro clínico ou história familiar positiva, fundamenta o diagnóstico de fibrose cística. Entretanto, a ausência de aumento na DPN não exclui o diagnóstico de fibrose cística, pois um resultado falso-negativo pode ocorrer na presença de epitélio inflamado ou polipose nasal. Esse teste pode ser útil nos casos em que o teste do suor é indeterminado e a análise genética não é esclarecedora. É recomendado que a DPN seja avaliada pelo menos duas vezes em momentos diferentes. Entretanto, essa técnica requer uma padronização rigorosa, é tecnicamente difícil e não está disponível em todos os centros.

TESTES DE FUNÇÃO HEPÁTICA ▶ É necessário avaliar a função hepatobiliar nos pacientes com fibrose cística, pois até 37% destes desenvolvem doença hepática. No entanto, apenas 6 a 8% deles evoluem para cirrose. Devem ser realizados anualmente hemograma completo, aspartato-aminotransferase (AST), alanino-aminotransferase (ALT), gamaglutamiltransferase (GGT), tempo de protrombina (TP), bilirrubina total (BT) e direta (BD), fosfatase alcalina e albumina. Como esses testes têm baixa sensibilidade e especificidade para o diagnóstico de doença hepática, uma ultrassonografia (US) abdominal com sistema de escore hepático é realizada conjuntamente.

TESTES DE FUNÇÃO PANCREÁTICA ▶ Pacientes com fibrose cística podem apresentar insuficiência pancreática endócrina e exócrina. A probabilidade de surgimento de diabetes melito relacionado à fibrose cística (DMFC) relaciona-se com o envelhecimento dos pacientes com fibrose cística. Intolerância à glicose ocorre em aproximadamente 50% dos pacientes com fibrose cística com mais de 18 anos e, até 30% dos pacientes com mais de 25 anos podem apresentar DMFC. Pacientes do sexo feminino com DMFC têm pior prognóstico do que os pacientes do sexo masculino. Rastreamento periódico com glicemia de jejum deve ser realizado em todos os pacientes com fibrose cística; a curva glicêmica (teste oral de tolerância à glicose [TTG]) anual é o teste de rastreamento mais acurado para pacientes com mais de 10 anos. O teste da elastase fecal refere-se à dosagem da enzima pancreática elastase-1 nas fezes por meio do teste enzimaimunoensaio (Elisa). Os resultados do teste indicam o *status* pancreático exócrino do paciente. Valores de elastase fecal abaixo de 200 mg/g de fezes indicam insuficiência. É um método sensível (96%) e específico (100%), não sofrendo influência do uso de suplementação enzimática. No entanto, tem custo elevado e não se encontra amplamente disponível no Brasil.

A dosagem de gordura fecal de 72 horas ou teste de Van de Kammer consiste na coleta das fezes por 72 horas e na determinação da quantidade de gordura fecal. Esse teste é utilizado para avaliar a função pancreática exócrina de pacientes com fibrose cística. Os pacientes são classificados com insuficiência pancreática quando apresentam excreção fecal de gordura diária superior a 7 g/dia (> 10 anos) ou superior a 5 g/dia (7 meses-10 anos). O coeficiente de absorção de gordura avalia a relação entre a quantidade de gordura ingerida e a quantidade de gordura excretada nas fezes. Uma excreção de gordura superior a 7% é indicativa de insuficiência pancreática exócrina. O teste é difícil de ser realizado, pois envolve a coleta de 3 dias de fezes após dieta com quantidade fixa de gorduras. Na prática, poucos laboratórios realizam esse teste.

A dosagem de gordura em amostra isolada de fezes ou esteatócrito é um método simples, prático e de baixo custo, utilizado para rastrear a insuficiência pancreática exócrina na fibrose cística. Ela consiste na coleta de amostras isoladas de fezes e na sua diluição, centrifugação e quantificação da coluna de gordura. Sua inconveniência, porém, é a grande variabilidade, que pode ser minimizada com a média de várias medidas. O exame é realizado com a dieta habitual do paciente. O valor de referência (VR) para adultos e crianças acima de 3 meses é de 2 a 7%.

EXAMES MICROBIOLÓGICOS DO ESCARRO ▶ O exame do escarro deve ser solicitado periodicamente na fibrose cística (mínimo de 4 amostras anuais e sempre que houver exacerbação). É necessário um processamento especial do escarro nessa população, já que é frequente a identificação concomitante de múltiplos patógenos. Embora o antibiograma seja essencial no manejo dos pacientes, os testes de sensibilidade convencionais *in vitro* podem não apresentar correlação com a resposta terapêutica, como em microrganismos que produzem biofilme (p. ex., *P. aeruginosa*), em que a atividade dos antimicrobianos é reduzida. A colonização envolve geralmente patógenos como *S. aureus* e *Haemophilus influenzae* não tipável. O surgimento de *P. aeruginosa* ou de *Burkholderia cepacia* tem impacto no curso da doença, piorando o prognóstico. *Stenotrophomonas maltophilia* e *Achromobacter xylosoxidans* também podem ser eventualmente identificados.

A Figura 93.2 expõe um algoritmo para diagnóstico da fibrose cística no adulto.

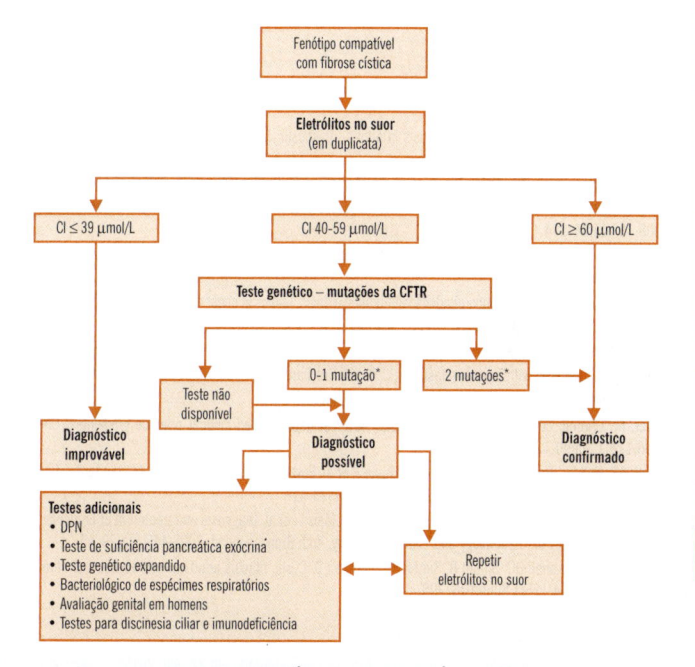

FIGURA 93.2 ▶ ALGORITMO PARA DIAGNÓSTICO DE FIBROSE CÍSTICA NO ADULTO.
*Mutações que sabidamente causam fibrose cística.
DPN, diferença de potencial nasal; CFTR, regulador da condutância transmembrana da fibrose cística; Cl, cloro.

▶ DE VOLTA AO CASO CLÍNICO

A TCAR do paciente demonstrou dextrocardia e bronquiectasias em lobos inferiores. O teste do suor, realizado em duas ocasiões, revelou cloreto de 20 e 28 mEq/L (excluindo fibrose cística), e o espermograma demonstrava imobilidade espermática. A presença de *situs inversus* está presente em até 50% dos pacientes com DCP e, junto com os achados de sinusite crônica e bronquiectasias, configura a síndrome de Kartagener.

REFERÊNCIA

1. Dequeker E, Stuhrmann M, Morris MA, Casals T, Castellani C, Claustres M, et al. Best practice guidelines for molecular genetic diagnosis of cystic fibrosis and CFTR-related disorders: updated European recommendations. Eur J Hum Genet. 2009;17(1):51-65.

LEITURAS SUGERIDAS

Dalcin PT, Perin C, Menna Barreto SS. Diagnostico e tratamento das bronquiectasias: uma atualização. Rev HCPA. 2007;27(1):51-60.

Dalcin PTR, Abreu e Silva FA. Cystic fibrosis in adults: diagnostic and therapeutic aspects. J Bras Pneumol. 2008;34(2):107-17.

Farrell PM, Rosenstein BJ, White TB, Accurso FJ, Castellani C, Cutting GR, et al. Guidelines for diagnosis of cystic fibrosis in newborns through older adults: Cystic Fibrosis Foundation consensus report. J Pediatr. 2008;153(2):S4-S14.

Feldman C. Bronchiectasis: new approaches to diagnosis and management. Clinics in chest medicine. 2011;32(3):535-46.

Metersky ML. The initial evaluation of adults with bronchiectasis. Clinics in chest medicine. 2012;33(2):219-31.

O´Donnell AE. Bronchiectasis. Chest. 2008;134(4):815-23.

Pasteur MC, Helliwell SM, Houghton SJ, Webb SC, Foweraker JE, Coulden RA, et al. An investigation into causative factors in patients with bronchiectasis. Am J Respir Crit Care Med. 2000;162(4 Pt 1):1277-84.

Ratjen F, Döring G. Cystic fibrosis. Lancet. 2003;361(9358):681-9.

Rosen M. Chronic cough due to bronchiectasis: ACCP evidence-based clinical practice guidelines. Chest. 2006;129(1 Suppl):122S-31S.

Smyth AR, Bell SC, Bojcin S, Bryon M, Duff A, Flume P, et al. European cystic fibrosis society standards of care: best practice guidelines. J Cyst Fibros. 2014;13 Suppl 1:S23-42.

Vendrell M, de Gracia J, Olveira C, Martínez MA, Girón R, Máiz L, et al. Diagnosis and treatment of bronchiectasis. Spanish Society of Pneumology and Thoracic Surgery. Arch Bronconeumol. 2008;44(11):629-40.

Yankaskas JR, Marshall BC, Sufian B, Simon RH, Rodman D. Cystic fibrosis adult care: consensus conference report. Chest. 2004;125(1 Suppl):1S-39S.

SITES SUGERIDOS

American Thoracic Society [Internet]. New York: ATS; c2015 [capturado em 22 ago. 2015]. Disponível em: http://www.thoracic.org/

British Thoracic Society [Internet]. London: BTS; c2015 [capturado em 22 ago. 2015]. Disponível em: http://www.brit-thoracic.org.uk/

Cystic Fibrosis Foundation [Internet]. Bethesda: CFF; c2015 [capturado em 22 ago. 2015]. Disponível em: http://www.cff.org/

Sociedade Brasileira de Pneumologia e Tisiologia [Internet]. Brasília: SBPT; c2015 [capturado em 22 ago. 2015]. Disponível em: http://www.sbpt.org.br/

CAPÍTULO 94

DERRAME PLEURAL

FÁBIO MUNHOZ SVARTMAN
ÂNGELA BEATRIZ JOHN

▶ CASO CLÍNICO

Paciente do sexo feminino, 82 anos, com diagnóstico prévio de hipertensão arterial sistêmica (HAS), cardiopatia isquêmica e quadro demencial moderado por doença de Alzheimer, é trazida à emergência por dispneia, ortopneia, tosse com expectoração purulenta e febre. Os sintomas iniciaram há 5 dias. O exame físico inicial revela estado geral regular, taquipneia (24 mrm), sem tiragem ou cianose. À ausculta pulmonar, percebiam-se estertores crepitantes nos terços inferiores de ambos os hemitóraces, e o murmúrio vesicular estava reduzido na base direita. A radiografia torácica revelou aumento da área cardíaca e derrame pleural de pequeno a moderado volume à direita, e sugeria a presença de tênue infiltrado pulmonar intersiticial bilateral.

▶ COMO O LABORATÓRIO PODE AJUDAR NA AVALIAÇÃO DESTA PACIENTE?

A abordagem diagnóstica dos derrames pleurais pode ser desafiadora, uma vez que as causas possíveis são muitas e podem estar sobrepostas no mesmo paciente. Informações obtidas por meio da análise do líquido pleural podem diagnosticar doenças sistêmicas, estadiar neoplasias e identificar complicações de infecções pulmonares. Em outras ocasiões, mesmo não fornecendo diagnósticos definitivos, o líquido pleural ajuda a estreitar o diagnóstico diferencial ou mesmo definir o prognóstico. Derrames transudativos (causados por insuficiência cardíaca [IC], cirrose, síndrome nefrótica [SN] e outras causas menos comuns) requerem, em geral, apenas o tratamento da doença de base. Os derrames exsudativos são indicadores de envolvimento inflamatório e/ou neoplásico da pleura e podem demandar tratamento específico (p. ex., drenagem pleural de derrame parapneumônico complicado, pleurodese para derrame neoplásico volumoso ou recorrente, etc.).

A paciente do caso clínico apresenta manifestações clínicas e radiológicas que sugerem uma doença causadora de derrame pleural transudativo (IC), mas também há indícios de infecção respiratória, que pode cursar com derrame exsudativo (parapneumônico). A concomitância de IC e infecção da vias aéreas (incluindo pneumonia) é comum, e a toracocentese, neste caso, está claramente indicada. Em caso de transudato, o manejo do derrame pleural consistiria em compensar a IC recém-diagnosticada. Em caso de infecção (pneumonia) com derrame pleural parapneumônico, medidas adicionais ao tratamento antimicrobiano podem ser necessárias (como drenagem tubular fechada) conforme as características bioquímicas do derrame.

No Quadro 94.1 é apresentada uma relação dos exames mais informativos a serem realizados no líquido pleural e a correta forma de acondicionamento das amostras, e, na Figura 94.1, é apresentado o algoritmo básico para orientar a investigação laboratorial do líquido pleural.

PROTEÍNA TOTAL E DESIDROGENASE LÁTICA (LDH) ▶

O primeiro passo na investigação etiológica do derrame pleural é a diferenciação entre exsudato e transudato. Os critérios clássicos estabelecidos por Light levam em conta as dosagens de proteína e LDH no soro e no líquido pleural e permanecem uma das formas mais acuradas e práticas para essa diferenciação, classificando corretamente 98% dos exsudatos e cerca de 80% dos transudatos. Os critérios são os seguintes:

- Relação entre proteínas no líquido pleural e no soro superior a 0,5;
- Relação entre LDH no líquido pleural e no soro superior a 0,6;
- LDH no líquido pleural superior a dois terços do limite superior da normalidade para LDH sérica.

A presença de qualquer um desses critérios é indicativa de exsudato. Em casos limítrofes, classificados como exsudatos, mas com níveis pouco elevados de LDH no líquido pleural, o gradiente de proteína (proteína sérica – proteína no líquido pleural) pode ser útil. Valores desse gradiente acima de 3,1 g/dL sugerem fortemente transudatos.

Mais recentemente, diversos outros testes bioquímicos têm sido avaliados quanto à sua acurácia em identificar exsudatos. A Tabela 94.1 resume os principais achados de estudos com este fim.

QUADRO 94.1 ▶ EXAMES A SEREM SOLICITADOS NO LÍQUIDO PLEURAL

Seringa (heparinizada*): **pH**
Frasco para bioquímica (5-10 mL, sem heparina): **proteína total, LDH, glicose**, albumina, amilase, dosagem de ADA, colesterol, bilirrubinas, triglicérides
Frasco para hematologia (5 mL, heparinizado*): **contagem total de células**, Ht
Frasco para citologia (5-25 mL, heparinizado*): **citológico diferencial, citopatológico**
Frasco para microbiologia (15-20 mL, sem heparina): **bacterioscópico (Gram), bacteriológico (cultura), pesquisa de BAAR**, PCR para micobactérias, **cultura de micobactérias**, pesquisa direta de fungos, cultura para fungos, pesquisa de larvas/parasitas
Outros testes: FR, FAN, complemento, interferon-γ, NT-pró-BNP, outros

Observação: Os exames destacados em **negrito** são recomendados para todos os líquidos puncionados. Os demais testes devem ser solicitados conforme suspeita clínica. Solicitar sempre nível sérico de LDG e proteína total concomitante.
*Para cada 5 mL de líquido pleural, colocar 1 mL de HNF. A seringa do pH deve ser somente "lavada" com heparina, retirando-se o excesso desse fármaco para não alterar o valor do pH; retirar também todo o ar da seringa após a coleta.
LDH, desidrogenase lática; ADA, adenosina deaminase; BAAR, bacilo álcool-ácido resistente; PCR, reação em cadeia da polimerase; FAN, fator antinuclear; FR, fator reumatoide; Ht, hematócrito; NT-pró-BNP, fragmento N terminal do pró-hormônio do peptídeo natriurético tipo B; HNF, heparina não fracionada.

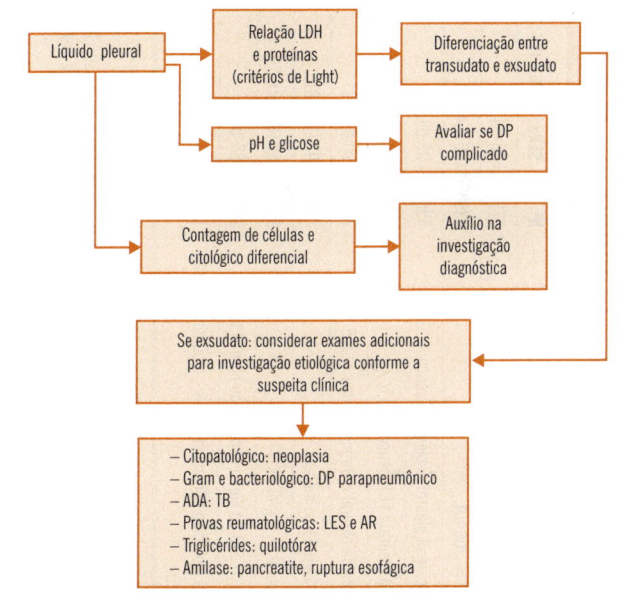

FIGURA 94.1 ▶ ALGORITMO PARA INVESTIGAÇÃO DE DERRAME PLEURAL
DP, derrame pleural; ADA, adenosina deaminase; LES, lúpus eritematoso sistêmico; AR, artrite reumatoide; LDH, desidrogenase lática; TB, tuberculose.

TABELA 94.1 ▶ ACURÁCIA DIAGNÓSTICA DOS TESTES LABORATORIAIS MAIS ÚTEIS PARA A IDENTIFICAÇÃO DE EXSUDATOS

TESTE	Nº	SENS. % (95% IC)	ESP. % (95% IC)	RV + (95% IC)	I² %	RV − (95% IC)	I² %
Colesterol pleural > 55 mg/dL, range*	379	85-94*	95-99*	7,1-250*		0,07-0,16*	
LDH pleural > 200 U/L	439	70 (64-75)	98 (93-100)	18 (6,8-46)	0	0,32 (0,27-0,38)	0
Relação colesterol pleural / colesterol sérico > 0,3	496	93 (90-96)	94 (90-97)	14 (5,5-38)	67	0,08 (0,05-0,12)	0
Relação LDH pleural / LDH sérico > 0,6	736	88 (84-91)	91 (88-94)	9,2 (5,9-14)	22	0,14 (0,10-0,20)	29
Relação proteína pleural / proteína sérica > 0,5	753	90 (87-93)	90 (86-93)	7 (2,7-18)	86	0,12 (0,09-0,16)	0
Critérios de Light (1 ou mais)**	738	97 (95-98)	85 (81-89)	5,2 (3,3-8,5)	68	0,04 (0,02-0,11)	47
Proteína pleural > 3 g/dL	270	88 (82-92)	86 (76-93)	5,1 (2,5-11)	37	0,14 (0,07-0,32)	67
LDH pleural > 2/3 do limite superior do normal sérico	207	88-89[b]	93-100[b]	1,7-13[b]		0,23-0,26[b]	
Gradiente de albumina (albumina sérica − albumina pleural) < 1,2 mg/dL	145	85-95[b]	42-100[b]	1,5-36[b]		0,06-0,32	

*Para achados avaliados em somente 2 estudos, a amplitude dos resultados é mostrada ao invés de uma estimativa-ponto com IC 95%. Heterogeneidade (I²) foi determinada para situações com 3 estudos ou mais.
**Critérios de Light: (1) Relação proteína pleural / proteína sérica > 0,5; (2) Relação LDH pleural / LDH sérico > 0,6; (3) LDH pleural > 2/3 do limite superior do normal sérico.
Nº, número de pacientes; Sens., sensibilidade; Esp., especificidade; IC, intervalo de confiança; RV, razão de verossimilhança; +, positiva; −, negativa; LDH, desidrogenase láctica.
Fonte: Adaptada de Wilcox e colaboradores.[1]

A concentração de LDH no líquido pleural é um indicativo da atividade inflamatória local. Derrames pleurais parapneumônicos em geral têm LDH elevado, com níveis progressivamente maiores à medida que ocorre progressão para empiema. Em pacientes com derrame pleural com etiologia indefinida, níveis progressivamente menores de LDH em punções seriadas indicam tendência à resolução do processo, o que pode permitir uma investigação menos agressiva.

ALBUMINA ▶ O gradiente de albumina (albumina sérica – albumina no líquido pleural) pode ajudar na diferenciação entre exsudatos e transudatos com critérios de Light limítrofes. Valores desse gradiente superiores a 1,2 g/dL sugerem transudato. Não há, entretanto, superioridade desse gradiente em relação ao gradiente de proteínas totais (descrito no item anterior). A determinação do gradiente também está recomendada e é considerada um parâmetro mais fidedigno do que a LDH em pacientes com IC que utilizam cronicamente diuréticos. Contudo, convém considerar que o uso de diuréticos também pode aumentar o teor de proteína do líquido pleural após 2 a 4 dias, transformando-o em um pseudoexsudato.

PH ▶ Em derrames parapneumônicos, níveis de pH reduzidos indicam pior prognóstico e necessidade de conduta mais agressiva, especialmente quando menores do que 7,2. Outras condições clínicas frequentemente relacionadas a pH muito reduzido são artrite reumatoide, ruptura esofágica e, ocasionalmente, derrames pleurais neoplásicos. A medida de pH não deve ser solicitada para derrames francamente purulentos (empiemas), pois, além de desnecessária nesses casos, pode ser danosa ao equipamento de análise.

GLICOSE ▶ Níveis reduzidos de glicose no líquido pleural (< 60 mg/dL) em geral estão associados a derrames parapneumônicos, tuberculose, artrite reumatoide ou neoplasia. Assim como o pH (e inversamente aos níveis de LDH), níveis reduzidos de glicose em derrame parapneumônico indicam maior atividade inflamatória e pior prognóstico.

ADENOSINA DEAMINASE (ADA) ▶ É uma enzima essencial para a diferenciação de linfócitos, tendo uma importante função na maturação de monócitos e macrófagos. Os níveis estão caracteristicamente elevados no derrame pleural tuberculostático. Os pontos de corte em geral utilizados (> 40-45 U/L) alcançam sensibilidade e especificidade próximas a 92% para esse diagnóstico. Níveis mais elevados (> 70 U/L) têm valor preditivo positivo (VPP) ainda maior. Outras situações que elevam a ADA no líquido pleural incluem derrame parapneumônico complicado, artrite reumatoide e doenças linfoproliferativas. Assim, o diagnóstico de tuberculose pleural não deve ser feito exclusivamente com base nos níveis de ADA, devendo-se sempre levar em conta o contexto clínico, os demais exames no líquido (como o citológico diferencial) e, eventualmente, a biópsia pleural. A relação entre as duas isoenzimas ADA (ADA1/ADA2) também pode ser útil, uma vez que, na tuberculose, o aumento ocorre às custas de ADA2. Valores dessa relação inferiores a 0,42 são muito sugestivos de tuberculose.

CONTAGEM GLOBAL DE CÉLULAS E CITOLOGIA DIFERENCIAL ▶

Contagens de hemácias no líquido pleural acima de 100.000/mL correspondem a líquido com aspecto francamente sanguinolento. Excluindo-se acidente de punção, a etiologia desses derrames em geral restringe-se a neoplasias, embolia pulmonar (EP) e trauma. Para líquidos com aspecto hemorrágico, deve-se solicitar hematócrito (Ht); resultados acima de 50% do valor do Ht do sangue estabelecem o diagnóstico de hemotórax.

Contagens totais de leucócitos muito elevadas (> 10.000/mL) ocorrem em derrames parapneumônicos, mas também acompanham outras situações, como doenças do colágeno ou pancreatite. De importância diagnóstica maior é o citológico diferencial leucocitário. Assim, derrames exsudativos predominantemente linfocíticos (> 50%) são característicos de tuberculose, neoplasia ou derrame pleural pós-pericardiotomia. Um predomínio neutrofílico é visto no derrame parapneumômico, na EP, na fase precoce da tuberculose pleural e nos derrames associados à pancreatite. O derrame eosinofílico caracteriza-se pela presença de mais 10% de eosinófilos e está associado às pleurites idiopáticas, assim como a outras doenças benignas, como infarto pulmonar, derrames pós-pneumônicos e exposição ao asbesto. Pode ainda ser consequente a neoplasia, reação de hipersensibilidade, poliarterite nodosa, síndrome de Churg-Strauss, pneumonia eosinofílica, reação a medicamentos e infestação parasitária. Vale lembrar que a reação inflamatória pleural ao ar e ao sangue também é predominantemente eosinofílica, justificando esse achado nos casos de hidropneumotórax e de presença de sangue no líquido pleural.

CITOPATOLÓGICO ▶

A documentação de envolvimento pleural por neoplasia acarreta quase sempre um prognóstico muito reservado e pode mudar radicalmente a abordagem terapêutica. A coleta de líquido em toracocenteses seriadas (três amostras em dias diferentes com volume adequado por alíquota) aumenta a sensibilidade do exame citopatológico, que pode chegar a 80%.

MICROBIOLOGIA ▶

Coloração de Gram e cultura bacteriana devem ser solicitadas rotineiramente. A presença de germes no exame direto e a cultura positiva são marcadores de prognóstico pior no derrame parapneumônico e têm importante valor para a orientação da terapêutica. A pesquisa direta de micobactérias e fungos e as respectivas culturas têm rendimento limitado, mas, por vezes, fornecem a documentação definitiva do diagnóstico.

PROVAS REUMATOLÓGICAS ▶

A dosagem de fator reumatoide no líquido pleural pode ser útil em casos ainda sem diagnóstico de artrite reumatoide. Títulos elevados (> 1/320) ou maiores do que os títulos séricos são muito sugestivos da doença. Os títulos de FAN no líquido pleural são em geral idênticos ou muito próximos aos títulos séricos em pacientes com LES, podendo estar elevados também em outras situações (como neoplasias).

LIPÍDEOS ▶

São úteis na identificação de derrame pleural quiloso (quilotórax). Níveis de triglicérides superiores a 110 mg/dL sugerem fortemente esse diagnóstico, e níveis inferiores a 50 mg/dL o excluem. Casos com valores intermediários podem ser esclarecidos pela documentação de quilomícrons no líquido pleural. A dosagem de colesterol no líquido pleural (e sua relação com o nível sérico) pode ter valor na diferenciação de exsudatos e transudatos (ver Tab. 94.1).

INTERFERON-γ ▶ A acurácia diagnóstica para tuberculose da dosagem de interferon-γ no líquido pleural é semelhante à da dosagem de ADA, mas com custo muito superior e disponibilidade limitada.

FRAGMENTO N TERMINAL DO PRÓ-HORMÔNIO DO PEPTÍDEO NATRIURÉTICO TIPO B (NT-PRÓ-BNP)
▶ A dosagem sérica de NT-próBNP é um teste sensível para IC. Quando dosado no líquido pleural, o teste mostrou bom poder discriminatório na diferenciação entre transudatos causados por IC e outras causas de transudatos e exsudatos. Pode ser útil, em especial nos casos limítrofes classificados como exsudatos pelos critérios de Light e com suspeita ainda não confirmada de IC. Entretanto, como os níveis séricos são altamente correlacionados com os do líquido pleural, a dosagem sérica é mais comumente utilizada e suficiente para o diagnóstico.

REAÇÃO EM CADEIA DA POLIMERASE PARA MICOBACTÉRIAS ▶
Apesar da baixa sensibilidade (50-60%), a PCR para micobactérias tem como vantagens a alta especificidade (~95%) e o rápido resultado para o diagnóstico de derrame pleural tuberculostático.

AMILASE ▶ Pancreatite aguda ou crônica (com ou sem pseudocisto) pode cursar com derrame pleural. Caracteristicamente os níveis de amilase no líquido pleural são muito elevados (> 1.000 U/L). Outras condições associadas incluem ruptura esofágica e, ocasionalmente, neoplasias.

CITOMETRIA DE FLUXO (CTF) ▶ A CTF pode ser útil para o diagnóstico de linfoma pleural em derrames linfocíticos em pacientes com essa suspeita.

▶ DE VOLTA AO CASO CLÍNICO

A paciente foi submetida à toracocentese diagnóstica, e a análise do líquido pleural revelou líquido de aspecto límpido com pH em 7,36; proteína total de 1,9 g/dL (proteína sérica de 5,1 g/dL; relação proteína no líquido/proteína sérica de 0,37); LDH de 146 U/L (LDH sérica de 382 U/L; relação LDH no líquido pleural/LDH sérica de 0,38); glicose de 70 mg/dL. Esses achados caracterizam um transudato e, em conjunto com o quadro clínico-radiológico, identificam um derrame pleural associado à IC. Não há indício de atividade inflamatória significativa na pleura e, portanto, afasta-se a presença de derrame parapneumônico.

REFERÊNCIA ▶

1. Wilcox ME, Chong CA, Stanbrook MB, Tricco AC, Wong C, Straus SE. Does this patient have an exudative pleural effusion? The Rational Clinical Examination systematic review. JAMA. 2014;311(23):2422-31.

LEITURAS SUGERIDAS ▶

American Thoracic Society. Management of malignant pleural effusions. Am J Respir Crit Care Med. 2000;162(5):1987-2001.

Diretrizes na abordagem diagnóstica e terapêutica das doenças pleurais. J Bras Pneumol. 2006;32(Suppl 4):S163-216.

Goto M, Noguchi Y, Koyama H, Hira K, Shimbo T, Fukui T. Diagnostic value of adenosine deaminase in tuberculous pleural effusion: a meta-analysis. Ann Clin Biochem 2003;40(Pt 4):374-81.

Greco S, Girardi E, Masciangelo R, Capoccetta GB, Saltini C. Adenosine deaminase and interferon gamma measurements for the diagnosis of tuberculous pleurisy: a meta-analysis. Int J Tuberc Lung Dis. 2003;7(8):777-86.

Heffner JE, Highland K, Brown LK. A meta-analysis derivation of continuous likelihood ratios for diagnosing pleural fluid exudates. Am J Respir Crit Care Med. 2003;167(12):1591-9.

Hooper C, Lee YC, Maskell N; BTS Pleural Guideline Group. Investigation of a unilateral pleural effusion in adults: British Thoracic Society Pleural Disease Guideline 2010. Thorax 2010;65(Suppl 2):ii4 e ii17.

Light RW. Pleural diseases. 6th ed. Philadelphia: Lippincott Williams & Wilkins; 2013.

Light RW. Pleural effusions. Med Clin North Am. 2011;95(6):1055-70.

Pérez-Rodríguez E, Pérez Walton IJ, Sanchez Hernández JJ, Pallarés E, Rubi J, Jimenez Castro D, et al. ADA1/ADAp ratio in pleural tuberculosis: an excellent diagnostic parameter in pleural fluid. Respir Med. 1999;93(11):816-21.

Romero-Candeira S, Hernández L, Romero-Brufao S, Orts D, Fernández C, Martín C. Is it meaningful to use biochemical parameters to discriminate between transudative and exudative pleural effusions? Chest. 2002;122(5):1524-9.

Villena Garrido V, Cases Viedma E, Fernández Villar A, de Pablo Gafas A, Pérez Rodríguez E, Porcel Pérez JM, et al. Recommendations of diagnosis and treatment of pleural effusion: update. Arch Bronconeumol. 2014;50(6):235-49.

SITES SUGERIDOS ▶

American Thoracic Society [Internet]. New York: ATS; c2015 [capturado em 22 ago. 2015]. Disponível em: http://www.thoracic.org/

British Thoracic Society [Internet]. London: BTS; c2015 [capturado em 22 ago. 2015]. Disponível em: http://www.brit-thoracic.org.uk/

European Respiratory Society [Internet]. Lausanne (Switzerland): ERS; c2015 [capturado em 22 ago. 2015]. Disponível em: http://www.ersnet.org/

Sociedade Brasileira de Pneumologia e Tisiologia [Internet]. Brasília: SBPT; c2015 [capturado em 22 ago. 2015]. Disponível em: http://www.sbpt.org.br/

CAPÍTULO 95

DOENÇA PULMONAR OBSTRUTIVA CRÔNICA

MARLI MARIA KNORST
DANILO CORTOZI BERTON
ÂNGELA BEATRIZ JOHN

▶ CASO CLÍNICO

Paciente do sexo feminino, 45 anos, vem à consulta referindo piora da dispneia e tosse com expectoração purulenta há 2 dias. Nega dor pleurítica ou febre. Apresentou episódio semelhante há 1 mês, quando usou doxiciclina por 10 dias. Refere dispneia, que aumentou progressivamente nos últimos 5 anos, atualmente presente quando realiza pequenos esforços e atividades da vida diária. Fumou 10 cigarros por dia dos 15 aos 25 anos. Exame físico: frequência respiratória (FR) de 18 rpm, aumento do diâmetro anteroposterior do tórax, murmúrio vesicular difusamente reduzido, sem ruídos adventícios; discreta cianose de extremidades; oximetria de pulso com saturação periférica da hemoglobina pelo oxigênio (SpO_2) de 90%. A radiografia torácica mostrou sinais sugestivos de hiperinsuflação pulmonar e enfisema, predominante em campos pulmonares inferiores. A espirometria antes dessa piora evidenciava distúrbio ventilatório obstrutivo grave: relação entre volume expiratório forçado no primeiro segundo (VEF_1) e capacidade vital forçada (CVF) após uso de broncodilatador de 0,55 e VEF_1 de 0,80 L (23% do previsto).

▶ COMO O LABORATÓRIO PODE AJUDAR NA AVALIAÇÃO DESTA PACIENTE?

A presença de sintomas compatíveis com doença pulmonar obstrutiva crônica (DPOC), como dispneia, tosse com ou sem expectoração e limitação progressiva das atividades, é sugestiva do diagnóstico, especialmente na presença de exposição a fatores de risco para a doença (tabagismo, poeira ocupacional, fumaça da queima de combustível de biomassa intradomiciliar) ou uma história familiar de doença pulmonar crônica. O diagnóstico da DPOC é confirmado pelos seguintes achados: espirometria mostrando limitação ao fluxo aéreo expiratório (isto é, $VEF_1/CVF < 0,70$ ou $<$ limite inferior da normalidade), que é incompletamente reversível de forma espontânea, ou com uso de broncodilatadores; ausência de uma explicação alternativa (p. ex., asma, bronquiectasias, sequela de tuberculose, bronquiolite obliterativa, insuficiência cardíaca [IC]) para os sintomas e obstrução ao fluxo aéreo. Após confirmar o diagnóstico de DPOC, o próximo passo é investigar a causa. Para a maioria dos pacientes, a etiologia é a exposição crônica à fumaça do cigarro. Entretanto, é importante revisar fatores subjacentes, como asma, exposição ocupacional, história prévia de tuberculose pulmonar e predisposição familiar, pois o afastamento ou tratamento de causas subjacentes pode reduzir a progressão da doença. A radiografia torácica pode estar normal nos casos iniciais ou mostrar sinais de hiperinsuflação pulmonar nos casos mais avançados. A tomografia computadorizada (TC) torácica é útil para identificar a extensão e a localização do enfisema, principalmente antes de procedimentos que visem reduzir o volume pulmonar (colocação de válvulas endobrônquicas, cirurgia redutora de volume ou transplante pulmonar), ou na investigação de outras alterações parenquimatosas, como câncer, que é mais prevalente nesses pacientes. Outros exames podem estar indicados para ajudar no diagnóstico diferencial de dispneia ou avaliar comorbidades associadas.

A DPOC pode cursar com exacerbações de repetição. Os germes mais frequentes nessas exacerbações são *Streptococcus pneumoniae* (pneumococo), *Haemophilus influenzae* e *Branhamella catarrhalis*. Infecções virais também são responsáveis por uma parcela significativa das descompensações. Entretanto, quando há internação recente, uso prévio de antibióticos, pneumonia e, principalmente, casos mais graves de DPOC, o perfil bacteriano pode mudar, sendo útil a realização de exame bacterioscópico e bacteriológico do escarro. Enfisema de início precoce (cerca de 40 anos de idade), ausência de tabagismo ou baixa carga tabágica e predominância de enfisema nas bases pulmonares são achados sugestivos de deficiência de α_1-antitripsina (AAT-α_1). A deficiência de AAT-α_1 ocorre em 1 a 3% dos casos de enfisema. O comprometimento da oxigenação deve ser investigado por meio de oximetria de pulso, gasometria arterial (GA) em ar ambiente e determinação do hematócrito e (Ht) da hemoglobina (Hb). Outros exames podem ser indicados para afastar outras causas de dispneia ou comorbidades associadas.

EXAMES LABORATORIAIS ▶

HEMATÓCRITO E HEMOGLOBINA ▶ Devem ser determinados nos pacientes com DPOC e hipoxemia para detectar a presença de policitemia ou anemia. A policitemia, definida quando Ht for superior a 55%, está presente em casos de hipoxemia crônica, que desencadeia a produção de eritropoietina com a consequente ativação do sistema eritropoético. A policitemia associada à hipoxemia costuma melhorar com a oxigenoterapia. Em casos extremos e selecionados, pacientes com policitemia podem beneficiar-se da realização de sangrias terapêuticas de pequeno volume, repetidas de acordo com a resposta e a evolução clínica. É importante salientar que, em paciente policitêmico com DPOC, mas sem hipoxemia na vigília, deve ser investigada a possibilidade de policitemia vera (PV) ou de síndrome da apneia-hipopneia obstrutiva do sono (SAHOS); nesta, pode ocorrer hipoxemia noturna. A anemia ocorre em cerca de 10 a 20% dos pacientes com DPOC e pode piorar a oxigenação tecidual. A dosagem da Hb também é importante para corrigir o teste de capacidade de difusão pulmonar do monóxido de carbono.

OXIMETRIA DE PULSO E GA ▶ A medida da SpO_2 por oximetria de pulso pode ser usada para rastreamento de pacientes hipoxêmicos com necessidade de terapia suplementar com oxigênio por tempo prolongado. A oximetria de pulso é indicada em todos os pacientes estáveis com VEF_1 abaixo de 35% do previsto ou com sinais clínicos sugestivos de insuficiência respiratória ou IC direita. Se a SpO_2 for menor do que 92%, é indicada a realização de GA (Fig. 95.1). A GA é considerada o exame padrão-ouro para diagnosticar hipoxemia (pressão parcial arterial de oxigênio [PaO_2] < 80 mmHg). Além disso, a oximetria de pulso não fornece informações sobre ventilação alveolar ou hipercapnia (pressão parcial arterial de gás carbônico [$PaCO_2$] > 45 mmHg). Hipoxemia e hipercapnia são achados frequentes nos casos avançados de DPOC. A GA é um exame imprescindível na avaliação para indicar oxigenoterapia domiciliar contínua, e o ideal é que seja feita com o paciente clinicamente estável por, pelo menos, 4 semanas. Os valores devem ser confirmados em nova GA 2 semanas após a realização da primeira. GA durante o exercício, que não é usada na rotina, pode detectar alterações mais precoces. Outras possíveis indicações da GA no contexto de exacerbação da DPOC incluem depressão do nível de consciência e avaliação de hipercapnia em pacientes de risco após 30 a 60 minutos do início de oxigênio suplementar. A indicação de oxigenoterapia em pacientes com DPOC são PaO_2 inferior ou igual a 55 mmHg ou SaO_2 inferior ou igual a 88%, ou PaO_2 entre 56 e 59 mmHg ou SaO_2 inferior ou

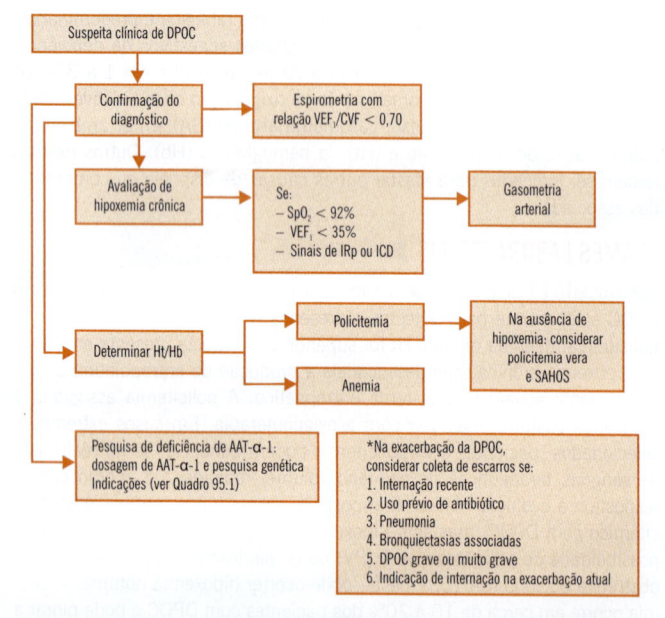

```
┌─────────────────────────┐
│ Suspeita clínica de DPOC │
└───────────┬─────────────┘
            ▼
┌─────────────────────┐      ┌──────────────────────────┐
│ Confirmação do      │─────▶│ Espirometria com         │
│ diagnóstico         │      │ relação VEF₁/CVF < 0,70  │
└───────────┬─────────┘      └──────────────────────────┘
            ▼
┌─────────────────────┐      ┌──────────────────────┐      ┌──────────────┐
│ Avaliação de        │─────▶│ Se:                  │─────▶│ Gasometria   │
│ hipoxemia crônica   │      │ - SpO₂ < 92%         │      │ arterial     │
└───────────┬─────────┘      │ - VEF₁ < 35%         │      └──────────────┘
            │                │ - Sinais de IRp ou ICD│
            │                └──────────────────────┘
            ▼
                              ┌──────────────┐
                         ┌───▶│ Policitemia  │───┐  ┌─────────────────────────┐
┌─────────────────────┐  │    └──────────────┘   └─▶│ Na ausência de          │
│ Determinar Ht/Hb    │──┤                          │ hipoxemia: considerar   │
└───────────┬─────────┘  │    ┌──────────────┐   ┌─▶│ policitemia vera        │
            │            └───▶│ Anemia       │───┘  │ e SAHOS                 │
            │                 └──────────────┘      └─────────────────────────┘
            ▼
┌──────────────────────────────────────┐  ┌────────────────────────────────────────┐
│ Pesquisa de deficiência de AAT-α-1:  │  │ *Na exacerbação da DPOC,               │
│ dosagem de AAT-α-1 e pesquisa genética│ │ considerar coleta de escarros se:      │
│ Indicações (ver Quadro 95.1)         │  │ 1. Internação recente                  │
└──────────────────────────────────────┘  │ 2. Uso prévio de antibiótico           │
                                          │ 3. Pneumonia                           │
                                          │ 4. Bronquiectasias associadas          │
                                          │ 5. DPOC grave ou muito grave           │
                                          │ 6. Indicação de internação na exacerbação atual │
                                          └────────────────────────────────────────┘
```

FIGURA 95.1 ▶ **ALGORITMO PARA AVALIAÇÃO LABORATORIAL DE DOENÇA PULMONAR OBSTRUTIVA CRÔNICA.**

IRP, insuficiência respiratória; ICD, insuficiência cardíaca direita; SpO$_2$, saturação periférica da hemoglobina pelo oxigênio; VEF$_1$, volume expiratório forçado no primeiro segundo; CVF, capacidade vital forçada; Ht/Hb, hematócrito/hemoglobina; SAHOS, síndrome da apneia-hipopneia obstrutiva do sono; DPOC, doença pulomnar obstrutiva crônica; PV, policitemia vera; AAT-α$_1$, α$_1$-antitripsina.

igual a 89% na presença de *cor pulmonale* ou policitemia. Detalhes sobre a coleta da gasometria podem ser encontrados no Capítulo 97, Hipertensão pulmonar.

EXAME BACTERIOSCÓPICO E BACTERIOLÓGICO DE ESCARRO E ANTIBIOGRAMA ▶ Não são recomendados de rotina no paciente com doença estável ou para identificação da infecção bacteriana em exacerbações leves. São indicados em pacientes com exacerbação que necessitem de internação (exacerbação grave) ou na suspeita de infecção bacteriana, na qual houve falha na resposta a um curso de antibiótico inicial (Fig. 95.1). O ideal é que a coleta da expectoração para exame seja realizada antes da utilização de antibióticos, pois eles diminuem a positividade do exame. A técnica para coleta do escarro deve ser feita preferencialmente pela manhã, com o paciente em jejum, a fim de evitar contaminação alimentar; se esse não for o caso, limpar a cavidade oral. O paciente deve realizar inspiração profunda, prender a respiração e tentar tossir vigorosamente. A amostra adequada é a que apresenta grumos de escarro, de preferência com aspecto purulento. Amostras com saliva ou com excesso de sangue devem ser desconsideradas. No exame direto, a presença de macrófagos alveolares indica procedência da via aérea inferior. A detecção de polimorfonucleares (PMNs) (> 25) e de menos de 10 células epiteliais em campo de pequeno aumento (100 x) é desejável. O material deve ser processado imediatamente ou conservado em geladeira. Microrganismos importantes, como o pneumococo e o *H. influenzae*, perdem a viabilidade rapidamente. Os resultados do exame bacteriológico e do antibiograma, disponíveis após 48 a 72 horas ou mais, servem apenas para confirmar a escolha da antibioticoterapia empírica, desescalonar antibióticos ou orientar a mudança do tratamento, principalmente em caso de resposta clínica inadequada. Além das indicações mencionadas, ressalta-se sua realização nos pacientes com bronquiectasias associadas, que necessitem de internação na exacerbação atual ou com exacerbações frequentes. Nos pacientes com bronquiectasias ostensivas, como nos casos de sequela de tuberculose associada, eventualmente pode-se detectar o crescimento de *Aspergillus* sp. até mesmo no exame bacteriológico comum do escarro, achado que deve ser interpretado conforme o quadro clínico e radiológico, podendo, em paciente pneumopata, representar aspergilose necrosante crônica ou somente colonização. Não é demais lembrar a alta prevalência de tuberculose no Brasil, o que indica a necessidade de alta suspeição e a solicitação específica de pesquisa de bacilo álcool-ácido resistente (BAAR) no escarro.

Investigação para possível infecção viral das vias aéreas por influenza pode ser útil em pacientes selecionados: indicação de hospitalização ou apresentação clínica sugestiva de influenza (febre de início agudo, mialgias, coriza, especialmente durante surtos de influenza). Testes de detecção rápida de antígeno e de imunofluorecência (IF) são testes de sensibilidade limitada. Testes com base em reação em cadeia da polimerase (PCR, do inglês *polymerase chain reaction*) são mais sensíveis e específicos.

TESTE PARA DEFICIÊNCIA DE AAT-α_1 ▶

DOSAGEM SÉRICA DE AAT-α_1 ▶ Deve ser obtida em todo paciente sintomático com presença de obstrução persistente ao fluxo de ar na espirometria. As situações clínicas mais sugestivas para realização de pesquisa de deficiência de AAT-α_1 estão no Quadro 95.1. Entretanto, deficiência de AAT-α_1 pode estar presente em um paciente considerado como tendo DPOC "típica" (isto é, idade mais avançada com carga tabágica alta e predomínio de enfisema nas metades superiores dos pulmões). Os níveis séricos normais de AAT-α_1 estão entre 88 e 174 mg/dL quando medidos por nefelometria e apresentam uma correspondência com o padrão genético, isto é, com os dois alelos do paciente relacionados à codificação da AAT-α_1. Os níveis plasmáticos de AAT-α_1 aumentam com trauma, uso de estrogênios e de anticoncepcionais e durante a gravidez. Níveis de AAT-α_1 superiores a 35% dos valores normais geralmente conferem proteção contra o enfisema.

ANÁLISE GENÉTICA DE AAT-α_1 ▶ A pesquisa dos alelos que codifica a sequência de aminoácidos deve ser considerada quando os níveis séricos de AAT-α_1 estiverem reduzidos. Mais de 75 alelos diferentes de AAT-α_1 são conhecidos. Cada indivíduo possui dois alelos, um herdado do pai, e outro, da mãe.

QUADRO 95.1 ▶ INDICAÇÕES PARA RASTREAMENTO DA DEFICIÊNCIA DE α_1-ANTITRIPSINA*

Situação
- Enfisema em paciente não tabagista
- Início prematuro da DPOC (< 50 anos)
- Gravidade da DPOC desproporcional à intensidade da exposição
- Predominância do enfisema nas bases pulmonares
- Bronquiectasias, especialmente na ausência de risco claro para a doença
- Asma sem períodos de remitência, especialmente em pacientes < 50 anos (o rastreamento é recomendado mesmo na presença de atopia)
- Cirrose sem fator de risco aparente
- Paniculite necrosante
- Vasculite antiproteinase-3 positiva
- História familiar de deficiência de AAT-α_1 ou DPOC que iniciou < 50 anos

*Os consensos sobre de AAT-α_1 recomendam uma dosagem em todos os pacientes com DPOC, asma, bronquiectasias, paniculite ou doença hepática.
DPOC, doença pulmonar obstrutiva crônica; AAT-α_1, α_1-antitripsina.

Níveis séricos normais de AAT-α_1 estão associados a alelos MM; os alelos defeituosos mais frequentemente detectados são o S e o Z. A cada alelo M corresponde um nível sérico de AAT-α_1 de 50%; ao S, de 25%; e ao Z, de 10 a 15%. Desse modo, a combinação dos dois alelos é que vai determinar o nível sérico de AAT-α_1 de cada indivíduo. Pacientes homozigotos para o alelo Z (Pi ZZ) podem apresentar nível sérico de AAT-α_1 de 20 a 30% dos valores normais. Há casos em que a AAT-α_1 pode estar ausente ou ser disfuncional. Nesta última situação, é produzida uma quantidade normal de AAT-α_1, mas a proteína não funciona adequadamente.

OUTROS EXAMES ▶

D-DÍMEROS ▶ São produtos de degradação da fibrina. Títulos aumentados estão presentes nos quadros de tromboembolia venosa. É útil na diferenciação entre exacerbação infecciosa e quadro de embolia pulmonar (EP) como causa da descompensação. Habitualmente, o ponto de corte utilizado é de 500 ng/mL, ou apenas "positivo" ou "negativo" em testes qualitativos.

VELOCIDADE DE HEMOSSEDIMENTAÇÃO (VHS) ▶ Marcador inflamatório inespecífico que pode estar aumentado nas exacerbações infecciosas da DPOC.

PROTEÍNA C REATIVA ▶ Marcador inflamatório que pode estar aumentado nas exacerbações infecciosas da DPOC. Exame útil na diferenciação de causa infecciosa e não infecciosa da exacerbação da DPOC. Fora da exacerbação, níveis elevados dessa proteína podem ser um indicativo de doença cardiovascular (DCV), independentemente do perfil lipídico.

PEPTÍDEO NATRIURÉTICO TIPO B (BNP) ▶ O BNP (do inglês *B-type natriuretic peptide*) apresenta níveis elevados em situações de sobrecarga ventricular, sendo um exame interessante na diferenciação de causa cardiogênica ou não da descompensação da DPOC e, eventualmente, na investigação de dispneia crônica. O valor preditivo negativo (VPN) para insuficiência cardíaca congestiva (ICC) alcançou índice de 98%, usando BNP com nível de corte abaixo de 100 pg/mL.

OUTROS EXAMES LABORATORIAIS ▶ Mensuração de glicose sanguínea, ureia, creatinina (Cr), eletrólitos, cálcio, fósforo e hormônio estimulante da tireoide (TSH, do inglês *thyroid-stimulating hormone*) podem ser apropriados conforme a suspeita clínica de diagnósticos alternativos (abordagem geral do paciente com dispneia).

AVALIAÇÃO DE ABSTINÊNCIA TABÁGICA

▶ Caso seja necessário certificar-se da cessação do tabagismo, pode-se realizar a medida dos níveis de monóxido de carbono no sangue, da cotinina na saliva ou na urina, ou determinar a concentração de monóxido de carbono no ar exalado.

▶ DE VOLTA AO CASO CLÍNICO

A espirometria confirmou tratar-se de um caso de DPOC muito grave (VEF_1 < 30% do previsto). A paciente apresentou-se com um quadro de exacerbação causada por infecção bacteriana (aumento da tosse e da dispneia e purulência do escarro). Pela gravidade da DPOC e pelo uso prévio de antibiótico, foram realizados exames bacterioscópico e bacteriológico de escarro com antibiograma, que evidenciou infecção por *S. pneumoniae* e padrão de sensibilidade comum. A GA em ar ambiente mostrou hipoxemia (PaO_2 de 63 mmHg; valor de referência [VR] para a idade: 80-100 mmHg) sem hipercapnia ($PaCO_2$ de 42 mmHg; VR: 35-45 mmHg), não estando indicada oxigenoterapia domiciliar contínua. O Ht e a Hb estavam dentro dos limites da normalidade (VR para mulheres: Ht de 36-48%; Hb de 11,6-15,6 g/dL). Os níveis séricos de AAT-α_1 foram de 19 mg/dL (VR: 88-174 mg/dL), e a pesquisa genética evidenciou a presença de Pi ZZ (indivíduos normais apresentam Pi MM). Nesse caso, foi confirmada a presença de deficiência de AAT-α_1 como fator contribuinte na gênese da DPOC. A reposição de AAT-α_1 está indicada na presença de um nível sérico tão baixo como o da paciente, mas não foi recomendada por não mostrar benefício em casos com perda funcional tão avançada (geralmente é indicada quando o VEF_1 está entre 30-65% do previsto).

LEITURAS SUGERIDAS ▶

Abboud RT, Ford GT, Chapman KR, Standards Committee of the Canadian Thoracic Society. Alpha1-antitrypsin deficiency: a position statement of the Canadian Thoracic Society. Can Respir J. 2001;8(2):81-8.

American Thoracic Society, European Respiratory Society. American Thoracic Society/European Respiratory Society statement: standards for the diagnosis and management of individuals with alpha-1 antitrypsin deficiency. Am J Respir Crit Care Med. 2003;168(7):818-900.

Sociedade Brasileira de Pneumologia e Tisiologia. II Consenso Brasileiro sobre doença pulmonar obstrutiva crônica. J Bras Pneumol. 2004;30(Supl 5):S1-41.

Vestbo J, Hurd SS, Agustí AG, Jones PW, Vogelmeier C, Anzueto A, et al. Global strategy for the diagnosis, management, and prevention of chronic obstructive pulmonary disease: GOLD executive summary. Am J Respir Crit Care Med. 2013;187(4):347-65.

SITES SUGERIDOS ▶

American Thoracic Society [Internet]. New York: ATS; c2015 [capturado em 22 ago. 2015]. Disponível em: http://www.thoracic.org/

British Thoracic Society [Internet]. London: BTS; c2015 [capturado em 22 ago. 2015]. Disponível em: http://www.brit-thoracic.org.uk/

European Respiratory Society [Internet]. Lausanne (Switzerland): ERS; c2015 [capturado em 22 ago. 2015]. Disponível em: http://www.ersnet.org/

Global Initiative for Chronic Obstructive Lung Disease [Internet]. [Local desconhecido: editor desconhecido]; 2015 [capturado em 22 ago. 2015]. Disponível em: http://www.goldcopd.org/

Sociedade Brasileira de Pneumologia e Tisiologia [Internet]. Brasília: SBPT; c2015 [capturado em 22 ago. 2015]. Disponível em: http://www.sbpt.org.br/

CAPÍTULO 96

DOENÇAS PULMONARES PARENQUIMATOSAS DIFUSAS

MARCELO BASSO GAZZANA
DENISE ROSSATO SILVA
DANILO CORTOZI BERTON

▶ CASO CLÍNICO

Paciente do sexo masculino, 62 anos, tabagista em abstinência há 6 meses (índice tabágico: 40 maços-ano), quando iniciou com dispneia progressiva aos grandes esforços e tosse seca. Atualmente, refere dispneia para caminhar no plano em passo acelerado. Há histórico de hipertensão arterial sistêmica (HAS), para a qual vem em uso de anlodipino há vários anos. Nega sintomas constitucionais ou reumáticos, bem como exposição domiciliar ou ocupacional. No exame físico, está eupneico em ar ambiente; na ausculta pulmonar, observam-se estertores crepitantes finos teleinspiratórios em terços inferiores de ambos os hemitóraces, e apresenta hipocratismo digital. A radiografia torácica demonstra um infiltrado de padrão intersticial difuso, com predomínio nos lobos inferiores e na região subpleural.

▶ COMO O LABORATÓRIO PODE AJUDAR NA AVALIAÇÃO DESTE PACIENTE?

A avaliação laboratorial de rotina inclui testes bioquímicos (para avaliar a função hepática e renal), eletrólitos séricos (incluindo cálcio), testes hematológicos com contagem diferencial (para investigar anemia e policitemia), contagem de leucócitos ou eosinofilia, exame qualitativo de urina (EQU), e avaliação das enzimas musculares, para pesquisa de miosite. Dependendo da situação clínica e dos testes de função hepática, sorologias para hepatites virais são recomendadas. Provas inflamatórias, como hemossedimentação e proteína C reativa, são inespecíficas e pouco úteis no diagnóstico, bem como proteinograma e dosagem de desidrogenase lática (LDH). A realização de sorologia para o vírus da imunodeficiência humana (HIV) é recomendada, sobretudo nos casos de pneumopatia difusa de início agudo, pois, muitas vezes, pode ser a apresentação inicial dessa doença subjacente. De acordo com os resultados, diagnósticos específicos podem ser sugeridos e estão sumarizados no Quadro 96.1.

O caso clínico apresentado é um exemplo típico de doença pulmonar parenquimatosa difusa (DPPD). Anteriormente, esse grupo de doenças era denominado doença pulmonar intersticial. Atualmente se reconhece que, na maioria dos casos, o processo patológico não está restrito ao interstício pulmonar. Na verdade, todos os constituintes que formam as unidades de troca gasosa (paredes alveolares, capilares e espaço alveolar), o lúmen bronquiolar e o parênquima pulmonar (pleura, vasos linfáticos e, ocasionalmente, linfonodos) podem estar comprometidos. O termo DPPD engloba um grupo numeroso (mais de 150 etiologias) e heterogêneo de doenças classificadas juntas por apresentarem características clínicas, radiológicas, fisiológicas

QUADRO 96.1 ▶ DIAGNÓSTICOS ESPECÍFICOS SUGERIDOS POR TESTES LABORATORIAIS DE SANGUE E URINA

TESTE LABORATORIAL	RESULTADO	DOENÇA SUGERIDA
Contagem de células sanguíneas	Anemia microcítica	Hemorragia pulmonar
	Anemia normocítica	DDTC
	Leucocitose	Infecção, neoplasia maligna hematológica
	Leucopenia	DDTC, sarcoidose, toxicidade por medicamentos
	Eosinofilia	Pneumonia eosinofílica, sarcoidose, toxicidade por medicamentos, vasculite
	Trombocitopenia	DDTC, sarcoidose
Cálcio	Hipercalcemia	Sarcoidose
Creatinina	↑	DDTC, síndrome pulmão-rim, sarcoidose, amiloidose
Função hepática	↑ GGT, ALT, AST	Sarcoidose, amiloidose, DDTC (polimiosite)
Urina	Sedimento anormal com cilindros hemáticos e/ou hemácias dismórficas	Vasculites, síndrome de Goodpasture
Enzimas musculares	↑ CK, aldolase	PM, DM-PM, DDTC
ECA	↑	Sarcoidose (inespecífico; pode estar elevado em outras DPPD)
Autoanticorpos séricos	↑ ANA, FR, PC	DDTC, AR
	↑ c-Anca	Poliangeíte granulomatosa
	↑ antiMBG	Síndrome de Goodpasture
	Precipitinas específicas	Indicativo de PH
	↑ antiJo-1 ou outro anticorpo antissintetase	PM, DM-PM
	↑ Anto Ro/SS-A, Anti La/SS-B	Síndrome de Sjögren

ALT, alaninoaminotransferase; ANA, anticorpo antinuclear; AR, artrite reumatoide; AST, aspartato-aminotransferase; CK, creatinocinase; DDTC, doença difusa do tecido conectivo; DM, dermatomiosite; PM, polimiosite; FR, fator reumatoide; GGT, gamaglutamiltransferase; PC, proteínas citrulinadas; PH, pneumonite de hipersensibilidade; c-Anca, anticorpo anticitoplasma de neutrófilos, padrão citoplasmático; DPPD, doença pulmonar parenquimatosa difusa; ECA, enzima conversora da angiotensina; antiMBG, anticorpo antimembrana basal glomerular; ↑, aumento.
Fonte: Adaptado de Meyer.[1]

e patológicas similares. Os diagnósticos etiológicos incluem a associação com uma ampla variedade de doenças (doenças difusas do tecido conectivo [DDTC], vasculites), exposições a agentes ocupacionais e ambientais (especialmente poeiras inorgânicas ou orgânicas) e toxicidade pulmonar induzida por fármacos. Elas também podem ocorrer como uma condição idiopática (Fig. 96.1).

A investigação inicial do paciente com DPPD objetiva identificar a etiologia e a gravidade da doença. Os resultados do exame clínico, dos testes laboratoriais, de imagem do tórax e de função pulmonar vão guiar a decisão de realizar (ou não) broncoscopia com lavado broncoalveolar (LBA) e/ou biópsia transbrônquica, ou biópsia pulmonar cirúrgica. Como a escolha terapêutica e o prognóstico variam conforme a causa, o diagnóstico correto é de grande importância.

Conceitualmente, as doenças infecciosas e neoplásicas não são consideradas DPPD, por apresentarem características específicas de suas causas de base e manejo específico. Entretanto, na prática clínica, podem mimetizar as DPPDs e representam um grande desafio no diagnóstico diferencial. Dessa forma, também serão discutidas neste capítulo.

O primeiro passo na investigação das DPPD é definir o contexto do paciente em relação ao estado de imunossupressão e ao tempo de instalação dos sintomas. Pacientes considerados imunodeprimidos são aqueles que apresentam infecção pelo HIV, neoplasias hematológicas, neutropenia e/ou após quimioterapia, transplantes de órgãos, imunodeficiências primárias e uso de

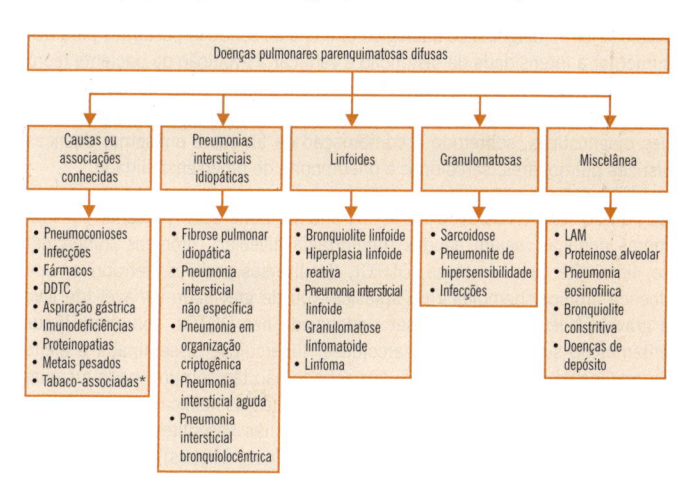

Doenças pulmonares parenquimatosas difusas				
Causas ou associações conhecidas	Pneumonias intersticiais idiopáticas	Linfoides	Granulomatosas	Miscelânea
• Pneumoconioses • Infecções • Fármacos • DDTC • Aspiração gástrica • Imunodeficiências • Proteinopatias • Metais pesados • Tabaco-associadas*	• Fibrose pulmonar idiopática • Pneumonia intersticial não específica • Pneumonia em organização criptogênica • Pneumonia intersticial aguda • Pneumonia intersticial bronquiolocêntrica	• Bronquiolite linfoide • Hiperplasia linfoide reativa • Pneumonia intersticial linfoide • Granulomatose linfomatoide • Linfoma	• Sarcoidose • Pneumonite de hipersensibilidade • Infecções	• LAM • Proteinose alveolar • Pneumonia eosinofílica • Bronquiolite constritiva • Doenças de depósito

FIGURA 96.1 ▶ CLASSIFICAÇÃO DAS DOENÇAS PULMONARES PARENQUIMATOSAS DIFUSAS.
*Doenças tabaco-associadas: bronquiolite respiratória associada à doença intersticial, pneumonia intersticial descamativa, histiocitose pulmonar de células de Langerhans, fibrose pulmonar.
DDTC, doença difusa do tecido conectivo; LAM, linfangioleiomiomatose.
Fonte: Adaptada de Sociedade Brasileira de Pneumologia e Tisiologia.[2]

corticoides sistêmicos e/ou imunossupressores. Nesse subgrupo, é premente que se exclua causa infecciosa, já que é a etiologia mais comum e cuja evolução pode ser rápida e catastrófica. Da mesma forma, em quadros agudos (até 4 semanas de sintomas), mesmo em pacientes imunocompetentes, predomina a etiologia infecciosa.

A realização da anamnese minuciosa é essencial, ressaltando a presença de sintomas reumatológicos, a história tabágica, o uso de medicamentos e as exposições a antígenos domiciliares e/ou ocupacionais. No exame físico, é comum encontrar alteração na ausculta pulmonar (estertores crepitantes finos teleinspiratórios, chamados crepitantes em "velcro"). Em alguns casos, são encontrados sinais de DDTC (ou outras doenças sistêmicas), de hipocratismo digital (principalmente na fibrose pulmonar idiopática [FPI]) e achados de *cor pulmonale* (nos casos de DPPDs mais avançadas, independentemente da causa). O início da investigação complementar se dá pela radiografia torácica (necessária para o diagnóstico sindrômico), que demonstra infiltrado em vários lobos, homogeneamente ou não, de padrão intersticial e/ou alveolar. Atualmente, a maior parte dos pacientes é submetida à tomografia computadorizada com técnica de alta resolução (TCAR) torácica para complementar a investigação, já que é mais sensível do que a radiografia convencional e permite estabelecer alguns diagnósticos que têm padrão típico, estreitando o diagnóstico diferencial e auxiliando na escolha do local para eventual biópsia pulmonar. As provas de função pulmonar são úteis para documentar o padrão habitual desse grupo de doenças (padrão ventilatório restritivo associado à redução da capacidade de difusão pulmonar), mas têm pouco valor no diagnóstico etiológico diferencial, sendo importantes para documentar a intensidade da disfunção e verificar a evolução do paciente (com ou sem tratamento). Entretanto, quando demonstram padrão de distúrbio ventilatório combinado ou puramente obstrutivo, restringem as possibilidades diagnósticas, sobretudo a combinação de fibrose e enfisema, doenças císticas pulmonares, sarcoidose e pneumonite de hipersensibilidade.

ESTUDOS HEMATOLÓGICOS
A anemia pode estar presente em inúmeras doenças, sejam agudas (hemorragia alveolar), crônicas (tuberculose, linfangite carcinomatosa, DDTC), de diversos padrões (ferropriva, tipo doença crônica, hemolítica ou aplásica), ou de gravidade variável (de leve a grave). A leucopenia pode ser evidenciada nas DDTCs, sobretudo lúpus eritematoso sistêmico (LES), sarcoidose, tuberculose disseminada e efeito de medicamentos. A eosinofilia, um achado não tão comum, pode estreitar o diagnóstico diferencial; ocorre na pneumonia eosinofílica, na sarcoidose, na toxicidade pulmonar por medicamentos, nas vasculites (sobretudo na granulomatose eosinofílica com poliangeíte [Churg-Strauss]), na aspergilose broncopulmonar alérgica (ABPA) e nas parasitoses (síndrome de Loeffler).

TESTES BIOQUÍMICOS
Alterações em provas de função renal podem ocorrer nas DDTCs e nas síndromes pulmão-rim (síndrome de Goodpasture, granulomatose com poliangeíte [antes denominada granulomatose de Wegener]). Provas de função hepática alteradas podem ocorrer na sarcoido-

se (hepática ou disseminada, sobretudo aumento da fosfatase alcalina), na malignidade metastática, na tuberculose miliar e nas DDTCs.

Distúrbios do metabolismo do cálcio ocorrem em pacientes com sarcoidose. O defeito primário envolve o excesso da hidroxilação da 25-hidroxivitamina D (25(OH)D) para 1,25-hidroxivitamina D (1,25(OH)2D) pelas células do granuloma. Isso leva ao aumento da absorção intestinal de cálcio, provocando hipercalcemia e hipercalciúria. A hipercalcemia é encontrada em 5% dos pacientes com sarcoidose, e a hipercalciúria, em 10%. Ambas as dosagens são recomendadas no acompanhamento dos pacientes. A dosagem de 1,25(OH)2D sérica pode estar elevada nesses casos, bem como no hiperparatiroidismo, em outras granulomatoses crônicas (tuberculose, micoses, beriliose) e em linfomas. A hipercalcemia também pode ser encontrada na linfangite carcinomatosa, relacionada à síndrome paraneoplásica (secreção de proteína relacionada ao hormônio da paratireoide [PTHrP, do inglês *parathyroid hormone-related protein*], nos linfomas e carcinomas brônquicos, nas metástases ósseas concomitantes ao envolvimento pulmonar (os sítios mais comuns são mama, primário de pulmão e ovário) e nos tumores com atividade osteoclástica aumentada (mielomas). Alguns fármacos associados a pneumopatias também podem elevar a calcemia, como tiazídicos, lítio e tamoxifeno.

Enzimas musculares (as mais específicas, aldolase e creatinocinase [CK] total ou fração MM; ou as menos específicas, LDH e aspartato-aminotransferase [AST]) podem estar aumentadas na polimiosite (PM), em outras causas de lesão muscular (distrofias musculares, exercício intenso, injeção de medicação intramuscular, cauterizações transoperatórias, choque circulatório grave, infarto agudo do miocárdico [IAM] – inclusive aldolase) ou em doenças não musculares (hepatopatias, leucemias mieloides, carcinomatose e anemia megaloblástica). Auxiliam no diagnóstico e no acompanhamento dos pacientes com PM.

Hipergamaglobulinemia é comum em diversas DPPDs, sejam inflamatórias ou infecciosas, tendo padrão policlonal. O achado de hipogamaglobulinemia pode sugerir a presença de imunodeficiência, seja primária (imunodeficiência comum variável) ou adquirida (infecção pelo HIV), sendo que ambas podem estar associadas à pneumonite intersticial linfocítica.

O aumento da LDH pode ocorrer na FPI, na pneumocistose, na proteinose alveolar e na fibrose pulmonar aguda. Entretanto, outras causas de infiltração pulmonar também podem, no decorrer da doença, elevar a LDH.

AUTOANTICORPOS ▶

Testes sorológicos para investigação de DDTC podem ser úteis especialmente para investigar possível doença subclínica. Sabe-se que o envolvimento pulmonar pode ocorrer antes do diagnóstico da DDTC. Entretanto, nem todo paciente com teste positivo vai apresentar (ou desenvolver) uma DDTC bem definida. Habitualmente a avaliação inicial de pacientes com DPPD inclui anticorpos antinucleares (ANAs), fator reumatoide (FR), antitopoisomerase (antiScl-70), anticorpo anticitoplasma de neutrófilos (Anca) e antiJo (uma vez que, na síndrome antissintetase, a DPPD precede a miosite em até 70% dos casos). Os demais autoanticorpos são solicitados conforme a suspeita clínica e/ou os resultados dos exames iniciais. O ANA está presente em diferentes percentuais nas DDTC, como LES (> 95%), esclerose sistêmica (ES) (80-90%), artrite reumatoide (AR) (50-60%), síndrome de Sjögren (SSj) primária (> 90%), PM (30-50%), bem como em outras condições, como infecções crônicas (10-50%), neoplasias (20-30%), familiares de primeiro grau de pacientes com DDTC (25-50%) e indivíduos saudáveis (5-13%, com maior positividade à medida que a idade avança, mas geralmente com títulos abaixo de 1/160). Pacientes com FPI podem apresentar ANA (< 1/160) e FR em títulos baixos em até 20% dos casos.

O padrão do ANA realizado em células Hep-2 está associado a determinados autoanticorpos e também pode indiretamente sugerir a etiologia, apesar de não definir a especificidade desse autoanticorpo. Como exemplo, citam-se os padrões centromérico (ES limitada), homogêneo em placa cromossômica metafísica corada (LES idiopático ou induzido por medicamento), homogêneo em placa não corada (ES e outras doenças, quando títulos < 1/640), pontilhado grosseiro em placa não corada (LES, doença mista do tecido conectivo [DMTC]), pontilhado fino em placa corada (ES). Padrões homogêneos periféricos e pontilhados finos, ambos em placa não corada, e citoplasmáticos ocorrem em diversas doenças autoimunes. O método habitual de realização do ANA é a imunofluorescência indireta; eventualmente, alguns autoanticorpos podem ser negativos, havendo a necessidade de utilizar um ensaio em fase sólida.

A presença de anticorpos específicos pode sugerir uma doença em particular: DNA nativo, antisSm (LES), U1-RNP (DMTC, mas também LES, ES e AR), U3-RNP (ES, mas também DMTC, LES, AR, SSj), SS-A/Ro (SSj, mas também LES, PM, ES), SS-B/La (SSj, mas também LES), histona (LES e mais de 95% do LES induzido por medicamentos), Th/to (ES), anti-Jo-1 (PM), antiScl-70 (ES), centrômero (ES, sobretudo doença limitada), RNA polimerase (ES) e Ku (sobreposição entre PM e ES).

O FR sugere AR. Entretanto, pode estar presente, mesmo em títulos elevados, em outras colagenoses (LES, ES, PM, SSj, DMTC, vasculites) e em diversas outras doenças (doenças virais, como hepatite A e B, síndrome da imunodeficiência adquirida [Aids], mononucleose, *influenza*, pós-vacinação, neoplasias, principalmente após radio e quimioterapia; infecções bacterianas, como tuberculose, sífilis, endocardite subaguda; e parasitárias, como esquistossomose, filariose, malária). O anticorpo antipeptídeo citrulinado cíclico (antiCCP) tem sensibilidade semelhante à do FR, mas especificidade muito maior (mais de 90%), sendo importante no diagnóstico de doenças que causam FR falso-positivo, bem como naqueles pacientes com AR soronegativa ou precoce.

Os Ancas ocorrem, sobretudo, em vasculites sistêmicas, sendo que o padrão c-Anca (sugerindo a presença de anticorpos antiproteinase 3 [antiPR3]) está presente em 80 a 90% dos casos de granulomatose com poliangeíte, e o padrão perinuclear (p-Anca) (anticorpos antimieloperoxidase [antiMPO]) está presente na poliangeíte microscópica e na glomerulonefrite (GN) rapidamente progressivas, na granulomatose eosinófilica com poliangeíte ou na vasculite induzida por medicamentos. Outras doenças podem ter Anca reagente, como infecção pelo HIV, hepatite autoimune, retocolite ulcerativa, mielodisplasia, GN estreptocócica, cirrose biliar primárica e fibrose cística. Os anticorpos antifosfolipídeos (AFLs) (especificamente o anticoagulante lúpico [AL], a anticardiolipina [aCL] e a β_2-microglobulina-1) estão relacionados à síndrome do anticorpo antifosfolipídeo (SAAF) primária ou secundária a outras DDTCs (LES, ES). O Anca normalmente é feito por imunofluorescência indireta, pois é o método mais sensível. Esse resultado deve ser confirmado, sobretudo se o padrão é atípico, pelo método de enzimaimunoensaio (Elisa) contra os antígenos específicos purificados, isto é, antiMPO e antiPR3.

Os anticorpos antimembrana basal glomerular (antiMBG) são encontrados na síndrome de Goodpasture e, eventualmente, na GN crescêntica e após transplante renal. Quando medidos por imunofluorescência indireta, têm sensibilidade de 80 a 90% para a síndrome, e, por Elisa, mais de 95%. Pode ser utilizado para o acompanhamento terapêutico. Para pacientes com hemoptise ou infiltrados pulmonares com anemia (ou redução da hemoglobina [Hb]), além do anticorpo antiMBG, devem-se realizar Anca, ANA e AFL para auxiliar no diagnóstico etiológico específico das síndromes alveolares hemorrágicas difusas. Anticorpos para doenças infecciosas, como leptospirose, hantavirose, estreptococos (antiestreptolisina O [Aslo]) e dengue.

Os níveis de complemento medem a atividade inflamatória e também são utilizados para seguimento dos pacientes com doenças específicas. A redução do seu nível sérico (normalmente dosados os componentes C3, C4 e CH50) indica aumento de sua degradação (doenças autoimunes, como LES e AR graves, SSj, vasculites sistêmicas; infecções, como endocardite bacteriana, sepse por gram-negativos ou pneumococo, viremia por hepatite B ou dengue; rejeição a transplantes; e deficiências de inibidores específicos) ou déficit de síntese (deficiências congênitas, insuficiência hepática ou desnutrição graves, síndrome nefrótica [SN] e LES). No entanto, poderá haver aumento dos componentes do complemento na fase aguda de diversas doenças, seja nas autoimunes (LES, AR, PM e arterite temporal, mas normalmente menos de 2 vezes os valores normais) ou em outras doenças com ativação dessa via (sarcoidose, amiloidose, pneumonia pneumocócica, neoplasias, hepatites, infarto do miocárdio, diabetes).

GASOMETRIA ARTERIAL (GA)
É utilizada para avaliação da troca gasosa e da necessidade de oxigenoterapia. Deve ser solicitada em pacientes com oximetria de pulso igual ou inferior a 93%, quando há quadro agudo com esforço respiratório, em pacientes com *cor pulmonale* clínico ou por exames complementares (eletrocardiograma [ECG], ecocardiograma) e na suspeita de distúrbio respiratório do sono associado à DPPD. Na maioria dos casos, quando alterada, a GA evidencia hipoxemia, hipocapnia e aumento do gradiente alvéolo-arterial de oxigênio. A indicação de oxigenoterapia em pacientes com DPPD segue as mesmas indicações da doença

pulmonar obstrutiva crônica (DPOC) (pressão parcial arterial de oxigênio [PaO$_2$] ≤ 55 mmHg ou saturação periférica da hemoglobina pelo oxigênio [SatO$_2$] ≤ 88%, ou presença de *cor pulmonale* com PaO$_2$ de 56 a 59 mmHg ou SatO$_2$ ≤ 89%), embora as evidências sejam por extrapolação.

ENZIMA CONVERSORA DA ANGIOTENSINA (ECA)
É produzida pelas células epitelioides do granuloma sarcoide. Sua dosagem no passado foi utilizada para monitorização de pacientes com sarcoidose, já que tem níveis elevados (> 35 UI/L em adultos) em 40 a 80% dos pacientes com doença em atividade e ocorre redução com a melhora clínica. Entretanto, corticoides sistêmicos suprimem sua atividade. Logo, um aumento do nível sérico pode estar relacionado à redução do corticoide, e não à exacerbação da doença. Pode também ter níveis elevados em 11% dos pacientes com doença inativa e em outras doenças, como silicose, beriliose, amiloidose, tuberculose, insuficiência renal crônica (IRC), diabetes, hipertiroidismo, pneumonia de hipersensibilidade (PH), pneumonite intersticial linfocítica e síndrome da angústia respiratória do adulto (SARA). Portanto, não é específica para sarcoidose, devendo ser valorizada no contexto clínico. Também não deve ser utilizada para decisões terapêuticas nesta doença.

PRECIPITINAS
Pode ser feita a pesquisa sérica de anticorpos imunoglobulina G (IgG) precipitados (precipitinas) contra diversos antígenos, como mofo, fungos, penas de pássaros, vegetais ou secreções de animais. É útil no diagnóstico da PH, cujos antígenos mais frequentes no Brasil são mofo domiciliar e pássaros, mas infelizmente não estão disponíveis aqui, mesmo em laboratórios de referência. É solicitada quando há história de exposição sugestiva, por meio da dosagem de um painel de precipitinas dos antígenos mais comuns. A sensibilidade do teste é elevada, mas um resultado negativo não afasta o diagnóstico, já que muitos laboratórios não têm metodologia adequada. Além disso, um resultado positivo deve ser interpretado no contexto clínico, pois pode significar somente sensibilização ao antígeno, e não a doença.

PEPTÍDEOS NATRIURÉTICOS
A dosagem de peptídeos natriuréticos, como o peptídeo natriurético cerebral (BNP, do inglês *B-type natriuretic peptide*) e a fração terminal do seu precursor (NT-pró-BNP), pode ser útil naqueles pacientes com dispneia aguda e infiltrado pulmonar, para diferenciar causas cardíacas de pulmonares. Entretanto, diversas outras condições podem elevá-los, como sepse por qualquer causa, insuficiência renal, acidente vascular encefálico (AVE), cirrose e embolia pulmonar (EP). Nos casos de DPPD de evolução crônica, a dosagem dos BNPs pode auxiliar no rastreamento de hipertensão pulmonar associada à doença de base.

TESTE TUBERCULÍNICO
O teste tuberculínico (TT) (também conhecido como PPD [*purified protein derivative*] e prova de Mantoux) indica o contato com o bacilo da tuberculose e, eventualmente, ocorre em valores inferiores a 15 mm de induração em pacientes com micobacteriose não tu-

berculosa e em indivíduos vacinados com BCG (bacilo de Calmette-Guérin). Caracteristicamente, é solicitado para auxiliar na diferenciação entre linfadenite tuberculosa e sarcoidose ou linfoma. Na sarcoidose ou linfoma o TT pode ser negativo pelo desvio de linfomonócitos para os sítios da doença. Outras situações em que o TT pode ser negativo são tuberculose grave (sobretudo miliar), algumas viroses ou vacinas com vírus vivo, malignidades (incluindo quadros de linfangite carcinomatosa), infecção por HIV, desnutrição, uso de imunossupressores e idade avançada. Recentemente tem havido dificuldade na realização desse teste pela falta de insumos, sobretudo no sistema público. A dosagem de interferon-γ oriunda dos linfócitos T periféricos ativados por antígenos específicos (IGRA) também é feita para diagnóstico de infecção pelo bacilo da tuberculose, mas não indica necessariamente doença em atividade. Apresenta especificidade elevada que não é afetada pela vacinação por BCG, mas seu rendimento é reduzido em pacientes imunossuprimidos, como aqueles infectados pelo HIV.

MARCADOR INESPECÍFICO DE DPPD

Alguns marcadores séricos indicativos de DPPD têm sido identificados, destacando-se uma glicoproteína de alto peso molecular expressada pelos pneumócitos tipo II denominada Kerbs von Lungren-6 (KL-6). Em um estudo de população mista de pacientes com DPPD idiopática ou associada à DDTC, comparada a indivíduos controles saudáveis ou com pneumonia bacteriana aguda, a KL-6 foi associada com alta sensibilidade (94%) e especificidade (96%) para a presença de DPPD. Entretanto, atualmente, o papel desse marcador sérico no diagnóstico clínico de DPPD é incerto, e sua dosagem não está comercialmente disponível, embora em alguns centros de referência esteja sendo utilizado rotineiramente, sobretudo no diagnóstico de envolvimento pulmonar por AR e outras DDTCs. Quando não se faz o diagnóstico etiológico por meio de exame clínico, padrão radiológico e exames laboratoriais não invasivos, é recomendada a realização de broncoscopia flexível com LBA, que pode fornecer diversas informações etiológicas. Nos casos de suspeita de doenças com padrão bronquiolocêntrico (sarcoidose, PH, linfangite carcinomatosa, tuberculose miliar), é recomendada também a realização concomitante de biópsia pulmonar broncoscópica (dita transbrônquica, BTB). Nos casos inconclusivos e/ou com padrão não bronquiolocêntrico, os pacientes são submetidos à biópsia pulmonar cirúrgica (Fig. 96.2).

EXAMES MICROBIOLÓGICOS

Exames microbiológicos, incluindo análises do escarro espontâneo ou induzido, LBA, anatomopatológicos, entre outros materiais, são úteis no diagnóstico de infecções, tanto nos quadros agudos (p. ex., pneumonias) como nos de evolução crônica (p. ex., tuberculose e micoses). Dependendo da suspeita, são solicitados testes bacterioscópico, bacteriológico, pesquisa e cultura de micobactérias, pesquisa (direta e pela prata) e cultura de fungos, pesquisa de agentes virais (alterações citológicas, imunofluorescência em amostra nasal e faringe), bem como pesquisas específicas por biologia molecular. Para algumas micoses, há sorologias (como na histoplastomose e na paracoccidioidomicose, bem como pesquisa

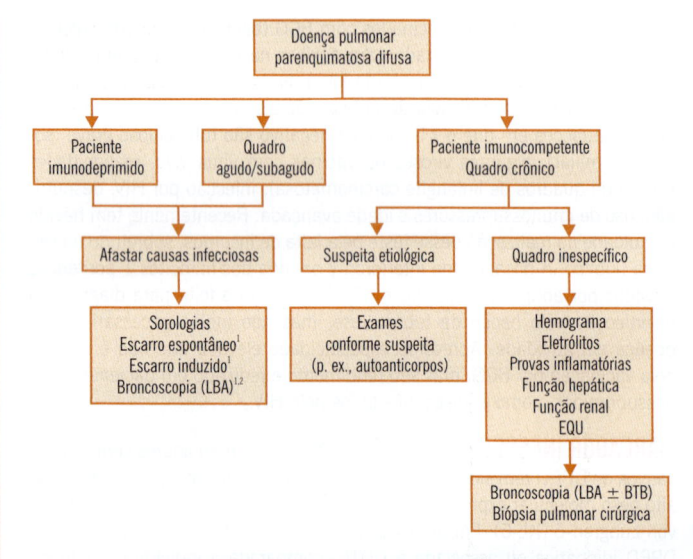

FIGURA 96.2 ▶ **PAPEL DOS EXAMES LABORATORIAIS NA INVESTIGAÇÃO ETIOLÓGICA DE PACIENTES COM DOENÇA PULMONAR PARENQUIMATOSA DIFUSA.**

[1] Exames microbiológicos, podendo incluir pesquisas virais e por biologia molecular.
[2] Nos quadros agudos, é menos frequente a necessidade de BTB e, muito raramente, biópsia cirúrgica.
EQU, exame qualitativo de urina; btb, biópsia transbrônquica; lba, lavado broncoalveolar.

de antígenos, como látex para criptococos e galactomanana séricoa ou no LBA para aspergilos.

Para mais informações, ver Capítulo 98, Pneumonia comunitária e hospitalar, e Capítulo 100, Tuberculose.

ANÁLISE DO LBA BRONCOSCÓPICO ▶

O LBA, realizado com técnica padronizada, pode ser útil no diagnóstico específico ou mesmo para demonstrar um padrão citológico que estreita as possíveis causas. A identificação de germes específicos – por exemplo, histoplasma – confirma o diagnóstico. Entretanto, em algumas situações, é obrigatória a correlação clínica, já que pode haver colonização, e não necessariamente infecção, como aspergilos, bactérias piogênicas ou mesmo bacilos álcool-ácido resistentes (BAARs) (que, além da tuberculose, podem ocorrer nas micobacterioses não tuberculosas ou, eventualmente, na nocardiose). A presença de células malignas no LBA configura envolvimento do espaço aéreo pela neoplasia, em geral no carcinoma de crescimento bronquioloalveolar (denominado atualmente adenocarcinoma lepídico), embora possa eventualmente ser encontradas na linfangite carcinomatosa em fase avançada. Infelizmente, a realização de imunocitoquímica é pouco disponível, e poderia auxiliar no diagnóstico diferencial, sobretudo dos adenocarcinomas e linfomas.

O lavado hemorrágico em sucessivas alíquotas indica hemorragia alveolar difusa (idiopática ou associada à DDTC – LES, infecção por leptospirose, citomegalovirose, neoplasia –, carcinoma bronquioloalveolar, congestão crônica – estenose mitral, insuficiência cardíaca congestiva [ICC] grave), sobretudo quando associado à pesquisa de macrófagos com hemossiderina positiva. Se possível, essa pesquisa deve ser quantificada com o índice de Gold, sendo positiva quando há envolvimento de mais de 150 células por campo. A pesquisa de cristais (feitas com luz polarizada) pode indicar a exposição a metais pesados (sílica, asbesto), mas não necessariamente significa doença (pneumoconiose). Líquido floculento associado a material amorfo PAS-positivo ou glóbulos amorfos basofílicos na coloração de Giemsa sugerem proteinose alveolar, mas também podem ocorrer na pneumocistose. Coloração específica demonstrando substância lipoídica pode sugerir pneumonia lipoídica, que ocorre nos processos aspirativos pulmonares recorrentes.

O LBA normal é composto, na sua maioria, por macrófagos alveolares. Entretanto, em várias DPPDs, a citologia é alterada (Quadro 96.2). Pode haver eosinocitose encontrada nas reações a fármacos, parasitoses e pneumonias eosinofílicas. Contagem de eosinófilos acima de 25% indica fortemente pneumonia eosinofílica. Contagens de neutrófilos acima de 50% (sobretudo > 65%) sugerem dano alveolar difuso ou infecção supurativa. Neutrocitose em níveis menores é encontrada na maioria dos pacientes com FPI. Linfocitose (contagens > 25%), denominada às vezes "alveolite", ocorre em doenças granulomatosas (sarcoidose, tuberculose, PH, beriliose), DDTC, reação a fármacos, infecção viral e pneumonite não específica em fase celular. Quando as contagens de linfócitos são superiores a 50%, normalmente a causa é a PH ou, mais raramente, a pneumonite intersticial linfocítica (primária ou associada à colagenose). A presença de plasmócitos pode sugerir

QUADRO 96.2 ▶ PADRÕES DE CELULARIDADE NO LAVADO BRONCOALVEOLAR NAS DOENÇAS PULMONARES PARENQUIMATOSAS DIFUSAS

LINFOCITOSE	EOSINOCITOSE	NEUTROCITOSE
Sarcoidose	**Elevada (≥ 25%):**	Dano alveolar difuso
PH	Pneumonias eosinofílicas	Infecção piogênica
Tuberculose	Eosinofilia tropical	Exacerbação da FPI
Beriliose	Churg-Strauss	Asbestose/silicose
Silicose	Aspergilose	Histiocitose X
DDTC		PH (aguda)
Fármacos (amiodarona)	**Leve a moderada (< 25%):**	Sarcoidose (avançada)
Infecção viral	DDTC	
Pine celular	Fármacos	
Doenças linfoproliferativas	FPI	
	Sarcoidose	

DDTC, doença difusa do tecido conectivo; FPI, fibrose pulmonar idiopática; PH, pneumonite de hipersensibilidade; Pine, pneumonia intersticial não específica.

PH (sobretudo se estiver associada a macrófagos vacuolados), pneumonia por legionela ou *Pneumocystis jirovecii*, linfoma não Hodgkin ou pneumonia eosinofílica crônica. O aumento de mastócitos no LBA pode ocorrer em caso de tuberculose, linfomas, FPI, asma e, menos frequentemente, sarcoidose.

A imunofenotipagem do LBA pode diferenciar linfócitos CD4 de CD8, sendo a relação superior a 3,5 sugestiva de sarcoidose, e inferior a 1, de PH. A dosagem repetida de linfócitos CD4 no LBA foi utilizada no passado para seguimento dos pacientes com sarcoidose, mas tem muita variabilidade e não é mais recomendada na maioria dos centros. A imunofenotipagem pode também identificar células CD1 positivas, isto é, histiócitos, que são células normais, mas que, em pacientes com suspeita clínica de granuloma eosinofílico (também denominada histiocitose X pulmonar e histiocitose de células de Langerhans), quando em percentual maior do que 5%, sugerem fortemente o diagnóstico (ocorre em mais de 50% dos pacientes com essa doença). Também é possível identificar padrão monoclonal de celulas linfoides, podendo sugerir doença linfoproliferativa.

AVALIAÇÃO DE PNEUMOCONIOSES ▶

O diagnóstico de pneumoconioses é estabelecido pela história de exposição e alterações radiológicas características. A pesquisa de cristais do LBA (pela sua birrefringência através de luz polarizada), quando positiva, indica somente exposição, não obrigatoriamente doença. Os achados anatomopatológicos, geralmente granulomas de corpo estranho, não são essenciais para o diagnóstico, sendo a biópsia realizada somente em casos atípicos. A exceção à regra é o diagnóstico de beriliose, que pode ser muito difícil, principalmente quando a exposição ocupacional não é clara, já que os achados histopatológicos podem ser idênticos aos da sarcoidose. O método recomendado é o teste de proliferação de linfócitos periféricos estimulados pelo berílio, que tem alta especificidade e sensibilidade para o diagnóstico. Entretanto, está disponível em poucos centros, e o teste *in vitro* para o antígeno específico ainda não foi validado.

▶ DE VOLTA AO CASO CLÍNICO

O cenário em que se encontra o paciente é de evolução crônica e sem imunossupressão conhecida. Não foi relatada até o momento nenhuma associação entre o anlodipino e a pneumonia intersticial do padrão apresentado. Os exames laboratoriais foram inexpressivos (incluindo provas inflamatórias normais), exceto por FAN reagente (títulos 1/40). A tomografia computadorizada (TC) torácica revelou infiltrado intersticial de padrão reticular (espessamento de septos interlobulares), bronquiectasias e bronquioloectasias de tração com áreas de faveolamento subpleural predominando nos lobos inferiores, sem sinais de vidro despolido, adenomegalias mediastinais ou derrame pleural. As provas de função pulmonar evidenciaram restrição leve e capacidade de difusão pulmonar com redução moderada. Considerando que o paciente apresentava TC de tórax com critérios de provável pneumonia intersticial comum, história clínica compatível, ausência de sinais sistêmicos no exame físico (cutâneos ou articulares) e ausência de exposições ambientais ou medicamentosas, o diagnóstico clínico-radiológico funcional de FPI pôde ser estabelecido, conforme os novos critérios das diretrizes da American Thoracic Society/European Respiratory Society.

REFERÊNCIAS ▶

1. Meyer KC. Diagnosis and management of interstitial lung disease. Transl Respir Med. 2014;2:4-17.
2. Sociedade Brasileira de Pneumologia e Tisiologia. Diretrizes de doenças intersticiais da SBPT. J Bras Pneumol. 2012;38(Suppl 2):S1-S133.
3. Ohnishi H, Yokoyama A, Kondo K, Hamada H, Abe M, Nishimura K, et al. Comparative study of KL-6, surfactant protein-A, surfactant protein-D, and monocyte chemoattractant protein-1 as serum markers for interstitial lung diseases. Am J Respir Crit Care Med 2002;165(3):378-81.

LEITURAS SUGERIDAS ▶

Alhamad EH, Cosgrove GP. Interstitial lung disease: the initial approach. Med Clin North Am. 2011;95(6):1071-93.

Antin-Ozerkis D, Rubinowitz A, Evans J, Homer RJ, Matthay RA. Interstitial lung disease in the connective tissue diseases. Clin Chest Med. 2012;33(1):123-49.

Behr J. Approach to the diagnosis of interstitial lung disease. Clin Chest Med. 2012;33(1):1-10.

Fenoglio CM, Reboux G, Sudre B, Mercier M, Roussel S, Cordier JF, et al. Diagnostic value of serum preciptins to mould antigens in active hypersensitivity pneumonitis. Eur Respir J. 2007;29(4):706-12.

Fischer A, du Bois R. Interstitial lung disease in connective tissue disorders. Lancet. 2012;380(9842):689-98.

Frankel SK, Schwarz MI. The pulmonary vasculitides. Am J Respir Crit Care Med. 2012;186(3):216-24.

Meyer KC, Raghu G. Bronchoalveolar lavage for the evaluation of interstitial lung disease: is it clinically useful? Eur Respir J. 2011;38(4):761-9.

Müller-Quernheim J, Gaede KI, Fireman E, Zissel G. Diagnoses of chronic beryllium disease within cohorts of sarcoidosis patients. Eur Respir J. 2006;27(6):1190-5.

Travis WD, Costabel U, Hansell DM, King TE Jr, Lynch DA, Nicholson AG, et al. An official American Thoracic Society/European Respiratory Society statement: update of the international multidisciplinary classification of the idiopathic interstitial pneumonias. Am J Respir Crit Care Med. 2013;188(6):733-48.

Tzelepis GE, Toya SP, Moutsopoulos HM. Occult connective tissue diseases mimicking idiopathic interstitial pneumonias. Eur Respir J. 2008;31(1):11-20.

Valeyre D, Prasse A, Nunes H, Uzunhan Y, Brillet PY, Müller-Quernheim J. Sarcoidosis. Lancet. 2014;383(9923):1155-67.

SITES SUGERIDOS ▶

American Thoracic Society [Internet]. New York: ATS; c2015 [capturado em 22 ago. 2015]. Disponível em: http://www.thoracic.org/

Sociedade Brasileira de Pneumologia e Tisiologia [Internet]. Brasília: SBPT; c2015 [capturado em 22 ago. 2015]. Disponível em: http://www.sbpt.org.br/

The Drug-Induced Respiratory Disease Website [Internet]. Dijon: Department of Pulmonary Medicine and Intensive Care University Hospital Dijon France; 2012 [capturado em 22 ago. 2015]. Disponível em: http://www.pneumotox.com

World Association of Sarcoidosis and Other Granulomatous Disorders [Internet]. Stockholm: WASOG; c2014 [capturado em 22 ago. 2015]. Disponível em: http://www.wasog.org

CAPÍTULO 97

HIPERTENSÃO PULMONAR

MARCELO BASSO GAZZANA
MARLI MARIA KNORST

▶ CASO CLÍNICO

Paciente do sexo feminino, 42 anos, com história de hipertensão arterial sistêmica (HAS) em uso de clortalidona, relatou dispneia ao mínimo esforço há cerca de 6 meses. Referia também artralgias difusas, disfagia e cianose nos dedos das mãos e dos pés. Negava tabagismo ou outras doenças. Ao exame físico, estava eupneica em repouso, e a ausculta pulmonar era normal. No exame cardíaco, observou-se hiperfonese da segunda bulha, terceira bulha de ventrículo direito (VD) e turgência jugular a 45 graus. Visualizou-se fenômeno de Raynaud nas extremidades e espessamento da pele da face e das mãos. Não se evidenciou alteração articular. A radiografia torácica e o eletrocardiograma (ECG) demonstraram sinais de aumento das cavidades direitas. O ecocardiograma Doppler transtorácico evidenciou aumento e disfunção contrátil do VD, velocidade de regurgitação tricúspide (VRT) de 4 m/s, permitindo estimar uma pressão sistólica da artéria pulmonar (PSAP) de 74 mmHg, e cavidades esquerdas sem alterações.

▶ COMO O LABORATÓRIO PODE AJUDAR NA AVALIAÇÃO DESTA PACIENTE?

O quadro clínico apresentado indica uma provável hipertensão pulmonar (HP), *lato sensu*, considerando o valor de PSAP muito elevado no ecocardiograma de rastreamento. Ao ecocardiograma, há sugestão de HP quando a PSAP é maior do que 35 mmHg (VRT > 2,8 m/s) ou quando há alteração qualitativa do VD (p. ex., dilatação ou disfunção sistólica), e de HP grave quando a PSAP é maior do que 50 mmHg (VRT > 3,4 m/s). A HP é uma condição de definição hemodinâmica que somente pode ser confirmada por cateterismo cardíaco direito, por meio da medida direta da pressão média na artéria pulmonar (PMAP), que deve ser igual ou maior do que 25 mmHg em repouso. A HP não é um diagnóstico *per se*, havendo a obrigação de identificar uma causa específica, já que o prognóstico e a terapêutica são muito diferentes nas diversas etiologias. Do ponto de vista fisiopatológico, a HP pode ocorrer por aumento da resistência vascular pulmonar (RVP; chamada HP pré-capilar); por aumento das pressões de enchimento do ventrículo esquerdo (VE), que são transmitidas retrogradamente para a circulação pulmonar (dita HP pós-capilar); e por hiperfluxo (aumento do débito cardíaco [DC]).

O 5º Simpósio Mundial, que ocorreu em 2013 na cidade de Veneza, classificou a HP em 5 categorias, sendo as doenças agrupadas pela similaridade no mecanismo de ação e na terapêutica recomendada.

- **Categoria 1** – Hipertensão arterial pulmonar (HAP), que engloba a HAP idiopática (sem causa definida), a hereditária, a associada a medicamentos e a associada a diversas doenças (infecção por vírus da imunodeficiência humana (HIV), hipertensão portal, esquistossomose, doenças difusas do tecido conectivo [DDTCs] e *shunts* intracardíacos). A HAP tem um padrão pré-capilar, isto é, aumento da RVP com pressões de enchimento do VE normais (respectivamente, RVP maior do que 3 Woods e pressão de oclusão da artéria pulmonar [POAP] igual ou menor do que 15 mmHg);
- **Categoria 2** – Constituída por doenças cardíacas esquerdas e valvopatias, caracterizadas pelo padrão pós-capilar;
- **Categoria 3** – Relacionada a doenças pulmonares primárias (obstrutivas ou restritivas), hipoventilação, distúrbios respiratórios do sono e outras doenças que também causam hipóxia como mecanismo inicial da HP;
- **Categoria 4** – Representada pela hipertensão pulmonar tromboembólica crônica (HPTC).

- **Categoria 5** – Miscelânea de doenças com mecanismos multifatoriais ou desconhecidos (como tiroidopatias, doenças metabólicas de depósito, hemoglobinopatias, sarcoidose e insuficiência renal crônica [IRC] em hemodiálise).

Muitas vezes, a HP é utilizada como sinônimo da HAP, o que gera erros graves no manejo dos pacientes.

A apresentação clínica ocorre pela presença de sintomas (dispneia é o mais comum), por achados em exames (geralmente radiografia torácica, ECG ou ecocardiograma) ou pelo rastreamento de HP realizado em doenças com alto risco de desenvolvê-la (como na esclerose sistêmica [ES]). A investigação de pacientes com HP envolve anamnese e exame físico minuciosos, bem como a realização de exames complementares. Estes envolvem testes laboratoriais (hemograma, provas de função renal e hepática, hormônios tiroidianos, sorologias virais para HIV e hepatites B e C, e autoanticorpos), de função pulmonar (espirometria, volumes pulmonares, pressões respiratórias, teste de caminhada de 6 minutos, teste cardiopulmonar de exercício), do sono (oximetria noturna, polissonografia), cardiovasculares (ecocardiograma transtorácico ou transesofágico com pesquisa de *shunt*, cintilografia miocárdica, ressonância magnética [RM] cardíaca, cateterismo cardíaco) e de imagem (cintilografia pulmonar, tomografia computadorizada com cortes de alta resolução [TCAR] de tórax, arteriografia pulmonar e ultrassonografia [US] abdominal).

Além de seu papel na investigação diagnóstica, os exames laboratoriais também são úteis para estimar prognóstico, bem como para indicar ou acompanhar medidas terapêuticas (Quadro 97.1). Este capítulo focará na utilização de testes laboratoriais principalmente no contexto da HAP.

AVALIAÇÃO DIAGNÓSTICA ▶

EXAMES HEMATOLÓGICOS ▶ A existência de anemia pode indicar a presença de diversas causas de HP, como hemoglobinopatias, doenças autoimunes e tireoidopatias. Policitemia geralmente é consequência de hipoxemia crônica, que pode ser secundária à própria HP (apesar de não ser comum na HAP idiopática) ou relacionada à causa da HP (pneumopatia, doenças respiratória do sono, cardiopatias congênitas). Há clara associação entre hemólise e ocorrência de HP. Dessa forma, na presença de anemia ou se houver suspeita clínica, recomenda-se a solicitação de eletroforese de hemoglobina (Hb) para rastreamento de hemoglobinopatias, como anemia falciforme. A contagem de plaquetas também deve ser realizada na avaliação inicial. Síndrome mielodisplásica crônica e DDTC podem cursar com HP.

Os D-dímeros são produtos de degradação da fibrina, cuja dosagem sérica elevada indica aumento da coagulação intravascular. Embora eles sejam úteis no contexto da tromboembolia pulmonar (TEP) aguda, têm baixa sensibilidade para rastreamento da HPTC em pacientes que estão investigando HP, não sendo, portanto, recomendados. Fatores predisponentes para HPTC, como os estados de hipercoagulabilidade, sobretudo em casos de episódios

QUADRO 97.1 ▶ PAPEL DOS PRINCIPAIS EXAMES LABORATORIAIS NA HIPERTENSÃO PULMONAR

TIPO DE EXAME	EXAMES	COMENTÁRIOS
CONTEXTO DIAGNÓSTICO		
Hematológicos	Hemograma e plaquetas Conforme suspeita, proteinograma, imunoeletroforese, eletroforese de Hb	HP está associada a doenças mieloproliferativas. Nas DDTCs, há frequentemente anemia, seja hemolítica ou tipo doença crônica
Função renal e eletrólitos	Ureia, Cr, sódio, potássio, cálcio	Alteração de função renal pode ocorrer nas DDTCs. Hipercalcemia pode sugerir sarcoidose
Função hepática	AST, ALT, fosfatase alcalina, GGT, bilirrubinas Se estiverem alteradas, TP e albumina	Hipertensão portal está relacionada à HAP. Pode ocorrer em doenças autoimunes com comprometimento hepático. Pode estar presente por congestão relacionada à ICD
Sorologias virais	Anti-HIV, HBsAg, Anti-HCV	Tanto HIV como hepatites virais podem cursar com HAP
Autoanticorpos	FAN, FR Conforme avaliação inicial, outros autoanticorpos, anticentrômero, antiScl-70, entre outros	DDTCs apresentam incidência significativa de HAP, sobretudo a ES de forma limitada (Crest)
Função tiroidiana	TSH, T_4L	Tanto hipo quanto hipertiroidismo podem estar associados à HAP
Avaliação dos gases arteriais	GA	Doenças com hipoxemia (seja por doenças do parênquima ou por hipoventilação) podem causar HP
Testes para esquistossomose	Pesquisa nas fezes, biópsia renal	Sobretudo em regiões endêmicas, como Sudeste e Nordeste

(Continua)

QUADRO 97.1 ▶ PAPEL DOS PRINCIPAIS EXAMES LABORATORIAIS NA HIPERTENSÃO PULMONAR (CONTINUAÇÃO)

TIPO DE EXAME	EXAMES	COMENTÁRIOS
Pesquisa de mutações	BMPR-2, receptor da endoglina e ALK-1	Pouco disponível no Brasil
Avaliação de trombofilia	Mutação do fator V Leiden, mutação do gene da protrombina 20210, anticorpos aCL, AL	Em pacientes com HPTC, um subgrupo de pacientes apresenta trombofilia, sendo a presença do AL o achado mais comum
CONTEXTO PROGNÓSTICO		
Metabolismo da purina	Ácido úrico	Níveis elevados são associados a pior prognóstico
Tn	TnI e TnT	Níveis elevados são associados a pior prognóstico
Peptídeos natriuréticos	BNP e NT-pró-BNP	Níveis elevados são associados a pior prognóstico
Avaliação dos gases arteriais	GA	A hipocapnia está associada a pior pronóstico
CONTEXTO TERAPÊUTICO		
Avaliação dos gases	GA	Indicação de oxigenoterapia
Função renal e eletrólitos	Ureia, Cr, sódio, potássio	Controle do uso de diuréticos
Exame hematológico	Hb	Bosentana e ambrisentana estão associados à anemia

(Continua)

QUADRO 97.1 ▶ PAPEL DOS PRINCIPAIS EXAMES LABORATORIAIS NA HIPERTENSÃO PULMONAR (CONTINUAÇÃO)

TIPO DE EXAME	EXAMES	COMENTÁRIOS
Função hepática	AST, ALT, bilirrubinas	Uso de bosentana
Testes de coagulação	TP (INR)	Controle do uso de antagonistas da vitamina K
Peptídeos natriuréticos	BNP, NT-pró-BNP	A redução dos níveis séricos com tratamento está associada a um melhor prognóstico

ALK-1, receptor da ativina cinase-símile tipo 1; BNP, peptídeo natriurético cerebral; BMPR-2, gene do receptor da proteína morfogenética do osso tipo 2; Crest, calcinose, Raynaud, esclerodactilia, dismotilidade esofágica e telangiectasias; DDTC, doença difusa do tecido conectivo; GGT, gamaglutamiltransferase; HAP, hipertensão arterial pulmonar; HBsAg, antígeno de superfície do vírus da hepatite B; anti-HCV, anticorpo contra o vírus da hepatite C; HIV, vírus da imunodeficiência humana; HPTC, hipertensão pulmonar tromboembólica crônica; INR, razão de normalização internacional; NT-pró-BNP, fração N terminal do precursor do BNP; AST, aspartato-aminotransferase; ALT, alanino-aminotransferase; TP, tempo de protrombina; TSH, tireotrofina; Cr, creatinina; Hb, hemoglobina; HP, hipertensão pulmonar; ES, esclerose sistêmica; ICD, insuficiência cardíaca direita; FAN, fator antinuclear; GA, gasometria arterial; aCL, anticardiolipina; AL, anticoagulante lúpico; TnI, troponina I; Tn, troponina; TnI, troponina T; T₄L, tiroxina livre; FR, fator reumatoide; antiScl-70, anticorpo antitopoisomerase.

trombóticos recorrentes, devem ser investigados. Deficiência de proteínas C e S, anticorpos anticardiolipina (aCL), anticoagulante lúpico (AL), mutação do fator V Leiden e do gene da protrombina, fator VIII e homocisteinemia podem ser pesquisados. Entretanto, a maioria dos pacientes não tem trombofilia identificável. O mais comum são achados de síndrome do anticorpo antifosfolipídeo (SAAF) (AL e aCL), que ocorrem em 10% dos pacientes. Para mais informações, ver Capítulo 103, Síndrome dos anticorpos antifosfolipídeos.

DOSAGEM DE ELETRÓLITOS E TESTES DE FUNÇÃO RENAL ▶ A dosagem de eletrólitos (sódio, potássio, cálcio) e os testes de função renal (ureia, creatinina [Cr], exame qualitativo de urina [EQU]) fazem parte da avaliação geral do paciente, podendo fornecer pistas para doenças sistêmicas. Hipercalcemia (e hipercalciúria) pode ocorrer na sarcoidose por alteração do metabolismo da vitamina D no interior dos granulomas. Vasculites e DDTCs podem apresentar comprometimento renal, seja por alteração da função e/ou por achados na sedimentação urinária (hematúria, proteinúria). Doenças renais primárias podem causar HP por diversos mecanismos, entre eles hipervolemia, hiperfluxo pela presença de fístula arteriovenosa para hemodiálise, entre outros. O aumento da ureia e da Cr também pode ocorrer na insuficiência cardíaca (IC) avançada devido a diversos mecanismos envolvidos na chamada síndrome cardiorrenal.

Outros testes, como glicemia, perfil lipídico e proteína C reativa ultrassensível, são realizados habitualmente, auxiliando na avaliação do risco cardiovascular global, considerando que as cardiopatias esquerdas são a principal causa de HP *lato sensu*.

GASOMETRIA ▶ A gasometria arterial (GA) é considerada o exame padrão-ouro para diagnosticar hipoxemia. Está indicada a realização de GA em pacientes com dessaturação em repouso ou durante o exercício (oximetria de pulso – saturação periférica da hemoglobina pelo oxigênio [SpO_2] < 90%). A maioria dos pacientes com HAP não são hipoxêmicos em repouso, exceto em casos muito graves ou nas descompensações. A presença de hipoxemia grave em pacientes com HAP deve levantar a suspeita de uma doença pulmonar parenquimatosa subjacente, bem como *shunt* sistêmico-pulmonar, doença pulmonar venoclusiva, hemangiomatose capilar pulmonar e malformações arteriovenosas pulmonares, como na síndrome de Osler-Weber-Rendu. Quando se observa hipercapnia (pressão parcial arterial de gás carbônico [$PaCO_2$] > 45 mmHg) e/ou bicarbonato sérico elevado (HCO_3^- > 28 mEq/L), deve-se considerar a existência de hipoventilação ou de pneumopatia de base, como doença pulmonar obstrutiva crônica (DPOC) e fibrose pulmonar, relacionadas à HP.

A realização de GA é imprescindível para indicação de oxigenoterapia domiciliar e deve ser feita idealmente com o paciente clinicamente estável por, pelo menos, 4 semanas. Os valores devem ser confirmados em nova GA 2 semanas após a realização da primeira. Na HAP, não existem critérios definidos de indicação da oxigenoterapia, sendo, em geral, utilizados os mesmos de pacientes com DPOC. O consenso é que a PaO_2 e a SpO_2 devem ser maiores do que 60 mmHg e 90%, respectivamente. Exceção a essa abordagem é a hipoxemia relacionada à síndrome de Eisenmenger (shunt direito-esquerdo), em que a suplementação de oxigênio é controversa. GA durante o exercício, que não é usada na rotina, pode detectar alterações mais precoces.

O sangue para GA deve ser obtido por meio de punção arterial (em geral, artéria radial, mas eventualmente braquial ou femural), estando o paciente por no mínimo 10 minutos em repouso. Recomenda-se comprimir o sítio puncionado por pelo menos 1 minuto. O material deve ser processado imediatamente ou ser mantido em gelo. As condições de coleta precisam ser especificadas no resultado (p. ex., ar ambiente ou uso de oxigênio). Caso ocorra suspensão do oxigênio ou modificação da sua fração inspirada, devem-se aguardar 20 a 30 minutos para nova coleta e reavaliação.

A GA coletada com paciente respirando oxigênio a 100% por aproximadamente 20 minutos é utilizada para avaliar o nível de contaminação venosa (shunt), em situações específicas, como, por exemplo, na investigação de HP em cardiopatias congênitas cianóticas e nas hepatopatias. O percentual de até 5% de shunt é considerado normal. O nível de PaO_2 inferior a 300 mmHg após a inalação de oxigênio puro levanta a suspeita de malformações arteriovenosas anatômicas (não somente por dilatação vascular).

A análise gasométrica do sangue coletado da extremidade distal do cateter de artéria pulmonar (CAP) (Swan-Ganz) durante o cateterismo cardíaco direito, isto é, saturação no sangue venoso misto (imediatamente antes de ser oxigenado no alvéolo), é um fator prognóstico na HAP. Valores abaixo de 70% são associados a um desfecho pior. A combinação da saturação no sangue venoso misto, da saturação no sangue arterial periférico e do nível de Hb permite calcular o DC pelo método de Fick (considerando um consumo de oxigênio estimado por tabelas). Durante o cateterismo cardíaco, também é possível coletar gasometrias seriadas (pelo menos, veia cava superior, veia cava inferior, átrio direito [AD], VD e artéria pulmonar), o que possibilita a identificação de um "salto oximétrico" pela contaminação de sangue entre cavidades que normalmente não se comunicam, confirmando o diagnóstico de cardiopatia congênita, permitindo também o cálculo do DC pulmonar, sistêmico e efetivo.

AVALIAÇÃO DE HEPATOPATIAS ▶ A hipertensão portal pode ter causas pré-hepáticas, hepáticas ou pós-hepáticas. Geralmente, é relacionada a hepatopatias crônicas de qualquer etiologia (alcoolismo, hepatite viral, etc). A hipertensão portal pode cursar com HAP, constituindo a chamada hipertensão portopulmonar (HPoP). A prevalência de HAP em pacientes com hipertensão portal com ou sem cirrose varia de 0,5 a 5%. Por outro lado, as hepatopatias representam cerca de 10% dos casos de HAP.

Durante a avaliação de causas de HP, devem ser solicitadas provas de função hepática (aspartato-aminotransferase [AST], alanino-aminotransferase [ALT], fosfatase alcalina, bilirrubinas, γ-glutamiltransferase [GGT], tempo de protrombina [TP], albumina) e os marcadores virais de hepatites. Hepatites virais, essencialmente tipos B e C, podem evoluir para hepatopatia crônica/cirrose, sendo que tal situação deve ser suspeitada especialmente na presença de transaminases alteradas. Na rotina, para rastreamento, solicita-se dosagem de anticorpos contra o vírus da hepatite C (anti-HCV) e antígeno de superfície do vírus da hepatite B (HBsAg). Eventualmente podem ser necessários exames para causas mais raras, como hepatite autoimune ou deficiência de α_1-antitripsina (AAT-α_1). Outras doenças sistêmicas também podem apresentar alterações na função hepática decorrente do envolvimento do sistema hepatobiliar pela doença de base, como na DDTC, na esquistossomose, na sarcoidose, entre outras.

Em pacientes com HAP estabelecida, a alteração de função hepática pode estar associada à congestão hepática decorrente da insuficiência cardíaca direita (ICD). O padrão varia conforme a gravidade da congestão, sendo o mais comum a elevação de bilirrubinas (indireta mais do que a direta, de 1 a 5 mg/dL) e leve aumento da fosfatase alcalina. O aumento moderado das transaminases (normalmente < 200 UI/L) ocorre nos casos mais avançados.

SOROLOGIA PARA INFECÇÃO PELO HIV ▶ A HAP pode ocorrer em 0,5% dos pacientes com HIV, isto é, incidência 6 a 12 vezes maior do que a da população geral. A sorologia para HIV deve ser solicitada na rotina da investigação de pacientes com HP inexplicada. Por outro lado, estudos de custo-efetividade não demonstraram benefício de fazer rastreamento ecocardiográfico em todos os pacientes com infecção por HIV, ficando a investigação restrita aos casos suspeitos.

AUTOANTICORPOS ▶ As DDTCs são causas comuns de HAP, destacadamente a ES, principalmente sua forma limitada (antigamente denominada síndrome de Crest). O rastreamento de DDTC em HP inexplicada é obrigatório, com rastreamento inicial pela dosagem de fator antinuclear (FAN) e fator reumatoide (FR). É consenso na literatura de que os pacientes com HP associada à ES apresentam pior prognóstico em comparação àqueles que apresentam outras DDTCs (como lúpus eritematoso sistêmico [LES], artrite reumatoide, síndrome de Sjögren [SSj] primária, doença mista do tecido conectivo [DMTC]). Exames mais específicos, como anticentrômero (ES na forma limitada), antiDNA dupla-hélice e antiRo (LES), U3-RNP (ES na forma difusa), entre outros (B23, Th/To, U1-RNP, anti-Ku), devem ser solicitados conforme resultados iniciais e suspeita clínica.

Algumas vasculites, como na síndrome de Behçet e na arterite de Takayasu, podem cursar com HP. Entretanto, essas vasculites normalmente não apresentam positividade para os anticorpos contra citoplasma de neutrófilos (Anca). O Anca, na forma central (c-Anca) ou periférica (p-Anca), está associado à granulomatose (GN) com poliangeíte (Wegener), poliangeíte microscópica e angeíte granulomatosa alérgica (Churg-Strauss), as quais não cursam com HAP.

É importante considerar que até 40% dos pacientes com HAP idiopática podem apresentar FAN elevado (geralmente em títulos baixos, menor ou igual a 1/80), sendo necessária a correlação do resultado laboratorial com os achados clínicos de envolvimento reumatológico.

HORMÔNIOS TIROIDIANOS ▶ Estudos recentes têm sugerido uma associação entre HAP e tiroidopatias (hipotiroidismo e hipertiroidismo). O mecanismo exato envolvido na patogênese dessa associação não está estabelecido, e a influência direta dos hormônios da tireoide e a autoimunidade são consideradas hipóteses. Assim, testes de função tiroidiana (tireotrofina [TSH], tiroxina [T_4] e, em alguns casos, anticorpos antitireoperoxidase [antiTPO] e antirreceptor de TSH) devem ser considerados na investigação de todo paciente com HP.

PESQUISA DE MUTAÇÕES ▶ A investigação de mutações relacionadas à HAP hereditária (antes denominada familiar) é recomendada em pacientes com HAP e história familiar. Eventualmente, pode ser realizada em pacientes com HAP idiopática, já que o paciente pode ser o caso índice.

A mutação mais frequente é encontrada no gene do receptor da proteína morfogenética do osso tipo 2 (*BMPR-2*), que ocorre em 70% dos casos hereditários familiares e em 11 a 40% nos não familiares. Outras mutações associadas à HAP são no receptor da ativina cinase-símile tipo 1 (ALK-1) ou no receptor da endoglina (associado ou não à telangiectasia hemorrágica hereditária). Na prática clínica, são pouco utilizados, devido à baixa disponibilidade e ao alto custo.

Doenças de depósito, como glicogenoses e doença de Gaucher, podem estar associadas à HP. Os sintomas ocorrem ainda na infância em um contexto clínico sugestivo. Para investigação, consulte o Capítulo 45, Erros Inatos do Metabolismo.

ESQUISTOSSOMOSE ▶ A esquistossomose deve ser pesquisada nas áreas endêmicas (Nordeste e Minas Gerais) ou em pacientes provenientes desses locais. Nos centros de referência dessas regiões, a prevalência de HP associada à esquistossomose pode chegar a 30%. A investigação pode ser feita pelo exame parasitológico de fezes (três amostras) na busca de ovos de *Schistosoma mansoni*. Essa pesquisa pode ser negativa após um longo período da contaminação ou por tratamento prévio. A biópsia da válvula retal também permite a identificação de ovos. Entretanto, o exame principal é a US abdominal, evidenciando achados de fibrose hepática periportal, aumento dominante do lobo hepático esquerdo e circulação colateral.

Na Figura 97.1, são apresentados um algoritmo diagnóstico da HP e o papel dos exames laboratoriais nesse contexto.

AVALIAÇÃO PROGNÓSTICA ▶

ÁCIDO ÚRICO ▶ O ácido úrico é o produto final da degradação das purinas e pode se elevar em diversas condições de dificuldade do metabolismo oxidativo. Há associação de níveis elevados de ácido úrico com perfil hemodinâmico dos pacientes com HAP, observando-se maior RVP e menor DC. A capacidade funcional também está relacionada a essa dosagem. Em homens, níveis acima de 8,8 mg/dL e, em mulheres, níveis acima de 6,3 mg/dL estão

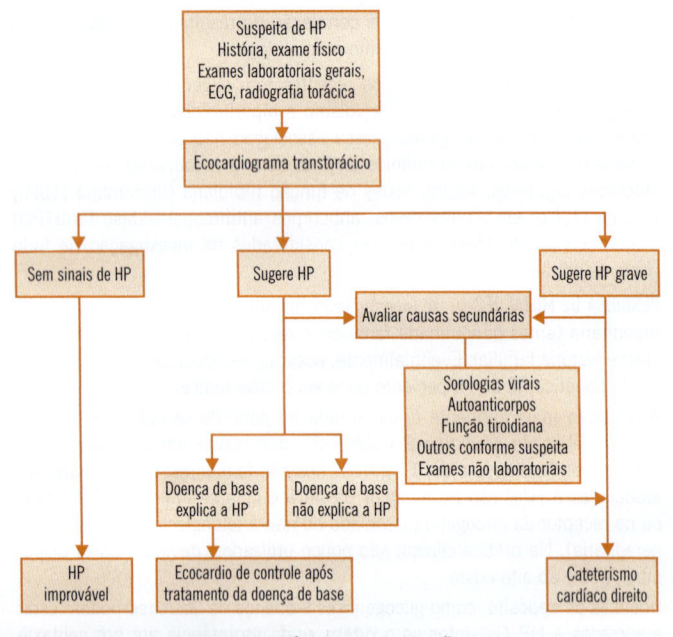

```
┌─────────────────────────┐
│   Suspeita de HP        │
│   História, exame físico│
│   Exames laboratoriais  │
│   gerais, ECG,          │
│   radiografia torácica  │
└───────────┬─────────────┘
            ▼
┌─────────────────────────┐
│ Ecocardiograma          │
│ transtorácico           │
└───────────┬─────────────┘
   ┌────────┼────────┐
   ▼        ▼        ▼
Sem sinais  Sugere   Sugere
de HP       HP       HP grave
            │
            ▼
     Avaliar causas secundárias
            │
     Sorologias virais
     Autoanticorpos
     Função tiroidiana
     Outros conforme suspeita
     Exames não laboratoriais
            │
   ┌────────┴────────┐
   ▼                 ▼
Doença de base    Doença de base
explica a HP      não explica a HP

HP          Ecocardio de        Cateterismo
improvável  controle após       cardíaco direito
            tratamento da
            doença de base
```

FIGURA 97.1 ▶ ALGORITMO PARA DIAGNÓSTICO DA HIPERTENSÃO PULMONAR.
HP, hipertensão pulmonar; ECG, eletrocardiograma

associados a uma maior mortalidade quando comparados com pacientes com níveis abaixo desse ponto de corte.

TROPONINAS ▶ As troponinas (Tns) são proteínas envolvidas no processo de contração do músculo cardíaco, modulando a interação mediada pelo cálcio entre a actina e a miosina. Vários mecanismos causam a liberação de Tns, desde o estresse da parede até a isquemia. A elevação da troponina T (TnT) está associada à pior capacidade de exercício (avaliada pelo teste de caminhada de 6 minutos), bem como interferem negativamente na sobrevida. Achados semelhantes foram verificados com os níveis de troponina I (TnI). As Tns parecem marcadores tardios da gravidade da HAP, sendo necessários métodos mais sensíveis para a detecção de alterações precoces.

PEPTÍDEOS NATRIURÉTICOS ▶ O peptídeo natriurético cerebral (BNP, do inglês *B-type natriuretic peptide*) na HAP pode apresentar níveis elevados em situações de sobrecarga ventricular direita. Há correlação dos níveis com a gravidade hemodinâmica (positivamente com PMAP e RVP e negativamente com DC), com a capacidade funcional e com a mortalidade, com ponto de corte de 150 pg/mL. Também está elevado em outras formas de HP (p. ex., HPTC) e na IC esquerda, sobretudo se estiver descompensada. Há redução da acurácia na presença de disfunção renal.

O gene do peptídeo natriurético tipo B codifica um pró-hormônio que é clivado no cardiomiócito, produzindo o hormônio ativo BNP e o fragmento N-terminal do pró-BNP (NT-pró-BNP), biologicamente inativo, mas secretado na circulação em quantidades equimolares às do BNP. O NT-pró-BNP tem um tamanho molecular maior e uma meia-vida plasmática mais longa em comparação com o BNP, o que facilita sua dosagem do ponto de vista analítico. Estudos têm revelado que a elevação dos níveis de NT-pró-BNP (> 1.400 pg/mL) está relacionada a aumento e à disfunção do VD e a uma maior mortalidade.

Assim como as Tns, os peptídeos natriuéticos são considerados marcadores tardios na HAP, pois sua elevação é decorrente do estresse da parede das cavidades cardíacas, o que só ocorre após a instalação de vasculopatia arterial pulmonar avançada.

OUTROS TESTES ▶ A presença de hipocapnia na GA é um fator de pior prognóstico. Esse achado é consequência do mecanismo fisiopatológico da ineficiência ventilatória, que é característica na HAP. A endotelina é uma substância endógena com potente efeito vasoconstrictor e mitogênico da musculatura lisa. Os níveis séricos de endotelina-1 têm sido associados com a gravidade dos achados hemodinâmicos, bem como com a capacidade de exercício. Os níveis de D-dímeros corroboram mecanismos pró-trombóticos existentes na HAP, e níveis séricos elevados são associados à gravidade da doença. O fator de von Willebrand (FvW) plasmático é uma glicoproteína sintetizada no endotélio que age na agregação plaquetária nos sítios lesados. Seu nível é aumentado em pacientes com HAP e está associado a pior sobrevida. A dimetil-arginina assimétrica é um potente inibidor endógeno da sintase do óxido nítrico; seus níveis aumentados correlacionam-se com pior função cardíaca direita. A dosagem plasmática de $15-2F_{2t}$-isoprotano, um produto do metabolismo do ácido aracdônico independente da cicloxigenase e associado à vasoconstrição e à mitogênese das células musculares lisas, tem sido classicamente descrita na IC, mas mais recentemente níveis elevados também foram identificados em pacientes com HAP. Novos biomarcadores circulantes têm sido identificados, como aqueles relacionados ao metabolismo do colágeno (metaloproteinase-matriz-9, inibidor tecidual da metaloproteinase-1, fragmento N-terminal do protopeptídeo do procolageno tipo 3 e o fragmento C-terminal do telepeptídeo do colágeno tipo 1).

AVALIAÇÃO TERAPÊUTICA ▶

INDICAÇÃO DE OXIGENOTERAPIA ▶ A utilização de oxigenoterapia domiciliar prolongada aumenta a sobrevida de pacientes com HP associada à DPOC. Em diversas situações, incluindo a HAP, a sua indicação é feita por analogia. Sabe-se que a hipoxemia produz o reflexo de vasoconstrição hipóxica, que tende a aumentar a RVP e consequentemente levar à HP ou piorá-la. A GA sem oxigenoterapia deve ser coletada em duplicata, com intervalo de 2 a 4 semanas, fora da exacerbação. As indicações clássicas para oxigenoterapia em pacientes com DPOC são PaO_2 igual ou inferior a 55 mmHg ou saturação na gasometria igual ou inferior a 88% em repouso, independentemente de outros critérios, ou PaO$_2$ de 56 a 59 mmHg ou saturação na gasometria de 89% combinado com sinais de *cor pulmonale* (no ECG, na radiogrfia torácica ou no ecocardiograma). O objetivo é manter a PaO$_2$ acima de 60 mmHg e a saturação acima de 90%. Em paciente com HAP, teoricamente, o objetivo poderia ser mais alto, para suprimir o reflexo de vasoconstrição hipóxica (saturação ≥ 95%), sobretudo nas exacerbações, mas não há comprovação em ensaios clínicos, e as diretrizes recomendam o limiar habitual utilizado na DPOC. O uso em pacientes com cardiopatia congênita não corrigida é controverso, tendo em vista que, na presença de *shunt* significativo, por definição, há dificuldade de correção da PaO$_2$.

O uso de oxigenoterapia em paciente com hipoxemia moderada (PaO$_2$ de 60-80 mmHg) não demonstrou benefício. O uso noturno ou durante o exercício pode ser feito em pacientes selecionados e com indicações variadas (p. ex., correção de hipoxemia em paciente com distúrbios respiratórios do sono, durante a reabilitação pulmonar, para permitir maior intensidade de treinamento).

CONTROLE DE ANTICOAGULAÇÃO ▶ A anticoagulação com antagonistas da vitamina K é terapêutica obrigatória em pacientes com HPTC. A monitorização é feita pelo TP por meio do índice de normalização internacional (INR), cujo alvo é 2,5 (entre 2 e 3). Em pacientes com recorrência da TEP com anticoagulação adequada, o alvo do INR deve ser 2,5 a 3,5. Cabe ressaltar que os novos anticoagulantes (inibidores diretos da trombina ou do fator X ativado) não foram testados nesse contexto, havendo somente relatos de caso.

Em pacientes com HAP, estudos observacionais e metanálise demonstram benefício da anticoagulação. O alvo terapêutico é manter o INR entre 1,5 e 2,5. Pacientes com hipertensão portopulmonar (HpoP) e com cardiopatia congênita têm maior risco de sangramento, devendo raramente ser anticoagulados, sobretudo se há tromboembolia associada. Cabe ressaltar que pacientes com cardiopatia congênita podem apresentar trombos de tamanho significativo, mas que significam trombose *in situ* e que não necessariamente obrigam à anticoagulação.

Em pacientes utilizando epoprostenol endovenoso (EV) contínuo através de bomba de infusão, os anticoagulantes podem prevenir a trombose associada ao cateter central.

Deve-se lembrar de que a bosentana (antagonista da endotelina) pode aumentar o metabolismo dos antagonistas da vitamina K.

CONTROLE DE EFEITOS ADVERSOS DE MEDICAMENTOS ▶ Alterações de função hepática (transaminases > 3 vezes o limite superior da normalidade) podem ocorrer em 11% dos pacientes em utilização de bosentana e são relacionadas à dose. Em alguns pacientes, a reintrodução pode ser tolerada com a titulação da dose. Pacientes com transaminases basais maiores do que 3 vezes o limite superior da normalidade ou insuficiência hepática moderada ou grave devem evitar o uso dessa medicação. Pacientes em uso desse medicamento devem dosar transaminases e bilirrubinas mensalmente. Pacientes em uso de bosentana também devem medir Hb sérica, tendo em vista que pode ocorrer anemia (queda > 1 g/dL em até 6% dos pacientes, que em geral ocorre nas primeiras 6 semanas). Ambrisentana também pode estar associada à anemia, mas não à hepatotoxicidade.

A realização de teste de gravidez é recomendável em pacientes em idade reprodutiva, tendo em vista a teratogenicidade dos antagonistas dos receptores de endotelina (bosentana, ambrisentana).

Pacientes em uso de diurético devem dosar periodicamente provas de função renal e eletrólitos. Embora ainda controverso, alguns pacientes (sobretudo aqueles com disfunção ventricular grave e/ou na presença de fibrilação atrial [FA]) utilizam digoxina, a qual deve ter seu nível sérico monitorado. Por analogia à IC, hoje o alvo terapêutico é menor do que no passado, tendo em vista a toxicidade (0,5-0,8 ng/mL).

MARCADORES DE RESPOSTA TERAPÊUTICA ▶ Pacientes com nível de BNP iguais ou superiores a 150 pg/mL têm maior mortalidade. A redução dos níveis de BNP em 50% ou um valor absoluto menor do que 180 pg/mL após 3 meses de tratamento indicam uma sobrevida maior em longo prazo. Níveis séricos elevados de NT-pró-BNP também estão associados a desfecho desfavorável, incluindo mortalidade. Com tratamento, nível de NT-pró-BNP menor do que 1.800 pg/mL, independentemente dos níveis basais, está associado a maior sobrevida em estudos observacionais. Os níveis dos peptídeos natriuréticos variam com a idade e o sexo. Pacientes obesos tendem a apresentar níveis menores quando comparados a pacientes não obesos. As principais diretrizes recomendam a dosagem dos peptídeos natriuréticos no acompanhamento dos pacientes cujo alvo terapêutico é manter níveis séricos normais.

Após a introdução do tratamento, em alguns pacientes, os níveis de TnT podem ser indetectáveis temporária ou permanentemente. Entretanto, a monitorização dos níveis séricos de TnT em pacientes com HP deve ainda ser estudada.

▶ DE VOLTA AO CASO CLÍNICO

Do ponto de vista laboratorial, a avaliação inicial da paciente incluiu exames hematológicos, função hepática e renal, GA, provas de função da tireoide, marcadores virais (HIV, hepatites B e C), bem como autoanticorpos para DDTC. O FR foi não reagente, mas o ANA foi reagente em título 1/1.280. Os demais exames não demonstraram particularidades. Na investigação adicional, o anticorpo anticentrômero foi reagente, sendo os demais negativos (aCL, Scl70, SS-A, SS-B, RNP, Sm). Isso corroborou a suspeita clínica de ES de forma limitada (antes chamada síndrome de Crest). Essa doença tem forte associação com HAP.

A investigação não laboratorial incluiu cintilografia pulmonar perfusional, que não demonstrou defeitos. A tomografia computadorizada

(TC) de tórax não evidenciou alterações parenquimatosas, somente alterações vasculares e cardíacas relacionadas à HAP. A espirometria foi normal, mas a capacidade de difusão pulmonar revelou redução grave. O cateterismo cardíaco revelou padrão pré-capilar com PMAP elevada (50 mmHg), pressão capilar pulmonar (PCP) normal (7 mmHg) e DC reduzido (3,1 L/min), e consequente RVP muito elevada (13,8 Woods). Foi então estabelecido o diagnóstico de HAP associada à ES.

Na estratificação de risco, dosou-se o NT-pró-BNP, que estava elevado (2.450 pg/mL), assim como o nível de ácido úrico (12 mg/dL). A GA não revelou hipoxemia absoluta, mas aumento do gradiente alvéolo-arterial e hipocapnia ($PaCO_2$ de 31 mmHg).

A paciente iniciou tratamento com inibidor da fosfodiesterase-5 associado a antagonista da endotelina. Houve melhora significativa da dispneia, da capacidade de exercício e das alterações ecocardiográficas, bem como redução do NT-pró-BNP. Provas de função hepática não evidenciaram toxicidade medicamentosa.

LEITURAS SUGERIDAS

Haeck ML, Vliegen HW. Diagnosis and treatment of pulmonary hypertension. Heart. 2015 Feb;101(4):311-9.

Hoeper MM, Bogaard HJ, Condliffe R, Frantz R, Khanna D, Kurzyna M, et al. Definitions and diagnosis of pulmonary hypertension. J Am Coll Cardiol. 2013;62(25 Suppl):D42-50.

Idrees MM, Saleemi S, Azem MA, Aldammas S, Alhazmi M, Khan J, et al. Saudi guidelines on the diagnosis and treatment of pulmonary hypertension: 2014 updates. Ann Thorac Med. 2014;9(Suppl 1):S1-S15.

McLaughlin VV, Shah SJ, Souza R, Humbert M. Management of pulmonary arterial hypertension. J Am Coll Cardiol. 2015;65(18):1976-97.

Simonneau G, Gatzoulis MA, Adatia I, Celermajer D, Denton C, Ghofrani A, et al. Updated clinical classification of pulmonary hypertension. J Am Coll Cardiol. 2014;62(25 Suppl):D34-41.

Souza R, Hoette S, Dias B, Jardim C. Biomarkers in pulmonary arterial hypertension. In: Humbert M, Souza R, editors. Progress in respiratory research: pulmonary vascular disorders. Basel: Karger; 2012. P. 59-64.

Zamanian RT, Kudelko KT, Sung YK, de Jesus Perez V, Liu J, Spiekerkoetter E. Current clinical management of pulmonary arterial hypertension. Circ Res. 2014;115(1):131-47.

SITES SUGERIDOS

American College of Chest Physicians [Internet]. Glenview: American College of Chest Physicians; c2015 [capturado em 22 ago. 2015]. Disponível em: www.chestnet.org

American Thoracic Society [Internet]. New York: ATS; c2015 [capturado em 22 ago. 2015]. Disponível em: http://www.thoracic.org/

European Respiratory Society [Internet]. Lausanne (Switzerland): ERS; c2015 [capturado em 22 ago. 2015]. Disponível em: http://www.ersnet.org/

Sociedade Brasileira de Pneumologia e Tisiologia [Internet]. Brasília: SBPT; c2015 [capturado em 22 ago. 2015]. Disponível em: http://www.sbpt.org.br/

PNEUMONIA COMUNITÁRIA E HOSPITALAR

CAPÍTULO 98

FÁBIO MUNHOZ SVARTMAN
MARCELO BASSO GAZZANA

▶ CASO CLÍNICO

Paciente do sexo masculino, de 22 anos, sem doenças crônicas, vem ao pronto-atendimento com queixa de tosse produtiva, febre, mialgia, prostração e dispneia leve há 3 dias. No exame clínico, apresentava-se alerta e orientado, com pressão arterial (PA) de 110/70 mmHg, frequência cardíaca (FC) de 105 bpm, frequência respiratória (FR) de 32 mpm, temperatura axilar de 37,9 °C e, à ausculta pulmonar, discretos crepitantes finos protoinspiratórios na base do hemitórax esquerdo.

▶ COMO O LABORATÓRIO PODE AJUDAR NA AVALIAÇÃO DESTE PACIENTE?

O diagnóstico de pneumonia adquirida na comunidade (PAC) no adulto imunocompetente deve ser elaborado por meio de anamnese e exame físico cuidadosos, complementados obrigatoriamente pela radiografia torácica (essencial para a diferenciação com traqueobronquite aguda). Os exames laboratoriais são dispensáveis para o diagnóstico na maioria dos casos, mas podem ter importante papel na avaliação da gravidade e do prognóstico, bem como na identificação de comorbidades e, em casos selecionados, na identificação do agente etiológico. No contexto da avaliação de gravidade da PAC, uma das funções mais importantes dos exames laboratoriais é auxiliar na decisão do local de tratamento (ambulatório, enfermaria ou unidade de tratamento inten-

> sivo [UTI]), uma vez que estão incorporados a escores prognósticos validados para esse fim. A investigação etiológica na PAC, seja por métodos de cultura, sorologia ou identificação de antígenos, é indicada em situações específicas (Quadro 98.1).

O diagnóstico da pneumonia adquirida no hospital (PAH), incluindo a pneumonia associada à ventilação mecânica (PAVM), pode ser bastante desafiador, tendo em vista a gravidade e a complexidade do quadro clínico de base dos pacientes acometidos. A dificuldade de avaliação dos parâmetros clínicos e radiológicos nesse contexto permite que exames laboratoriais assumam importância significativa, tanto nos critérios diagnósticos quanto na avaliação prognóstica. Além disso, a investigação etiológica assume papel importante, tendo em vista a maior ocorrência de patógenos incomuns, com maior virulência e/ou com perfil restrito de sensibilidade aos antimicrobianos.

Uma categoria intermediária entre PAC e PAH, denominada pneumonia associada aos cuidados de saúde (PACS), é preconizada por diversos autores com base em estudos (em especial norte-americanos) que revelam etiologia e prognóstico semelhantes aos da PAH em pacientes não internados. Essa categoria envolve pacientes que estiveram internados em caráter de urgência por 2 dias ou mais nos últimos 3 meses que necessitaram de antimicrobianos intravenosos (IV) ou quimioterapia no último mês, que estão em terapia renal substitutiva (TRS), que são moradores de asilos ou estão em internação domiciliar. Informações sobre testes laboratoriais nesse contexto ainda são limitadas.

As Figuras 98.1 e 98.2 fornecem algoritmos que sugerem o uso de exames laboratoriais no manejo da PAC e da PAH.

EXAMES LABORATORIAIS NÃO MICROBIOLÓGICOS ▶

HEMOGRAMA ▶ Tem valor muito limitado para o diagnóstico de PAC em função de sua baixa sensibilidade e especificidade. Pode ser útil como critério de gravidade e monitorização terapêutica – leucopenia (< 4.000 leucócitos/mm^3) denota prognóstico ruim. Nos casos de PAH, o hemograma faz parte do escore clínico de infecção pulmonar (CPIS) (Tab. 98.1) – utilizado no diagnóstico.

EXAMES BIOQUÍMICOS GERAIS ▶ Tanto em PAC como em PAH, a dosagem de ureia elevada constitui um forte indicador de gravidade. Eletrólitos e provas hepáticas podem revelar morbidades associadas e/ou auxiliar na avaliação de disfunções orgânicas para definição prognóstica. A gasometria arterial (GA) revela hipoxemia e geralmente hipocapnia (pela hiperventilação), exceto na presença de pneumopatia grave, quando pode haver hipercapnia. A avaliação do estado metabólico é importante (acidose na gasometria, lactato sérico), sobretudo nos pacientes com sepse, visando à identificação de hipoperfusão tecidual e consequente necessidade de terapia precoce e agressiva.

QUADRO 98.1 ▶ EXAMES COMPLEMENTARES INDICADOS PELA SOCIEDADE BRASILEIRA DE PNEUMOLOGIA E TISIOLOGIA PARA INVESTIGAÇÃO ETIOLÓGICA DA PNEUMONIA ADQUIRIDA NA COMUNIDADE EM ADULTOS IMUNOCOMPETENTES

EVIDÊNCIA	HEMOCULTURA	BACTERIOSCOPIA E CULTURA DE ESCARRO	ANTÍGENO URINÁRIO PARA PNEUMOCOCO E *LEGIONELLA* SP.	LBA OU ASPIRADO TRAQUEAL	OUTROS
Internação em UTI (PAC grave)	Sim	Sim	Sim	Sim	Aspirado se for realizada intubação traqueal
Abuso do uso de álcool	Sim	Sim			
Falha de tratamento clínico	Sim	Sim	Sim	Sim*	
Doença estrutural	Não	Sim	Não	Não	
Infiltrado cavitário	Sim	Sim	Não	Não	BAAR
DP	Sim	Sim	Sim	Não	Toracocentese

*Não realizar em caso de falha de tratamento ambulatorial.
UTI, unidade de terapia intensiva; PAC, pneumonia adquirida na comunidade; BAAR, bacilo álcool-ácido resistente; LBA, lavado broncoalveolar; DP, derrame pleural.
Fonte: Corrêa.[1]

```
                    Suspeita de PAC
                  Paciente imunocompetente ─────────► Radiografia torácica
                              │                           (obrigatória)
                              ▼
                    Pneumonia confirmada
                              │
                              ▼
                     Local do tratamento
                       │              │
                       ▼              ▼
            Tratamento hospitalar*    Tratamento domiciliar**
              │           │                    │
              ▼           ▼                    ▼
          Exames       Exames           Sem necessidade de
     hematológicos   microbiológicos    exames laboratoriais
       bioquímicos
              │           │
              ▼           ▼
          Hemograma    Escarro
          Ureia-Cr     Hemoculturas
       Sódio-Potássio  Antígenos urinários***
          Glicose      Métodos invasivos***,****
            GA              │
     Proteína C-reativa***  ▼
          Lactato***    Administração dos
         Anti-HIV***    antimicrobianos (imediata)
```

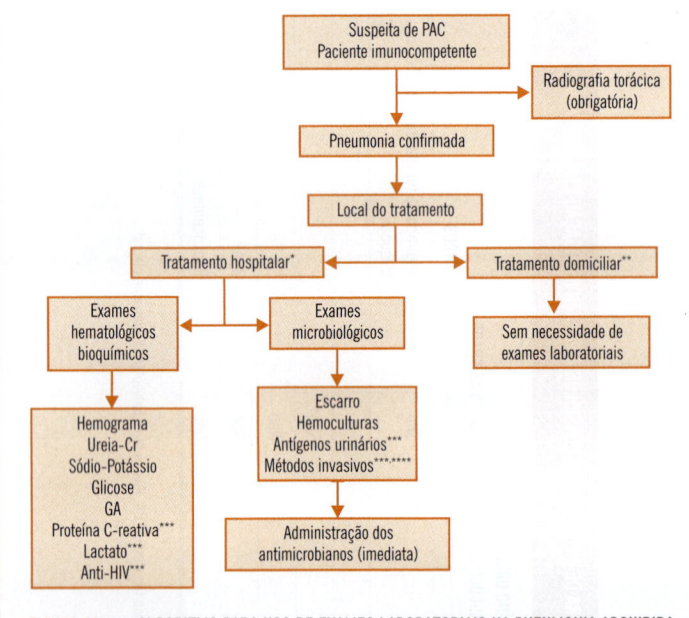

FIGURA 98.1 ► ALGORITMO PARA USO DE EXAMES LABORATORIAIS NA PNEUMONIA ADQUIRIDA NA COMUNIDADE.

*Exames hematológicos/bioquímicos auxiliam na estratificação de risco e no acompanhamento terapêutico, e os microbiológicos, na identificação da etiologia.
**Em alguns casos, serão necessários poucos exames laboratoriais para decidir sobre a hospitalização (hemograma, eletrólitos e função renal).
***Exames opcionais (em situações específicas).
****Toracocentese se houver DP puncionável. LBA broncoscópico em casos de PAC grave com necessidade de internação em UTI.
PAC, pneumonia adquirida na comunidade; Cr, creatinina; anti-HIV, anticorpo conrta o vírus da imunodeficiência humana; GA, gasometria arterial; UTI, unidade de terapia intensiva; LBA, lavado broncoalveolar; DP, derrame pleural.

O escore prognóstico PSI (do inglês *pneumonia severity index*) agrega diversos parâmetros laboratoriais em sua composição, pontuando como marcadores de pior prognóstico sódio abaixo de 130 mEq/L, glicose acima de 250 mg/dL, hematócrito (Ht) abaixo de 30%, pressão parcial arterial de oxigênio (PaO_2) abaixo de 60 mmHg ou saturação periférica da hemoglobina pelo oxigênio (SpO_2) abaixo de 90%, ureia acima de 50 mg/dL e pH abaixo de 7,35.

MARCADORES INFLAMATÓRIOS ►

- **Proteína C reativa** – Em pacientes com sintomas de infecção aguda na via aérea inferior atendidos em nível de atenção primária, sem o diagnóstico de pneumonia na avaliação clínica inicial, a dosagem dessa proteína pode ser útil para a decisão quanto à prescrição de antibióticos. O uso

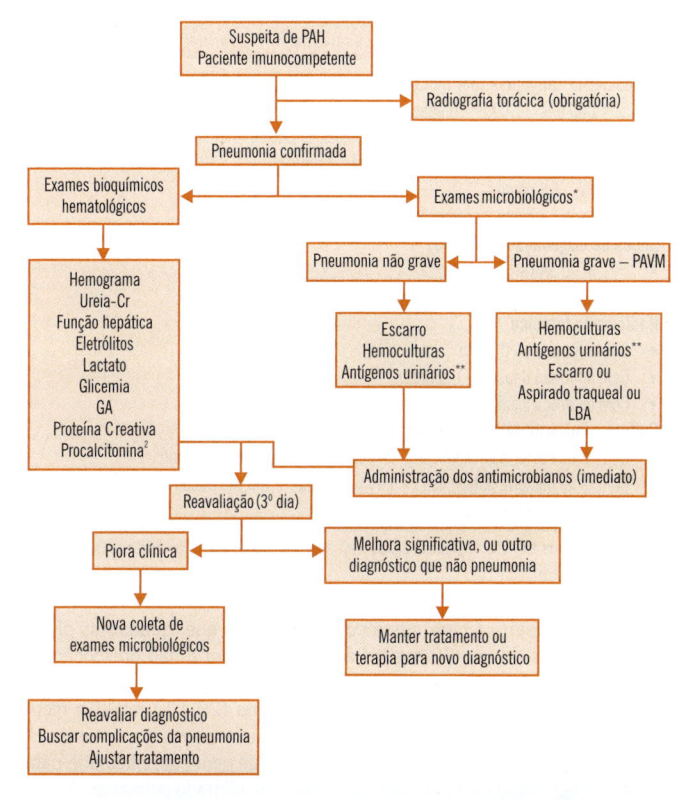

```
┌─────────────────────────┐
│ Suspeita de PAH         │
│ Paciente imunocompetente│
└───────────┬─────────────┘
            │
            ├──────────────────► ┌──────────────────────────────┐
            │                    │ Radiografia torácica (obrigatória)│
            │                    └──────────────────────────────┘
            ▼
┌─────────────────────────┐
│ Pneumonia confirmada    │
└───────────┬─────────────┘
```

FIGURA 98.2 ► ALGORITMO PARA USO DE EXAMES LABORATORIAIS NA PNEUMONIA ADQUIRIDA NO HOSPITAL.

*Toracocentese se houver DP puncionável.
**Exames opcionais.
PAH, pneumonia adquirida no hospital; Cr, creatinina; GA, gasometria arterial; PAVM, pneumonia associada à ventilação mecânica; LBA, lavado broncoalveolar; DP, derrame pleural.

TABELA 98.1 ► ESCORE CLÍNICO DE INFECÇÃO PULMONAR

Temperatura °C
- $\geq 36{,}5$ e $\leq 38{,}4 = 0$ ponto
- $\geq 38{,}5$ e $\leq 38{,}9 = 1$ ponto
- ≥ 39 ou $\leq 36 = 2$ pontos

(Continua)

TABELA 98.1 ▶ ESCORE CLÍNICO DE INFECÇÃO PULMONAR (*CONTINUAÇÃO*)

Leucometria sanguínea (por mm3)
- ≥ 4.000 e $\leq 11.000 = 0$ ponto
- < 4.000 ou $> 11.000 = 1$ ponto + bastões ≥ 500 m $= +1$ ponto

Secreção traqueal (0 – 4+, cada aspiração, total/dia)
- $< 14+ = 0$ ponto
- $\geq 14+ = 1$ ponto + secreção purulenta $= +1$ ponto

Índice de oxigenação: PaO$_2$/FiO$_2$
- > 240 ou SARA $= 0$ ponto
- > 240 e ausência de SARA $= 2$ pontos

Radiografia torácica
- Sem infiltrado $= 0$ ponto
- Com infiltrado difuso $= 1$ ponto
- Com infiltrado localizado $= 2$ pontos

Cultura semiquantitativa do aspirado traqueal (0-1 – 2 ou 3+)
- Cultura de bactéria patogênica $\leq 1+$ ou sem crescimento $= 0$ ponto
- Cultura de bactéria patogênica $> 1+ = 1$ ponto + mesma bactéria encontrada no Gram $> 1+ = +1$ ponto

SARA, síndrome da angústia respiratória aguda; PaO$_2$, pressão parcial arterial de oxigênio; FiO$_2$, fração inspirada de oxigênio.

de um *kit point-of-care* nesse contexto revelou que, quando os níveis são menores do que 20 mg/L, há segurança para a não prescrição de antibióticos. Níveis superiores a 100 mg/L indicariam uso imediato de antibiótico, ficando para a faixa intermediária (20-100 mg/L) a recomendação de observação e prescrição se houver piora dos sintomas. A dosagem dessa proteína não tem sensibilidade nem especificidade para predizer etiologia bacteriana em paciente com infiltrado pulmonar. O nível de proteína C reativa inicial não tem boa associação com a gravidade da doença, mas 95% dos pacientes hospitalizados têm níveis superiores a 50 mg/L. Embora a proteína C reativa não tenha papel específico no diagnóstico de pneumonia, pode ser utilizada no acompanhamento do tratamento de casos graves, com finalidade prognóstica. A manutenção de níveis elevados ou redução inferior a 50% do valor inicial após 3 a 4 dias de tratamento sugere evolução desfavorável ou surgimento de complicações. O papel da proteína C reativa está mais bem definido e testado no contexto na PAVM.

- **Procalcitonina (PCT)** – É um precursor da calcitonina sem efeito hormonal, liberado por células parenquimatosas em resposta a toxinas bacterianas. A PCT Tem sido investigada como auxiliar no diagnóstico de PAC (ajudando no diagnóstico diferencial com infecções virais ou de via aérea alta), como marcador prognóstico e como indicador da evolução do tratamento na PAVM. Níveis inferiores a 0,1 μg/L não recomendam o uso de antibacterianos; níveis acima de 0,25 mg/L fortemente sugerem a sua prescrição. Entretanto, o alto custo e a necessidade de comprovação de benefício em populações maiores ainda impedem a recomendação de seu uso rotineiro.

EXAMES MICROBIOLÓGICOS ▶

O diagnóstico definitivo da etiologia das PACs é obtido por meio do isolamento da bactéria em tecido estéril, como sangue e líquido pleural, podendo ser inferido com o isolamento do microrganismo em escarro, aspirado pulmonar, fragmento de pulmão e ainda por meio de métodos imunológicos ou de biologia molecular. No nosso meio, o germe mais comumente isolado é o pneumococo (*Strepococcus pneumoniae*). Um estudo local demonstrou incidência de legionela tipo 1 a 6 em 5% dos casos de PAC que são atendidos no serviço de emergência (SE). Em pacientes com PAVM (principalmente tardia, isto é, após o 5º dia de internação) predominam os bacilos gram-negativos (*Pseudomonas* sp., *Enterobacteriaceae*, *Acinetobacter* sp.) e o *Staphylococcus aureus*.

BACTERIOSCOPIA E CULTURA DE SECREÇÃO RESPIRATÓRIA ▶

Cerca de 40% dos pacientes com PAC são incapazes de coletar amostras satisfatórias de escarro por expectoração (com menos de 10 células epiteliais e mais de 25 polimorfonucleares [PMNs] por campo de pequeno aumento) no momento do diagnóstico. O rendimento diagnóstico é muito variável (positividade entre 10 e 86%, sendo maior nos pacientes com pneumonia pneumocócica bacterêmica). A necessidade de tratamento precoce com cobertura antimicrobiana empírica, aliada às limitações suprarreferidas, mostra que o exame de escarro é dispensável na grande maioria dos pacientes ambulatoriais não graves. Naqueles com necessidade de internação, especialmente com PAC grave, recomenda-se o exame de escarro sempre que possível, independentemente do esquema de tratamento empírico adotado. Entretanto, ressalta-se que a coleta de escarro não deve atrasar o início dos antimicrobianos, visto que o seu retardo (> 8 h) está associado a aumento da mortalidade. São fatores que aumentam a qualidade e o rendimento da amostra obtida coleta antes do início da antibioticoterapia, jejum de 2 horas, enxágue da boca antes da coleta e inoculação em meio de cultura até 2 horas após a obtenção do material.

A coleta de escarro para Gram e cultura também está indicada nos pacientes com suspeita de PAH, devendo ser feita o mais precocemente possível. A interpretação dos resultados deve levar em conta todo o contexto clínico, atentando para a possibilidade de colonização ou traqueobronquite. A identificação de *Candida* sp. em geral é considerada contaminação da orofaringe e, como critério isolado, não deve ser indicação de tratamento. Na PAC grave e, especialmente, na PAH, a identificação do agente etiológico pela cultura de escarro pode trazer, além do benefício potencial direto para o paciente, importante informação epidemiológica sobre o perfil de sensibilidade dos patógenos locais.

Como parte dos testes de sensibilidade, é importante a determinação da concentração inibitória mínima (MIC, do inglês *minimum inhibitory concentration*) para o patógeno identificado, o que pode ter papel na escolha do antimicrobiano. O relatório do antibiograma deve ser feito de acordo com normas internacionais (Clinical Laboratory Standards Institute [CLSI], antigo National Committee of Clinical Laboratory Standards [NCCLS]).[2]

Em pacientes com PAC, a pesquisa de bacilo álcool-ácido resistente (BAAR) no escarro (duas amostras) é importante, tendo em vista a alta incidência de tuberculose (TB) no nosso meio e a dificuldade, em alguns casos, do diagnóstico diferencial com pneumonia tuberculosa e TB pulmonar pós-primária. A coleta é essencial em pacientes com sintomas respiratórios há 2 semanas ou mais, nos contactantes de pacientes com TBs pulmonares e naqueles com suspeita radiológica (infiltrado, com ou sem cavitação, em lobos superiores ou segmentos superiores dos lobos inferiores). A cultura para micobactérias deve ser solicitada em casos específicos (ver Cap. 100, Tuberculose).

Em pacientes em ventilação mecânica (VM), a coleta de secreção respiratória pode ser feita de forma invasiva (técnicas de coleta ligadas à broncoscopia) ou não invasiva. Os métodos não invasivos mais utilizados são o aspirado traqueal (AT), o escovado protegido não broncoscópico (EPNB) e o minilavado broncoalveolar (miniLBA). Os métodos invasivos correspondem ao lavado broncoalveolar (LBA), ao LBA protegido e ao escovado protegido (EP).

Uma análise da literatura atual revela rendimentos praticamente equivalentes dos diferentes métodos de coleta em pacientes imunocompetentes com PAC grave ou PAVM, desde que respeitados os diferentes pontos de corte na quantificação das culturas.[3] Os níveis atualmente aceitos para positividade no AT, no LBA e no escovado protegido são, respectivamente, 10^5, 10^4 e 10^3 unidades formadoras de colônia (UFC)/mL. Uma das vantagens potenciais dos métodos broncoscópicos reside na possibilidade de identificar diagnósticos alternativos (infecção fúngica, TB, pneumocistose, além de quadros não infecciosos), o que tem valor especial no paciente imunocomprometido. Em pacientes com uso de antibióticos previamente à coleta da amostra, deve-se considerar a redução dos pontos de corte em uma potência de 10 (10^3 UFC/mL no LBA, e 10^2 UFC/mL no escovado protegido). O ideal é que a coleta seja feita antes do início dos antimicrobianos, visto que o rendimento é reduzido a índices inferiores a 20%.

HEMOCULTURA ▶ Tem baixo rendimento (positividade entre 5-14%) em pacientes não selecionados com PAC. A probabilidade de impacto no manejo é maior nos pacientes com PAC grave, seja pela maior chance de positividade da hemocultura nesses pacientes, seja pela identificação de patógenos não cobertos pelo esquema empírico inicial, especialmente S. aureus e bacilos gram-negativos. A identificação de estafilococo coagulase-negativo em geral representa contaminação durante a coleta, sobretudo no contexto da PAC. Recomenda-se a coleta de hemocultura apenas para os casos de PAC grave ou em pacientes com fatores de risco específicos (ver Quadro 98.1). As amostras devem ser coletadas antes do início ou da modificação do tratamento. A presença de hemocultura positiva está associada a pior prognóstico.

Nos casos de PAH, 10 a 20% dos pacientes com PAVM apresentam bacteremia. O exame apresenta um valor preditivo positivo (VPP) de 73%, e, em outros 27% dos casos, pode-se encontrar um foco extrapulmonar. A positividade da hemocultura também está associada a um maior risco de complicações e morte.

ANTÍGENOS URINÁRIOS ▶ Recomendados nos casos de PAC grave ou em pacientes com PAC não respondedores ao tratamento instituído. São exames simples, rápidos e não influenciáveis pelo uso prévio de antibióticos. Entretanto, são pouco disponíveis ou têm resultados liberados dias após a coleta, o que reduz sobremaneira o seu benefício em relação à decisão terapêutica. Além disso, têm menor rendimento nos quadros não bacterêmicos, casos em que não é possível realizar antibiograma.

- *Legionella pneumophila* **sorotipo 1** – torna-se positivo no 1º dia da infecção e assim permanece por semanas. Apresenta sensibilidade de 70 a 90% com especificidade próxima a 100%; outros sorotipos, mais frequentes nas infecções nosocomiais, não são identificados.
- *S. pneumoniae* – A sensibilidade varia de 50 a 80% (maior do que a do escarro e da hemocultura), e a especificidade é de 90%.

SOROLOGIAS ▶

- **Sologia para vírus da imunodeficiência humana (HIV)** – Além de pacientes com suspeita por dados da história clínica, também deve ser considerada em outros pacientes com PAC, sobretudo se a gravidade do quadro requer hospitalização.
- **Sorologias para micoplasma, legionela e clamidofila (clamídia)** – Os testes sorológicos não demonstram utilidade para a avaliação inicial de pacientes com PAC e não devem ser rotineiramente solicitados. Por haver necessidade de comprovar soroconversão, há retardo no diagnóstico, de modo que, embora possam servir para o reconhecimento da etiologia, não ajudam no plano terapêutico inicial. Amostras pareadas com intervalo de 4 a 6 semanas, demonstrando um aumento dos títulos em 4 vezes, confirmam o diagnóstico etiológico da pneumonia.

OUTROS EXAMES ▶

LÍQUIDO PLEURAL ▶ Pacientes com derrame pleural (DP) acessíveis à punção devem realizar toracocentese diagnóstica com coleta de exames bioquímicos e microbiológicos (ver Cap. 94, Derrame pleural).

PESQUISA DE VÍRUS POR IMUNOFLUORESCÊNCIA ▶ O material pode ser coletado do nariz ou da orofaringe. É um teste rápido, de coleta pouco invasiva e que permite a identificação de adenovírus, rinovírus, vírus sincicial respiratório (VSR) e influenza A e B. Esses resultados podem influenciar a decisão terapêutica, reduzindo a prescrição de antibacterianos e otimizando o uso dos antivirais.

PESQUISA DE AGENTES MICROBIOLÓGICOS POR BIOLOGIA MOLECULAR ▶ Normalmente é realizada em secreção nasal, de orofaringe ou no material coletado por broncoscopia. Permite identificar inúmeros agentes (bactérias piogênicas, legionela, clamídia, vírus, etc.). Pode ser útil nas infecções virais (adenovírus, VSR, influenza, parainfluenza), que são de difícil identificação por outros métodos. Infelizmente, a maioria dos *kits* não foi validada, e muitos deles são desenvolvidos localmente (*in house*), tendo acurácia variável. A reação em cadeia da polimerase (PCR, do inglês *polymerase chain reaction*) por transcriptase reversa em tempo real é o teste de escolha para o diagnóstico do vírus da influenza H1N1.

ESCORES PROGNÓSTICOS ▶

PSI ▶ Esse escore abrange 20 itens, que incluem características demográficas, doenças associadas, alterações laboratoriais, alterações radiológicas e achados do exame físico em pacientes com PAC. Demonstrou utilidade para a identificação de pacientes de baixo risco, passíveis de tratamento ambulatorial. Sua complexidade e a necessidade de avaliação laboratorial relativamente extensa limitam seu uso rotineiro na prática clínica.

CURB-65 ▶ Sugerido pela British Thoracic Society, este escore inclui variáveis representativas da doença aguda na PAC: **c**onfusão mental; **u**reia acima de 50 mg/dL; F**R** acima de 30 mpm, PA inferior a 90/60 mmHg (**b**lood pressure) e idade acima de **65** anos.[4] Pode também ser utilizado na forma mais simplificada CRB-65, sem a dosagem de ureia. Nesses escores, cada variável representa 1 ponto, e o escore total tem 4 ou 5 pontos, respectivamente. No Curb-65, escores 0 e 1 estão associados à baixa mortalidade (1,5%); escore 2, à mortalidade intermediária (9,2%); e escore igual ou superior a 3, à mortalidade alta (22%). Sua maior limitação é a não inclusão de doenças associadas, fatores socioeconômicos, extensão radiológica e viabilidade de medicação por via oral (VO). Entretanto, devido à sua simplicidade e fácil aplicabilidade, é o escore sugerido pela Sociedade Brasileira de Pneumologia e Tisiologia (SBPT), associando a avaliação dos itens não contemplados previamente citados.[1]

CPIS ▶ Associação de achados clínicos, laboratoriais, microbiológicos e radiológicos para o diagnóstico de PAVM, por meio de pontuação, que varia de 0 a 12. Apresenta sensibilidade de 72 a 77% e especificidade de 42 a 85%, com ponto de corte de 6 pontos (ver Tab. 98.1).

PIRO ▶ Baseia-se em quatro categorias de variáveis clínicas: **p**redisposição – comorbidades, idade; **i**nsulto (lesão) – bacteremia, radiografia com infiltrado múltiplo; **r**esposta – choque, hipoxemia grave; e disfunção **o**rgânica – insuficiência renal aguda (IRA), síndrome da angústia respiratória aguda (SARA). Os exames laboratoriais são utilizados na definição de algumas dessas variáveis.

▶ DE VOLTA AO CASO CLÍNICO

Foi solicitada ao paciente uma radiografia torácica, que revelou presença de consolidação extensa no terço inferior do pulmão esquerdo. Apresenta um critério pelo escore Curb-65 (taquipneia), além de sinal radiológico de gravidade. Como houve dúvida sobre a necessidade de hospitalização, foram solicitados exames laboratoriais não microbiológicos (critérios do PSI). Estes revelaram leucocitose com desvio à esquerda (13.400 leucócitos com 10% de bastões), Ht de 37%, creatinina (Cr) de 1,1 mg/dL, ureia de 35 mg/dL, sódio de 138 mEq/L, glicemia de 143 mg/dL e GA com hipocapnia, mas sem hipoxemia. Pela ausência de comorbidades ou outros fatores de risco socioeconômicos que justificassem internação hospitalar, optou-se pela administração de antibioticoterapia empírica em regime ambulatorial sem necessidade de exames diagnósticos ou prognósticos adicionais.

REFERÊNCIAS ▶

1. Corrêa RA, Lundgren FLC, Pereira-Silva JL, Silva RLF, Cardoso AP, Lemos ACM, et al. Diretrizes brasileiras para pneumonia adquirida na comunidade em adultos imunocompetentes: 2009. J Bras Pneumol. 2009;35(6):574-601.
2. Hindler JF, Stelling J. Analysis and presentation of cumulative antibiograms: a new consensus guideline from the Clinical and Laboratory Standards Institute. Clin Infect Dis. 2007;44(6):867-73.
3. Berton DC, Kalil AC, Teixeira PJ. Quantitative versus qualitative cultures of respiratory secretions for clinical outcomes in patients with ventilator-associated pneumonia. Cochrane Database Syst Rev. 2014;10:CD006482.
4. Lim WS, Baudouin SV, George RC, Hill AT, Jamieson C, Le Jeune I, et al. BTS guidelines for the management of community acquired pneumonia in adults: update 2009. Thorax. 2009;64 Suppl 3:1-55.

LEITURAS SUGERIDAS ▶

Blanquer J, Aspa J, Anzueto A, Ferrer M, Gallego M, Rajas O, et al. separ guidelines for nosocomial pneumonia. Arch Bronconeumol. 2011;47(10):510-20.

Diaz E, Ulldemolins M, Lisboa T, Rello J. Management of ventilator-associated pneumonia. Infect Dis Clin North Am. 2009;23(3):521-33.

Hunter JD. Ventilator associated pneumonia. BMJ. 2012;344:e3325.

Lisboa T, Diaz E, Sa-Borges M, Socias A, Sole-Violan J, Rodríguez A, et al. The ventilator-associated pneumonia PIRO score: a tool for predicting ICU mortality and health-care resources use in ventilator-associated pneumonia. Chest. 2008;134(6):1208-16.

Mandell LA, Wunderink RG, Anzueto A, Bartlett JG, Campbell GD, Dean NC, et al. Infectious Diseases Society of America/American Thoracic Society consensus guidelines on the management of community-acquired pneumonia in adults. Clin Infect Dis. 2007;44 Suppl 2:S27-72.

Musher DM, Thorner AR. Community-acquired pneumonia. N Engl J Med. 2014;371(17):1619-28.

National Clinical Guideline Centre (UK). Pneumonia: diagnosis and management of community- and hospital-acquired pneumonia in adults. NICE Clinical Guidelines, No. 191. London: National Institute for Health and Care Excellence (UK); 2014.

Palazzo SJ, Simpson T, Schnapp L. Biomarkers for ventilator-associated pneumonia: review of the literature. Heart Lung. 2011;40(4):293-8.

Rello J, Rodriguez A, Lisboa T, Gallego M, Lujan M, Wunderink R. PIRO score for community-acquired pneumonia: a new prediction rule for assessment of severity in intensive care unit patients with community-acquired pneumonia. Crit Care Med. 2009;37(2):456-62.

Sociedade Brasileira de Pneumologia e Tisiologia. Diretrizes brasileiras para tratamento das pneumonias adquiridas no hospital e das associadas à ventilação mecânica: 2007. J Bras Pneumol. 2007;33(Suppl 1):S1-30.

Torres A, Fàbregas N, Ewig S, de la Bellacasa JP, Bauer TT, Ramirez J. Sampling methods for ventilator-associated pneumonia: validation using different histologic and microbiological references. Crit Care Med. 2000;28(8):2799-804.

Woodhead M, Blasi F, Ewig S, Garau J, Huchon G, Ieven M, et al. Guidelines for the management of adult lower respiratory tract infections: full version. Clin Microbiol Infect. 2011;17 Suppl 6:E1-59.

Wunderink RG, Waterer GW. Clinical practice: community-acquired pneumonia. N Engl J Med. 2014;370(6):543-51.

SITES SUGERIDOS ▶

American Thoracic Society [Internet]. New York: ATS; c2015 [capturado em 22 ago. 2015]. Disponível em: http://www.thoracic.org/

British Thoracic Society [Internet]. London: BTS; c2015 [capturado em 22 ago. 2015]. Disponível em: http://www.brit-thoracic.org.uk/

Infectious Disease Society of America [Internet]. Arlington: IDSA; c2015. Disponível em: http://www.idsociety.org/

Sociedade Brasileira de Pneumologia e Tisiologia [Internet]. Brasília: SBPT; c2015 [capturado em 22 ago. 2015]. Disponível em: http://www.sbpt.org.br/

CAPÍTULO 99

TROMBOEMBOLIA PULMONAR

MARCELO BASSO GAZZANA
IGOR GORSKI BENEDETTO
MARLI MARIA KNORST

▶ CASOS CLÍNICOS

CASO CLÍNICO 1 – Paciente do sexo feminino, 64 anos, portadora de asma (compensada sob tratamento), não tabagista, procurou o serviço de emergência (SE) devido a uma dispneia progressiva nos últimos

3 dias e tosse seca. Negava febre ou sibilância. Vinha em uso de terapia de reposição com estrogênio para sintomas da menopausa. Ao exame físico, estava em bom estado geral, sem alteração nos sinais vitais. Não havia anormalidades no exame do aparelho respiratório ou cardiovascular, bem como não foram observados sinais de trombose venosa profunda (TVP). A radiografia torácica não demonstrou alterações.

CASO CLÍNICO 2 – Paciente do sexo masculino, 50 anos, previamente hígido, foi submetido à colectomia direita por adenocarcinoma de colo do intestino há 2 semanas. Referia dispneia de início súbito há 3 dias, progressiva e de intensidade moderada. Foi internado com sinais de disfunção ventilatória moderada e dessaturação (oximetria de pulso em 88%). Apresentava-se normotenso, mas taquicárdico (120 bpm). A ausculta cardíaca revelava hiperfonese de segunda bulha no foco pulmonar. O exame físico do aparelho respiratório foi normal. Havia edema e calor da panturrilha direita. Na radiografia torácica, foi evidenciada dilatação do ramo descendente da artéria pulmonar direita, bem como atelectasia subsegmentar nessa região. O eletrocardiograma (ECG) evidenciou taquicardia sinusal, padrão S1Q3T3 e onda *p pulmonale*. Pela suspeita de tromboembolia pulmonar (TEP), foi calculado o escore de Wells, totalizando 10 pontos. Iniciou-se anticoagulação plena com enoxaparina e solicitou-se angiotomografia computadorizada (angioTC) de tórax.

▶ COMO O LABORATÓRIO PODE AJUDAR NA AVALIAÇÃO DESTES PACIENTES?

Os pacientes apresentam quadro clínico compatível com TEP aguda, necessitando que seja excluída ou confirmada a hipótese diagnóstica. A TEP representa a oclusão de vasos arteriais pulmonares por tromboêmbolos provenientes do sistema venoso profundo (veia cava, membros inferiores e/ou superiores e seios venosos cerebrais) e/ou cavidades cardíacas direitas. A TEP é uma condição que, junto com a TVP, constitui a tromboembolia venosa (TEV), considerando que ambas têm etiopatogenia comum e associação clínica.

A TEP aguda é uma situação relativamente frequente, principalmente em ambiente hospitalar, onde o paciente em geral restringe suas atividades físicas (deambulação). A TEP apresenta mortalidade elevada se não for tratada, podendo atingir uma letalidade de até 30%, se não for reconhecida e tratada adequadamente. Com terapia adequada, a sobrevida é maior do que 90%, dependendo da gravidade do episódio e da doença de base. A etapa fundamental do diagnóstico é a suspeita clínica. Esta é baseada no tripé fomado pelo quadro clínico (dispneia, dor torácica, hemoptise, síncope, taquipneia e taquicardia), pela presença de fatores de risco para TEV (período pós-operatório, câncer ativo, ciclo gravídico-puerperal, pacientes clínicos com imobilização prolongada, trombofilias, entre outros) e pela possibilidade de um diagnóstico alternativo (pneumonia, tamponamento cardíaco, infarto agudo do miocárdio [IAM], pneumotórax, dissecção aórtica, exacerbação de pneumopatia prévia). Os exames complementares iniciais são a gasometria arterial (GA) (na presença de dessaturação ou disfunção respiratória), o ECG e a radiografia torácica. O ECG normalmente tem achados inespecíficos, sendo o achado mais comum a taquicardia sinusal, mas também pode demonstrar sinais de sobrecarga de cavidades direitas, arritmia inexplicada (p. ex., fibrilação atrial [FA]) e bloqueio de ramo direito novo. A radiografia torácica normalmente não tem achados típicos, podendo evidenciar atelectasias laminares, oligoemia focal (sinais de Westermark), opacidades de base pleural (sinal de Hampton) e dilatação das artérias pulmonares. Entretanto, uma radiografia torácica normal em paciente com sintomas torácicos agudos reforça a suspeita de TEP.

Em paciente com dor torácica, é recomendada a dosagem de marcadores de necrose miocárdica (creatinocinase [CK] e troponina [Tn]), e, em pacientes com dispneia, a medida de substância associada à disfunção ventricular (peptídeos natriuréticos) para avaliação de edema pulmonar cardiogênico. Todas as diretrizes nacionais e internacionais recomendam a utilização de escores de predição clínica para quantificar a suspeita antes da solicitação da investigação específica. Esses escores levam em conta fatores de risco, sintomas e possibilidade de diagnósticos alternativos (com base no exame clínico e nos testes complementares iniciais). Com o cálculo da pontuação, são elaboradas categorias de probabilidade em dois ou três níveis, conforme o escore. O escore mais utilizado é o de Wells na versão original. Nesta etapa da investigação, o exame laboratorial mais importante e mais usado em pacientes com suspeita de TEP é a dosagem de D-dímeros, que facilitou sobremaneira a investigação diagnóstica em pacientes com baixa probabilidade clínica (Fig. 99.1). Em pacientes com baixa suspeita clínica e com uma dosagem de D-dímeros normal, o diagnóstico de TEP é afastado com segurança. Em pacientes com alta suspeita clínica, este exame negativo não exclui TEP, não devendo, portanto, ser solicitado.

```
Suspeita de TEP aguda → • Quadro clínico compatível
                         • Presença de fatores de risco
                         • Diagnósticos alternativos
    ↓
• GA
• Marcadores cardíacos*
• ECG
• Radiografia torácica
• Outros testes conforme suspeita
    ↓                           ↓
Mantém suspeita          Outros diagnóstico estabelecido
    ↓
Probabilidade clínica
(escore de Wells)
    ↓                           ↓
TEP improvável           TEP possível
(escore ≤ 4)             (escore > 4)
    ↓                           ↓
D-dímeros                Exames de imagem
                         • Ângio-TC toráx (1ª escolha)
                         • Cintilografia pulmonar perfusional
                         • Ecodoppler venoso de MsIs
                         • Arteriografia pulmonar
  ↓         ↓
Normal    Elevado
  ↓
TEP excluído
```

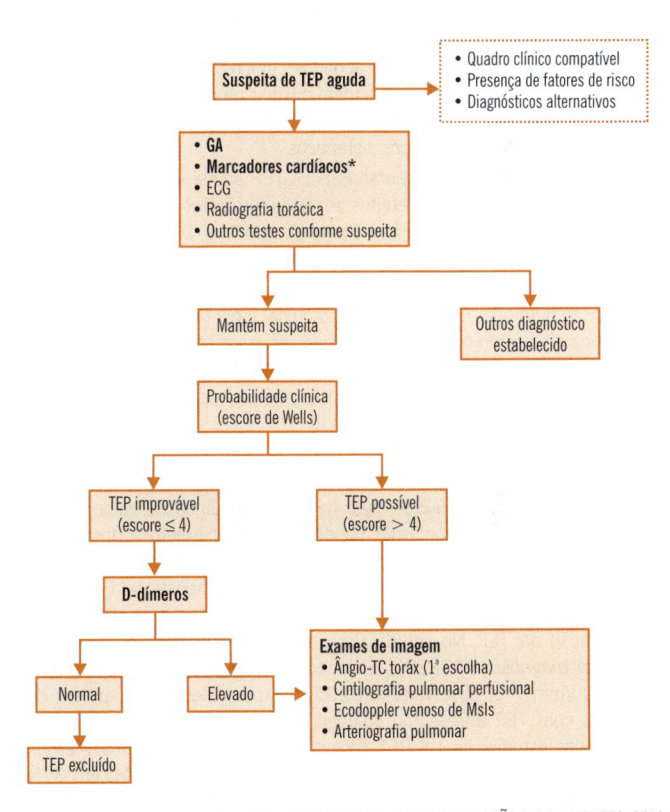

FIGURA 99.1 ▶ PAPEL DOS EXAMES LABORATORIAIS NA INVESTIGAÇÃO DE PACIENTES COM TROMBOEMBOLIA PULMONAR.

*Marcadores cardíacos: TnI ou TnT utilizadas no diagnóstico diferencial de SCA e BNP ou NT-pró-BNP na IC. GA, gasometria arterial; ECG, eletrocardiograma; TEP, tromboembolia pulmonar; angioTC, angiotomografia computadorizada; MsIs, membros inferiores; IC, insuficiência cardíaca; TnI, troponina I; TnT, troponina T; BNP, peptídeo natriurético cerebral; NT-pró-BNP, fração N-terminal do precursor do BNP; SCA, síndrome coronariana aguda.

Os exames confirmatórios de TEP aguda são angioTC de tórax com protocolo específico para opacificação das artérias pulmonares (é o teste de escolha atual, na ausência de contraindicações), cintilografia pulmonar perfusional (associada à radiografia torácica ou à cintilografia pulmonar inalatória), angiorressonância magnética de tórax e arteriografia pulmonar convencional. Indiretamente, o estudo (em geral por ultrassonografia [US]) do sistema venoso profundo dos membros inferiores (e superiores, se houver sinais clínicos de TVP ou presença de cateteres) demonstrando achados compatíveis com TVP permite o diagnóstico operacional de TEV e o respectivo tratamento, que é semelhante para TVP e para TEP. Estabelecido o diagnóstico de TEP aguda, os exames laboratoriais (enzimas cardíacas, peptídeos natriuréticos) também são úteis na estratificação de risco e exercem, consequentemente, papel prognóstico. Junto com achados clínicos, ecocardiográficos e de imagem, os exames laboratoriais podem auxiliar na decisão terapêutica, sobretudo na escolha do tratamento inicial entre anticoagulação plena com heparina ou uso de trombolíticos sistêmicos.

Outras funções dos exames laboratoriais na TEP aguda são a monitorização da anticoagulação (eficácia e efeitos adversos) e o estabelecimento do risco de recorrência da TEV (rastreamento para trombofilias, D-dímeros), podendo auxiliar na decisão de manter ou não o tratamento em longo prazo.

A TEP crônica frequentemente está associada à hipertensão pulmonar (dita hipertensão pulmonar tromboembólica crônica) e geralmente tem apresentação clínica diversa do quadro agudo. Pode ser associada a episódios agudos prévios conhecidos, mas, em alguns casos, não há um evento índice identificado. É uma doença menos estudada e menos frequente, cujo papel dos exames laboratoriais está menos definido.

DIAGNÓSTICO ▶

EXAMES LABORATORIAIS GERAIS ▶ Não há teste sanguíneo de valor diagnóstico, isto é, que possa confirmar ou descartar TEP, exceto a dosagem de D-dímeros em um subgrupo de pacientes. Exames séricos, como leucograma, contagem de plaquetas e provas hepáticas, demonstraram alterações em percentuais variáveis, dependendo da série estudada e da gravidade da apresentação da TEP. No estudo *Prospective investigation of pulmonary embolism diagnosis* (PIOPED), leucocitose (contagem de leucócitos totais > 10.000/mm^3) foi observada em 20% dos pacientes, mas nenhum dos pacientes com TEP apresentou contagens maiores do que 20.000/mm^3.[1] Os clássicos estudos da US-PET (do inglês *Urokinase pulmonary embolism trial*) encontraram elevação da desidrogenase lática (LDH) em 37%, do aspartato-aminotransferase (AST) em 26%, das bilirrubinas em 10% e contagem de plaquetas abaixo de 200.000/mm^3 em 18%.[2] A associação de elevação da LDH e bilirrubinas com transaminases normais (considerada sugestiva de TEP em um cenário apropriado) estava presente em somente 15% dos casos. Hiponatremia, anemia e hiperglicemia são achados comuns em pacientes hospitalizados com TEP, podendo ocorrer, respectivamente, em 21%, 38% e 63% dos casos. É importante lembrar que exames laboratoriais gerais podem auxiliar na avaliação de um diagnóstico alternativo ao de TEP, como na pneumonia.

GASOMETRIA ARTERIAL ▶ A avaliação da pressão parcial arterial de oxigênio (PaO_2) tem pouco valor para o diagnóstico de TEP, por inespecificidade e inconsistência, mas é um dos exames de rastreamento na avaliação de pacientes com sintomas e sinais torácicos agudos. Nem o valor absoluto da PaO_2, nem a determinação do gradiente alvéolo-arterial de oxigênio contribuem com segurança para afastar ou reforçar a suspeita diagnóstica, ainda mais que, em muitos dos casos suspeitos, há doença cardíaca ou pulmonar concomitantes. Entretanto, uma PaO_2 baixa e um gradiente alvéolo-arterial de oxigênio elevado constituem anormalidades comuns em pacientes com TEP. Um estudo em pacientes com TEP documentada angiograficamente, sem doenças cardíaca ou pulmonar prévias, mostrou que, em 87% dos casos, a PaO_2 era inferior a 80 mmHg, com o paciente respirando em ar ambiente.[3] A pressão parcial arterial de gás carbônico ($PaCO_2$) costuma estar reduzida, em decorrência de taquipneia e de hiperventilação alveolar. Portanto, GA absolutamente normal não exclui TEP, mas é um achado infrequente.

D-DÍMEROS ▶ O D-dímero é um produto de degradação da fibrina e indica trombose intravascular excessiva. A ativação da coagulação aumenta os níveis de trombina, que transforma o fibrinogênio em fibrina polimerizada e outros fibrinopeptídeos. A fibrina é automaticamente degradada pela plasmina, produzindo o D-dímero e outros produtos dessa degradação (Fig. 99.2). O D-dímero tem uma meia-vida de 4 a 6 horas, aumenta em 1 hora do episódio de TEV (por estudos experimentais), e esse aumento pode durar 7 dias ou mais. Os níveis de D-dímeros podem estar elevados na presença de trombos, mas também em outras situações associadas com o aumento da produção de fibrina, causando falso-positivos para TEV (Quadro 99.1). Pacientes com insuficiência renal com depuração abaixo de 60 mL/min ge-

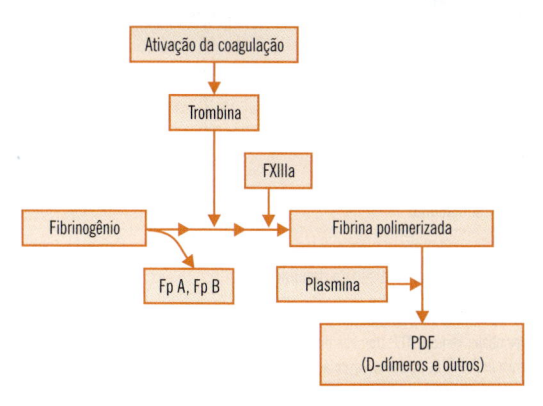

FIGURA 99.2 ▶ **FORMAÇÃO DOS D-DÍMEROS.**
Fp A e B, fibrinopeptídeos A e B; PDF, produtos da degradação da fibrina.

QUADRO 99.1 ► CAUSAS DE ELEVAÇÃO DOS NÍVEIS DE D-DÍMEROS

TEV
- TEP
- TVP

Condições cardiovasculares
- IAM
- AVE
- Isquemia arterial de membros
- FA
- Trombo intracardíaco
- IC

Condições obstétricas
- Eclâmpsia e pré-eclâmpsia
- Gestação normal

Condições hematológicas
- CIVD
- Anormalidade na fibrinólise (incluindo uso de trombolíticos)
- Episódio venoclusivo de anemia falciforme

Condições cirúrgicas
- Pós-operatório
- Trauma
- Queimaduras
- Necrose ou isquemia tecidual

Câncer ativo

Condições inflamatórias
- Sepse
- Infecção grave
- SIRS
- Doenças reumatológicas ativas (AR, LES, etc.)

Doenças renais
- SN
- IRA
- IRC e DCV subjacente

Outras
- Doença hepática (por redução da depuração)
- Malformação arteriovenosa

TEV, tromboembolia venosa; TEP, tromboembolia pulmonar; TVP, trombose venosa profunda; IAM, infarto agudo do miocárdio; AVE, acidente vascular encefálico; FA, fibrilação atrial; IC, insuficiência cardíaca; CIVD, coagulação intravascular disseminada; SIRS, síndrome da resposta inflamatória sistêmica; SN, síndrome nefrótica; LES, lúpus eritematoso sistêmico; IRA, insuficiência renal aguda; IRC, insuficiência renal crônica; DCV, doença cardiovascular; AR, artrite reumatoide.

ralmente têm D-dímeros elevados, independentemente da presença de TEP, embora mantenha um boa sensibilidade. Deve ser avaliado se há necessidade de ajustar o nível de D-dímeros conforme a função renal, permitindo reduzir os falso-positivos.

O nível elevado de D-dímeros, portanto, não confirma TEV, tendo baixa especificidade. Por outro lado, tem alta sensibilidade, mas deve ser analisado com cautela, em conjunto com a avaliação da probabilidade clínica. Há diferentes métodos para a realização do teste (enzimaimunoensaio [Elisa] ou Elisa rápido quantitativo, semiquantitativo ou qualitativo, aglutinação pelo látex quantitativo ou semiquantitativo ou aglutinação do sangue total), que diferem entre si na sensibilidade, na especificidade e na razão de probabilidade. Entre todos os métodos utilizados, os testes por Elisa quantitativo ou semiquantitativo são os que têm melhor sensibilidade e maior razão de probabilidade negativa; além disso, os resultados podem ser obtidos com rapidez (10-30 minutos).

O D-dímero é um teste diagnóstico essencialmente unidirecional; portanto, um teste negativo é usado para excluir o diagnóstico. O ponto de corte mais frequentemente utilizado é de 500 µg/L. Em uma revisão sistemática para avaliação de estratégias para o diagnóstico de TEP aguda em pacientes com baixa probabilidade clínica pré-teste, um teste negativo para D-dímero (qualquer teste) esteve associado com uma probabilidade pós-teste inferior a 5%, não sendo necessários outros testes para excluir TEP com segurança. Em pacientes com probabilidade clínica intermediária, para exclusão de TEP, só pode ser valorizado um teste quantitativo com métodos de alta sensibilidade (como Elisa). Em pacientes com alta probabilidade clínica, outros testes serão necessários para excluir TEP, pois uma dosagem de D-dímeros normal não afasta esse diagnóstico. Dosagem de D-dímeros elevada normalmente não auxilia na confirmação do diagnóstico de TEP, sendo que outros exames deverão ser realizados (imagem). Apesar do baixo valor preditivo positivo (VPP) em pacientes com suspeita de TEP, observando a curva *receiver-operating characteristic* (ROC) da dosagem dos D-dímeros com finalidade diagnóstica, vê-se que um valor de corte de 4.000 µg/L pode corresponder a uma especificidade acima de 90%, mas com perda óbvia da sensibilidade (que fica < 50%). A valorização do VPP da elevação dos D-dímeros para diagnóstico de TEP não tem sido destacada nos algoritmos das diretrizes publicadas.

Estudos mais recentes têm dicotomizado o resultado dos escores clínicos (o mais utilizado é o de Wells) em TEP improvável (≤ 4 pontos) ou TEP provável (> 4 pontos). A dosagem de D-dímeros é preconizada para os pacientes com TEP improvável, e o resultado negativo exclui TEP sem necessidade de exames de imagem adicionais (ver Fig. 99.1). Estudo recente sugeriu que, em idosos, o nível de D-dímeros considerado negativo na investigação da TEP deve ser mais elevado, ajustando-se para a idade (ponto de corte com valor igual a 10 vezes a idade; p. ex., 70 anos corresponde a 700 µg/L).[4]

MARCADORES RELACIONADOS AO ESTRESSE MIOCÁRDICO ▶ Doenças cardíacas agudizadas são possibilidades de diagnósticos diferenciais frequentes à TEP.

Pacientes que se apresentam com dor torácica obrigatoriamente devem excluir síndrome coronariana aguda (SCA). A medida de biomarcadores que indica lesão miocárdica irreversível (como no IAM) é essencial no manejo do paciente. Entre elas, estão a fração MB da CK (CK-MB) e as Tns. As Tns são mais sensíveis, não sendo necessária a medida de ambas as substâncias. As Tns I e T (TnI e TnT) têm mesmo valor. Mais importante que um valor isoladamente elevado (acima do percentil 99) é a curva de elevação e queda (dosadas na admissão e em 6 a 9 horas; se não estiver elevada, nova medida é feita em 12-24 horas), em combinação aos achados clínicos e do ECG. Entretanto, deve-se lembrar que diversas condições, além da TEP e do IAM, podem aumentar o nível das Tns, como outras doenças cardíacas (arritmias, miocardite, vasculite, vasoespasmo, dissecção aórtica, decorrentes do uso de cocaína), insuficiência renal, choque circulatório, sepse, acidente vascular encefálico (AVE), câncer, entre outros.

A insuficiência cardíaca congestiva (ICC) descompensada também é um diagnóstico alternativo comum. Os níveis de peptídeos natriuréticos estão associados a estresse do miocárdio. Podem ser medidos o peptídeo natriurético tipo B (BNP, do inglês *B-type natriuretic peptide*) e o NT-pró-BNP (fração N-terminal do precursor do BNP). Os níveis variam com idade, sexo e peso corporal: aumentam com a idade; são mais elevados em mulheres; e menos elevados em obesos. Em pacientes com ICC, o NT-pró-BNP é cerca de 4 vezes mais elevado em relação ao BNP. Estudos avaliando pacientes com dispneia aguda no SE demonstraram que os peptídeos natriuréticos conseguem diferenciar as etiologias cardíacas das respiratórias, exceto na TEP, que pode ter os níveis elevados ou não (ver adiante, no item Estratificação de risco). Assim como ocorre com as Tns, diversas condições podem elevar os níveis de BNP e NT-pró-BNP, como coronariopatias, trauma miocárdico, taquiarritmias, hipertensão pulmonar, apneia do sono, pneumonia, AVE, insuficiência renal, sepse, cirrose, anemia, quimioterapia, entre outras.

ESTRATIFICAÇÃO DE RISCO ▶

MARCADORES RELACIONADOS AO ESTRESSE MIOCÁRDICO ▶ A TEP leva a consequências hemodinâmicas e respiratórias. Do ponto de vista cardiovascular, há um aumento súbito da resistência vascular pulmonar (RVP) devido à obstrução mecânica e à liberação de neuromediadores. Isso consequentemente acarreta uma sobrecarga das cavidades cardíacas direitas, cuja magnitude está associada a extensão da embolia e ao estado cardiopulmonar prévio ao evento. A instabilidade hemodinâmica, seja do ponto de vista clínico (sinais de choque cardiogênico), seja por exames complementares (p. ex., disfunção de ventrículo direito [VD] no ecocardiograma), é o principal fator prognóstico da TEP aguda.

De forma análoga ao que aconteceu na disfunção ventricular esquerda (DVE), o uso de marcadores bioquímicos – como os peptídeos natriuréticos (BNP e NT-pró-BNP), a TnI e a TnT – demonstrou ser útil na avaliação da disfunção ventricular direita (DVD), sobretudo relacionado ao seu valor prognóstico. A elevação dos níveis de TnT, como medida de lesão de cardiomiócitos, correlaciona-se com a extensão da DVD e é marcador independente de mortalidade. Estudos com TnI também demonstraram resultados semelhantes. Recentemente, observou-se que ajustar os níveis de TnT ultrassensível em relação à idade melhora seu valor preditivo.

A elevação dos níveis de peptídeos natriuréticos, liberados pelos cardiomiócitos em decorrência do aumento da tensão na parede ventricular, apresenta valor preditivo negativo (VPN) ainda maior do que a Tn. Apesar desse achado bastante significativo, a elevação dos níveis de Tn ou dos peptídeos natriuréticos não possui VPP suficiente para identificar pacientes hemodinamicamente estáveis que possam se beneficiar de tratamento trombolítico, por exemplo. Isto é, valores normais são mais úteis na prática, indicando um prognóstico favorável relacionado à TEP, mas valores elevados, apesar de associados a uma pior evolução, não obrigatoriamente modificam a escolha terapêutica. A combinação desses dois marcadores parece melhorar seu potencial de estratificação de risco, embora a análise de custo-efetividade ainda seja necessária. Metanálises têm confirmado a importância da Tn e do BNP na estratificação de risco da TEP, e um recente estudo prospectivo que dosou oito biomarcadores demonstrou que somente Tn e BNP tinham capacidade para predizer mortalidade na TEP (Quadro 99.2).[5]

D-DÍMEROS ▶ A dosagem de D-dímeros também é utilizada como fator prognóstico em pacientes com TEP, tanto do ponto de vista de mortalidade quanto do risco de recorrência. Uma elevação de D-dímeros em pacientes com TEP no momento da internação está associada à extensão da TEP (grau de obstrução e sua repercussão), bem como à mortalidade em 3 meses, tanto nos pacientes em geral como naqueles hemodinamicamente estáveis.

O papel dos D-dímeros na predição de recorrência tem sido mais estudado. Uma revisão sistemática demonstrou que, em pacientes com TEV não provocada (antigamente chamada de idiopática), que foram anticoagulados por pelo menos 3 meses, uma dosagem de D-dímeros negativa coletada 1 mês após a suspensão da anticoagulação está associada a menor risco de recorrência nos próximos 2 anos quando comparado a pacientes que têm dosagem positiva (risco anual de recorrência: 3,5% contra 8,9%).[6] Outro estudo avaliou a medida repetida dos D-dímeros (a cada 2 meses por 1 ano) e também permitiu diferenciar melhor aqueles pacientes que inicialmente tinham D-dímeros negativos.[7] Entretanto, o resultado dos estudos prospectivos usando a dosagem de D-dímeros para o manejo dos pacientes é controverso. A elevação do nível de D-dímeros tem associação com a recorrência, mas há dúvida se essa informação altera o tempo de tratamento.

OUTROS TESTES ▶ A hipoxemia detectada na GA é um fator de pior prognóstico, evidenciada em diversos estudos e presente em alguns escores prognósticos, como no *Pulmonary embolism severity index* (Pesi), que é o mais utilizado. O gradiente alvéolo-arterial de oxigênio elevado também está associado a uma maior mortalidade, sobretudo quando é maior do que 40 mmHg. Hiponatremia, hiperglicemia, anemia, leucometria e relação entre nível de plaquetas e linfócitos são fatores de risco independentes para óbito.

QUADRO 99.2 ▶ ALTERAÇÕES NOS EXAMES COMUNS DE COAGULAÇÃO PELOS NOVOS ANTICOAGULANTES ORAIS

	DABIGATRANA	RIVAROXABANA*	APIXABANA*
Mecanismo de ação	Inibidor direto da trombina	Inibidor do fator X ativado	Inibidor do fator X ativado
Efeito anticoagulante improvável	TT (mais sensível) e TTPa normais	TP normal	TP normal não exclui a presença de efeito terapêutico
Efeito anticoagulante presente	TT prolongado e TTPa prolongado	TP prolongado	TP prolongado ou normal
Teste específico para quantificar a presença do fármaco	Tempo de coagulação da trombina diluída (ensaio Hemoclot®)	Teste antifator X ativado modificado, específico para o fármaco	Teste antifator X ativado modificado, específico para o fármaco
Monitorização obrigatória	Não	Não	Não

*O TT não é afetado pelos inibidores do fator X ativado.
TP, tempo de protrombina; TT, tempo de trombina; TTPa, tempo de tromboplastina parcial ativada.
Fonte: Modificado de Brieger.[12]

Recentemente foi identificado um novo fator prognóstico, que é a medida sérica da proteína ligadora de ácidos graxos cardíacos. Ela é uma pequena proteína que aumenta precocemente após o evento, iniciando em 90 minutos, com pico em 6 horas. Parece ser mais específica do que as Tns e os peptídeos natriuréticos em relação à predição do prognóstico, sendo que níveis elevados estão associados a pior desfecho clínico, DVD e mortalidade. A mioglobina e o fator de diferenciação de crescimento-15 (GFD-15, do inglês *growth differentiation factor-15*), que é uma substância induzida no coração após isquemia ou sobrecarga, também estão associados ao pior prognóstico (Tab. 99.1).

EXAMES PARA INVESTIGAÇÃO DE TROMBOFILIAS ▶

O processo de trombose envolve a tríade de Virchow, descrita no século IX, que consiste em lesão vascular, estase venosa e hipercoagulabilidade. Em alguns pacientes com TEP, há necessidade de realizar investigação para trombofilia (isto é, tendência à hipercoagulação e à trombose), seja hereditária ou adquirida. Essa investigação pode, em algumas situações, alterar o tratamento do paciente (tipo de fármaco, tempo de terapia e nível de anticoagulação). Em geral, a recomendação é avaliar pacientes nos seguintes contextos:

- TEV antes da sexta década de vida (< 45 anos);
- História de TEV sem causa aparente;
- TEV recorrente;
- Evento trombótico em sítio incomum;
- História familiar de TEV, principalmente em jovens.

Não há necessidade de fazer todos os testes disponíveis, pois algumas trombofilias são muito raras, e esses testes são de alto custo. A investigação deve ser estratificada: primeiro os mais prevalentes (p. ex., resistência à proteína C, mutação do gene da protrombina e síndrome do anticorpo antifosfolipídeo [SAAF]). Entretanto, em pacientes com TEV, idade inferior a 45 anos e história familiar positiva, a investigação inicial para trombofilias hereditárias deve ser ampla. Em pacientes com a presença de resistência da proteína C, indica-se a pesquisa da mutação do fator V de Leiden, que é responsável por esse fenótipo em mais de 90% dos casos. A investigação da SAAF é feita com a medida dos anticorpos anticardiolipina (aCL) (imunoglobulinas G, M e A [IgG, IgM e IgA]), dos anticorpos anti-β_2-glicoproteína-1 e na presença de anticoagulante lúpico (AL).

Idealmente, alguns testes (AL, antitrombina, atividade da proteína S e da proteína C, fator VIII) não devem ser realizados no momento do evento agudo, pois os resultados podem ser falso-positivos ou falso-negativos, seja pelo processo trombótico, seja pelo efeito das medicações; podem ser dosados após 2 a 6 semanas da suspensão do anticoagulante. Em situações de alto risco para suspensão da anticoagulação, podem-se medir os níveis de proteínas C e S sob o uso de heparina, bem como o nível de antitrombina em uso de varfarina.

TABELA 99.1 ▶ UTILIDADE DOS BIOMARCADORES CARDÍACOS LABORATORIAIS NA ESTRATIFICAÇÃO DE RISCO DE PACIENTES COM TROMBOEMBOLIA PULMONAR CONFIRMADA

RISCO DE MORTALIDADE PRECOCE		CHOQUE OU HIPOTENSÃO	PARÂMETROS DE RISCO E ESCORES		
			PESI CLASSE III-V OU SPESI ≥ 1	DISFUNÇÃO DO VD NOS EXAMES DE IMAGEM	BIOMARCADORES CARDÍACOS LABORATORIAIS*
Alta		+	(+)**	+	(+)**
Intermediária	Intermediária-alta	-	+	Ambos positivos	
	Intermediária-baixa	-	+	Um ou nenhum positivo	
Baixa		-	-	Avaliação opcional; se for realizada, ambos são negativos	

*Biomarcadores de lesão miocárdica (elevação de TnI ou TnT) ou de DVD (elevação dos peptídeos natriuréticos).
**Na presença de choque ou hipotensão, não há necessidade de calcular os escores (Pesi ou sPesi) nem dosar biomarcadores.
VD, ventrículo direito; Pesi, *Pulmonary embolism severity index*; sPesi, *Simplified pulmonary embolism severity index*; TnI, troponina I; TnT, troponina T; DVD, disfunção ventricular direita.
Fonte: Adaptada de Konstantinides.[8]

Não há mais indicação de investigar hiper-homocisteinemia (nem nível sérico, tampouco a pesquisa da mutação do gene de metileno tetra-hidrofolato redutase), pois, embora haja maior incidência de trombose, sua evolução é incerta. Atualmente, também não é recomendada a investigação de pacientes com TVP de membro superior, exceto se houver alguma das indicações referidas. Em pacientes com trombose em sítios não usuais (como trombose da veia porta ou trombose hepática), sugere-se também avaliar a mutação para JAK-2 e a presença de hemoglobinúria paroxística noturna.

É importante lembrar que a avaliação de trombofilias adquiridas inclui a investigação de neoplasia maligna subjacente, pois esta pode induzir um estado de hipercoagulabilidade. A recomendação é fazer um bom exame clínico, exames laboratoriais gerais (hemograma, eletrólitos, função renal e hepática, qualitativo de urina) e exames de rastreamento para neoplasia recomendados para a idade do paciente (p. ex, sangue oculto nas fezes, mamografia); a necessidade de investigação adicional (invasiva ou não) é orientada por esta primeira etapa. Tanto a avaliação para trombofilias hereditárias quanto a investigação de neoplasia oculta permitem a identificação do fator de risco, mas não têm demonstrado reduzir a mortalidade dos pacientes com TEV. A avaliação no primeiro episódio de TEV não provocada é controversa e não deve ser feita rotineiramente em todos os pacientes.

MONITORIZAÇÃO DO USO DE ANTITROMBÓTICOS ▶ A anticoagulação

é o tratamento de eleição para a maioria dos pacientes com TEP. Apesar de ter eficácia comprovada, pode levar a efeitos adversos graves, como sangramentos significativos. Então, o seu uso necessita de monitorização adequada, visando maximizar a eficiência e a segurança dos medicamentos.

HEPARINAS ▶ Na fase aguda, são utilizadas a heparina não fracionada (HNF) e as heparinas de baixo peso molecular (HBPMs – no Brasil, enoxaparina, dalteparina, nadroparina). A HNF geralmente é utilizada em infusão intravenosa (IV) contínua, ajustada por meio da medida do tempo de tromboplastina parcial ativada (TTPa), inicialmente dosado a cada 6 horas e, após a estabilização da dose, uma vez ao dia. O alvo terapêutico para anticoagulação plena é 1,5 a 2,3 vezes o controle (Tab. 99.2). Em situações de dificuldade de anticoagulação (p. ex, resistência à HNF, quando o TTPa não se eleva, apesar de doses acima de 35.000 UI/dia exceto o bólus), é recomendada a medida do antifator Xa. A presença de AL altera o TTPa e, portanto, não deve ser utilizado para monitorização do uso de HNF, sendo inciada a medida do antifator Xa.

As HBPMs habitualmente prescindem de monitorização do nível de anticoagulação, exceto em situações específicas, como gravidez, obesidade extrema e insuficiência renal. Nesses casos, a medida do antifator Xa deve ser realizada. Deve-se dosar 4 a 6 horas após a dose subcutânea (SC) da HBPM, com alvo terapêutico de 0,6 a 1 UI/mL, quando administrada duas vezes ao dia, e de 1 a 2 UI/mL, quando utilizada uma vez ao dia, dependendo da HBPM utilizada e da recomendação do fabricante. Convém ressaltar que o TTPa não deve ser utilizado para ajustar a dose das HBPMs, pois gera ajustes inadequados. UM estudo canadense comparando HBPM com HNF no tratamento

TABELA 99.2 ► ESQUEMA PARA UTILIZAÇÃO DE HEPARINA NÃO FRACIONADA EM DOSES PLENAS

Dose de ataque	80 UI/kg IV em bólus
Dose inicial da infusão contínua*	18 UI/kg/h IV
Ajuste da infusão pelo TTPa**	
Valor medido do TTPa	Ajuste
< 1,2 x controle	80 UI/kg IV em bólus + aumento da infusão em 4 UI/kg/h
1,2-1,5 x controle	40 UI/kg IV em bólus + aumento da infusão em 2 UI/kg/h
> 1,5-2,3 x controle	Não modifica
> 2,3-3,0 x controle	Diminui a infusão em 2 UI/kg/h
> 3 x controle	Para a infusão por 1 hora + diminui infusão em 3 UI/kg/h

*Sugestão de preparo da solução de heparina: soro glicosado 5% ou soro fisiológico 0,9% 99 mL e heparina não fracionada 5.000 UI (1 mL). Concentração final: 50 UI/mL.
**Após cada ajuste na dose de heparina, deve-se solicitar nova dosagem de TTPa em 6 horas. Permanecendo o nível estável, repete-se TTPa uma vez ao dia durante uso de heparina.
TTPa, tempo de tromboplastina parcial ativada; IV, intravenoso.
Fonte: Adaptada de Raschke e colaboradores.[9]

da TEV, ambas administradas de forma SC e ajustadas pelo peso, demonstrou que também não há necessidade de monitorar a HNF quando é utilizada nesse regime SC intermitente.[10] Nos últimos anos, tem crescido a prescrição de HBPM para tromboprofilaxia secundária (isto é, tratamento em fase de manutenção) da TEV em nível domiciliar, destacadamente em pacientes com câncer ativo, já que as HBPMs apresentam melhores resultados em relação aos cumarínicos. Nesse regime, também não há necessidade de monitorização do nível de anticoagulante da HBPM (as doses são fixas por peso, normalmente ajustadas para uma vez ao dia). Entretanto, é recomendada a realização de densitometria óssea anualmente, pelo risco de osteoporose. O TTPa não é sensível para monitorar as HBPMs.

Durante o uso das heparinas, é recomendada a medida do eritrograma (para verificar perda sanguínea oculta) e da contagem de plaquetas (para diagnosticar trombocitopenia induzida pela heparina [TIH]). A TIH é uma complicação potencialmente grave relacionada à terapia com heparina e pode ser de dois tipos. A TIH tipo I é uma forma menos grave, provavelmente relacionada ao efeito direto da heparina na ativação plaquetária e sem mediação imunológica. A forma imunomediada, também chamada de TIH tipo II, é causada por imunoglobulinas (Igs) direcionadas contra o fator 4 do complexo heparina. A incidência da TIH tipo II varia de 1 a 3%, parecendo ser menor com o uso de HBPM. Em geral, ocorre após 5 a 14 dias do início do tratamento ou mais precocemente em casos de reexposição. Caracteriza-se por plaquetopenia (plaquetas < 100.000/mm^3 ou < 50% do valor basal do paciente) e por aumento de risco de eventos trombóticos venosos e arteriais. Define-se o diagnóstico por exclusão de outras causas de plaquetopenia e por meio de testes imunológicos específicos. Entretanto, esses testes são pouco disponíveis na prática (anticorpos heparina-dependentes ou antígenos heparina/fator-4-plaquetário). Pacientes com TIH tipo II devem utilizar outro anticoagulante alternativo e não podem utilizar nenhum tipo de heparina novamente. Portanto, durante o uso de heparinas em nível hospitalar (mesmo em dosagem profilática), recomenda-se dosar a contagem de plaquetas a cada 2 a 3 dias.

Durante o uso de qualquer tipo de anticoagulante, é recomendada a monitorização periódica dos níveis de hemoglobina (Hb), com intervalo estabelecido pela condição clínica do paciente.

ANTAGONISTAS DA VITAMINA K (AVK) ▶ O tratamento anticoagulante de longo prazo (além de 3 meses, que é o tempo mínimo) tem como principal objetivo impedir a recorrência da TEV e a ocorrência de TEP fatal. Os medicamentos comumente utilizados para esse fim são os AVKs, também chamados de cumarínicos. Esses medicamentos orais atuam inibindo os fatores da coagulação dependentes da vitamina K (fatores II, VII, IX e X), que fazem parte da via extrínseca e da via comum da cascata da coagulação. Porém, também reduzem a síntese de fatores anticoagulantes naturais (proteínas C e S), o que pode promover eventos trombóticos paradoxais no início do tratamento, enquanto a ação anticoagulante não for plena, sendo esse o motivo da sobreposição com o uso das heparinas. Os AVKs disponíveis são a varfarina, que é o mais empregado, e a femprocumona. Devem ser iniciados somente após a confirmação diagnóstica da TEP, sempre em conjunto com HNF ou HBPM (já em uso, ou prescrita concomitantemente).

O tempo de protrombina (TP) é o teste mais usado para monitorar a terapia com AVK. Ele reflete a redução de três dos quatro fatores da coagulação vitamina K-dependentes: II, VII e X. É realizado adicionando-se cálcio e tromboplastina ao plasma citratado. Tromboplastinas de origens distintas diferem em responsividade ao efeito anticoagulante dos AVKs. A responsividade de determinada tromboplastina pode ser avaliada pelo seu índice de sensibilidade internacional (ISI). O TP é um índice impreciso para monitorar o tratamento com AVK quando expresso em uma razão entre o valor obtido do plasma do paciente em relação ao do controle normal. A fim de minimizar o efeito das diferentes tromboplastinas sobre o TP, foi desenvolvido um sistema uniforme para relatar o TP: a razão de normatização internacional (INR, do inglês *international normalized ratio*).

$$INR = (TP \text{ do paciente} / TP \text{ normal médio})^{ISI}$$

O INR é mais confiável do que a simples relação do TP não convertida. A segurança e a efetividade do tratamento anticoagulante dependem criticamente da manutenção do INR dentro da faixa terapêutica. Os riscos de hemorragias ou eventos tromboembólicos aumentam de forma expressiva quando o INR está acima e abaixo do alvo, respectivamente.

O INR deve ser dosado 1 vez ao dia até que o alvo seja atingido e mantido por 2 dias consecutivos. Recomenda-se coletar a amostra para análise 14 horas após a ingestão da dose (p. ex., coleta às 8 horas para dose administrada às 18 horas do dia anterior). Na Tabela 99.3, é fornecida uma sugestão para o início de varfarina (dose inicial de 5 mg), ajustado diariamente de acordo com o INR. Nomogramas para uso da femprocumona não são disponíveis. A heparina poderá ser suspensa tão logo o efeito dos AVKs tenha atingido o alvo (em geral, INR entre 2 e 3) por pelo menos 24 horas e com sobreposição AVK e heparinas de 5 dias ou mais. Após esse período inicial, pode-se medir o TP duas a três vezes por semana durante 1 ou 2 semanas e, depois, mais espaçadamente. Quando se alcança a estabilização, pode-se diminuir a frequência dos testes para até 4 semanas. Já estão disponíveis no mercado apartelhos de automonitorização (point of care) para controle da anticoagulação, semelhantes a dosagens de glicemia capilar em pacientes diabéticos. Há evidência na literatura para tal prática, mas o custo ainda é elevado.

A curva dose-resposta individual da varfarina é muito variável. Em média, espera-se que, com o ajuste de 15% da dose total semanal, haja uma alteração no INR de 1. Consequentemente, ajuste de 10% na dose total por semana provavelmente modificará o INR em 0,7 a 0,8. Em geral, a estabilização da dose não ocorrerá antes de 3 semanas do ajuste. Fatores genéticos, vários fármacos (incluindo fitoterápicos e vitaminas), variações no conteúdo

TABELA 99.3 ► ESQUEMA PARA INÍCIO DA ANTICOAGULAÇÃO DE VARFARINA EM PACIENTES COM TROMBOEMBOLIA VENOSA (DOSE INICIAL DE 5 MG)

DIA	INR	DOSE DE VARFARINA (MG)
1		5
2		5
3	< 1,5 1,5-1,9 2-3,0 > 3	10 5 2,5 0
4	< 1,5 1,5-1,9 2-3 > 3	10 7,5 5 0
5	< 2 2-3 > 3	10 5 0
6	< 1,5 1,5-1,9 2-3 > 3	12,5 10 7,5 0

INR, razão de normalização internacional.
Fonte: Adaptada de Kovacs.[11]

de vitamina K da dieta e diversas comorbidades interferem na resposta individual aos AVKs. Nesse sentido, diversos estudos na literatura sugerem que os pacientes devem ser seguidos em clínicas de anticoagulação, cujas práticas estão associadas a mais dosagens do INR na faixa terapêutica, bem como a menor incidência de sangramentos.

OUTROS ANTICOAGULANTES ▶ O fondaparinux é um pentassacarídeo sintético de apresentação SC que inibe seletivamente o fator X ativado. É utilizado em dose fixa, cuja posologia dependente das faixas de peso corporal. Não necessita de monitorização, exceto em pacientes com peso maior do que 180 kg. O método utilizado é a medida do nível antiX ativado, com alvo entre 0,5 e 1,5 µg/L para dose terapêutica e entre 0,2 e 0,4 µg/L para dose profilática, ambas coletadas 4 horas após a administração. O fondaparinux não interage com o fator antiplaquetário 4, sendo rara a ocorrência de plaquetopenia. Portanto, não há necessidade de monitorar a contagem de plaquetas, somente uma dosagem antes de iniciar a anticoagulação.

A dabigatrana é um inibidor direto da trombina, por via oral (VO). É utilizado em dose fixa e não necessita de monitorização, exceto em situações particulares. O efeito da dabigatrana pode ser medido pelo tempo de coagulação ecarina ou pelo teste do inibidor da trombina (Hemoclot®, semelhante ao TP, mas com plasma diluído), mas esses testes são pouco disponíveis. A dabigatrana altera os exames comuns de coagulação, como o tempo de trombina (TT), o TP, o TTPa e o tempo de coagulação-padrão. Níveis normais de TP ou TTPa tornam improvável o efeito residual da dabigatrana, mas não excluem essa possibilidade. Somente o TT é sensível para aferir se há ou não efeito residual. Outros inibidores diretos da trombina são a argatrobana e a bivalirudina, ambas de uso parenteral e habitualmente utilizadas em pacientes com TIH, mas não estão disponíveis no Brasil. Esses inibidores são monitorizados pelo TTPa, com alvo terapêutico entre 1,5 e 2,5 vezes o controle.

Os inibidores diretos do fator X ativado são a apixabana e a rivaroxabana, ambas de apresentação oral. Habitualmente não é necessária monitorização. Podem ser úteis em situações especiais, como em pacientes em tratamento que apresentam hemorragia ou trombose, possível superdosagem, múltiplas interações medicamentosas, excesso ou carência de peso, monitorização da adesão e avaliação do efeito do fármaco antes de cirurgias. O teste para antiX ativado é extremamente sensível para o uso de apixabana e rivaroxabana, mas não é útil para monitorização da terapêutica. É importante ressaltar que a medida do antifator X ativado deve ser ajustada para um ensaio específico para o respectivo fármaco. Os inibidores diretos do fator X ativado prolongam o TP e o TTPa no pico de ação do fármaco, em cerca de 2 a 4 horas. Este prolongamento não é observado 12 horas após a administração, e sua magnitude é dependente do ensaio utilizado. Entretanto, há diferenças entre A rivaroxabana e a apixabana. A normalidade do TP não elimina a possibilidade de efeito terapêutico da apixabana. O TT não é afetado por esse grupo de medicamentos (ver Quadro 99.2).

TROMBOLÍTICOS ▶ Os trombolíticos (no Brasil, estreptoquinase, ativador do plasminogênio tecidual recombinante [rtPA] – também chamado de alteplase e tenecteplase) não são anticoagulantes propriamente ditos, mas ativadores do plasminogênio e da capacidade fibrinolítica da plasmina. São utilizados no tratamento da TEP em pacientes instáveis (choque ou hipotensão persistente), quando não houver contraindicações. Durante a infusão, não há necessidade de monitorização do nível de fibrinólise (regimes de curta duração – até 2 horas –, medicamentos com doses fixas ou ajustados pelo peso). Entretanto, após o término do trombolítico, deve-se medir o TTPa imediatamente; se estiver elevado, a cada 2 a 4 horas. Quando o valor estiver no alvo terapêutico da anticoagulação (1,5-2,3 vezes o controle), deve ser reiniciada a HNF em infusão contínua sem bólus. Em casos instáveis, o uso da HNF é ainda preferencial em relação à HBPM.

▶ DE VOLTA AOS CASOS CLÍNICOS

CASO 1 – Como a paciente não apresentava quadro clínico de asma aguda, a hipótese foi de TEP. O cálculo do escore de Wells foi 3, configurando TEP improvável (≤ 4). Foi solicitada dosagem de D-dímeros, cujo resultado foi de 210 µg/L (isto é, negativo). Operacionalmente o diagnóstico de TEP foi excluído sem necessidade de outros exames. Ainda durante a avaliação, a paciente iniciou com febre de até 38 °C, tosse mais intensa e sibilância difusa. Foi coletada pesquisa direta de vírus respiratórios, que foi positiva para adenovírus. A paciente recebeu antitérmicos e otimização dos medicamentos antiasmáticos, ficando assintomática em 3 dias. Nos 3 meses seguintes, não apresentou qualquer suspeita de episódio de TEV, corroborando a avaliação negativa inicial.

CASO 2 – A angioTC de tórax demonstrou defeitos de enchimento em ramo direito da artéria pulmonar e em lobo inferior esquerdo, confirmando o diagnóstico de TEP. Havia dilatação das cavidades direitas e do tronco da artéria pulmonar. Foi correto não solicitar dosagem de D-dímeros, já que a probabilidade clínica era alta. O escore prognóstico (Pesi simplificado) foi de 3 pontos, sugerindo desfecho desfavorável, mas na categoria intermediária-baixa, já que as dosagens de TnI e BNP foram normais. Manteve-se anticoagulação plena com enoxaparina no domicílio, tendo em vista o contexto do câncer ativo.

REFERÊNCIAS ▶

1. Afzal A, Noor HA, Gill SA, Brawner C, Stein PD. Leukocytosis in acute pulmonary embolism. Chest. 1999;115(5):1329-32.
2. The urokinase pulmonary embolism trial: a national cooperative study. Circulation. 1973;47(2 Suppl):1-108.

3. Stein PD, Goldhaber SZ, Henry JW, Miller AC. Arterial blood gas analysis in the assessment of suspected acute pulmonary embolism. Chest. 1996;109(1):78-81.
4. Righini M, Van Es J, Den Exter PL, Roy PM, Verschuren F, Ghuysen A, et al. Age-adjusted D-dimer cutoff levels to rule out pulmonary embolism: the ADJUST-PE study. JAMA. 2014;311(11):1117-24.
5. Kline JA, Zeitouni R, Marchick MR, Hernandez-Nino J, Rose GA. Comparison of 8 biomarkers for prediction of right ventricular hypokinesis 6 months after submassive pulmonary embolism. Am Heart J. 2008;156(2):308-14.
6. Bruinstroop E, Klok FA, Van De Ree MA, Oosterwijk FL, Huisman MV. Elevated D-dimer levels predict recurrence in patients with idiopathic venous thromboembolism: a meta-analysis. J Thromb Haemost. 2009;7(4):611-8.
7. Cosmi B, Legnani C, Tosetto A, Pengo V, Ghirarduzzi A, Testa S, et al. Usefulness of repeated D-dimer testing after stopping anticoagulation for a first episode of unprovoked venous thromboembolism: the PROLONG II prospective study. Blood. 2010;115(3):481-8.
8. Konstantinides SV, Torbicki A, Agnelli G, Danchin N, Fitzmaurice D, Galiè N, et al. 2014 European Society of Cardiology guidelines on the diagnosis and management of acute pulmonary embolism. Eur Heart J. 2014;35(43):3033-69.
9. Raschke RA, Reilly BM, Guidry JR, Fontana JR, Srinivas S. The weight-based heparin dosing nomogram compared whith a "standard care" nomogram: a randomized controlled trial. Ann Intern Med. 1993;119(9):874-81.
10. Kearon C, Ginsberg JS, Julian JA, Douketis J, Solymoss S, Ockelford P, et al. Comparison of fixed-dose weight-adjusted unfractionated heparin and low-molecular-weight heparin for acute treatment of venous thromboembolism. JAMA. 2006;296(8):935-42.
11. Kovacs MJ, Rodger M, Anderson DR, Morrow B, Kelld G, Kovacs J, et al. Comparision of 10-mg and 5-mg warfarin initiation nomograms together with low-molecular-weight-heparin for outpatient treatmente of acute venous thromboembolism: a randomzed, double-blind, controlled-trial. Ann Intern Med. 2003;138(9):714-9.
12. Brieger D. Anticoagulation: a general practitioner primer on the new anticoagulants. Aust Fam Physician. 2014;43(5):254-9.

LEITURAS SUGERIDAS ▶

Bates SM, Jaeschke R, Stevens SM, Goodacre S, Wells PS, Stevenson MD, et al. Diagnosis of DVT: antithrombotic therapy and prevention of thrombosis, 9th ed: American College of Chest Physicians Evidence-Based Clinical Practice Guidelines. Chest. 2012;141(2 Suppl):e351S-418S.

Graham N, Rashiq H, Hunt BJ. Testing for thrombophilia: clinical update. Br J Gen Pract. 2014;64(619):e120-2.

Kaeberich A, Seeber V, Jiménez D, Kostrubiec M, Dellas C, Hasenfuß G, et al. Age-adjusted high-sensitivity troponin T cut-off value for risk stratification of pulmonary embolism. Eur Respir J. 2015;45(5):1323-31.

Kearon C, Akl EA, Camerota AJ, Prandoni P, Bounameauk H, Goldhaher SZ, et al. Antithrombotic therapy for venous thromboembolic disease: antithrombolic therapy and prevention of thrombosis, 9th ed: American College of Chest Physicians Evidence-Based Clinical Practice Guidelines. Chest. 2012;141(2 Suppl):e419S-94S.

Kearon C, Spencer FA, O'Keeffe D, Parpia S, Schulman S, Baglin T, et al. D-dimer testing to select patients with a first unprovoked venous thromboembolism who can stop anticoagulant therapy: a cohort study. Ann Intern Med. 2015;162(1):27-34.

Lankeit M, Jiménez D, Kostrubiec M, Dellas C, Kuhnert K, Hasenfuß G, et al. Validation of N-terminal pro-brain natriuretic peptide cut-off values for risk stratification of pulmonaryembolism. Eur Respir J. 2014;43(6):1669-77.

MacCallum P, Bowles L, Keeling D. Diagnosis and management of heritable thrombophilias. BMJ. 2014 Jul 17;349:g4387.

Palareti G, Cosmi B, Legnani C, Antonucci E, De Micheli,V, Ghirarduzzi A, et al. D-dimer to guide the duration of anticoagulation in patients with venous thromboembolism: a management study. Blood. 2014;124(2):196-203.

Sen B, Kesteven P, Avery P. Comparison of D-dimer point of care test (POCT) against current laboratory test in patients with suspected venous thromboembolism (VTE) presenting to the emergency department (ED). J Clin Pathol. 2014;67:437-40.

Serrano Jr CV, Fenelon G, Soeiro AM, Nicolau JC, Piegas LS, Montenegro ST, et al. Diretrizes brasileiras de antiagregantes plaquetários e anticoagulantes em cardiologia. Arq Bras Cardiol. 2013;101(3 Suppl 3):1-95.
Terra-Filho M, Menna-Barreto SS. Recomendações para o manejo da tromboembolia pulmonar, 2010. J Bras Pneumol. 2010;36(Suppl 1):S1-68.

SITES SUGERIDOS ▶

American College of Chest Physicians [Internet]. Glenview: American College of Chest Physicians; c2015 [capturado em 22 ago. 2015]. Disponível em: www.chestnet.org
American Thoracic Society [Internet]. New York: ATS; c2015 [capturado em 23 ago. 2015]. Disponível em: http://www.thoracic.org/
European Respiratory Society [Internet]. Lausanne (Switzerland): ERS; c2015 [capturado em 22 ago. 2015]. Disponível em: http://www.ersnet.org/
Institute for Clinical Systems Improvement [Internet]. Bloomington: ICSI; c2015 [capturado em 23 ago. 2015]. Disponível em: www.icsi.org
Maddali S, Biring T, Bluhm J, Kopecky S, Krueger K, Larson T, et al. Health Care Guideline: antithrombotic therapy supplement [Internet]. 11th ed. Bloomington: ICSI; 2013 [capturado em 23 ago. 2015]. Disponível em: https://www.icsi.org/_asset/bjr47w/Antithrombo.pdf
Sociedade Brasileira de Pneumologia e Tisiologia [Internet]. Brasília: SBPT; c2015 [capturado em 22 ago. 2015]. Disponível em: http://www.sbpt.org.br/

CAPÍTULO 100

TUBERCULOSE

DENISE ROSSATO SILVA
MARCELO BASSO GAZZANA
PAULO DE TARSO ROTH DALCIN

▶ CASO CLÍNICO

Paciente de 28 anos, do sexo masculino, ex-presidiário, apresenta febre e tosse produtiva com escarro hemóptico há 2 semanas. História de abandono de tratamento para tuberculose (TB) há 1 ano. Radiografia torácica mostra consolidação em lobo superior do pulmão direito. Consultou no posto de saúde, onde foi tratado com antibióticos por 1 semana, sem melhora do quadro.

▶ **COMO O LABORATÓRIO PODE AJUDAR NA AVALIAÇÃO DESTE PACIENTE?**

O paciente apresenta forte suspeita de TB pulmonar, levando em consideração sintomas, história prévia, fatores de risco e alterações radiológicas. As ferramentas para o diagnóstico da TB ativa incluem a suspeita clínica, o exame radiológico, a pesquisa direta do bacilo álcool-ácido resistente (BAAR), a cultura para micobactéria, os métodos de amplificação do ácido nucleico e, por último, a resposta ao tratamento.

A suspeita clínica sempre deve ser complementada por uma radiografia torácica, que, no entanto, é uma investigação não específica para TB. Todos os pacientes com achados sugestivos de TB na radiografia torácica devem realizar exame de escarro para identificação microbiológica. O quadro clínico e radiológico da TB varia amplamente, na dependência de vários fatores, incluindo o sítio ou os sítios de envolvimento, o estado imunológico do hospedeiro e a presença ou a ausência de doença associada; por isso, a confirmação laboratorial é essencial.

EXAMES ▶

EXAMES GERAIS ▶ Pacientes com TB ativa em geral apresentam alterações inespecíficas nos marcadores inflamatórios séricos, como elevação da velocidade de hemossedimentação (VHS), da proteína C reativa, da ferritina, da hipoalbuminemia e da gamopatia policlonal no proteinograma. Embora muito utilizada na prática, a VHS não foi validada para o acompanhamento do tratamento da TB e não é recomendada pelas diretrizes atuais. Anemia de padrão de doença crônica também é comum, sobretudo nos casos subagudos ou crônicos. A leucometria é, em geral, normal, mas pode atingir até 15.000/mm^3 na forma pulmonar, associada ou não à trombocitose. Nas formas disseminadas, pode ocorrer reação leucemoide, plaquetopenia e pancitopenia. Monocitose pode ocorrer e sugere doença granulomatosa quando predomina em relação aos linfócitos. A contagem de linfócitos CD4 é inferior a 500/mm^3, retornando ao normal após o tratamento. Alterações de provas de lesão e função hepáticas (transaminases, fosfatase alcalina e bilirrubinas) podem ocorrer principalmente na forma miliar e hepática, mas normalmente são relacionadas ao uso dos tuberculostáticos (sobretudo rifampicina, isoniazida e pirazinamida). A produção de vitamina D ativa pelos granulomas pode ocasionar hipercalcemia. Síndrome do hormônio antidiurético (ADH, do inglês *antidiuretic hormone*) pode estar presente, levando à hiponatremia.

DIAGNÓSTICO BACTERIOLÓGICO ▶ Todos os pacientes com suspeita de TB pulmonar, capazes de produzir escarro, devem ter pelo menos duas e, de preferência, três amostras de escarro obtidas para pesquisa de BAAR (coloração pelo método de Ziehl-Neelsen [ZN]), sendo pelo menos uma das amostras obtida pela manhã (Quadro 100.1). A sensibilidade do escarro espontâneo varia de 34 a 80%, sendo mais elevada na presença de doença pulmonar cavitária. O valor preditivo positivo (VPP) da baciloscopia em nosso meio é alto (mais de 95%). O resultado da baciloscopia geralmente é informado

QUADRO 100.1 ▶ INDICAÇÕES PARA SOLICITAÇÃO DE PESQUISA DE BACILO ÁLCOOL-ÁCIDO RESISTENTE NO ESCARRO ESPONTÂNEO OU INDUZIDO

- Sintomático respiratório* por 2 semanas ou mais
- Sintomático respiratório* com sudorese noturna ou emagrecimento
- Sintomático respiratório* contactantes de pacientes com TB ativa ou recente (< 2 anos)**
- Sinais radiológicos sugestivos de TB ativa***
- Sintomático respiratório* com sinais radiológicos de cicatriz de TB pulmonar (suspeita de recidiva)***
- Sintomático respiratório* em grupos de risco para TB:
  - Imunodepressão (infecção por HIV, transplante de órgãos, uso de imunossupressores, neoplasia hematológica)
  - Diabetes
  - Insuficiência renal crônica em hemodiálise
  - Silicose
  - Alcoolismo
  - Presidiários
  - População indígena
  - Neoplasia de pulmão, cabeça e pescoço e linfomas
  - Gastrectomia ou *bypass* gastrintestinal

*Sintomático respiratório é definido como indivíduo com tosse e/ou dispneia e/ou dor torácica acompanhada ou não de expectoração e/ou hemoptise e/ou sibilância. Na investigação da TB pulmonar, serão considerados sintomáticos respiratórios os indivíduos com tosse.
**Contactante de TB é definido como o indivíduo com contato de pelo menos 200 horas de exposição a focos de escarro positivo para BAAR ou pelo menos 400 horas de escarro negativo para BAAR, mas com cultura positiva, sendo considerado apenas o contato no mesmo espaço físico (fechado).
***Em adultos, as lesões radiológicas típicas de TB pulmonar pós-primária são lesões consolidativas, escavadas ou não, em segmentos apicais e posteriores dos lobos superiores ou segmentos superiores dos lobos inferiores. A presença de nódulos-satélite sugere disseminação endobrônquica. Pacientes imunodeprimidos podem não apresentar as lesões radiológicas típicas. Lesões cicatriciais de TB apresentam-se como áreas fibroatelectásicas em lobos superiores, micronódulos calcificados, retrações do parênquima e dos hilos pulmonares e enfisema cicatricial (importante comparar com radiografias anteriores, a fim de verificar sinais radiológicos de reativação). Em crianças e adolescentes, a apresentação em geral é de TB pulmonar pós-primária, em que a alteração radiológica na forma insidiosa é um foco pulmonar e/ou um foco ganglionar homolateral. Pacientes com pleurite tuberculosa isolada têm DP (na maioria, de moderado volume); aqueles com TB miliar em geral têm infiltrado pulmonar micronodular; e aqueles com outras formas de TB pulmonar podem ou não apresentar alteração na radiografia torácica.
TB, tuberculose; BAAR, bacilo álcool-ácido resistente; DP, derrame pleural; HIV, vírus da imunodeficiência humana.

utilizando-se cruzes de acordo com o número de bacilos encontrado por campo: 10 ou mais bacilos por campo em 20 campos examinados, +++ (3 cruzes); 1 a 10 bacilos por campo em 50 campos examinados, ++ (2 cruzes); menos de 1 bacilo por campo em 100 campos examinados, + (1 cruz). Revisões sistemáticas recentes sugerem que a sensibilidade da microscopia possa ser aumentada com o uso de microscopia com fluorescência e métodos de concentração do escarro. Deve-se salientar que um melhor rendimento diagnóstico do escarro espontâneo está fortemente associado aos cuidados com a coleta da amostra, assim como orientação adequada ao paciente e atenção à qualidade e ao volume.

A baciloscopia de escarro também é utilizada no acompanhamento do tratamento da TB. Casos inicialmente positivos (++ ou +++) que mantêm essa situação após o segundo mês, ou aqueles com positividade inicial seguida de negativação e nova positividade por 2 meses consecutivos, a partir do quarto mês de tratamento, são de potencial risco de falência do tratamento. Pacientes com extenso dano pulmonar – especialmente nos casos de TB resistente a múltiplos fármacos – podem continuar a excretar bacilos no escarro. Nesses casos, a cultura negativa, e não a baciloscopia de escarro, deve ser considerada como indicativa de cura.

Se um paciente com suspeita de TB pulmonar apresenta baciloscopia negativa ou é incapaz de produzir escarro (até 30% dos pacientes), outras técnicas diagnósticas podem ser usadas, como escarro induzido, broncoscopia e lavado gástrico. A técnica de coleta denominada escarro induzido se constitui na obtenção de amostra de escarro, utilizando a nebulização ultrassônica de solução fisiológica (SF) hipertônica a 3%, e o procedimento constitui o melhor custo/benefício para diagnóstico de TB pulmonar em pacientes sem produção de escarro ou com baciloscopias de escarro espontâneo negativas. O material obtido na indução do escarro deve ser encaminhado para pesquisa direta de BAAR e para cultura de micobactérias.

Persistindo a suspeita de TB pulmonar, caso o escarro induzido seja negativo, está indicada a realização de lavado broncoalveolar (LBA) por broncoscopia flexível (Quadro 100.2). No escarro induzido e no LBA, não é realizada quantificação da baciloscopia, sendo o resultado liberado como positivo ou negativo.

A TB pulmonar na criança, em geral, é paucibacilar. A baciloscopia e a cultura do escarro e do lavado gástrico são negativas na maioria dos casos. O diagnóstico é normalmente presuntivo, com base em dados epidemiológicos, clínicos e radiológicos. Há escores de predição clínica que podem ser uma ferramenta diagnóstica.

O diagnóstico laboratorial definitivo de TB somente é possível pela cultura de espécime clínico, acompanhada de testes adicionais que permitam a identificação da espécie isolada. No Brasil, segundo orientação do Ministério da Saúde, a cultura para micobactérias tem utilização reservada a indicações específicas (Quadro 100.3).[1] A sensibilidade da cultura varia de 80 a 93%, e a sua especificidade é de 98%. Os meios utilizados são o de Löwenstein-Jensen (tradicional), o de Ogawa-Kudoh e o de Middlebrook (7H10, 7H11

QUADRO 100.2 ▶ INDICAÇÕES PARA BRONCOSCOPIA EM PACIENTES COM SUSPEITA DE TUBERCULOSE

- Ausência de secreção respiratória no escarro espontâneo ou induzido
- Baciloscopia de escarro induzido negativa
- Suspeita de outra doença pulmonar que não seja TB
- Presença de doença que acomete difusamente o parênquima pulmonar, sobretudo infiltrado miliar
- Suspeita de TB endobrônquica
- Pacientes imunodeprimidos, particularmente os infectados por HIV
- Suspeita de TB extrapulmonar com dificuldade diagnóstica e radiografia torácica com sinais de TB ativa ou quiescente

TB, tuberculose; HIV, vírus da imunodeficiência humana.

QUADRO 100.3 ▶ INDICAÇÕES PARA A SOLICITAÇÃO DE CULTURA PARA MICOBACTÉRIAS E TESTE DE SENSIBILIDADE EM PACIENTES COM SUSPEITA DE TUBERCULOSE

- Casos pulmonares suspeitos com baciloscopia negativa
- Amostras paucibacilares e extrapulmonares
- Suspeita de micobacteriose não tuberculosa
- Baciloscopia positiva no segundo mês de tratamento
- Todos os casos de falência bacteriológica à rifampicina (R), à isoniazida (H) e à pirazinamida (Z) (RHZ), recidiva da doença após alta por cura ou reinício após abandono
- Pacientes infectados por HIV, independentemente de ser diagnóstico inicial ou recorrência
- Populações vulneráveis (prisioneiros, profissionais de saúde, moradores de rua e indivíduos institucionalizados em albergues, asilos ou hospitais psiquiátricos)
- Suspeita de resistência aos tuberculostáticos
- TB extrapulmonar

TB, tuberculose; HIV, vírus da imunodeficiência humana.

ou 7H12), sendo que o crescimento da micobactéria é mais rápido no meio líquido. Existem métodos automatizados de detecção do *Mycobacterium tuberculosis* que utilizam meio líquido (sistema BACTEC MGIT960®) e permitem o diagnóstico em um período mais rápido, que varia de 1 a 3 semanas. Entretanto, esse método não permite a identificação morfológica da colônia. Convém ressaltar que o uso de quinolonas pode dificultar o crescimento das micobactérias por sua ação antituberculostática e levar à melhora transitória do paciente, devendo, portanto, ser evitado o seu uso indiscriminado no tratamento ambulatorial de infecções nas vias aéreas, para não retardar o diagnóstico da TB.

O teste de sensibilidade tem as mesmas indicações da cultura para micobactérias (Quadro 100.3). O método mais utilizado para a realização do teste de sensibilidade é o das proporções em meio sólido (Löwestein-Jensen). Os métodos automatizados, como o MGIT960® e o MB/BacT®, são mais rápidos, porém ainda não disponíveis na maioria dos serviços de saúde, bem como o novo teste de observação microscópica de suscetibilidade a medicamentos (Mods, do inglês *microscopic-observation drug-susceptibility assay*). A resistência aos tuberculostáticos é classificada da seguinte maneira:

- **Monorresistência** – Rresistência isolada a um dos medicamentos antiTB;
- **Polirresistência** – Resistência a dois ou mais medicamentos antiTB, com exceção da associação entre rifampicina e isoniazida;
- **TB resistente a multimedicamento (TB-MDR)** – Resistência à rifampicina e à isoniazida;
- **TB extensivamente resistente (TB-XDR)** – Rresistência à rifampicina, à isoniazida, a qualquer fluoroquinolona e, pelo menos, a um dos medicamentos injetáveis de segunda linha: amicacina, canamicina ou capreomicina;
- **TB totalmente resistente (TB-TDR)** – Resistência a todos os medicamentos de primeira e segunda linha.

TÉCNICAS DE BIOLOGIA MOLECULAR ▶ As técnicas de reação em cadeia da polimerase (PCR, do inglês *polymerase chain reaction*) utilizam sequências específicas do microrganismo e se constituem em instrumentos diagnósticos promissores de TB. Elas podem ser aplicadas à amostra clínica e compreendem as seguintes alternativas: amplificação mediada por transcrição, amplificação por deslocamento de fita e reação em cadeia da ligase. Apesar de essas técnicas apresentarem elevadas sensibilidade (95%) e especificidade (98%) em amostra com baciloscopia positiva, o seu rendimento diagnóstico é inferior nas amostras com baciloscopia negativa (sensibilidade de ~60% e especificidade de ~95%). Em indivíduos infectados por vírus da imunodeficiência humana (HIV), o rendimento é menor, com sensibilidade de somente ~70%, mas especificidade ainda elevada, de ~95%. Na prática, os testes por biologia molecular permitem uma presunção do diagnóstico em 60% dos casos com baciloscopia do escarro negativa (e posterior cultura positiva) e a diferenciação entre *M. tuberculosis* e micobactérias não tuberculosas em regiões onde essas últimas são prevalentes. Estudos no Brasil estão em andamento para validar essas técnicas em nosso meio. Métodos que usam *kits* não padronizados (ditos *in house*) têm utilidade diagnóstica incerta, se não forem validados.

O teste Xpert® MTB/RIF é um teste de amplificação de ácidos nucleicos (NAAT, do inglês *nucleic acid amplification test*) utilizado para detecção de *M. tuberculosis* e para o rastreamento de cepas resistentes à rifampicina. O teste consiste na purificação, na concentração e na amplificação de ácidos nucleicos por PCR em tempo real e na identificação de sequências de ácidos nucleicos no genoma do *M. tuberculosis*, especificamente do gene *RPOβ*. A diferença deste para os demais NAATs é que a plataforma do dispositivo do teste integra e automatiza os três processos (preparação de amostras, amplificação e detecção), necessários para a PCR em tempo real. O teste Xpert® MTB/RIF é atualmente o único, pois utiliza um cartucho contendo todos os elementos necessários para a reação. O teste pode fornecer resultados em um laboratório local, em menos de 2 horas, sem necessitar de tratamento da amostra ou de recursos humanos especializados em biologia molecular. Um resultado positivo não necessariamente indica a presença de organismos viáveis, tendo em vista que a PCR identifica material genético de microrganismos vivos ou mortos. O teste apresenta sensibilidade de 88% e especificidade de 98%. Nos casos com baciloscopia de escarro positiva, a sensibilidade é de 98%, e, naqueles com baciloscopia negativa, a sensibilidade é de 68%. A sensibilidade em pacientes com infecção por HIV é de 80%. Para detecção de resistência à rifampicina, a sensibilidade é de 94%, e a especificidade é de 98%.

A utilização e a interpretação dos resultados por biologia molecular devem ser feitas com cuidado. Pelo fato de essas técnicas detectarem ácidos nucleicos, elas também podem fazê-lo em bacilos inviáveis e contaminantes. Pacientes com TB prévia, ou infectados por HIV, apresentam maior número de falso-positivos. Crianças com infecção recente podem apresentar exame positivo, mas o risco de desenvolver doença é incerto. Portanto, essas técnicas complementam (mas não substituem) o diagnóstico laboratorial convencional da TB. Os exames de biologia molecular não devem ser utilizados para o acompanhamento da terapia.

TESTE TUBERCULÍNICO ▶ O diagnóstico da infecção tuberculosa (Fig. 100.1) (não obrigatoriamente doença) ou TB latente tem sido feito há muitos anos por meio do teste tuberculínico (TT), também conhecido como prova tuberculínica ou reação de Mantoux. Após 2 a 10 semanas da infecção por *M. tuberculosis*, os linfócitos T tornam-se sensibilizados aos componentes do bacilo, e a injeção de um antígeno tuberculínico desencadeia uma reação de hipersensibilidade tardia. Apesar das limitações de baixa sensibilidade no imunodeprimido e das reações cruzadas com a vacinação pelo bacilo Calmette-Guérin (BCG) e por infecções por micobactérias não tuberculosas, ainda é o teste disponível para a prática clínica. No Brasil, país de alta prevalência de TB, a positividade ao teste tuberculínico está entre 30 e 40% da população (também em parte pela vacinação com BCG em mais de 95% dos habitantes).

A tuberculina utilizada no Brasil (PPD-Rt23) é aplicada segundo técnica e material preconizados pela Organização Mundial da Saúde (OMS),[2] por via intradérmica, na parte anterior do antebraço esquerdo, na dose de 0,1 mL, equivalente a 2 UT (unidade tuberculínica). A leitura do TT é realizada 72 a 96 horas após a aplicação, devendo-se medir o diâmetro transverso da área endurecida em milímetros, desprezando-se o eritema circundante. Com base nessa medida, o indivíduo é classificado como não reator, se o tamanho da área endurecida estiver entre 0 e 4 mm; como reator fraco, se estiver entre 5 e 9 mm; e como reator forte, se o diâmetro for igual ou superior a 10 mm. Ser não reator pode ser interpretado como não infectado, anérgico ou infectado há longo período de tempo, quando já teria sido perdida a "memória imunológica". A reação fraca pode representar infecção por *M. tuberculosis* ou por micobactérias não tuberculosas, ou vacinação com BCG. A reação forte pode significar infecção tuberculosa, vacinação com BCG recente (principalmente

```
┌─────────────────────────┐
│   Suspeita de TB com    │
│  envolvimento pulmonar  │
│ em adultos (Quadro 100.1)│
└───────────┬─────────────┘
            ▼
┌─────────────────────────┐         ┌─────────────────────────┐
│    Baciloscopia no      │ ....... │ Cultura para micobactéria│
│   escarro espontâneo    │         │ em situações específicas │
│ (em geral, três amostras)│        │     (Quadro 100.2)      │
└───────────┬─────────────┘         └─────────────────────────┘
            ▼
┌─────────────────────────┐
│     Escarro induzido    │
│ (baciloscopia e cultura)│
└───────────┬─────────────┘
            ▼
┌─────────────────────────────┐
│    Broncoscopia flexível    │
│ com LBA ± biópsia transbrônquica │
│ (baciloscopia e cultura)**(Quadro 100.3) │
└───────────┬─────────────────┘
            ▼
┌─────────────────────────┐
│    Considerar teste     │
│     terapêutico***      │
└─────────────────────────┘
```

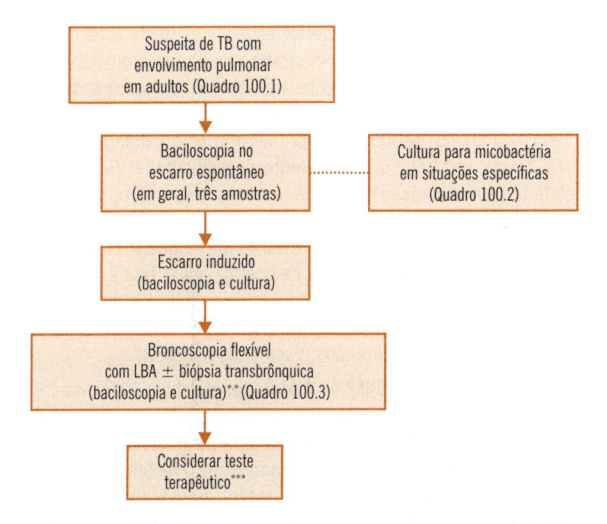

FIGURA 100.1 ▶ ALGORITMO PARA DIAGNÓSTICO DE TUBERCULOSE COM ENVOLVIMENTO PULMONAR EM ADULTOS.

*Na suspeita de TB pleural, antes de fazer a broncoscopia, é recomendada a punção pleural (toracocentese com ou sem biópsia pleural).
**Na TB miliar com envolvimento pulmonar, antes do tratamento empírico, deve-se considerar a biópsia hepática e/ou de medula óssea.
***Em uma minoria dos pacientes, a TB não será confirmada e haverá necessidade de tratamento de prova.
TB, tuberculose; LBA, lavado broncoalveolar.

até 2 anos da sua aplicação) ou TB ativa. Nos infectados por HIV, uma medida superior a 5 mm é considerada reação forte. Em pacientes candidatos à terapia imunobiológica para doenças reumatológicas, considera-se 5 mm o critério para indicar tratamento de tuberculose latente. Diversos fatores podem ser causa de diminuição da reação ao PPD, como, por exemplo, neoplasias, uso de imunossupressores, desnutrição, idade avançada, gestação e formas graves de TB. Viragem tuberculínica é considerada como aumento da enduração igual ou superior a 10 mm no TT em relação a um exame prévio feito entre 2 semanas e 2 anos do atual, e sugere infecção recente por *M. tuberculosis*. O efeito *booster* é definido como TT igual ou superior a 10 mm graças a um aumento igual ou superior a 6 mm em relação ao TT realizado 1 a 2 semanas antes e é creditado a uma exacerbação da resposta imunológica (a uma infecção antiga por *M. tuberculosis*) em função da recente sensibilização, como à exposição ao PPD utilizado no TT realizado 1 a 2 semanas antes. Enfim, a interpretação do TT deve ser criteriosa. Um resultado positivo nunca deve ser considerado diagnóstico da doença, e o resultado não reator não afasta a possibilidade de infecção por *M. tuberculosis*.

DOSAGEM DE CITOCINAS ▶ Mais recentemente, algumas técnicas diagnósticas que detectam a produção de interferon-γ oriundos dos linfócitos T do sangue periférico ativados por antígenos específicos (teste *interferon-gamma release assay* [Igra]) têm demonstrado resultados promissores para o diagnóstico da TB latente. Atualmente, há dois *kits* comerciais disponíveis: QuantiFERON-TB Gold (QFT-G), com base no método enzimaimunoensaio (Elisa), e o T-SPOT.TB, sendo que o primeiro já está validado para uso no Brasil. Os testes Igra têm uma excelente especificidade (90-100%), que não é afetada pela vacinação com BCG. Assim como o TT, os testes Igra são designados para detectar infecção por *M. tuberculosis*, sendo incapazes de distinguir entre TB latente e ativa. Da mesma forma que o TT, um teste Igra negativo não descarta a possibilidade de doença ativa. Igra e PPD têm bom nível de concordância, embora possam ocorrer resultados discordantes em até 15% dos pacientes, dependendo da população estudada (HIV, cirrose, doenças autoimunes, transplantados, vacinados por BCG).

DIAGNÓSTICO DE TB EXTRAPULMONAR ▶ A investigação diagnóstica da TB extrapulmonar é mais difícil e requer, muitas vezes, procedimento diagnóstico invasivo, com obtenção de fluidos ou tecidos para pesquisa de BAAR e cultura para micobactéria. Sempre que for coletado tecido, recomenda-se que seja preservado em SF ou em água destilada estéril, para viabilizar a realização da cultura para micobactérias. Quando são realizadas lâminas para citologia (seja por esfregaço ou *inprint*), estas também podem ser encaminhadas para pesquisa direta de micobactéria; essas lâminas deverão ficar a fresco até a análise, não sendo recomendada a fixação imediata no álcool. Não é infrequente que o diagnóstico da TB seja presumido pelo achado de granulomas com necrose caseosa no exame anatomopatológico. No Brasil, a etiologia mais comum é TB, sobretudo no paciente imunocompetente, mesmo que não sejam observados BAARs, como ocorre nas formas paucibacilares (p. ex., TB pleural). Entre outras doenças que podem se apresentar com granulomas com necrose caseosa, estão as micobacterioses não tuberculosas, as micoses e raramente as infecções bacterianas (como sífilis).

Na TB pleural, há normalmente um líquido exsudativo, com predomínio de linfócitos e adenosina deaminase (ADA) elevada (em geral > 40 UI/L, pelo método de Giusti), sendo que a pesquisa e a cultura para micobactérias têm pouco rendimento. A PCR no líquido pleural tem alta especificidade (91-97%), mas baixa sensibilidade (62-76%). A investigação muitas vezes é complementada pela biópsia pleural. Convém ressaltar que o escarro induzido pode contribuir para o diagnóstico, mesmo na ausência de lesão pulmonar no exame radiológico convencional do tórax, tendo cultura positiva em até 50% dos indivíduos HIV-negativos e em até 75% nos HIV-positivos (ver Cap. 94, Derrame pleural).

Na meningite tuberculosa, o líquido cerebrospinal (LCS) pode mostrar inicialmente predomínio de neutrófilos e, depois, de linfócitos. A proteína no LCS é alta, e a glicose geralmente é muito baixa. A ADA no LCS acima de 5 ou 10 UI/L pode sugerir TB, mas também se eleva em outras doenças, como meningite bacteriana, empiema meníngeo e linfangite carcinomatosa. A PCR no LCS pode ser uma possibilidade para estabelecer o diagnóstico (sensibilidade de até 60% e especificidade de 95%). Na meningite por TB, menos de um terço dos pacientes tem baciloscopia direta positiva, e a cultura é positiva em 40 a 80% dos casos.

Na TB miliar, a pesquisa e a cultura de micobactérias do escarro podem ser positivas até em 60% dos casos. Culturas do fígado, da medula óssea e da urina também podem ser positivas. As hemoculturas e a PCR no sangue para micobactérias têm baixo rendimento, mas podem ser úteis em pacientes criticamente enfermos com risco para outros procedimentos diagnósticos. A biópsia hepática tem acurácia de 50 a 90% (com 10% de falso-positivos), e a biópsia de medula óssea, de 30 a 70% (principalmente na presença de pancitopenia). A biópsia transbrônquica por broncoscopia tem alto rendimento na presença de infiltrado miliar na radiografia torácica.

A avaliação de outras formas menos frequentes de TB está fora da proposta concisa deste livro e pode ser obtida nas diretrizes brasileiras, disponíveis na internet.

> ▶ **DE VOLTA AO CASO CLÍNICO**
>
> Foram coletadas duas amostras de escarro, que foram positivas para BAAR ++. Devido à história de abandono prévio do tratamento da TB, foi solicitada a coleta de duas amostras de escarro para realização de cultura de micobactérias e teste de sensibilidade, bem como foram prescritos os tuberculostáticos conforme preconizado pelo Ministério da Saúde.

REFERÊNCIAS ▶

1. Brasil. Ministério da Saúde. Manual de recomendações para o controle da tuberculose no Brasil [Internet]. Brasília: Ministério da Saúde; 2011 [capturado em 26 out. 2015]. Disponível em: http://bvsms.saude.gov.br/bvs/publicacoes/manual_recomendacoes_controle_tuberculose_brasil.pdf
2. World Heatlh Organization. Guidelines on the management of latent tuberculosis infection [Internet]. Geneva: WHO; 2015 [capturado em 26 out. 2015]. Disponível em: http://apps.who.int/iris/bitstream/10665/136471/1/9789241548908_eng.pdf?ua=1&ua=1

LEITURAS SUGERIDAS ▶

Chan ED, Iseman MD. Multidrug-resistant and extensively drug-resistant tuberculosis: a review. Curr Opin Infect Dis. 2008;21(6):587-95.

Conde MB, Melo FA, Marques AM, Cardoso NC, Pinheiro VG, Dalcin PT, et al. III Diretrizes para Tuberculose da Sociedade Brasileira de Pneumologia e Tisiologia. J Bras Pneumol. 2009;35(10):1018-48.

Davies PD, Pai M. The diagnosis and misdiagnosis of tuberculosis. Int J Tuberc Lung Dis. 2008;12(11):1226-34.

Dheda K, van Zyl Smit R, Badri M, Pai M. T-cell interferon-gamma release assays for the rapid immunodiagnosis of tuberculosis: clinical utility in high-burden vs. low-burden settings. Curr Opin Pulm Med. 2009;15(3):188-200.

Mack U, Migliori GB, Sester M, Rieder HL, Ehlers S, Goletti D, et al. LTBI: latent tuberculosis infection or lasting immune responses to M. tuberculosis? A TBNET consensus statement. Eur Respir J. 2009;33(5):956-73.

Nyendak MR, Lewinsohn DA, Lewinsohn DM. New diagnostic methods for tuberculosis. Curr Opin Infect Dis. 2009;22(2):174-82.

Ryu YJ. Diagnosis of pulmonary tuberculosis: recent advances and diagnostic algorithms. Tuberc Respir Dis (Seoul). 2015;78(2):64-71.

Steingart KR, Schiller I, Horne DJ, Pai M, Boehme CC, Dendukuri N. Xpert® MTB/RIF assay for pulmonary tuberculosis and rifampicin resistance in adults. Cochrane Database Syst Rev. 2014 Jan 21;1:CD009593.

SITES SUGERIDOS ▶

Brasil. Ministério da Saúde. Portal da Saúde [Internet]. Brasília: Ministério da Saúde; 2015 [capturado em 23 ago. 2015]. Disponível em: http://portalsaude.saude.gov.br/

Centers for Disease Control and Prevention [Internet]. Atlanta: CDC; 2015 [capturado em 23 ago. 2015]. Disponível em: http://www.cdc.gov/

International Union Against Tuberculosis and Lung Disease [Internet]. Paris: The Union; c2015 [capturado em 23 ago. 2015]. Disponível em: http://www.theunion.org.

Stop TB Partnership [Internet]. Geneva: UNOPS; c2015 [capturado em 23 ago. 2015]. Disponível em: http://www.stoptb.org/

TB CARE I. International Standards for Tuberculosis Care [Internet]. 3rd ed. San Francisco (CA): TB CARE I, The Hague; 2014 [capturado em 23 ago. 2015]. Disponível em: http://istcweb.org.

World Health Organization [Internet]. Geneva: WHO; c2015 [capturado em 23 ago. 2015]. Disponível em: http://www.who.int/

SEÇÃO 14
Reumatologia

CAPÍTULO 101
ARTROPATIAS

ANDRESE ALINE GASPARIN
NICOLE PAMPLONA BUENO DE ANDRADE
RICARDO M. XAVIER

▶ CASO CLÍNICO

Paciente do sexo masculino, 35 anos, branco, vem à consulta com queixa de dor lombar, há cerca de 3 meses, mais intensa pela manhã, associada à rigidez matinal prolongada. Apresentava também dor e edema em joelho direito e tornozelo esquerdo. Tinha história de fasceíte plantar e de episódios repetidos de olho vermelho com dor, fotofobia e borramento visual à direita. Ao exame físico, apresentava limitação da mobilidade da coluna lombar, dor à palpação de articulações sacrilíacas e artrite de joelho e tornozelo.

▶ COMO O LABORATÓRIO PODE AUXILIAR NA AVALIAÇÃO DESTE PACIENTE?

Os exames laboratoriais devem ser solicitados com base nas hipóteses diagnósticas consideradas após história e exame físico detalhados. Deve-se lembrar que os exames são complementares à investigação, já que, em geral, apresentam baixa sensibilidade e especificidade nas doenças reumáticas. Além de contribuir para o diagnóstico, podem auxiliar na avaliação do prognóstico e na monitorização. A exclusão de diagnósticos diferenciais, como processos metabólicos, infecciosos e neoplásicos, deve ser considerada na investigação de pacientes com quadros inflamatórios articulares.

TESTES LABORATORIAIS ▶

ANÁLISE DO LÍQUIDO SINOVIAL ▶ Exame obrigatório em pacientes com mono/oligoartrite aguda, principalmente se houver febre associada, na suspeita de artrite séptica ou induzida por cristais. A análise do líquido sinovial é composta por avaliação macroscópica (volume, cor, claridade, viscosidade), contagem total e diferencial de leucócitos, contagem de hemácias, pesquisa de cristais em microscópio de luz polarizada, exame bacterioscópico e bacteriológico. Pesquisas diretas e culturais para fungos e micobactérias também podem ser realizadas naqueles pacientes com evolução subaguda ou imunocomprometidos. A contagem celular e a pesquisa de cristais devem ser realizadas prontamente, em função da desintegração celular e da dissolução de cristais que pode ocorrer em poucas horas após a artrocentese, caso o líquido não seja refrigerado. Com essas informações, pode-se classificar o líquido sinovial em não inflamatório, inflamatório, séptico e hemorrágico (Tab. 101.1) e, conforme suas características, considerar possíveis diagnósticos (Tab. 101.2).

Artrocenteses com análises repetidas do líquido sinovial podem ser usadas para monitorar a reposta da artrite séptica ao tratamento por meio da diminuição da contagem de polimorfonucleares (PMNs). Diversos tipos de cristais podem ser encontrados nas articulações. Os cristais de urato monossódico têm formato de agulha e birrefringência fortemente negativa quando observados em microscópio com luz polarizada, sendo considerados como diagnósticos de gota quando visualizados no citoplasma de leucócitos. Os cristais de di-hidrato pirofosfato de cálcio têm formato rombo e birrefringência fracamente positiva, associando-se à pseudogota.

REAGENTES DE FASE AGUDA ▶ Reagentes de fase aguda são proteínas que têm sua concentração sérica aumentada ou diminuída durante processos inflamatórios agudos ou crônicos, como infecções, neoplasias, artrites inflamatórias, doenças autoimunes e traumas. Atualmente, os testes mais utilizados na prática clínica são a velocidade de hemossedimentação (VHS) e a proteína C reativa. Além de contribuírem para o diagnóstico de quadros inflamatórios, são úteis na monitorização dessas condições, como na artrite reumatoide (AR) e na polimialgia reumática, por exemplo. Ambos são testes inespecíficos, podendo estar alterados em pacientes obesos, diabéticos e tabagistas.

A VHS consiste na distância percorrida em 1 hora pelas hemácias sedimentadas em uma pipeta milimetrada colocada em posição vertical. Fatores que podem elevar a VHS, sem necessariamente haver inflamação, são sexo, idade, níveis de hemoglobina (Hb) e globulina.

Como há elevação de VHS com a idade, recomenda-se o emprego da seguinte fórmula para definição do limite superior da normalidade:

$$\text{Homens} = \text{Idade} / 2$$

$$\text{Mulheres} = (\text{Idade} + 10) / 2$$

A proteína C reativa é uma proteína de fase aguda produzida em reposta ao dano tecidual. Seus níveis séricos aumentam e reduzem mais rapidamente

TABELA 101.1 ▶ CATEGORIAS DE LÍQUIDO SINOVIAL SEGUNDO ACHADOS CLÍNICOS E LABORATORIAIS

CARACTERÍSTICA	NORMAL	NÃO INFLAMATÓRIO	INFLAMATÓRIO	SÉPTICO	HEMORRÁGICO
Claridade	Transparente	Transparente	Turva	Opaca	Variável
Cor	Incolor ou amarelo-claro	Amarelo-claro	Amarelo	Amarelo a verde	Vermelho
Viscosidade	Alta	Alta	Variável	Baixa	Alta
Leucócitos totais/mm3	< 200	0-1.000	1.000-100.000	15.000->100.000	200-2.000
PMNs	< 25%	< 25%	> 50%	> 75%	50-75 %
Cultura	Negativa	Negativa	Negativa	Positiva	Negativa

PMNs, polimorfonucleares.

TABELA 101.2 ▶ PRINCIPAIS DIAGNÓSTICOS CONFORME AS CARACTERÍSTICAS DO LÍQUIDO SINOVIAL

NÃO INFLAMATÓRIO	INFLAMATÓRIO	SÉPTICO	HEMORRÁGICO
Osteoartrite	Artropatia microcristalina	Artrite bacteriana	Trauma
Trauma	Espondiloartrites		Neoplasia
Osteonecrose	Doenças do tecido conectivo		Coagulopatia
Osteoartropatia neuropática	Artrite reumatoide/artrite idiopática juvenil		
	Sarcoidose		
	Infecções (vírus, fungos, micobactérias)		

do que os da VHS, correlacionando-se melhor com a duração do processo inflamatório, mas seu custo é mais elevado.

FATOR REUMATOIDE (FR) ▶ O FR é um autoanticorpo dirigido contra a porção Fc da imunoglobulina G (IgG) humana. Atualmente é realizado pelos métodos de nefelometria ou turbidimetria, que são mais sensíveis, acurados e rápidos do que os métodos mais antigos (látex e Waaler-Rose).

A sensibilidade e a especificidade do teste para AR são respectivamente de 65 a 73% e 85%. O valor preditivo positivo (VPP) chega a 90% em pacientes com poliartrite simétrica crônica, mas reduz consideravelmente na população geral. Por isso, não deve ser empregado como exame de rotina na investigação de quadros clínicos com baixa probabilidade pré-teste de AR, como, por exemplo, em idosos com quadros clínicos sugestivos de osteoartrite. Na AR, altos títulos de FR estão associados à doença mais grave, à presença de erosões ósseas e ao envolvimento extra-articular.

O FR também pode ser positivo em outras condições (Quadro 101.1), além de em um pequeno percentual de indivíduos saudáveis. Pode ser repetido nos casos de incerteza diagnóstica com início recente de sintomas e FR negativo, mas não deve ser utilizado para monitorização da AR diagnosticada.

ANTICORPOS ANTIPROTEÍNAS CITRULINADAS ▶ O teste mais usado é o anticorpo antipeptídeo citrulinado cíclico (antiCCP), geralmente feito por enzimaimunoensaio (Elisa), usando peptídeos citrulinados sintéticos. É utilizado no diagnóstico diferencial das poliartrites iniciais, possuindo alta especificidade para AR (em geral, acima de 90%). Entretanto, a sua sensibilidade é semelhante à do FR, variando em torno de 50 a 75%.

Embora o antiCCP seja mais específico para AR do que o FR, ele também pode ser positivo em diversas doenças reumatológicas autoimunes, tuberculose (TB) e algumas doenças pulmonares crônicas. Contudo, ele raramente é positivo em pacientes portadores de vírus para hepatite C (HCV), um importante diagnóstico diferencial em casos de poliartrite com FR positivo. O

> **QUADRO 101.1 ▶ PRINCIPAIS CONDIÇÕES ASSOCIADAS À POSITIVIDADE DO FATOR REUMATOIDE**
>
> - **Doenças autoimunes**
>   - Artrite reumatoide (65-73%)
>   - Cirrose biliar primária (45-70%)
>   - Síndrome de Sjögren (90%)
>   - Lúpus eritematoso sistêmico (20%)
>   - Crioglobulinemia (90%)
>   - Doença mista do tecido conectivo (> 50%)
>   - Dermato/polimiosite (5-10%)
> - **Infecções**
>   - Endocardite bacteriana (25-50%)
>   - Hepatite B ou C (25-75%)
>   - Tuberculose (8%)
>   - Hanseníase (5-58%)
>   - Sífilis (> 13%)
>   - Parasitas (20-90%)
>   - Outras infecções virais (15-65%)
> - **Doenças pulmonares**
>   - Fibrose pulmonar idiopática (10-50%)
>   - Silicose (30-50%)
>   - Asbestose (30%)
> - **Miscelânea**
>   - Idade > 60 anos (5-25%)
>   - Imunizações múltiplas (10-15%)
>   - Neoplasias (5-25%)
>   - Sarcoidose (3-33%)

antiCCP também possui valor prognóstico, sendo preditor de dano articular (erosões) e progressão de doença em pacientes com AR inicial.

ANTÍGENO LEUCOCITÁRIO HUMANO (HLA, DO INGLÊS *HUMAN LEUKOCYTE ANTIGEN*) B27

▶ O HLA B27 é uma molécula do complexo principal de histocompatibilidade (MHC, do inglês *major histocompatibility complex*) de classe I e participa da apresentação de antígenos. Está presente em mais de 90% dos pacientes brancos com espondilite anquilosante (EA), bem como em 50 a 75% dos pacientes com outras formas de espondiloartrites. Sua prevalência na população geral varia conforme a raça, sendo de 8% em indivíduos da raça branca, 3% nos negros norteamericanos e 1% nos negros africanos e asiáticos.

A presença do HLA B27 aumenta a probabilidade da presença de uma doença do espectro das espondiloartrites, podendo ser solicitado nessa suspeita, mas não é necessária nem suficiente para o diagnóstico, sendo fundamental a interpretação conjunta com história clínica, exame físico e exames de imagens. Além disso, nos pacientes com EA, o HLA B27 associa-se com doença mais grave e com envolvimento extra-articular (uveíte, cardiopatia, fibrose pulmonar).

ANTICORPOS ANTIESTREPTOLISINA O (ASLO) ▶ Em caso de infecção recente por estreptococos β-hemolíticos, ocorre elevação dos níveis séricos de Aslo. Este teste deve ser solicitado em pacientes jovens com febre e dor articular, na suspeita de febre reumática. Sua presença indica apenas a infecção pela bactéria, sendo insuficiente para o diagnóstico. As titulações de Aslo podem ser normais em até 20% dos pacientes com febre reumática aguda.

ÁCIDO ÚRICO ▶ O diagnóstico de gota deve ser considerado em pacientes com quadro clínico sugestivo, sendo confirmado pela presença de cristais de urato monossódico no líquido sinovial. Durante a crise (gota aguda), até 10% dos pacientes apresentam uricemia normal. A monitorização dos níveis séricos de ácido úrico é utilizada no acompanhamento de pacientes com gota, sendo o alvo manter a uricemia abaixo de 6 mg/dL. A dosagem de ácido úrico não deve ser feita de rotina em pacientes assintomáticos, pois a minoria desses pacientes desenvolverá gota no futuro. O tratamento da hiperuricemia em pacientes assintomáticos só é recomendado para níveis superiores a 12,8 mg/dL em homens e superiores a 10 mg/dL em mulheres, pelo risco de complicação renal.

OUTROS TESTES ▶ Alguns testes devem ser solicitados na avaliação de pacientes com artrite, com base na epidemiologia local, para afastar diagnósticos diferenciais. Os mais utilizados são fator antinuclear (FAN) (discutido no Cap. 102, Doenças difusas do tecido conectivo), sorologias para clamídia, sífilis, hepatites virais, vírus da imunodeficiência humana (HIV), vírus Epstein-Barr (EBV), rubéola e parvovírus B19.

▶ DE VOLTA AO CASO CLÍNICO

O paciente do caso citado é um homem jovem com quadro de dor lombar inflamatória crônica, oligoartrite assimétrica em membros inferiores, entesite e provável uveíte anterior. A principal hipótese diagnóstica neste caso é de uma espondiloartrite. A tipagem HLA B27 foi positiva. A VHS e a proteína C reativa estavam elevadas. O estudo radiográfico demonstrou sacroileíte bilateral e simétrica. Com o resultado desses exames, pode ser estabelecido o diagnóstico de EA.

LEITURAS SUGERIDAS ▶

Firestein GS, Budd RC, Gabriel CE, McInnes BI, O'Dell JR. Kelley's textbook of rheumatology. 9th ed. Philadelphia: Saunders/Elsevier; 2013.

Hochberg MC, Silman AJ, Smolen JS, Weinblatt ME, Weisman MH. Rheumatology. 6th ed. Philadelphia: Mosby/Elsevier; 2015.

Mota LMH, Cruz BA, Brenol CV, Pereira IA, Fronza LSR, Bertolo MB, et al. Consenso da Sociedade Brasileira de Reumatologia 2011 para o diagnóstico e avaliação inicial da artrite reumatoide. Rev Bras Reumatol. 2011;51(3):207-19.

SITES SUGERIDOS ▶

Brasil. Ministério da Saúde. Protocolos Clínicos e Diretrizes Terapêuticas (PCDT). In: Portal da Saúde [Internet]. Brasília: Ministério da Saúde; c2015 [capturado em 22 ago. 2015]. Disponível em: http://portalsaude.saude.gov.br/index.php/o-ministerio/principal/leia-mais-o-ministerio/840-sctie-raiz/daf-raiz/cgceaf-raiz/cgceaf/l3-cgceaf/11646-pcdt

Sociedade Brasileira de Reumatologia [Internet]. São Paulo: SBR; 2015 [capturado em 22 ago. 2015]. Disponível em: http://www.reumatologia.com.br

UpToDate [Internet]. Whaltham: UpToDate Inc.; c2015 [capturado em 22 ago. 2015]. Disponível em: http://www.uptodate.com

CAPÍTULO 102

DOENÇAS DIFUSAS DO TECIDO CONECTIVO

ANDRESE ALINE GASPARIN
NICOLE PAMPLONA BUENO DE ANDRADE
RICARDO M. XAVIER

▶ CASO CLÍNICO

Paciente do sexo feminino, 45 anos, apresenta dores articulares, fadiga, boca seca e olho seco. No exame físico, apresenta aumento de volume de parótidas, dor à palpação de articulações das mãos, fenômeno de Raynaud e hiperemia conjuntival difusa.

> **COMO O LABORATÓRIO PODE AUXILIAR NA AVALIAÇÃO DESTA PACIENTE?**
>
> O laboratório é importante na investigação de doenças autoimunes sistêmicas, tendo papel diagnóstico e prognóstico em diversas situações. Exames laboratoriais também podem ser utilizados para afastar diagnósticos diferenciais, como infecções e neoplasias.

TESTES LABORATORIAIS ▶

FATOR ANTINUCLEAR (FAN), PESQUISA DE ANTICORPOS CONTRA ANTÍGENOS INTRACELULARES ▶ FAN refere-se a diversos autoanticorpos que reagem com antígenos presentes no núcleo e/ou no citoplasma celulares. Deve ser realizado pela técnica de imunofluorescência indireta (IFI) em células HEp-2, apesar do surgimento recente de outras técnicas, como a de enzimaimunoensaio (Elisa), que ainda têm de ser validadas clinicamente. O resultado é composto pelo título (maior diluição sérica positiva) e pelo padrão da imunofluorescência.

O FAN serve como teste de rastreamento com alta sensibilidade para doenças difusas do tecido conectivo (DDTCs), especialmente no lúpus eritematoso sistêmico (LES), na esclerose sistêmica (ES) e na doença mista do tecido conectivo (DMTC), mas também pode ser reagente em doenças autoimunes órgão-específicas, infecções crônicas, doenças linfoproliferativas, entre outras condições (Tab. 102.1). A titulação, a distribuição intracelular e o padrão da imunofluorescência auxiliam no diagnóstico diferencial, permitindo suspeitar quais autoanticorpos específicos estão presentes e qual é a doença (Tab. 102.2). O padrão nuclear pontilhado fino denso é comum em indivíduos hígidos, mesmo em títulos elevados. Atualmente, os laudos de FAN estão bastante padronizados entre os diversos laboratórios, a partir de propostas advindas de reuniões consensuais multidisciplinares. Para mais informações, sugere-se a consulta ao IV Consenso Brasileiro para Pesquisa de Autoanticorpos em Células HEp-2 de 2013.

ANTI-DNA ▶ Estes anticorpos são dirigidos contra estruturas do DNA nuclear, podendo ser de dois tipos: anti-DNA dupla hélice (antids-DNA) ou hélice simples (antiss-DNA). A IF com a *Crithidia luciliae* é o método mais comumente utilizado para identificar a presença do antids-DNA, o qual tem uma especificidade de 95% para LES. Estima-se que em algum momento ao longo do curso da doença, até 70% dos pacientes com LES vão apresentar antids-DNA positivo. Este teste tem utilidade na monitorização do LES, sendo que a elevação de seus títulos apresenta importante correlação com a atividade da doença e com a presença de nefrite grave, sobretudo quando acompanhada da queda das concentrações do complemento. O antiss-DNA é menos específico e não tem utilidade clínica significativa.

TABELA 102.1 ▶ SENSIBILIDADE DO FATOR ANTINUCLEAR EM DOENÇAS AUTOIMUNES

DOENÇAS AUTOIMUNES	SENSIBILIDADE (%)
Lúpus eritematoso sistêmico	95-100
Esclerose sistêmica	60-80
Doença mista do tecido conectivo	100
Dermato/polimiosite	60
Artrite reumatoide	50
Síndrome de Sjögren	40-70
LES induzido por medicamentos	90
Artrite idiopática juvenil	70
DOENÇAS AUTOIMUNES NÃO REUMÁTICAS	
Tiroidite de Hashimoto	45
Doença de Graves	50
Hepatite autoimune	50
Hipertensão pulmonar primária	40

TABELA 102.2 ▶ PRINCIPAIS PADRÕES DO FATOR ANTINUCLEAR ASSOCIADOS COM DOENÇA DIFUSA DO TECIDO CONECTIVO

PADRÃO	ANTÍGENO	ASSOCIAÇÃO CLÍNICA
Nuclear homogêneo	Anti-DNA Anti-histona Anticromatina	LES LES induzido por medicamentos
Nuclear pontilhado grosso	Anti-Sm Anti-RNP	LES DMTC Esclerose sistêmica
Nuclear pontilhado fino	Anti-Ro/SSA Anti-La/SSB	Síndrome de Sjögren LES Lúpus neonatal Lúpus cutâneo subagudo Dermato/polimiosite
Nuclear pontilhado centromérico	Anticentrômero	Esclerose sistêmica – forma cutânea limitada
Misto do tipo nuclear e nucleolar pontilhado fino	Anti-Scl70 (antiDNA topoisomerase I)	Esclerose sistêmica – forma cutânea difusa
Nucleolar (homogêneo, pontilhado ou aglomerado)	Anti-To/Th Antifibrilarina (U3-nRNP) Anti-RNA polimerase I	Esclerose sistêmica

LES, lúpus eritematoso sistêmico; DMTC, doença mista do tecido conectivo.

ANTICORPOS CONTRA ANTÍGENOS NUCLEARES EXTRAÍVEIS (ANTIENAS) ▶ Os anti-ENAs incluem os anticorpos anti-Sm, anti-RNP, anti-Ro/SSA, anti-La/SSB e antis-Scl70.

- **Anti-Sm e Anti-RNP** – Estes autoanticorpos reconhecem um grupo de pequenas ribonucleoproteínas envolvidas no processamento do RNA mensageiro. O anti-Sm é o autoanticorpo mais específico para o LES, mas tem uma sensibilidade de apenas 10 a 40%. O anti-RNP é mais inespecífico, podendo ser encontrado no LES e na ES; em altos títulos, se associa à DMTC.
- **Anti-Ro/SSA e anti-La/SSB** – Estes autoanticorpos reconhecem pequenas ribonucleoproteínas. No LES, o anti-Ro/SSA não se correlaciona com atividade de doença, mas é frequentemente associado à fotossensibilidade, ao lúpus cutâneo subagudo (LCSA), à síndrome de Sjögren secundária e ao lúpus neonatal, inclusive com bloqueio cardíaco congênito. O anti-La/SSB tem correlação negativa com nefrite no LES, e está presente em até 75% dos pacientes com síndrome de Sjögren primária.

COMPLEMENTOS (C3, C4 E CH50) ▶ O sistema complemento é formado por uma série de proteínas séricas ativadas sequencialmente e tem papel na imunidade celular e humoral. Como são proteínas de fase aguda, seus níveis aumentam em diversas doenças inflamatórias que não cursam com deposição de imunocomplexos. Os níveis de C3 e C4 podem ser medidos por Elisa ou nefelometria. O CH50 é menos utilizado atualmente e avalia a integridade funcional da cascata do complemento, estando reduzido quando há ativação da via clássica ou deficiência de um ou mais componentes do complemento.

A redução de C3 e C4 correlaciona-se com o aumento do seu consumo observado em doenças mediadas pela deposição de imunocomplexos, como LES, crioglobulinemia e glomerulonefrite pós-estreptocócica, entre outras. No LES, a redução dos níveis de C3 e C4 associa-se com atividade da doença, principalmente nefrite.

PROTEINOGRAMA (ELETROFORESE DE PROTEÍNAS SÉRICAS) ▶ O proteinograma é um método que permite separar as proteínas do plasma em diversas frações de acordo com suas respectivas cargas elétricas e pesos moleculares: albumina, α_1-globulina, α_2-globulina, β-globulina e γ-globulina; essas bandas são posteriormente quantificadas. É utilizado no diagnóstico de processos inflamatórios, gamopatias e disproteinemias. Picos policlonais em banda γ (gama) são frequentemente encontrados em doenças inflamatórias crônicas, como na síndrome de Sjögren e em outras doenças do tecido conectivo.

OUTROS AUTOANTICORPOS ▶ Outros autoanticorpos podem ser solicitados na investigação de DDTCs. O anti-Jo-1, anti-SRP e anti-Mi-2 associam-se às miopatias inflamatórias idiopáticas, e o antiU1-RNP, à DMTC.

> ## ▶ DE VOLTA AO CASO CLÍNICO
>
> A paciente apresentava artrite, parotidite, xerostomia, xeroftalmia e fenômeno de Raynaud. A avaliação laboratorial evidenciava FAN reagente (1/640 nuclear pontilhado fino), fator reumatoide positivo em título baixo, anti-Ro/SSA e anti-La/SSB positivos e pico policlonal de γ-globulinas no proteinograma. Realizou também sorologias para HIV e hepatites, sendo negativas. Com base nessas informações, a paciente foi diagnosticada com síndrome de Sjögren.

LEITURAS SUGERIDAS ▶

Firestein GS, Budd RC, Gabriel CE, McInnes BI, O'Dell JR. Kelley's textbook of rheumatology. 9th ed. Philadelphia: Saunders/Elsevier; 2013.

Francescantonio PL, Cruvinel WM, Dellavance A, Andrade LE, Taliberti BH, von Mühlen CA, et al. IV Consenso Brasileiro para pesquisa de autoanticorpos em células HEp-2. Rev Bras Reumatol. 2014;54(1):44-50.

Hochberg MC, Silman AJ, Smolen JS, Weinblatt ME, Weisman MH. Rheumatology. 6th ed. Philadelphia: Mosby/Elsevier; 2015.

Wallace D, Hahn BH. Dubois' lupus erythematosus and related syndromes. 8th ed. Philadelphia : Saunders/Elsevier; 2013.

SITES SUGERIDOS ▶

Sociedade Brasileira de Reumatologia [Internet]. São Paulo: SBR; 2015 [capturado em 22 ago. 2015]. Disponível em: http://www.reumatologia.com.br

UpToDate [Internet]. Whaltham: UpToDate Inc.; c2015 [capturado em 22 ago. 2015]. Disponível em: http://www.uptodate.com

REUMATOLOGIA

CAPÍTULO 103

SÍNDROME DO ANTICORPO ANTIFOSFOLIPÍDEO

ANDRESE ALINE GASPARIN
NICOLE PAMPLONA BUENO DE ANDRADE
RICARDO M. XAVIER

▶ CASO CLÍNICO

Paciente do sexo feminino, 25 anos, chega à consulta com história de tromboses venosas profundas (TVPs) de repetição em membros inferiores (três episódios), sendo que, na última ocasião, apresentou complicação com tromboembolia pulmonar (TEP), necessitando de internação hospitalar. Nega outras comorbidades, bem como tabagismo ou uso de anticoncepcional hormonal. No exame clínico, apresenta livedo reticular nos membros inferiores, sem outros achados relevantes.

▶ COMO O LABORATÓRIO PODE AUXILIAR NA AVALIAÇÃO DESTA PACIENTE?

Em pacientes com eventos trombóticos arteriais ou venosos ou perdas gestacionais de repetição sem etiologia identificada, deve-se considerar o diagnóstico de síndrome do anticorpo antifosfolipídeo (SAAF). Os testes laboratoriais são necessários para confirmação diagnóstica e exclusão de diagnósticos diferenciais, como trombofilias ou doenças difusas do tecido conectivo (DDTCs).

ANTICORPOS ANTIFOSFOLIPÍDEOS (AFLS) ▶

Os AFLs constituem-se em um grupo heterogêneo de autoanticorpos dirigidos contra proteínas plasmáticas ou fosfolipídeos de carga negativa, sendo a β_2-gliproteína I o alvo mais frequente. Os AFLs mais importantes são o anticoagulante lúpico (AL), as anticardiolipinas (aCLs) e a anti-β_2-gliproteína I; todos fazem parte dos critérios de classificação de Sapporo de SAAF, atualizados em 2006.[1] A presença desses anticorpos está relacionada a alterações nos testes coagulométricos, que são dependentes de antifosfolipídeos, avaliados por meio do teste para AL. A presença de um teste falso-positivo para sífilis (*veneral disease research laboratory* [VDRL] em baixo título) pode ser um indicativo para a presença de algum tipo de AFL.

CARACTERÍSTICAS DOS AFLS ▶

ANTICARDIOLIPINAS (ACL) ▶ Níveis de anticorpos aCL imunoglobulinas G e M (IgG e IgM) são reportados nas unidades GPL e MPL, respectivamente. Os resultados são classificados em títulos baixos (< 40), moderados (40-80) e altos (> 80). Títulos maiores de 40 foram associados com aumento no risco de tromboses. O isotipo IgG parece estar mais fortemente associado com as manifestações do que os isotipos IgM e imunoglobulina A (IgA), sendo que este último deve ser solicitado apenas nos pacientes com suspeita importante da síndrome em que os demais testes foram negativos.

ANTICOAGULANTE LÚPICO (AL) ▶ O AL refere-se à habilidade do AFL em prolongar o tempo de coagulação *in vitro* em testes como tempo de tomboplastina parcial ativada (TTPa), tempo de coagulação com Kaolin e teste do veneno de víbora de Russel diluído. Trata-se de um teste funcional, realizado em três etapas padronizadas, e deve ser feito em laboratório com experiência nesta técnica. É o teste mais específico para a detecção de AFLs, sendo, porém, menos sensível do que as aCLs.

ANTI-β_2-GLIPOPROTEÍNA I IGG E IGM ▶ Este teste tem custo elevado, devendo ser solicitado apenas em caso de elevada suspeita clínica de SAAF com testes negativos para AL e aCL. Pode ser o único anticorpo presente em até 10% dos casos. A classe IgA, quando presente de forma isolada, não é considerada fator de risco independente para SAAF e não participa dos critérios de classificação.

OUTROS AUTOANTICORPOS ▶ Antifosfatidilserina, antifosfatidiletanolamina, antiprotrombina e anticomplexo fosfatidilserina-protrombina podem estar presentes associados à SAAF, mas não fazem parte dos critérios de classificação.

O diagnóstico de SAAF soronegativa tem sido sugerido para os pacientes que se apresentam com manifestações clínicas características de SAAF, mas com AFLs persistentemente negativos. O uso de abordagem metodológica diferente para detecção dos AFLs, bem como o aparecimento de novos alvos antigênicos (complexo vimentina/cardiolipina), permitiu identificar AFLs/cofatores em cerca de dois terços dos pacientes com AFLs negativos e tromboses de repetição ou morbidade gestacional.

ASPECTOS IMPORTANTES NA AVALIAÇÃO DOS RESULTADOS ▶

Quando existem diversos AFLs presentes, a gravidade da doença pode ser maior, assim como o risco trombótico. O triplo positivo (aCL, AL e anti-β_2-glipoproteína I) está associado com trombose em 87% dos casos, ao passo que, para outros perfis, a associação é de cerca de 50%.

Não está estabelecido se os títulos dos anticorpos têm papel no monitoramento de atividade ou no controle da doença, não se indicando seu uso para tal. Os testes não devem ser solicitados com menos de 12 semanas após um evento trombótico, para que não ocorra interferência.

Uma minoria de indivíduos saudáveis pode apresentar AFLs, e estes geralmente não estão presentes na retestagem. Algumas infecções bacterianas, virais ou parasitárias também podem apresentar positividade para AFLs, geralmente aCL IgM. Algumas medicações, como clorpromazina, fenitoína, hidralazina, procainamida, amoxicilina, contraceptivos orais, propranolol, entre outras, têm sido associadas com AFLs. Contudo, raramente cursam com tromboses. Associação com algumas neoplasias, incluindo tumores sólidos e linfomas, tem sido descrita.

▶ DE VOLTA AO CASO CLÍNICO

SAAF foi a principal hipótese diagnóstica para esta paciente que apresentava plaquetopenia leve na avaliação inicial, sem outras alterações hematológicas. Foram solicitados aCL e AL em duas ocasiões, com intervalo de 12 semanas entre as dosagens. Em ambas, apresentou aCL IgG em títulos elevados e AL positivo, confirmando seu diagnóstico. Foi iniciada anticoagulação.

REFERÊNCIA ▶

1. Miyakis S, Lockshin M D, Atsumi T, Branch D C, Brey R L, Cervera R, et al. International consensus statement on an update of the classification criteria for definite antiphospholipid syndrome (APS). J Thromb Haemost. 2006;4(2):295-306.

LEITURAS SUGERIDAS ▶

Firestein GS, Budd RC, Gabriel CE, McInnes BI, O'Dell JR. Kelley's textbook of rheumatology. 9th ed. Philadelphia: Saunders/Elsevier; 2013.
Hochberg MC, Silman AJ, Smolen JS, Weinblatt ME, Weisman MH. Rheumatology. 6 th ed. Philadelphia: Mosby/Elsevier; 2015.

SITES SUGERIDOS ▶

Sociedade Brasileira de Reumatologia [Internet]. São Paulo: SBR; 2015 [capturado em 22 ago. 2015]. Disponível em: http://www.reumatologia.com.br

UpToDate [Internet]. Whaltham: UpToDate Inc.; c2015 [capturado em 22 ago. 2015]. Disponível em: http://www.uptodate.com

CAPÍTULO 104

VASCULITES

ANDRESE ALINE GASPARIN
NICOLE PAMPLONA BUENO DE ANDRADE
RICARDO M. XAVIER

▶ CASO CLÍNICO

Paciente do sexo masculino, de 40 anos vem à emergência com queixa de dispneia com tosse produtiva e escarro hemoptoico. Notou também redução importante do volume urinário nos últimos dias. Referia fadiga, emagrecimento, artralgias e redução de sensibilidade em pé direito há 2 meses. No exame físico, apresentava crepitantes pulmonares difusos, artrite em articulações das mãos, edema de membros inferiores com paresia à direita.

▶ COMO O LABORATÓRIO PODE AJUDAR NA AVALIAÇÃO DESTE PACIENTE?

O diagnóstico de vasculite sistêmica deve ser considerado em pacientes com sintomas constitucionais combinados com disfunção de um ou de múltiplos órgãos. É comum haver atraso diagnóstico, pois os sintomas são inespecíficos e podem mimetizar diversas doenças. Os testes

> laboratoriais, além de auxiliarem na identificação do tipo de vasculite, também são importantes para definir quais órgãos estão sendo afetados e com que gravidade. O diagnóstico de certeza é feito por meio da demonstração de lesão vascular em biópsias dos tecidos acometidos.

EXAMES LABORATORIAIS

ANTICORPO ANTICITOPLASMA DE NEUTRÓFILOS (ANCA) ▶ Os Ancas são autoanticorpos dirigidos contra constituintes de grânulos de neutrófilos e lisossomos de monócitos, como mieloperoxidase (MPO) e proteinase 3 (PR3). São importantes na investigação de pacientes com vasculite de pequenos vasos.

Podem ser realizados por meio de imunofluorescência e de teste por enzimaimunoensaio (Elisa). Na imunofluorescência, são reconhecidos os padrões citoplasmático (c-Anca), perinuclear (p-Anca) e atípico (x-Anca). O padrão c-Anca corresponde à presença de anticorpos antiPR3, e o p-Anca se correlaciona com anticorpos antiMPO. O padrão de fluorescência não define a especificidade do autoanticorpo, sendo necessário realizar teste confirmatório por Elisa para antiPR3 e antiMPO quando o Anca é positivo.

Anca é reagente em 90 a 95% dos pacientes com granulomatose com poliangeíte (GPA, anteriormente granulomatose de Wegener); em 70% dos pacientes com poliangeíte microscópica (PAMi); em 40 a 50% dos pacientes com granulomatose com poliangeíte e eosinofilia (GPE, anteriormente síndrome Churg-Strauss); e em 70 a 80% dos pacientes com vasculite limitada ao rim. O padrão atípico é encontrado em diversas doenças, como doença inflamatória intestinal (DII) e infecções.

Os títulos de Anca não se correlacionam bem com a atividade inflamatória; consequentemente, esse exame em geral não deve ser utilizado para monitorização das vasculites associadas ao Anca.

Certos medicamentos podem induzir vasculite associada ao Anca; entre eles, estão propiltiouracila, metimazol, alopurinol, sulfassalazina, ciprofloxacino, hidralazina e fenitoína.

CRIOGLOBULINAS ▶ A crioglobulinemia se refere à presença no soro de uma ou mais imunoglobulinas (Igs) que se precipitam em temperaturas abaixo de 37 °C e se redissolvem com o aquecimento. A coleta desse exame exige cuidados especiais, como transporte e centrifugação a 37 °C. Elas podem ser divididas em três categorias, detalhadas na Tabela 104.1. São indicadas na avaliação diagnóstica de vasculites, principalmente nos casos que se apresentam com púrpura palpável e glomerulonefrite (GN). Nem sempre são patogênicas, também ocorrendo em neoplasias, infecções (vírus para hepatite C [HCV]) e doenças autoimunes.

TABELA 104.1 ▶ CLASSIFICAÇÃO DAS CRIOGLOBULINAS			
	TIPO I	TIPO II	TIPO III
Composição	Monoclonal	Monoclonal e policlonal	Policlonal
Doenças associadas	Distúrbios linfoproliferativos MGUS Idiopático	HCV DTC Distúrbios linfoproliferativos Idiopático Outras infecções	HCV DTC Idiopático Outras infecções
Sinais e sintomas			
Púrpura	+	+++	+++
Gangrena/ acrocianose	+++	+/++	+
Artralgia/artrite	+	++	+++
Renal	+	++	+
Neurológico	+	++	++
Hepático	+	++	+++

MGUS, gamopatia monoclonal de significado incerto; DTC, doença do tecido conectivo; HCV, vírus da hepatite C.

OUTROS TESTES ▶ Outros exames, como fator antinuclear (FAN), fator reumatoide (FR), complementos (C), provas inflamatórias (ver Capítulo 101, Artopatias), também devem ser solicitados na investigação de vasculites sistêmicas. O anticorpo antimembrana basal glomerular (antiMBG) está associado à síndrome de Goodpasture e pode ser solicitado em pacientes com síndrome pulmão-rim.

▶ DE VOLTA AO CASO CLÍNICO

O paciente do caso clínico apresentou elevação de provas inflamatórias, p-Anca positivo com padrão perinuclear e antiMPO também positivo. A radiografia torácica mostrou infiltrado pulmonar difuso. Realizou-se biópsia renal, que evidenciou uma GN pauci-imune na imunofluorescência. A eletroneuromiografia (ENMG) confirmou mononeurite múltipla. Esses achados permitiram estabelecer o diagnóstico de PAMi, uma forma de vasculite sistêmica associada ao Anca.

LEITURAS SUGERIDAS ▶

Firestein GS, Budd RC, Gabriel CE, McInnes BI, O'Dell JR. Kelley's textbook of rheumatology. 9th ed. Philadelphia: Saunders/Elsevier; 2013.

Hochberg MC, Silman AJ, Smolen JS, Weinblatt ME, Weisman MH. Rheumatology. 6 th ed. Philadelphia: Mosby/Elsevier; 2015.

Wallace D, Hahn BH. Dubois' lupus erythematosus and related syndromes. 8th ed. Philadelphia : Saunders/Elsevier; 2013.

SITE SUGERIDO ▶

UpToDate [Internet]. Whaltham: UpToDate Inc.; c2015 [capturado em 22 ago. 2015]. Disponível em: http://www.uptodate.com

SEÇÃO 15
Urologia

CAPÍTULO 105
DISFUNÇÃO ERÉTIL

GUSTAVO SCHROEDER
BRASIL SILVA NETO

▶ CASO CLÍNICO

Paciente do sexo masculino, 54 anos, é encaminhado ao urologista por apresentar diminuição da potência sexual (tem ereções de curta duração e de menor rigidez, bem como aumento do tempo de latência entre as relações). Notou que os sintomas se iniciaram há pelo menos 6 meses. É hipertenso, faz uso irregular de hidroclorotiazida na dose de 25 mg/dia. Tabagista, com uso de 10 cigarros por dia. Além disso, refere diminuição no interesse sexual, desânimo e sonolência. Ao exame físico, é obeso (índice de massa corporal [IMC] 31,5), apresenta pressão arterial (PA) de 150/100 mmHg, frequência cardíaca (FC) de 84 bpm; genitália, testículos e caracteres sexuais secundários de aspecto normal. Pulsos periféricos cheios e simétricos. Toque retal com próstata de três polpas digitais, sem nódulos e consistência fibroelástica.

▶ COMO O LABORATÓRIO PODE AJUDAR NA AVALIAÇÃO DESTE PACIENTE?

A função erétil é coordenada por um complexo mecanismo neurovascular mediado, em parte, por androgênios. Doenças sistêmicas que afetam a função endotelial e/ou a inervação periférica — como hipertensão arterial sistêmica [HAS], diabetes melito [DM]) e suas causas (tabagismo, sedentarismo, dislipidemia, etc.) – repercutem sobre a qualidade da ereção, bem como a presença de hipogonadismo, apesar de menos frequente.

Homens com disfunção erétil (DE) devem ter uma avaliação laboratorial inicial com o objetivo de excluir causas que possam ser responsáveis pela diminuição da potência sexual, principalmente quando há queixa de diminuição da libido associada ao quadro, com nível de evidência (NE) 2a e grau de recomendação (GR) A. Os exames usados com esse objetivo são a glicemia de jejum e o perfil lipídico (colesterol total, lipoproteína de alta densidade [HDL, do inglês *high density lipoprotein*], lipoproteína de baixa densidade [LDL, do inglês *low density lipoprotein*] e triglicérides). Além disso, indica-se a aferição da testosterona total e das proteínas ligadas à testosterona (globulina ligadora de hormônio sexual [SHBG, do inglês *sex hormone binding globulin*] e albumina), para o cálculo da testosterona livre (TL) (biodisponível). Se esta estiver diminuída ou limítrofe, deve-se prosseguir a investigação laboratorial, incluindo a dosagem de hormônio luteinizante (LH, do inglês *luteinizing hormone*) e prolactina (PRL).

EXAMES PARA AVALIAÇÃO DAS CAUSAS DE DISFUNÇÃO ERÉTIL ▶

GLICEMIA DE JEJUM ▶ No homem diabético, a prevalência de DE é três vezes maior em comparação à população geral. Além disso, o diabetes está fortemente associado a doenças cardiovasculares (DCVs), doenças vasculares periféricas e neuropatias periféricas, que também são fatores de risco para a disfunção sexual. A diminuição da potência sexual é a primeira manifestação clínica em 12% dos homens diabéticos recém-diagnosticados. Portanto, está sempre indicada a avaliação da glicemia nos pacientes com DE (NE 4, GR B).

PERFIL LIPÍDICO ▶ A dislipidemia, assim como o diabetes, a hipertensão e o tabagismo, também é um fator de risco para disfunção endotelial e, consequentemente, DCVs e DE. Dessa maneira, deve-se avaliar o perfil lipídico do paciente com DE, visto que a dislipidemia é um fator controlável quando adequadamente tratada (NE 4, GR B).

AVALIAÇÃO HORMONAL ▶ A DE de etiologia hormonal é mais comum em idosos, mas também pode ocorrer em adultos jovens. Após os 50 anos de idade, há um declínio progressivo dos níveis de testosterona sérica, estimado em 1% ao ano. Essas alterações androgênicas do envelhecimento masculino são chamadas de hipogonadismo secundário ao envelhecimento ou distúrbios androgênicos do envelhecimento masculino (DAEMs).

Um homem adulto produz aproximadamente 4 a 8 mg/dia de testosterona, o que permite manter a concentração de testosterona plasmática entre 300 e 1.000 ng/dL. Ocorre um pico nos níveis de testosterona pela manhã, com o nadir à tarde. No homem saudável, 2% da testosterona está na forma livre, 30% está ligada à SHBG, e o restante está ligado com menor afinidade à albumina e a outras proteínas séricas.

A TL e a fração ligada à albumina são consideradas a testosterona biodisponível; como há uma forte ligação da testosterona à SHBG, não existe uma dissociação significativa entre ambas. Fatores que exercem estímulo na produção de SHBG e, consequentemente, diminuem a testosterona biodisponível são níveis séricos elevados de estrogênios, de hormônios da tireoide e o envelhecimento. Em contrapartida, androgênios exógenos, hormônio do crescimento (GH, do inglês *growth hormone*) e obesidade diminuem os níveis séricos de SHBG e aumentam os níveis de TL.

O método ideal para a dosagem da testosterona seria a aferição da TL por método dialítico; entretanto, este praticamente não é aplicado, devido às dificuldades técnicas e aos custos do exame. A medida da TL por radioimunoensaio não é um exame confiável, e muitos autores não o consideram válido. A dosagem da testosterona biodisponível é realizada em alguns centros, mas é muito cara e pouco disseminada. A interpretação da testosterona total isoladamente também deve ser cautelosa, pois elevações da SHBG no idoso podem mascarar alterações na testosterona biodisponível desses pacientes.

A utilização da TL calculada (TLC) é a maneira mais eficiente de avaliar a androgenicidade. Para o seu cálculo, é necessário ter acesso aos valores da testosterona total, da SHBG e da albumina (se houver hipoalbuminemia ou doença hepática). Por meio da fórmula disponível no site *Free & Bioavailable Testosterone calculator*,* pode-se realizar o cálculo da TLC.

Devido ao ritmo circadiano da testosterona, a amostra de sangue deve ser coletada entre 8 e 11 horas da manhã (NE 2a, GR A). Sempre que a testosterona total estiver abaixo do normal ou no seu limite inferior, está indicada a repetição do teste e a complementação da avaliação com a dosagem de SHBG para o calculo da TL (NE 2b, GR A).

Os valores de corte da testosterona para o diagnóstico do hipogonadismo não estão claramente definidos, principalmente no homem idoso. O quadro clínico deve ser sempre considerado na interpretação do perfil hormonal e na decisão terapêutica. Entretanto, valores com 2 desvios-padrão abaixo da média para um adulto jovem são considerados anormais (testosterona total de 11 nmol/L ou 320 ng/dL; TLC de 0,255 nmol/L ou 7,35 ng/dL; TL de 220 pmol/L ou 64 pg/mL). Para valores acima de 8 nmol/L, a relação entre a testosterona circulante e a função sexual é muito pequena. Reposição de testosterona exógena geralmente está indicada quando os níveis de testosterona total estiverem abaixo de 8 nmol/L (231 ng/dL), associados à

---

* Disponível em: www.issam.ch/freetesto.htm

presença de sintomas de hipogonadismo, ou níveis de testosterona total entre 8 e 11 nmol/L e TL inferior a 220 pmol/L.

HORMÔNIO LUTEINIZANTE ▶
A dosagem do LH, em homens com DE, só está indicada quando os níveis de testosterona estão baixos. O LH auxilia na diferenciação do hipogonadismo testicular, quando está aumentada, e do hipogonadismo hipogonadotrófico (central), situação em que seus níveis estão diminuídos (NE 3, GR B). Níveis elevados de LH em um paciente com valores de testosterona normais poderiam representar uma forma de hipogonadismo subclínico ou compensado. Nesses casos, os pacientes teriam a possibilidade de se tornarem hipogonádicos no futuro.

PROLACTINA ▶
Devido à baixíssima prevalência de hiperprolactinemia, a mensuração da PRL sérica somente está indicada nos pacientes portadores de DE com baixos níveis de testosterona, e/ou com alteração da libido (NE 3, GR B). Apesar disso, alguns autores consideram que a PRL deveria ser sempre avaliada, pois sua determinação apenas em pacientes com DE e baixos níveis de testosterona pode deixar de identificar um grande número de casos de hiperprolactinemias e tumores de hipófise. Contra esse argumento, pode-se dizer que homens com hiperprolactinemia também podem ter o desejo sexual normal.

DOSAGEM DE OUTROS HORMÔNIOS ▶
Assim como a testosterona está alterada em homens idosos, outros hormônios também podem sofrer alterações associadas ao envelhecimento. Medidas de tireotrofina (TSH, do inglês *thyroid-stimulating hormone*), cortisol, desidroepiandrosterona (DHEA), sulfato de DHEA (SDHEA), GH e fator de crescimento insulina-símile 1 (GF-1) não estão indicadas rotineiramente em casos de hipogonadismo secundário ao envelhecimento, mas devem ser avaliadas quando há suspeita de outras disfunções endocrinológicas; além disso, devem-se encaminhar esses pacientes para avaliação especializada (NR 2, GR A).

ANTÍGENO PROSTÁTICO ESPECÍFICO ▶
Apesar de não estar definida sua validade para o rastreamento do câncer de próstata, a mensuração do antígeno prostático específico (PSA, do inglês *prostate specific antigen*) está indicada em indivíduos com DE acima dos 50 anos, principalmente se o paciente for candidato à terapia de reposição hormonal.

> ### ▶ DE VOLTA AO CASO CLÍNICO
>
> No caso relatado, realizou-se avaliação glicêmica (glicemia de jejum de 122 mg/dL), perfil lipídico (triglicérides de 138 mg/dL; colesterol total de 230 mg/dL; HDL colesterol de 36 mg/dL), dosagem de testosterona total de 170 ng/dL, SHBG de 85 nmol/L (o que representa uma

TL calculada de 1,64 ng/dL) e PSA de 0,32 ng/mL. As dosagens de PRL e LH foram normais. Diante de um diagnóstico de DE associada a fatores de risco vasculogênicos e alterações androgênicas, foi instituído o tratamento para síndrome metabólica, com dieta e controle da PA e do hipogonadismo, com reposição de testosterona exógena.

LEITURAS SUGERIDAS ▶

Dohle GR, Arver S, Bettocchi C, Jones TH, Kliesch S, Punab M. Guidelines on male hypogonadism. Arnhem (Netherlands): European Association of Urology; 2015.

Hatzimouratidis K, Eardley I, Giuliano F, Hatzichristou D, Moncada I, Salonia A, et al. Guidelines on male sexual dysfunction: erectile dysfunction and premature ejaculation. Arnhem (Netherlands): European Association of Urology; 2015.

Kavoussi LR, Novick AC, Partin AW, Peters CA. Campbell-Walsh Urology. 10th ed. Saunders Elsevier; 2012.

Montague DK, Jarow JP, Broderick GA, Dmochowski RR, Heaton JPW, Lue TF, et al. The management of sexual dysfunction: an update. J Urol. 2005;174(1):230-9.

Morales A, Lunenfeld B. Investigation, treatment and monitoring of late-onset hypogonadism in males: official recommendations of ISSAM (International Society for the Study of the Aging Male). Aging Male. 2002;5(2):74-86.

Wang C, Nieschlag E, Swerdloff R, Behre HM, Hellstrom WJ, Gooren LJ, et al. ISA, ISSAM, EAU, EAA and ASA recommendations: investigation, treatment and monitoring of late-onset hypogonadism in males. Int J Impot Res. 2009;21(1):1-8.

Wu FC, Tajar A, Beynon JM, Pye SR, Silman AJ, Finn JD, et al. Identification of late-onset hypogonadism in middle-aged and elderly men. N Engl J Med. 2010;363(2):123-35.

SITES SUGERIDOS ▶

American Urological Association [Internet]. Washington: AUA; 2015 [capturado em 18 out. 2015]. Disponível em: www.auanet.org

European Association of Urology [Internet]. Arnhem (Netherlands): European Association of Urology; 2015 2015 [capturado em 18 out. 2015]. Disponível em: www.uroweb.org

International Society for The Study of Aging Male [Internet]. Geneva: ISSAM; 2015 [capturado em 18 out. 2015]. Disponível em: www.issam.ch

Sociedade Brasileira de Urologia [Internet]. Rio de Janeiro: SBU; 2015 [capturado em 18 out. 2015]. Disponível em: www.sbu.org.br

CAPÍTULO 106
INFERTILIDADE MASCULINA

MARLON ROBERTO FIORENTINI
MILTON BERGER

> ### ▶ CASO CLÍNICO
>
> Paciente do sexo masculino, 30 anos, sem filhos, mantém relações sexuais regulares com sua parceira de 28 anos sem uso de qualquer método anticoncepcional há mais de 1 ano, e o casal deseja conceber um filho. O paciente não apresenta comorbidades, não faz uso de medicamentos e não tem histórico de cirurgia abdominal ou genital prévia. Ao exame clínico, apresenta testículos de volume normal, ducto deferente palpável bilateralmente, aumento da espessura do cordão espermático à esquerda e também varicocele palpável sem Valsalva nesse mesmo lado (grau II).

> ### ▶ COMO O LABORATÓRIO PODE AJUDAR NA AVALIAÇÃO DESTE PACIENTE?
>
> Em pacientes em investigação de infertilidade, deve-se solicitar inicialmente um espermograma. Na presença de alterações, o exame deve ser repetido. Em casos de espermograma anormal, é necessário solicitar avaliação hormonal. Na Figura 106.1, é sugerida uma abordagem prática para a avaliação inicial desses pacientes.

ESPERMOGRAMA ▶ O espermograma é o exame mais importante na avaliação da infertilidade masculina. Se os valores são normais, em geral não é necessária a realização de outros exames. Uma investigação andrológica adicional é necessária quando os valores estão anormais em pelo menos duas amostras de sêmen. Cada amostra de sêmen deve ser coletada com período de abstinência de 2 a 5 dias, sendo que intervalos maiores ou

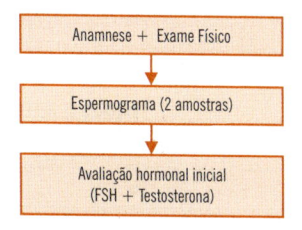

```
Anamnese + Exame Físico
          ↓
Espermograma (2 amostras)
          ↓
Avaliação hormonal inicial
   (FSH + Testosterona)
```

FIGURA 106.1 ▶ **ALGORITMO PARA A AVALIAÇÃO INICIAL DO PACIENTE COM SUSPEITA DE INFERTILIDADE.**
FSH, hormônio folículo-estimulante.

menores podem prejudicar a validade do exame. O intervalo de coleta entre a primeira e a segunda amostras deve ser com mais de 7 dias. A amostra é geralmente coletada por masturbação, sendo depositada dentro de um frasco estéril, devendo ser examinada dentro de 1 hora após a coleta. Coito interrompido pode eventualmente ser utilizado, mas é necessário utilizar preservativo fabricado especificamente para coleta de sêmen, pois a secreção vaginal ácida e as bactérias podem contaminar a amostra. Se a amostra for coletada no domicílio, é importante que seja transportada junto ao corpo até o laboratório, para atenuar interferências de temperatura na análise da amostra (temperaturas abaixo de 23 °C ou acima de 37 °C podem alterar os parâmetros seminais) (Tab. 106.1).

O fluido seminal é composto de secreções produzidas por testículos, próstata e vesícula seminal. A maior parte do fluido seminal é produzida pelas vesículas seminais, e o fluido por elas produzido é alcalino e rico em frutose. A próstata produz fluido ácido responsável pela liquefação do sêmen. Os espermatozoides ficam normalmente armazenados nos epidídimos e, durante a ejaculação, são impulsionados até a uretra prostática, onde se misturam aos fluidos produzidos pela próstata e pelas vesículas seminais.

Deve-se distinguir azoospermia (ausência de espermatozoides após centrifugação), criptozoospermia (identificação de espermatozoides somente após centrifugação), oligozoospermia (< 15 milhões de espermatozoides/mL), astenozoospermia (< 32% de espermatozoides com motilidade progressiva ou < 40% de espermatozoides móveis) e teratozoospermia (< 4% de espermatozoides com forma normal). Os fatores mais comumente envolvidos na etiologia dessas alterações estão relacionados no Quadro 106.1.

Na avaliação de homens inférteis é encontrada azoospermia em 8% dos casos, alteração de um único parâmetro do espermograma em 37% e alteração de múltiplos parâmetros em 55% dos pacientes. Entre os pacientes com alteração em um único parâmetro, as alterações de motilidade são responsáveis pela maioria dos casos. Quanto à morfologia, o critério de Kruger (≥ 4% de espermatozoides com forma normal no ejaculado) é o que tem maior utilidade na prática clínica, pois está associado com maior taxa de sucesso na fertilização *in vitro* (FIV).

TABELA 106.1 ▶ PARÂMETROS NORMAIS DO ESPERMOGRAMA DE ACORDO COM OS CRITÉRIOS DA ORGANIZAÇÃO MUNDIAL DA SAÚDE

PARÂMETROS	VALORES DE REFERÊNCIA
Volume	≥ 1,5 mL
pH	> 7,2
Concentração	≥ 15 milhões/mL
Contagem	≥ 39 milhões/ejaculado
Motilidade total	≥ 40% móveis (grau a + b + c)
Motilidade progressiva	≥ 32% (grau a + b)
Morfologia (Kruger)	≥ 4% com morfologia normal
Vitalidade	≥ 58%
Leucócitos	< 1 milhão/mL
Células redondas	< 5 milhões/mL

Observações: Alguns laboratórios ainda utilizam como referência parâmetros da versão anterior da OMS publicada em 1999. Recomenda-se a utilização da versão mais recente.[1] Esses critérios não classificam os homens em férteis ou inférteis. Alguns homens com espermograma normal podem ser inférteis devido a alterações de função espermática. Do mesmo modo, é possível que homens com alterações de alguns parâmetros possam conceber espontaneamente. Quando mais de um parâmetro está alterado e quando as alterações são mais graves, a probabilidade de concepção espontânea é menor.
Fonte: Adaptada de World Health Organization.[1]

QUADRO 106.1 ▶ PRINCIPAIS FATORES ENVOLVIDOS NA INFERTILIDADE MASCULINA

Anormalidades testiculares	Criptorquidia, infecção, trauma, torsão, tumor, varicocele
Anormalidades penianas	Hipospádia, impotência
Distúrbios ejaculatórios	Ejaculação retrógrada, anenjaculação
Toxinas e medicamentos	Esteroides anabolizantes, cigarro, cafeína, maconha, cocaína, álcool, medicações (antidepressivos, agentes alquilantes, cimetidina, AAS em largas doses, colchicina, dietilestilbestrol, IMAO, nitrofurantoína, fenitoína, espironolactona, sulfassalazina)
Fatores ambientais	Pesticidas, metais pesados (cobre, cádmio, manganês), radiação, hipertermia (saunas, piscinas térmicas)
Doenças sistêmicas	Cirrose hepática, insuficiência renal, diabetes

(Continua)

QUADRO 106.1 ▶ PRINCIPAIS FATORES ENVOLVIDOS NA INFERTILIDADE MASCULINA (*CONTINUAÇÃO*)	
Anormalidades genéticas	Síndrome de Klinefelter, mutações do gene CFTR (fibrose cística), microdeleções do cromossomo Y, síndrome de Down, distúrbios ligados ao cromossomo X (síndrome de Kallmann, síndrome de Reifenstein), doença dos rins policísticos, Prader-Willi, discinesia ciliar primária (Kartagener e Young)
Anormalidades hipotálamo-hipofisárias	Prolactinoma, hipogonadismo hipogonadotrófico
Outros	Cirurgias genitais, inguinais, pélvicas ou retroperitoneais prévias, presença de anticorpos antiespermatozoides, estado febril nos últimos três meses, idiopático

IMAO, inibidor da monoaminoxidase; AAS, ácido acetilsalicílico; CFTR, regulador da condutância transmembrana da fibrose cística.

A avaliação do volume e do pH do sêmen oferece informações importantes quanto à etiologia. Um volume inferior a 1,5 mL pode sugerir a presença de fator obstrutivo ou ejaculação retrógrada, mas também pode ser decorrente de coleta inadequada. Um pH abaixo de 7 sugere obstrução ou agenesia das vias seminais, pois a secreção prostática que drena para a uretra é ácida, e o sêmen drenado das vesículas seminais para os ductos ejaculatórios e para a uretra tem pH alcalino.

O sêmen fresco é um coágulo que se liquefaz dentro de 5 a 25 minutos. As substâncias responsáveis pela coagulação do sêmen são produzidas nas vesículas seminais, e as substâncias responsáveis pelo início do processo de liquefação são produzidas pela próstata. Assim, pacientes com obstrução de ductos ejaculatórios ou ausência congênita de vesículas seminais apresentam sêmen que não coagula.

Na Figura 106.2, é sugerida uma abordagem prática para o diagnóstico etiológico das alterações mais comumente encontradas no espermograma.

OUTROS TESTES ▶

EXAME DE URINA ▶ O exame qualitativo de urina (EQU) e a urocultura são úteis para descartar infecção do trato urinário (ITU) inferior e de suas glândulas associadas. A análise da urina após a ejaculação é indicada em pacientes sem hipogonadismo ou agenesia bilateral de deferentes que apresentam volume ejaculado diminuído (< 1 mL). A amostra coletada deve ser centrifugada e analisada em campo de grande aumento (400 x). A presença de qualquer contagem de espermatozoides em um paciente com azoospermia é sugestiva do diagnóstico de ejaculação retrógrada. Em pacientes com oligospermia, é necessária a presença de um número maior de espermatozoides (o ponto de corte ainda é controverso) para fazer o mesmo diagnóstico.

```
                    Espermograma
        ┌───────────────┼───────────────┐
   Azoospermia        Normal      Oligoastenospermia
   ┌───┴───┐            │                │
Obstrutiva Não    Alteração da função   Hipogonadismo,
           obstrutiva  do espermatozóide criptorquidia,
   │          │                          infecção, varicocele,
CBAVD,    Insuficiência                  gonadotoxinas,
obstrução de testicular                  idiopático
ducto ejaculatório primária
```

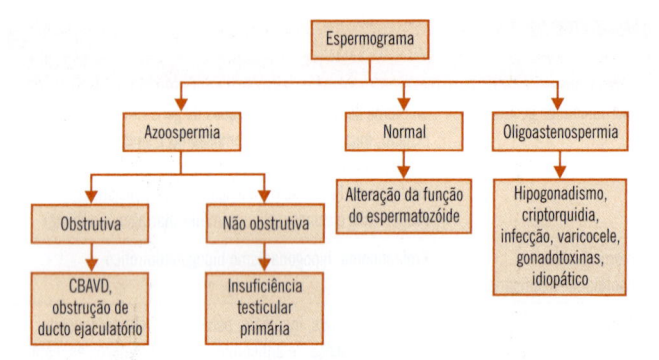

FIGURA 106.2 ▶ **ALGORITMO PARA INVESTIGAÇÃO DA ETIOLOGIA DA INFERTILIDADE MASCULINA DE ACORDO COM OS RESULTADOS DO ESPERMOGRAMA.**
CBVAD, agenesia congênita bilateral do ducto deferente.

FRUTOSE ▶ Em casos de azoospermia com pH baixo e volume inferior a 1,5 mL, é importante a medida de frutose no sêmen. Níveis baixos (< 120 mg/dL) ou ausentes sugerem fator obstrutivo (agenesia congênita bilateral de ductos deferentes e vesículas seminais, obstrução bilateral de ducto ejaculatório e disfunção de vesículas seminais). Níveis normais de frutose, entretanto, não informam sobre a patência do sistema ductal proximal (desde o testículo até os ductos ejaculatórios).

AVALIAÇÃO HORMONAL ▶ Embora a avaliação hormonal completa compreenda as medidas sanguíneas de hormônio folículo-estimulante (FSH, do inglês *follicle-stimulating hormone*), hormônio luteinizante (LH, do inglês *luteinizing hormone*), estradiol, testosterona e prolactina (PRL), 99% das condições endócrinas associadas à infertilidade podem ser detectadas por meio da medição inicial de FSH e testosterona. Níveis aumentados de FSH estão relacionados à falha testicular na produção de espermatozoides. A coleta de sangue deve ser realizada antes das 10 horas da manhã, devido a variações circadianas desses hormônios. Testes de função tiroidiana e suprarrenal não são utilizados de rotina, por estarem envolvidos em menos de 0,5% dos casos de infertilidade masculina.

AVALIAÇÃO GENÉTICA ▶ A análise do cariótipo e de mutações em genes específicos é fundamental para o aconselhamento genético de pacientes com azoospermia ou oligozoospermia marcada (< 5 milhões de espermatozoides/mL) que desejam utilizar métodos de reprodução assistida, pois o defeito pode ser herdado pela prole. Quinze por cento dos homens com azoospermia e 5 a 8% daqueles com oligozoospermia grave apresentam deleções específicas no cromossomo Y. A maioria dessas deleções é encontrada na região AZFc do gene *DAZ*. As deleções do cromossomo Y serão herdadas pela prole do sexo masculino. A síndrome de Klinefelter (47, XXY) é encontrada em cerca de 10% dos homens com azoospermia.

Nos casos em que o paciente apresenta agenesia congênita bilateral de ducto deferente (CBAVD, do inglês *congenital bilateral absence of the vas deferens*), o casal deve ser testado para mutações do gene CFTR (envolvido na fibrose cística), pois há risco de a prole apresentar fibrose cística.

BIÓPSIA TESTICULAR ▶ Indicada nos pacientes que apresentam azoospermia ou oligoastenoteratozoospermia grave (< 1 milhão de espermatozoides/mL). O objetivo da biópsia é diferenciar insuficiência testicular primária de obstrução do trato genital em pacientes com níveis de FSH e volume testicular normais. O tecido pode ser preservado para tentativa futura de fertilização assistida. A biópsia testicular também pode ser realizada como parte do processo terapêutico em pacientes com evidência clínica de azoospermia não obstrutiva e com FSH elevado (insuficiência testicular primária), para aqueles que decidem realizar fertilização assistida. Nesses casos, se a biópsia mostrar presença de espermatozoides, estes podem ser criopreservados para posterior inseminação. Nos pacientes em que a biópsia mostrar ausência de espermatozoides, a alternativa terapêutica é a utilização de espermatozoides de doador.

TESTES LABORATORIAIS COMPLEMENTARES NO SÊMEN ▶ Os testes descritos a seguir não são necessários para uso rotineiro no diagnóstico de infertilidade. Entretanto, eles podem ser úteis em um pequeno número de pacientes para identificar um fator masculino contribuinte em casos de infertilidade sem causa aparente (homens com espermograma normal) ou na seleção do método terapêutico mais adequado. Alguns destes testes têm aplicação clínica limitada, sendo mais utilizados em pesquisas (análise seminal computadorizada, reação acrossômica, avaliação do estresse oxidativo e capacidade antioxidante, teste de hemizona e teste de penetração do espermatozoide em óvulos de hamster).

- **Contagem leucocitária no sêmen e espermocultura** – Para diferenciar leucócitos de células germinativas imaturas, é necessário utilizar técnicas de fixação com peroxidase. A presença de mais de 1 milhão de leucócitos peróxido-positivos (neutrófilos) por mL de sêmen demonstra presença de atividade inflamatória e aponta para possível etiologia inflamatória ou infecciosa. Nesses casos, deve ser solicitada espermocultura. Concentração igual ou superior a 1.000 UFC/mL é considerada bacterospermia significativa e deve ser tratada com antibióticos.
- **Anticorpos antiespermatozoides** – Estes anticorpos podem dificultar ou impedir o transporte de espermatozoides pelo trato reprodutivo feminino e interferir na interação óvulo-espermatozoide. Podem ser testados no sangue ou sêmen do homem e no sangue ou muco cervical da mulher. Podem estar presentes após trauma testicular, vasectomia, orquites e outras infecções do trato geniturinário. Este teste deve ser considerado em casos de astenospermia isolada, presença de aglutinação espermática anormal ou presença de teste pós-coital anormal. Esses anticorpos são detectados em cerca de 10% dos homens que se apresentam com infertilidade e em menos de 2% dos homens férteis.

- **Testes de interação espermatozoide-muco cervical** – Também conhecido como teste pós-coital, é o exame microscópico do muco cervical realizado pouco tempo antes da data prevista para ovulação e dentro de horas após a relação sexual, com o objetivo de identificar a presença de espermatozoides móveis no muco cervical. Na presença de um teste pós-coital normal, conclui-se que um fator cervical ou uma anormalidade na deposição do sêmen não estão envolvidos na infertilidade do casal.
- **Testes de vitalidade espermática** – São realizados expondo-se o sêmen a corantes (como eosina) ou em um meio hipo-osmótico. Espermatozoides viáveis edemaciam em meio hipo-osmótico; os não viáveis não edemaciam. Este teste é utilizado para determinar se espermatozoides imóveis são viáveis e podem, portanto, ser utilizados em fertilização assistida.
- **Teste de fragmentação do DNA** – Este teste avalia o grau de fragmentação do DNA espermático após provocação química. Fragmentação anormal raramente ocorre em homens férteis, mas pode ser encontrada em 5% dos homens inférteis com espermograma normal.

▶ DE VOLTA AO CASO CLÍNICO

A Organização Mundial da Saúde (OMS) define infertilidade como a incapacidade de conceber após 1 ano de relações sexuais regulares, bem distribuídas ao longo do ciclo menstrual, sem uso de nenhum método anticoncepcional.[2] Cerca de 20% dos casais são incapazes de conceber após esse período. Aproximadamente 30% das causas de infertilidade se devem a um fator masculino isolado; 30% são decorrentes de fatores femininos; e 40% decorrem de fatores mistos. Em uma pesquisa com mais de 10 mil homens em avaliação de infertilidade, foram encontrados os seguintes principais fatores etiológicos: idiopático (30%), varicocele (15%), hipogonadismo (10%) e histórico de criptorquidia (8%). A avaliação do casal deve ser realizada simultaneamente, e a utilização de métodos invasivos para investigação da mulher deve ser empregada preferencialmente após a avaliação completa do fator masculino.

No caso apresentado, a mulher apresentou avaliação ginecológica normal. O paciente coletou espermograma em condições ideais, e os resultados obtidos foram os seguintes: volume de 3 mL; pH de 7,5; concentração de 12 milhões/mL; contagem de 36 milhões/ejaculado; motilidade total de 35% (progressivos + não progressivos); motilidade progressiva de 25%; imóveis de 65%; morfologia (Kruger) de 3% normais; vitalidade de 60% vivos.

O espermograma foi repetido após 15 dias, e foram obtidos resultados semelhantes (oligoastenoteratozoospermia). A avaliação hormonal mostrou níveis normais de FSH e testosterona. Os achados encontrados foram atribuídos à presença de varicocele, que é a causa mais comum de alterações em múltiplos parâmetros do espermograma (oligoastenoteratozoospermia). Esse defeito deve ser corrigido cirurgicamente e, em muitos casos, é possível obter melhora e até mesmo normalização dos parâmetros do espermograma.

REFERÊNCIAS ▶

1. World Health Organization. WHO laboratory manual for the examination and processing of human semen. 5th ed. Geneva: WHO; 2010.
2. World Health Organization. WHO manual for the standardized investigation and diagnosis of the infertile couple. Cambridge: Cambridge University Press; 2000.

LEITURAS SUGERIDAS ▶

Nardi AC, Nardozza Jr A, Bezerra CA, Fonseca CEC, Truzzi JC, Rios LAS, et al. Urologia Brasil. São Paulo: PlanMark; 2013.

Wein AJ, Kavoussi LR, Novick AC, Partin AW, Peters CA. Campbell-Walsh urology. 10th ed. Philadelphia: W.B. Saunders Company; 2012.

World Health Organization. WHO manual for the standardised investigation, diagnosis and management of the infertile male. Cambridge: Cambridge University Press; 2000.

SITES SUGERIDOS ▶

American Urological Association [Internet]. Washington: AUA; 2015 [capturado em 18 out. 2015]. Disponível em: www.auanet.org

European Association of Urology [Internet]. Arnhem (Netherlands): European Association of Urology; 2015 [capturado em 18 out. 2015]. Disponível em: www.uroweb.org

Sociedade Brasileira de Urologia [Internet]. Rio de Janeiro: SBU; 2015 [capturado em 18 out. 2015]. Disponível em: www.sbu.org.br

PARTE III

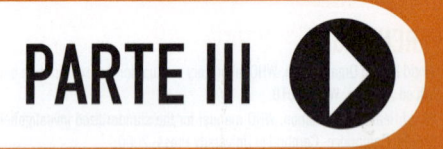

EXAMES LABORATORIAIS MAIS COMUNS

CAPÍTULO 107

EXAMES LABORATORIAIS MAIS COMUNS

MARIANNE SCHRADER DE OLIVEIRA
DARIANE CASTRO PEREIRA
FILIPPO VAIRO
CAROLINA FISCHINGER MOURA DE SOUZA
JOSÉ MIGUEL DORA
ELVINO BARROS

Os exames podem ser relatados de forma qualitativa, isto é, como positivo/negativo ou reagente/não reagente, bem como de modo quantitativo, por meio um intervalo de referência em relação à dosagem de determinado analito. O Instituto de Padronização Clínica e Laboratorial (CLSI) define valor de referência como um valor (resultado) obtido pela observação ou mensuração quantitativa de um analito em um indivíduo selecionado, com base em critérios bem definidos. Os intervalos de referência são método e laboratório específicos, sendo necessário estar atento quanto às possíveis diferenças entre laboratórios distintos. A Tabela 107.1 apresenta os níveis terapêuticos e tóxicos de alguns medicamentos e, no decorrer deste capítulo, serão apresentados valores de referência de exames relacionados aos métodos mais comumente utilizados na rotina laboratorial.

5'-NUCLEOTIDASE ▶

OUTROS NOMES/SIGLAS ▶ NUC, 5'-NT

VALOR DE REFERÊNCIA ▶ 4 a 11,5 UI/L

DEFINIÇÃO/INTERPRETAÇÃO ▶ A 5'-NT é uma enzima ligada à membrana das células do fígado e está aumentada em doenças desse órgão. É clinicamente útil na identificação de doença hepatobiliar. É elevada no soro em casos de colestase, tendo significado muito semelhante ao do aumento da fosfatase alcalina (FA) e da γ-glutamiltransferase (GGT). No entanto, não é tão sujeita à indução por fármacos, como a GGT e a FA. Estados patológicos em que a

TABELA 107.1 ▶ NÍVEIS TERAPÊUTICOS E TÓXICOS DE MEDICAMENTOS

MEDICAMENTO	NÍVEL TERAPÊUTICO	NÍVEL TÓXICO
Ácido aminocaproico	100-400 µg/mL	> 400 µg/mL
Ácido valproico	50-100 µg/mL	> 100 mg/mL
Alprazolam	10-50 ng/mL	> 75 ng/mL
Amicacina	20-30 µg/mL	> 35 µg/mL
Aminofilina	10-20 µg/mL	> 20 µg/mL
Amiodarona	0,5-2,5 µg/mL	> 2,5 µg/mL
Amitriptilina	50-300 ng/mL	> 500 ng/ml
Amoxapina	200-400 ng/mL	> 500 ng/mL
Atenolol	200-500 ng/mL	> 500 ng/mL
Bepridil	1-2 ng/mL	> 2 ng/mL
Carbamazepina	5-12 µg/mL	> 12 µg/mL
Ciclosporina	100-300 ng/mL	• > 500 ng/mL • Transplante recente: > 1.500 ng/mL
Clonazepam	15-60 ng/mL	> 80 ng/mL
Cloranfenicol	10-20 µg/mL	> 25 µg/mL
Clordiazepóxido	1-5 µg/mL	> 5 µg/mL
Clorpromazina	50-300 ng/mL	> 750 ng/mL
Clorpropamida	75-250 µg/mL	> 250 µg/mL
Desipramina	150-300 ng/mL	> 500 ng/mL
Diazepam	0,5-2 mg/L	> 3 mg/L
Digoxina	0,8-2 ng/mL	> 2 ng/mL
Diltiazem	50-200 ng/mL	> 200 ng/mL
Disopiramida	2-5 µg/mL	> 7 µg/mL
Doxepina	150-300 ng/mL	> 400 ng/mL
Etossuximida	40-100 µg/mL	> 150 µg/mL
Fenitoína	10-20 µg/mL	> 20 µg/mL
Fenobarbital	15-30 µg/mL	> 40 µg/mL

TABELA 107.1 ▶ NÍVEIS TERAPÊUTICOS E TÓXICOS DE MEDICAMENTOS

Flecainida	0,2-1 µg/mL	> 1 µg/mL
Gentamicina	6-10 µg/mL	> 12 µg/mL
Haloperidol	3-20 ng/mL	> 42 ng/mL
Hidrato de cloral	2-12 µg/mL	> 20 µg/mL
Hidromorfina	1-30 ng/mL	> 100 ng/mL
Imipramina	150-300 ng/mL	> 500 ng/mL
Canamicina	20-25 µg/mL	> 35 µg/mL
Lidocaína	1,5-5 µg/mL	> 5 µg/mL
Lítio	0,5-1,5 mEq/L	> 1,5 mEq/L
Meperidina	0,4-0,7 µg/mL	> 1 µg/mL
Metotrexato	> 0,01 µmol	> 10 µmol em 24 h
Mexiletina	0,5-2 µg/mL	> 2 µg/mL
Mezlocilina de sódio	35-45 µg/mL	> 45 µg/mL
Milrinona	150-250 ng/mL	> 250 ng/mL
Morfina	10-80 ng/mL	> 200 ng/mL
Nicardipino	0,028-0,05 µg/mL	> 0,05 µg/mL
Nifedipino	0,025-0,1 µg/mL	> 0,1 µg/mL
Nortriptilina	50-150 ng/mL	> 500 ng/mL
Paracetamol	5-20 µg/mL	> 40 µg/mL
Primidona	5-12 µg/mL	> 12 µg/mL
Procainamida	4-10 µg/mL	> 10 µg/mL
Propafenona	0,5-3 µg/mL	> 3 µg/mL
Propranolol	50-100 ng/mL	> 150 ng/mL
Quinidina	2-5 µg/mL	> 6 µg/mL
Salicilato	10-30 mg/dL	> 35 mg/dL
Teofilina	10-20 µg/mL	> 20 µg/mL
Tobramicina	6-10 µg/mL	> 12 µg/mL
Tocainida	4-10 µg/mL	> 12 µg/mL
Trazodona	500-2.000 ng/mL	> 4.000 ng/mL

TABELA 107.1 ▶ NÍVEIS TERAPÊUTICOS E TÓXICOS DE MEDICAMENTOS

Vancomicina	20-40 µg/mL	> 80 µg/mL
Verapamil	0,08-0,3 µg/mL	> 0,3 µg/mL

Obs.: Os níveis tóxicos referem-se, em geral, ao uso do medicamento individualmente, sendo avaliados em intervalo de 8 a 12 horas após a última dose.

5'-NT é elevada: doença hepática obstrutiva ou colestase, hepatites, carcinoma hepático e cirrose.

AMOSTRA ▶ Soro

MÉTODO ▶ Enzimático cinético

INTERFERENTES ▶ Condições não patológicas em que os níveis são elevados incluem gravidez e uso de medicamentos hepatotóxicos (p. ex., paracetamol, isoniazida, metildopa, nitrofurantoína).

PREPARO DO PACIENTE ▶ Jejum não obrigatório

ACETILCOLINESTERASE ▶

OUTROS NOMES/SIGLAS ▶ Pseudocolinesterase, plasma colinesterase e colinesterase II

VALORES DE REFERÊNCIA ▶

- Homens: 4.620 a 11.500 UI/L
- Mulheres: 3.930 a 10.800 UI/L
- Índice biológico máximo permitido (IBMP): Redução de 50% da atividade inicial da enzima

DEFINIÇÃO/INTERPRETAÇÃO ▶ A acetilcolinesterase é uma enzima responsável pela inativação da acetilcolina nas junções de várias terminações nervosas. O exame é utilizado para avaliar o grau de inativação da enzima em situações de intoxicação por agentes anticolinesterásicos, especialmente os pesticidas organofosforados e os carbamatos. A atividade da acetilcolinesterase é reduzida de forma mais rápida e intensa do que a colinesterase eritrocitária, refletindo a exposição aguda aos organofosforados. A correlação entre os sintomas e os valores laboratoriais é pequena. Entretanto, é esperada uma atividade inferior a 10% da normal em pacientes sintomáticos. Um exame isolado com valor normal não exclui intoxicação por inibidor da acetilcolinesterase, assim como um valor baixo não é diagnóstico. O ideal para o diagnóstico é a demonstração de uma queda de 50% no valor basal antes da intoxicação (raramente conhecido).

AMOSTRA ▶ Soro

MÉTODO ▶ Colorimétrico

INTERFERENTES ▶ Reduzem o nível da enzima: gestação, cirrose, desnutrição, neoplasia avançada, infecções generalizadas e com o uso de suxametônio (succinilcolina), lidocaína, codeína e morfina. Cerca de 5% da população apresenta atividade entre 35 e 75% não correlacionada com intoxicação.

PREPARO DO PACIENTE ▶ Jejum não obrigatório

ÁCIDO 5-HIDROXI-INDOL-ACÉTICO ▶

OUTRO NOME/SIGLA ▶ 5-HIAA

VALOR DE REFERÊNCIA ▶ 2 a 7 mg/24 h

DEFINIÇÃO/INTERPRETAÇÃO ▶ O 5-HIAA é o principal metabólito urinário da serotonina, sendo utilizado no diagnóstico da síndrome carcinoide e de tumores carcinoides. Auxilia no diagnóstico e no monitoramento de tumores carcinoides; valores superiores a 15 mg/24 h são altamente sugestivos desse tipo de tumor. A substância 5-HIAA aumenta em tumores carcinoides metastáticos e, de forma mais discreta, em tumores carcinoides ovarianos, doença celíaca, *oat cell*, carcinoma do brônquio e adenoma brônquico tipo carcinoide. Alguns medicamentos, como paracetamol, derivados da Rauwolfia, inibidores da monoaminoxidase (IMAOs), levodopa (L-dopa), imipramina, metildopa, fenotiazina, hormônio adrenocorticotrófico (ACTH, do inglês *adrenocorticotropic hormone*), etanol, 5-fluorouracil e guaiacolato, interferem na dosagem de 5-HIAA.

AMOSTRA ▶ Urina de 24 h

MÉTODO ▶ Cromatografia líquida de alta performance (HPLC, do inglês *high performance liquid chromatography*)

INTERFERENTES ▶ Alimentos ricos em serotonina e medicamentos que possam afetar o metabolismo da serotonina devem ser evitados pelos menos 72 h antes da coleta de urina e durante esse processo. No dia anterior à coleta de urina e durante as 24 h de coleta, deve-se suspender o uso de qualquer medicamento, principalmente os que contêm reserpina (com orientação médica).

PREPARO DO PACIENTE ▶ Jejum não obrigatório

ÁCIDO FÓLICO ▶

OUTROS NOMES/SIGLAS ▶ Folato, vitamina B_9

VALORES DE REFERÊNCIA ▶

- Folato sérico: > 2 ng/mL
- Folato eritrocitário: 125 a 600 ng/mL

DEFINIÇÃO/INTERPRETAÇÃO ▶ Ácido fólico está presente em uma grande variedade de frutas, legumes e verduras (especialmente frutas cítricas e hortaliças de folhas verdes), e a necessidade diária é de 50 a 100 μg. Ácido fólico é uma vitamina essencial para o desenvolvimento celular e a síntese de ácido desoxirribonucleico (DNA, do inglês *deoxyribonucleic acid*). Em sua forma reduzida, é mediador de reações importantes, como, por exemplo, a conversão de homocisteína em metionina e em etapas da síntese de ácidos nucleicos. O exame é utilizado para detectar deficiência de folato, monitorar a terapia com folato e avaliar anemia macrocítica megaloblástica. O nível sérico de folato é aumentado em vegetarianos e em pessoas que fizeram transfusão sanguínea. É encontrado baixo nível de ácido fólico em pacientes com dieta pobre em folato, anemia megaloblástica, gestantes, alcoolistas, pacientes com síndromes de má absorção, como doença celíaca, e doença de Crohn, bem como naqueles que realizaram *bypass* jejunoileal. Como o folato é muito mais concentrado nas hemácias do que no sangue, a medida do folato eritrocitário reflete mais acuradamente a quantidade de folato armazenada nos tecidos.

OBSERVAÇÕES ▶ Pacientes com níveis baixos de folato eritrocitário ou com anemia megaloblástica devem ser avaliados para a deficiência de vitamina B_{12}. Para discriminar entre a deficiência de folato e a de vitamina B_{12}, a determinação de homocisteína e ácido metilmalônico deve ser realizada. Na deficiência de B_{12}, homocisteína e ácido metilmalônico (MMA, do inglês *methylmalonic acid*) estarão elevados, ao passo que, na deficiência de ácido fólico, somente a homocisteína estará elevada. Existe evidência comprovando que, quando o folato eritrocitário e o teste da D-xilose são normais, é possível descartar a presença de doença celíaca.

AMOSTRA ▶ Soro ou sangue total – ácido etilenodiamino tetra-acético (EDTA, do inglês *ethylenediamine tetraacetic acid*)/heparina

MÉTODO ▶ Quimioluminescência

INTERFERENTES ▶

- O nível sérico de folato é afetado pela ingestão diária desse elemento.
- Deve-se coletar sangue para a determinação do nível de folato antes do início de transfusão sanguínea ou do início da sua reposição.
- A hemólise pode ocasionar elevação do nível de ácido fólico.
- Algumas medicações, como o metotrexato e a pentamidina, são antagonistas do folato.
- Os anticoncepcionais orais, a fenitoína e o etanol diminuem a absorção do folato.

PREPARO DO PACIENTE ▶ Jejum de 8 h

ÁCIDO LÁTICO ▶

OUTRO NOME/SIGLA ▶ Lactato

AMOSTRA 1 ▶ Líquido cerebrospinal (LCS)

Valor de referência: 4,5 a 28,8 mg/dL

Definição/interpretação: Ácido lático é o produto final da glicólise anaeróbia. A dosagem de ácido láctico no LCS tem sido utilizada na diferenciação entre a meningite bacteriana aguda ou parcialmente tratada e a meningite não bacteriana. Embora alguns estudos tenham mostrado níveis elevados de lactato nas meningites bacterianas não tratadas ou fúngicas e ausência de elevação nas meningites virais, muitos outros estudos não confirmaram esses achados, de modo que esse teste não deve ser utilizado isoladamente na avaliação de um paciente com meningite. Os níveis de ácido lático no LCS podem estar elevados também em pacientes com meningite tuberculosa, doença de Creutzfeldt-Jakob, infarto ou hemorragia cerebral, hemorragia subaracnoide, acidose liquórica primária, hipertensão maligna, encefalite herpética, diabetes melito (DM), coma hipoglicêmico e nos primeiros 3 dias após um trauma craniencefálico (TCE).

Método: Colorimétrico

Interferentes: Hemólise intensa

AMOSTRA 2 ▶ Plasma (fluoretado)

Valor de referência: 5,7 a 22 mg/dL (sangue venoso)

Definição/interpretação: O ácido lático é formado principalmente após glicólise, em condições anaeróbias, e possui dois isômeros: o L-lactato, de produção endógena, e o D-lactato, sintetizado por bactérias intestinais. Somente o L-lactato é dosado neste exame. O ácido lático, medido antes e depois do exercício, permite avaliar a capacidade respiratória muscular. Em situações de acidose de causa indeterminada, nas quais os níveis de L-lactato sejam normais e exista alguma doença que favoreça a proliferação bacteriana intestinal, recomenda-se a dosagem de D-lactato no plasma. O lactato pode estar elevado nas seguintes situações: coleta difícil ou com garroteamento excessivo, ingestão de etanol, sepse, choque, doença hepática, cetoacidose diabética (CAD), exercício muscular intenso, hipoxia, hipoperfusão tecidual regional, estados inflamatórios, insuficiência cardíaca congestiva (ICC), desidratação, doenças do metabolismo do glicogênio, doenças mitocondriais e acidúrias orgânicas.

Método: Colorimétrico

Interferentes: Hemólise intensa eleva os valores de lactato no plasma.

PREPARO DO PACIENTE ▶ Jejum não obrigatório. Evitar exercícios físicos previamente à coleta.

ÁCIDO METILMALÔNICO ▶

OUTRO NOME/SIGLA ▶ MMA

VALORES DE REFERÊNCIA ▶

- Urina: inferior a 0,40 µmol/L
- Soro: 0,08 a 0,56 µmol/L

DEFINIÇÃO/INTERPRETAÇÃO ▶ O MMA é produto do metabolismo de valina, isoleucina e ácido propiônico. A vitamina B_{12} é cofator para conversão de MMA em sucinato. Consequentemente, a deficiência de vitamina B_{12} resulta no acúmulo de MMA no soro. As concentrações de MMA tornam-se elevadas em estágios iniciais da deficiência de vitamina B_{12}, sendo, portanto, mais confiável do que a determinação desta vitamina diretamente. É importante como complemento diagnóstico na deficiência de vitamina B_{12}. A vitamina B_{12} é uma molécula essencial para a conversão do metilmalonil-CoA em succinil-CoA e cofator para a conversão da homocisteína em metionina. O MMA é útil também na distinção entre deficiência de cobalamina e de folato; MMA está aumentado em 95% dos casos de deficiência de cobalamina, mas apresenta níveis normais na deficiência de folato. No entanto, a homocisteína está aumentada em ambas. O MMA está aumentado também nas acidemias e acidúrias metilmalônicas, um grupo de erros inatos do metabolismo (EIMs).

AMOSTRA ▶ Urina ou soro

MÉTODO ▶ Cromatografia gasosa

INTERFERENTES ▶ Antibióticos

PREPARO DO PACIENTE ▶

- Urina: primeira urina da manhã
- Soro: Jejum não obrigatório

ÁCIDO ÚRICO ▶

OUTROS NOMES/SIGLAS ▶ Urato, uricemia

VALORES DE REFERÊNCIA ▶

- Soro:
  - Homens: 3,6 a 7,7 mg/dL
  - Mulheres: 2,5 a 6,8 mg/dL
- Urina de 24 h: 250 a 750 mg/24 h

DEFINIÇÃO/INTERPRETAÇÃO ▶ Ácido úrico é um metabólito do catabolismo das purinas. A maior parte é sintetizada no fígado e na mucosa intestinal, sendo 65% excretado pelos rins. Sua dosagem é utilizada para monitorar o tratamento de gota. Níveis elevados são encontrados em insuficiência renal, CAD, acidose láctica, intoxicação por chumbo, alcoolismo e hipotiroidismo, sendo que a utilização de tiazídicos também aumenta o nível de ácido úrico. Leucemia, linfoma, policitemia, destruição de células tumorais, anemia hemolítica grave, psoríase extensa, sarcoidose e síndrome de Lesch-Nyhan (defeito enzimático no metabolismo do ácido úrico) aumentam o nível de ácido úrico, por aumentarem sua produção. Pacientes com gota apresentarão níveis aumentados de ácido úrico em algum momento de sua doença. Entretanto, 7 a 8% dos pacientes, durante a primeira crise, podem apresentar valores normais. Nas crises de gota, pode-se também observar aumento da velocidade de hemossedimentação (VHS) e da leucocitose.

AMOSTRA ▶ Soro e urina de 24 h

MÉTODO ▶ Colorimétrico enzimático

INTERFERENTES ▶

- Tetraciclina, alopurinol, ácido acetilsalicílico (AAS), corticoides, indometacina, metotrexato, metildopa, verapamil, intoxicação por metais pesados e aumento do *clearance* renal diminuem os níveis de ácido úrico.

- Níveis elevados de ácido ascórbico e bilirrubina interferem na determinação de ácido úrico.
- Dieta.

PREPARO DO PACIENTE ▶ Jejum de 4 h

ÁCIDO VALPROICO ▶

OUTRO NOME/SIGLA ▶ Valproato

VALORES DE REFERÊNCIA ▶

- Terapêutico: 50 a 100 mg/L (347-650 µmol/L)
- Tóxico: > 100 mg/L (> 650 µmol/L)

DEFINIÇÃO/INTERPRETAÇÃO ▶ Fármaco anticonvulsivante. Deve ser solicitado para acompanhamento do tratamento e na suspeita de intoxicação e superdosagem por ácido valproico. Valproato causa hepatotoxicidade rara, mas potencialmente fatal, sendo importante a realização de exames periódicos para avaliar a função hepática dos pacientes. A dosagem da fração livre de ácido valproico é recomendada nos casos de hipo ou hiperproteinemia ou no caso de uso concomitante de fármacos com alta ligação proteica (cumarínicos, salicilatos, fenilbutazona).

AMOSTRA ▶ Soro

MÉTODO ▶ Quimioluminescência

INTERFERENTES ▶ Fenobarbital, fenitoína, primidona e carbamazepina diminuem a meia-vida do ácido valproico. Carbamazepina, fenitoína e fenobarbital podem elevar a sua concentração sérica.

PREPARO DO PACIENTE ▶ Jejum de 8 h. Deve ser coletado imediatamente antes da próxima dose, no caso de acompanhamento do tratamento, e o mais rapidamente possível, na suspeita de intoxicação.

ÁCIDO VANILMANDÉLICO ▶

OUTRO NOME/SIGLA ▶ VMA (do inglês *vanillylmandelic acid*)

VALORES DE REFERÊNCIA ▶

- Urina de 24 h:
  - 1 a 6 meses: 0,1 a 1 mg/24 h
  - 6 a 12 meses: 0,2 a 1,5 mg/24 h
  - 1 a 5 anos: 0,5 a 2,5 mg/24 h
  - 5 a 10 anos: 0,8 a 3 mg/24 h
  - 10 a 15 anos: 1 a 6 mg/24 h
  - > 15 anos: 2 a 7 mg/24 h
- Amostra isolada:
  - 1 a 6 meses: 3 a 17 mg de VMA/g de creatinina (Cr)
  - 6 a 12 meses: 2 a 15 mg de VMA/g de Cr
  - > 1 ano: 2 a 10 mg de VMA/g de Cr

DEFINIÇÃO/INTERPRETAÇÃO ▶ VMA é o principal metabólito das catecolaminas (epinefrina e norepinefrina). Indicado para diagnosticar feocromocitoma, diagnosticar e acompanhar neuroblastoma, ganglioneuroma e ganglioneuroblastoma. Sua excreção urinária está aumentada em portadores de feocromocitoma, ganglioneuroma e neuroblastoma. Em cerca de 20 a 30% dos neuroblastomas, a dosagem de VMA pode ser normal, mas, na maioria das vezes, encontram-se alterações de outros parâmetros laboratoriais que permitem o diagnóstico, como as catecolaminas e as metanefrinas, por exemplo. Os exames recomendados para o rastreamento de feocromocitoma são as dosagens de metanefrinas e VMA na urina. Nesse caso, a dosagem de catecolaminas urinárias deve ser deixada para uma abordagem posterior. É possível ainda encontrar valores elevados de VMA em outras doenças graves, como choque, insuficiência respiratória e neoplasias.

AMOSTRA ▶ Urina

MÉTODO ▶ HPLC

INTERFERENTES ▶ Fármacos que inibem a enzima responsável pelo metabolismo do VMA (monoaminoxidase) e da L-dopa

PREPARO DO PACIENTE ▶ Evitar salicilatos, cafeína, fenotiazina e agentes anti-hipertensivos 72 h antes da coleta

ADENOSINA DEAMINASE ▶

OUTRO NOME/SIGLA ▶ ADA

VALORES DE REFERÊNCIA ▶

- Soro: até 40 U/L
- LCS: 4,6 a 18 U/L
- Líquido pleural: até 40 U/L
- Líquido peritoneal: até 33 U/L

DEFINIÇÃO/INTERPRETAÇÃO ▶ A enzima ADA parece estar envolvida na proliferação e na diferenciação de linfócitos. A dosagem da sua atividade no LCS tem sido utilizada como um marcador indireto para o diagnóstico de meningite tuberculosa. Estudos têm mostrado uma sensibilidade de 73 a 100% e uma especificidade de 71 a 99%. É também importante para diferenciar meningite tuberculosa de meningite asséptica. Pode haver, contudo, uma sobreposição com meningite criptocócica e meningite bacteriana aguda. A medida da isoforma ADA2 pode melhorar a diferenciação entre esses grupos.

AMOSTRAS ▶ Plasma, LCS e fluidos biológicos

MÉTODO ▶ Enzimático

PREPARO DO PACIENTE ▶ Jejum não obrigatório

AGREGAÇÃO PLAQUETÁRIA ▶

OUTRO NOME/SIGLA ▶ Estudo de função plaquetária

VALORES DE REFERÊNCIA ▶

- Mais de 60% das plaquetas ficam agregadas após o uso de cada agonista – araquidonato, adenosina difosfato (ADP, do inglês *adenosine diphosphate*), colágeno, epinefrina e ristocetina.
- Normalmente não existe agregação plaquetária espontânea.
- Recém-nascidos (RNs) podem apresentar uma agregação menor quando comparada com a agregação dos adultos.

Avaliar a agregação com os seguintes agentes após 5 minutos:

- ADP: concentração final 5 µM – 60 a 80%
- Epinefrina: concentração final 150 µM – 40 a 60%
- Ristocetina: concentração final 1,2 mg/mL – 70 a 90%
- Colágeno: concentração 1-5 µg/mL – 60 a 80%

DEFINIÇÃO/INTERPRETAÇÃO ▶ Esse teste é utilizado para a avaliação da função plaquetária. A uremia e a paraproteinemia (gamopatia monoclonal) também podem causar diminuição da agregação plaquetária. As doenças mieloproliferativas podem tanto aumentar como diminuir a agregação plaquetária. Outra causa de diminuição da agregação plaquetária é a disfunção plaquetária hereditária. A doença de von Willebrand tipo IIb pode causar hiperagregação plaquetária, ao contrário dos tipos I, IIa e III, embora a agregação plaquetária não seja um bom teste para ser utilizado como rastreamento dessa doença. A maior causa de alteração no teste de agregação plaquetária ocorre devido ao uso de medicamentos, entre eles AAS, ticlopidina, clopidogrel, abciximabe, ticarcilina, algumas cefalosporinas, etc.

AMOSTRA ▶ Sangue total

MÉTODO ▶ Óptico

INTERFERENTES ▶ Anti-inflamatórios não esteroides (AINEs)

PREPARO DO PACIENTE ▶ Jejum não obrigatório

ALBUMINA ▶

OUTRO NOME/SIGLA ▶ ALB

VALORES DE REFERÊNCIA ▶

- < 5 dias: 2,6 a 3,6 g/dL
- 1 a 3 anos: 3,4 a 4,2 g/dL
- 4 a 6 anos: 3,5 a 5,2 g/dL
- 7 a 9 anos: 3,7 a 5,6 g/dL
- 10 a 19 anos: 3,7 a 5,6 g/dL
- \> 19 anos: 3,5 a 5,0 g/dL

DEFINIÇÃO/INTERPRETAÇÃO ▶ É a principal proteína sérica, constituindo de 55 a 65% das proteínas plasmáticas. Tem como função transportar substâncias endógenas e medicamentos, além de ser responsável por cerca de 80% da pressão oncótica plasmática. Acredita-se que seja produzida exclusivamente pelo fígado na taxa de 100 a 200 mg/kg/dia. Tem um tempo de meia-vida longo (3 semanas em adultos saudáveis). A concentração sérica de ALB reflete a taxa de síntese, de degradação e de volume de distribuição. A ALB é um marcador de distúrbios do metabolismo proteico, podendo indicar problemas de ordem nutricional, de síntese diminuída e de perda aumentada. Geralmente existem valores diminuídos nos seguintes casos: desnutrição, diminuição da absorção (síndromes de má absorção), hipertiroidismo, gravidez, neoplasias, infecções, trauma, doenças crônicas, edema, ascite, queimaduras, hemorragias, doenças renais com proteinúria (síndrome nefrótica), enteropatia perdedora de proteína ou estados dilucionais – infusão intravenosa (IV) de líquidos, síndrome da secreção inapropriada de hormônio antidiurético (SIADH, do inglês *syndrome of inappropriate antidiuretic hormone secretion*), intoxicação por água – e na doença hepática aguda ou crônica. A ALB e vários componentes da cascata de coagulação (fatores I, II, V, VII, IX, X, XI, XII, antitrombina III, proteínas C e S e plasminogênio), estimados pelo tempo de protrombina (TP), são produzidos fundamentalmente pelo fígado, sendo, então, indicadores da função hepática. Por essa razão, são exames importantes no diagnóstico de doenças hepáticas e no acompanhamento de pacientes com cirrose. Entretanto, os níveis estão normais em hepatites e colestases. Quando a ALB chega a valores < 2 g/dL, pode-se encontrar, clinicamente, edema (diminuição da pressão oncótica). Raramente seu valor está aumentado, e, quando isso ocorre, sugere desidratação ou infusão (IV) de ALB.

AMOSTRAS ▶ Soro ou plasma

MÉTODO ▶ Colorimétrico

INTERFERENTES ▶ Fármacos que causam diminuição da ALB incluem paracetamol (intoxicação grave), amiodarona, terapia de reposição hormonal em mulheres na pós-menopausa, interleucina-2, anticoncepcionais orais, fenitoína, prednisona, ácido valproico, etc. O aumento pode ser causado por anticonvulsivantes, furosemida, fenobarbital e prednisolona.

PREPARO DO PACIENTE ▶ Jejum de 4 h

ALDOLASE ▶

VALORES DE REFERÊNCIA ▶

- Neonatos: até 4 vezes superior aos níveis de adultos
- De 10 a 24 meses: 3,4 a 11,8 UI/L
- De 25 meses a 16 anos: 1,2 a 8,8 UI/L
- Adultos: 1 a 7,6 UI/L

DEFINIÇÃO/INTERPRETAÇÃO ▶ A aldolase é uma enxima necessária para a glicólise no músculo, sendo utilizada para avaliar doenças do músculo esquelético. Os níveis de aldolase encontram-se aumentados nas distrofias musculares – distrofia muscular de Duchenne (90% dos casos), distrofia das cinturas pélvica e escapular (25%) e distrofia fascioescapuloumeral (30%). Há elevação também na distrofia miotônica (20%) e na polimiosite (75%). Não há aumento nas doenças de origem neurogênica, como miastenia grave (MG), esclerose múltipla (EM) ou poliomielite. A dosagem da aldolase tem aplicação clínica limitada, pois a maior especificidade da creatinocinase (CK, do inglês *creatine kinase*) permite que essa seja a enzima de escolha na avaliação de doença muscular. A queda nos níveis da aldolase, que ocorre à medida que a massa muscular diminui, deixa os níveis aumentados, principalmente no início da doença muscular. Nas miopatias inflamatórias, pode ser utilizada para monitorar a resposta à terapia esteroide. Seus níveis podem encontrar-se elevados nas hepatites ou em outras doenças hepáticas, infarto do miocárdio, pancreatite hemorrágica, gangrena, *delirium tremens* e em algumas neoplasias. No entanto, é encontrada uma diminuição em dois terços dos pacientes com artrite reumatoide (AR).

AMOSTRAS ▶ Soro ou plasma

MÉTODO ▶ Colorimétrico cinético

PREPARO DO PACIENTE ▶ Jejum não obrigatório

α-FETOPROTEÍNA ▶

OUTRO NOME/SIGLA ▶ AFP

VALOR DE REFERÊNCIA ▶ Inferior a 10 ng/mL.

DEFINIÇÃO/INTERPRETAÇÃO ▶ AFP é uma glicoproteína produzida normalmente durante a gestação pelo fígado e seio endodérmico durante a fase embrionária. É marcador tumoral hepático e de carcinoma de células germinativas. A AFP não é recomendada como método de rastreamento para detectar câncer na população em geral.

AMOSTRA ▶ Soro

MÉTODOS ▶ Quimioluminescência, eletroquimioluminescência

INTERFERENTES ▶ Valores mais elevados durante a gestação

PREPARO DO PACIENTE ▶ Jejum de 4 h

Para maior detalhamento, ver Capítulo 92, Marcadores tumorais.

$α_1$-ANTITRIPSINA

OUTROS NOMES/SIGLAS ▶ AAT, $α_1$-inibidor da protease

VALORES DE REFERÊNCIA ▶

- Até 1 mês: 124 a 348 mg/dL
- De 2 a 6 meses: 111 a 297 mg/dL
- De 7 meses a 2 anos: 95 a 251 mg/dL
- De 3 a 19 anos: 110 a 279 mg/dL
- Adultos: 78 a 220 mg/dL

DEFINIÇÃO/INTERPRETAÇÃO ▶ É uma proteína plasmática capaz de inibir muitos tipos de enzimas proteolíticas. Possui um importante papel nos estados inflamatórios. A AAT é codificada por um gene único localizado no cromossomo 14. Ele pode sofrer mutações, resultando em alelos que determinarão níveis diminuídos ou nulos da proteína ou valores séricos normais, mas com proteína não funcionante. Essas variantes estão relacionadas à doença pulmonar e hepática. A deficiência de AAT está relacionada ao enfisema pulmonar precoce, e o acúmulo de proteína anormal dentro dos hepatócitos correlaciona-se com dano hepático, que pode resultar em cirrose. A AAT é um reator de fase aguda, com seus níveis séricos aumentando durante a gestação, no transcurso de infecções, após queimaduras graves e na presença de tumores malignos. O tabagismo aumenta os níveis séricos em torno de 20%. O teste deve ser realizado em pacientes com início precoce de bronquite crônica, enfisema, dispneia e doença pulmonar obstrutiva crônica (DPOC) de pacientes não tabagistas. A ocorrência de enfisema predominantemente bibasal é sugestivo de deficiência de AAT. Duas dosagens seriadas, com níveis inferiores ao limite inferior da normalidade, confirmam o diagnóstico (excluídas outras causas de alteração nos níveis enzimáticos).

AMOSTRA ▶ Soro

MÉTODO ▶ Turbidimetria

PREPARO DO PACIENTE ▶ Jejum de 8 h

AMICACINA ▶

VALORES DE REFERÊNCIA ▶

- Terapêutico: 15 a 25 mg/L (25 a 42 µmol/L)
- Tóxico: > 25 mg/L (> 42 µmol/L)

DEFINIÇÃO/INTERPRETAÇÃO ▶ Antibiótico pertencente à classe dos aminoglicosídeos. Deve ser solicitado para acompanhamento do tratamento instituído e na suspeita de intoxicação e superdosagem. Como todos os aminoglicosídeos, a amicacina é nefrotóxica e ototóxica. Quando solicitado para monitorar os níveis terapêuticos, é útil correlacionar com a concentração inibitória mínima (MIC, do inglês *minimum inhibitory concentration*) da bactéria a ser tratada. Deve ser coletado imediatamente antes da próxima dose, no caso de acompanhamento do tratamento, e o mais rápido possível, na suspeita de intoxicação. Paciente com nefropatia, em uso de outro fármaco nefrotóxico e desidratado apresenta risco maior para nefrotoxicidade.

AMOSTRA ▶ Soro

MÉTODO ▶ Imunoensaio

PREPARO DO PACIENTE ▶ Jejum não obrigatório

AMILASE ▶

OUTROS NOMES/SIGLAS ▶ Amilase total

VALORES DE REFERÊNCIA ▶

- Soro: até 195 UI/L
- Urina: 59 a 401 UI/L

DEFINIÇÃO/INTERPRETAÇÃO ▶ Amilases são um grupo de hidrolases que degrada carboidratos complexos. São produzidas no pâncreas e também nas glândulas salivares, mucosa do intestino delgado, ovário, placenta, fígado e trompas uterinas. As isonezimas pancreáticas e salivares são encontradas no soro. Amilase sérica é o exame inicial mais prático no diagnóstico de pancreatite aguda, sendo utilizada para diagnóstico/monitoramento de pancreatite e outras doenças pancreáticas. Pode estar elevada em caso de perfuração de vísceras, insuficiência renal, CAD, obstrução de canal biliar, peritonite, choque, isquemia mesentérica, tumores ou inflamação de glândulas salivares, etc. A amilase urinária geralmente está elevada nas mesmas situações que a sérica, exceto na insuficiência renal e na macroamilasemia.

AMOSTRAS ▶ Soro ou urina

MÉTODO ▶ Colorimétrico

INTERFERENTES ▶ Níveis elevados de triglicérides

PREPARO DO PACIENTE ▶ Jejum de 4 h

AMÔNIA ▶

OUTRO NOME/SIGLA ▶ NH_3

VALOR DE REFERÊNCIA ▶ ≤ 30 µmol/L

DEFINIÇÃO/INTERPRETAÇÃO ▶ A amônia é um produto do catabolismo proteico; é potencialmente tóxica para o sistema nervoso central (SNC). O aumento da amônia no plasma pode ser indicativo de encefalopatia hepática, coma hepático em fases terminais da cirrose hepática, insuficiência hepática, necrose hepática aguda e subaguda, e síndrome de Reye. Hiperamonemia pode ser resultado do aumento da ingestão de proteína na dieta. A principal causa de hiperamonemia em lactentes inclui deficiências de enzimas do ciclo da ureia herdadas, distúrbios metabólicos de ácidos orgânicos e dibásicos, aminoácidos lisina e ornitina e doença hepática grave.

AMOSTRA ▶ Plasma (heparina/EDTA)

MÉTODO ▶ Enzimático

INTERFERENTES ▶ Hemólise intensa

PREPARO DO PACIENTE ▶ Jejum não obrigatório

ANFETAMINAS ▶

OUTROS NOMES/SIGLAS ▶ *Ecstasy*, *ice*, metanfetamina

VALORES DE REFERÊNCIA ▶

- Urina:
  - Rastreamento: 1.000 ng/mL
  - Confirmação: 500 ng/mL (limite de detecção do teste)
- Sangue:
  - Terapêutico: 15 a 25 mg/L (25-42 µmol/L)
  - Tóxico: > 25 mg/L (> 42 µmol/L)

DEFINIÇÃO/INTERPRETAÇÃO ▶ Grupo de potentes estimulantes do SNC e simpaticomiméticos. Anfetaminas têm uso terapêutico no tratamento do transtorno de hiperatividade e déficit de atenção e da narcolepsia. Um teste qualitativo urinário de rastreamento pode ser solicitado na suspeita de intoxicação e para fins médico-legais. O teste quantitativo sérico deve ser solicitado para acompanhamento de tratamento instituído. As anfetaminas podem ser detectadas na urina 3 horas após o uso, ficando detectável por um período de 24 a 48 horas após o uso. O teste de rastreamento qualitativo na urina inclui anfetaminas e metanfetaminas.

AMOSTRA ▶ Soro ou urina

MÉTODOS ▶ Imunoensaio, cromatografia gasosa

INTERFERENTES ▶ Alguns antialérgicos e descongestionantes contendo efedrina ou fenilpropanolamina podem ocasionar teste de rastreamento positivo, requerendo confirmação com teste mais específico. Ingesta de grandes quantidades de amantadina e desipramina também ocasionam resultados falso-positivos.

PREPARO DO PACIENTE ▶ Jejum não obrigatório

ANTICORPO ANTIANFIFISINA ▶

OUTROS NOMES/SIGLAS ▶ Fifisina, anticorpo paraneoplásico

VALOR DE REFERÊNCIA ▶ Não reagente

DEFINIÇÃO/INTERPRETAÇÃO ▶ Anticorpo presente em síndromes paraneoplásicas do SNC. Está associado ao câncer de mama, principalmente, e ao carcinoma de pequenas células de pulmão. Os pacientes podem apresentar sintomas da síndrome do homem rígido (*stiff-man syndrome*) ou de encefalomielite paraneoplásica. A maioria dos pacientes portadores da síndrome do homem rígido não tem câncer, mas produz anticorpos contra a descarboxilase do ácido glutâmico, que causa a doença neurológica e o diabetes. Um resultado negativo não exclui síndrome paraneoplásica ou neoplasia oculta.

AMOSTRAS ▶ LCS, soro

MÉTODO ▶ Imunoblot

PREPARO DO PACIENTE ▶ Jejum não obrigatório

ANTICORPO ANTICANAL DE CÁLCIO VOLTAGEM-DEPENDENTE ▶

OUTRO NOME/SIGLA ▶ Anticorpo contra canal de cálcio

VALOR DE REFERÊNCIA ▶ Negativo

DEFINIÇÃO/INTERPRETAÇÃO ▶ O achado de títulos altos apoia fortemente o diagnóstico de síndrome miastênica de Lambert-Eaton. Um resultado negativo não exclui a doença, e títulos baixos de anticorpos podem estar presentes nos indivíduos sem a síndrome.

AMOSTRA ▶ Soro

MÉTODO ▶ Radioimunoensaio

PREPARO DO PACIENTE ▶ Jejum de 4 h

ANTICORPO ANTICÉLULA DE PURKINJE ▶

OUTROS NOMES/SIGLAS ▶ AntiYo, pca-1

VALOR DE REFERÊNCIA ▶ Não reagente

DEFINIÇÃO/INTERPRETAÇÃO ▶ Também chamados de anticorpos PCA-1, esses anticorpos são encontrados em pacientes com degeneração cerebelar subaguda de origem paraneoplásica. Os anticorpos antiYo são marcadores específicos de vários carcinomas ginecológicos, como câncer de mama, ovário, útero e tuba uterina. Esses anticorpos não foram encontrados em pacientes com degeneração cerebelar subaguda paraneoplásica associada a carcinoma de pequenas células de pulmão.

AMOSTRA ▶ Soro

MÉTODO ▶ Imunofluorescência indireta (IFI)

PREPARO DO PACIENTE ▶ Jejum não obrigatório

ANTICORPO ANTICITOPLASMA ▶

OUTROS NOMES/SIGLAS ▶ Anca, P-Anca E C-Anca, antiproteinase 3 (PR3) e antimieloperoxidase (MPO), PR3-Anca, MPO-Anca

VALOR DE REFERÊNCIA ▶ Não reagente

DEFINIÇÃO/INTERPRETAÇÃO ▶ Os anticorpos anticitoplasma de neutrófilos (Ancas, do inglês *antineutrophil cytoplasmic antibodies*) reagem com componentes dos grânulos do citoplasma de neutrófilos e monócitos e desempenham papel importante no diagnóstico e na classificação de vasculites. O teste é indicado em caso de suspeita diagnóstica de vasculite de pequenos vasos ou de granulomatose de Wegener. Trata-se de um exame de rastreamento, que deve ser posteriormente confirmado com um teste por enzima-imunoensaio (Elisa) específico contra os antígenos PR3 ou MPO. Ancas são autoanticorpos diretamente contra enzimas lisossomais de neutrófilos e monócitos. Autoanticorpos para proteinase 3 produzem padrão característico de fluorescência citoplasmática granular em neutrófilos chamado padrão c-Anca. Os anticorpos para mieloperoxidase produz padrão de fluorescência citoplasmática perinuclear em neutrófilos chamado padrão p-Anca. Um terceiro padrão peculiar, que mistura o c-Anca-c e o p-Anca, é o x-Anca, cujos antígenos associados são lactoferrina, elastase, BPI (do inglês *bacterial permeability increasing*), catepsina G, glicuronidase, lisozima, proteína de membrana associada ao lisossoma humano (h-lamp-2) e enolase.

OBSERVAÇÕES ▶ Anca pode estar presente em outras doenças autoimunes

AMOSTRA ▶ Soro

MÉTODO ▶ IFI

PREPARO DO PACIENTE ▶ Jejum de 8 h

ANTICROMATINA

OUTRO NOME/SIGLA ▶ Antinucleossomo

VALORES DE REFERÊNCIA ▶

- Negativo: inferior a 20 UI
- Fracamente positivo: 20 a 40 UI
- Moderadamente positivo: 41 a 100 UI
- Positivo: > 100 UI

DEFINIÇÃO/INTERPRETAÇÃO ▶ É marcador diagnóstico de lúpus eritematoso sistêmico (LES), apresentando sensibilidade de 60 a 70% e especificidade entre 95 e 100%. Aparece precocemente no curso do LES, e seus níveis séricos possuem correlação com o grau de atividade da doença, especialmente com a atividade de nefrite.

AMOSTRA ▶ Soro

MÉTODO ▶ Imunoenzimático

PREPARO DO PACIENTE ▶ Jejum não obrigatório

ANTICORPO ANTICV2

OUTRO NOME/SIGLA ▶ CRMP-5

VALOR DE REFERÊNCIA ▶ Negativo

DEFINIÇÃO/INTERPRETAÇÃO ▶ Anticorpo presente em determinadas síndromes paraneoplásicas do SNC. Está associado ao carcinoma de pequenas células de pulmão e pode estar presente em outras neoplasias. Os pacientes podem apresentar síndromes paraneoplásicas, como degeneração cerebelar subaguda, encefalopatia límbica e neuropatia sensitiva. Um resultado negativo não exclui síndrome paraneoplásica ou neoplasia oculta.

AMOSTRA ▶ Soro

MÉTODO ▶ IFI

PREPARO DO PACIENTE ▶ Jejum não obrigatório

ANTICORPO ANTIGANGLIOSÍDEO

OUTROS NOMES/SIGLAS ▶ Anticorpo antiGD1b e antiGM1

VALOR DE REFERÊNCIA ▶ Não reagente

DEFINIÇÃO/INTERPRETAÇÃO ▶ Os gangliosídeos são esfingolípides que estão presentes em grande quantidade nas membranas de células nervosas. Os autoanticorpos antigangliosídeos são policlonais e se acham elevados em algumas formas de neuropatias periféricas motoras multifocais. Anticorpo presente em pacientes com determinado tipo de neuropatia sensorial, chamada neuropatia sensorial atáxica crônica (entre outras denominações), caracterizada pela perda da sensibilidade vibratória e proprioceptiva, com relativa preservação da sensibilidade termoalgésica e da força muscular, apresentando-se com ataxia da marcha e dos membros superiores. A maior parte dos pacientes com essa neuropatia também apresenta paraproteínas IgM. Marcadores para outras síndromes metabólicas, tóxicas ou autoimunes que causem ataxia sensorial também são considerados testes de exclusão nessa situação clínica. Títulos elevados de anticorpos antiGM1, dirigidos contra determinantes antigênicos gangliosídeos, têm sido considerados associados à neuropatia motora multifocal, variante motora da polirradiculopatia desmielinizante inflamatória crônica (CIDP, do inglês *chronic inflammatory demyelinating polyneuropathy*). Estimativas da frequência de títulos aumentados em pacientes com neuropatia motora e bloqueio de condução multifocal variam entre 18 e 84%.

AMOSTRA ▶ Soro

MÉTODO ▶ Imunoblot

PREPARO DO PACIENTE ▶ Jejum de 8 h

ANTICORPO ANTIVÍRUS LINFOTRÓPICO DE CÉLULAS T HUMANAS (HTLV-I E HTLV-II) ▶

OUTROS NOMES/SIGLAS ▶ HTLV 1 e 2

VALOR DE REFERÊNCIA ▶ Não reagente

DEFINIÇÃO/INTERPRETAÇÃO ▶ HTLV-I e HTLV-II são retrovírus associados a linfomas, a leucemias de células T e a um quadro de mielopatia progressiva, anteriormente conhecido por paraparesia espástica tropical. Os testes sorológicos são realizados em duas etapas: inicialmente é feito um teste de rastreamento (Elisa), que não permite diferenciar entre HTLV-I e HTLV-II. A confirmação dos positivos e a distinção entre os dois tipos de vírus são realizadas pelo método Western Blot, possibilitando o reconhecimento de proteínas virais específicas (p24, gp21, gp46 ou gp68). Os níveis de anticorpos séricos são marcadamente elevados na maioria dos pacientes com mielopatia associada ao HTLV-I, ou, ao menos, bem maiores do que aqueles dos portadores saudáveis. Resultados indeterminados (se somente uma das proteínas do núcleo ou do envelope estiverem presentes, e a proteína p21 estiver ausente) raramente se tornam positivos, mas é melhor que o teste seja repetido. Sorologia para HTLV-I no LCS e na reação em cadeia da polimerase (PCR, do inglês *polymerase chain reaction*) podem ser utilizados para confirmar o diagnóstico de mielopatia associada ao HTLV-I. Não está claro, contudo, se a sorologia negativa no LCS pode ser causada por defeito no teste (diluição do LCS) ou ausência de doença no SNC. O cálculo do índice de IgG LCR/soro pode confirmar a reação imune do SNC ao vírus, e a detecção direta de antígenos virais no LCS por PCR pode confirmar o diagnóstico. Menos de 5% dos indivíduos infectados com HTLV-I desenvolvem mielopatia ou leucemia mesmo após 20 anos de infecção.

AMOSTRAS ▶ Soro, plasma, LCS

MÉTODO ▶ Quimioluminescência

PREPARO DO PACIENTE ▶ Jejum de 4 h

ANTICORPO ANTIMAG

OUTROS NOMES/SIGLAS ▶ AntiMAG IgM, glicoproteína associada à mielina IgM

VALOR DE REFERÊNCIA ▶ Negativo: título até 1/10

DEFINIÇÃO/INTERPRETAÇÃO ▶ Anticorpos antiglicoproteína associada à mielina (antiMAG, do inglês *anti-myelin-associated glycoprotein*). Estão presentes em pacientes com determinado tipo de neuropatia sensório-motora, simétrica e distal, de caráter progressivo e insidioso e com uma gamopatia monoclonal. Os níveis dos anticorpos podem se relacionar com o grau de latência distal nos testes de condução nervosa.

AMOSTRA ▶ Soro

MÉTODO ▶ IFI

PREPARO DO PACIENTE ▶ Jejum de 8 h

ANTICORPO ANTIMIELOPEROXIDASE

OUTRO NOME/SIGLA ▶ Anticorpo antiMPO

VALORES DE REFERÊNCIA ▶

- Não reagente: < 0,9
- Indeterminado: 0,9-1,1
- Reagente: > 1,1

DEFINIÇÃO/INTERPRETAÇÃO ▶ Correspondem ao Ancas com padrão perinuclear (p-Anca), quando investigados por IFI. Úteis para o diagnóstico das vasculites. São detectados em 50% dos casos de poliangeítes microscópicas, em 50% das glomerulonefrites rapidamente progressivas, em 30 a 40% dos portadores de síndrome de Goodpasture e em 35% dos indivíduos com síndrome de Churg-Strauss. Podem ser encontrados em casos de nefrite lúpica, poliarterite nodosa, retocolite ulcerativa, colangite primária esclerosante e síndromes vasculíticas induzidas por fármacos. O International Consensus Statement on Testing and Reporting of Anca[1] recomenda que, sempre que houver possibilidade, a pesquisa desses anticorpos seja feita pelas técnicas de IFI e de Elisa, baseando-se no fato de que cerca de 10 a 15% dos casos positivos para Anca, pesquisados pela IFI, são negativos pelo método Elisa; em outros 5%, as reações só se mostram positivas por Elisa.

AMOSTRA ▶ Soro

MÉTODO ▶ Imunoenzimático, IFI

PREPARO DO PACIENTE ▶ Jejum de 4 h

ANTICORPO ANTIPLAQUETA

OUTROS NOMES/SIGLAS ▶ Anticorpo antiplaquetário

VALOR DE REFERÊNCIA ▶ Não reagente

DEFINIÇÃO/INTERPRETAÇÃO ▶ Anticorpos antiplaquetas podem ser divididos em duas categorias: autoimune e aloimune. Detecta-se a presença de anticorpos antiplaquetas em casos de púrpura trombocitopênica imunológica (PTI), púrpura pós-transfusional e púrpura trombocitopênica neonatal. Em pacientes refratários multitransfundidos, o uso comum do teste é para determianar o tipo antígeno leucocitário humano (HLA, do inglês *human leukocyte antigen*) do paciente. A produção de anticorpos antiplaquetários pode ocorrer devido a uma reação autoimune (p. ex., PTI), induzida por fármacos (p. ex., heparina, quinidina, quinina, sulfonamidas, sulfonilureias, sais de ouro e salicilatos) ou aloimune (p. ex., trombocitopenia neonatal aloimune, púrpura pós-transfusão e refratariedade à transfusão de plaquetas). Os resultados desse teste devem ser interpretados junto aos achados clínicos e aos resultados de outros testes sorológicos.

AMOSTRA ▶ Soro

MÉTODO ▶ Elisa

PREPARO DO PACIENTE ▶ Jejum de 8 h

ANTICORPO ANTIPROTEINASE 3 ▶

OUTROS NOMES/SIGLAS ▶ antiPR3

VALORES DE REFERÊNCIA ▶

- Não reagente: < 0,9
- Indeterminado: 0,9 a 1,1
- Reagente: > 1,1

DEFINIÇÃO/INTERPRETAÇÃO ▶ É útil para o diagnóstico das vasculites, principalmente da granulomatose de Wegener, uma vez que costuma ser detectado em 80 a 90% dos portadores da forma sistêmica da doença em fase ativa. Os níveis séricos de antiPR3 são considerados um bom parâmetro de monitoramento do grau de atividade da doença. Esses anticorpos também estão presentes em indivíduos com poliangeítes microscópicas, na glomerulonefrite rapidamente progressiva com crescentes e na síndrome de Churg-Strauss, embora de forma menos frequente. A pesquisa por Elisa é uma alternativa para a pesquisa de c-Anca quando se detectam anticorpos antinúcleo, pois esses anticorpos mascaram a presença de c-Anca ao reagirem com o núcleo do neutrófilo.

AMOSTRA ▶ Soro

MÉTODO ▶ Imunoenzimático

PREPARO DO PACIENTE ▶ Jejum não obrigatório

ANTICORPO ANTIRRECEPTOR DE ACETILCOLINA ▶

OUTRO NOME/SIGLA ▶ Antiacetilcolina

VALORES DE REFERÊNCIA ▶

- Negativo: < 0,25 nmol/L
- Inconclusivo: 0,25 a 0,40 nmol/L
- Positivo: > 0,40 nmol/L

DEFINIÇÃO/INTERPRETAÇÃO ▶ Confirmação do diagnóstico de miastenia grave (MG), que está associada a três tipos de anticorpos antirreceptor de acetilcolina: ligante, bloqueador e modulador. A presença desses autoanticorpos é altamente específica para o diagnóstico (especificidade de 99,9%). A sensibilidade varia de acordo com a apresentação clínica da doença (Tab. 107.2). Os anticorpos moduladores serão úteis somente se o teste para anticorpos ligantes for negativo, como pode ocorrer nos pacientes com MG ocular ou generalizada leve e/ou recente. Além disso, estão presentes em mais de 90% dos pacientes com timoma associado. Os anticorpos podem não ser detectados durante os primeiros 6 a 12 meses após o início dos sintomas. Resultados falso-positivos são encontrados em pacientes com síndrome de Lambert-Eaton, em familiares em primeiro grau de pacientes com MG (raramente), em pacientes com timoma sem evidência de MG, em indivíduos idosos com propensão para doenças autoimunes e em pacientes com esclerose lateral amiotrófica (ELA), cirrose biliar primária e câncer de pulmão. As mudanças na concentração de anticorpos antirreceptor de acetilcolina correlacionam-se com a gravidade da doença durante a terapia com prednisona ou com imunossupressores e após timectomia.

AMOSTRA ▶ Soro

MÉTODO ▶ Radioimunoensaio

PREPARO DO PACIENTE ▶ Jejum de 8 h

ANTICORPOS ANTIRRECEPTOR DE TIREOTROFINA ▶

OUTROS NOMES/SIGLAS ▶ TRAb, AIT, TBI, autoanticorpo estimulador da tireoide, imunoglobulina estimuladora da tireoide

VALOR DE REFERÊNCIA ▶ < 1,75 UI/mL

DEFINIÇÃO/INTERPRETAÇÃO ▶ Doença autoimune da tireoide é caracterizada pela presença de autoanticorpos contra vários componentes da tireoide, nomeadamente o receptor da tireotrofina (TSH-R, do inglês *thyroid stimulating hormone receptor*), tireoperoxidase (TPO) e tireoglobulina (Tg), bem como por um infiltrado celular inflamatório de gravidade variável dentro da glândula. Tais anticorpos estão presentes em 90% dos pacientes com doença de Graves, sendo a causa do hipertiroidismo nessa condição. Em alguns casos de hipotiroidismo, esses anticorpos podem ser encontrados. O teste para a detecção de anticorpos do TSH-R é usado nas seguintes situações: a)

TABELA 107.2 ▶ SENSIBILIDADE DOS ANTICORPOS ANTIRRECEPTOR DE ACETILCOLINA

ANTICORPO	MG GENERALIZADA	MG OCULAR	PACIENTES EM REMISSÃO
Ligante	> 85%	> 70%	80%
Bloqueador	> 50%	30%	19%

diagnóstico diferencial de etiologia de tireotoxicose em pacientes com quadro clínico ambíguo; b) suspeita clínica de doença de Graves em pacientes com testes de função tiroidiana normal; c) determinação do risco de tireotoxicose neonatal em um feto de uma mulher grávida com a doença de Graves; d) avaliação do risco de recidiva da doença de Graves após o tratamento medicamentoso.

AMOSTRA ▶ Soro

MÉTODO ▶ Quimioluminescência

PREPARO DO PACIENTE ▶ Jejum de 4 h

ANTICORPO LKM ▶

OUTRO NOME/SIGLA ▶ Antimicrossomal de fígado e rim tipo 1

VALOR DE REFERÊNCIA ▶ Não reagente

DEFINIÇÃO/INTERPRETAÇÃO ▶ O exame tem utilidade para o diagnóstico da hepatite autoimune tipo 2. O teste baseia-se na pesquisa de anticorpos contra a fração microssomal de fígado e rim (antiLKM, do inglês *liver kidney microsome*). O antígeno-alvo, na maior parte dos casos, é a proteína do citocromo CYP450 2D6 (LKM-1). Em raras situações, pode-se observar reatividade semelhante à do LKM-1, ocasionada por anticorpos contra outras proteínas do citocromo, como a 2C9 e a 2A6, as quais têm associação com um espectro clínico mais ampliado, incluindo hepatite induzida por fármacos, hepatite causada por vírus D, hepatite C e síndrome autoimune poliglandular (APS-1, do inglês *autoimmune polyglandular syndrome*). Os títulos de antiLKM-1, considerados significativos para o diagnóstico de hepatite autoimune, são iguais ou superiores a 1/80, em adultos, e iguais ou superiores a 1/20, em crianças.

AMOSTRA ▶ Soro

MÉTODO ▶ IFI

PREPARO DO PACIENTE ▶ Jejum de 8 h

ANTICORPO NUCLEAR ANTINEURONAL TIPO 1 ▶

OUTROS NOMES/SIGLAS ▶ ANNA1, anti-Hu

VALOR DE REFERÊNCIA ▶ Negativo: título até 1/10

DEFINIÇÃO/INTERPRETAÇÃO ▶ O anticorpo anti-Hu está presente nas síndromes neurológicas paraneoplásicas. Auxilia no diagnóstico de doenças autoimunes neurológicas paraneoplásicas relacionadas com carcinoma de pulmão, de mama, de ovário e de timo, ou linfoma Hodgkin. Está associado ao desenvolvimento de encefalomielopatia multifocal, degeneração cerebelar, encefalopatia límbica, neuropatia sensorial subaguda e síndrome opsoclonus-mioclonus. Os anticorpos anti-Hu são reativos a todos os núcleos neuronais, mas mais intensamente aos das células de Purkinje. Há evidências da síntese de anticorpos anti-Hu imunoglobulina G (IgG) dentro da barreira hematencefálica. A dosagem do anticorpo anti-Hu não é recomendada como teste de rastreamento para câncer de pulmão, e a ausência desses anticorpos não exclui o diagnóstico de síndrome paraneoplásica ou câncer.

AMOSTRA ▶ Soro

MÉTODO ▶ IFI

PREPARO DO PACIENTE ▶ Jejum não obrigatório

ANTIDEPRESSIVOS TRICÍCLICOS ▶

OUTROS NOMES/SIGLAS ▶ ADTs, TCAs, TADs, antidepressivos tetracíclicos

VALORES DE REFERÊNCIA ▶

- Terapêutico:
  - Amitriptilina: 100 a 250 ng/mL
  - Clomipramina: 220 a 500 ng/mL
  - Desmipramina: 150 a 300 ng/mL
  - Imipramina: 75 a 250 ng/mL
  - Nortriptilina: 50 a 150 ng/mL
- Tóxico: > 500 ng/mL

DEFINIÇÃO/INTERPRETAÇÃO ▶ Antidepressivos utilizados nos transtornos do humor. Também utilizados no tratamento da enurese noturna, do transtorno de déficit de atenção/hiperatividade, dos transtornos de ansiedade e da dor crônica (neuropatia diabética, etc.), e no acompanhamento terapêutico e na suspeita de intoxicação e superdosagem, uma vez que são fármacos com janela terapêutica estreita. Na avaliação do paciente, é importante considerar variações genéticas na expressão das principais enzimas envolvidas no metabolismo dos tricíclicos (citocromo P450 2D6), que têm efeito significativo na concentração plasmática. Idosos possuem menor taxa de eliminação desses fármacos. Negros geralmente têm níveis 50% maiores do que brancos com o mesmo esquema posológico. Variação individual é ampla, de 10 a 30 vezes, relacionada ao controle genético de enzimas microssomais oxidativas hepáticas.

AMOSTRA ▶ Soro

MÉTODO ▶ HPLC

INTERFERENTES ▶ Aumentam os níveis plasmáticos de ADTs: antipsicóticos, dissulfiram, cimetidina, estrogênio, metilfenidato, cloranfenicol, hidrocortisona, fluoxetina, paroxetina, sertralina, doença hepática alcoólica, insuficiência renal. Diminuem seus níveis: fumo, barbituratos, carbamazepina, hidrato de cloral, glutetimida. A ligação dos ADTs com ALB pode ser diminuída por fenitoína, AAS, fenotiazina, fenilbutazona, escopolamina.

PREPARO DO PACIENTE ▶ Jejum não obrigatório. A dosagem deve ser realizada imediatamente antes da próxima dose no caso de acompanhamento de tratamento e o mais rápido possível na suspeita de intoxicação.

ANTIESTREPTOLISINA O

OUTROS NOMES/SIGLAS ▶ Anticorpos antiestreptocócicos, ASOT, ASLO, ASO

VALOR DE REFERÊNCIA ▶ < 200 UI/mL

DEFINIÇÃO/INTERPRETAÇÃO ▶ Estreptolisina é uma hemolisina produzida por *Streptococcus* do grupo A. São anticorpos que aparecem logo na primeira semana após infecção por estreptococos, podendo permanecer elevados por meses. Têm valor diagnóstico em febre escarlate, erisipelas, faringites e tonsilites, e indiretamente em febre reumática, glomerulonefrites e no diagnóstico diferencial de doenças reumáticas das articulações.

AMOSTRA ▶ Soro

MÉTODO ▶ Turbidimetria

PREPARO DO PACIENTE ▶ Jejum de 4 h

ANTÍGENO ASSOCIADO AO CARCINOMA DE MAMA

OUTRO NOME/SIGLA ▶ CA 27.29

VALOR DE REFERÊNCIA ▶ < 38,6 U/mL

DEFINIÇÃO/INTERPRETAÇÃO ▶ CA 27.29 é uma glicoproteína, produto do gene *MUC-1*, altamente polimórfica, pertencente à família da mucina. Marcador tumoral. Indicado como teste auxiliar no monitoramento de pacientes previamente tratados de câncer de mama com doença em estádios II ou III. Útil para monitorar tanto o curso da doença quanto a resposta ao tratamento. Em pacientes com metástases, a redução nos níveis desse marcador indica uma boa resposta ao tratamento, ao passo que níveis crescentes indicam resistência à terapia e doença progressiva. Apresenta sensibilidade de 57,7%, especificidade de 97,9%, valor preditivo positivo de 83,3% e valor preditivo negativo de 92,6%. Seu uso para rastreamento não é indicado. É expresso na superfície apical de células epiteliais e está presente em processos malignos da mama, do pulmão, dos ovários, do pâncreas e do colo do intestino.

AMOSTRA ▶ Soro

MÉTODO ▶ Ensimaimunoensaio (Elisa)

PREPARO DO PACIENTE ▶ Jejum não obrigatório

ANTÍGENO CARCINOEMBRIÔNICO

OUTRO NOME/SIGLA ▶ CEA, do inglês *carcinoembryonic antigen*

VALORES DE REFERÊNCIA ▶

- Não fumantes: < 2,5 ng/mL
- Fumantes: < 5 ng/mL

DEFINIÇÃO/INTERPRETAÇÃO ▶ CEA é uma glicoproteína produzida normalmente durante a vida fetal. É indicado para monitoramento de câncer colorretal ou outras malignidades, incluindo carcinoma medular da tireoide e da mama, do trato gastrintestinal (TGI), do fígado, do pulmão, dos ovários, do pâncreas e do cancro da próstata. Altas concentrações de CEA são encontradas em adenocarcinoma colorretal. Elevações de leves a moderadas nas concentrações séricas de CEA podem ocorrer em doenças benignas do intestino, do pâncreas, do fígado e dos pulmões. O CEA não deve ser utilizado como rastreamento para câncer na população geral.

AMOSTRA ▶ Soro

MÉTODO ▶ Quimioluminescência

PREPARO DO PACIENTE ▶ Jejum de 4 h

ANTÍGENO DE CARCINOMA DE CÉLULAS ESCAMOSAS ▶

OUTRO NOME/SIGLA ▶ SCCAg, do inglês *squamous cell carcinoma antigen*

VALOR DE REFERÊNCIA ▶ < 1,2 ng/mL

DEFINIÇÃO/INTERPRETAÇÃO ▶ Glicoproteína de superfície celular. Marcador tumoral. SCCAg correlaciona-se com estádio clínico e curso dos carcinomas de células escamosas (SCCs, do inglês *squamous cell carcinoma*) do colo uterino, do pulmão, da cabeça e do pescoço. É encontrado no citoplasma de células queratinizantes e grandes células não queratinizantes. Os níveis séricos variam conforme o estadiamento de SCC da cérvice. Níveis > 2,5 ng/mL são encontrados em 0 a 16% dos estádios 0; 29 a 34% dos estádios I; 59 a 64% dos estádios II; 85 a 86% dos estádios III; e 80 a 85% dos estádios IV. É útil para a monitoramento de recorrência, pois 82% dos pacientes que recidivam apresentam níveis elevados de SCCAg. SCCAg é mais sensível do que Cyfra 21-1 para a detecção de tumor primário ou recorrência de SCC de cabeça e pescoço. Concentrações de SCCAg são positivas em 65% dos carcinomas de células escamosas de pulmão, em 46% dos carcinomas de esôfago, 58% dos carcinomas de cabeça e pescoço, 15% dos carcinomas de vulva, 31% dos adenocarcinomas, 35% dos carcinomas de grandes células do pulmão, 21% dos carcinomas de pequenas células do pulmão, 15% dos adenocarcinomas de estômago, 22% dos adenocarcinomas de colo do intestino e 13% dos hepatocarcinomas.

AMOSTRA ▶ Soro

MÉTODO ▶ Elisa

INTERFERENTES ▶ Pacientes com insuficiência renal apresentam níveis elevados

PREPARO DO PACIENTE ▶ Jejum não obrigatório

ANTÍGENO PROSTÁTICO ESPECÍFICO (LIVRE E TOTAL) ▶

OUTRO NOME/SIGLA ▶ PSA (do inglês *prostate-specific antigen*)

VALORES DE REFERÊNCIA ▶

- PSA total: < 4 ng/mL
- PSA livre: > 25% do PSA total

DEFINIÇÃO/INTERPRETAÇÃO ▶ PSA é uma glicoproteína que é produzida pela glândula da próstata. Normalmente, os níveis de PSA no sangue são baixos, pois pouco é secretado no sangue. Aumento no tamanho glandular e danos nos tecidos causados por hipertrofia prostática benigna, prostatite e câncer da próstata podem aumentar os níveis de PSA circulante. O PSA existe de duas formas no soro: PSA complexado com moléculas inibidoras de proteases (PSA total) e uma forma livre (PSA livre). É útil para avaliação de pacientes com problemas de próstata e para monitoramento de pacientes com histórico de câncer de próstata, como um indicador precoce de recidiva e resposta ao tratamento. As concentrações de PSA total e PSA livre devem ser determinadas na mesma amostra para cálculo da porcentagem de PSA livre. Encontrado em baixas concentrações em outros tipos de câncer, como mama, colo do intestino, pulmão, ovário e glândulas salivares.

AMOSTRA ▶ Soro

MÉTODO ▶ Quimioluminescência

INTERFERENTES ▶ Finasterida pode diminuir os valores de PSA

PREPARO DO PACIENTE ▶ Jejum de 4 h

Ver Capítulo 92, Marcadores tumorais.

ANTITROMBINA III ▶

OUTROS NOMES/SIGLAS ▶ Inibidor do fator Xa, AT-III

VALOR DE REFERÊNCIA ▶ 80 a 130% (atividade)

DEFINIÇÃO/INTERPRETAÇÃO ▶ AT-III é sintetizada no fígado e é um inibidor natural da trombina e de outros fatores de coagulação essenciais na cascata de coagulação. A AT-III é uma proteína que apresenta atividade anticoagulante, e sua deficiência pode ocasionar um estado de hipercoagulabilidade com consequente aumento de risco para a ocorrência de trombose venosa. A deficiência de AT-III pode resultar em síndrome trombofílica; portanto, a determinação de AT-III é indicada em casos de suspeita de trombofilia congênita.

INTERFERENTES ▶

- Os níveis de AT-III em mulheres pré-menopáusicas são geralmente menores do que os níveis encontrados em homens, sendo o inverso nas mulheres que se encontram na pós-menopausa. Pacientes com níveis de AT-III diminuídos geralmente apresentam algum grau de resistência à anticoagulação com heparina.
- Os níveis de AT-III podem se encontrar elevados com uso de cumarínicos e diminuídos com uso de heparina, presença de alteração na função hepática, trombose – p. ex., embolia pulmonar (EP), infarto agudo do miocárdio (IAM), tromboflebite –, coagulação intravascular disseminada (CIVD), cirurgia, síndrome nefrótica e, possivelmente, com uso de anticoncepcionais orais e durante a gestação.
- Deve-se evitar o uso de heparina por 2 dias antes do teste.

AMOSTRA ▶ Plasma (citrato)

PREPARO DO PACIENTE ▶ Jejum de 8 h

AST/ALT ▶

1. AST ▶

Outros nomes/siglas: aspartato-aminotransferase; TGO, transaminase glutâmico-oxalacética

Valor de referência: Até 40 UI/L

Definição/interpretação: Sua dosagem é analisada junto com o alanino-aminotransferase (ALT) nas doenças hepáticas e musculares. O AST é também encontrado em músculo esquelético, rins, cérebro, pulmões, pâncreas, baço e leucócitos. Valores muito elevados (> 500 UI/L) sugerem hepatites ou outras formas de necrose hepatocelular, podendo ser encontrados em tumores necróticos grandes ou hipóxia, insuficiência congestiva e choque. Valores aumentados ocorrem em doenças hepáticas com necrose ativa do parênquima (p. ex., viroses hepatoespecíficas e não hepatoespecíficas com acometimento hepático), doença biliar extra-hepática, insuficiência cardíaca, cirrose, obstrução biliar, neoplasia primária ou metastática, granulomas, isquemia hepática, eclâmpsia, doenças musculoesqueléticas (injeções intramusculares, mioglobinúria), IAM, pancreatite aguda, queimaduras, intoxicações, anemias hemolíticas, distrofia muscular de Duchenne, trauma/choque e hipotiroidismo. Os valores diminuídos ocorrem na azotemia, na diálise renal crônica e em estados de deficiência de piridoxal fosfato (p. ex., desnutrição, gravidez, doença hepática alcoólica).

Amostra: Soro

Métodos: Enzimático, cinético

Interferentes: A utilização de heparina, salicilatos, opiáceos, tetraciclinas, isoniazida, oxacilina, ampicilina, metronidazol, progesterona e esteroides anabolizantes causam aumento das dosagens de AST. Estresse muscular, lipemia e hemólise interferem na análise do analito.

Preparo do paciente: Jejum de 4 h

2. ALT ▶

Outros nomes/siglas: alanino-aminotransferase, TGP, transaminase glutâmico-pirúvica

Valores de referência:

- Homens: Até 41 U/L
- Mulheres: Até 31 U/L

Definição/interpretação: O ALT é encontrado principalmente no fígado. O ALT é mais sensível do que o AST na detecção de lesão do hepatócito. Níveis de ALT são superiores aos de AST nas hepatites e esteatoses não alcoólicas. Valores elevados são encontrados em etilismo, hepatites virais, hepatites não alcoólicas, cirrose, colestase, hemocromatose, anemias hemolíticas, hipotiroidismo, IAM, insuficiência cardíaca, doenças musculoesqueléticas, doença de Wilson e deficiência de α_1-antitripsina.

Amostra: Soro
Métodos: Enzimático, cinético
Interferentes: Estresse muscular, salicilatos, tetraciclinas, isoniazida, androgênios, etanol, metotrexato, esteroides anabolizantes, fenobarbital, quinidina e ácido valproico causam aumento de suas dosagens. O uso de metildopa e dopamina diminuem suas dosagens. Lipemia e hemólise intensa interferem na análise.
Preparo do paciente: Jejum de 4 h

BANDAS OLIGOCLONAIS ▶

OUTRO NOME/SIGLA ▶ Eletroforese de proteínas

VALOR DE REFERÊNCIA ▶ Ausência de bandas oligoclonais

DEFINIÇÃO/INTERPRETAÇÃO ▶ Bandas oligoclonais são definidas como duas ou mais bandas discretas na região γ (gama) que estão ausentes ou em menor intensidade na eletroforese de soro concomitante. A presença de bandas oligoclonais no LCS contribui para o diagnóstico das doenças inflamatórias e autoimunes do SNC. Durante a eletroforese de proteínas, a IgG do LCS normal migra como uma zona tênue difusa. Bandas oligoclonais raramente estão presentes em amostras de LCS de um indivíduo normal. Cada banda oligoclonal representa uma proteína homogênea secretada por um único clone de células plasmáticas. Um resultado anormal é o achado de duas ou mais bandas oligoclonais que não estão presentes na amostra de soro obtida concomitantemente. A ocorrência simultânea de bandas oligoclonais no soro e no LCS pode ser vista na leucemia linfocítica crônica, no linfoma, nas neoplasias, na hepatite autoimune e nas doenças virais. Bandas oligoclonais são vistas em 83 a 94% dos pacientes com EM clinicamente definida. Estão presentes em 100% dos pacientes com panencefalite esclerosante subaguda (quando também estão presentes no soro). São vistas em 25 a 50% dos pacientes com outras doenças inflamatórias do SNC, incluindo infecções por espiroquetas (sífilis e borreliose), virais, fúngicas e bacterianas, além de uma porcentagem indeterminada de pacientes com vasculite do SNC. Também são observadas em alguns pacientes com carcinomatose meníngea, glioblastoma multiforme, síndrome de Guillain-Barré, doença de Harada, LES, doença de Behçet, neurossarcoidose, cisticercose, tripanossomíase, síndrome de ataxia-telangiectasia e adrenoleucodistrofia.

AMOSTRAS ▶ LCS e soro

MÉTODO ▶ Eletroforese capilar

PREPARO DO PACIENTE ▶ Jejum não obrigatório

BARBITÚRICOS ▶

OUTRO NOME/SIGLA ▶ Drogas de abuso

VALORES DE REFERÊNCIA ▶

- Terapêutico: < 300 ng/mL
- Tóxico: > 300 ng/mL

DEFINIÇÃO/INTERPRETAÇÃO ▶ Grupo de fármacos depressores do SNC, utilizados como anticonvulsivantes, sedativos e hipnóticos. A dosagem deve ser solicitada na suspeita de intoxicação ou uso abusivo. Quando associados a ácido valproico, a concentração eleva-se em 40%. Apenas barbitúricos são identificados e quantificados; agentes individuais não são determinados, devendo-se solicitar teste específico. Também podem ser dosados na urina ou no conteúdo gástrico.

AMOSTRA ▶ Urina

MÉTODOS ▶ Espectrometria de massa, imunoensaio

INTERFERENTES ▶ Cloranfenicol, acetazolamida e fenitoína reduzem a concentração sérica

PREPARO DO PACIENTE ▶ Urina recente

BENZODIAZEPÍNICOS ▶

OUTRO NOME/SIGLA ▶ BZD

VALOR DE REFERÊNCIA ▶ Ver Tabela 107.3

DEFINIÇÃO/INTERPRETAÇÃO ▶ Consiste em um grupo farmacológico de depressores do SNC. Os BZDs são utilizados no tratamento de transtornos de ansiedade, epilepsia, abstinência de álcool, e também como sedativo e relaxante muscular. Devem ser solicitados para acompanhamento do tratamento e na suspeita de intoxicação ou superdosagem. Na intoxicação aguda, a avaliação clínica é mais importante do que o exame laboratorial.

AMOSTRA ▶ Soro

MÉTODOS ▶ HPLC, imunoensaio

INTERFERENTES ▶ Depressores do SNC apresentam interação farmacodinâmica. Indutores do metabolismo hepático (rifampicina, nicotina) diminuem a concentração sérica. Cimetidina, propranolol, omeprazol e anticoncepcionais orais aumentam a concentração sérica. Heparina e ácido valproico aumentam o efeito sedativo, por competir por ligações proteicas.

PREPARO DO PACIENTE ▶ As amostras devem ser coletadas imediatamente antes da próxima dose, no caso de acompanhamento do tratamento, e o mais rápido possível, na suspeita de intoxicação.

BICARBONATO ▶

OUTROS NOMES/SIGLAS ▶ HCO_3, reserva alcalina, CO_2 total

VALORES DE REFERÊNCIA ▶
- Adulto:
    Arterial: 21 a 28 mEq/L; Venoso: 21-31 mEq/L
- Pediátrico:
    - 1 a 3 anos: 17 a 25 mEq/L
    - 4 a 5 anos: 19 a 27 mEq/L
    - 6 a 7 anos: 20 a 28 mEq/L
    - 8 a 17 anos: 21 a 29 mEq/L

TABELA 107.3 ▶ VALORES DE REFERÊNCIA PARA OS BENZODIAZEPÍNICOS

FÁRMACO	NÍVEL TERAPÊUTICO	NÍVEL TÓXICO
Bromazepam	0,08-0,17 mg/L	> 0,25 mg/L
Camazepam	0,1-0,6 mg/L	> 2 mg/L
Clordiazepóxido	0,7-2 mg/L	> 3,5 mg/L
Clobazam	0,2-0,5 mg/L	
Clonazepam	0,03-0,06 mg/L	> 0,1 mg/L
Diazepam Ansiolítico Anticonvulsivante	0,124-0,25 mg/L 0,25-0,5 mg/L	> 1,5 mg/L
Flunitrazepam	0,005-0,015 mg/L	> 0,05 mg/L
Flurazepam	0,005-0,01 mg/L	> 0,15 mg/L
Loprazolam	0,005-0,01 mg/L	
Lorazepam	0,02-0,25 mg/L	> 0,3 mg/L
Lormetazepam	0,002-0,01 mg/L	
Medazepam	0,01-0,15 mg/L	> 0,6 mg/L
Midazolam	0,08-0,25 mg/L	
Nitrazepam	0,03-0,2 mg/L	> 0,2 mg/L
Nordazepam	0,2-0,8 mg/L	> 2 mg/L
Oxazepam	1-2 mg/L	> 2 mg/L
Prazepam	0,05-0,2 mg/L	> 1 mg/L
Temazepam	0,3-0,8 mg/L	> 1 mg/L
Triazolam	0,002-0,02 mg/L	

DEFINIÇÃO/INTERPRETAÇÃO ▶ A dosagem do bicarbonato consiste em um indicador da capacidade de tamponamento do sangue, sendo utilizado na avaliação do equilíbrio acidobásico. O bicarbonato, juntamente com a determinação do pH, é utilizado no diagnóstico e no tratamento de anormalidades do equilíbrio acidobásico. Está aumentado na alcalose metabólica e na acidose respiratória compensada. A alcalose metabólica geralmente é aguda e acompanhada de hipocalemia, com presença de vômitos e também com o uso de diuréticos. Está diminuído na presença de acidose metabólica e na alcalose respiratória compensada. A combinação de bicarbonato baixo, cloro alto e *anion gap* normal indica perda de bicarbonato, como ocorre na diarreia e na acidose tubular renal (ATR). Em condições normais, o bicarbonato representa 95% do CO_2 total; dessa forma, o CO_2 total pode ser usado como sinônimo de bicarbonato total. Bicarbonato é calculado a partir do pH e da pressão parcial de gás carbônico (pCO_2) pela fórmula de Henderson-Hasselbach.

AMOSTRA ▶ Soro

MÉTODO ▶ Enzimático

INTERFERENTES ▶ A heparina pode diminuir os níveis de bicarbonato.

PREPARO DO PACIENTE ▶ Jejum não obrigatório

BILIRRUBINA (TOTAL, DIRETA E INDIRETA) ▶

OUTRO NOME/SIGLA ▶ Bilirrubinemia

VALORES DE REFERÊNCIA ▶

- Adulto:
  - Total: 0,3 a 1,2 mg/dL
  - Direta: até 0,2 mg/dL
  - Indireta: até 1 mg/dL
- Pediátrico:
  - Bilirrubina total:
    0 a 1 dia: < 6 mg/dL
    1 a 2 dias: < 8 mg/dL
    2 a 5 dias: < 12 mg/dL
  - Bilirrubina direta: até 0,4 mg/dL

DEFINIÇÃO/INTERPRETAÇÃO ▶ A bilirrubina consiste no produto do metabolismo da hemoglobina (Hb) no sistema retículo-endotelial. É conjugada no fígado (bilirrubina direta) e excretada na bile, sendo essencialmente ausente no soro em indivíduos saudáveis. Sua dosagem é utilizada para avaliação da função hepática, da eficácia da fototerapia em neonatos e dos processos que afetam produção, armazenamento, metabolismo e excreção de bilirrubina. A bilirrubina total é formada pela bilirrubina indireta (não conjugada) e pela direta (conjugada e bilirrubina delta). Níveis elevados de bilirrubina total e direta são encontrados na doença hepatocelular ou biliar (intra ou extra-hepática). O aumento isolado de bilirrubina indireta (p. ex., bilirrubina total elevada com bilirrubina direta normal) ocorre quando a taxa de produção excede a de conjugação, sendo encontrado na hemólise e na anemia megaloblástica. A causa mais comum de elevação de bilirrubina indireta é a síndrome de Gilbert. A icterícia fisiológica em neonatos também se deve à elevação de bilirrubina indireta (Quadro 107.1). Níveis normais de bilirrubina podem estar presentes na cirrose não complicada, no estádio inicial da insuficiência hepática ou na presença de metástases hepáticas, exceto em estádio avançado.

AMOSTRA ▶ Soro

MÉTODO ▶ Colorimétrico

QUADRO 107.1 ▶ CAUSAS DE ELEVAÇÃO DOS NÍVEIS DE BILIRRUBINAS DIRETA E INDIRETA

DIRETA	INDIRETA (DIRETA < 20% DO TOTAL)
- Distúrbios hereditários (Dubin-Johnson, Rotor) - Lesão hepática (vírus, toxinas, álcool, drogas) - Obstrução de ductos biliares extra ou intra-hepáticos - Infiltração hepática ou lesão expansiva (metástase, abscesso, granuloma, amiloidose)	- Doenças hemolíticas (hemoglobinopatias, CIVD, hemólise autoimune, incompatibilidade sanguínea, etc.) - Eritropoiese ineficaz - Transfusão de sangue - Distúrbios herditários (Gilbert, Crigler-Najjar), medicamentos

CIVD, coagulação intravascular disseminada.

INTERFERENTES ▶ Exposição à luz pode diminuir os níveis de bilirrubina total em mais de 50% por hora; amostras intensamente hemolisadas prejudicam a análise.

PREPARO DO PACIENTE ▶ Jejum não obrigatório

BORRELIA BURGDORFERI ▶

OUTRO NOME/SIGLA ▶ Doença de Lyme

VALOR DE REFERÊNCIA ▶ Não reagente

DEFINIÇÃO/INTERPRETAÇÃO ▶ A doença de Lyme é causada por uma espiroqueta denominada *Borrelia burgdorferi*. O diagnóstico clínico é sugerido pela presença de quadro clínico compatível e de evidência epidemiológica positiva, ou seja, exposição a carrapato em área em que a espiroqueta tenha sido isolada. O diagnóstico laboratorial exige a demonstração de anticorpos específicos IgG e IgM por técnica imunoenzimática contra antígenos da espiroqueta purificados; no entanto, em razão da possibilidade de reações cruzadas (falso-positivas), é obrigatório, na vigência de teste positivo, confirmar o resultado por técnica de Western Blot.

OBSERVAÇÕES ▶ Deve-se ressaltar que, até o presente momento, não existem evidências epidemiológicas e laboratoriais da existência, no Brasil, de *B. burgdorferi* em carrapato, que é o agente transmissor da espiroqueta.

AMOSTRA ▶ Sangue total (EDTA)

MÉTODOS ▶ Elisa; quando a amostra for reagente, será realizado o teste confirmatório por Western Blot.

INTERFERENTES ▶ Hemólise ou lipemia acentuadas podem interferir na análise.

PREPARO DO PACIENTE ▶ Jejum não obrigatório

BRCA ▶

OUTROS NOMES/SIGLAS ▶ *BRCA1* e *BRCA2*

VALOR DE REFERÊNCIA ▶ Negativo

DEFINIÇÃO/INTERPRETAÇÃO ▶ *BRCA1* e *BRCA2* são genes humanos que produzem proteínas supressoras do tumor. Essas proteínas ajudam a reparar o DNA danificado e, portanto, desempenham papel na garantia da estabilidade do material genético. Quando qualquer um desses genes está mutado, danos do DNA não podem ser reparados; e, como resultado, as células são mais propensas a desenvolver alterações genéticas adicionais que podem conduzir ao câncer. Mutações hereditárias específicas nos genes *BRCA1* e *BRCA2* aumentam o risco de câncer de mama e de ovário. O risco de uma mulher desenvolver câncer de mama e/ou ovário é muito maior se ela herda uma mutação prejudicial nesses genes. O risco de mulheres, na população geral, de desenvolver câncer de mama é de 12%; contudo, de 55 a 65% das mulheres que herdam uma mutação prejudicial em *BRCA1* e cerca de 45% das mulheres que herdam uma mutação prejudicial em *BRCA2* poderão desenvolver câncer de mama em algum momento da vida. Com relação ao câncer de ovário, o risco na população geral é de 1,3%; em contrapartida, 39% das mulheres que herdam uma mutação prejudicial em *BRCA1* e cerca de 11 a 17% das mulheres que herdam uma mutação prejudicial em *BRCA2* poderão desenvolver câncer de ovário em algum momento da vida. Mutações prejudiciais em *BRCA1* e *BRCA2* aumentam o risco de vários outros tipos de câncer, como câncer de trompas de Falópio e câncer peritoneal. Homens com mutações prejudiciais em *BRCA1* ou *BRCA2* têm um maior risco de câncer de próstata. Uma vez que mutações nesses genes são relativamente raras na população geral, a pesquisa de mutação deve ser realizada apenas quando a história individual ou familiar da pessoa sugerir a possível presença de uma mutação prejudicial.

AMOSTRA ▶ Sangue total (EDTA)

MÉTODO ▶ Sequenciamento de DNA

PREPARO DO PACIENTE ▶ Jejum não obrigatório

Mais informações encontram-se no Capítulo 91, Avaliação do risco hereditário de câncer de mama e de câncer colorretal.

CA 15-3 ▶

OUTROS NOMES/SIGLAS ▶ Episialina, Br-15.3

VALOR DE REFERÊNCIA ▶ Até 38 U/mL

DEFINIÇÃO/INTERPRETAÇÃO ▶ Glicoproteína produto do gene *MUC1* expresso em adenocarcinomas, especialmente no de mama. Marcador tumoral para o câncer de mama utilizado para monitoramento da resposta ao tratamento e para detecção da recorrência do câncer de mama. Sua determinação apresenta resultados elevados em pacientes com câncer metastático em mama, pâncreas, pulmão, colorretal e fígado. Não deve ser utilizado como teste de rastreamento para câncer de mama na população geral.

AMOSTRA ▶ Soro

MÉTODO ▶ Quimioluminescência

PREPARO DO PACIENTE ▶ Jejum de 4 h

Mais informações no Capítulo 92, Marcadores tumorais.

CA 19-9 ▶

OUTRO NOME/SIGLA ▶ Marcador tumoral de câncer no TGI

VALOR DE REFERÊNCIA ▶ Até 35 U/mL

DEFINIÇÃO/INTERPRETAÇÃO ▶ Glicolipídeo utilizado como marcador tumoral, apresentando dosagem elevada no soro de pacientes com câncer do TGI. Utilizado para monitorar o tratamento quimioterápico; juntamente com CEA, é útil para diagnóstico e detecção precoce da recorrência de certos tipos de câncer.

AMOSTRA ▶ Soro

MÉTODO ▶ Quimioluminescência

PREPARO DO PACIENTE ▶ Jejum de 4 h

Mais informações podem ser encontradas no Capítulo 92, Marcadores tumorais.

CA 125 ▶

OUTRO NOME/SIGLA ▶ Antígeno oncofetal

VALOR DE REFERÊNCIA ▶ Até 35 U/mL

DEFINIÇÃO/INTERPRETAÇÃO ▶ CA 125 é uma glicoproteína encontrada na superfície de células de câncer de ovário. Esse antígeno não é recomendado para rastreamento em mulheres assintomáticas, sendo útil o monitoramento dos níveis de CA 125 para avaliação da resposta à quimioterapia. A concentração sérica desse antígeno é superior a 35 U/mL em aproximadamente 80% das mulheres com carcinoma do ovário, em 26% das mulheres com tumores benignos de ovário e em 66% de pacientes em condições não neoplásicas, como primeiro trimestre da gravidez, fase folicular do ciclo menstrual, endometrioses, miomas uterinos, salpingites agudas, tuberculose pelvicoperitoneal, cirrose hepática, pancreatites e inflamações do peritônio, do pericárdio e da pleura.

AMOSTRA ▶ Soro

MÉTODO ▶ Quimioluminescência

PREPARO DO PACIENTE ▶ Jejum de 4 h

Mais informações estão no Capítulo 92, Marcadores tumorais.

CÁLCIO ▶

OUTROS NOMES/SIGLAS ▶ Cálcio total, calcemia

VALORES DE REFERÊNCIA ▶

- Sérico:
  - Lactentes até 1 mês: 7 a 11,5 mg/dL
  - De 1 mês a 1 ano: 8,6 a 11,2 mg/dL
  - De 2 anos a 12 anos: 8,8 a 10,8 mg/dL
  - Adultos: 8,6 a 10,5 mg/dL
- Urinário: até 4 mg/kg de peso corporal para ambos os sexos e crianças, ou < 250 mg/24 h na mulher e < 300 mg/24 h no homem
- Valores séricos críticos:
  - < 6,6 mg/dL
  - > 14 mg/dL pode induzir o coma

DEFINIÇÃO/INTERPRETAÇÃO ▶ Aproximadamente 99% do cálcio no adulto está nos ossos. O restante está no sangue (1%), sendo 50% na forma ionizada, 10% ligado a ânions (bicarbonato, fosfato, etc.) e 40% ligado a proteínas plasmáticas. O cálcio sérico é utilizado na avaliação de pacientes em coma, com pancreatite, polidipsia e azotemia. O cálcio urinário faz parte da avaliação do metabolismo ósseo do cálcio e do paciente com litíase renal. A hipercalcemia ocorre nos casos de elevação do hormônio paratireóideo – p. ex., hiperparatiroidismo (HPT) primário – e em situações como câncer, sarcoidose, tuberculose, hipervitaminose por vitamina D, insuficiência renal, desidratação, imobilização prolongada, hipertiroidismo, doença de Addison, acromegalia, etc. As medicações que aumentam os níveis de sais de cálcio são lítio, tiazídico, outros diuréticos, estrogênios e antiestrogênios. A hipocalcemia ocorre com baixos níveis de ALB, altos níveis de fósforo (p. ex., insuficiência renal, hipoparatiroidismo e pseudo-hipoparatiroidismo), na deficiência de vitamina D, nas síndromes de má absorção, na ATR, na pancreatite aguda, na hipomagnesemia e nos estados dilucionais. Níveis de cálcio urinário aumentado ocorrem no HPT primário em 30 a 80% dos casos, mas não é possível distinguir de outras formas de hipercalcemia devido a tumores. Ocorre também em 50% dos casos de sarcoidose. Níveis superiores a 4 mg/dL estão associados a um aumento na prevalência de cálculo renal. Pode-se avaliar a excreção de cálcio pela relação cálcio urinário/Cr urinária. Valores normais da relação são inferiores a 0,14. Relação acima de 0,20 sugere hipercalciúria. Nos casos de valores baixos de ALB e sendo possível determinar o cálcio ionizado, os níveis séricos totais de cálcio podem ser corrigidos adicionando-se 0,8 mg/dL para cada redução de 1 g/dL nos níveis séricos de ALB a partir de 4 g/dL.

AMOSTRA ▶ Soro

MÉTODO ▶ Colorimétrico

INTERFERENTES ▶ Citrato de sódio, EDTA e hemólise intensa elevam os resultados. Pacientes que utilizam contraceptivos orais podem ter excreção diminuída.

PREPARO DO PACIENTE ▶ Jejum não obrigatório

CÁLCIO IONIZADO ▶

OUTROS NOMES/SIGLAS ▶ Ca^{++}, cálcio iônico

VALOR DE REFERÊNCIA ▶ Adultos: 1,10 a 1,35 mmol/L

DEFINIÇÃO/INTERPRETAÇÃO ▶ Cálcio iônico é a fração biologicamente ativa do cálcio. É usado na avaliação da fração não ligada do cálcio. Usado em pacientes com hipocalcemia ou hipercalcemia com valores séricos de cálcio limítrofes e com alteração nas proteínas séricas. De qualquer forma, o cálcio total é o primeiro teste a ser solicitado para avaliação das anormalidades do metabolismo do cálcio. Os níveis no sangue total são geralmente de 1 a 2% superiores aos do plasma ou soro. Na presença de concentrações de ALB anormais, a dosagem de cálcio ionizado fornece dados mais adequados sobre o *status* de cálcio, permitindo uma avaliação mais acurada de estados hipo e hipercalcêmicos.

AMOSTRA ▶ Soro

MÉTODO ▶ Eletrodo seletivo

INTERFERENTES ▶ O uso crônico de hidroclorotiazida e lítio causa aumento na dosagem de cálcio; o uso de danazol, anticonvulsivantes, furosemida e fármacos que ligam cálcio (citrato, oxalato, EDTA, heparina) causam diminuição na dosagem.

PREPARO DO PACIENTE ▶ Jejum não obrigatório

CALCITONINA ▶

OUTRO NOME/SIGLA ▶ Tireocalcitonina

VALORES DE REFERÊNCIA ▶

- Homens: < 8,4 pg/mL
- Mulheres: < 5 pg/mL

DEFINIÇÃO/INTERPRETAÇÃO ▶ A calcitonina e um hormônio produzido pelas células C parafoliculares na tireoide. Útil no diagnóstico e acompanhamento de carcinoma de tireoide. A dosagem de calcitonina é elevada no carcinoma medular da tireoide, em alguns pacientes com câncer (pulmão, mama ou pâncreas), nas pancreatites, tiroidites, falência renal, síndrome de Zollinger-Ellison, anemia perniciosa, gestação e RNs.

AMOSTRA ▶ Soro

MÉTODO ▶ Quimioluminescência

PREPARO DO PACIENTE ▶ Jejum de 4 h

CANNABIS SATIVA ▶

OUTROS NOMES/SIGLAS ▶ Canabinoide, THC, *marijuana*, haxixe, ganjá, maconha

VALOR DE REFERÊNCIA ▶ Não detectado

VALORES DE CORTE ▶

- Rastreamento: 100 ng/mL (alguns laboratórios utilizam 50 ng/mL ou 20 ng/mL)
- Confirmação: 15 ng/mL (limite de detecção do teste)

DEFINIÇÃO/INTERPRETAÇÃO ▶ Droga de abuso amplamente utilizada, cuja fonte é a planta *Cannabis sativa*. Seu principal agente psicoativo é o tetra-hidro-canabinol, ou THC. Teste qualitativo de rastreamento pode ser solicitado na suspeita de intoxicação e para fins médico-legais. Testes positivos com um método devem ser confirmados. Teste positivo na urina indica somente uso prévio da droga e não tem correlação com comprometimento psicomotor. Também a concentração urinária de canabinoide possui pouca correlação com a quantidade consumida, sendo que um nível baixo pode resultar tanto de consumo recente de pouca quantidade quanto de amplo consumo há mais tempo. Invalidam os resultados testes que apontem diluição anormal da urina, como densidade (< 1,010) ou creatinúria (< 0,3mg/L).

AMOSTRA ▶ Urina

MÉTODO ▶ Ensaio imunoenzimático

INTERFERENTES ▶

- Os metabólitos do THC são detectáveis na urina até 10 dias após uso isolado (média de 1 a 2 dias até 7 dias para um cigarro); em usuários crônicos, até 46 dias após último uso (é amplamente armazenado em tecido adiposo). Inalação passiva de *cannabis* por não usuários adultos eventualmente resulta em concentração urinária de THC de 20 ng/mL, raramente até 40 ng/mL. Os canabinoides são rapidamente metabolizados no sangue, sendo a urina o método mais adequado para rastreamento, mesmo sendo detectáveis na saliva, no soro ou no plasma. Para correlação com comprometimento psicomotor, a medida sanguínea de THC é mais adequada do que a detecção/quantificação de metabólitos urinários, na medida em que estes persistem na urina vários dias após o término dos efeitos psicoativos da *cannabis*.
- Podem ocasionar teste de rastreamento positivo: ibuprofeno, fenoprofeno, naproxeno. Causas de falso-negativo: diluição da urina com água ou acréscimo de hipoclorito, sal, detergente ou vinagre.
- No rastreamento para fins médico-legais, deve-se observar diluição proposital da urina pelo paciente com outras substâncias; a amostra deve ser coletada imediatamente após a micção.

PREPARO DO PACIENTE ▶ Urina recente, podendo ser necessário realizar coleta assistida.

CARBAMAZEPINA ▶

OUTRO NOME/SIGLA ▶ CBZ

VALORES DE REFERÊNCIA ▶

- Terapêutico: 4 a 12 mg/L
- Tóxico: > 12 mg/L
- Potencialmente letal: > 20 mg/L

DEFINIÇÃO/INTERPRETAÇÃO ▶ Fármaco utilizado para o tratamento de crises parciais complexas ou simples e nas crises tonicoclônicas generalizadas. Deve ser solicitado para acompanhamento do tratamento e na suspeita de intoxicação e superdosagem. Deve ser coletado imediatamente antes da próxima dose, no caso de acompanhamento do tratamento, e o mais rápido possível, na suspeita de intoxicação.

AMOSTRA ▶ Soro

MÉTODOS ▶ HPLC, quimioluminescência

INTERFERENTES ▶ Indutores do sistema P-450 (ácido valproico, fenobarbital, fenitoína, primidona) reduzem o nível sérico. Inibidores do P-450 (isoniazida, propoxifeno, fluoxetina, verapamil) aumentam o nível sérico.

PREPARO DO PACIENTE ▶ Jejum não obrigatório

CARBOXIEMOGLOBINEMIA ▶

OUTROS NOMES/SIGLAS ▶ COHb, HBCo, intoxicação por monóxido de carbono

VALOR DE REFERÊNCIA ▶ Não fumantes: até 1,2%

DEFINIÇÃO/INTERPRETAÇÃO ▶ É a concentração sérica de Hb ligada ao monóxido de carbono (CO), gás tóxico produzido pela combustão incompleta. Deve ser solicitado na suspeita de intoxicação por CO. O envenenamento por CO causa anoxia, uma vez que o CO se liga à Hb com afinidade 240 vezes maior do que o oxigênio, impedindo, assim, a liberação de oxigênio para os tecidos. Há boa correlação entre valor sérico e sintomas (Tab. 107.4).

AMOSTRA ▶ Sangue total (heparina/EDTA)

MÉTODO ▶ Espectrometria de ultravioleta visível (UV-VS)

INTERFERENTES ▶ Saturação de COHb varia de 0,7 a 6,5% em fumantes. A oximetria de pulso tende a subestimar a intoxicação. Intoxicação por cloreto de metila e uso de azul de metileno aumentam a concentração de COHb.

PREPARO DO PACIENTE ▶ Jejum não obrigatório

CAPACIDADE DE FIXAÇÃO DO FERRO ▶

OUTROS NOMES/SIGLAS ▶ Capacidade ferropéxica total, capacidade total de ligação de ferro (CTLF)

VALOR DE REFERÊNCIA ▶ 255 a 450 µg/dL

DEFINIÇÃO/INTERPRETAÇÃO ▶ CTLF determina a capacidade do ferro de se ligar à transferrina. Assim, é uma medida indireta para acessar os níveis de transferrina no soro. Usada na avaliação e no diagnóstico de anemias crônicas por deficiência de ferro.

AMOSTRA ▶ Soro

TABELA 107.4 ▶ MANIFESTAÇÕES CLÍNICAS CONFORME A PORCENTAGEM DE COHB

COHB (%)	SINTOMAS
0-5	Assintomático
5-10	Redução da capacidade para exercício e concentração
10-20	Cefaleia, fadiga, vasodilatação cutânea
20-30	Cefaleia intensa, fraqueza, tontura, náusea, vômito, redução da coordenação motora, alteração da visão
30-40	Taquicardia, taquipneia, síncope, confusão mental
40-60	Coma, taquicardia, taquipneia, convulsões
60-70	Coma, depressão cardiorrespiratória, bradicardia, hipotensão
> 70	Morte

MÉTODO ▶ Quimioluminescência

INTERFERENTES ▶ Cloranfenicol, cortisona e testosterona diminuem os níveis de CTLF.

PREPARO DO PACIENTE ▶ Jejum de 8 h

CARIÓTIPO ▶

OUTRO NOME/SIGLA ▶ Cariotipagem

VALORES DE REFERÊNCIA ▶

- Cariótipo masculino: 46, XY
- Cariótipo feminino: 46, XX

DEFINIÇÃO/INTERPRETAÇÃO ▶ É a fotomicrografia dos cromossomos em metáfase de um indivíduo representados nos pares 1 a 22 em uma classificação e processo de preparação-padrão. O exame tem por base não apenas a morfologia e o tamanho dos cromossomos, mas também o padrão das bandas, que são características de cada par, permitindo a identificação de aberrações numéricas e estruturais. As principais indicações de exame são abortamento recorrente, anomalias congênitas, história prévia de cromossomopatia na família, genitália ambígua, retardo mental e de crescimento, amenorreia primária, além do estabelecimento de diagnóstico, prognóstico e monitoramento de tratamento de neoplasia maligna do sistema hematopoiético (Tab. 107.5). Várias anormalidades primárias cromossômicas foram iden-

TABELA 107.5 ▶ NÚMERO DE CROMOSSOMOS E CARIÓTIPO EM DIFERENTES SITUAÇÕES

SITUAÇÃO	NÚMERO DE CROMOSSOMOS E CARIÓTIPO
Homem normal	46, XY
Mulher normal	46, XX
Síndrome de Down	• 47, XX +21 • 47, XY, +21
Trissomia do 18 (síndrome de Edwards)	• 47, XX, +18 • 47, XY, +18
Síndrome de Klinefelter	• 47, XXY • 48, XXXY • 48, XXYY • 49, XXXXY • 49, XXXYY
Síndrome de Turner	• 45, XO • 46, XX • Mosaicos (45XO/46XX, 45Xo/46XY, 45XO/46Xi(iXq), 45XO/46XX + perdas aleatórias, 45XO/46XX/47XXX, 45XO/46XX/47XXX +13)

tificadas em aspirado de medula óssea, tanto em doenças hematológicas crônicas quanto em agudas. Os achados citogenéticos também podem ser utilizados como fatores prognósticos em relação à remissão da doença e até mesmo como uma estimativa de sobrevida. Outra função da análise do cariótipo de medula óssea é o monitoramento dos pacientes após a realização do tratamento ou do transplante de medula óssea.

AMOSTRAS ▶

- Sangue total – 10 mL em heparina e processado em até 24 h.
- Cordão umbilical – Coletam-se três seringas de líquido amniótico por punção abdominal, numeradas conforme a ordem de coleta. Deve-se armazenar em refrigeração (4 °C) e processar no mesmo dia. A partir de 14 semanas de gestação.
- Vilosidade coriônica – Coleta-se amostra de vilocorial por punção abdominal ou vaginal. Deve-se colocar em seringa estéril contendo meio de cultura adequado.
- Fibroblasto – Coleta-se por biópsia de pele em condições assépticas. O material será cultivado e, depois, processado.
- Medula óssea – Quando o material for proveniente da medula óssea, a coleta é feita por médico hematologista de acordo com instruções do laboratório e entregue dentro de, no máximo, 2 horas após a coleta.

MÉTODOS ▶ Vários métodos de bandeamento são empregados, como o bandeamento G, Q e R, além de procedimentos especiais que são realizados no bandeamento C e no de alta resolução. O bandeamento G é a técnica mais utilizada.

PREPARO DO PACIENTE ▶ Jejum não obrigatório

CHLAMYDOPHILA PNEUMONIAE ▶

OUTROS NOMES/SIGLAS ▶ Sorologia para *C. pneumoniae*, *Chlamydia pneumoniae*

VALOR DE REFERÊNCIA ▶ Negativo

DEFINIÇÃO/INTERPRETAÇÃO ▶ A *C. pneumoniae* é uma bactéria intracelular obrigatória, com um ciclo de vida bifásico que envolve duas formas morfológicas altamente especializadas: o corpo elementar, forma extracelular infecciosa, que é fagocitada pela célula hospedeira; e o corpo reticular, que é a forma intracelular, metabolicamente ativa. De dois a três dias após a invasão celular, a maioria dos corpos reticulares reorganiza-se como corpos elementares que podem sair da célula, permitindo a infecção de novas células hospedeiras. Então, a bactéria multiplica-se nos macrófagos alveolares, nas células do músculo liso e nas células endoteliais, induzindo alterações nos cílios do epitélio pulmonar. Esta bactéria causa infecções no trato respiratório superior e inferior em humanos, como faringite, bronquite, sinusite e pneumonia, sendo identificada como um agente de pneumonia atípica e de infecção respiratória. A *C. pneumoniae* tem uma distribuição mundial, sendo a transmissão de pessoa a pessoa por meio das secreções do trato respiratório. As reinfecções são frequentes, estimando-se que 50% dos adultos tenham anticorpos para esse agente. Tem sido observada a associação de doenças infecciosas de baixa resposta inflamatória e doenças cardiovasculares oclusivas. Os anticorpos da classe IgM aparecem geralmente na terceira semana (10 a 30 dias) de doença. Os anticorpos da classe IgG surgem por volta da sexta e oitava semana. Dessa forma, um resultado não reagente, tanto para anticorpos da classe IgG como IgM, não exclui o diagnóstico. Há a possibilidade de associação com doença vascular aterosclerótica.

AMOSTRA ▶ Soro

MÉTODOS ▶ Elisa, microimunofluorescência. Pode-se amplificar o DNA da *C. pneumoniae* em amostras biológicas pulmonares e células sanguíneas, sendo um método muito sensível.

INTERFERENTES ▶ Infecções por outras espécies de *Chlamydia*

PREPARO DO PACIENTE ▶ Não é necessário jejum

CHLAMYDIA TRACHOMATIS ▶

OUTROS NOMES/SIGLAS ▶ *C. trachomatis, Chlamydiophila trachomatis*

VALOR DE REFERÊNCIA ▶ Não reagente

DEFINIÇÃO/INTERPRETAÇÃO ▶ A *C. trachomatis* é uma bacteria gram-negativa de transmissão sexual, causadora da clamidíase. A transmissão ocorre por via sexual, perinatal, mãos, olhos ou fômites. Consiste em uma frequente causa de infertilidade, tanto em homens como em mulheres. É uma bactéria intracelular obrigatória, por ser incapaz de sintetizar trifosfato de adenosina (ATP, do inglês *adenosine triphosphate*). Origina normalmente uma uretrite não gonocócica, mas pode ocasionar orquiepididimite aguda no homem e a doença inflamatória pélvica (DIP) na mulher. Essa bactéria também é responsável pelo tracoma, uma doença infecciosa que causa inflamação e cicatrização da conjuntiva, tecido que reveste a parte interna da pálpebra.

PREPARO DO PACIENTE ▶ Não é necessário jejum

MÉTODO 1 – ELISA ▶ Anticorpos IgG e IgM no soro.

Material: Soro. Testes sorológicos não são utilizados rotineiramente de forma isolada no diagnóstico de infecções genitais em adultos, possuindo maior utilidade em neonatos e pacientes com quadros sistêmicos. A realização de sorologias pareadas, com demonstração de elevação de 4 vezes nos títulos na fase aguda e convalescença, aumenta o poder diagnóstico, não sendo útil no controle de cura da infecção. Mulheres com infecções genitais, como endometrite e salpingite, tendem a títulos de anticorpos anti-IgM mais elevados, sendo a prevalência de anticorpos anti-IgG alta mesmo sem infecção aguda. Em quadros de infecção urogenital, a detecção de anticorpos IgM apresenta sensibilidade de 19%, mas está presente em quase 100% dos casos de linfogranuloma venéreo e pneumonia em neonatos.

Interferentes: Resultados falso-positivos para fator reumatoide e reações cruzadas com outras espécies de *Chlamydia*

MÉTODO 2 – CULTURA ▶

Material: Raspado uretral, endocervical, conjuntival, retal, esperma, úlcera. Até recentemente, a cultura era considerada o padrão-ouro para a detecção de C. trachomatis em amostras urogenitais devido à sua elevada especificidade. Porém, o método detecta somente corpos viáveis, possuindo sensibilidade inferior a técnicas moleculares, que apresentam custo elevado. O diagnóstico é feito por isolamento em cultura de células de McCoy e demonstração de corpúsculos intracelulares por IFI.

Interferentes: Uso de tetraciclinas ou eritromicina prejudica o crescimento bacteriano.

MÉTODO 3 – IFI ▶

Material: Raspado uretral, endocervical, conjuntival, retal, esperma, úlcera. Baseia-se na visualização direta do parasita por anticorpos marcados que detectam antígenos específicos. Não distingue entre organismos vivos ou mortos, apresentando sensibilidade inferior à cultura e às técnicas moleculares. A *C. trachomatis* apresenta pelo menos 20 sorotipos distintos. As cepas associadas ao tracoma são as dos tipos A, B, Ba e C; as sexualmente transmitidas são dos tipos D até K; e as associadas ao lifogranuloma venéreo são as dos tipos L1, L2 e L3.

Interferentes: Exame altamente dependente da qualidade do material colhido, uma vez que um pequeno número de células pode inviabilizar o teste.

MÉTODO 4 – BIOLOGIA MOLECULAR ▶

Material: *Swab* contendo material potencialmente infectado (com exceção de reto e nasofaringe), urina de primeiro jato. A técnica de PCR é uma técnica molecular que detecta o ácido nucleico referente ao *C. Trachomatis* diretamente ou após amplificação. A técnica de PCR em tempo real é um ensaio *in vitro* para a detecção direta e qualitativa de *C. trachomatis* nos espécimes testados e apresenta praticamente 100% de sensibilidade e especificidade na detecção desse patógeno, com rapidez na liberação do resultado.

CISTINA ▶

OUTRO NOME/SIGLA ▶ Cistinúria

VALORES DE REFERÊNCIA ▶

- Pediátrico:
    - 0 a 9 anos: 1,4 a 11,5 mg/24 h (6-48 μmol/24 h)
    - 10 a 13 anos: 2,4 a 22,6 mg/24 h (10-94 μmol/24 h)
    - 14 a 17 anos: 4,1 a 24,5 mg/24 h (17-102 μmol/24 h)
- Adulto: 5,8 a 44,2 mg/24 h (24-184 μmol/24 h)

DEFINIÇÃO/INTERPRETAÇÃO ▶ A dosagem da cistina é utilizada na investigação de indivíduos com cálculo renal, uma condição que pode ser causada por cistinúria, que consiste em um defeito metabólico determinado do transporte dos aminoácidos dibásicos (cistina, ornitina, lisina e arginina). Em condições habituais, a cistina é de maneira eficiente reabsorvida pelas células tubulares renais. Em altas concentrações, a cistina é insolúvel na urina, levando à formação de cálculos de repetição. Esse exame não é adequado para o diagnóstico de cistinose, que decorre de depósito intralisossomial de cistina em tecidos moles devido a defeito em seu transporte, apresentando teores normais de cistina urinária e plasmática.

MATERIAL ▶ Urina de 24 h coletada sem conservante

MÉTODOS ▶ Cromatografia líquida de alta performance acoplada à espectrometria de massa (HPLC-MS) e cromatografia gasosa com detector por ionização de chama

INTERFERENTES ▶ Presença de hornocistina

PREPARO DO PACIENTE ▶ Jejum não obrigatório

CISTATINA C ▶

OUTRO NOME/SIGLA ▶ Cistatina

VALORES DE REFERÊNCIA ▶

- Pediátrico:
  - 0 a 3 meses: 0,8 a 2,3 mg/L
  - 4 a 12 meses: 0,7 a 1,5 mg/L
  - 1 a 17 anos: 0,5 a 1,3 mg/L
- Adulto: 0,54 a 1,55 mg/L

DEFINIÇÃO/INTERPRETAÇÃO ▶ A cistatina C é uma proteína não glicada, de baixo peso molecular (13 kDa), produzida de forma contínua e estável por todas as células nucleadas. É filtrada livremente pelo glomérulo renal, sendo, a seguir, reabsorvida e catabolizada pelas células do túbulo proximal. Assim, sua concentração sérica dependerá quase exclusivamente da capacidade de filtração glomerular. Diferentemente da ureia e da Cr, sua concentração independe da massa muscular, do sexo ou da alimentação. A cistatina C apresenta maior sensibilidade e especificidade em comparação com a Cr sérica (CrS). Consiste em um marcador para o monitoramento da taxa de filtração glomerular (TFG) em crianças e adultos, assim como tem sido utilizada na monitoramento em transplantes renais, de medicamentos nefrotóxicos, de nefropatia diabética e de doenças renais crônicas.

MATERIAL ▶ Soro

MÉTODOS ▶ Nefelometria, turbidimetria

INTERFERENTES ▶ Elevações da cistatina C, sem correlação com diminuição da TFG, foram descritas em pacientes com o mieloma múltiplo, tumores malignos, cirrose hepática e alguns hipertensos com proteinúria.

PREPARO DO PACIENTE ▶ Jejum de 4 h

CITOMEGALOVÍRUS ▶

OUTROS NOMES/SIGLAS ▶ CMV, anticorpos IgM/IgG antiCMV

DEFINIÇÃO/INTERPRETAÇÃO ▶ O CMV é um vírus de DNA que pertence à família dos herpes-vírus. Em adultos saudáveis, o CMV em geral é assintomático e, às vezes, pode apresentar quadro clínico semelhante ao da mononucleose infecciosa. A infecção por CMV é uma das infecções oportunistas mais comuns após transplante de órgãos e nos estágios finais da infecção pelo HIV. Pacientes imunocomprometidos, oncológicos e receptores de órgãos podem apresentar sintomatologia grave, incluindo febre, leucopenia, pneumonia, hepatite, retinite e encefalite. A sintomatologia pode evoluir a óbito nos primeiros meses, sendo mais comum a sobrevivência com danos neurológicos. A infecção posterior ao nascimento é efetivada pelo contato próximo com indivíduos portadores do vírus, uma vez que o CMV tem sido reportado em vários fluidos corporais (saliva, urina, leite, lágrimas, fezes, secreção cervical e vaginal, sangue e sêmen). Também é importante a transmissão por transfusão sanguínea e transplante de órgãos.

MATERIAL ▶ Soro ou fluidos corporais

MÉTODO 1 – SOROLÓGICO ▶

Valores de referência:

- IgG (imunofluorimétrico em micropartículas):
  - Não reagente: < 15 UA/mL
  - Indeterminado: 15 a 20 UA/mL
  - Reagente: > 20 UA/mL
- IgM (quimioluminescência com micropartículas):
  - Não reagente: < 0,85 UA/mL
  - Indeterminado: 0,85 a 1,4 UA/mL
  - Reagente: > 1,4 UA/mL

Anticorpos IgM são os primeiros a serem produzidos em resposta a uma infecção; são detectados em uma a duas semanas após a exposição inicial ao CMV. A produção aumenta durante algumas semanas e, depois, diminui. Após alguns meses, não são mais detectados, mas podem voltar a ser produzidos quando a infecção latente é reativada. A reatividade de anticorpos IgG, independentemente do título, pode significar infecção atual ou pregressa. Sempre que o teste é realizado com sangue colhido no início do quadro clínico, a pesquisa pode ser negativa. Nessa situação, recomenda-se nova dosagem após 7 dias. Anticorpos IgM podem persistir por meses após a infecção primária, o que impede de determinar com precisão o momento em que a infecção ocorreu. A reativação com vírus latente ou a reinfecção com vírus exógeno (de outro subtipo) pode ocorrer com produção de IgM, particularmente, em pacientes imunodeprimidos.

Interferentes: Amostras hemorrágicas, processos inflamatórios bacterianos e fúngicos, proteína total muito aumentada. Pode ocorrer IgM falso-positivo quando há infecção pelo vírus Epstein-Barr (EBV, do inglês *Epstein-Barr virus*) e IgG falso-positivo com altos níveis de fator reumatoide.

Preparo do paciente: Jejum de 8 horas

MÉTODO 2 – BIOLOGIA MOLECULAR ▶

Valor de referência: Não detectado

A técnica de PCR apresenta elevada sensibilidade e especificidade, sendo indicada nos casos de alterações neurológicas, diagnóstico pré-natal, infecção do RN, após transplante e em indivíduos portadores do HIV, sendo importante também para diagnóstico precoce dos casos de reativação assintomática do vírus, já que este pode ser detectado mesmo na ausência de sintomas clínicos.

Interferentes: A principal limitação dos ensaios de PCR para CMV é a falta de padronização dos métodos.

Preparo do paciente: Jejum não obrigatório.

MÉTODO 3 – ANTIGEMIA POR IMUNOFLUORESCÊNCIA COM ANTICORPOS ANTIPP65 ▶

Valor de referência: Não detectado

A pesquisa do antígeno PP65 do CMV representa um recurso rápido, sensível e específico para auxílio no diagnóstico da presença desse vírus. Trata-se da detecção desse antígeno no núcleo dos neutrófilos após a fagocitose do CMV no sangue periférico. Os resultados são expressos em número de núcleos corados por 200.000 neutrófilos e recebem forte influência da introdução da terapêutica, em razão da queda acentuada da carga viral, sendo um bom marcador para avaliação da eficácia terapêutica.

Interferentes: A presença de contagem de neutrófilos abaixo de 500 mm^3 diminui a sensibilidade do exame, sendo técnicas moleculares mais indicadas

Preparo do paciente: Jejum não obrigatório

CK-MB ▶

OUTROS NOMES/SIGLAS ▶ creatinofosfocinase MB, isoenzima MB

VALORES DE REFERÊNCIA ▶

- Normal: < 5 ng/mL
- Crítico: > 5 a 10% da creatinofosfocinase (CPK) total

DEFINIÇÃO/INTERPRETAÇÃO ▶ A CK-MB é a isoenzima cardíaca formada a partir das subunidades M e B da CPK, com predomínio de 15 a 30% na musculatura cardíaca em relação à esquelética. A isoenzima MB é utilizada como marcador de dano miocárdico, tendo papel diagnóstico e prognóstico. Tem seus níveis elevados após 4 a 8 horas do início de um IAM, com pico em 24 a 36 horas, e retorna aos valores normais em 3 ou 4 dias. A CK-MB pode ser detectada pela concentração sérica (massa) ou pela sua atividade. A atividade é dosada por meio de eletroforese e imunoinibição, e a massa é medida pela concentração de anticorpos monoclonais antiCK-MB, sendo mais sensível e específica. Os critérios utilizados para diagnóstico de IAM são a) valores de CK-MB (preferencialmente a MB massa) excedendo o percentil 99 dos valores de referência de um grupo-controle em duas amostras sucessivas; ou b) os valores máximos excedendo duas vezes o limite superior de referência em uma medida durante as primeiras horas do início dos sintomas. Os valores de CK-MB devem aumentar e diminuir; valores que permanecem elevados sem se alterar raramente se devem a IAM. A sensibilidade da CK-MB seriada para o diagnóstico de IAM é de 98%, e a especificidade, de 97%.

AMOSTRA ▶ Soro

MÉTODOS ▶ Eletroquimioluminescência, quimioluminescência

INTERFERENTES ▶ Injeções intramusculares e cateterismo cardíaco não são associados a aumentos nos valores de MB. Cardioversão elétrica só faz elevação nos valores se associada a dano cardíaco. A MB pode ter resultados falso-positivos quando um grande aumento da CPK eleva a isoenzima MM. Para corrigir, orienta-se medir MB em série, em um período de 12 horas. Outras causas de aumento de CK-MB são distrofia muscular de Duchenne, MG, polimiosite, rabdomiólise, além de ocorrer em atletas corredores de maratonas. Geralmente, nessas condições, não ocorre uma curva em padrão típico do IAM.

PREPARO DO PACIENTE ▶ Jejum não obrigatório

CLORETO ▶

OUTROS NOMES/SIGLAS ▶ Cl, cloremia, cloro sérico/urinário

VALORES DE REFERÊNCIA ▶

- Soro: 95 a 108 mmol/L (pediátrico e adulto)
- Urina:
  - 15 a 115 mmol/L (amostra)
  - 110 a 250 mmol/L (urina de 24 h)

DEFINIÇÃO/INTERPRETAÇÃO ▶ O cloro, principal ânion do líquido extracelular, é importante na manutenção da distribuição adequada dos fluidos corporais (hidreletrolítica), da pressão osmótica e do equilíbrio acidobásico normal. Por não ser ativamente regulado, reflete alterações relacionadas ao sódio ou a distúrbios acidobásicos. Possui uma correlação inversa ao HCO_3 (bicarbonato). Sua dosagem sérica é indicada para avaliação do equilíbrio hidreletrolítico e acidobásico. A sua dosagem na urina é utilizada para avaliação diagnóstica da alcalose metabólica. Utilizado para o cálculo do *anion gap* – diferença entre os cátions presentes no sangue (sódio) e os ânions (HCO_3 e cloro). A concentração de Cl varia inversamente com o HCO_3. Quando há perda de cloro, sob a forma de HCl ou NH_4Cl, instala-se a alcalose. Com a ingesta ou retenção desse ânion, há desenvolvimento de acidose. Suas dosagens encontram-se aumentadas em insuficiência renal, síndrome nefrótica, ATR, desidratações hipertônicas, HPT primário, diabetes insípido, acidose metabólica decorrente de diarreia (perda de HCO_3), alcalose respiratória, intoxicação por salicilatos e hiperadrenocorticismo. Apresenta dosagens diminuídas em casos de vômitos excessivos, sucção gastrintestinal, insuficiência renal combinada à privação de sal, tratamento excessivo com diuréticos, acidose respiratória crônica, cetacidose diabética, sudorese excessiva, SIADH, porfiria intermitente aguda, expansão do volume extracelular, insuficiência suprarrenal, queimaduras, hiperaldosteronismo e alcalose metabólica. Na acidose metabólica, um aumento do *anion gap* indica acúmulo de um ânion diferente de cloreto, como lactato ou hidroxibutirato.

AMOSTRAS ▶ Soro, urina (amostra ou de 24 h)

MÉTODOS ▶ Colorimétrico, eletrodo seletivo, sensor de íons

INTERFERENTES ▶ Hemólise, lipemia e proteinemia em excesso podem falsamente reduzir o nível sérico de cloro. O uso de diuréticos, alcalóticos (HCO_3, aldosterona, corticoides) e laxativos também pode reduzir sua dosagem. Valores aumentados podem ocorrer quando em uso de cloreto de amônio, acetazolamida, metildopa, infusões com solução fisiológica (SF) e espironolactona.

PREPARO DO PACIENTE ▶ Jejum não obrigatório

CLOSTRIDIUM DIFFICILE ▶

OUTROS NOMES/SIGLAS ▶ Pesquisa de toxinas A e B de *C. difficile*

VALOR DE REFERÊNCIA ▶ Negativo

DEFINIÇÃO/INTERPRETAÇÃO ▶ O *C. difficile*, um bastonete gram-positivo móvel, é o principal microrganismo associado à diarreia por uso de antimicrobianos e à colite pseudomembranosa. As cepas toxigênicas dessa bactéria produzem dois tipos de toxinas patogênicas para o homem: toxinas A e B. A toxina A é uma enterotoxina que causa lesão tecidual na mucosa da parede do intestino, e a toxina B é uma citotoxina. Aproximadamente 3% dos indivíduos adultos e de 20 a 40% dos pacientes hospitalizados são colonizados por esta bactéria, que é metabolicamente inativa em pessoas sadias por estar em sua forma esporulada. É o único anaeróbio que possui importância maior como causa de infecção hospitalar. O *C. difficile* pode estar presente no intestino de indivíduos assintomáticos, razão pela qual uma cultura positiva para essa bactéria necessita de teste confirmatório da produção de toxinas. Entre os antibióticos mais frequentemente implicados nessa patogênese estão a ampicilina, a amoxicilina, as cefalosporinas e a clindamicina. Fluoroquinolonas também podem estar associadas.

MATERIAL ▶ Fezes recentes

MÉTODO ▶ Elisa com pesquisa de antitoxinas A e B do *C. difficile*. É importante ressaltar que nem todas as cepas desta bactéria produzem tais toxinas, e que mesmo as cepas produtoras produzem concentrações variadas. O teste que emprega um anticorpo monoclonal antitoxinas A e B apresenta 97% de sensibilidade e 99,6% de especificidade.

INTERFERENTES ▶ Fezes não mantidas nas condições adequadas

PREPARO DO PACIENTE ▶ As fezes devem ser coletadas em frasco estéril sem conservantes. O material deve ser entregue até 6 horas após a coleta, se estiver em temperatura ambiente, e em até 72 horas, se for mantido sob refrigeração (2 a 8 °C).

COCAÍNA

OUTROS NOMES/SIGLAS ▶ Crack, merla, pesquisa de benzoilecgonina

VALORES DE REFERÊNCIA ▶

- Urina:
  - Nível de decisão recomendado científica e legalmente pelo Substance Abuse and Mental Health Service Administration:[2] 150 ng/mL
  - Nível de rastreamento: 300 ng/mL
  - Nível plasmático: 1 µg/mL – associado à toxicidade

DEFINIÇÃO/INTERPRETAÇÃO ▶ Anestésico local do tipo éster utilizado amplamente como droga de abuso, estimulante do SNC. A cocaína é um inibidor da enzima monoaminoxidase (MAO), da recaptação e estimulante da liberação de norepinefrina e dopamina. Utilizada na forma de pó cristalino (sulfato) ou fumo (base, crack). Teste qualitativo de rastreamento pode ser solicitado na suspeita de intoxicação e para fins médico-legais. O consumo de chá de coca (proveniente do arbusto Erythroxylum coca) e o uso de combinação de antestésico local que contenha a substância podem resultar em teste positivo.

MATERIAL ▶ Urina ou soro

MÉTODO ▶ Imunoenzimático colorimétrico, dosando o metabolito benzoilecgonina

PREPARO DO PACIENTE ▶ A amostra de urina deverá ser recente e mantida em temperatura adequada (refrigerado [2 a 8 °C]). Na forma pura, a cocaína tem uma meia-vida de 1 a 2 horas, mas seu metabólito benzoilecgonina apresenta meia-vida de 7 a 9 horas, podendo ser detectado na urina a partir de 2 a 3 horas do uso até 3 a 5 dias (Fig. 107.1). Existe considerável variabilidade em relação ao período em que se podem detectar os metabólitos da cocaína após o último contato com a droga, sendo possível sua detecção em até 12 dias no caso de usuários da droga

INTERFERENTES ▶

- A detecção de cocaína em amostras de urina pode sofrer influência de diversos fatores relacionados à substância pesquisada (peso, ingestão de líquidos, temperatura inadequada após a coleta e uso de outras substâncias), à metodologia empregada, às condições inerentes ao paciente, além da própria amostra utilizada. Testes que apontem diluição anormal da urina, como densidade (d < 1,010) e creatininúria (< 0,4 g/L), invalidam o exame.
- Na avaliação de níveis sanguíneos de cocaína, inúmeras variáveis devem ser consideradas: tolerância do paciente e história de uso prévio, susceptibilidade individual (doença cardiovascular, pseudocolinesterase), uso concomitante de outras substância (ilícitas ou não).
- Resultados positivos poderão ser confirmados por cromatografia gasosa/espectrometria de massa.

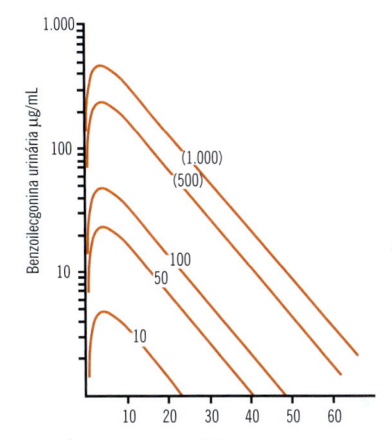

FIGURA 107.1 ▶ BENZOILECGONINA *VS.* TEMPO (H).

COLESTEROL HDL ▶

OUTROS NOMES/SIGLAS ▶ Lipoproteína de alta densidade, α-lipoproteína, HDLc, HDL-colesterol

VALORES DE REFERÊNCIA ▶

- Desejável: > 60 mg/dL
- Baixo: < 40 mg/dL

DEFINIÇÃO/INTERPRETAÇÃO ▶ Classe de partículas séricas que contêm lipídeos e proteínas, incluindo ésteres de colesterol e colesterol livre, triglicérides, fosfolipídeos e apolipoproteínas A, C e E. É usado como preditor para aterosclerose coronariana, para avaliação de risco de doença arterial coronariana (DAC) e para diagnóstico de lipoproteinemias. Cerca de 20% do CT está na forma de HDL. Valores abaixo do normal são inversamente relacionados ao risco de DAC. É considerado fator de risco independente de CT e LDL. Seus valores dependem do sexo e da idade.

MATERIAL ▶ Soro

MÉTODOS ▶ Nefelometria, turbidimetria

INTERFERENTES ▶ Tem níveis aumentados com exercício vigoroso, consumo moderado de álcool, depuração aumentada de triglicérides, tratamento com insulina e terapia com estrogênios orais. Os valores diminuem em caso de obesidade, jejum prolongado, sedentarismo, fumo, uremia, síndrome nefrótica, uso de esteroides anabolizantes, β-bloqueadores anti-hipertensivos, neomicina e tiazídicos. Seus níveis aumentam no hipertiroidismo e diminuem no hipotiroidismo, não devendo ser usado para estimar risco de DAC em pacientes com doenças da tireoide.

PREPARO DO PACIENTE ▶ Jejum de 8 h

COLESTEROL LDL

OUTROS NOMES/SIGLAS ▶ Lipoproteína de baixa densidade, lipoproteína B, LDLc, LDL-colesterol

VALORES DE REFERÊNCIA ▶

- Ótimo: < 100 mg/dL
- Desejado: 100 a 129 mg/dL
- Limítrofe: 130 a 159 mg/dL
- Alto: 160 a 189 mg/dL
- Muito alto: ≥ 190 mg/dL

DEFINIÇÃO/INTERPRETAÇÃO ▶ É a maior lipoproteína de transporte de colesterol. Na sua forma oxidada, é englobada por macrófagos, formando as células espumosas precursoras das placas ateroscleróticas. LDL é usado para avaliar risco e decidir sobre tratamento preventivo na DAC. Tem melhor correlação com risco de aterosclerose do que o CT. Também é considerado fator de risco para demência em casos de acidente vascular encefálico (AVE). É medido por ultracentrifugação e, mais recentemente, em análise de rotina após separação de anticorpos do HDL e lipoproteína de muito baixa densidade (VLDL, do inglês *very low density lipoprotein*). Pode ser estimado pela fórmula de Friedwald a seguir:

$$LDL = CT - (HDL + Triglicérides / 5),$$
em que triglicérides / 5 representa o VLDL

A fórmula subestima os valores de LDL, classificando equivocadamente 5 a 40% dos pacientes com triglicérides entre 200 e 400 mg/dL, e não deve ser usada quando os valores de triglicérides forem superiores a 400 mg/dL.

AMOSTRA ▶ Soro

MÉTODO ▶ Enzimático

INTERFERENTES ▶ Pode ter valores aumentados em doenças como hiperlipidemias, DM, hipotiroidismo, síndrome nefrótica, insuficiência renal crônica (IRC), gravidez, dietas ricas em colesterol e gorduras saturadas, bem como em uso de esteroides anabolizantes, β-bloqueadores anti-hipertensivos e carbamazepina. Pode diminuir em doenças graves e terapia com estrogênios orais.

PREPARO DO PACIENTE ▶ Jejum de 8 h

COLESTEROL TOTAL

OUTROS NOMES/SIGLAS ▶ Colesterolemia, CT

VALORES DE REFERÊNCIA ▶

- Pediátrico:
    - Desejável: < 150 mg/dL
    - Limítrofe: 150 a 169 mg/dL
    - Alto: > 170 mg/dL

- Adulto:
  - Desejável: < 200 mg/dL
  - Limítrofe: 200 a 239 mg/dL
  - Alto: > 240 mg/dL

DEFINIÇÃO/INTERPRETAÇÃO ▶ O CT compreende todas as formas de colesterol encontradas nas lipoproteínas, sendo um lipídeo essencial na produção de hormônios esteroides e de ácidos biliares e na constituição das membranas celulares. É sintetizado principalmente pelo fígado, sendo que 25% advém da dieta. Normalmente 60 a 80% do colesterol está esterificado, sendo 50 a 75% transportado pelas lipoproteínas de baixa densidade (LDL, do inglês *low density lipoprotein*), e 15 a 40% transportado pelas lipoproteínas de alta densidade (HDL, do inglês *high density lipoprotein*). A V diretriz brasileira sobre lipidemias define o perfil lipídico como o conjuto das determinações de CT, colesterol HDL, colesterol LDL e triglicérides.[3] Os níveis de colesterol são determinados pelo metabolismo lipídico, que é influenciado por fatores hereditários, dieta e função hepatica, renal, tiroidiana e demais funções endócrinas. Sua dosagem é utilizada para avaliar o risco de doença aterosclerótica, como rastreamento para hiperlipidemias, e para monitorar tratamento. Está aumentado nos seguintes distúrbios primários: hipercolesterolemia poligênica/familiar, hiperlipidemia combinada familiar e disbetalipoproteinemia familiar. Também é elevado como distúrbio secundário a hipotiroidismo, DM não controlada, síndrome nefrótica, obstrução biliar, anorexia nervosa, carcinoma hepatocelular, porfiria intermitente aguda e síndrome de Cushing. A sua dosagem está diminuída em distúrbios hepáticos severos, hipertiroidismo, desnutrição, queimaduras extensas, abetalipoproteinemia, doenças familiares de Gaucher e deTangier.

MATERIAL ▶ Soro

MÉTODO ▶ Enzimático/automatizado. O CT, os triglicérides e o colesterol HDL são medidos diretamente. Embora tenham sido desenvolvidos métodos para medir diretamente o LDL, este, com frequência, é medido indiretamente pela equação de Friedewald:

$$LDL = (CT - HDL) - (TG / 5)$$

Este cálculo não é utilizado para amostras com triglicérides superiores a 400 mg/dL ou em pacientes com hiperlipoproteinemia tipo III e quilomicronemia.

INTERFERENTES ▶ Colesterol total pode ter seus valores diminuidos em 24 a 48 h após um IAM ou outras situações de estresse agudo. Torniquete por mais de 3 minutos pode causar variações de 5%. Pode haver variações individuais de 4 a 10% no colesterol, variações de 8% de variação climática inverno-verão e de 10 a 15% se o indivíduo estiver sentado ou deitado. Certas medicações, como fenitoína, androgênios, esteroides, tiazidas, sulfonamidas, clorpropamida e outras, podem aumentar os níveis de colesterol, ao passo que outras, como alopurinol, tetraciclinas, isoniazida, fenformina, clofibrato, azatioprina, estrogênios orais e nitratos, podem diminuir seus níveis.

PREPARO DO PACIENTE ▶ Recomendável jejum de 8 h

COMPLEMENTO TOTAL E FRAÇÕES

O sistema complemento é composto por proteínas de membrana plasmática e solúveis no sangue. Essas proteínas participam das defesas inatas e adquiridas, reagindo entre elas para opsonizar os patógenos e induzir uma série de respostas inflamatórias que auxiliam no combate à infecção. Na sequência são apresentados os testes para complemento sérico total e complementos C3 e C4.

1. COMPLEMENTO C3 ▶

OUTRO NOME/SIGLA ▶ C3

VALOR DE REFERÊNCIA ▶ 75 a 175 mg/dL

DEFINIÇÃO/INTERPRETAÇÃO ▶ Na cascata do complemento, as vias clássica e alternativa do complemento convergem na etapa que envolve o C3. Dessa forma, a maioria das doenças envolvendo imunocomplexos apresenta níveis de C3 diminuídos. O C3 está aumentado em muitas condições inflamatórias, na fase ativa das doenças reumáticas, na hepatite viral aguda, no IAM, no câncer, no DM, na gravidez, na amiloidose e na tiroidite. Está diminuído em casos de diminuição de síntese – desnutrição proteica, doença hepática grave –, catabolismo aumentado (glomerulonefrite membranoproliferativa), LES, artrite reumatoide, CIVD, anemia hemolítica autoimune, bacteremia por gram-nagativo, perda aumentada (queimaduras, gastrenteropatias).

MATERIAL ▶ Soro

MÉTODO ▶ Imunoensaio (imunoturbidimetria ou nefelometria)

INTERFERENTES ▶ Lipemia e hemólise excessiva podem interferir nas dosagens.

PREPARO DO PACIENTE ▶ Necessário jejum de 4 h

2. COMPLEMENTO C4 ▶

OUTRO NOME/SIGLA ▶ C4

VALOR DE REFERÊNCIA ▶ 18 a 51 mg/dL

DEFINIÇÃO/INTERPRETAÇÃO ▶ É um componente da via clássica do complemento. Em doenças com ativação da via alternativa, os níveis de C4 permanecem normais. C4 é utilizado na avaliação de pacientes com suspeita de deficiência congênita do complemento e doenças imunológicas nas quais há consumo de complemento. Sua dosagem, quando diminuída, é utilizada na investigação de indivíduos com suspeita de doenças autoimunes, como LES, artrite reumatoide, algumas glomerulonefrites, hepatite crônica, crioglobulinemia e angioedema hereditário. Os níveis baixos de C4 são um indicador sensível da atividade da doença de LES e da glomerulonefrite proliferativa. Seus níveis podem estar elevados na anemia hemolítica autoimune.

MATERIAL ▶ Soro

MÉTODO ▶ Imunoensaio (imunoturbidimetria ou nefelometria)

INTERFERENTES ▶ Lipemia e hemólise em excesso podem interferir nas dosagens séricas.

PREPARO DO PACIENTE ▶ Necessário jejum de 4 h

3. COMPLEMENTO SÉRICO TOTAL ▶

OUTRO NOME/SIGLA ▶ CH-50

VALOR DE REFERÊNCIA ▶ 170 a 330 UI/mL

DEFINIÇÃO/INTERPRETAÇÃO ▶ Teste de rastreamento para avaliação da integridade da via clássica do complemento. Em decorrência da ativação dessa via, ocorre o consumo dos componentes do complemento, e, como consequência, o CH-50 fica abaixo dos limites da normalidade. Utilizado na complementação diagnóstica das doenças que evoluem com a presença de imunocomplexos, com destaque principal para a glomerulonefrite aguda difusa e para o LES. A sua dosagem é indicada para detecção de deficiências hereditárias. Também contribui no seguimento clínico e no monitoramento terapêutico de indivíduos nos quais os imunocomplexos desempenham papel importante na patogenia da doença.

MATERIAL ▶ Soro

MÉTODO ▶ Ensaio quantitativo de atividade hemolítica (técnica de Wadsworth e Maltaner). Consta na análise da atividade hemolítica da via clássica do complemento de induzir a hemólise das hemácias sensibilizadas com quantidades ideais de anticorpos anti-hemácia. Para titulações precisas do complemento hemolítico, a diluição do soro que lisa 50% das hemácias é definida como CH-50.

INTERFERENTES ▶ Essa unidade arbitrária depende das condições do ensaio e, portanto, é laboratório-específica.

PREPARO DO PACIENTE ▶ Necessário jejum de 8 h

COOMBS DIRETO ▶

OUTRO NOME/SIGLA ▶ Pesquisa de sensibilização eritrocitária

VALOR DE REFERÊNCIA ▶ Ausência de anticorpos

DEFINIÇÃO/INTERPRETAÇÃO ▶ O teste de Coombs direto é utilizado para detectar anticorpos ligados às hemácias. Seu uso se dá no diagnóstico de anemias hemolíticas do RN decorrentes de incompatibilidade dos sistema ABO ou Rh. A detecção de um teste de Coombs direto positivo pode estar associada à presença de várias condições, entre elas reação hemolítica transfusional, doença autoimune e doença hemolítica do RN. Também pode apresentar positividade secundária a certas doenças ou ao uso de medicamentos, como metildopa, L-dopa, ácido mefenâmico, penicilina, cefalosporinas, quinidina, digitálicos e insulina.

MATERIAL ▶ Sangue total em EDTA

MÉTODOS ▶ Pesquisa da antiglobulina humana em tubo, gel centrifugação

INTERFERÊNCIAS ▶ Na coleta de sangue de cordão umbilical, deve-se ter cuidado para não adicionar a substância gelatinosa, pois poderá interferir no resultado. A presença de autoaglutininas frias potentes pode interferir na interpretação do teste. Pode ocorrer falso-positivo no mieloma múltiplo e na macroglobulinemia de Waldenström.

PREPARO DO PACIENTE ▶ Jejum não obrigatório

COOMBS INDIRETO ▶

OUTRO NOME/SIGLA ▶ Aglutininas anti-Rh

VALOR DE REFERÊNCIA ▶ Ausência de anticorpos

DEFINIÇÃO/INTERPRETAÇÃO ▶ O teste de Coombs indireto é utilizado para detectar a reação de anticorpos e de hemácias *in vitro* após uma fase adequada da incubação, identificando anticorpos produzidos com proteínas da membrana eritrocitária – em especial a proteína D. Exame realizado como pré-transfusional ou pré-natal. Este teste, geralmente realizado com hemácias O positivos, é utilizado para a detecção de anticorpos antiD circulantes em mães Rh negativas sensibilizadas ou em pacientes receptores de transfusão sanguínea, utilizando o sangue do doador.

MATERIAL ▶ Soro

MÉTODOS ▶ Anti-γ-globulina humana em tubo, gel centrifugação

INTERFERENTES ▶ Em caso de discrepâncias de resultados com distintas metodologias, sugere-se a realização de fenotipagem para identificação dos anticorpos. A relação de interferentes é apresentada no Quadro 107.2.

PREPARO DO PACIENTE ▶ Jejum não obrigatório

QUADRO 107.2 ▶ CAUSAS DE RESULTADOS FALSO-POSITIVOS OU FALSO-NEGATIVOS NO TESTE DE COOMBS INDIRETO

REAÇÕES FALSO-POSITIVAS	REAÇÕES FALSO-NEGATIVAS
• Contaminação por reagentes • Centrifugação excessiva • Aglutinação direta por aglutininas frias fortes • Incubação excessiva com células tratadas por enzimas • Uso inadequado de reagentes de intensificação • SF armazenada em recipientes de vidro ou de metal • Vidraria suja	• Falha do reagente • Lavagem inadequada • Falha em adicionar reagentes antiglobulina • Centrifugação inadequada • Proporção soro/célula muito baixa • Lavagem retardada • Detecção de subtipos do sistema Rh

SF, solução fisiológica.

COPROCULTURA ▶

OUTROS NOMES/SIGLAS ▶ Cultura de fezes, bacteriológico de fezes

VALOR DE REFERÊNCIA ▶ Negativo para *Salmonella* sp. e *Shigella* sp.

DEFINIÇÃO/INTERPRETAÇÃO ▶ A coprocultura é utilizada no diagnóstico de processos infecciosos do TGI por bactérias enteropatogênicas. Os quadros infecciosos do TGI podem ser causados por diversos microrganismos, podendo ser devidos a quadros virais, bacterianos, parasitários e fúngicos, necessitando associar ao quadro clínico diarreico e febril, entre outros. Via de regra, a pesquisa sorológica de *Escherichia coli* invasora, enteropatogênica, entero-hemorrágica ou enterotoxigênica é solicitada separadamente, indicada para crianças menores de 1 ano. Outras pesquisas, como de *Campylobacter* sp., *Yersinia* sp., *C. difficile* (toxinas) e *Vibrio cholerae* são solicitadas à parte. O laboratório clínico deve informar quais são os patógenos identificados pelo teste. O conhecimento da epidemiologia local de agentes causadores de gastrenterites é essencial para um melhor aproveitamento do exame.

MATERIAL ▶ Fezes recentes (até 4 h entre a coleta e o processamento) em recipiente sem conservante. *Swabs* em meio *Cary Blair* podem ser utilizados para transporte de fezes, mantendo a integridade do material.

MÉTODOS ▶ Cultivo em meio específico (ágar SS) e identificação bioquímica e/ou sorológica

INTERFERÊNCIAS ▶ O uso de antimicrobianos interfere no crescimento bacteriano, podendo ocorrer resultados falso-negativos.

PREPARO DO PACIENTE ▶ Não é necessário jejum

CORTISOL ▶

OUTROS NOMES/SIGLAS ▶ Hidrocortisona, cortisol plasmático

VALORES DE REFERÊNCIA ▶

- Manhã (7 a 9 h): 7 a 25 μg/dL
- Tarde (15 a 18 h): 3 a 16 μg/dL

DEFINIÇÃO/INTERPRETAÇÃO ▶ Consiste no principal hormônio glicocorticoide produzido pelo córtex suprarrenal, representando aproximadamente 80% dos 17-hidroxicorticosteroides do sangue. Possui ampla variedade de ações, como efeitos anti-insulínicos no metabolismo de carboidratos, gorduras e proteínas (estimula o catabolismo de proteínas e gorduras, fornecendo substrato para a produção hepática de glicose), efeitos na regulação do balanço hidreletrolítico, estabilização das membranas lisossômicas e supressão das reações inflamatórias e alérgicas. A secreção do cortisol normalmente reflete a secreção do ACTH, possuindo o mesmo ritmo circadiano e estímulo por estresse. Sua dosagem é indicada no diagnóstico de insuficiência da suprarrenal, como na síndrome de Addison, e no diagnóstico da síndrome de Cushing.

AMOSTRA ▶ Soro

MÉTODOS ▶ Eletroquimioluminescência, quimioluminescência

INTERFERENTES ▶ Lipemia, processos inflamatórios, febre, hipoglicemia e estresse podem interferir nas dosagens. Androgênios, estrogênios e anticoncepcionais orais podem alterar seus resultados. O uso de dexametasona e outros medicamentos corticoides diminuem os níveis plasmáticos.

PREPARO DO PACIENTE ▶ Para dosagem do cortisol da manhã, é necessário jejum de 8 h e coleta entre as 7 e as 9 horas da manhã. Para determinar o ritmo circadiano na coleta da tarde, deve ser realizada entre as 15 e as 18 horas. A coleta em outros horários é utilizada para o diagnóstico da síndrome de Cushing, estando seus valores aumentados.

CREATININA ▶

OUTROS NOMES/SIGLAS ▶ Creatininemia, Cr, Cr sérica

VALORES DE REFERÊNCIA ▶

- Adulto:
  - Homens: 0,7 a 1,3 mg/dL
  - Mulheres: 0,6 a 1,1 mg/dL
- Pediátrico: 0,3 a 1 mg/dL

DEFINIÇÃO/INTERPRETAÇÃO ▶ A Cr é o produto catabólico da fosfato-creatinina, utilizada na contração muscular. Sua dosagem é utilizada para avaliar a função renal e estimar a filtração glomerular, pois sua excreção é realizada pelos rins, principalmente por filtração glomerular. Consiste em um marcador sensível de função renal, sendo um exame importante na insuficiência renal. Em geral, uma duplicação dos valores de Cr indica perda de 50% da função renal. Valores aumentados de Cr são encontrados em diminuição da função renal, obstrução do trato urinário, diminuição do aporte sanguíneo renal, desidratação/choque, intoxicação com metanol, doenças musculares (rabdomiólise, gigantismo, acromegalia). Valores diminuídos ocorrem por perda de massa muscular, debilitação e gravidez.

MATERIAL ▶ Soro ou plasma

MÉTODOS ▶ Direto ou cinético, química seca

INTERFERENTES ▶ Exercícios físicos intensos não habituais, uso de medicamentos nefrotóxicos ou que alterem a excreção da Cr no nível glomerular (cefalosporinas, cimetidina, trimetoprima, L-dopa, metildopa, digoxina, aminoglicosídeos, ácido ascórbico, hidantoína, piruvato). Quando dosada pelo método de química úmida, a lipemia pode interferir, aumentando falsamente o resultado, sendo que a icterícia pode causar diminuição do resultado. Pela metodologia de química seca, a lidocaína aumenta falsamente os resultados, e a dipirona os diminui.

PREPARO DO PACIENTE ▶ Jejum de 4 h

CREATININÚRIA ▶

OUTRO NOME/SIGLA ▶ Cr na urina

VALORES DE REFERÊNCIA ▶

- Crianças: 6 a 30 mg/kg/24 h
- Adultos: 15 a 20 mg/kg/24 h

DEFINIÇÃO/INTERPRETAÇÃO ▶ Sua dosagem é utilizada para avaliar a função renal e estimar a filtração glomerular como parte da depuração da Cr. A excreção da Cr diminui com a idade e com a massa muscular diminuída.

MATERIAL ▶ Urina de 24 horas

MÉTODOS ▶ Direto ou cinético, química seca

INTERFERENTES ▶ Fármacos que interferem com a secreção tubular de Cr são a cimetidina, a trimetoprima e a probenecida.

PREPARO DO PACIENTE ▶ Urina de 24 h

CREATINOCINASE ▶

OUTROS NOMES/SIGLAS ▶ CK, CPK, creatinofosfocinase

VALOR DE REFERÊNCIA ▶ Adultos: 26 a 155 U/L

DEFINIÇÃO/INTERPRETAÇÃO ▶ É uma enzima dimérica que catalisa a transferência de grupos fosfatados de alta energia, sendo encontrada em tecidos com alto gasto energético, como coração, cérebro e músculos.

A CK tem seus níveis aumentados em algum momento em cerca de 90 a 93% dos pacientes com IAM; no entanto, não é utilizada como teste único para detecção de infarto. A CK possui duas subunidades: B e M, que permitem a formação de três isoenzimas: MM, BB e MB, sendo que a MB tem predomínio no músculo cardíaco. Os níveis de pico apresentam-se mais elevados e são alcançados mais precocemente após IAM em pacientes que tiveram reperfusão da coronária ocluída, tanto por trombólise espontânea quanto na induzida por drogas ou mecânica.

MATERIAL ▶ Soro

MÉTODO ▶ Cinético enzimático

INTERFERENTES ▶ Os valores de CK em geral aparecem elevados em diversas condições em que há lesão muscular, como em trauma muscular, injeções intramusculares, miosite, distrofia muscular, após cirurgias, após parto, após exercícios razoavelmente intensos (como corridas), em *delirium tremens* ou em convulsões. Também pode aparecer aumentados em pacientes com hipotiroidismo, hipocalemia grave e pelos efeitos do álcool na musculatura.

PREPARO DO PACIENTE ▶ Jejum não obrigatório

CRIOAGLUTININA ▶

OUTROS NOMES/SIGLAS ▶ Aglutininas irregulares, aglutininas frias, crio-hemolisina

VALOR DE REFERÊNCIA ▶ Negativo

DEFINIÇÃO/INTERPRETAÇÃO ▶ Crioaglutininas são anticorpos, em maioria da classe IgM, responsáveis pela aglutinação de hemácias em baixas temperaturas. Assim, a doença das crioaglutininas é uma anemia hemolítica adquirida em geral com anticorpos IgM contra o antígeno I das hemácias. Essas aglutininas podem ser encontradas em altos títulos em soro de pacientes com pneumonia atípica primária. Outros casos que se associam à reatividade para crioaglutininas são pneumonias produzidas por legionelas ou vírus, anemias hemolíticas autoimunes, hepatite autoimune e cirrose hepática. Esta determinação pode ser importante quando se vai infundir transfusão de componentes a frio.

MATERIAL ▶ Soro e sangue total em EDTA. O material após a coleta não pode ser refrigerado e deve ser mantido a 37 °C até a realização do exame.

MÉTODO ▶ Hemaglutinação direta

INTERFERENTES ▶ Pode haver reações positivas na mononucleose ou na doença da crioglobulina (IgM-Kappa). Reações falso-negativas podem ocorrer em amostras previamente refrigeradas ou com uso de antibióticos.

PREPARO DO PACIENTE ▶ Jejum de 8 h

CRIOGLOBULINA ▶

OUTRO NOME/SIGLA ▶ Aglutininas irregulares

VALOR DE REFERÊNCIA ▶ Negativo

DEFINIÇÃO/INTERPRETAÇÃO ▶ Crioglobulinas são autoanticorpos que causam aglutinação das hemácias a uma temperatura de 0 a 4 °C. O soro é armazenado a 4 °C por 72 horas, sendo analisada a formação de precipitado nesse período. O precipitado é quantificado e avaliado para imunoglobulinas monoclonais, policlonais e mistas. As crioglobulinas devem ser caracterizadas se estiverem presentes em qualquer quantidade. Há três tipos de crioglobulinas a serem investigadas: tipo I (imunoglobulinas monoclonais – IgM, IgG, IgA e Bence Jones), tipo II (crioglobulinas mistas nas quais uma imunoglobulina monoclonal é complexada a uma imunoglobulina policlonal) e tipo III (proteínas policlonais – uma ou mais imunoglobulinas, em misturas de IgG e IgM). Crioglobulinas tipo I e II ocorrem em pacientes com gamopatias monoclonais. Os tipos II e III são imunocomplexos circulantes produzidos em resposta a vários antígenos (autólogos, virais e bacterianos). As doenças com autoanticorpos podem ser primárias, geralmente encontradas em idosos, ou secundárias, sendo associadas a infecções (mononucleose, micoplasma, CMV), linfoma, leucemia ou doenças do tecido conectivo. Pode ser um achado laboratorial incidental se estiver em títulos baixos.

MATERIAL ▶ Soro. A coleta deve ser realizada com material preaquecido, e o material deve ser mantido a 37 °C até a realização do exame.

MÉTODOS ▶ Imunofixação, precipitação

INTERFERENTES ▶ Normalmente, a presença de crioglobulinas pode interferir nos testes de laboratório (falsas elevações nas contagens de leucócitos, alterações no complemento e alterações na viscosidade das amostras com consequente erro de pipetagem quando a amostra é resfriada). A utilização do anticoagulante heparina pode interferir na análise.

PREPARO DO PACIENTE ▶ Jejum de 4 h

CRYPTOCOCCUS ▶

OUTROS NOMES/SIGLAS ▶ C. neoformans, C. gattii

VALOR DE REFERÊNCIA ▶ Negativo

DEFINIÇÃO/INTERPRETAÇÃO ▶ Consiste em um fungo leveduriforme que se reproduz por gemulação, apresentando uma cápsula mucopolissacarídica. Pertence à subdivisão Basidiomicetos, sendo duas espécies com importância clínica, C. neoformans e C. gattii. A visualização direta do C. neoformans por meio da preparação com tinta nanquim ou método de látex estabelece o diagnóstico de meningite criptocócica. Os resultados são positivos em 75% dos casos nos pacientes portadores de Aids e em 50% dos casos de pacientes imunocomprometidos. Nos casos positivos, a cápsula do criptococo é prontamente vista na forma de halos transparentes circundando células esféricas.

MATERIAL ▶ LCS

MÉTODOS ▶ Pesquisa direta do fungo em microscopia de contraste de campo escuro (tinta nanquim) ou teste de látex. Este fungo cresce bem em Sabouraud dextrose, demonstrando cor creme e textura mucoide.

INTERFERENTES ▶ Material acondicionado de forma inadequada

PREPARO DO PACIENTE ▶ Não é necessário jejum. A coleta deverá ser realizada pelo clínico responsável.

CYSTICERCUS CELLULOSAE ▶

OUTROS NOMES/SIGLAS ▶ Cisticerco, anticorpos antitaenia

VALOR DE REFERÊNCIA ▶ Não reagente

DEFINIÇÃO/INTERPRETAÇÃO ▶ A cisticercose constitui um importante problema de saúde pública em regiões de condições sanitárias deficientes. O homem é o único hospedeiro da forma adulta do parasita (Taenia solium), eliminando ovos ou proglotes inteiros nas fezes. O suíno, ingerindo ovos viáveis do parasita, irá propiciar condições ideais para que o embrião (hexacanto ou oncosfera) se desenvolva em seus tecidos até a forma larvária (C. cellulosae). O homem, ao se alimentar de carne suína contendo cisticercos viáveis, desenvolve no intestino delgado o verme adulto. Devido ao polimorfismo das manifestações clínicas, muitas vezes comuns a outras doenças do SNC, o diagnóstico clínico de neurocisticercose é dificultado. No LCS de pacientes com doença ativa, o teste de Elisa apresenta sensibilidade de 80% e especificidade de 90%. No soro, o teste tem sensibilidade de 70% e especificidade de 50%. Pacientes que apresentam somente cistos calcificados parecem ter uma prevalência de anticorpos entre 88%, quando há múltiplos cistos, e de apenas 10%, se apresentarem somente um cisto calcificado.

MATERIAL ▶ LCS ou soro

MÉTODO ▶ Elisa

INTERFERENTES ▶ Em áreas endêmicas, testes sorológicos positivos têm valor limitado na medida em que os indivíduos frequentemente têm sorologia positiva mesmo na ausência de cisto na tomografia computadorizada (TC).

PREPARO DO PACIENTE ▶ Não é necessário preparo prévio

DENGUE ▶

OUTROS NOMES/SIGLAS ▶ Pesquisa sorológica do vírus da dengue, antígeno NS1, DEN-1, DEN-2, DEN-3, anticorpos para dengue IgG e IgM

VALOR DE REFERÊNCIA ▶ Não reagente (< 0,9 UI/mL)

DEFINIÇÃO/INTERPRETAÇÃO ▶ O vírus da dengue é da família flavivírus, que possui 70 espécies, entre elas o vírus da febre amarela. São conhecidos quatro sorotipos do vírus da dengue: Den 1, Den 2, Den 3 e Den 4. Elisa baseia-se na detecção de anticorpos IgM específicos para os quatro sorotipos. Detecta anticorpos anti-IgM em 80% dos pacientes com 5 dias de doença; 93% dos pacientes com 6 a 10 dias de doença; e 99% entre 10 e 20 dias. O anticorpo IgM é detectado na infecção primária e na infecção secundária, com títulos mais altos na primeira. Anticorpos IgG na dengue são menos específicos do que os IgM, havendo possibilidade de reações cruzadas entre as flaviviroses, o que acarreta altas taxas de falso-positivos. Pode ocorrer transferência vertical de IgG materna a crianças e a ocorrência de IgG positivo em pacientes vacinados contra febre amarela. Ressalta-se que a combinação de Elisa IgM e IgG é importante para o diagnóstico de dengue em pacientes em areas endêmicas, pois parte dos pacientes reinfectados pode não apresentar elevações de IgM. Também se pode realizar a pesquisa do antígeno NS1, que é uma glicoproteína altamente conservada que está presente em elevadas concentrações no soro de pacientes infectados pelo vírus da dengue. Esse antígeno pode ser detectado logo após o surgimento dos sintomas da doença e, portanto, antes do aparecimento dos anticorpos específicos contra o agente infeccioso.

MATERIAL ▶ Soro

MÉTODO ▶ Elisa, imunocromatografia

INTERFERENTES ▶ Todos os flavivírus têm epítopos em comum no envelope proteico, o que possibilita reações cruzadas em testes sorológicos. Pode ocorrer incidência de falso-negativo para detecção de anticorpos IgM por coleta prematura da amostra (previamente a 5 dias).

PREPARO DO PACIENTE ▶ Jejum de 4 h

D-DÍMERO ▶

OUTRO NOME/SIGLA ▶ Dimer

VALOR DE REFERÊNCIA ▶ < 0,5 μg/mL

DEFINIÇÃO/INTERPRETAÇÃO ▶ D-dímeros são gerados pela degradação dos coágulos de fibrina, sendo essa reação mediada pela plasmina. Há outros fragmentos derivados da fibrina monomerizada, mas o D-dímero é específico para a fibrina degradada após a polimerização, o que qualifica seu uso como marcador de fibrinólise de coágulo. Os níveis de D-dímeros podem se encontrar aumentados nos casos de CIVD, EP, trombose venosa profunda (TVP), IAM, angina instável, doença hepática devido à diminuição do *clearence* hepático, pós-operatório, hemodiálise, eclâmpsia, crise falciforme e câncer. Este exame também pode ser utilizado para o monitoramento da terapia trombolítica. É importante ressaltar que a meia-vida do D-dímero é de aproximadamente 6 horas em indivíduos com função renal normal. Assim, quanto maior o coágulo, maior será o nível de D-dímero circulante, e coágulos muito pequenos podem resultar em valores normais.

MATERIAL ▶ Plasma

MÉTODOS ▶ Aglutinição do látex ou Elisa

INTERFERENTES ▶ Níveis elevados de fator reumatoide (FR) podem causar resultados falso-positivos conforme a metodologia utilizada.

PREPARO DO PACIENTE ▶ Jejum de 4 h

DHEA ▶

OUTROS NOMES/SIGLAS ▶ Desidroepiandrostenediona, desidroepiandrosterona, androstenolona. Também pode ser dosado o sulfato de DHEA (SDHEA).

VALORES DE REFERÊNCIA ▶

- DHEA:
  - Homens: 1,4 a 12,5 ng/mL
  - Mulheres: 0,8 a 10,5 ng/mL
- SDHEA:
  - Pediátrico: 10 a 150 μg/mL
  - Adulto:

Idade (anos)	Homens	Mulheres
18 a 29	89 a 457 μg/mL	44 a 332 μg/mL
30 a 39	65 a 334 μg/mL	31 a 228 μg/mL
40 a 49	48 a 244 μg/mL	18 a 244 μg/mL
50 a 59	35 a 179 μg/mL	< 15 a 200 μg/mL
≥ 60	25 a 131 μg/mL	< 15 a 157 μg/mL

DEFINIÇÃO/INTERPRETAÇÃO ▶ A desidroepiandrosterona (DHEA) é sintetizada pelo córtex da suprarrenal, sendo seu principal androgênio. Apresenta meia-vida plasmática curta, sendo convertida em SDHEA, o qual também pode ser dosado. Sua produção excessiva pode estar associada a quadros de virilização com acne, hirsutismo e conversão à testosterona. Valores aumentados ocorrem na presença de tumores suprarrenais, síndrome de Cushing, hiperplasia suprarrenal congênita e adrenarca prematura. Valores diminuídos são identificados na doença de Addison e na anorexia nervosa. Mulheres com hirsutismo apresentam defeitos leves na esteroidogênese suprarrenal, os quais muitas vezes só se evidenciam em testes de estímulo com ACTH. Um deles é o da enzima 3-β-hidroxi-Δ-5-desidrogenase, que pode aparecer por uma resposta exagerada da DHEA ao estímulo. Os níveis séricos de DHEA apresentam seu pico máximo no fim da puberdade e decrescem progressivamente com a idade.

MATERIAL ▶ Soro

MÉTODOS ▶ Quimioluminescência, radioimunoensaio, HPLC, espectrometria de massa

INTERFERENTES ▶ Lipemia, estresse, gestação e corticosteroides podem interferir em suas dosagens.

PREPARO DO PACIENTE ▶ Jejum de 4 h

DESCARBOXILASE DO ÁCIDO GLUTÂMICO ▶

OUTROS NOMES/SIGLAS ▶ Anticorpos antiGAD, GAD-65

VALOR DE REFERÊNCIA ▶ Não reagente (< 10 UI/mL)

DEFINIÇÃO/INTERPRETAÇÃO ▶ Diabetes insulino-dependente (tipo 1) é caracterizado pela secreção inadequada de insulina endógena, o que é gerado pela destruição das células β das ilhotas pancreáticas. A dosagem dos anticorpos antiGAD consta em um dos marcadores descritos para a detecção precoce do processo autoimune do DM tipo 1 (DM1), além de anti-insulina e antitirosinofosfatase 512 (ICA-512). Entre os indivíduos que desenvolvem DM1, 98% apresentam um ou mais desses anticorpos positivos. Entre os familiares de primeiro grau desses indivíduos, a chance de desenvolver DM é de mais de 95% em 5 anos, caso os três testes estiverem positivos. Assim, esse exame é indicado na avaliação de familiares de primeiro grau de diabéticos tipo 1, na investigação do DM1 de início tardio, mas que nunca utilizaram insulina e nos casos de hiperglicemia transitória da infância.

MATERIAL ▶ Soro

MÉTODO ▶ Elisa, radioimunoensaio

INTERFERENTES ▶ Hemólise intensa, lipemia

PREPARO DO PACIENTE ▶ Jejum de 4 h

DESIDROGENASE LÁTICA ▶

OUTROS NOMES/SIGLAS ▶ DHL, LDH, lactato desidrogenase

VALORES DE REFERÊNCIA ▶ 100 a 190 UI/L

ISOENZIMAS ▶

- LDH1 (hemácias, coração e rins): 14 a 26%
- LDH2 (coração): 29 a 39%
- LDH3 (pulmões): 20 a 26%
- LDH4 (fígado): 8 a 16%
- LDH5 (fígado e músculo esquelético): 6 a 16%

DEFINIÇÃO/INTERPRETAÇÃO ▶ É uma enzima que catalisa a conversão de lactato em piruvato, sendo liberada na ocorrência de dano celular. Elevação dos níveis de LDH são encontrados em neoplasias em geral, doenças cardiorrespiratórias com hipoxemia, anemias hemolíticas e megaloblásticas, mononucleose infecciosa e miopatias. Outras causas de aumento incluem IAM, infarto pulmonar, hepatite, alcoolismo, infarto renal, pancreatite aguda, destruição excessiva de células, fraturas e obstrução intestinal. Na mononucleose com comprometimento hepático, a LDH se eleva mais do que o AST. Nas hepatites A, B ou C, ao contrário, a AST aumenta muito mais do que a LDH. Como as hemácias possuem grande quantidade de LDH, a hemólise promove elevação da sua atividade no soro.

MATERIAL ▶ Soro

MÉTODO ▶ Cinético enzimático. A separação das isoenzimas é realizada por eletroforese.

INTERFERENTES ▶ Hemólise intensa na amostra eleva a atividade enzimática.

PREPARO DO PACIENTE ▶ Jejum de 4 h

DIGOXINA ▶

OUTRO NOME/SIGLA ▶ Digoxinemia

VALORES DE REFERÊNCIA ▶

- Terapêutico: 0,5 a 2 ng/mL
- Tóxico: > 2 ng/mL

DEFINIÇÃO/INTERPRETAÇÃO ▶ A digoxina, um glicosídeo cardíaco, é um fármaco inibidor do transporte celular de sódio e potássio, que aumenta a contratibilidade cardíaca. Deve ser solicitado para acompanhamento do tratamento e na suspeita de intoxicação e superdosagem. Deve ser interpretado considerando-se as anormalidades metabólicas e outros fármacos: hipocalemia, hipercalemia, hipomagnesemia, hipernatremia, alcalose, hipertiroidismo, hipóxia, catecolaminas, bloqueadores do canal de cálcio, quinidina, amiodarona, diuréticos. Sintomas podem ocorrer nesses situações mesmo com níveis séricos terapêuticos. Cerca de 10% dos casos apresentam sintomas com nível sérico inferior a 2 ng/mL.

MATERIAL ▶ Soro

MÉTODOS ▶ Imunoenzimático, quimioluminescência

INTERFERENTES ▶ Resultados falso-positivos (paciente que não está recebendo o fármaco) ocorrem nos casos de insuficiência renal, gravidez, doença hepática, ICC, acromegalia e estresse. Espironolactona e hiperbilirrubinemia podem causar reação cruzada. O uso de anticorpos antidigoxina aumenta consideravelmente o resultado do exame.

PREPARO DO PACIENTE ▶ Recomenda-se coletar sangue entre 6 e 8 h após administração do medicamento.

DIÓXIDO DE CARBONO ▶

OUTROS NOMES/SIGLAS ▶ CO_2 total, bicarbonato total

VALORES DE REFERÊNCIA ▶

- < 2 anos: 18 a 28 mmol/L
- > 2 anos: 23 a 29 mmol/L (arterial) e 22 a 29 mmol/L (venoso)
- Crítico: < 15 mmol/L e > 40 mmol/L

DEFINIÇÃO/INTERPRETAÇÃO ▶ O tampão bicarbonato-ácido carbônico é um dos sistemas tampão mais importantes para a manutenção do pH normal dos fluidos corporais. O CO_2 total é medido como a soma da concentração de bicarbonato (HCO_3) e de CO_2 dissolvido. Na prática, 90% está sob a forma de HCO_3. O CO_2 total elevado sugere acidose respiratória com retenção de CO_2 (enfisema pulmonar) ou alcalose metabólica (vômitos intensos). O CO_2 baixo indica uma alcalose respiratória, como ocorre nos estados de hiperventilação, ou acidose metabólica, como ocorre na cetoacidose metabólica. O termo "hipercapnia" significa excesso de dióxido de carbono no sangue, e "hipocapnia" significa déficit.

MATERIAL ▶ Sangue. Deve ser coletado em um tubo com vácuo de tampa vermelha ou em um tubo de tampa verde (que contém heparina).

INTERFERENTES ▶ O tubo deve ser fechado adequada e imediatamente após a coleta, pois, do contrário, o CO_2 pode ser liberado. Coleta em condições de anaerobiose é recomendada.

PREPARO DO PACIENTE ▶ Jejum não obrigatório

DOENÇA CELÍACA ▶

OUTROS NOMES/SIGLAS ▶ Intolerância ao glúten, DC, enteropatia sensível ao glúten

VALOR DE REFERÊNCIA ▶ Não reagente

DEFINIÇÃO/INTERPRETAÇÃO ▶ A doença celíaca está associada a uma variedade de autoanticorpos, entre os quais os anticorpos dirigidos contra transglutaminase tecidual (TG), endomísio e gliadina deaminada. Apesar de o isótopo IgA desses anticorpos normalmente ser predominante nesta doença, os indivíduos afetados também produzem isótopos IgG. Pelos menos um dos três tipos de autoanticorpos está presente na doença celíaca. Os anticorpos antiendomísio são mais específicos e sensíveis do que a antigliadina, sendo detectados em 87 a 98% dos pacientes com DC e em 1% de pacientes normais. Após início de terapia de restrição de glúten, títulos de antiendomísio começam a decair em 6 a 12 meses. A suscetibilidade genética à doença celíaca está relacionada a marcadores HLA-específicos, DQ2 e/ou DQ8. A regra de predição recomenda que as pessoas com sintomas de elevado risco ou sorologia positiva devem se submeter a uma biópsia endoscópica da segunda parte do duodeno, sendo padrão-ouro no diagnóstico da doença. Os sintomas de elevado risco são a perda de peso, a anemia (Hb inferior a 12 g/dL em mulheres ou 13 g/dL em homens) ou a diarreia (mais de três fezes líquidas por dia).

MATERIAL ▶ Soro

MÉTODOS ▶ Elisa, imunofluorescência, teste de suscetibilidade genética

INTERFERENTES ▶ Lipemia e hemólise excessiva

PREPARO DO PACIENTE ▶ Jejum de 4 h

DOENÇA DE CHAGAS ▶

OUTROS NOMES/SIGLAS ▶ Pesquisa de *Trypanosoma cruzi*, *T. cruzi*, tripanossomíase

VALOR DE REFERÊNCIA ▶ Negativo

DEFINIÇÃO/INTERPRETAÇÃO ▶ Doença de Chagas, também conhecida como tripanossomíase americana, é uma doença tropical parasitária causada pelo protozoário *T. cruzi* e transmitida principalmente por insetos da subfamília Triatominae. Na fase aguda, a presença do *T. Cruzi* é considerada fator diagnóstico para a doença de Chagas. Essa fase é caracterizada pela alta parasitemia, o que permite um diagnóstico parasitológico. O parasita, em sua forma móvel (tripomastigota), pode ser detectado por exame microscópico direto no esfregaço de sangue fresco ou corado (Giemsa). A fase crônica é caracterizada por baixa parasitemia e alto nível de anticorpos, diminuindo a eficiência da identificação direta do parasita. Inicialmente o paciente pode apresentar sintomas de febre, gânglios linfáticos aumentados e edema no local da mordida. Na fase crônica da doença, pode ocorrer alargamento dos ventrículos do coração, levando à insuficiência cardíaca, à dilatação do esôfago ou ao alargamento do colo do intestino.

MÉTODOS ▶

1. **IFI**
   É uma reação antígeno-anticorpo realizada em presença do soro de indivíduo com suspeita de infecção por *T. cruzi*. Lâminas sensibilizadas com o parasita são expostas ao soro, sendo depois adicionado um anticorpo anti-humano marcado com fluorescência. Caso haja a presença do anticorpo anti*T. cruzi* (IgG e IgM), será detectada uma coloração esverdeada em microscopia.

Material: Soro
Interferentes: Podem ocorrer reações cruzadas com anticorpos contra outros microrganismos.

2. **REAÇÃO DE MACHADO GUERREIRO**

   Também conhecida como reação de fixação de complemento para *T. cruzi*. Admite-se, para reação qualitativa, um consumo de complemento para 100% de hemólise ou consumo de complemento de duas unidades de 50% de hemólise. Parte do complemento pode ter sido fixado por complexos imunes presentes no soro não chagásticos ou por efeito de aglomerados proteicos formados pelo aquecimento do soro. Para o diagnóstico de Chagas, aceita-se consumo de complemento de 55,6%, sendo negativos os resultados inferiores a essa porcentagem. Atualmente este exame está em desuso, optando-se por métodos mais específicos e sensíveis.
   Material: Soro
   Interferentes: Lipemia excessiva
   Preparo do paciente: Jejum não obrigatório

ELETROFORESE DE HEMOGLOBINA ▶

OUTRO NOME/SIGLA ▶ Estudo das hemoglobinopatias

VALORES DE REFERÊNCIA ▶

- HbA1: ≥ 95%
- Hb fetal:
  - RN: até 84%
  - Até 4 meses: 40%
  - Até 12 meses: até 3,5%
  - Adulto: 0 a 2%
- HbA2: 1,8 a 3,5%

DEFINIÇÃO/INTERPRETAÇÃO ▶ Exame utilizado no diagnóstico de hemoglobinopatias, talassemias, diagnóstico diferencial de anemias e hemólise. A eletroforese de Hbs é de essencial importância no diagnóstico diferencial de anemias, microcitoses e hemólises, além de permitir análises familiares em parentes de portadores de Hbs anormais. Seus resultados permitem o estabelecimento ou a exclusão de hemoglobinopatias e talassemias, constituindo importante e amplo procedimento diagnóstico. A presença de variantes de Hb e alterações nas quantidades de Hbs normais pode ser diagnóstica.

MATERIA ▶ Sangue total em EDTA

MÉTODOS ▶ HPLC, eletroforese em acetato de celulose. Algumas Hbs anormais não se separam da HbA pelo método de eletroforese, sendo HPLC uma metodologia com maior sensibilidade.

INTERFERENTES ▶ Amostras coaguladas ou hemolisadas. A realização de transfusão sanguínea previamente à realização do exame pode prejudicar sua interpretação.

PREPARO DO PACIENTE ▶ Jejum de 4 h

ELETROFORESE DE PROTEÍNAS ▶

OUTRO NOME/SIGLA ▶ Proteinograma

DEFINIÇÃO/INTERPRETAÇÃO ▶ Eletroforese se refere à migração de todos os solutos ou partículas carregadas em um meio líquido sob a influência de um campo elétrico. As proteínas possuem cargas positivas e negativas, sendo sua mobilidade eletroforética diretamente proporcional à carga da partícula e inversamente proporcional à viscosidade do meio.

MATERIAL 1 – URINA ▶

Valores de referência:

- Proteínas totais: < 150 mg/24 h
- ALB: < 50% do total
- Globulinas totais: 60 a 67% do total

Definição/interpretação: A quantidade normal de proteínas excretadas na urina por dia é inferior a 150 mg. De acordo com o padrão de proteínas eliminadas anormalmente pela urina, pode-se classificar o dano urinário como glomerular, tubular ou de padrão misto. Esse exame pode ser utilizado para investigação de gamopatias monoclonais, doenças linfoproliferativas (linfoma), mieloma múltiplo, macroglobulinemia de Waldenström e amiloidose. Por meio deste exame, é possível identificar a presença da proteína de Bence Jones.

Métodos: Bioconcentração/fracionamento com densitometria

MATERIAL 2 – SORO ▶

Valores de referência: Dependem do laboratório e do método utilizado (Tab. 107.6).

Definição/interpretação: A eletroforese é utilizada para o diagnóstico de mieloma múltiplo, macroglobulinemia de Walderström, amiloidose e gamopatia monoclonal. Também é útil como teste de rastreamento ou avaliação no diagnóstico de reações de fase aguda, inflamação crônica, hepatite autoi-

TABELA 107.6 ▶ VALORES DE REFERÊNCIA DO PROTEINOGRAMA NO SORO COM BASE NOS RESULTADOS OBTIDOS COM GEL DE AGAROSE

COMPONENTE	VALOR RELATIVO (%)	VALOR ABSOLUTO (G/DL)
Proteínas totais		5,9-8
Albumina	58-74	4-5,5
α_1-globulina	2-3,5	0,15-0,25
α_2-globulina	5,4-10,6	0,43-0,75
β-globulina	7-14	0,5-1
γ-globulina	8-18	0,6-1,3
α/γ		1,4-2,6

mune, cirrose, imunodeficiência humoral, anormalidades da $α_1$-antitripsina e gamopatias. Este exame é indicado quando o paciente apresenta as seguintes condições: suspeita de mieloma múltiplo, macroglobulinemia de Walderström, amiloidose primária, osteoporose, lesões osteolíticas, hipercalemia, presença de proteína de Bence Jones, aumento na CrS, infecções recorrentes, neuropatia periférica inexplicada, ICC refratária ao tratamento, síndrome nefrótica, má absorção (paciente > 50 anos), hepatomegalia, esplenomegalia ou anemia sem causa definida.

Preparo do paciente: Jejum de 4 h

MATERIAL 3 – LCS ▶

Valores de referência: Tabela 107.7

Definição/interpretação: A eletroforese de proteínas no LCS é utilizada primariamente para a detecção de bandas oligoclonais na avaliação de EM. Fornece auxílio importante ao diagnóstico dos processos inflamatórios do SNC (EM, panencefalite esclerosante, outras doenças degenerativas).

Métodos: Concentração de proteínas com eletroforese e densitometria

Interferentes: Amostras contaminadas com sangue devem ser rejeitadas.

Preparo do paciente: Jejum de 4 h

ENOLASE NEUROESPECÍFICA ▶

OUTRO NOME/SIGLA ▶ NSE (do inglês *neuron specific enolase*)

VALOR DE REFERÊNCIA ▶ < 10,8 ng/mL

DEFINIÇÃO/INTERPRETAÇÃO ▶ A NSE é a forma de enzima glicolítica presente no tecido neuronal e em células do sistema neuroendócrino. Sua dosagem é utilizada no acompanhamento de tumores de origem neuroendócrina, como neuroblastoma, feocromocitoma, carcinoma medular da tireoide, carcinoma de células pequenas do pulmão, melanoma e alguns tumores do pâncreas. Níveis elevados de enolase estão geralmente associados a um pior prognóstico.

MATERIAL ▶ Soro

TABELA 107.7 ▶ VALORES DE REFERÊNCIA DO PROTEINOGRAMA NO LES	
COMPONENTE	VALOR DE REFERÊNCIA
Proteínas totais	16-60 mg/dL
Pré-albumina	1-8%
Albumina	50-80%
$α_1$-globulina	2-8%
$α_2$-globulina	2-12%
β-globulina	8-18%
γ-globulina	3-12%

MÉTODO ▶ Elisa
INTERFERENTES ▶ Hemólise excessiva
PREPARO DO PACIENTE ▶ Jejum não obrigatório

ERITROPOIETINA ▶

OUTRO NOME/SIGLA ▶ EPO
VALORES DE REFERÊNCIA ▶ Tabela 107.8
DEFINIÇÃO/INTERPRETAÇÃO ▶ A dosagem de EPO é utilizada em investigação diferencial de anemias, diagnóstico de policitemia e monitoramento de terapia repositória. A EPO é um hormônio glicoproteico de cadeia única, produzido pelas células próximas aos túbulos proximais, sendo sua produção regulada pelos níveis de oxigênio sanguíneo. Assim, episódios de hipóxia aumentam suas concentrações séricas em cerca de 2 horas. Este peptídeo age como fator de diferenciação e crescimento nas células progenitoras eritroides na medula óssea, causando sua maturação e o aumento do número de hemácias. Em IRC, sua produção é marcadamente reduzida, o que gerou o desenvolvimento de EPO recombinante humana para reposição. Valores aumentados são encontrados em tumores produtores de EPO (hemangioblastoma do cerebelo, feocromocitoma, hepatoma, nefroblastoma, leiomiomas, cistos renais e adenocarcinoma renal) e policitemia secundária. Valores diminuídos são encontrados na policitemia vera e na doença renal crônica.

MATERIAL ▶ Soro
MÉTODO ▶ Quimioluminescência
INTERFERENTES ▶ A EPO pode estar elevada na gestação. O nível sérico de EPO pode se elevar devido à realização de flebotomia e ao uso de esteroides anabolizantes, androgênios, TSH, ACTH, angiotensina, epinefrina, daunorrubicina, fenoterol, hormônio do crescimento (GH, do inglês *growth hormone*) e outras medicações. O uso de acetazolamida, anfotericina B, cisplatina, enalapril, estrogênios, furosemida e teofilina pode causar redução na sua dosagem.
PREPARO DO PACIENTE ▶ Jejum de 8 h

TABELA 107.8 ▶ VALORES DE REFERÊNCIA DE EPO CONFORME A FAIXA ETÁRIA		
IDADE (ANOS)	MASCULINO (MUI/ML)	FEMININO (MUI/ML)
1-3	1,7-17,9	2,1-15,9
4-6	3,5-21,9	2,9-8,5
7-9	1-13,5	2,1-8,2
10-12	1-14	1,1-9,1
13-15	2,2-14,4	3,8-20,5
Adultos	4,2-27,8	4,2-27,8

ESCARRO – ANÁLISE MICROBIOLÓGICA ▶

OUTRO NOME/SIGLA ▶ Bacteriológico de escarro

DEFINIÇÃO/INTERPRETAÇÃO ▶ Amostra de escarro expectorado é muito utilizada para pesquisa de presença de microrganismos. Escarro induzido, aspirados endotraqueais, amostras obtidas por broncoscopia (lavado broncoalveolar, especialmente) e outros procedimentos invasivos (toracocentese) podem ser empregados em situações específicas. Secreções respiratórias originárias do pulmão e dos brônquios são inevitavelmente contaminadas ao passar pela boca. Assim, ações para minimizar a influência da saliva no exame bacteriológico de escarro incluem instruções para que o paciente forneça um escarro proveniente da profundidade e expectore em um frasco estéril.

MÉTODO 1 ▶ Bacterioscopia

Outros nomes siglas: Coloração de Gram de escarro

Definição/interpretação: Exame que consiste na visualização direta de microrganismos, utilizando a coloração de Gram. A presença de mais de 10 diplococos gram-positivos em forma de lança tem boa especificidade (85 a 90%) para o diagnóstico de pneumonia pneumocócica. A presença de muitos cocobacilos pleomórficos gram-negativos, frequentemente dentro do citoplasma de leucócitos, sugere fortemente pneumonia por *Haemophilus influenzae*; o achado de diplococos gram-negativos sugere *Moraxella catarrhalis*. Bacilos gram-negativos são colonizadores comuns da via aérea superior em pacientes com comorbidades. A ausência de patógenos em amostras de escarro bem colhidas e processadas não constitui indicativo de etiologia não bacteriana.

MÉTODO 2 ▶ Citologia

Outros nomes/siglas: Pesquisa de células neoplásicas no escarro, citologia diferencial

Definição/interpretação: Exame que detecta células malignas no escarro expectorado ou em material colhido por fibrobroncocospia. A interpretação dos esfregaços baseia-se em aspectos morfológicos previamente conhecidos. Alguns aspectos morfológicos de graduação da lesão dependem de interpretação subjetiva. A presença de macrófagos alveolares sugere amostra adequada. O exame visa detectar lesões de natureza pré-maligna e maligna do pulmão, possuindo sensibilidade de 50 a 90% e especificidade de 97 a 99%. Resultados falso-positivos ocorrem, principalmente na vigência de pneumonia, infarto pulmonar ou uso de fármacos citotóxicos, pós-radioterpia e bronquiectasias. Há um maior rendimento nos casos em que a lesão se encontra nos lobos superiores, é central ou comunica-se com um brônquio e quando possui mais de 2 cm. É possível também diagnosticar agentes infecciosos (bactérias, fungos, parasitas e vírus), processos proliferativos benignos, anormalidades epiteliais benignas dos epitélios escamoso e simples e alterações epiteliais ocasionadas por agressão ao epitélio ou radioterapia.

MÉTODO 3 ▶ Cultura

Outro nome/sigla: Cultivo de escarro

Definição/interpretação: Consiste na cultura em meios adequados para avaliação da microbiota local e isolamento de microrganismos causadores de processos infecciosos. A semeadura de material colhido é realizada em meios de ágar-sangue, ágar MacConkey e ágar chocolate visando à pesquisa de microrganismos aeróbios e anaeróbios. Para pesquisa de micobactérias, utiliza-se o meio de Ogawa-Kudoh. O exame pode mostrar crescimento ou não de microrganismo. O escarro pode ser interpretado quantitativamente.

Preparo do paciente: Não é necessário jejum

ENZIMA CONVERSORA DE ANGIOTENSINA ▶

OUTRO NOME/SIGLA ▶ ECA

VALORES DE REFERÊNCIA ▶

- Pediátrico (de 6 meses a 17 anos): 13 a 100 U/L
- Adulto: 9 a 67 U/L

DEFINIÇÃO/INTERPRETAÇÃO ▶ A dosagem da ECA é utilizada no diagnóstico de sarcoidose, com sensibilidade de até 80%, e no acompanhamento da efetividade terapêutica. É uma metalopeptidase glicoproteica zinco-dependente que catalisa a remoção de aminoácidos de diferentes substratos peptídicos. É responsável pela conversão da angiotensina I em angiotensina II, que estimula a produção de aldosterona, e possui função vasoconstritora com efeitos fisiológicos na filtração glomerular. Sua dosagem está aumentada em portadores de sarcoidose, hipertiroidismo, DM, doença de Gaucher, hanseníase, amiloidose, mieloma múltiplo, cirrose biliar primária e HPT.

MATERIAL ▶ Soro

MÉTODO ▶ Cinético, espectrofotometria

INTERFERENTES ▶ A especificidade para o diagnóstico de sarcoidose é comprometida pela positividade do teste em doenças mais comuns.

PREPARO DO PACIENTE ▶ Jejum não obrigatório

ERITROVÍRUS B19 ▶

OUTROS NOMES ▶ Parvovírus B19, eritema infeccioso, parvovirose

VALORES DE REFERÊNCIA ▶

- IgG:
  - Não reagente: < 0,9
  - Indeterminado: 0,9 a 1,1
  - Reagente: > 1,1
- IgM:
  - Não reagente: < 0,9
  - Indeterminado: 0,9 a 1,1
  - Reagente: > 1,1

DEFINIÇÃO/INTERPRETAÇÃO ▶ O eritrovírus B19, como se denomina atualmente o parvovírus B19, é um vírus de cadeia simples e pequena de DNA que costuma ser associado ao eritema infeccioso (quinta moléstia exantemática), comum em crianças. O agente ainda é capaz de causar crise aplástica em portadores de anemia hemolítica. Muitos indivíduos apresentam quadro importante de dores articulares. Em gestantes, a infecção pode ocasionar perda fetal. A detecção do DNA por PCR geralmente precede a produção de IgM e IgG e se sobrepõe a esse processo, contribuindo para o esclarecimento de suspeitas da infecção, especialmente nas gestantes.

AMOSTRA ▶ Soro

MÉTODO ▶ Imunoenzimático

OBSERVAÇÃO ▶ Amplificação de uma região conservada do gene *NS1* (proteína não estrutural) do DNA do eritrovírus (parvovírus B19) por PCR em tempo real (para o controle do processo, um segmento do gene da β-actina é amplificado em multiplex. Esta técnica pode ser realizada em sangue periférico, medula óssea ou líquido amniótico.

INTERFERENTES ▶ Imunodeprimidos podem ter infecção arrastada, resultando em anemia crônica com títulos baixos ou ausentes de anticorpos.

PREPARO DO PACIENTE ▶ Jejum de 4 h

ESPERMOGRAMA ▶

OUTROS NOMES/SIGLAS ▶ Espermocitograma, análise de sêmen

VALORES DE REFERÊNCIA ▶

- pH: 7,2 a 7,8
- Volume: 1,4 a 1,7 mL
- Concentração: ≥ 1,5 milhões espermatozoides/mL
- Contagem total de espermatozoides: 39 milhões no ejaculado
- Motilidade (progressiva + não progressiva): 40%
- Morfologia: ≥ 30% de formas normais

DEFINIÇÃO/INTERPRETAÇÃO ▶ Análise com avaliação macroscópica e microscópica das características do sêmen. É um exame indicado na avaliação inicial da fertilidade masculina. Usado também para controle de vasectomia.

AMOSTRA ▶ Esperma recente

MÉTODOS ▶ Microscopia e coloração Giemsa

INTERFERENTES ▶ Viscosidade elevada

PREPARO DO PACIENTE ▶ Abstenção de ejaculação de 2 a 7 dias

ESTRADIOL ▶

OUTROS NOMES/SIGLAS ▶ 17β-estradiol, E2

VALORES DE REFERÊNCIA: ▶
- Homens: 0,8 a 4,3 ng/dL
- Mulheres:
  - Fase folicular: 1,3 a 16,6 ng/dL
  - Pico ovulatório: 8,6 a 49,8 ng/dL
  - Fase lútea: 4,4 a 21,1 ng/dL
  - Menopausa: até 5,5 ng/dL
- Crianças:
  - Sexo masculino: até 2 ng/dL
  - Sexo feminino: 0,6 a 2,7 ng/dL

DEFINIÇÃO/INTERPRETAÇÃO ▶ O estradiol é o principal hormônio estrogênico. Apresenta variação significativa ao longo do ciclo menstrual, atingindo pico referente ao período de ovulação. Consiste no principal estrogênio bioativo produzido pelos ovários, embora seja produzido também pelos testículos e pela placenta. Sua determinação é realizada para determinar a condição estrogênica em mulheres, especialmente em casos de amenorreia – dosado em conjunto com a gonadotrofina coriônica humana (HCG, do inglês *human chorionic gonadotropin*) –, e como guia para monitoramento do desenvolvimento folicular durante a indução da ovulação. É também produzido nas suprarrenais, nos testículos e a partir da conversão periférica da testosterona. Seus níveis séricos podem ser aumentados por estímulo ovariano decorrente do uso de gonadotrofina exógena. Este hormônio eleva-se significativamente ao longo da gravidez e, após a menopausa, decai para valores quase indetectáveis. Sua dosagem é diminuída em casos de insuficiência ovariana – inicialmente seus níveis urinários e séricos diminuídos são acompanhados por altos níveis séricos de hormônio luteinizante (LH, do inglês *luteinizing hormone*) e hormônio folículo-estimulante (FSH, do inglês *follicle-stimulating hormone*), em contraste com a situação encontrada em doença hipotalâmica ou hipofisária –, menopausa, síndrome de Turner, uso de contraceptivos orais e gravidez ectópica. A utilização de preparações orais com estrogênios pode levar os valores de estradiol à normalização em mulheres durante a menopausa. Sua dosagem também tem utilizadade no diagnóstico e no seguimento de meninas com suspeita de puberdade precoce, além de ser empregado como marcador de tumores produtores de estrogênios.

MATERIAL ▶ Soro

MÉTODO ▶ Quimioluminescência

INTERFERENTES ▶ Lipemia, hemólise excessiva

PREPARO DO PACIENTE ▶ Jejum de pelo menos 4 h

ESTRIOL ▶

OUTROS NOMES/SIGLAS ▶ E3, estrogênio em gestantes

VALOR DE REFERÊNCIA ▶

- Mulheres não grávidas e homens: < 0,15 ng/mL
- Gestantes:
  - 27ª a 30ª semana: 2,3 a 8 ng/mL
  - 31ª a 32ª semana: 2,6 a 10,5 ng/mL
  - 33ª a 36ª semana: 3 a > 12 ng/mL
  - 37ª a 38ª semana: 5,6 a > 12 ng/mL
  - 39ª a 40ª semana: 7,3 a > 12 ng/mL

DEFINIÇÃO/INTERPRETAÇÃO ▶ O estriol é sintetizado no tecido placentário a partir da 16-α-OH-DHEA geralmente de origem, sendo o estrogênio mais importante durante a gravidez. O estriol livre ou não conjugado é sintetizado basicamente pela unidade fetoplacentária, sendo indicador sensível da saúde fetal. Sua determinação é útil nos casos de avaliação da unidade fetoplacentária em mães diabéticas, avaliação de processos gestacionais tardios, avaliação de retardo de crescimento fetal (níveis são diminuídos e geralmente não atingem o valor normal), avaliação de aplasia suprarrenal fetal e anencefalia (níveis diminuídos), avaliação de hiperplasia suprarrenal congênita (níveis aumentados). Valores isolados são de difícil interpretação e têm baixo poder preditivo na avaliação de risco fetal, sendo mais importantes as medidas seriadas, e em conjunto a AFP e a HCG, como nos testes de avaliação do risco fetal integrado e triplo. Os níveis podem encontrar-se muito diminuídos ou zerados, mesmo em bebês saudáveis, quando existir deficiência enzimática nas sulfatases que transformam o 16-α-OH-DHEA em estriol.

MATERIAL ▶ Soro

MÉTODO ▶ Quimioluminescência

INTERFERENTES ▶ Sua dosagem pode estar diminuída pelo uso de penicilinas, corticosteroides, dexametasona, diuréticos, probenecida, estrogênios, fenazopiridina, fenolftaleína e glutetimida.

PREPARO DO PACIENTE ▶ Jejum de 4 h

ETANOL ▶

OUTROS NOMES/SIGLAS ▶ Álcool etílico, CH_3, CH_2OH

VALORES DE REFERÊNCIA ▶ Tabela 107.9

DEFINIÇÃO/INTERPRETAÇÃO ▶ O etanol é uma substância com muitas utilizações, incluindo uso terapêutico e como substância de abuso. O etanol ou álcool etílico é uma das substâncias químicas mais consumidas no mundo. Porém, o uso abusivo é um grande problema de saúde pública, haja vista o grande número de acidentes de trânsito após a ingestão de bebida alcoólica e a dependência ao álcool. A principal via de absorção é a oral, e a mais importante manifestação da intoxicação pelo etanol é a depressão do SNC. A intoxicação aguda provoca alteração digestiva e nervosa, e a intoxicação crônica provoca alterações digestivas, hepáticas, cardiovasculares, sanguíneas, endócrinas e psíquicas. O tipo de bebida alcoólica, a concentração do

TABELA 107.9 ▶ ESTÁGIOS DA INTOXICAÇÃO AGUDA POR ETANOL

NÍVEL SÉRICO DE ETANOL	NÍVEL DE INTOXICAÇÃO
700 mg/dL (0,70%)	**Potencialmente letal:** Inconsciência, reflexos diminuídos, depressão respiratória
400 mg/dL (0,40%)	**Grave:** Hipotermia, hipoglicemia, diminuição do controle muscular, alteração de memória, convulsões
300 mg/dL (0,30%)	**Moderada a grave:** Distúrbios visuais, pronúncia ininteligível, perda sensorial
200 mg/dL (0,20%)	**Moderada:** Alteração da marcha, náusea, vômito, confusão mental
150 mg/dL (0,15%)	**Moderada:** Pensamento alterado, mudanças de comportamento/personalidade
100 mg/dL (0,10%)	**Leve a moderada:** Tempo de reação lentificado, alteração do sensório, prejuízo na direção de veículos
50 mg/dL (0,05%)	**Leve:** Inibição diminuída, leve incoordenação

EXAMES LABORATORIAIS MAIS COMUNS

etanol, o ritmo de ingestão e a presença de alimentos no TGI podem alterar a taxa de absorção, não havendo, portanto, um prazo ideal definido para a realização da coleta.

MATERIAL ▶ Soro

MÉTODO ▶ Elisa. Métodos de dosagem de etanol do ar expirado, na saliva ou na urina são menos precisos do que as dosagens séricas.

INTERFERENTES ▶ Outros tipos de álcool – exceto metanol – podem interferir na dosagem. Valores de etanol até 5 mg/dL podem estar relacionados à produção endógena pelo TGI.

PREPARO DO PACIENTE ▶ Jejum não obrigatório

ETOSSUXIMIDA ▶

OUTRO NOME/SIGLA ▶ Zarontin

VALORES DE REFERÊNCIA ▶

- Nível terapêutico:
  - Adultos: 40 a 100 µg/mL
  - Crianças: 40 a 80 µg/mL
- Nível tóxico: > 100 µg/mL

DEFINIÇÃO/INTERPRETAÇÃO ▶ Fármaco anticonvulsivante. Deve ser solicitado para acompanhamento de tratamento e na suspeita de intoxicação/superdosagem. A superdosagem aguda provoca depressão do SNC, incluindo coma com depressão respiratória. Não foi estabelecida a relação entre a toxicidade por etossuximida e o nível plasmático. O nível plasmático terapêutico médio é de 40 µg/mL, embora níveis tão elevados como 150 µg/mL foram relatados sem sinais de toxicidade.

MATERIAL ▶ Soro

MÉTODO ▶ HPLC

INTERFERENTES ▶ Fenitoína, fenobarbital, carbamazepina e primidona podem diminuir a meia-vida. A isoniazida pode inibir seu metabolismo.

PREPARO DO PACIENTE ▶ A coleta deve ser realizada antes da próxima dose, no caso de acompanhamento de tratamento, e o mais rápido possível, na suspeita de intoxicação.

EXAME QUALITATIVO DE URINA ▶

OUTROS NOMES/SIGLAS ▶ Sumário de urina, parcial de urina, exame de urina tipo 1, EQU, EAS

VALORES DE REFERÊNCIA ▶

- Proteínas: < 0,1 g/L
- Glicose: < 0,3 g/L
- Corpos cetônicos: negativo
- Bilirrubina: negativa

- Urobilinogênio: < 1 mg/dL
- Nitrito: negativo
- Densidade: 1.01 a 1.03
- pH: 5 a 8
- Aspecto: límpido

DEFINIÇÃO/INTERPRETAÇÃO ▶ O exame rotineiro de urina é um método simples, não invasivo, capaz de fornecer uma grande variedade de informações úteis em relação a doenças envolvendo os rins e o trato urinário e, indiretamente, as doenças sistêmicas.

MATERIAL ▶ Urina

AMOSTRA ▶ A urina deverá ter sido colhida recentemente, com um volume mínimo de 15 mL, sem adição de conservantes, e refrigerada para garantir sua melhor preservação. É importante seguir atentamente as orientações contidas no item Prepado do paciente descritas adiante.

MÉTODO ▶ A leitura da tira reagente pode ser realizada manualmente ou de forma automatizada por meio de leitor de tiras reagentes com sensibilidade para cor, aspecto, densidade, pH, proteínas, glicose, corpos cetônicos, bilirrubina, urobilinogênio, Hb (hemácias), nitrito e esterase leucocitária. Para confirmação e dosagem, outros métodos são rotineiramente utilizados: proteínas (dosagem por método colorimétrico), glucose (hexocinase dosada por método automatizado), bilirrubinas (reativo de Fouchet); densidade: refratometria. O sedimento urinário é analisado por microscopia.

ANÁLISE FÍSICA ▶

Aspecto. O aspecto normal é límpido. Entretanto, uma ligeira turvação não é necessariamente patológica, podendo ser decorrente da precipitação de cristais e de sais amorfos não patológicos. A turvação patológica pode ser consequência da presença de células epiteliais, leucócitos, hemácias, cristais, bactérias e leveduras.

Cor. A cor habitual da urina é amarelo-citrino, o que se deve, em sua maior parte, ao pigmento urocromo. Essa coloração pode apresentar variações em situações como a diluição por uma grande ingestão de líquidos, que torna a urina amarelo-pálida. Uma cor mais escura pode ocorrer por privação de líquidos. Portanto, a cor da urina pode servir como avaliação indireta do grau de hidratação e da capacidade de concentração urinária. O uso de diversos medicamentos e a ingestão de corantes alimentares também podem causar alteração da cor da urina (Quadro 107.3).

Densidade. A densidade ajuda a avaliar a função de filtração e concentração renais, bem como o estado de hidratação do corpo. Depende diretamente da proporção de solutos urinários presentes (cloreto, Cr, glicose, fosfatos, proteínas, sódio, sulfatos, ureia, ácido úrico) e do volume de água. Normalmente varia entre 1,015 e 1,03. Densidades diminuídas podem ser encontradas na administração excessiva de líquidos por via IV, reabsorção de edemas e transudatos, IRC, uso de drogas, quadros de hipotermia, aumento da pressão intracraniana (PIC), diabetes insípido e hipertensão maligna. Densidades

QUADRO 107.3 ▶ ALTERAÇÕES NA COR DA URINA E CAUSAS	
ALTERAÇÃO NA COR	CAUSA
Ausência de cor	Diluição (poliúria, diabetes melito, diabetes insípido)
Urina leitosa, turva	Piúria, lipidúria, quilúria, fosfato, urato, fungos, muco, espermatozoides, secreção prostática
Laranja	Urobilina, bilirrubina, fenazopiridina
Vermelha, rosa	Hemácias, mioglobina, porfirina, beterraba, ruibarbo, cáscara, urato, fenolftaleína, fenotiazinas, *Serratia*, rifampicina, hemoglobina
Vermelho/marrom	Metemoglobina, melanina, hemácias, metildopa, fenóis, hemoglobina, mioglobina, bile, metronidazol, fenotiazinas
Azul/verde	Azul de metileno, *Pseudomonas*, bile, riboflavina, amitriptilina, indometacina, índigo carmim

elevadas podem ser encontradas em casos de desidratação, diarreia, vômitos, febre, DM, glomerulonefrite, ICC, insuficiência suprarrenal, proteinúria, SIADH, toxemia gravídica, uropatias obstrutivas e no uso de algumas substâncias, como contrastes radiológicos e sacarose.

ANÁLISE QUÍMICA ▶

Cetona. A cetona é um subproduto do metabolismo da gordura e dos ácidos graxos que proporciona fonte de energia para as células quando as reservas de glicose estão exauridas ou quando a glicose não pode penetrar nas células devido à falta de insulina. A cetona que passa para a corrente sanguínea é quase totalmente metabolizada no fígado. Quando é formada em velocidade maior do que o normal, é excretada na urina. O jejum ou a dieta podem determinar o aparecimento de cetona na urina. O uso de alguns fármacos pode levar a falso-negativos, entre eles o captopril, a levedopa e o paraldeído.

Bilirrubina. Aumentada nas situações em que ocorre o aumento da bilirrubina sérica conjugada. Portanto, valores elevados podem ser encontrados em doenças hepáticas e biliares, lesões parenquimatosas, obstruções intra e extra-hepáticas, neoplasias hepáticas ou do trato biliar. Entretanto, estará sempre ausente nas icterícias por hemólise. Alguns casos de doença biliar obstrutiva crônica podem cursar com níveis alterados de bilirrubina sérica e ausência de bilirrubina na urina. Falso-negativos podem ser induzidos pelo uso de ácido ascórbico e pela exposição da urina à luz intensa por longo tempo.

Hemoglobina. A presença de Hb na urina pode ser proveniente de diferentes estados de hemólise intravascular. Pode haver presença de hemácias liberadas no trato urinário por pequenos traumas, exercícios extenuantes ou doenças das vias urinárias, em que as hemácias são lisadas, liberando Hb.

Glicose. A glicose presente na urina reflete os níveis séricos da glicose associados à capacidade de filtração glomerular e de reabsorção tubular.

Normalmente, a glicosúria só se manifesta quando os níveis séricos se encontram acima de 160 a 180 mg/dL. A glicosúria pode ser causada tanto pelo DM como por outras doenças, como, por exemplo, doenças renais que afetem a reabsorção tubular e nos quadros de hiperglicemia de outras origens que não a diabética.

Nitrito. A presença de nitrito na urina indica infecção das vias urinárias, causadas por microrganismos que reduzem o nitrato a nitrito. O achado de reação positiva indica a presença de infecção nas vias urinárias, principalmente por bactérias entéricas (gram-negativas).

pH. Avalia a capacidade de manutenção renal da concentração de íons hidrogênio no plasma e em líquidos extracelulares. Participando do equilíbrio acidobásico, os rins, quando em funcionamento normal, excretam o excesso de íons hidrogênio na urina. Portanto, o pH da urina reflete o pH plasmático e é um indicador da função tubular renal. Normalmente varia entre 5 e 7. Valores elevados podem ser encontrados na alcalose respiratória, em dietas com grande ingestão de vegetais e frutas cítricas, hiperêmese ou no uso prolongado de sonda nasogátrica, na presença de cálculos renais, infecção das vias urinárias (especialmente por microrganismos que utilizam ureia – *Proteus* e *Pseudomonas* sp.), síndrome de Cushing, hiperaldosteronismo, hipocalemia, insuficiência renal, síndrome de Fanconi e superdosagem de álcalis. Medicações também podem alterar o pH urinário, como os diuréticos e a terapia alcalina (bicarbonatos). Valores diminuídos podem ser encontrados em casos de acidose metabólica e respiratória, perda de potássio, dieta rica em proteínas, infecção das vias urinárias por *E. coli*, diarreias intensas, diminuição de cloro, fenilcetonúria e tuberculose renal. O uso de anestésicos e de ácido ascórbico, assim como de outros fármacos, pode diminuir o pH urinário.

Proteínas. Em indivíduos saudáveis, uma pequena quantidade de proteína é filtrada pelo glomérulo (ALB, α_1 e α_2-globulinas), sendo sua maior parte reabsorvida por via tubular e eliminada em pequenas quantidades pela urina. São considerados normais valores até 150 mg/24 h. O aumento da quantidade de proteínas na urina é um indicador inicial de doença renal. Entretanto, não são todas as doenças renais que cursam com proteinúria, que não é uma condição exclusiva de doença renal, podendo aparecer em doenças não renais e em algumas condições fisiológicas. As proteínas são excretadas em velocidades diferentes e em momentos variáveis durante o período de 24 horas, sendo maior durante o dia e menor durante a noite. As proteinúrias podem ser classificadas, quanto à sua origem, como pré-renal, renal e pós-renal.

Urobilinogênio. O urobilinogênio é um produto de redução formado pela ação de bactérias sobre a bilirrubina conjugada no TGI. A maior parte do urobilinogênio é excretada nas fezes. Uma pequena parte é reabsorvida pela via êntero-hepática e reexcretrada na bile e na urina. Os níveis urinários de urobilinogênio geralmente são maiores do início ao meio da tarde, mantendo-se em níveis inferiores a 1 mg/dL. O aumento do urobilinogênio na urina indica a presença de processos hemolíticos, disfunção hepática ou porfiria.

ANÁLISE MICROSCÓPICA DO SEDIMENTO ▶ O sedimento urinário é constituído por elementos citológicos, cilindros, corpos químicos amorfos/cristalinos e elementos diversos que, suspensos na urina, se depositam quando ela permanece em repouso por algum tempo. Os seguintes elementos devem ser procurados ao microscópio: cilindros, células tubulares renais, células com inclusões lipídicas, tricomonas, agregados de leucócitos e cristais.

Células epiteliais. É comum o achado de algumas células epiteliais. Podem ser de três tipos distintos: células escamosas, transacionais e dos túbulos renais. A maioria não tem significado clínico, representando uma descamação de células do revestimento epitelial do trato urinário. O achado de células com atipias nucleares ou morfológicas pode indicar a presença de processos neoplásicos. A presença de fragmentos epiteliais e de células de origem tubular pode estar ligada a processos de necrose tubular aguda e a lesões isquêmicas renais.

Hemácias. Podem estar presentes em pequena quantidade na urina normal (3-10 por campo). A presença de hematúria indica lesões inflamatórias, infecciosas ou traumáticas dos rins ou vias urinárias. Deve-se sempre excluir contaminação por via genital. O exercício extenuante pode levar à hematúria discreta. A forma da apresentação das hemácias pode indicar sua origem, servindo como um diagnóstico diferencial de hematúrias de origens glomerular e não glomerular. Quando se apresentam em sua forma esférica habitual, seriam de origem mais distal no trato urinário; quando crenadas (irregulares), teriam origem glomerular.

Leucócitos. Podem estar presentes em pequena quantidade na urina normal (5-10 por campo). Normalmente são neutrófilos. Quantidades aumentadas indicam a presença de lesões inflamatórias, infecciosas ou traumáticas em qualquer nível do trato urinário. Deve-se sempre excluir contaminação por via genital.

Cristais. São um achado frequente na análise do sedimento urinário normal, raramente com significado clínico e com ligação direta com a dieta. Alguns cristais representam um sinal de distúrbios físico-químicos na urina ou têm significado clínico específico, como os de cistina, leucina, tirosina e fosfato amoníaco magnesiano. Podem também ser observados cristais de origem medicamentosa e de componentes de contrastes urológicos. A cistina está ligada ao defeito metabólico cistinúria, além de responder por cerca de 1% dos cálculos urinários. Como a tirosina e a leucina são resultado de catabolismo proteico, seu aparecimento na urina sob a forma de cristais pode indicar necrose ou degeneração tecidual importante. Os cristais de fosfato amoníaco magnesiano estão relacionados a infecções por bactérias produtoras de urease.

Cilindros. São elementos exclusivamente renais compostos por proteínas e moldados principalmente no lúmen dos túbulos contorcidos distais e túbulos coletores. Indivíduos sasudáveis, principalmente após exercícios extenuantes, febre ou uso de diuréticos, podem apresentar pequena quantidade de cilindros, geralmente hialinos. Sua formação é influenciada pelos elementos presentes no filtrado e pelo tempo de permanência dentro do túbulo. Nas doenças renais, apresentam-se em grandes quantidades e em diferentes formas, de acordo com o local da sua formação. Os mais comuns são os cilindros hialinos. São compostos principalmente pelas proteínas de Tamm-Horsfall, considerados normais em pequenas quantidades (0 a 2) e em maior quantidade em situações como febre, desidratação, estresse e exercício físico intenso. Os cilindros podem estar presentes em diferentes doenças, como hemáticos (doença renal intrínseca), leucocitários (pielonefrites), de células epiteliais (lesões nos túbulos renais), granulosos (doença renal glomerular ou tubular e algumas situações fisiológicas) e céreos (insuficiência renal, rejeição a transplantes, doenças renais agudas e estase do fluxo urinário) (Quadro 107.4).

Muco. Produzido pelo epitélio do túbulo renal e pelas células epiteliais. A presença excessiva de muco decorre de processos inflamatórios do trato urinário inferior ou do trato genital.

INTERFERENTES ▶ Urinas com contaminações fecais, menstruação ou recipiente em más condições de assepsia são condições que podem interferir nas análises.

PREPARO DO PACIENTE ▶ Coleta de urina recente em volume mínimo de 15 mL, sem adição de conservantes, após a realização de assepsia da área genital desprezando-se o primeiro jato, colhendo-se o jato intermediário. O recomendável é a coleta da primeira micção da manhã ou uma amostra de pelo menos 4 horas de retenção urinária em frasco plástico esterilizado específico.

EXAME PARASITOLÓGICO ▶

OUTROS NOMES/SIGLAS ▶ Pesquisa de ovos, cistos e larvas; protoparasitológico; exame parasitológico de fezes, EPF

VALOR DE REFERÊNCIA ▶ Ausência de ovos, cistos, larvas ou parasitas

DEFINIÇÃO/INTERPRETAÇÃO ▶ O exame parasitológico é utilizado no diagnóstico de infestação por parasitas intestinais. Há duas categorias de parasitas intestinais: os protozoários e os helmintos. Todos iniciam seu processo de infestação por ingestão de cistos, ovos ou formas maduras a partir de alimentos e água contaminados ou processamento de alimentos com mãos e materiais contaminados. Cada parasita apresenta características particulares de infecção e processos fisiopatológicos específicos. A prevalência e a incidência das parasitoses parecem estar associadas às condições socioeconômicas da população avaliada. A solicitação de exame parasitológico é realizada a partir de sintomas gastrintestinais, como dor abdominal, diarreia ou gases. A simples presença de alguns parasitas não justifica o quadro patológico (*Entamoeba coli*, *Endolimax nana*, *Iodamoeba butschlii* e outros menos frequentes), ao passo que outros sempre merecem tratamento (embora alguns autores sustentem que devem ser tratados todos os pacientes que apresentem qualquer parasita detectável nas fezes). Clinicamente, é necessária apenas a qualificação ou indicação de presença/ausência de parasitas

QUADRO 187.4 ▶ CLASSIFICAÇÃO DOS CILINDROS

TIPO	MORFOLOGIA/COMPOSIÇÃO	SIGNIFICADO
Hialino	Homogêneo, cilíndrico, extremidades redondas	Estase urinária, fisiológico formado por proteína de Tamm-Horsfall
Granuloso	Cilindro com partículas ou granulações finas	Lesão tubular, fisiológico relativamente refringente
Leucocitário	Cilindro hialino com leucócitos no interior	Inflamação renal
Hemático	Inclusão de hemácias, cor ferrugem	Glomerulonefrite, nefrite intersticial
Epitelial	Cilindro hialino com células tubulares	Lesão tubular
Céreo	Homogêneo, opaco, refringente, degeneração de margens com indentação, extremidades irregulares	Lesão tubular, insuficiência renal
Lipídico	Transparente, inclusão de gotas lipídicas refringentes, cruz de malta em luz polarizada	Síndrome nefrótica
Largo	Granuloso ou céreo com grande diâmetro	Origem em ducto coletor dilatado, insuficiência renal

nas fezes, não havendo a exigência da quantificação de parasitas (mesmo de *Taenia* sp. ou *Schistosoma* sp.), dada a não uniformidade do bolo fecal, bem como a inutilidade do dado.

MATERIAL ▶ Fezes

MÉTODO ▶ Hoffman, Baerman, Ritchie & Wilis

INTERFERENTES ▶ Urina, água de vaso sanitário

PREPARO DO PACIENTE ▶ Coleta de fezes recentes (até 2 h), sendo recomendável a colheita de pelo menos três amostras separadas com intervalo de 3 a 5 dias. Realizar a coleta preferencialmente pela manhã, não sendo necessária dieta especial. Podem-se utilizar preservantes de amostra, como formalina a 10%, álcool polivinílico, formoacetato de sódio ou mertiolate-iodo-formol. Para cada preservativo, uma porção da amostra é misturada com três partes de fixador.

FATOR ANTINUCLEAR ▶

OUTROS NOMES/SIGLAS ▶ FAN, anticorpo antinuclear (ANA), pesquisa de anticorpo contra antígenos celulares (PAAC)

VALORES DE REFERÊNCIA ▶

- Nuclear: não reagente
- Nucleolar: não reagente
- Placa cromossômica metafásica: não reagente
- Citoplasmático: não reagente
- Aparelho mitótico: não reagente

DEFINIÇÃO/INTERPRETAÇÃO ▶ A pesquisa do FAN auxilia no diagnóstico de doenças reumatológicas autoimunes. Os ANAs são anticorpos heterogêneos dirigidos contra antígenos nucleares – DNA e ácido ribonucleico (RNA, do inglês *ribonucleic acid*), histonas e proteínas não histonas. O exame de FAN apresenta grande sensibilidade e baixa especificidade, razão pela qual uma reação positiva, independentemente do título, deve ser valorizada com cautela, levando-se em conta o histórico do paciente, o exame físico, o quadro clínico e outros exames subsidiários para possibilitar o diagnóstico correto de uma enfermidade. Os padrões de fluorescência geralmente indicam o grupo de antígenos nucleares envolvidos, indicando posterior investigação ou associação patológica. Os padrões encontrados podem ser os seguintes: homogêneo, nucleolar, salpicado, citoplasmático, periférico e centromérico. O estabelecimento desses padrões é geralmente seguido pela determinação mais específica dos anticorpos contra os antígenos a eles associados (Quadro 107.5 e Fig. 107.2). O HEp-2 é encarado como o substrato mais adequado, por fornecer sensibilidade mais acurada aos antígenos nucleares possíveis, em vez de cortes e *imprints* de animais. São considerados de importância clínica resultados com diluições superiores a 1:80 (diluição de rastreamento). O IV Consenso não recomenda a utilização de ensaios automatizados (Elisa e quimioluminescência) no rastreamento de autoanticorpos.[4] Resultados reagentes são associados a LES, síndrome de Sjögren, esclerodermia, AR, artrite reumatoide juvenil (ARJ), lúpus discoide, vasculite necrosante, hepatite crônica ativa, fibrose intestinal pulmonar, pneumoconiose e tuberculose.

QUADRO 187.5 ▶ PADRÕES DE FAN

PADRÃO	DESCRIÇÃO	RELEVÂNCIAS CLÍNICAS POR AUTOANTICORPOS
Nuclear homogêneo	Nucleoplasma fluorescente de forma homogênea e regular. Não é possível distinguir a área de nucléolo, sendo considerado não reagente. Placa metafásica cromossômica intensamente corada, de aspecto hialino, com cromossomos homogêneos, positiva na anáfase e na telófase. Citoplasma não fluorescente	**Anticorpo antiDNA nativo.** Marcador de LES **Anticorpo anti-histoína.** Marcador de LES induzido por medicamentos, LES idiopático, AR, artrite idiopática juvenil, importante associação com uveíte na forma oligoarticular, síndrome de Felty e hepatite autoimune **Anticorpo anticromatina (DNA/histoína, nucleossomo).** LES
Nuclear pontilhado grosso	Nucleoplasma com grânulos de aspecto grosseiro, heterogêneos em tamanho e brilho, com poucos grânulos maiores e mais brilhantes (1 a 6/núcleo) que correspondem ao corpo de Cajal. Nucléolo e célula em divisão, com citoplasma não fluorescente	**Anticorpo antiSm.** Marcador para LES **Anticorpo antiRnp.** Critério obrigatório no diagnóstico da doença mista do tecido conectivo, também presente no LES e na esclerose sistêmica
Nuclear pontilhado fino	Nucleoplasma com granulação fina. Nucléolo e célula em divisão, com citoplasma não fluorescente	**Anticorpo antiSS-A/RO.** Síndrome de Sjögren primária, LES, lúpus neonatal, lúpus cutâneo subagudo, esclerose sistêmica, polimiosite e cirrose biliar primária **Anticorpo antiSS-B/La.** Síndrome de Sjögren primária, LES, lúpus neonatal

(Continua)

QUADRO 107.5 ▶ PADRÕES DE FAN (CONTINUAÇÃO)

PADRÃO	DESCRIÇÃO	RELEVÂNCIAS CLÍNICAS POR AUTOANTICORPOS
Nuclear pontilhado fino denso	Nucleoplasma da célula em interface apresenta-se como um pontilhado peculiar, de distribuição heterogênea, nucléolo não fluorescente. A célula em divisão apresenta decoração em pontilhado intenso e grosseiro dos cromossomos na placa metafásica, com citoplasma não fluorescente	**Anticorpo antiproteína p75 (cofator de transição) denominado LEDFG/p75.** É um dos padrões mais frequentes encontrados na rotina, cuja correlação clínica ainda não está bem estabelecida, sendo frequentemente encontrado em indivíduos sem evidência objetiva de doença sistêmica. Encontrado raramente em doenças reumáticas autoimunes, processos inflamatórios específicos e inespecíficos
Nuclear pontilhado com pontos isolados	Nucleoplasma apresenta-se com pontos fluorescentes isolados. Nucléolo e célula em divisão, com citoplasma não fluorescente	**Anticorpo antip80 coilina.** Não possui associação clínica definida. **Anticorpo antip100 – antip95.** Descrito principalmente na cirrose biliar primária
Nuclear pontilhado centromérico	Nucleoplasma da célula em interface com pontilhado de número constante (46 pontos). Nucléolo e citoplasma não fluorescente, célula em divisão apresenta concentração dos pontos na placa metafásica	**Anticorpo anticentrômero (proteínas CENP-A, CENP-B e CENP-C).** Esclerose sistêmica forma Crest (calcinose, fenômeno de Raynaud, disfunção motora do esôfago, esclerodactilia e telangiectasia), cirrose biliar primária e síndrome de Sjögren. Raramente observado em outras doenças autoimunes
Nuclear pontilhado pleomórfico	O nucleoplasma apresenta-se totalmente não fluorescente na célula em fase G1 da interface, passando a pontilhado com grânulos variando de padrão grosso, fino a fino denso na medida em que a célula evolui para as fases S e G2. Nucléolo e citoplasma não fluorescentes. Esse padrão é sugestivo de anticorpos antiPCNA	**Anticorpo contra núcleo de células em proliferação (AntiPCNA).** Encontrados especificamente em pacientes com LES

(Continua)

EXAMES LABORATORIAIS MAIS COMUNS

QUADRO 107.5 ▶ PADRÕES DE FAN (CONTINUAÇÃO)

PADRÃO	DESCRIÇÃO	RELEVÂNCIAS CLÍNICAS POR AUTOANTICORPOS
Nucleolar homogêneo	Nucléolo homogêneo, célula em divisão e citoplasma não fluorescente	**Anticorpo antiTo/Th.** Ocorre na esclerose sistêmica **Anticorpo antinucleolina.** Muito raro, descrito em LES, doença enxerto *versus* hospedeiro e mononucleose infecciosa **Anticorpo antiB23 (nucleofosmina).** Descrito na esclerose sistêmica, alguns tipos de câncer, síndrome do anticorpo antifosfolípide e doença enxerto *versus* hospedeiro
Nucleolar aglomerado	O nucléolo apresenta grumos de intensa fluorescência (como cachos de uva). Citoplasma e núcleo não fluorescentes. A célula em divisão apresenta-se amorfa, com coloração delicada em volta dos cromossomos da placa metafásica	**Anticorpo antifibrilarina (U3-nRNP).** Associado à esclerose sistêmica, especialmente com comprometimento visceral grave
Nucleolar pontilhado	Decoração pontilhada nucleolar e 5 a 10 pontos distintos e brilhantes ao longo da placa metafásica cromossômica. Núcleo e citoplasma não corados	**Anticorpo antiNOR 90.** Inicialmente descrito na esclerose sistêmica. Hoje é descrito em outras doenças do tecido conectivo, mas sem relevância clínica definida **Anticorpo antiRNA polimerase I.** Esclerose sistêmica de forma difusa com tendência para comprometimento visceral mais frequente e grave **Anticorpo antiASE (antisense to ERCC-1).** Frequentemente encontrado em associação a anticorpos antiNOR 90. A associação mais frequente parece ser o LES

(Continua)

QUADRO 187.5 ▶ PADRÕES DE FAN (CONTINUAÇÃO)

PADRÃO	DESCRIÇÃO	RELEVÂNCIAS CLÍNICAS POR AUTOANTICORPOS
Nucleolar pontilhado quasi-homogênea	Fluorescência nucleolar pontilhada extremamente fina, aproximando-se da textura homogênea, com placa metafásica corada da mesma forma. É um padrão distinto dos padrões nuclear homogêneo e nuclear pontilhado fino denso, em que não se verifica uma especificidade antigênica única, mas sim uma miscelânea de alvos antigênicos reconhecidos	O perfil clínico associado ao padrão pontilhado fino quasi-homogêneo situa-se de forma intermediária entre o padrão pontilhado fino denso e o padrão homogêneo. Pode estar relacionado a doenças reumáticas autoimunes sistêmicas
Citoplasmático fibrilar linear	Fibras de estresse que constituem o citoesqueleto decoradas de forma retilínea, cruzando toda a extensão da célula e não respeitando os limites nucleares. Núcleos e nucléolos não fluorescentes	**Anticorpo antiactina.** Encontrado em hepatopatias: hepatite autoimune, cirrose **Anticorpo antimiosina.** Hepatite C, hepatocarcinoma, MG. Quando em títulos baixos ou moderados, podem não ter relevância clínica definida
Citoplasmático fibrilar filamentar	Decoração de filamentos com acentuação uni/bipolar em relação à membrana nuclear. Núcleos e nucléolos não fluorescentes	**Anticorpo antivimentina e antiqueratina.** Anticorpo antiqueratina é o anticorpo mais importante em doença hepática alcoólica. Descrito em várias doenças inflamatórias e infecciosas. Quando em títulos baixos e moderados, pode não ter relevância clínica definida
Citoplasmático fibrilar segmentar	Apenas segmentos curtos das fibras de estresse se encontram fluorescentes. Núcleos e nucléolos negativos. Nas células em divisão, podem-se observar múltiplos grânulos intensamente fluorescentes que correspondem à forma globular das proteínas do citoplasma	**Antialfa-actinina, antivinculina e antipropomiosina.** Anticorpos encontrados na MG, na doença de Crohn e na colite ulcerativa. Quando em títulos baixos ou moderados, podem não ter relevância clínica definida

(Continua)

QUADRO 107.5 ▶ PADRÕES DE FAN (CONTINUAÇÃO)

PADRÃO	DESCRIÇÃO	RELEVÂNCIAS CLÍNICAS POR AUTOANTICORPOS
Citoplasmático pontilhado polar	Evidencia cisternas do aparelho de Golgi, com decoração somente citoplasmática em pontos agrupados de forma perinuclear, normalmente em apenas um polo nuclear. Núcleos, nucléolo e célula em divisão não fluorescentes	**Anticorpo antigolginas (cisternas do aparelho de Golgi).** Raro no LES, na síndrome de Sjögren primária e em outras doenças autoimunes sistêmicas. Relatado em ataxia cerebelar idiopática, degeneração cerebelar paraneoplásica e infecções virais pelo EBV e pelo HIV. Quando em títulos baixos ou moderados, pode não ter relevância clínica definida
Citoplasmático pontilhado com pontos isolados	Pontos definidos de número variável por toda a extensão do citoplasma. Núcleo, nucléolo e célula em divisão não fluorescentes	**Anticorpo antiEEA1 e antifosfatidilserina.** Não há associações clínicas bem definidas **Anticorpo antiGWB.** Associado à síndrome Sjögren primária, embora observado também em diversas outras condições clínicas
Citoplasmático pontilhado fino denso	Fluorescência de pontos finos, densos e confluentes, chegando à quase homogeneidade. O núcleo não está corado, mas pode ou não apresentar uma leve decoração homogênea na área do nucléolo. A célula em divisão é não fluorescente. No caso de haver fluorescência concomitante de citoplasma e nucléolo, o padrão é classificado como misto	**Anticorpo antiPL7/PL12.** Esse padrão de fluorescência pode raramente estar associado a anticorpos encontrados na poliomiosite **Anticorpo antiproteína P-ribossomal.** Esse padrão ocorre no LES e está particularmente associado ao anticorpo antiproteína P-ribossomal
Citoplasmático pontilhado fino	Pontos definidos em grande número e densidade, célula em divisão e nucléolo não fluorescentes	**Anticorpo anti-histidil t RNA sintetase (Jo1).** Anticorpo marcador de polimiosite no adulto. Descrito raramente na dermatomiosite. Outros anticorpos antitRNA sintetases podem gerar o mesmo padrão

(Continua)

QUADRO 107.5 ▶ PADRÕES DE FAN (CONTINUAÇÃO)

PADRÃO	DESCRIÇÃO	RELEVÂNCIAS CLÍNICAS POR AUTOANTICORPOS
Citoplasmático pontilhado reticulado	Fluorescência em múltiplos pontos dispostos sob forma de retículo irradiando a partir da periferia do núcleo por todo o citoplasma. Núcleo, nucléolo e célula em divisão não fluorescentes	**Anticorpo antimitocôndria.** Marcador da cirrose biliar primária. Raramente encontrado na esclerose sistêmica. Devido ao encontro relativamente comum de padrão assemelhado e não relacionado a anticorpos antimitocôndria, é fundamental a confirmação por teste específico
Citoplasmático em anéis e bastões	A partir da inibição farmacológica da CTPS1 (6-diazo-5-oxo-L-norleucina e acivicina) e da IMPDH2 (ribavirina), evidenciou-se a indução dose-dependente de estruturas em anéis e bastões citoplasmáticos em substratos de células neoplásicas	**Anticorpo Anti-IMPDH2 e AntiCTPS1.** Alvos antigênicos envolvidos com a síntese de ácidos nucleicos e fosfolipídeos com função importante na proliferação celular. Associação com infecção pelo HCV
Aparelho mitótico tipo centríolo	Ponto fluorescente isolado no citoplasma em um polo na célula em repouso (interfase) que se divide em dois e migra ao polo oposto do núcleo à medida que a célula entra em divisão	**Anticorpo anti-α-enolase.** Em títulos baixos, não tem associação clínica definida. Em títulos altos, pode estar associado à esclerose sistêmica
Aparelho mitótico tipo ponte intercelular	Antígenos que formam a união entre células mãe/filha ao final da telófase. Podem ser observados com fluorescência intensa na ponte citoplasmática que sofrerá clivagem ao final da divisão celular	**Anticorpo anti-β-tubulina.** Pode ser encontrado no LES e na doença mista do tecido conectivo. Outros anticorpos ainda não bem definidos podem gerar o mesmo padrão. Associado a diversas condições autoimunes com baixa especificidade, tendo relevância clínica somente em altos títulos

(Continua)

EXAMES LABORATORIAIS MAIS COMUNS

QUADRO 107.5 ▶ PADRÕES DE FAN (CONTINUAÇÃO)

PADRÃO	DESCRIÇÃO	RELEVÂNCIAS CLÍNICAS POR AUTOANTICORPOS
Aparelho mitótico tipo fuso mitótico (NuMa-2)	Células em interfase se encontram não fluorescentes em todas as estruturas. Há decoração extensa e grosseira nos polos mitóticos das células em metáfase, e as pontes intercelulares são positivas na telófase. Citoplasma não fluorescente	**Anticorpo Anti-HsEg5/NuMa-2.** Associado a diversas condições autoimunes com baixa especificidade, tendo relevância clínica somente em altos títulos
Misto do tipo nuclear pontilhado fino com fluorescência do aparelho mitótico	As células em interfase apresentam o núcleo corado como um pontilhado bem fino, geralmente de alto título. Células mitóticas em metáfase e anáfase apresentam colocação bem definida e dedicada da região pericentrossômica e das partes próximas do fuso mitótico. Na telófase, observa-se coloração pontilhada dos núcleos neoformados	**Anticorpo antiNuMa1.** Associado à síndrome de Sjögren, podendo ocorrer também outras condições autoimunes ou inflamatórias crônicas. Quando em títulos baixos ou moderados, pode não estar associado à evidência objetiva de doença inflamatória sistêmica
Misto do tipo nuclear pontilhado grosso e nucleolar homogêneo	Células em interfase apresentam o núcleo corado como pontilhado grosso e o nucléolo corado de forma homogênea. Na metáfase há coloração ao redor da placa metafásica	**Anticorpo antiKu.** Marcador de superposição, poliomiesite e esclerose sistêmica. Pode ocorrer no LES e na esclerodermia

(Continua)

QUADRO 107.5 ▶ PADRÕES DE FAN (CONTINUAÇÃO)

PADRÃO	DESCRIÇÃO	RELEVÂNCIAS CLÍNICAS POR AUTOANTICORPOS
Misto do tipo nuclear e nucleolar pontilhado fino com placa metafásica corada	Células em interfase apresentam o núcleo corado de forma pontilhada fina, e o nucléolo sobressai também com padrão pontilhado fino. Na metáfase, a placa metafásica apresenta padrão pontilhado fino	**Anticorpo antiDNA topoisomerase I (Scl-70).** Associado à esclerose sistêmica de forma difusa, em que indica formas de maior comprometimento visceral. Mais raramente pode ocorrer na síndrome Crest e superposição
Misto do tipo nuclear pontilhado fino e nucleolar pontilhado	Células em interfase apresentam o núcleo corado de forma pontilhada fina delicada e sobressaindo o nucléolo corado com padrão pontilhado (pontos individuais). O citoplasma não é corado. Na metáfase, observam-se de 5 a 10 pontos isolados e brilhantes na placa metafásica, correspondente às NORs	**Anticorpo antiRNA polimerase I e II.** Esses dois autoanticorpos em geral aparecem em combinação, sendo a RNA polimerase I responsável pela distribuição nucleolar e em NOR, e a RNA polimerase II responde pela distribuição nuclear. AntiRNA polimerase I é considerado marcador de esclerose sistêmica, e antiRNA polimerase II aparece em diversas condições autoimunes
Misto do tipo citoplasmático pontilhado fino denso a homogêneo e nucleolar homogêneo	Núcleo totalmente não corado e onucléolo corado fracamente. O citoplasma apresenta intensa coloração com pontilhado muito fino e muito denso, quase homogêneo. As células mitóticas não são coradas	**Anticorpo antirRNP (antiproteína P ribossomal).** Marcador de LES e mais frequentemente relacionado à psicose lúpica. Também parece estar associado à atividade da doença

(Continua)

QUADRO 107.5 ▶ PADRÕES DE FAN (CONTINUAÇÃO)

PADRÃO	DESCRIÇÃO	RELEVÂNCIAS CLÍNICAS POR AUTOANTICORPOS
Misto do tipo CENP-F	Fluorescência pontilhada fina de intensidade variável na matriz nuclear nas células em interfase e nucléolos negativos. Decoração rendilhada dos cinetócoros, visível na prófase e na metáfase. O aparelho mitótico apresenta marcação pontual na região central da ponte intercelular nas células em telófase	**Anticorpos AntiCENP-F ou mitosina.** Relação de positividade para o padrão em diferentes doenças neoplásicas, doenças hepáticas crônicas, rejeição crônica de aloenxerto renal e doença de Crohn. Foi relatada a presença do padrão CENP-F em um paciente com carcinoma colorretal
Misto antiDNA topoisomerase	Padrão específico, caracterizado pela decoração de cinco domínios celulares: núcleo, nucléolos, citoplasma, NOR e cromossomos da placa cromossômica	**Anticorpo AntiScl70.** Padrão associado a anticorpos antiDNA topoisomerase I restringe-se ao núcleo e ao nucléolo, não havendo especificidade neste achado

LES, lúpus eritematoso sistêmico; AR, artrite reumatoide; HIV, vírus da imunodeficiência humana; EBV, vírus Epstein-Barr; HCV, vírus da hepatite C; NOR, região organizadora de nucléolo, ou *nucleolus organizer region*.
Fonte: Francescantonio e colaboradores.[5]

Nucleares

- **Homogêneo periférico** — PCM (−)
  - Membrana nuclear
    - Contínua
    - Pontilhada
- **Homogêneo** — PCM (+)
- **Pontilhado**
  - PCM (−)
    - Fino
    - Grosso
    - Grosso reticulado
    - Pleomórfico PCNA
    - Pontos isolados
  - PCM (+)
    - Centromérico
    - Fino denso
    - *Quasi*-homogêneo

Nucleolares

- **Nucleolares**
  - Homogêneo — PCM (−)
  - Aglomerado — PCM Amorfa
  - Pontilhado — PCM (+)

Aparelho mitótico

- Centríolo
- Ponte intercelular
- Fuso mitótico
  - Numa II

Citoplasmáticos

- **Fibrilar**
  - Linear
  - Filamentar
  - Segmentar
- **Pontilhado**
  - Polar
  - Com pontos isolados
  - Fino denso
  - Fino
  - Reticulado
- **Anéis e bastões**

Laudo opcional
Laudo obrigatório

Placa metafásica cromossômica
PCM (+) Positiva
PCM (−) Negativa

Mistos

- Misto do tipo nuclear pontilhado fino com fluorescência do aparelho mitótico
- Misto do tipo nuclear pontilhado grosso e nucleolar homogêneo com placa metafásica decorada em anel (cromossomos negativos)
- Misto do tipo nuclear pontilhado fino com placa metafásica positiva e decoração do citoplasma e da região organizadora do nucléolo
- Misto do tipo nuclear pontilhado fino e nucleolar pontilhado com decoração das regiões organizadoras do nucléolo
- Misto do tipo citoplasmático pontilhado fino denso a homogêneo e nucleolar homogêneo
- Misto do tipo nuclear com positividade da ponte intercelular

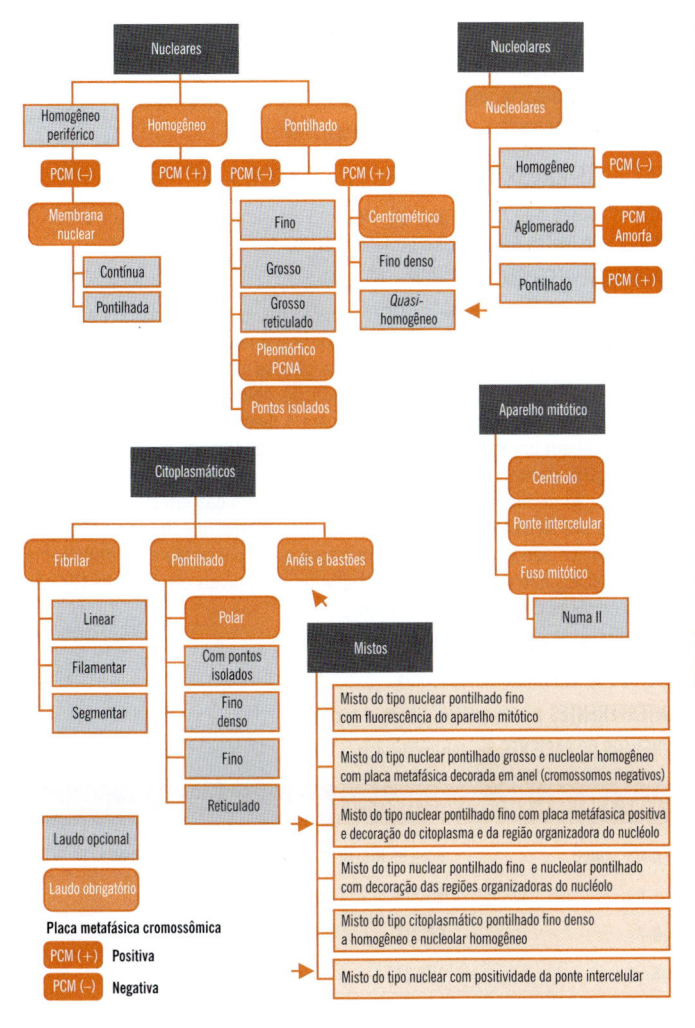

FIGURA 107.2 ► ÁRVORES DE CLASSIFICAÇÃO DOS PADRÕES NUCLEARES, NUCLEOLARES, CITOPLASMÁTICOS, DO APARELHO MITÓTICO E MISTOS. AS SETAS INDICAM AS INCLUSÕES DOS NOVOS PADRÕES RECONHECIDOS.
Fonte: Francescantônio e colaboradores.[5]

MATERIAL ► Soro
MÉTODO ► IFI em células HEp-2

INTERFERENTES ▶ Hemólise atua como interferente. Há fármacos que podem induzir a formação de ANAs e a síndrome semelhante ao LES, como procainamida, hidralazina, anticonvulsivantes, α-metildopa e penicilinas.

PREPARO DO PACIENTE ▶ Jejum não obrigatório

FATOR DE CRESCIMENTO INSULINA-SÍMILE 1 ▶

OUTROS NOMES/SIGLAS ▶ Fator de crescimento semelhante à insulina tipo 1 (IGF-1, do inglês *insulin-like growth factor*), somatomedina-C

VALORES DE REFERÊNCIA ▶ Tabela 107.10

DEFINIÇÃO/INTERPRETAÇÃO ▶ O IGF-1 é uma proteína produzida no fígado em resposta ao GH com papel importante no crescimento e no desenvolvimento da musculatura, reduzindo os níveis de glicose no sangue e os níveis de gordura corporal. Também altera a oxidação lipídica e aumenta a síntese de proteínas. Sua dosagem é utilizada para o diagnóstico de baixa estatura, sendo também um índice de nutrição. Também é utilizado no diagnóstico de acromegalia (tanto no diagnóstico como no monitoramento terapêutico) e na avaliação de hipopituitarismo e lesões hipotalâmicas em crianças. Níveis elevados são detectados durante os disparos de crescimento na puberdade. Níveis baixos são encontrados em crianças e em pacientes com deficiência de GH. Níveis não detectáveis concomitantes com níveis elevados de GH são característicos da síndrome de Laron.

MATERIAL ▶ Soro

MÉTODO ▶ Quimioluminescência

INTERFERENTES ▶ Hemólise, lipemia excessiva

PREPARO DO PACIENTE ▶ Jejum de 4 h

TABELA 107.10 ▶ VALORES DE REFERÊNCIA DO IGF-1

IDADE (ANOS)	HOMENS (NG/ML)	MULHERES (NG/ML)
1-4	50-214	44-356
5-7	62-316	91-414
8-9	103-341	140-421
10-11	114-470	156-670
12-13	145-759	259-684
14-15	236-756	279-671
16-20	235-629	156-531
21-24	168-457	128-436
25-54	105-362	98-355
> 55	67-299	65-284

FATORES DE COAGULAÇÃO

A hemostasia resulta de interações complexas pelas quais o sangue é mantido fluido no sistema vascular, em que se previnem processos hemorrágicos espontâneos e se contêm sangramentos traumáticos. Essas interações constam especialmente na resistência e na contratilidade normais dos vasos, na constituição e na elasticidade dos tecidos periféricos, na atividade plaquetária normal, em um sistema adequado de coagulação e na estabilidade do coágulo. Quando há lesão em um vaso sanguíneo, inicialmente ocorre redução do fluxo sanguíneo local por vasoconstrição. Depois, as plaquetas aderem às fibras de colágeno, liberando substâncias intraplaquetárias, formando um tampão hemostático. Pelas vias extrínseca e intrínseca, fatores plasmáticos ativam a protrombina, transformando-a em trombina, que passa a atuar sobre o fibrinogênio para formar a rede de fibrina que é estabilizada pela ação do fator XIII, formando um coágulo sólido. Posteriormente, este coágulo é lisado pelo sistema fibrinolítico, fazendo com que o plasminogênio seja ativado à plasmina e dividindo a fibrina em produtos de degradação. Distúrbios adquiridos ou hereditários desses sistemas fisiológicos ocasionam doenças hemorrágicas ou trombóticas. Os mecanismos fisiopatológicos que envolvem a trombogênese estão associados a doenças que envolvem alterações no fluxo, na composição do sangue e na parede vascular (Quadro 107.6 e Fig. 107.3).

FATOR V ▶

OUTROS NOMES/SIGLAS ▶ Pró-acelerina ou fator lábil

VALORES DE REFERÊNCIA ▶

- Pediátrico:
    - Recém-nascidos: 30 a 40%
    - 1 a 5 anos: 79 a 127%
    - 6 a 10 anos: 63 a 116%
    - 11 a 16 anos: 55 a 99%
- Adulto: 60 a 140%

DEFINIÇÃO/INTERPRETAÇÃO ▶ Utilizado para detectar a atividade do fator V visando avaliar uma das causas de hipercoagulabilidade, que consta na re-

QUADRO 107.6 ▶ CLASSIFICAÇÃO DOS FATORES DE COAGULAÇÃO DE ACORDO COM OS SISTEMAS INTRÍNSECO E EXTRÍNSECO

SISTEMA INTRÍNSECO	SISTEMA EXTRÍNSECO
Fator VIII	Fator II
Fator IX	Fator V
Fator XI	Fator VII
Fator XII	Fator X

Ativação por contato (via intrínseca)

Ativação por contato (via extrínseca)

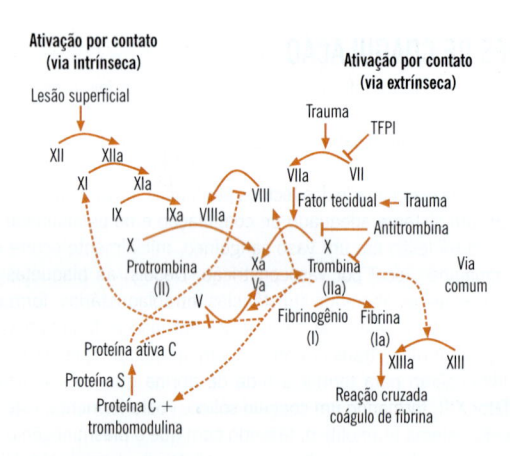

FIGURA 107.3 ▶ CASCATA DE COAGULAÇÃO – VIA INTRÍNSECA E VIA EXTRÍNSECA.
TFPI, inibidor da via do fator tecidual.
Fonte: Hehn.[5]

sistência à proteína C ativada. O fator V é uma glicoproteína vitamina K-dependente sintetizada no fígado, sendo o fator que acelera a conversão de protrombina em trombina. A deficiência de fator V é uma condição herdada, autossômica recessiva. Os sintomas podem ser de leves a graves e incluem arroxeamento fácil, frequente epistaxe, menorragia e sangramento prolongado após episódios traumáticos. Sua dosagem está diminuída na deficiência de α-globulina, CIVD, deficiência de fator V, inibidores circulantes do fator V, fibrinogenólise, doença hepática, deficiência de fator lábil, leucemia aguda, para-hemofilia, estados pós-operatórios, deficiência de pró-acelerina e terapia radioativa.

MATERIAL ▶ Plasma citratado

MÉTODO ▶ Coagulométrico

INTERFERENTES ▶ Alguns medicamentos interferem na dosagem, como heparina, varfarina sódica, dicumarínicos e anisindiona.

PREPARO DO PACIENTE ▶ Jejum de 4 h

FATOR VII ▶

OUTROS NOMES/SIGLAS ▶ Autoprotrombina I, pró-convertina

VALORES DE REFERÊNCIA ▶

- Pediátrico:
    - Recém-nascidos: 39 a 143%
    - 1 a 5 anos: 55 a 116%
    - 6 a 10 anos: 52 a 120%
    - 11 a 16 anos: 58 a 115%
- Adulto: 60 a 140%

DEFINIÇÃO/INTERPRETAÇÃO ▶ O fator VII faz parte da via extrínseca da coagulação. Sua dosagem é utilizada para avaliar as causas de um TP prolongado. A deficiência congênita do fator VII é rara e apresenta herança autossômica recessiva. As principais causas da deficiência adquirida incluem insuficiência hepática, anticorpos contra o fator VII (em portadores de doenças autoimunes e neoplasias), deficiência de vitamina K e anticoagulação oral.

MATERIAL ▶ Plasma citratado

MÉTODO ▶ Teste funcional quantitativo de único estágio com base no TP, utilizando plasma comercial deficiente em fator VII. Curva de calibração realizada com padrão comercial calibrado contra referência internacional.

INTERFERENTES ▶ Alguns medicamentos interferem diminuindo a dosagem, como heparina, varfarina sódica e cumarínicos.

PREPARO DO PACIENTE ▶ Jejum de 4 h

FATOR IX ▶

OUTRO NOME/SIGLA ▶ Autoprotrombina II

VALOR DE REFERÊNCIA ▶ 60 a 140%

DEFINIÇÃO/INTERPRETAÇÃO ▶ O fator IX faz parte da via intrínseca da coagulação. É uma proteína da coagulação produzida no fígado, vitamina K-dependente, que ativa o fator X na presença do fator VIII, fosfolipídeos e íons de cálcio, levando à produção de trombina e à formação de um coágulo de fibrina. É utilizado para avaliar as causas de valores de tempo de tromboplastina parcial ativada (TTPa) prolongado. A deficiência de fator IX pode ser tanto hereditária, sendo chamada de hemofilia B, como adquirida.

MATERIAL ▶ Plasma citratado

MÉTODO ▶ Coagulométrico

INTERFERENTES ▶ Anticoagulantes orais, como heparina, varfarina, antibióticos e contraceptivos orais, podem atuar como interferentes.

PREPARO DO PACIENTE ▶ Jejum de 4 h

FATOR XIII ▶

OUTROS NOMES/SIGLAS ▶ Fator estabilizador de fibrina, fibrinoligase

VALORES DE REFERÊNCIA ▶

- Qualitativo: o coágulo se dissolve em 1 a 2 h na deficiência de fator XIII
- Quantitativo: 70 a 140%; RNs apresentam valores menores

DEFINIÇÃO/INTERPRETAÇÃO ▶ O fator XIII ativado estabiliza o coágulo de fibrina, sendo um fator essencial na cascata de coagulação intrínseca. A hemofilia A é uma doença hereditária, recessiva ligada ao X, que resulta da deficiência de fator de coagulação XIII funcional. A morbidade e a mortalidade associadas são resultados primariamente de hemorragia, embora existam eventos (especialmente infecciosos) associados à frequência de transfusões.

Com baixos níveis de fator XIII, sua disfunção ou presença de inibidores, ocorre uma interrupção do funcionamento normal da cascata de coagulação, resultando em hemorragias espontâneas ou excessivas em resposta até a pequenos traumas. Os sítios hemorrágicos mais frequentes incluem as articulações, os músculos, o SNC, as superfícies mucosas e os sistemas gastrintestinal, geniturinário, pulmonar e cardiovascular. Pacientes acometidos geralmente apresentam TTPa elevado, e as dosagens de fator XIII funcional estão diminuídas. Este teste avalia a funcionalidade deste fator de coagulação; portanto, em caso de inibidores ou mutações, as dosagens imunométricas podem resultar normais com atividade diminuída. Sua dosagem apresenta valores aumentados com o uso de contraceptivos orais, doença hepática, reações da fase aguda e pós-operatório. Valores diminuídos ocorrem em coagulopatias devido à ausência ou deficiência de fator VII, alguns casos de LES, CIVD e doença de Von Willebrand.

MATERIAL ▶ Plasma citratado

MÉTODO ▶ Coagulométrico

INTERFERENTES ▶ Anticoagulantes, como heparina, epinefrina, contraceptivos orais e estreptocinase, podem atuar como interferentes.

PREPARO DO PACIENTE ▶ Jejum de 4 h

FATOR REUMATOIDE ▶

OUTROS NOMES/SIGLAS ▶ FR, látex

VALOR DE REFERÊNCIA ▶ < 14 UI/mL

DEFINIÇÃO/INTERPRETAÇÃO ▶ FR é o termo empregado para definir autoanticorpos humanos com especificidade para a porção Fc de moléculas de IgG. Estes são, em geral, da classe IgM, mas é possível sua presença na forma IgA ou IgG. Estão presentes no soro da maioria dos pacientes com AR, tanto que a presença do FR é um dos critérios incluídos no escore diagnóstico de AR do Colégio Americano de Reumatologia, por exemplo. A presença de positividade para FR não é diagnóstico de AR, sendo necessários outros sinais para o estabelecimento do diagnóstico. Indivíduos idosos, em especial mulheres, podem apresentar títulos significativos de FR sem a presença de AR. Algumas neoplasias de células B, como mieloma múltiplo, macroglobulinemia de Waldenströn e linfomas, além de leucemia linfocítica crônica, podem apresentar títulos significativos de FR. A presença de títulos mais altos de FR pode ser considerada um marcador prognóstico e de gravidade da doença. É possível o desaparecimento desses títulos, bem como sua flutuação com o andamento do tratamento ou progressão da doença autoimune. Outras doenças associadas à presença de títulos significativos de FR são síndrome de Sjögren, LES, esclerodermia, dermatomiosite, mononucleose infecciosa, sífilis, tuberculose, hepatites virais, endocardites bacterianas, hanseníase, sarcoidose, leishmaniose e malária (Quadro 107.7).

MATERIAL ▶ Soro

QUADRO 107.7 ▶ CONDIÇÕES ASSOCIADAS A FATOR REUMATOIDE POSITIVO	
Doenças reumatológicas	• AR • Crioglobulinemia • LES • Síndrome de Sjögren
Doenças pulmonares	• Fibrose intersticial • Silicose
Infecções	• Endocardite bacteriana subaguda • Hepatite C • Infecções virais agudas • Tuberculose
Diversos	• Pessoas idosas • Neoplasias malignas • Sarcoidose

AR, artrite reumatoide; LES, lúpus eritematoso sistêmico.

MÉTODO ▶ Turbidimetria

INTERFERENTES ▶ Hemólise, lipemia excessiva

PREPARO DO PACIENTE ▶ Jejum de 4 h

FENITOÍNA ▶

OUTROS NOMES/SIGLAS ▶ Hidantoína, difenil-hidantoína

VALORES DE REFERÊNCIA ▶

- Terapêutico: 10 a 20 μg/mL
- Tóxico: > 30 μg/mL

DEFINIÇÃO/INTERPRETAÇÃO ▶ A fenitoína é uma medicação indicada para o tratamento de epilepsia. Esse medicamento apresenta características farmacocinéticas não lineares e muito particulares, devido às grandes diferenças individuais nos parâmetros cinéticos. Assim, a monitoramento das concentrações séricas da fenitoína é muito importante no estabelecimento do regime medicamentoso adequado de acordo com a condição clínica do paciente. A principal via de excreção da medicação é pela eliminação renal de uma forma glucoronídea e de para-hidroxi-fenil-hidantoína (HPPH). A fenitoína é hidroxilada no fígado e excretada na urina. A conversão a HPPH é realizada por uma via química saturável, tanto que, eventualmente, mínimos incrementos na dosagem podem induzir a aumentos consideráveis nos níveis plasmáticos da fenitoína. Existe considerável volume de dados relativo a interações medicamentosas da fenitoína e outros medicamentos; os efeitos tóxicos são variados, dependentes da concentração plasmática.

MATERIAL ▶ Soro

MÉTODO ▶ Imunoenzimático colorimétrico

INTERFERENTES ▶ Cloranfenicol, cumarínicos, dissulfiram, isoniazida, cimetidina e sulfas aumentam seu nível sérico. Ácido valproico, salicilatos, tolbutamida, sulfixazol e fenilbutanazol aumentam a fração livre. Carbamazepina e dissulfiram aumentam seu metabolismo, diminuindo sua concentração sérica. Hemólise e lipemia podem atuar como interferentes quando muito elevados.

PREPARO DO PACIENTE ▶ Jejum não obrigatório. Coletar antes de uma das tomadas do medicamento (2 h antes) ou conforme orientação médica.

FENOBARBITAL ▶

OUTROS NOMES/SIGLAS ▶ Barbitúrico, gardenal

VALORES DE REFERÊNCIA ▶

- Terapêutico: 15 a 40 mg/L
- Tóxico: > 40mg/L

DEFINIÇÃO/INTERPRETAÇÃO ▶ Sua dosagem é utilizada na monitoramento de níveis terapêuticos e toxicidade ao uso de barbitúricos. O fenobarbital é um depressor não seletivo do SNC, utilizado primariamente como hipnótico e sedativo, e como anticonvulsivante em doses sub-hipnóticas. Os efeitos e riscos associados ao fenobarbital são relativamente bem conhecidos; sabe-se que é imperativo manter níveis sanguíneos estritos, para evitar toxicidade por superdosagem e assegurar adequada ação terapêutica. O fenobarbital possui metabolismo hepático e excreção renal, podendo interagir com muitas medicações, alterando suas características farmacodinâmicas. O fenobarbital pode alterar o metabolismo de fenitoína, cloranfenicol, teofilina, anticoagulantes orais, ciclosporina e contraceptivos orais. Além disso, pode reduzir a concentração sérica e consequentemente o efeito de fenilbutazona, griseofulvina, doxiciclina, β-bloqueadores, teofilina, corticosteroides, antidepressivos tricíclicos, quinidina, haloperidol, fenotiazina, ácido valproico e cloranfenicol.

MATERIAL ▶ Soro

MÉTODO ▶ Imunoenzimático colorimétrico

INTERFERENTES ▶ Depressores do SNC apresentam interações farmacodinâmicas. O ácido valproico, os salicilatos e a piridoxina podem aumentar as concentrações de fenobarbital.

PREPARO DO PACIENTE ▶ Jejum não obrigatório. Deve ser coletado imediatamente antes da próxima dose.

FERRITINA ▶

VALORES DE REFERÊNCIA ▶

- Homens: 23 a 336 ng/mL
- Mulheres: 11 a 306 ng/mL

DEFINIÇÃO/INTERPRETAÇÃO ▶ A ferritina é a principal proteína de armazenamento de ferro, havendo uma relação direta entre o nível sérico e a quantidade de ferro estocado. A síntese e a liberação dessa proteína pelas células hepáticas são diretamente influenciadas por citocinas inflamatórias, como a interleucina-1 e o fator de necrose tumoral (TNF, do inglês *tumor necrosis factor*). Os níveis de ferritina refletem a quantidade de ferro armazenada na medula óssea. A sua medida pode ser utilizada para detectar deficiência ou excesso de ferro, determinar resposta e adesão ao tratamento com ferro e diferenciar anemia ferropriva de anemia de doença crônica. Sugere-se uma correlação de aproximadamente 1 µg/L de ferritina para 8 a 10 mg de ferro armazenado. Os níveis de ferritina diminuem na deficiência de ferro antes mesmo do aparecimento de anemia ou alteração do tamanho da hemácia. Contudo, valores maiores são observados com a idade e em pessoas do sexo masculino. Níveis elevados ocorrem em caso de sobrecarga de ferro (hemossiderose), IRC, hepatopatias crônicas, alcoolismo, hemocromatose, hipertiroidismo, neoplasias e infecções.

MATERIAL ▶ Soro ou plasma

MÉTODOS ▶ Elisa, turbidimetria, quimioluminescência, nefelometria, eletroquimioluminescência

INTERFERENTES ▶ O nível de ferritina pode elevar-se inespecificamente em processos inflamatórios e infecciosos. Doença hepática e condições com resposta de fase aguda aumentam os níveis séricos de ferritina e podem mascarar o diagnóstico de deficiência de ferro.

PREPARO DO PACIENTE ▶ Jejum de 4 h

FERRO ▶

OUTRO NOME/SIGLA ▶ Fep

DEFINIÇÃO/INTERPRETAÇÃO ▶ Ferro é a molécula responsável pela capacidade que a hemácia tem de carregar oxigênio. Um sistema eficiente de conservação e reciclagem dessa molécula garante a síntese de Hb. Os depósitos de ferro (como ferritina e hemossiderina) são encontrados no fígado, no baço e na medula óssea. Os seus níveis variam com a idade, o sexo e a hora do dia. No sangue, o ferro é transportado por uma proteína sérica, a transferrina, sendo que sua medida pode ser útil. A determinação de ferritina completa o estudo da anemia hipocrômica microcítica, sendo um índice sensível de depleção ou sobrecarga de ferro. O principal regulador da hemostasia do ferro é a hepcidina; quando esse elemento está deficiente ou em excesso, contribui para a desregulação da hemostasia do ferro em distúrbios hereditários e adquiridos (Quadro 107.8). Sua dosagem é elevada em hemocromatose, diminuição da formação de hemácias (talassemia, anemia por deficiência de piridoxina, recidiva de anemia perniciosa), lesão hepática aguda, uso de contraceptivos como os progestogênios, gravidez ou intoxicação aguda por ferro. Seus níveis podem estar diminuídos em anemia ferropriva, anemias normocrômicas, glomerulopatias e menstruação.

QUADRO 107.8 ▶ CAUSAS DE DEFICIÊNCIA E DE EXCESSO DE FERRO

CAUSAS DE DEFICIÊNCIA DE FERRO	CAUSAS DE EXCESSO DE FERRO
• Menstruação • Variação circadiana • Síndrome nefrótica • Dieta inadequada • Neoplasia • Perdas sanguíneas • Doença inflamatória crônica	• Hemocromatose idiopática • Hemólise • Ingestão excessiva • Envenenamento por chumbo • Lesão hepática aguda • Elevação pré-menstrual • Talassemia

MATERIAL 1 ▶ Soro ou plasma
Métodos: Colorimetria, Ferene-S
Valores de referência:

- Homens: 53 a 167 µg/dL
- Mulheres: 49 a 151 µg/dL

Interferentes: Os níveis de ferro apresentam variação circadiana; pela manhã, chegam a ser 30% mais altos do que à tarde. Assim, o ideal é que a coleta seja realizada pela manhã. Os níveis de ferro podem estar falsamente aumentados por hemólise ou por contaminação do frasco. A administração de ferrodextrana aumenta os níveis séricos por várias semanas. Seus níveis podem estar falsamente diminuídos em estados de lipemia.

Preparo do paciente: Jejum de 8 a 12 h é recomendado. A reposição de ferro deve ser interrompida por, no mínimo, 48 h.

MATERIAL 2 ▶ Medula óssea (MO)

Métodos: Teste de Pearls, reserva de ferro na MO, coloração por azul da Prússia. A reação do azul da Prússia ocorre em presença de hemossiderina ou ferritina; o ferro presente na Hb não é corado. O ferro de reserva, que está contido no interior dos macrófagos, pode ser avaliado apenas nas partículas de medula óssea no esfregaço no sangue periférico normal; geralmente não existem células que se coram com azul da Prússia.

Valores de referência:

- O resultado é considerado negativo ou positivo, com gradações de 1+ até 5+.
- Em adultos:
    - 2+ é considerado normal
    - 3+, ligeiramente aumentado
    - 4+, moderadamente aumentado
    - 5+, notavelmente aumentado

FIBRINOGÊNIO ▶

OUTRO NOME/SIGLA ▶ FIB
VALOR DE REFERÊNCIA ▶ 200 a 400 mg/dL

DEFINIÇÃO/INTERPRETAÇÃO ▶ É uma glicoproteína sintetizada no fígado, fator de coagulação que forma o coágulo de fibrina. A conversão do fibrinogênio em fibrina, sob influência da trombina, é o principal passo da cascata de coagulação. Além de seu papel na coagulação, o fibrinogênio é um fator de risco para doença coronariana e AVE. O aumento do fibrinogênio plasmático é geralmente temporário e envolve seu papel como proteína de fase aguda. Pode estar aumentado também devido ao tabagismo, à aterosclerose, ao diabetes, ao IAM e a influências genéticas. Níveis diminuídos de fibrinogênio ocorrem pela produção hepática prejudicada, pela ação das fibrinolisinas e pela conversão do fibrinogênio em fibrina em excesso, a ponto de não permitir sua adequada reposição, como ocorre na CIVD. O ensaio de fibrinogênio normalmente é realizado durante a investigação de sangramentos de causa desconhecida, TP ou TTPa prolongados ou como parte de um painel de CIVD. Níveis elevados também têm sido utilizados como fator preditor de eventos trombóticos arteriais.

MATERIAL ▶ Plasma citratado

MÉTODOS ▶ Clauss adaptado, coagulometria

INTERFERENTES ▶ O fibrinogênio está ausente no soro normal, mas deve aparecer na eletroforese plasmática como uma banda distinta entre as β e γ-globulinas. Não raramente, o sangue coletado de pacientes heparinizados não coagula completamente, de maneira que uma banda de fibrinogênio está presente na eletroforese. Tabagismo e anticoncepcionais orais podem interferir nos resultados, assim como lipemia e hemólise. A terapia com inibidor de trombina direta pode interferir no ensaio de Clauss. Está diminuído com o uso de alguns fármacos, como L-asparaginase e ácido valproico.

PREPARO DO PACIENTE ▶ Indicado jejum de 4 h

FIBROTEST ▶

OUTROS NOMES/SIGLAS ▶ FibroTest-Actitest, FT/AT

VALORES DE REFERÊNCIA ▶ Os resultados são apresentados em um escore de 0 a 1, proporcional ao grau de fibrose/atividade necroinflamatória convertido para o sistema Metavir conforme Figura 107.4.

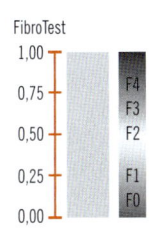

FIGURA 107.4 ▶ **SISTEMA METAVIR PARA AVALIAÇÃO DO ESCORE REFERENTE AO GRAU HEPÁTICO.**
Fonte: Imbert-Bismut e colaboradores[6] e Halfon e colaboradores.[7]

DEFINIÇÃO/INTERPRETAÇÃO ▶ O FT/AT é um biomarcador que utiliza o resultado de 6 exames laboratoriais para geração de um escore correlacionado ao grau de dano hepático em diversas doenças, como hepatites e alcoolismo, entre outras. Utilizado na avaliação laboratorial de fibrose hepática e atividade necroinflamatória. Exame alternativo à biópsia hepática aplicável à maioria dos pacientes com doença hepática crônica.

MATERIAL ▶ Sangue total em tubo com heparina

MÉTODOS ▶ Dosagem de proteínas específicas (α_2-macroglobulina, haptoglobina e apolipoproteína A1) por nefelometria ou turbidimetria. Dosagem de bilirrubina total, GGT e ALT.

INTERFERENTES ▶ Limitações do ensaio podem gerar falsos resultados, como hemólise, inflamação aguda, colestase extra-hepática, antirretrovirais.

PREPARO DO PACIENTE ▶ Jejum não obrigatório

FOSFATASE ÁCIDA PROSTÁTICA ▶

OUTRO NOME/SIGLA ▶ PAP (do inglês *prostatic acid phosphatase*)

VALOR DE REFERÊNCIA ▶ < 3 U/L

DEFINIÇÃO/INTERPRETAÇÃO ▶ Não é exclusiva da próstata. Pode ser utilizada para o estadiamento de pacientes com câncer de próstata, mas é pouco utilizada para o rastreamento desse câncer por apresentar baixa sensibilidade para doença inicial. Menos de 11% dos pacientes com neoplasia de próstata com estádio A, 22 a 56% com estádio B, 39 a 77% com estádio C e 58 a 80% com estádio D têm concentrações séricas > 3 U/L. Dos pacientes saudáveis, 2% apresentam níveis acima do normal, e dos pacientes com hiperplasia benigna da próstata, 10% apresentam níveis elevados. A PAP deve ser utilizada em conjunto com o PSA total para monitoramento de recorrência de câncer prostático em pacientes que estão recebendo terapia de ablação andrógena, pelo fato de que, nessas situações, o PSA pode estar falsamente diminuído.

MATERIAL ▶ Soro

MÉTODO ▶ Enzimático

INTERFERENTES ▶ Seus níveis também podem estar elevados em prostatites e outras neoplasias (mama, estômago, colo, tireoide, rins e ovários) e em hemólise intensa da amostra.

FOSFATASE ALCALINA ▶

OUTRO NOME/SIGLA ▶ FA

VALORES DE REFERÊNCIA ▶

- Pediátrico:
    - RN a 1 ano: até 462 UI/L
    - 1 a 12 anos: até 650 UI/L
    - Adolescência: até 390 UI/L (homens) e até 187 UI/L (mulheres)

- Adulto:
  - Homens: 40 a 130 UI/L
  - Mulheres: 35 a 104 UI/L
  - Gestantes: 40 a 200 UI/L

DEFINIÇÃO/INTERPRETAÇÃO ▶ Sua dosagem é utilizada na avaliação e no acompanhamento de doenças hepáticas e ósseas. No fígado, a FA é encontrada nos canalículos biliares, tendo sua produção aumentada pela obstrução biliar (colestase) e, em menor grau, por outras doenças hepáticas. A isoenzima óssea está presente em osteoblastos ativos; dessa forma, níveis elevados são encontrados em fraturas convalescentes, na infância e principalmente durante o estirão de crescimento puberal, quando pode alcançar níveis superiores a 650 UI/L. A FA de origem hepática é comumente encontrada associada a um aumento da GGT, que também é uma enzima que indica obstrução. Transaminases (AST e ALT) geralmente também estão elevadas em níveis variados em doenças hepáticas (Quadro 107.9). Seus níveis também estão elevados em hipertiroidismo, ICC, IRC, mononucleose infecciosa, leucemias e outras malignidades. Níveis de FA diminuídos podem ser encontrados em indivíduos com hipofosfatasia, doença autossômica recessiva que determina alteração da dentição e fragilidade óssea. Seus níveis também estão diminuídos em hipotiroidismo, desnutrição, ingestão excessiva de vitamina D, nefrite crônica e DC.

MATERIAL ▶ Soro

MÉTODOS ▶ Cinético colorimétrico, química seca

INTERFERENTES ▶ Durante a gravidez e em situações de crescimento acelerado, sua dosagem está elevada. Medicamentos como ALB intravenosa, inibido-

QUADRO 107.9 ▶ DOENÇAS NÃO HEPÁTICAS E SITUAÇÕES BENIGNAS COM ELEVAÇÃO DE FA

DOENÇAS NÃO HEPÁTICAS COM ELEVAÇÃO DE FA	ELEVAÇÕES BENIGNAS DE FA
- Doença de Paget - Neoplasia maligna - Metástase óssea - Hiperparatiroidismo - Raquitismo/osteomalácia - IRC - Fraturas - Tireotoxicose - AR - DII	- Crescimento ósseo na infância, especialmente na puberdade - Terceiro trimestre de gravidez - Elevações isoladas são comuns em idosos, sendo geralmente atribuídas a um foco subclínico da doença de Paget, excluindo-se neoplasia maligna. Outra possibilidade é osteomalácia devido à deficiência de vitamina D - Elevações transitórias podem ocorrer na infância sem o aumento de outras enzimas hepáticas, podendo ser causadas por infecções virais - Indivíduos com síndrome benigna de hiperfosfatasemia familiar apresentam níveis elevados durante toda a vida

FA, fosfatase alcalina; IRC, insuficiência renal crônica; DII, doença intestinal inflamatória; AR, artrite reumatoide.

res da enzima conversora de angiotensina (IECA), paracetamol, anticonvulsivantes, antibióticos (amoxicilina, eritromicina, etambutol, dapsona), antipsicóticos, BZDs, estrogênios, sulfatoferroso, heparina, varfarina, interferons, hipolipemiantes, AINEs, salicilatos, tiazídicos, antifúngicos, β-bloqueadores e sulfonureias podem elevavar suas dosagens séricas.

PREPARO DO PACIENTE ▶ Jejum de 8 h; dieta hiperlipídica pode aumentar o nível sérico.

FOSFATASE ALCALINA NEUTROFÍLICA ▶

OUTROS NOMES/SIGLAS ▶ Fosfatase alcalina leucocitária, FAL, fosfatase alcalina neutrofílica

VALOR DE REFERÊNCIA ▶ % + células = 17 a 89%

DEFINIÇÃO/INTERPRETAÇÃO ▶ A dosagem é utilizada no diagnóstico diferencial da leucemia mieloide crônica (LMC), hemoglobinúria paroxística noturna (HPN), leucocitose inflamatória, policitemia vera (PV) e anemia aplástica. Níveis de FA leucocitária (FAL) estão elevados na leucocitose inflamatória, na PV e na anemia aplástica. Níveis de FAL estão diminuídos na LMC e na HPN. Pacientes com síndromes mielodisplásicas podem apresentar valores de FAL tanto abaixo como acima do normal.

MATERIAL ▶ Sangue total

MÉTODO ▶ Método de Kaplow

INTERFERENTES ▶ Medicamentos como corticoides e estrogênios podem interferir com a sua dosagem, assim como a gravidez.

PREPARO DO PACIENTE ▶ Jejum de 4 h

FÓSFORO ▶

OUTROS NOMES/SIGLAS ▶ Fósforo inorgânico, fosfato

VALORES DE REFERÊNCIA ▶

- Sérico:
  - Crianças: 4 a 6 mg/dL
  - Adultos: 2,5 a 4,5 mg/dL
- Urinário:
  - Adultos: 0,9 a 1,3 g/24 h
- Valor crítico: sérico: < 1 mg/dL quando se observam manifestações hematológicas (hemólise), neurológicas (encefalopatia, parestesia, confusão), musculares (rabdomiólise), ósseas, renais e cardíacas (miocardiopatia e insuficiência cardíaca).

DEFINIÇÃO/INTERPRETAÇÃO ▶ Um dos principais elementos minerais do osso, o fósforo participa de processos metabólicos e de energia celular, funcionando também como tampão urinário. Ainda forma compostos de alta energia, como ATP, e atua como cofator em vias intracelulares (NADP). A concentração sanguínea é utilizada para avaliar hiperfosfatemia e hipofosfatemia em doenças renais, distúrbios gastrintestinais, efeito de fármacos e acompanhamento de nutrição parenteral total (NPT). A hiperfosfatemia ocorre na excreção renal diminuída, na insuficiência renal, no hipoparatiroidismo e no pseudo-hipoparatiroidismo. Outras causas incluem lise tumoral, rabdomiólise, hemólise e acidose metabólica e respiratória. A hipofosfatemia traz um perigo maior à vida do indivíduo e ocorre em deficiência de vitamina D, má absorção e abuso de álcool e de antiácidos contendo alumínio, cálcio ou magnésio – estados em que há uma absorção intestinal reduzida. A excreção urinária aumentada ocorre nos defeitos tubulares renais, no HPT, no DM descompensado e com fármacos como diuréticos, corticoides e bicarbonato. A dosagem urinária de fósforo é utilizada no diagnóstico de síndrome de Fanconi. O fósforo urinário aumentado ocorre no HPT primário, na deficiência de vitamina D, na ATR e no uso de diuréticos. Níveis urinários baixos ocorrem no hipoparatiroidismo, no pseudo-hipoparatiroidismo e na intoxicação por vitamina D.

MATERIAL ▶ Soro ou urina de 24 h

MÉTODOS ▶ Colorimétrico de Gomori, Goldenberg, fosfomolibdato modificado, cinético UV, espectrofotometria

INTERFERENTES ▶ A hemólise *in vitro* pode superestimar os níveis de fósforo. Vitamina D, IGF-1, glicocorticoides, hipercalemia e GH aumentam sua reabsorção, ao passo que calcitonina, hormônio da tireoide, dopamina e glucagon a diminuem.

PREPARO DO PACIENTE ▶ Jejum de 4 h, pois há uma redução de seus níveis após as refeições. Recomenda-se que a coleta seja realizada pela manhã, considerando-se a variação diurna do fósforo, que apresenta níveis mais elevados à tarde e à noite.

FRAGILIDADE OSMÓTICA DAS HEMÁCIAS ▶

OUTROS NOMES/SIGLAS ▶ Fragilidade mecânica, fragilidade osmótica das hemácias, curva de fragilidade osmótica, resistência globular das hemácias

VALORES DE REFERÊNCIA ▶

- Sangue fresco:
  - Hemólise inicial: 0,50 a 0,45% de NaCl
  - Hemólise completa: 0,40 a 0,20% de NaCl
- Sangue incubado:
  - Hemólise inicial: 0,70 a 0,55% de NaCl
  - Hemólise completa: 0,40 a 0,20% de NaCl

O resultado da fragilidade osmótica apresenta a concentração de SF em que inicia a hemólise e a concentração em que a lise é completa.

DEFINIÇÃO/INTERPRETAÇÃO ▶ É um teste utilizado na avaliação da anemia hemolítica, especialmente na esferocitose hereditária e na avaliação de estados hemolíticos imunes. O aumento da fragilidade osmótica indica a provável presença de esferócitos no sangue periférico. Outras doenças que podem causar aumento da fragilidade osmótica são a infestação por malária e a

TABELA 107.11 ▶ FRAGILIDADE OSMÓTICA EM DIFERENTES DOENÇAS HEMATOLÓGICAS					
ESFEROCITOSE HEREDITÁRIA	ELIPTOCITOSE HEREDITÁRIA	PIROPOIQUILOCITOSE HEREDITÁRIA	ESTOMATOCITOSE HEREDITÁRIA	XEROCITOSE HEREDITÁRIA
Aumentada	Normal	Aumentada	Aumentada	Diminuída

EM. A fragilidade osmótica diminuída pode ser encontrada na deficiência de ferro, nas hemoglobinopatias e na talassemia (Tab. 107.11). Esse teste não é específico para esferocitose hereditária.

MATERIAL ▶ Sangue total com anticoagulante heparina

MÉTODO ▶ O teste de fragilidade osmótica mede a resistência das hemácias à hemólise após um estresse osmótico. Consiste em expor as hemácias à SF hipotônica em várias concentrações e medir o grau de hemólise. A forma, o volume e a área de superfície que representam o estado funcional da membrana celular são fatores que afetam a fragilidade.

INTERFERENTES ▶ A fragilidade osmótica estará aumentada em situações que consistem no aumento da relação volume e superfície celular, e estará reduzida em situação inversa.

PREPARO DO PACIENTE ▶ Jejum não obrigatório

FRAGMENTO DE CITOQUERATINA 19 ▶

OUTRO NOME/SIGLA ▶ Cyfra 21-1

VALOR DE REFERÊNCIA ▶ < 3,3 ng/mL

DEFINIÇÃO/INTERPRETAÇÃO ▶ O Cyfra 21-1 é um antígeno formado por um fragmento da citoqueratina 19 presente no soro. Ainda que esteja presente em todos os fluidos corporais, seu maior destaque é no pulmão. Este marcador permite diferenciar doenças benignas de doenças malignas do pulmão, sendo altamente sensível para SCCs, especialmente como fator de malignidade. É um marcador expresso em todas as células epiteliais e em carcinomas derivados de células epiteliais. Sua sensibilidade para detectar tumores de pulmão de qualquer tipo histológico é de 47%, sendo de 60 a 68% para os carcinomas de células escamosas de pulmão. Utilizando um limiar de 4 µg/mL, a sensibilidade é de 44% para tumores escamosos; 39% para adenocarcinomas; e 34% para tumores de pequenas células de pulmão. A sensibilidade varia conforme o estádio: 29 a 60% para estádios I; 56 a 83% para estádios II; 63 a 80% para estádios III; e 63 a 100% para estádios IV. Pacientes com Cyfra 21-1 superior a 32 µg/mL têm tumores em estádios III ou IV. Nos carcinomas de células escamosas da cérvice uterina, o Cyfra 21-1 correlaciona-se com os estádios da Federation of Ginecology and Obstetrics (FIGO); usando um valor de 2,5 µg/mL, 14% dos controles, 35% dos estádios Ib e IIa e 64% dos estádios IIb-IV apresentam valores positivos. Para carcinoma de células escamosas queratinizantes e não queratinizantes, apresenta sensibilidade de 63%, especificidade de 96%, valor preditivo positvo de 96% e valor preditivo negativo de 59%, se for usado um limiar de 3,3 µg/mL. Nos carcinomas de células escamosas do esôfago, o Cyfra21-1 está acima de 3,5 µg/mL em 48% dos doentes, mas em nenhum paciente saudável.

MATERIAL ▶ Soro

MÉTODOS ▶ Eletroquimioluminescência, radioimunoensaio

INTERFERENTES ▶ Dosagens elevadas foram observadas em pacientes com pneumonia aguda, tuberculose e doenças pulmonares intersticiais, cirrose hepática e insuficiência renal.

PREPARO DO PACIENTE ▶ Jejum não obrigatório

FRUTOSAMINA ▶

OUTROS NOMES/SIGLAS ▶ Albumina glicada, proteína glicada

VALORES DE REFERÊNCIA ▶

- Não diabéticos: 1,5 a 2,7 mmol/L
- Diabéticos: ≥ 2 a 5 mmol/L (dependendo do grau de controle)

DEFINIÇÃO/INTERPRETAÇÃO ▶ Aminofrutose é o resultado da glicose ligada covalentemente à ALB ou a outras proteínas, produzindo um produto glicado. É utilizada na avaliação do controle do paciente diabético em um período mais curto – 2 a 3 semanas – do que o representado pela Hb glicada (HbA1C) – 4 a 8 semanas). É indicada como um índice mais prolongado de controle do que simplesmente os níveis séricos de glicemia. A frutosamina é encontrada no plasma de pacientes saudáveis ou diabéticos. "Frutosamina" é o termo usado para descrever proteínas que têm sido glicadas, isto é, são derivadas de reação não enzimática da glicose e proteínas. A determinação da frutosamina não deve ser considerada equivalente à HbA1C, embora haja uma boa correlação entre esses dois parâmetros. Pode ser utilizada para avaliar o controle glicêmico de pacientes que tenham condições que alterem os valores de HbA1C, como hemoglobinopatias, estados hemolíticos ou quando se deseja avaliar o controle glicêmico em um período mais curto de tempo. Na gestação, a frutosamina pode ser mais fidedigna do que a HbA1C, a qual comumente está diminuída em função da hemodiluição.

MATERIAL ▶ Soro

MÉTODO ▶ Colorimétrico

INTERFERENTES ▶ Concentrações muito baixas de ALB (< 3 g/dL) podem resultar em valores falsamente baixos de frutosamina.

PREPARO DO PACIENTE ▶ Não é necessário jejum

GAMAGLUTAMILTRASFERASE ▶

OUTROS NOMES/SIGLAS ▶ GGT, γ-glutamiltransferase

VALORES DE REFERÊNCIA ▶

- Homens: 10 a 50 U/L
- Mulheres: 7 a 32 U/L

DEFINIÇÃO/INTERPRETAÇÃO ▶ A GGT é uma enzima presente no fígado, no rim e no pâncreas. Sua dosagem é utilizada no diagnóstico de doenças colestáticas, sendo um marcador auxiliar no diagnóstico e no monitoramento do consumo excessivo de álcool. Também é um marcador sensível de agressões hepáticas induzidas por medicamentos. É útil na distinção entre doença óssea e hepática. A GGT pode ser utilizada para rastreamento do abuso de álcool, já que está aumentada em cerca de 70% dos alcóolicos crônicos, apresentando sensibilidade de 52 a 94% e especificidade de 60 a 80%, e também no monitoramento da adesão ao tratamento. O consumo de álcool excessivo é sugestivo quando a relação GGT/FA for superior a 2,5; quando essa relação é superior a 5, sugere doença hepática de etiologia alcóolica. Se a FA estiver elevada, e a GGT, não, isso se deve à doença óssea. Em crianças, é um marcador para diferenciar hepatite neonatal de atresia biliar extra-hepática (com sensibilidade de 100%, quando seus valores são superiores a 150 U/L).

MATERIAL ▶ Soro

MÉTODO ▶ Enzimático

INTERFERENTES ▶ Os níveis de GGT aumentam com a idade em mulheres, mas não em homens. Seus níveis estão diminuídos na gestação. Medicamentos hepatotóxicos, como barbitúricos, anticonvulsivantes, anticoagulantes, paracetamol, BZDs e ADTs. Os medicamentos que reduzem seus níveis séricos são azatioprina, clofibrato, metronidazol e estrogênios.

PREPARO DO PACIENTE ▶ Jejum de 4 h

GASOMETRIA ▶

OUTROS NOMES/SIGLAS ▶ Gases sanguíneos, equilíbrio acidobásico

VALORES DE REFERÊNCIA ▶ As diferenças entre os valores normais dos parâmetros gasométricos do sangue arterial e do sangue venoso são mostradas na Tabela 107.12.

TABELA 107.12 ▶ PARÂMETROS GASOMÉTRICOS DO SANGUE ARTERIAL E VENOSO		
PARÂMETRO	SANGUE ARTERIAL	SANGUE VENOSO
pH	7,35-7,45	0,05 unidades menor do que o arterial
$PaCO_2$	35-45 mmHg	6 mmHg maior do que o arterial
PaO_2	70-100 mmHg	~ 50% (35-50 mmHg)

$PaCO_2$, pressão parcial arterial de gás carbônico; PaO_2, pressão parcial arterial de oxigênio.

AMOSTRA ▶ O material da amostra pode ser de sangue arterial ou venoso, mas é importante saber qual é a natureza da amostra para uma interpretação correta dos resultados. Quando se está interessado em uma avaliação da *performance* pulmonar, deve ser sempre obtido sangue arterial, pois essa amostra informará a respeito da hematose e permitirá o cálculo do conteúdo de oxigênio que está sendo oferecido aos tecidos (Fig. 107.5). No entanto, se o objetivo for avaliar apenas a parte metabólica, isso pode ser feito por meio de uma gasometria venosa. O sangue arterial é coletado com heparina das artérias radial, braquial, femoral, ou dorsal do pé (punção precutânea). Pode ser coletado com uso de lidocaína a 2% previamente à punção.

MÉTODOS ▶ A gasometria consiste na leitura do pH e das pressões parciais arteriais de O_2 (PaO_2) e de CO_2 ($PaCO_2$) em uma amostra de sangue. A leitura é obtida pela comparação desses parâmetros na amostra com os padrões internos do gasômetro. Pode ser realizada pelo método de Stewart ou por oximetria de pulso.

DEFINIÇÃO/INTERPRETAÇÃO ▶ A gasometria é indicada para avaliar a ventilação alveolar, a oxigenação pulmonar e as condições do equilíbrio acidobásico (pH, $PaCO_2$, HCO_3). Os distúrbios metabólicos são compensados, inicialmente, por alterações na $PaCO_2$ (compensação pulmonar) e, posteriormente, por mudanças na excreção renal de ácidos e na reabsorção de álcalis (compensação renal). Os distúrbios respiratórios têm mecanismos mais precários de compensação que dependem, já de início, de mecanismos renais de compensação. Existem algumas regras que podem ser utilizadas para avaliar as respostas compensatórias aos distúrbios acidobásicos, as quais são descritas na sequência.

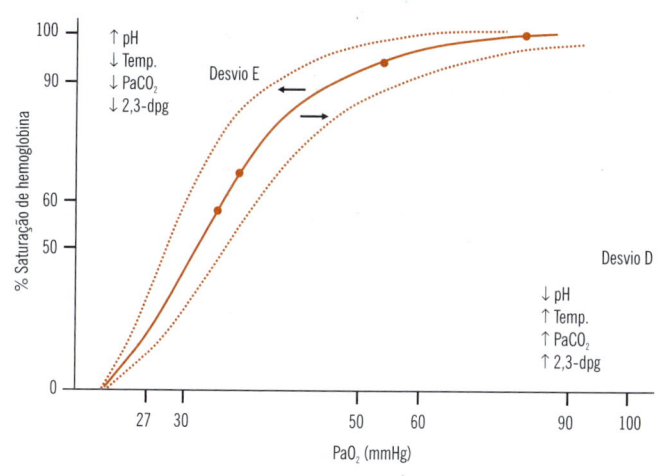

FIGURA 107.5 ▶ **RELAÇÃO ENTRE PaO_2 (MMHG) E PORCENTAGEM DE SATURAÇÃO DA HEMOGLOBINA.**

$PaCO_2$, pressão parcial arterial de gás carbônico; PaO_2, pressão parcial arterial de oxigênio; dpg, difosfoglicerato.

- Não existe compensação total ou supercompensação de um distúrbio;
- Se a compensação respiratória estiver intacta em um distúrbio metabólico:
  - [HCO_3^-] + 15 = últimos 2 dígitos do pH; ou
  - $PaCO_2$ = últimos 2 dígitos do pH;
- Se a compensação metabólica estiver intacta em um distúrbio respiratório:
  - Acidose respiratória aguda: D [HCO_3^-] = 0,1 × D $PaCO_2$;
  - Acidose respiratória crônica: D [HCO_3^-] = 0,35 × D $PaCO_2$;
  - Alcalose respiratória aguda: D [HCO_3^-] = 0,2 × D $PaCO_2$;
  - Alcalose respiratória crônica: D [HCO_3^-] = 0,5 × D $PaCO_2$;

Diante de um distúrbio acidobásico, é sempre importante buscar o diagnóstico etiológico, a fim de que a abordagem terapêutica seja dirigida à causa básica, dispondo de dados clínicos e laboratoriais que podem auxiliar no diagnóstico do distúrbio acidobásico:

- **História e exame físico;**
- **Dados gasométricos (pH, PaCO2 e HCO3-)** – Verificação da consistência matemática entre os parâmetros. Os mecanismos de compensação não normalizam o pH;
- **Outros eletrólitos** – Cálculo do intervalo aniônico (*anion gap*), que consiste na diferença entre cátions e ânions extracelulares medidos: *anion gap* = Na^+ - (Cl^- + HCO_3^-), cujo valor deve ser inferior a 12. A diferenciação entre os distúrbios com *anion gap* normal e elevado é importante para sugerir a etiologia do distúrbio e para orientar a abordagem terapêutica. Os distúrbios com *anion gap* normal sugerem que a perda de HCO_3 se associa o aumento na reabsorção tubular renal de cloreto (hipercloremia) e, no caso de haver *anion gap* aumentado, ânions não mensuráveis (lactato, acetoacetato, etc.) estão compensando o decréscimo do bicarbonato. A Tabela 107.13 apresenta os valore de referência da concentração de cátions e ânios no líquido extracelular.
- **Gradiente alvéolo-arterial de oxigênio;**

TABELA 107.13 ▶ CONCENTRAÇÃO DE CÁTIONS E ÂNIONS NO LÍQUIDO EXTRACELULAR

CÁTIONS	CONCENTRAÇÃO (MMOL/L)	ÂNIONS	CONCENTRAÇÃO (MMOL/L)
Na^+	142	Cl^-	103
K^+	4	HCO_3^-	27
Ca^{2+}	5	HPO_4^{2-}	2
Mg^{2+}	2	SO_4^{2-}	1
Outras (traços)	1	Ácidos orgânicos$^-$	5
		Proteínas$^-$	16
Total	154		154

- **Concentração de sódio em amostra única de urina** – É útil para avaliar, indiretamente, a volemia do paciente e os processos de reabsorção tubular renal. A concentração fisiológica de sódio na urina oscila entre 20 e 60 mmol/L. A interpretação desse exame deve ser avaliada simultaneamente à análise do volume urinário e, se possível, das osmolaridades sérica e urinária. A Tabela 107.14 mostra os parâmetros acidobásicos em função da idade.

GASTRINA ▶

OUTRO NOME/SIGLA ▶ Teste de estímulo à gastrina

VALOR DE REFERÊNCIA ▶ < 100 pg/mL

MATERIAL ▶ Soro

MÉTODO ▶ Ensaio imunométrico quimioluminescente, radioimunoensaio

DEFINIÇÃO/INTERPRETAÇÃO ▶ A gastrina é secretada pelas células G do antro e estimula a produção ácida, a motilidade antral, a secreção de pepsina e o fator intrínseco. É útil no diagnóstico da síndrome de Zollinger-Ellison, doença caracterizada por ulceração péptica grave do TGI e hipersecreção ácida gástrica, decorrentes da excessiva produção de gastrina por tumores pancreáticos de células não β (gastrinomas). A hipergastrinemia também pode ser observada em situações que cursam com hipocloridria ou acloridria, a exemplo de anemia perniciosa, gastrite atrófica, carcinoma gástrico, úlcera gástrica e mesmo após vagotomia. No entanto, os níveis de gastrina em tais casos não atingem valores tão altos quanto na síndrome de Zollinger-Ellison, na qual, habitualmente, são encontrados títulos superiores a 1.000 pg/mL.

INTERFERENTES ▶ Medicações tipo inibidores de bomba de prótons (IBPs), como omeprazol, lanzoprazol, etc., podem interferior na sua dosagem. Agentes pró-cinéticos igualmente interferem na análise do exame. Resultados falsamente elevados são encontrados em idosos, diabéticos em uso de insulina e indivíduos em uso de corticosteroides, cálcio, IBPs e dieta rica em proteína.

TABELA 107.14 ▶ PARÂMETROS ACIDOBÁSICOS DE REFERÊNCIA

IDADE	PH	$PACO_2$	HCO_3^-
1 mês	7,39 ± 0,02	31 ± 1,5	20 ± 0,7
3-24 meses	7,39 ± 0,03	34 ± 4	21 ± 2
1,5-3,4 anos	7,35 ± 0,05	37 ± 4	20 ± 2,5
3,5-5,4 anos	7,39 ± 0,04	38 ± 3	22 ± 1,5
5,5-12,4 anos	7,40 ± 0,03	38 ± 3	23 ± 1
12,5-17,4 anos	7,38 ± 0,03	41 ± 3	24 ± 1
Adultos	7,40 ± 0,02	41 ± 3,5	25 ± 1

PREPARO DO PACIENTE ▶ Suspender as medicações interferentes 5 dias prévios à coleta. Não realizar coleta de gastrina no mesmo dia após ter feito endoscopia digestiva alta.

GENTAMICINA ▶

OUTRO NOME/SIGLA ▶ Classe dos aminoglicosídeos

VALORES DE REFERÊNCIA ▶

- Terapêutico: 4 a 8 mg/L (8-16 µmol/L)
- Tóxico: > 8 mg/L (> 16 µmol/L)

DEFINIÇÃO/INTERPRETAÇÃO ▶ Antibiótico aminoglicosídeo. Esse exame deve ser solicitado para acompanhamento de tratamento e na suspeita de intoxicação e superdosagem. Quando solicitado para monitorar os níveis terapêuticos, é útil correlacioná-lo com a MIC da bactéria a ser tratada.

MATERIAL ▶ Soro ou plasma

MÉTODO ▶ Imunocinético de dois pontos

INTERFERENTES ▶ Paciente com nefropatia, em uso de outro fármaco nefrotóxico e desidratado apresenta risco maior para nefrotoxicidade.

PREPARO DO PACIENTE ▶ Deve ser coletado imediatamente antes da próxima dose, no caso de acompanhamento do tratamento, e o mais rapidamente possível, na suspeita de intoxicação.

GIARDIA INTESTINALIS ▶

OUTROS NOMES/SIGLAS ▶ Pesquisa de *Giardia lamblia*, *Giardia duodenalis*, giardíase

VALOR DE REFERÊNCIA ▶ Ausência de cistos ou parasitas

DEFINIÇÃO/INTERPRETAÇÃO ▶ A giardíase é uma das doenças parasitárias mais comuns. Consta de um protozoário intestinal, flagelado, em formato de pera/gota, podendo estar na forma trofozoíta ou de cisto. Habita o intestino delgado, na porção proximal (não se dissemina por via hematogênica), provocando diarreia e síndrome de má absorção. A doença na forma assintomática ou sintomática tem maior prevalência em creches ou outras instituições onde cuidados de higiene não são muito adequados, e a trasmissão pode se dar de forma interpessoal. A presença de cistos (em fezes formadas) ou trofozoítos (em fezes diarreicas) estabelece o diagnóstico de infestação parasitária. O surgimento de intolerância à lactose e má absorção são indicativos de perda da atividade enzimática da borda em escova das células do intestino delgado. As manifestações clínicas da giardíase variam da condição de portador assintomático à diarreia e síndrome de má absorção. As manifestações clínicas são observadas, em geral, após um período de incubação de 5 a 6 dias, sendo diarreia, dor e distensão, eructação, flatulência, náuseas e vômitos os sintomas e sinais mais frequentes. Febre, sangue ou muco nas fezes e outros sinais de colite são raros.

MATERIAL ▶ Fezes. Ideal coleta de 3 amostras em dias alternados.

MÉTODOS ▶ A busca de cisto é realizada pelo método de Faust ou Ritchie, e os trofozoítas são analisados por microscopia direta a fresco.

INTERFERENTES ▶ A quantidade de cistos eliminados pode ter intermitência de passagem com intervalos que variam de 2 a 10 dias, ocasionando falso-negativos.

PREPARO DO PACIENTE ▶ Não precisa dieta especial. Evitar uso de óleo mineral. Coletar as fezes, de preferência pela manhã, e trazê-las imediatamente ao laboratório.

GLICEMIA ▶

OUTRO NOME/SIGLA ▶ Dosagem de glicose sérica

VALOR DE REFERÊNCIA ▶ 70 a 99 mg/dL

DEFINIÇÃO/INTERPRETAÇÃO ▶ A dosagem da glicose é indicada no diagnóstico de DM por glicemia de jejum alterado (superior a 126 mg/dL), confirmado em duas medidas, ou superior a 200 mg/dL associado a sintomas clássicos, assim como no monitoramento do tratamento da DM. Em um estado pré-diabético, os valores de glicemia de jejum estão entre 100 e 125 mg/dL, com tolerância diminuída à glicose (glicemia 2 h após sobrecarga de 75 g de glicose oral entre 140 e 199 mg/dL). Seus valores também podem estar elevados em caso de síndrome de Cushing, acromegalia, feocromocitoma, hemocromatose e doenças agudas, como pancreatite ou estresse. Seus valores podem estar diminuídos em casos de hiperinsulinemia endógena, hipoglicemia autoimune, deficiências hormonais (hipopituitarismo, hipotireoidismo, GH, glucagon), tumores de células não β ou EIMs.

MATERIAL ▶ Soro ou plasma (fluoreto)

MÉTODO ▶ Enzimático – glicose oxidase ou hexocinase

INTERFERENTES ▶ Problemas com coleta – tempo prolongado com manguito, retardo para a separação do sague total, amostra armazenada com anticoagulante sem fluoreto. O uso de corticoides, glucagon, diuréticos tiazídicos, epinefrina ou fenitoína pode causar elevação das dosagens séricas. O uso de insulina, sulfonilureias, álcool, salicilatos, IECA e pentamidina pode diminuir seus valores.

PREPARO DO PACIENTE ▶ Jejum de 8 h

GLICOPROTEÍNA ASSOCIADA A TUMOR ▶

OUTROS NOMES/SIGLAS ▶ TAG-72, CA 72-4

VALOR DE REFERÊNCIA ▶ < 8,2 UI/mL

DEFINIÇÃO/INTERPRETAÇÃO ▶ Consiste em um marcador sérico para câncer gástrico, de mama, pulmões e ovários. Esta glicoproteína é encontrada em concentrações elevadas nos pacientes com carcinoma gástrico ou câncer de ovário tipo mucinoso. Também é utilizado para monitorar o tratamento e predizer o retorno de malignidade gastrintestinal. Este marcador é mais sensível para câncer gástrico do que CEA ou CA 19-9 e possui especificidade maior para diferenciar malignidade de benignidade. Pode ser utilizado em análise conjunta com CA 125 no carcinoma ovariano mucinoso. Níveis elevados podem ser encontrados nos pacientes com carcinoma colorretal e de pâncreas, mama e pulmão, não sendo comumente encontrados em processos benignos e inflamatórios. Devido a sua baixa sensibilidade para detectar tumores iniciais, este marcador não é utilizado para rastreamento do câncer de colo do intestino. A taxa de falso-positivos para doenças colônicas benignas é de 2%, demonstrando sua maior especificidade quando comparado com o CEA, que tem 10% de falso-positivos. O CA 72-4 é útil para a detecção de recorrência após a remoção do colo do intestino, com sensibilidade de 78%; sendo combinado com o CEA, a sensibilidade se eleva para 87%. Níveis elevados estão associados a pior prognóstico com menor tempo de sobrevida, envolvimento de linfonodos e carcinomas histologicamente pouco diferenciados É um bom marcador de envolvimento peritoneal, com sensibilidade de 50%. No carcinoma pancreático, o CA 72-4 está elevado acima de 10 UI/mL em 45% dos casos, inferior à sensibilidade de 81% do CA 19-9. Além disso, carcinomas pancreáticos de pequenas células não são detectáveis, e, em 4,4% das pancreatites, esse marcador é elevado. Concentrações séricas superiores a 6 UI/mL são encontradas na maior parte das doenças malignas ginecológicas, em carcinomas serosos (59%), endometriais (62%), papilares (57%), mucosos (25%) e não diferenciados (33%). Somente 3% das doenças ginecológicas benignas estão associadas a valores aumentados de CA 72-4. O CA 72-4 é mais específico do que o CA 125 (associado a níveis de falso-positivos entre 15-26%), tornando sua aferição útil para confirmar um valor de CA 125 positivo. Esses dois marcadores podem ser utilizados em conjunto para monitorar recorrência de carcinoma ovariano após ooforectomia, aumentando a sensibilidade e a especificidade em comparação com o uso isolado de CA 125. Se ambos os marcadores forem negativos, a especificidade é próxima de 100%.

AMOSTRA ▶ Soro

MÉTODO ▶ Eletroquimioluminescência

INTERFERENTES ▶ Marcadores tumorais não devem ser analisados isoladamente. Níveis elevados são descritos em pacientes com doenças gastrestinais benignas (adenomas, pólipos, diverticulite, colite ulcerativa, doença cloridopéptica, pancreatite, cirrose hepática), pneumopatias, doenças reumáticas, cistos ovarianos e doenças benignas de mama.

PREPARO DO PACIENTE ▶ Jejum não obrigatório

GLICOSE-6-FOSFATO DESIDROGENASE ▶

OUTRO NOME/SIGLA ▶ G6PD

VALORES DE REFERÊNCIA ▶ 4,6 a 13,5 UI/g Hb. Em RNs e prematuros, os níveis normais são aparentemente maiores.

DEFINIÇÃO/INTERPRETAÇÃO ▶ A G6PD é uma enzima presente nas hemácias que apresenta um papel na manutenção de um estado reduzido das proteínas, pois está envolvida na transformação da glicose fosfato em pentose fosfato, envolvida na produção de nicotinamida adenina dinucleótido fosfato (NADPH). Níveis baixos de G6PD são encontrados em pacientes que apresentam deficiência de G6PD. O quadro clínico da deficiência da G6PD compreende anemia hemolítica (sobretudo após a administração de medicamentos oxidantes ou no período neonatal), infecções e consumo de certos alimentos (favas). A deficiência da G6PD é uma alteração enzimática com padrão de herança recessivo ligado ao cromossomo X (sendo mais frequente nos indivíduos do sexo masculino). Também é um exame que pode ser usado para determinar a causa de hemólise induzida por medicações, hemólise secundária à infecção bacteriana ou viral aguda, ou doença metabólica, como acidose.

MATERIAL ▶ Sangue total ou em papel filtro

MÉTODOS ▶ Enzimático colorimétrico, fluorimétrico

INTERFERENTES ▶ Este teste não deve ser realizado em pacientes que apresentaram teste de rastreamento normal para G6PD e reticulocitose importante. Após uma crise hemolítica, os valores de G6PD podem se encontrar falsamente normais, porque nesse estado ficam preservadas as células jovens e os reticulócitos, os quais contêm uma maior quantidade de G6PD.

PREPARO DO PACIENTE ▶ O exame é realizado no período neonatal, que compreende as quatro primeiras semanas de vida.

GONADOTROFINA CORIÔNICA HUMANA ▶

OUTROS NOMES/SIGLAS ▶ HCG, β-HCG

VALORES DE REFERÊNCIA ▶

- Negativo: < 5 mUI/mL
- Indeterminado: 5 a 25 mUI/mL
- Positivo: > 25 mUI/mL
- Mulheres pós-menopausa: < 8 mUI/mL

DEFINIÇÃO/INTERPRETAÇÃO ▶ É um hormônio sintetizado pelo sinciciotrofoblasto, sendo composto de duas subunidades: α e β. Uma de suas principais funções é inibir a involução do corpo lúteo, principal fonte de progesterona nos primeiros meses de gestação, agindo também nos receptores do LH. Uma semana após a fertilização (6 dias antes do período menstrual esperado), o trofoblasto começa a produzir HCG, já podendo ser detectado, indicando gravidez. Também utilizado na investigação de tumores germinativos primários de testículos, ovários, mediastino, SNC e doença trofoblástica gestacional (DTG).

MATERIAL ▶ Soro ou urina

MÉTODOS ▶ Imunoensaio, eletroquimioluminescência

INTERFERENTES ▶ Falso-positivos podem ocorrer por elevações fisiológicas de HCG (1 a 32 mUI/mL), mononucleose infecciosa ou deficiência de IgA. Falso-negativos podem ocorrer em pacientes com níveis extremamente elevados de HCG, ocorrendo o efeito gancho, devendo-se realizar uma nova dosagem com amostra diluída.

PREPARO DO PACIENTE ▶ Jejum não obrigatório

GORDURA FECAL ▶

OUTRO NOME/SIGLA ▶ Presença de ácidos graxos fecais

DESCRIÇÃO/INTERPRETAÇÃO ▶ Exame utilizado na investigação de diarreia crônica em que a suspeita de síndrome de má absorção caracterize esteatorreia

MATERIAL ▶ Fezes

MÉTODO1 – MICROMÉTODO DE PHPRADIT ▶

Valores de referência:

- 1ª semana de vida: até 25%
- 1ª a 4ª semana de vida: até 13%
- 1 a 3 meses: até 7%
- Acima de 3 meses: até 2%
- Adultos: até 2%

Requer apenas 0,5 g de fezes. Tem sido utilizado como rastreamento de má absorção de gorduras em crianças e adultos e no monitoramento da função digestiva de portadores de fibrose cística. É importante lembrar que a absorção de gorduras é enormemente influenciada pela dieta. Em crianças em aleitamento materno, a esteatorreia própria do RN desaparece mais cedo do que em crianças que recebem outros tipos de leite.

MÉTODO 2 – AVALIAÇÃO SEMIQUANTITATIVA DA GORDURA APÓS COLORAÇÃO POR SUDAN III, AQUECIMENTO E HIDRÓLISE ÁCIDA E POR LUGOL ▶

Valores de referência:

- Gotículas de gordura neutra: ausentes, raríssimas ou raras
- Cristais de ácidos graxos: ausentes, raríssimos ou raros
- Formações de sabões: ausentes, raríssimas ou raras
- Outros resíduos microscópicos: ausentes, raríssimos ou raros

Teste de rastreamento útil como auxiliar do diagnóstico das esteatorreias. É um exame para detectar a presença de gordura neutra, ácidos graxos e formação de sabões. O aumento da gordura fecal está comumente associado à insuficiência pancreática exócrina, e a elevação de ácidos graxos fecais tem relação com a doença do intestino delgado. Pode ser positiva em afecções que provocam deficiência da digestão e/ou absorção das gorduras, como doenças pancreáticas crônicas, DC, enteropatias bacterianas, virais e parasitárias, amiloidose, etc.

MÉTODO 3 – MÉTODO DE SÖBEL MODIFICADO ▶ Determinação quantitativa da gordura em material fecal colhido durante 72 horas, após dieta com sobrecarga de gordura

Valores de referência:

- Lactente em aleitamento materno: < 1 g/24 h
- Crianças de 2 meses a 6 anos: 0,3 a 2 g/24 h
- Crianças > 6 anos: 1 a 7 g/24 h
- Adultos com dieta com excesso de gordura: até 7 g/24 h
- Adultos sem dieta com excesso de gordura: < 4 g/24 h

A dosagem de gordura em fezes é um teste inespecífico para a investigação de má absorção e esteatorreia, usado também no seguimento terapêutico das síndromes de esteatorreia, nas quais a quantificação da gordura fecal oferece elementos para acompanhar a perda intestinal dessa substância.

INTERFERENTES ▶ A amostra não pode ser contaminada com urina, nem deve ser colhida do vaso sanitário.

PREPARO DO PACIENTE ▶ Colher as fezes sem uso de laxante e/ou supositório e colocar o material em frasco sem conservante. O material deve ser entregue no máximo em até 3 horas, se for mantido em temperatura ambiente, e em até 12 horas, se for refrigerado (2 a 8 °C). No caso de crianças que usam fralda, recomenda-se colher as amostras por meio de saquinhos do tipo "coletores de urina", para impedir a absorção da gordura fecal pela fralda. O material pode ser entregue no próprio saquinho coletor. Deve-se fazer uma dieta rica em gordura durante 6 dias, consumindo, diariamente, no mínimo, 1 g de gordura (manteiga ou óleo) para cada quilo de peso corporal, além da gordura usada habitualmente no preparo dos alimentos (1 colher de chá = 2,5 g de gordura; 1 colher rasa de sopa = 10 g de gordura).

GRAM ▶

OUTRO NOME/SIGLA ▶ Bacterioscópico

VALOR DE REFERÊNCIA ▶ Ausência de bactérias dependendo do material analisado

DEFINIÇÃO/INTERPRETAÇÃO ▶ Método para coloração diferencial de bactérias. Os organismos gram-positivos coram-se em púrpura-escuro, e os gram-negativos, em rosa. Contribui com uma informação qualitativa e pode ser um guia para o início da antibioticoterapia empírica em pacientes com suspeita de infecção urinária. Amostras de urina muito contaminadas com a flora normal do trato urinário raramente produzem informações úteis para o diagnóstico, a menos que o microrganismo patogênico seja morfologicamente distinto. Além disso, a coloração de Gram requer que uma quantidade grande de potenciais patógenos esteja presente. Assim, sua sensibilidade é inferior a 100%. A presença de uma bactéria por campo de 400 vezes em uma amostra de urina não centrifugada sugere uma contagem de unidades formadoras de colônias de mais de 10^5 bactérias/mL.

MATERIAL ▶ Urina, secreções diversas, fluidos corporais

MÉTODO ▶ Coloração de Gram. Esfregaços são fixados por flambagem, corados em uma solução de cristal violeta, tratados com solução de iodo, enxaguados, descorados e, a seguir, contracorados com safranina ou fucsina.

INTERFERENTES ▶ Colorações mal realizadas podem ocasionar precipitados de corantes gerando falso-positivos.

PREPARO DO PACIENTE ▶ Relativo à amostra coletada. De preferência, realizar a coleta previamente ao uso de antibioticoterapia.

HAPTOGLOBULINA ▶

OUTRO NOME/SIGLA ▶ Haptoglobina

VALORES DE REFERÊNCIA ▶

- Neonatos: níveis baixos
- Crianças e adultos jovens: 22 a 164 mg/dL
- Adultos: 30 a 220 mg/dL

DEFINIÇÃO/INTERPRETAÇÃO ▶ A haptoglobulina é uma glicoproteína que se liga irreversivelmente às hemácias. Seu nível está diminuído na hemólise e na presença do uso de fármacos que causam anemia hemolítica, e também pode estar diminuído na presença de hemólise extravascular e ausente na presença de alterações genéticas hereditárias. Está aumentada em inflamações agudas, infecções, anemia aplásica, diabetes, tabagismo e síndrome nefrótica.

MATERIAL ▶ Soro

MÉTODOS ▶ Imunonefelometria ou turbidimetria. Indiretamente pode ser medido pela capacidade de fixação de Hb pelo plasma.

INTERFERENTES ▶ Como a haptoglobina é uma proteína de fase aguda, e seu nível pode aumentar durante períodos de inflamação aguda, esse fato pode mascarar a presença de hemólise. Corticosteroides, androgênios, estados de perda de proteínas e obstrução biliar também podem causar elevação no nível da haptoglobulina. A presença de doença hepática e o uso de estrogênios podem diminuir o nível da haptoglobulina.

PREPARO DO PACIENTE ▶ Jejum de 4 h

HELICOBACTER PYLORI ▶

OUTRO NOME/SIGLA ▶ *H. pylori*

VALORES DE REFERÊNCIA ▶ Ausência de *H. pylori* ou de anticorpos anti-*H. pylori* IgG/IgA

DEFINIÇÃO/INTERPRETAÇÃO ▶ O *H. pylori* é uma bactéria espiralada envolvida na patogênese da úlcera péptica e do câncer gástrico. O reservatório desta bactéria é preferencialmente o estômago humano, mas também pode ser encontrada em outros animais. A pesquisa de *H. pylori* não é indicada para pacientes assintomáticos, exceto aqueles com histórico familiar de câncer gástrico. Os métodos não invasivos indicados são o teste da ureia respiratória e a pesquisa do antígeno em amostras de fezes, detectando infecções ativas.

MATERIAL ▶ Soro, fezes, biópsias gástricas

MÉTODOS ▶

1. **Teste respiratório da urease** – Após jejum de 4 h, o paciente ingere uma solução de ureia com carbono marcado. Se o indivíduo estiver infectado, a bactéria degrada a ureia, sendo o carbono marcado exalado e detectado em equipamento de infravermelho.
2. **Pesquisa do antígeno nas fezes** – Pode ser realizado por imunocromatografia, utilizando anticorpos policlonais anti-*H. pylori* de coelho, apresentando sensibilidade de 91% e especificidade de 93%. Utilizado para confirmar a acurácia da sorologia e documentar a erradicação.
3. **Histologia** – Durante a realização da endoscopia digestiva, amostras são retiradas e coradas por hematoxilina e eosina e por carbol-fucsina/giemsa. Considerado o padrão-ouro, com sensibilidade de 95% e especificidade de 98%.
4. **Biologia molecular** – Testes de PCR podem ser realizados em fezes, saliva e biópsia para a detecção da bactéria com elevada sensibilidade e especificidade. Também é possível avaliar a resistência antimicrobiana por esta metodologia.

INTERFERENTES ▶ Resultados falso-negativos podem ocorrer em pacientes com sangramento gastrintestinal, uso de fármacos antissecretores, antibióticos ou medicamentos contendo bismuto, no caso dos testes de urease. Os testes imunológicos são úteis para excluir a infecção, sendo as soroligas positivas confirmadas por outras metodologias em função de reações cruzadas.

PREPARO DO PACIENTE ▶ Relacionado ao material a ser coletado

HEMOCULTURA ▶

OUTROS NOMES/SIGLAS ▶ Exame cultural do sangue, HE

VALOR DE REFERÊNCIA ▶ Ausência de crescimento de microrganismos

DEFINIÇÃO/INTERPRETAÇÃO ▶ Exame utilizado para detectar a presença de microrganismos na corrente circulatória (bacteremia). A presença de qualquer microrganismo na corrente circulatória é significativa. No entanto, a presença de contaminantes da pele (especialmente *Staphylococcus* coagulase-negativos) pode causar dúvidas na interpretação de resultados positivos. A decisão de valorizar ou não a presença de um desses microrganismos é clínica, sendo indicada a confirmação do resultado em uma nova amostra. Contaminações não devem exceder a 3% das coletas.

MATERIAL ▶ Venopunção por técnica asséptica

- **Volume** – É considerado a variável mais importante para detecção de bacteremia (quanto maior o volume coletado, maior a probabilidade de

isolar um agente). Em adultos, um total de 20 a 30 mL é adequado. Em crianças, volumes de 1 a 5 mL são suficientes.
- **Número de amostras** – Caso o volume de sangue esteja adequado, em geral, duas ou três amostras são suficientes para obter uma análise com sensibilidade de acordo.
- **Momento da coleta** – As bacteremias intermitentes são imprevisíveis. Por questões de ordem prática (necessidade de início imediato de antibioticoterapia), intervalos de 15 minutos são empregados.

MÉTODO ▶ Cultivo em meios especiais aeróbios e anaeróbios. O uso de sistemas automatizados aumentou a sensibilidade das hemoculturas. O uso de frascos "anaeróbios" para todos os pacientes é controversa. Pesquisas de fungos, micobactérias, *Brucella*, espiroquetas, *Mycoplasma* e *Bartonella* devem ser comunicadas ao laboratório, uma vez que necessitam de procedimentos especiais.

INTERFERENTES ▶ O uso de antimicrobianos interfere no resultado. As amostras coletadas devem ser mantidas em temperatura ambiente, podendo ocorrer resultados falso-negativos em caso de armazenamento inadequado.

PREPARO DO PACIENTE ▶ De preferência, a coleta deve ser realizada previamente ao início da antibioticoterapia.

HEMOGLOBINA GLICADA ▶

OUTROS NOMES/SIGLAS ▶ Hb glicada, HbA1C

VALORES DE REFERÊNCIA ▶ 4 a 6%, segundo as recomendações da American Diabetes Association (ADA),[8] da International Diabetes Federation (IDF),[9] a meta de HbA1C a ser alcançada para um controle efetivo em pacientes diabéticos deve ser inferior a 7 %.

DEFINIÇÃO/INTERPRETAÇÃO ▶ A glicose liga-se de forma irreversível e não enzimática a proteínas e à Hb, tornando-se glicada. A dosagem da fração HbA1C permite a avaliação de longo prazo do controle glicêmico, sendo utilizada como parâmetro de controle do paciente com DM. Reflete a média das glicemias dos últimos 2 a 3 meses. A HbA1C é utilizada para controle de longo prazo da glicemia de pacientes diabéticos, especialmente nos insulino-dependentes com muita variação no controle glicêmico. Está elevada em anemia por deficiência de ferro, vitamina B_{12} ou folato, pelo aumento da sobrevida das hemácias, e também em alcoolismo crônico, hipertrigliceridemia, hiperbilirrubinemia e uremia.

MATERIAL ▶ Sangue total em EDTA

MÉTODOS ▶ Cromatografia de afinidade, HPLC, imunoturbidimetria

INTERFERENTES ▶ Perda crônica de sangue e anemia hemolítica podem diminuir os níveis da HbA1C. Durante a gestação, seus valores podem estar diminuídos devido à hemodiluição. Presença de Hbs anômalas – fetal, S, C – podem levar a valores falsamente baixos.

PREPARO DO PACIENTE ▶ Jejum não obrigatório

HEMOGRAMA ▶

OUTROS NOMES/SIGLAS ▶ Eritrograma, leucograma, análise da série vermelha/branca/plaquetas no sangue

VALORES DE REFERÊNCIA ▶ Tabelas 107.15 e 107.16

TABELA 107.15 ▶ VALORES DE REFERÊNCIA DA SÉRIE ERITROCÍTICA.

IDADE	HEMÁCIAS*	HB S (G%)	HT(%)	VCM (FI)	HCM (PG)	CHCM (%)
1 dia	4,6-6	17-22,5	50-65	93-110	33-37	31-35
1 mês	4,3-5,5	13,5-18	41-50	90-100	29-33	30-34
1 ano	3,6-5	10,5-15	33-42	80-92	27-31	28-32
Crianças	3,8-5	11-15,5	35-44	82-95	28-32	30-34
Mulheres	3,9-5,3	12-15,5	37-46	82-96	28-32	31-35
Homens	4,5-5,9	14-18	39-54	83-98	28-32	31-35

* Milhões/mm^3.
Hb, hemoglobina; Ht, hematócritos; VCM, volume corpuscular médio; HCM, hemoglobina corpuscular média; CHCM, concentração de hemoglobina corpuscular média.

TABELA 107.16 ▶ CONTAGEM DIFERENCIAL DE LEUCÓCITOS CONFORME A FAIXA ETÁRIA (MM^3)

	RN	CRIANÇAS	ADULTOS
Contagem global de leucócitos	10.000-26.000	6.000-12.000	4.000-10.000
Neutrófilos bastonados	0-700	0-700	0-700
Neutrófilos segmentados	5.000-13.000	2.000-6.000	2.000-7.500
Linfócitos	3.500-8.500	5.500-8.500	1.500-4.000
Monócitos	500-1.500	700-1.500	200-800
Eosinófilos	100-2.500	300-800	40-400
Basófilos	0-100	0-100	0-100

AMOSTRA ▶ Sangue total em EDTA

MÉTODOS ▶ Automatizado por citometria de fluxo, citologia diferencial, microscopia

INTERFERENTES ▶ Hemólise excessiva, crioaglutininas, coágulos/microcoágulos podem interferir na realização do exame.

PREPARO DO PACIENTE ▶ Recomendado jejum de 4 h

DEFINIÇÃO/INTERPRETAÇÃO ▶ O HE avalia as células sanguíneas pela análise dos seguintes parâmetros: contagem global de leucócitos, Hbs, hematócritos, contagem global de hemácias, índices hematimétricos, contagem global de plaquetas e contagem diferencial de leucócitos (neutrófilos, eosinófilos, basófilos, monócitos, linfócitos). Histogramas também fazem parte do exame. Consiste em um exame útil na avaliação de anemias, infecções bacterianas e virais, inflamações, leucemias e plaquetopenias.

- **Hemoglobina (Hb).** É o principal componente da hemácia, consistindo em uma metaloproteína conjugada com ferro que realiza o transporte de O_2 e CO_2 pelo sistema vascular. Sua dosagem é importante na avaliação de anemias.
- **Hematócrito (Ht).** Reflete a concentração de hemácias. Um valor abaixo do normal do indivíduo ou abaixo do intervalo de referência para idade e sexo é indicativo de anemia. Um valor elevado indica policitemia. O Ht está baixo em casos de hidremia da gestação, mas o número total de hemácias circulantes não diminui. O Ht pode estar normal ou mesmo elevado nos casos de choque acompanhado por hemoconcentração. O Ht não é um indicador confiável como estimativa de anemia imediatamente após perda de sangue ou transfusão.
- **Volume corpuscular médio (VCM).** De acordo com os valores do VCM, é possível classificar as anemias em microcíticas (VCM baixo), normocíticas (VCM normal) e macrocíticas (VCM aumentado). Entre as anemias microcíticas, encontram-se anemia por deficiência de ferro, talassemia, anemia de inflamação crônica, anemia sideroblástica e toxicidade por alumínio. Fazem parte das anemias normocíticas hemólise intravascular e extravascular, deficiência de G6PD, anemia falciforme e traço falciforme, anemia de doença crônica, anemia causada por insuficiência renal, anemia por leve deficiência de ferro e anemia do idoso. Entre as anemias macrocíticas, encontram-se anemia megaloblástica, doenças hepáticas e síndromes mielodisplásicas.
- **Hb corpuscular média (HCM).** Quantidade média de Hb pela contagem de hemácias (Hb/ hemácias). Apresenta pouco valor no diagnóstico diferencial das anemias. Está diminuído nas anemias microcíticas e normocíticas e aumentado nas anemias macrocíticas, em crianças e RNs.
- **Concentração de Hb corpuscular média (CHCM).** Consiste na concentração da Hb na hemácia, sendo utilizado principalmente como um instrumento de calibração; mudanças ocorrem apenas em casos de anemia ferropriva grave. Está aumentado na esferocitose hereditária.
- *Red cell distribution width* **(RDW).** Reflete a variação do tamanho das hemácias, estando alterado em anemias e PV. Está frequentemente aumentado nas anemias com deficiência de ferro, anemias megaloblásticas, anemias hemolíticas e anemias associadas à reticulocitose.

- **Alteração na forma das hemácias.**
    - Poiquilocitose – Variação das formas das hemácias, que normalmente se apresentam em forma circular e com um halo central claro.
    - Eliptócitos/ovalócitos – Hemácias elípticas e ovaladas, que ocorrem na ovolacitose hereditária (eliptocitose); podem também ser encontradas em anemias carenciais e, mais raramente, nas talassemias e em outras anemias.
    - Esferócitos – Hemácias pequenas de forma esférica e hipercorada que aparecem na esferocitose hereditária e nas anemias hemolíticas autoimunes.
    - Dacriócitos – Hemácias em forma de lágrima. Ocorrem por retardo da saída da medula óssea. Presentes em metaplasia mieloide, anemia megaloblástica, talassemias e esplenomegalia.
    - Codócitos – Células em forma de alvo. Ocorre um excesso de membrana, fazendo com que a Hb se distribua em um anel periférico, com uma zona densa central. Encontradas nas talassemias, na Hb C, na icterícia obstrutiva e na doença hepática grave.
    - Drepanócitos – Hemácias em forma de foice, características da anemia falciforme.
    - Acantócitos – Hemácias pequenas com projeções irregulares. Célula peculiar na abetalipoproteinemia hereditária, presente também em outras dislipidemias, cirrose hepática, hepatite do RN, anemia hemolítica, após esplenectomia e após administração de heparina.
    - Esquizócitos – Fragmentos de hemácias de tamanhos diferentes e com formas bizarras. Observados em muitos casos de próteses valvulares e vasculares, microangiopatias, síndrome hemolítico-urêmica (SHU), casos de queimaduras graves e CIVD.
- **Inclusões e outras variações das hemácias.** As inclusões que podem ser observadas nas hemácias estão relacionadas a diferentes doenças e são consequência do aumento ou de defeitos da eritropoiese. Dependem, também, da capacidade do baço de retirar da circulação as hemácias malformadas.
    - Anéis de Cabot – Figuras em forma de anel observadas na anemias megaloblásticas, podendo, em alguns casos, assumir um aspecto de oito. Podem também ser observadas em outras situações de eritropoiese anormal. Trata-se de um filamento fino, de cor vermelho-violeta, concêntrico em relação à membrana celular, que resulta de restos de mitoses anômalas.
    - Corpúsculos de Howell-Jolly – Corpúsculos de inclusão pequenos, basófilos, restos nucleares de mitoses anômalas. São observados em pacientes esplenectomizados, nas anemias hemolíticas e nas megaloblásticas.
    - Pontilhados basófilos – Granulações variáveis em número e tamanho, de cor azulada, agregados de ribossomos remanescentes. Podem ser encontrados em intoxicação por metais, especialmente o chumbo, em

talassemias e em outras alterações da Hb, mielodisplasias e outras formas de anemia.
- Corpos de Heinz – Precipitados de Hb desnaturada que podem ser encontrados aderidos à membrana das hemácias, em pacientes com anemia hemolítica por alguns fármacos, na deficiência de G6PD e nas síndromes das Hbs instáveis. Para sua visualização, precisa ter coloração especial.
- Corpúsculos de Pappenheimer – Associados a ribossomos remanescentes, apresentam-se como pontos enegrecidos, agrupados ou localizados em anemias hemolíticas e sideroblásticas.
- Rouleaux – Aglutinação das hemácias, que formam verdadeiras pilhas, podendo ser observada em lâmina corada. São decorrentes da concentração elevada de fibrinogênio ou de globulinas, especialmente nas gamopatias monoclonais. Levam ao aumento da VHS.
- Eritroblastos – Hemácias nucleadas que podem aparecer no sangue periférico em decorrência de grandes regenerações eritrocitárias, ou como consequência de infiltração medular. Aparecem na anemia hemolítica e nas reações leucoeritroblásticas (fibrose e metástase medular).
- **Leucócitos**. Principais causas de alterações quantitativas dos leucócitos:
  - Neutrofilia – Infecções bacterianas agudas, lesão tissular (trauma, pancreatite aguda, IAM), doença inflamatória aguda, neoplasia maligna, particularmente na presença de necrose, hemorragia aguda, exercício intenso.
  - Neutropenia – Infecções virais, constitucional, medicações citotóxicas, irradiação, infiltração, síndrome mielodisplásica.
  - Eosinofilia – Doenças alérgicas, hipersensibilidade a fármacos, infestações parasitárias, doenças do colágeno, doença de Hodgkin e doenças mieloproliferativas.
  - Eosinopenia – Estresse agudo (trauma, cirurgia, IAM, inflamação aguda), síndrome de Cushing, parto.
  - Basofilia – Estado de hipersensibilidade, mixedema, doenças mieloproliferativas.
  - Basopenia – Estresse agudo.
  - Monocitose – Infecção crônica, doença inflamatória crônica, neutropenia, doença mieloproliferativa crônica.
  - Monocitopenia – Pancitopenia, corticoide.
  - Linfocitose – Infecção virótica, coqueluche, reação de hipersensibilidade a fármacos, doenças linfoproliferativas.
  - Linfocitose atípica – Mononucleose infecciosa, citomegalovirose, rubéola, sarampo, hepatite A, herpes, tuberculose, infecção por *M. pneumoniae*, toxoplasmose.
  - Linfocitopenia – Estresse agudo, Aids, quimioterapia, aumento das perdas gastrintestinais, infecções.
- **Alterações morfológicas dos leucócitos.**
  - Pelger-Huet – Alteração hereditária autossômica dominante rara, que se caracteriza pelo achado de neutrófilos hipossegmentados, sem que, no entanto, ocorra alteração da função da célula. Os neutrófilos aparecem

na periferia com discreta segmentação (bilobulados) ou mesmo sem segmentação (como bastões). Como não leva a alterações funcionais, não apresenta repercussões clínicas. Seu diagnóstico assume importância para evitar sua interpretação como um desvio à esquerda. Pode também ser encontrada nos eosinófilos. Existe, ainda, um quadro chamado de pseudoPelger-Huet, no qual essa alteração pode ser adquirida, sendo causada por reações a fármacos e, em alguns casos, por mielodisplasias e leucemias.

- Alder-Reilly – Alteração hereditária autossômica recessiva, que se caracteriza por grânulos grosseiros de cor púrpura, que podem ser encontrados em granulócitos, monócitos e linfócitos.
- May-Hegglin – Alteração hereditária autossômica dominante rara, na qual os neutrófilos apresentam inclusão citoplasmática azulada de RNA, semelhante aos corpos de Döhle, associada à trombocitopenia leve e à presença de plaquetas gigantes.
- Chediak-Higashi – Doença autossômica recessiva rara, em que granulócitos, monócitos e linfócitos se apresentam com grânulos gigantes, associada a infecções piogênicas frequentes e à anormalidade funcional dos leucócitos, geralmente com sobrevida curta.
- Alterações adquiridas – Entre as alterações adquiridas, pode-se destacar a presença de corpúsculos de Döhle, inclusões ovais azuladas encontradas na periferia do citoplasma. Geralmente, acham-se isolados e são consequência de ribossomos que persistiram. Costumam ser encontrados em infecções e grandes traumas. O achado de granulações grosseiras (tóxicas) no citoplasma dos neutrófilos pode acontecer em longos processos infecciosos. As vacuolizações citoplasmáticas acontecem como resultado da depleção dos grânulos azurófilos no processo de fagocitose.

- **Plaquetas**. Um indivíduo saudável tem entre 150.000 e 400.000 plaquetas por mm^3 de sangue. Sua diminuição ou disfunção pode levar a sangramentos, assim como seu aumento pode aumentar o risco de trombose.
  - Plaquetose – Resposta a infecção, inflamação, hemorragia, anemia ferropriva e doenças mieloproliferativas crônicas.
  - Plaquetopenia – Uso de agentes químicos ou fármacos tanto por mecanismos imunes (quinidina, sulfas, clorotiazidas, etc.) como por supressão medular (agentes quimioterápicos antineoplásicos). PTI, secundária a doenças autoimunes, anemia aplástica e coagulopatias de consumo.

HEMÓLISE COM SACAROSE ▶

OUTROS NOMES/SIGLAS ▶ Hemólise pela sacarose, teste/prova de lise com sacarose/sucrose, rastreamento para HPN

VALORES DE REFERÊNCIA ▶

- Negativo: até 10% de hemólise
- Positivo: 10,1 a 80% de hemólise

DEFINIÇÃO/INTERPRETAÇÃO ▶ É uma prova para detecção de HPN, que é uma doença adquirida na qual as hemácias do paciente são anormalmente sensíveis a constituintes normais do soro. Por ser um teste de rastreamento, é indicado que seja confirmado pelo teste de hemólise em pH ácido (HAM) quando houver resultado positivo. Pacientes com leucemia ou mielosclerose podem apresentar porcentagem muito baixa de hemólise; pacientes com anemia diseritropoiética congênita podem apresentar 0% de hemólise.

AMOSTRA ▶ Sangue total em citrato

MÉTODO ▶ Hemólise em solução de baixa força iônica

INTERFERENTES ▶ Resultados falso-negativos podem ocorrer após hemotransfusão ou uso dos anticoagulantes heparina e EDTA, e falso-positivos podem ocorrer na anemia megaloblástica e na anemia autoimune.

PREPARO DO PACIENTE ▶ Recomendável jejum de 8 h

HEMOSSIDERINÚRIA ▶

OUTRO NOME/SIGLA ▶ Hemossiderina urinária

VALOR DE REFERÊNCIA ▶ Negativo. O valor normal para a excreção urinária de ferro é < 0,1 mg/dia.

DEFINIÇÃO/INTERPRETAÇÃO ▶ A hemossiderinúria ocorre devido a um aumento na excreção urinária de ferro e, assim, constitui uma evidência de hemoglobinemia. Após um episódio agudo de hemólise intravascular, podem decorrer vários dias até que haja um aumento na excreção urinária de ferro. Na maioria das condições associadas à hemólise intravascular crônica, existe presença de hemossiderinúria. As únicas doenças não hemolíticas com presença de hemossiderinúria são hemocromatose e síndrome nefrótica. A determinação da excreção urinária de ferro é útil na investigação de hemólise intravascular; no entanto, pode não refletir a condição clínica acuradamente, pois permanece elevada após o término do processo.

AMOSTRA ▶ Urina

MÉTODOS ▶ Coloração de Pearls, azul da Prússia

INTERFERENTES ▶ Urina alcalina

PREPARO DO PACIENTE ▶ Pacientes transfundidos devem fazer este exame após 90 dias.

HEPATITES

OUTROS NOMES/SIGLAS ▶ HAV, HBV, HCV, HBsAg

VALORES DE REFERÊNCIA ▶ Não reagente/não detectado

DEFINIÇÃO/INTERPRETAÇÃO ▶ Inflamações no fígado são denominadas hepatites, independentemente da causa. Este órgão que possui muitas funções, entre as quais a produção das principais proteínas do organismo e a neutralização de substâncias tóxicas absorvidas pelo intestino. Embora essa inflamação possa ser decorrente de diversos fatores (hepatite autoimune, abuso de álcool/medicações hepatotóxicas ou lesões biliares), as causas mais comuns consistem nas de origem viral, sobretudo as provocadas pelos vírus A, B, C e D. O Quadro 107.10 apresenta a sintomatologia relacionada às formas aguda e crônica de hepatite.

AMOSTRA ▶ Soro

HEPATITE A
▶ A hepatite A é transmitida normalmente por meio de alimentos ou contato pessoal, com duração de aproximadamente 1 mês. É uma infecção leve, apresentando vacinação para o vírus causador da hepatite A (HAV). A pesquisa dos anticorpos antivírus da hepatite A (anti-HAV) classe IgM ou IgG é realizada por técnica sorológica, como quimioluminescência ou eletroquimioluminescência. A presença de anticorpos anti-HAV IgG indica contato passado com o HAV. O anticorpo anti-HAV IgM é detectado em processos de hepatite A próximo ao início da sintomatologia, desaparecendo em torno de 3 a 6 meses depois. Teste não reagente para IgM e reagente para IgG indica contato passado, com consequente imunidade. Contudo, a elevação de títulos IgG em dois testes consecutivos marca processo infeccioso não agudo atual.

MÉTODOS ▶ Elisa, quimioluminescência, eletroquimioluminescência

INTERFERENTES ▶ A vacinação para hepatite A apresenta níveis elevados de anti-HAV IgG

PREPARO DO PACIENTE ▶ Jejum não obrigatório

HEPATITE B
▶ O vírus causador da hepatite B (HBV) é um vírus DNA, transmitido por sangue via transfusões, agulhas contaminadas, relação sexual, após o parto, instrumentos cirúrgicos ou odontológicos, entre outras situações de contato sangue-sangue. O diagnóstico da hepatite B tem-se baseado na detecção dos marcadores sorológicos, que auxilia a determinar a presença de infecção por hepatite viral tipo B pregressa ou em desenvolvimento, o estágio agudo ou crônico da doença, a resposta à terapia e/ou o estado imu-

QUADRO 107.10 ▶ **SINTOMATOLOGIA RELACIONADA ÀS FORMAS AGUDA E CRÔNICA DE HEPATITE**

TIPO DE HEPATITE	SINTOMATOLOGIA
Aguda	Evolução ocorre rapidamente com sintomas mais intensos: febre, vômitos, náuseas, cansaço físico, dores no corpo e perda de apetite. Logo depois, esse quadro dá lugar ao aparecimento de fezes esbranquiçadas, de urina escura e de uma coloração amarelada na pele e nas mucosas (icterícia)
Crônica	Inflamação menor, com duração prolongada. Geralmente não tem sintomas, a não ser em fases mais avançadas, nos casos de cirrose e câncer hepático

nológico do paciente. No entanto, deve ser associado a marcadores de lesão de células (AST e ALT) e, mais recentemente, pode ser utilizado o método de biologia molecular (PCR) para detectar a quantidade do vírus circulante no sangue. O HBV possui três antígenos que desencadeiam resposta imunológica: s (HBsAg), c (HBcAg) e e (HBeAg). Geralmente se divide a hepatite B em uma fase replicativa (multiplicação do vírus), inicial, na fase aguda, e outra não replicativa, correspondente à cura ou à fase crônica, como observado na Tabela 107.17. O período de incubação viral é de 6 a 8 semanas, sendo seu curso sorológico pós-infecção demonstrado na Figura 107.6.

MÉTODOS ▶ Elisa, quimioluminescência, eletroquimioluminescência

INTERFERENTES ▶ Utilização recente de γ-globulina hiperimune para HBV

PREPARO DO PACIENTE ▶ Jejum não obrigatório

HEPATITE C ▶
A transmissão da hepatite C ocorre após o contato com sangue contaminado. Este é um vírus de RNA, diferentemente das demais

TABELA 107.17 ▶ CORRELAÇÃO DE MARCADORES SOROLÓGICOS DA HEPATITE B COM A FASE DE INFECÇÃO

MARCADOR/FASE	AGUDA	CRÔNICA ATIVA	CRÔNICA INATIVA	CURA	PÓS--VACINAÇÃO
HBsAg	+	+	+	-	-
HbeAg	+	+	-	-	-
Anti-HBc IgG	-	+	+	+	-
Anti-HBc IgM	+	-	-	-	-
Anti-HBs IgG	-	-	-	+	+

CURSO SOROLÓGICO DA HEPATITE B AGUDA
Curso Sorológico Típico

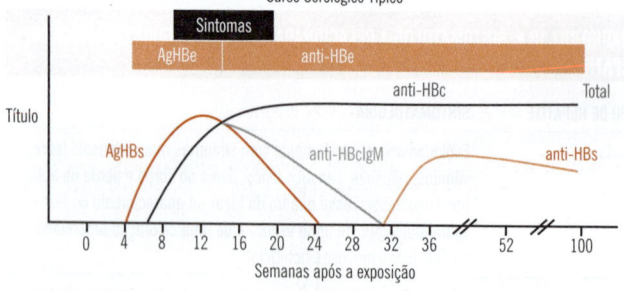

FIGURA 107.6 ▶ CURSO SOROLÓGICO DA HEPATITE B AGUDA EM RELAÇÃO AO TEMPO DE INFECÇÃO.
Fonte: Brasil.[10]

hepatites, constituídas por vírus de DNA. Trata-se de um vírus da família *Flaviviridae* com vários genótipos virais com mais de 50 subtipos. Essa divisão é importante porque cada subtipo tem características próprias de agressividade e resposta ao tratamento. Genótipos 1 e 4 têm maior resistência ao tratamento com interferon do que os 2 e 3, por exemplo. O vírus da hepatite C (HCV) não gera uma resposta imunológica adequada no organismo, permitindo que a infecção aguda seja menos sintomática, mas também que a maioria das pessoas que se infectam se tornem portadoras de hepatite crônica, com suas consequências em longo prazo. A presença de anti-HCV indica o contato com o vírus, ou seja, não é marcador de imunidade, e sim de doença. Essa condição pode ser confirmada com métodos posteriores (radioimunoprecipitação [Ripa], PCR-RNA quantitativo/qualitativo e biópsia) e correlacionada com dados clínicos e de função hepática.

MÉTODOS ▶ Elisa, quimioluminescência, eletroquimioluminescência

INTERFERENTES ▶ Hemólise e lipemia excessivas podem interferir na análise.

PREPARO DO PACIENTE ▶ Jejum não obrigatório

HERPES SIMPLES ▶

OUTRO NOME/SIGLA ▶ HSV

DEFINIÇÃO/INTERPRETAÇÃO ▶ O vírus herpes simples (HSV) é um vírus da família dos *Herpesviridae*, com genoma de DNA que se multiplica no núcleo da célula-hóspede, produzindo cerca de 90 proteínas virais em altas quantidades. Este vírus apresenta tropismo pela mucosa bucal (HSV1) e da região genital (HSV2), podendo causar complicações neurológicas. Uma vez que ocorre a infecção, o herpes persiste em um estado latente nos gânglios sensoriais, de onde pode reemergir e causar a recorrência periódica da infecção induzida por vários estímulos, que podem ou não resultar em lesões clínicas.

MÉTODO 1 – SOROLOGIA ▶

Valores de referência:

- IgG: < 1/5
- IgM: < 1/10
- Índice soro/LCS: > 20/1

A sorologia positiva representa infecção pelo HSV. Porém, apenas uma elevação dos anticorpos IgM ou um aumento de quatro vezes ou mais no título de anticorpos IgG indicam infecção recente. A sorologia tem, no entanto, valor limitado para o diagnóstico de infecção herpética neonatal, pois o IgM específico não pode ser detectado antes de 3 semanas, sendo útil no diagnóstico de infecção recente, primária ou recorrente por HSV na presença de soroconversão para anti-HSV1 ou anti-HSV2 em amostras coletadas em sequência. A identificação de gestantes a termo soronegativas para HSV, cujo cônjuge seja soropositivo, implica maior atenção para o risco de infecção neonatal, já que crianças nascidas de mães soronegativas que adquirem infecção genital primária pelo HSV2 estão em maior risco do que aquelas nascidas de mães soropositivas com infecções herpéticas genitais recorrentes.

Amostra: Soro

Interferentes: Hemólise ou lipemia intensa podem interferir nas análises imunoenzimáticas.

Preparo do paciente: Jejum não obrigatório

MÉTODO 2 – MOLECULAR ▶

Valor de referência: DNA viral não detectável

A utilização da técnica de PCR é indicada nos casos de encefalite herpética, síndromes neurológicas em pacientes imunocomprometidos, herpes neonatal (LCS, aspirado nasofaríngeo), presença de lesões cutâneas de etiologia indefinida ou duração prolongada. Comparada com a cultura, a detecção do HSV por PCR tem demonstrado uma especificidade um pouco mais baixa, embora apresente maior sensibilidade do que os métodos culturais de rotina, positivos apenas em cerca de 4% dos casos. Mais de 95% dos casos de encefalite herpética são causados por HSV1. Ambas as infecções, primária e secundária, podem levar à encefalite, na medida em que somente 70% dos pacientes têm anticorpos previamente presentes. A maioria dos casos soronegativos ocorre em crianças. A meningite herpética é mais frequente do que a encefalite, sendo geralmente causada pelo HSV2.

Amostras: Sangue total em EDTA, LCS, raspado de lesões

Interferentes: Apesar da sensibilidade de 98%, um resultado negativo não exclui a presença do HSV, uma vez que fatores como degradação do ácido nucleico, contaminação do material ou substâncias inibidoras podem estar presentes.

Preparo do paciente: Jejum não obrigatório. Coletado geralmente com *kit* específico para extração de DNA.

HIV ▶

OUTROS NOMES/SIGLAS ▶ Síndrome da imunodeficiência adquirida, Aids

VALOR DE REFERÊNCIA ▶ Não reagente/Não detectado

DEFINIÇÃO/INTERPRETAÇÃO ▶ A Aids consiste em uma infecção que provoca a falência do sistema imunológico. A causa da Aids é o vírus HIV, um retrovírus da família *Retroviridae*, com subtipos 1 e 2. Após a penetração do vírus na célula por fusão com a membrana, o core viral se desintegra, e o HIV transcreve o seu RNA em DNA por meio da transcriptase reversa. O DNA viral pode permanecer no citoplasma ou integrar-se ao genoma da célula, sob forma de pró-vírus, latente por tempo variável, replicando toda vez que a célula entra em divisão. A estratégia de sobrevivência do vírus HIV é a capacidade de multiplicação rápida e de mutações, conseguindo, assim, desviar do sistema imunológico. Os testes para detecção da infecção pelo HIV podem ser divididos basicamente em detecção de anticorpos, detecção de antígenos e amplificação do genoma do vírus. A infecção apresenta janela imunológica (período pós-infecção em que métodos imunológicos não evidenciam anticorpos) de aproximadamente 22 dias, estando o antígeno p24 presente em 16 dias, e os ácidos nucleicos, em 10 a 12 dias.

AMOSTRAS ▶ Soro, podendo ser identificado em outros fluidos, como saliva, sêmen e LCS

MÉTODOS ▶ Elisa, quimioluminescência, eletroquimioluminescência, Western-Blot, IFI, Ripa, PCR

INTERFERENTES ▶ Falso-positivos podem ocorrer em testes por Elisa nos pacientes com anticorpos anti-HLA DR4, outras viroses, vacinados para influenza, hepatites alcoólicas, portadores de distúrbios imunológicos, neoplasias, multíparas e politransfundidos.

PREPARO DO PACIENTE ▶ Jejum não obrigatório

HLA-B27 ▶

OUTROS NOMES/SIGLAS ▶ Complexo de histocompatibilidade humano de classe I

VALORES DE REFERÊNCIA ▶ Negativo

DEFINIÇÃO/INTERPRETAÇÃO ▶ Antígenos HLA são produtos dos genes do complexo maior de histocompatibilidade de classe I. Alguns desses antígenos estão relacionados à presença de determinadas doenças, sendo a associação mais frequente com a espondilite anquilosante; o HLA-B27 está presente em mais de 90% dos indivíduos de raça branca acometidos por essa doença. Os subtipos mais comuns nesta população são o B*2705 seguido do B*2702. Sua pesquisa também possibilita predizer os riscos de transmissão da doença aos descendentes. Aumento na incidência do antígeno HLA-B27 tem sido relatado em síndrome de Reiter, uveíte anterior, artrite reativa e artrite psorítica. Este antígeno não é um marcador da doença, uma vez que está presente em aproximadamente 10% dos indivíduos saudáveis. O resultado deve ser analisado associado aos achados clínicos e radiológicos sugestivos dessas doenças.

MÉTODOS ▶ Citometria de fluxo, PCR em tempo real, IMS-Elisa (combinação das técnicas de separação imunomagnética e Elisa)

INTERFERENTES ▶ Pesquisa realizada por citometria de fluxo pode apresentar reação cruzada com HLA-B7, HLA-B37 e HLA-B39, sendo a técnica molecular mais específica.

PREPARO DO PACIENTE ▶ Jejum não obrigatório

HOMOCISTEÍNA ▶

OUTRO NOME/SIGLA ▶ Homo

VALORES DE REFERÊNCIA ▶

- Mulheres: 4,4 a 13,5 µmol/L
- Homens: 5,5 a 16,2 µmol/L

DEFINIÇÃO/INTERPRETAÇÃO ▶ É formada no metabolismo da metionina e dosada no plasma após jejum. Um aumento nos valores da homocisteína constitui um fator de risco forte e independente para aterosclerose coronária, aórtica, carotídea e vascular periférica. Também é considerada fator de risco para IAM. Seus níveis elevados são associados a estados trombofílicos e à trombose venosa e arterial. Também serve como marcador para deficiências das vitaminas B_6 e B_{12}, ácido fólico e riboflavina. Em gestantes, níveis elevados são associados a maiores chances de defeitos do tubo neural.

AMOSTRA ▶ Soro

MÉTODO ▶ Elisa, quimioluminescência, HPLC

INTERFERENTES ▶ Valores elevados podem ser encontrados com o uso de ciclosporina, corticoides, fenitoína, metotrexato e trimetoprima, ocorrendo também na IRC e em EIMs (homocistinúria). Os níveis de homocisteína sérica podem estar aumentados em resposta a tabagismo.

PREPARO DO PACIENTE ▶ Recomendado jejum de 8 h

HORMÔNIO ADRENOCORTICOTRÓFICO ▶

OUTROS NOMES/SIGLAS ▶ ACTH, corticotrofina, corticotropina

VALOR DE REFERÊNCIA ▶ 7,2 a 63,3 pg/mL

DEFINIÇÃO/INTERPRETAÇÃO ▶ O ACTH é um hormônio secretado pela hipófise anterior, responsável pela atividade do córtex suprarrenal. Sua secreção é estimulada pelos hormônios hipotalâmicos liberador de corticotrofina (CRH, do inglês *corticotropin-releasing hormone*) e arginina-vasopressina, sendo dosado principalmente para diagnóstico de distúrbios do eixo hipotálamo-hipófise-suprarrenal. Suas dosagens estão elevadas em doença de Cushing, doença de Addison, situações de estresse e síndrome de secreção ectópica de ACTH. Nos casos de adenoma e carcinoma suprarrenais, além de insuficiência suprarrenal secundária, suas dosagens apresentam valores diminuídos. Uma única determinação pode estar dentro dos limites da normalidade em pacientes com produção excessiva (doença de Cushing) ou deficiência limítrofe. Raramente, em casos de síndrome ectópica do ACTH, este pode ser metabolicamente ativo e não detectado pelo ensaio.

AMOSTRA ▶ Plasma, coleta em EDTA. Devido à instabilidade do ACTH à temperatura ambiente e ao fato de aderir ao vidro, a coleta deve ser realizada em material plástico, sendo logo centrifugado e congelado.

MÉTODOS ▶ Eletroquimiluminescência, quimioluminescência, radioimunoensaio, imunorradiométrico

INTERFERENTES ▶ Corticosteroides, estrogênios, espironolactona, anfetaminas, álcool, lítio, gravidez, fase do ciclo menstrual, atividade física podem interferir nas dosagens de ACTH.

PREPARO DO PACIENTE ▶ Jejum de 4 h. O horário ideal para a realização da coleta é até 2 horas após o horário habitual de acordar, devido ao ritmo circadiano.

HORMÔNIO ANTIDIURÉTICO ▶

OUTROS NOMES/SIGLAS ▶ ADH (do inglês *antidiuretic hormone*), vasopressina

VALORES DE REFERÊNCIA ▶

- Soro: 0,35 a 1,94ng/L
- Urina de 24 h: < 6,7 pg/mL
- Osmolaridade plasmática normal: 285 mOsm/kg; a secreção do ADH é suprimida se a osmolaridade for < 280 mOsm/kg

DEFINIÇÃO/INTERPRETAÇÃO ▶ O ADH possui efeitos vasopressores (mediados pela contração dos músculos lisos arteriais) e antidiuréticos (mediados pela promoção da reabsorção renal de água pelos ductos coletores corticais). Sua dosagem, associada às dosagens de sódio e osmolaridade séricos e urinários, permitem uma avaliação da secreção desse hormônio pela neuro-hipófise e de sua função em nível renal. Essas mesmas dosagens basais podem ser úteis na avaliação de suspeita de SIADH. Entretanto, o teste de restrição hídrica pode ser útil no sentido de auxiliar no diagnóstico de casos de diabetes insípido pouco evidentes ou clinicamente compensados, sendo também importante para a elucidação diagnóstica de casos de polidipsia psicogênica. Valores aumentados são verificados em porfiria intermitente aguda, síndrome de Guillain-Barré, tumor cerebral, pneumonia, tuberculose pulmonar, meningite tuberculosa e diabetes insípido nefrogênico. Valores diminuídos ocorrem na polidipsia psicogênica, na síndrome nefrótica e no diabetes insípido central.

AMOSTRAS ▶ Soro, plasma ou urina de 24 h

MÉTODO ▶ Radioimunoensaio

INTERFERENTES ▶ Fenotiazinas, alopurinol, barbituratos podem causar aumento de suas dosagens; carbolitium e fenitoína podem acarretar dosagens diminuídas.

PREPARO DO PACIENTE ▶ Jejum não obrigatório

HORMÔNIO DE CRESCIMENTO ▶

OUTROS NOMES/SIGLAS ▶ Hormônio somatotrófico ou somatotrofina, HGH, GH

VALORES DE REFERÊNCIA ▶ 2 a 6 ng/mL

DEFINIÇÃO/INTERPRETAÇÃO ▶ O GH é um polipeptídeo produzido pela hipófise anterior. Atua sobre o crescimento, estimulando o fígado a produzir o IGF-1, ou somatomedina C. A secreção do GH é pulsátil, ocorrendo cerca de oito picos diários em jovens, e picos mais raros em adultos. Isoladamente, a mensuração do GH não possui acurácia diagnóstica. Nos casos de suspeita de déficit de crescimento, deve ser realizado o teste de estímulo (com exercício, insulina, glucagon, L-dopa ou clonidina). Nos casos de excesso, deverá ser realizado teste de supressão (com 75 g de glicose). Esse exame também está indicado no acompanhamento de indivíduos com acromegalia associada ao IGF-1.

AMOSTRA ▶ Soro

MÉTODOS ▶ Elisa, quimioluminescência, radioimunoensaio (não capta todas as formas monoméricas), imunorradiométrico (Irma)

INTERFERENTES ▶ Estresse, exercícios físicos, sono, medicações (estrogênio, clonidina, glucagon, L-dopa, bromocriptina) podem causar valores elevados de GH.

PREPARO DO PACIENTE ▶ Jejum de 8 h. Preferencialmente, permanecer 15 minutos de repouso previamente à coleta.

HORMÔNIO ESTIMULANTE DA TIREOIDE ▶

OUTROS NOMES/SIGLAS ▶ TSH (do inglês *thyroid-stimulating hormone*), tireotropina, tireotrofina, tireoestimulante

VALORES DE REFERÊNCIA ▶

- Neonatos: até 20 mUI/L
- Crianças: 0,7 a 6 mUI/L
- Adultos: 0,5 a 5 mUI/L

DEFINIÇÃO/INTERPRETAÇÃO ▶ O TSH é um hormônio glicoproteico, secretado pelas células tireotróficas do lóbulo anterior da glândula pituitária, que estimula a tireoide a liberar T_3 e T_4, sendo controlado pelos níveis séricos destes últimos e pelo hormônio liberador de tireotrofina (TRH) hipotalâmico. Tornou-se o teste primário da função tiroidiana. Está elevado no hipotiroidismo primário e diminuído no hipertiroidismo. Valores inferiores a 0,1 mUI/L indicam hipertiroidismo primário ou tireotoxicose exógena. Outras condições que podem aumentar o TSH são deficiência de iodo, estágio tardio de tiroidite de Hashimoto, doença de Addison, tumor hipofisário secretor de TSH e doença psiquiátrica aguda. Outras condições que podem diminuir o TSH são tiroidites ativas, bócio multinodular tóxico, adenoma funcionante de tireoide, doença não tiroidiana grave, insuficiência hipofisária, síndrome de Cushing, tireotoxicose transitória pós-parto, hipertiroidismo factício, estresse e hiperêmese gravídica. A liberação de TSH é pulsátil, havendo um ritmo diurno em seus níveis séricos. O pico de TSH ocorre aproximadamente às 23 horas.

AMOSTRAS ▶ Soro ou plasma com EDTA

MÉTODOS ▶ Quimioluminescência, radioimunoensaio, imunofluorimétrico

INTERFERENTES ▶ Algumas variáveis fisiológicas alteram seus níveis, como gravidez, idade e ritmo circadiano. Alguns medicamentos diminuem suas dosagens, como dopamina, corticoides, CBZ, tri-iodotironina; outros aumentam seus níveis, como amiodarona, lítio, clomifeno, haloperidol, anfetaminas, fenotiazidas, morfina, propiltiuracil.

PREPARO DO PACIENTE ▶ Jejum de 4 h

IMUNOGLOBULINAS ▶

OUTRO NOME/SIGLA ▶ Imunoeletroforese

VALORES DE REFERÊNCIA ▶

- Ausência de componente monoclonal
- IgG: 650 a 1.700 mg/dL

- IgA: 40 a 390 mg/dL
- IgM: 25 a 210 mg/dL
- IgD: 0,5 a 3 mg/dL
- IgE: 0,01 a 0,04 mg/dL

DEFINIÇÃO/INTERPRETAÇÃO ▶ Consiste na dosagem das imunoglobulinas, as quais também podem ser solicitadas isoladamente. Sua dosagem é indicada no diagnóstico de paraproteinemias, como as observadas no mieloma múltiplo, e também na macroglobulinemia de Waldenström, nas doenças linfoproliferativas malignas e nas gamopatias monoclonais benignas. Nos mielomas produtores somente de cadeia leve (κ [kappa] ou λ [lambda]), a imunoeletroforese do soro pode fornecer resultado falso-negativo, a menos que a insuficiência renal já esteja instalada. Isso porque as cadeias leves são filtradas e são eliminadas pela urina. Nessa condição, portanto, a pesquisa de proteínas de Bence Jones na urina é mais sensível (Quadro 107.11).

AMOSTRAS ▶ Soro, LCS, saliva

MÉTODOS ▶

- Separação eletroforética das proteínas em gel de agarose e imunofixação com antissoros específicos para cadeias leves e pesadas de imunoglobulinas.
- Determinação quantitativa das imunoglobulinas por nefelometria.

A imunoeletroforese não deve ser utilizada para avaliar a presença e/ou o nível das outras proteínas séricas, uma vez que, para a grande maioria delas, há métodos específicos de pesquisa e/ou dosagem.

INTERFERENTES ▶ Alguns fármacos podem causar aumento na produção de imunoglobulinas, como γ-globulina, hidralazina, isoniazida, fenitoína, procainamida, contraceptivos orais, metadona, dextrano, esteroides, toxoide tetânico, antitoxina.

PREPARO DO PACIENTE ▶ Jejum de 4 h

QUADRO 107.11 ▶ RELAÇÃO DE DOENÇAS QUE CAUSAM AUMENTO MONOCLONAL OU POLICLONAL DE IMUNOGLOBULINAS

ANÁLISE	DOENÇA ASSOCIADA
Aumento policlonal de uma ou mais classes – IgG, IgA e/ou IgM	• Infecções aguda e crônicas • Doenças autoimunes – artrite, LES, escleroderma • Cirrose, doenças inflamatórias • Síndrome de Wiskott-Aldrich
Aumento monoclonal de uma classe	• Mieloma mútiplo (IgG) • Leucemia linfocítica crônica, linfoma • Gamopatia monoclonal de significado indeterminado • Macroglobulinemia de Waldenström (IgM)

OBSERVAÇÃO ▶ Concentrações aumentadas de IgG podem ser encontradas no soro, no LCS e no cérebro de pacientes com EM, sendo que aproximadamente 75% dos pacientes têm aumento da IgG no LCS. Em ordem crescente de frequência e importância para o diagnóstico da EM, o LCS mostra proteínas totais elevadas, moderado aumento nos leucócitos, aumento de IgG, do índice de IgG, da taxa de síntese de IgG e a presença de bandas oligoclonais. No entanto, o aumento da IgG no LCS não ocorre exclusivamente nessa condição, acompanhando também neoplasias e infecções do SNC. Uma vez que, nas doenças desmielinizantes, frequentemente há aumento da síntese da IgG intratecal, a estimativa da produção de IgG pelo SNC, associada à presença de bandas oligoclonais, tem grande utilidade no diagnóstico clínico da EM (Tab. 107.18).

IMUNOGLOBULINA E ▶

OUTROS NOMES/SIGLAS ▶ IgE sérico, IgE total

VALORES DE REFERÊNCIA ▶

- < 1 ano: < 15 kU/L
- 1 a 3 anos: < 30 kU/L
- 3 a 9 anos: 2,5 a 99 kU/L
- 9 a 10 anos: 2,4 a 156 KU/L
- 10 a 11 anos: 6 a 123 kU/L
- 11 a 12 anos: < 230 kU/L
- 12 a 13 anos: 4,8 a 320 kU/L
- 13 a 14 anos: 8,9 a 240 kU/L
- 14 a 15 anos: 4,8 a 160 kU/L
- Adultos: < 156 kU/L

TABELA 107.18 ▶ ÍNDICE DE IGG, TAXA DE ALB E TAXA DE SÍNTESE DE IGG NO DIAGNÓSTICO DA ESCLEROSE MÚLTIPLA

FÓRMULA	ESP.	SENS.	VALOR DE CORTE*	VALOR PREDITIVO POSITIVO	VALOR PREDITIVO NEGATIVO
Índice de IgG	90%	78%	0,7	86%	83%
Taxa de IgG ALB	90%	62%	0,22	84%	74%
Taxa de síntese de IgG**	90%	47%	15	79%	67%

Fórmulas: Índice de IgG = (IgGLCS / ALB LCS) / (IgG soro / ALB soro)
Taxa de IgG: ALB = IgG LCS / ALB LCS
*Os valores de corte foram definidos para uma especificidade de 90% usando nefelometria.
**A taxa de síntese de IgG apresenta um cálculo mais complexo e não fornece mais informações clínicas do que o índice de IgG, não sendo rotineiramente utilizada na investigação diagnóstica da EM.
Esp., especificidade; Sens., sensibilidade.

DEFINIÇÃO/INTERPRETAÇÃO ▶ A IgE é uma classe de anticorpos relacionada com uma variedade de reações de hipersensibilidade, por degranulação de basófilos e mastócitos. Nos processos alérgicos, predominam os sintomas alimentares na criança e os respiratórios no adulto. Valores aumentados são encontrados em bronquites, mieloma, síndrome de hiperIgE, aspergilose, parasitoses, filariose pulmonar e síndrome de Wiskott-Aldrich.

AMOSTRA ▶ Soro

MÉTODO ▶ Fluorescência enzimática (Feia) – Immunocap

PREPARO DO PACIENTE ▶ Jejum de 4 h

OBSERVAÇÃO ▶ Pode-se realizar a dosagem da presença de IgE específica para determinado alérgeno, podendo estar associada a um aumento de risco relativo para o desenvolvimento de sintomas de hipersensibilidade mediada por IgE, principalmente em indivíduos atópicos, quando elevada. Há painéis específicos (Quadros 107.12 e 107.13) para avaliação de alergia mediada por IgE sendo definido em classes, segundo a Organização Mundial de Saúde (OMS):[11]

QUADRO 107.12 ▶ RELAÇÃO DE SUBSTÂNCIAS COM IGE ESPECÍFICO

- Abelha, veneno (I1)
- Alho (F47)
- Amendoim (F13)
- Arroz (F9)
- Aveia (F7)
- Banana (F92)
- Batata (F35)
- *Blomia tropicalis* (RD201)
- Camarão (F24)
- Caranguejo (F23)
- Carne de porco (F26)
- Caseína (F78)
- Cenoura
- Coco (F36)
- *Dermatophagoides pteronyssinus* (D1)
- Folha de tabaco (RO201)
- Gema de ovo (F75)
- Grão de soja (F14)
- Látex (K82)
- Leite de cabra (RF300)
- Marimbondo, veneno (I4)
- Mexilhão azul (F37)
- Morango (F44)
- Pelos de cão (E5)
- Penas de galinha (E85)
- Penicilina V (C2)
- Queijo cheddar (F81)
- Tomate (F25)
- Vespa, veneno (I3)
- α-lactoalbuminas (F76)
- *Alternaria alternata* (M6)
- Abacaxi (F210)
- *Aspergillus fumigatus* (M3)
- Atum (F40)
- Barata (I6)
- β-lactoglobulina (F77)
- Cacau (F93)
- *Candida albicans* (M5)
- Carne de galinha (F83)
- Carne de vaca (F27)
- Cebola (F48)
- Clara de ovo (F1)
- *Dermatophagoides farinae* (D2)
- Feijão branco (F15)
- Formiga (I70)
- Glúten (F79)
- Laranja (F33)
- Leite (F2)
- Limão (F208)
- Mel (RF247)
- Milho (F8)
- Peixe (F3)
- Pelos de gato (E1)
- Penicilina G (C1)
- Pernilongo (I71)
- Seda brava (K73)
- Trigo (F4)

QUADRO 107.13 ▶ RELAÇÃO DE SUBSTÂNCIAS COM IGE MÚLTIPLO

PHADIATOP® ALÉRGENOS INALANTES	PHADIATOP® INALANTES E ALIMENTOS
• Ex1 (epitélios, partículas e pelos de gato, cavalo, boi e cachorro) • Fx1 (amendoim, avelã, noz brasileira, amêndoa, coco) • Fx3 (trigo, aveia, milho, gergelim) • Hx2 pó (poeira caseira, *Dermatophagoides pteronyssinus*, *Dermatophagoides farinae* e *Blatella* germânica)	• Ex71 (penas de frango, ganso, pato, peru) • Fx2 (peixe, camarão, mexilhão, atum, salmão) • Fx5 (clara de ovo, leite, trigo, amendoim, soja) • Gx2 (pólen de gramíneas — grama de bermuda, centeio, capim rabo-de-rato, grama de campina, grama de Johnson, grama da Bahia) • Mx1 (*Penicillium notatum*, *Cladosporium herbarum*, *Aspergillus fumigatus*, *Alternaria alternata*)

- Classe 0: < 0,35 kUI/L – não detectável
- Classe 1: 0,36 a 0,70 kUI/L – valor baixo
- Classe 2: 0,71 a 3,50 kUI/L – valor moderado
- Classe 3: 3,51 a 17,50 kUI/L – valor alto
- Classe 4: > 17,51 kUI/L – valor muito alto

INSULINA ▶

OUTRO NOME/SIGLA ▶ Curva insulinêmica

VALOR DE REFERÊNCIA ▶ Nível basal: 2,6 a 24,9 µUI/mL. A interpretação do resultado deve ser feita pelo médico, com base nas características de cada paciente, não havendo valores de referência estabelecidos para os níveis de insulina pré-prandiais.

DEFINIÇÃO/INTERPRETAÇÃO ▶ A insulina é um hormônio peptídeo, sintetizado e secretado pelas células β das ilhotas de Langerhans do pâncreas. É responsável pela regulação do metabolismo dos carboidratos junto ao fígado e ao tecido adiposo. Sua secreção é regulada principalmente pelo nível glicêmico, sendo necessária a dosagem de glicemia concomitante. Seu efeito específico está relacionado ao aproveitamento da glicose e à sua diminuição nos níveis sanguíneos. A determinação do peptídeo C, da pró-insulina e do teste de tolerância à insulina pode auxiliar no diagnóstico diferencial. Sua dosagem é indicada na investigação de hipoglicemia, especialmente quando houver suspeita de hiperinsulinemia endógena, como em insulinomas, adenomas múltiplos, hiperplasia das células β ou presença de anticorpos contra insulina ou seu receptor. Suas dosagens estão diminuídas em DM1 grave, hipopituitarismo e hiperglicemia.

AMOSTRAS ▶ Soro ou plasma

MÉTODO ▶ Eletroquimioluminescência, quimioluminescência, radioimunoensaio, imunofluorometria

INTERFERENTES ▶ Hemólise, gestação (segundo e terceiro trimestres), radioisótopos, anticorpos anti-insulina administrados a pacientes com DM1 interferem na análise. L-dopa, anticoncepcionais orais, prednisolona, espironolactona e L-tiroxina podem aumentar seus níveis. β-bloqueadores, cimetidina, furosemida, metformina, nifedipino, fenobarbital, tiazídicos e diazóxido inibem a secreção de insulina, acarretando dosagens diminuídas.

PREPARO DO PACIENTE ▶ Jejum de 8 h. Ideal que não seja realizado esforço físico prévio à coleta.

LEGIONELLA PNEUMOPHILA ▶

OUTROS NOMES/SIGLAS ▶ Sorologia para legionela, legionelose

VALOR DE REFERÊNCIA ▶ Negativo

DEFINIÇÃO/INTERPRETAÇÃO ▶ As legionelas são bastonetes gram-negativos que se coram muito fracamente pelo tradicional método de Gram, sendo que este mostra, na maioria das vezes, numerosos leucócitos, sem evidenciar os microrganismos. As fontes das legionelas são reservatórios ambientais de água, podendo ser fontes de contágio torneiras, chuveiros, condicionadores de ar, vaporizadores e umidificadores. Por meio desses, ocorre a aerossolização e, consequentemente, a aspiração para os pulmões. A legionela é reponsável por 3 a 15% dos casos de pneumonia adquirida na comunidade e por 10 a 50% das pneumonias hospitalares, quando um sistema de água hospitalar está colonizado por esses microrganismos. Ocorrem reações cruzadas com *L. pneumophila* e alguns bacilos gram-negativos. A antibioticoterapia e a imunossupressão podem atenuar ou eliminar a resposta sorológica.

MÉTODO 1 – SOROLÓGICO ▶

Amostra: Soro

Níveis aumentados de IgG isolados podem significar infecção prévia. Aumento de 4 vezes na sua titulação na fase de convalescença ou presença de IgM positivo confirmam o diagnóstico. Níveis isolados de IgG igual ou superior a 1/128 com quadro clínico compatível é sugestivo do diagnóstico. Há necessidade de 4 a 8 semanas para a detecção de uma resposta de anticorpos, e alguns pacientes nunca fazem soroconversão, tendo a sorologia utilidade nos estudos epidemiológicos.

MÉTODO 2 – BIOLOGIA MOLECULAR ▶

Amostras: Via aérea, sangue, urina

Testes realizados pela técnica de PCR, com sensibilidade de 99% e especificidade de 98%. Devido à necessidade de meios específicos de cultivo e à dificuldade de crescimento, as técnicas moleculares são mais indicadas.

PREPARO DO PACIENTE ▶ Jejum não obrigatório

LINFÓCITOS CD4 E CD8 ▶

OUTROS NOMES/SIGLAS ▶ Subpopulação CD4 e CD8, CD4/CD8

VALORES DE REFERÊNCIA ▶ Valores expressos por idade, % de linfócitos e n°/mm^3 (Quadro 107.14)

DEFINIÇÃO/INTERPRETAÇÃO ▶ Exame utilizado na avaliação das imunodeficiências em que ocorrem alterações de linfócitos T supressores e T auxiliadores,

QUADRO 107.14 ▶ VALORES DE REFERÊNCIA DA SUBPOPULAÇÃO LINFOCITÁRIA (CD3, CD4 E CD8) DE ACORDO COM FAIXA ETÁRIA

IDADE	CD3+/CD4+ (LINFÓCITOS T AUXILIARES)	CD3+/CD8+ (LINFÓCITOS T SUPRESSORES)
Neonatal	• Mediana: 41%-1.900 • 5%: 17%-400 • 95%: 52%-3.500	• Mediana: 24%-1.100 • 5%: 10%-200 • 95%: 41%-1.900 • Relação CD4/CD8 = 1,8 (1-2,6)
1 semana- 2 meses	• Mediana: 55%-3.500 • 5%: 41%-1.700 • 95%: 68%-5.300	• Mediana: 16%-1.000 • 5%: 9%-400 • 95%: 23%-1.700 • Relação CD4/CD8 = 3,8 (1,3-6,3)
2-5 meses	• Mediana: 45%-2.500 • 5%: 33%-1.500 • 95%: 58%-5.000	• Mediana: 17%-1.000 • 5%: 11%-500 • 95%: 25%-1.600 • Relação CD4/CD8 = 2,7 (1,7-3,9)
Idade: 5-9 meses	• Mediana: 45%-2.800 • 5%: 33%-1.400 • 95%: 58%-5.100	• Mediana: 18%-1.100 • 5%: 13%-600 • 95%: 26%-2.200 • Relação CD4/CD8 = 2,5 (1,6-3,8)
9-15 meses	• Mediana: 44%-2.300 • 5%: 31%-1.000 • 95%: 54%-4.600	• Mediana: 18%-1.100 • 5%: 12%-400 • 95%: 28%-2.100 • Relação CD4/CD8 = 2,4 (1,3-3,9)
15-24 meses	• Mediana: 41%-2.200 • 5%: 25%-900 • 95%: 50%-5.500	• Mediana: 20%-1.200 • 5%: 11%-400 • 95%: 32%-2.300 • Relação CD4/CD8 = 1,9 (0,9-3,7)
2-5 anos	• Mediana: 37%-1.300 • 5%: 23%-500 • 95%: 48%-2.400	• Mediana: 24%-800 • 5%: 14%-300 • 95%: 33%-1.600 • relação CD4/CD8 = 1,6 (0,9-2,9)
5-10 anos	• CD3+/CD4+ (T auxiliadores) • Mediana: 35%-1.000 • 5%: 27%-300 • 95%: 53%-2.000	• Mediana: 28%-800 • 5%: 19%-300 • 95%: 34%-1.800 • Relação CD4/CD8 = 1,2 (0,9-2,6)
10-16 anos	• Mediana: 39%-800 • 5%: 25%-400 • 95%: 48%-2.100	• Mediana: 23%-400 • 5%: 9%-200 • 95%: 35%-1.200 • Relação CD4/CD8 = 1,7 (0,9-3,4)
Adultos	• Mediana: 43%-880 • 5%: 31%-507 • 95%: 56%-1.496	• Mediana: 27%-572 • 5%: 17%-303 • 95%: 41%-1.008 • Relação CD4/CD8 = 1,6 (0,9-2,6)

a exemplo da Aids, na qual o vírus HIV é especificamente citotóxico para as células CD4, provocando uma redução progressiva de seu número e uma consequente diminuição do índice CD4/CD8. A determinação do número absoluto e do percentual de linfócitos CD4 positivos é mais importante do que a relação CD4/CD8 para avaliar o estado imunológico do portador da imunodeficiência e auxiliar o acompanhamento terapêutico.

AMOSTRA ▶ Sangue total com EDTA

MÉTODOS ▶ Citometria de fluxo, imunofenotipagem

INTERFERENTES ▶ Alguns fatores influenciam a contagem do CD4, como variações analíticas, sazonais, diurnas (mais baixa às 12 h, com picos às 20 h), infecções agudas, tuberculose, hepatite B, citomegalovirose, toxoplasmose, criptococose e corticoides podem ser responsáveis pela diminuição expressiva de sua contagem. Esplenectomia e coinfecção pelo HTLV-1 podem causar valores altos de CD4.

PREPARO DO PACIENTE ▶ Jejum não obrigatório

LIPASE ▶

OUTRO NOME/SIGLA ▶ LSE

VALOR DE REFERÊNCIA ▶ < 60 U/L

DEFINIÇÃO/INTERPRETAÇÃO ▶ É uma enzima produzida pelo pâncreas exócrino, sendo liberada, por meio do ducto pancreático, dentro do duodeno responsável pela digestão das gorduras. O nível de lipase sérica é considerado mais específico para dano pancreático do que o nível de amilase. O nível de lipase aumenta pouco depois da amilase, começando em 3 a 6 horas, com o pico, na maioria dos casos, em 24 horas, e tende a permanecer elevado por mais tempo, voltando ao normal em 7 a 10 dias. A sensibilidade da lipase para pancreatite varia de 75 a 80%, e a especificidade fica em torno de 70%. Alguns autores consideram a lipase muito sensível e específica para a doença pancreática, especialmente se o método usado dosa junto seu cofator – a colipase. Entretanto, é consenso na literatura que a lipase é provavelmente 10% menos sensível e 20 a 30% mais específica do que a amilase. Outras condições que podem causar aumento da lipase são colangite, infarto intestinal e obstrução do intestino delgado.

AMOSTRA ▶ Soro

MÉTODO ▶ Enzimático colorimétrico

INTERFERENTES ▶ A lipemia e a hemólise produzem falsamente um decréscimo nos níveis de lipase e amilase séricos. A lipase é excretada por filtração glomerular no rim; depois, a maior parte é reabsorvida no túbulo proximal e catabolizada em outra parte. Insuficiência renal é um fator não pancreático que, muitas vezes, pode ser responsável pela elevação dos níveis de lipase (em torno de 80% dos pacientes com insuficiência renal têm a lipase 2 a 3 vezes maior do que o nível superior do método, e 5% podem ter elevação de até 5 vezes o limite superior).

PREPARO DO PACIENTE ▶ Jejum de 4 h

LIPOPROTEÍNAS ▶

OUTROS NOMES/SIGLAS ▶ Lipoproteína-A, LPA, LP(a)

VALOR DE REFERÊNCIA ▶ < 30mg/dL

DEFINIÇÃO/INTERPRETAÇÃO ▶ Consiste em uma lipoproteína plasmática formada por dois constituintes, a Apo B-100 (principal componente estrutural do LDL e VLDL) e Apo (a), a qual apresenta grande heterogeneidade estrutural, o que pode interferir na sua determinação. Níveis de LP(a) são determinados geneticamente, podendo ter grandes variações entre indivíduos de uma mesma população. A LP(a) geralmente está associada à doença coronariana, não sendo recomendada para rastreamento indiscriminado, mas sim para indivíduos com história familiar de DAC, AVE e dislipidemia. Níveis elevados de LP(a) também são encontrados em pré-eclâmpsia, perda fetal recorrente, insuficiência renal e tromboembolia.

AMOSTRA ▶ Soro

MÉTODOS ▶ Imunoturbidimetria, nefelometria

INTERFERENTES ▶ Algumas substâncias aumentam suas dosagens, como bisfosfonatos, ciclosporina A, diuréticos, levotiroxina e sinvastatina. Dosagens diminuídas são encontradas pelo uso de captopril, estrogênios, niacina e levotiroxina.

PREPARO DO PACIENTE ▶ Jejum de 12 h

LÍQUIDO CEREBROSPINAL ▶

OUTROS NOMES/SIGLAS ▶ LCS, exame do líquido cerebrospinal. Pode ser necessário solicitar cada exame em separado, informando como "material".

VALORES DE REFERÊNCIA ▶ Tabela 107.19

DEFINIÇÃO/INTERPRETAÇÃO ▶ O LCS é formado principalmente pelos plexos coroides. Nos adultos, é produzido a uma taxa de 20 mL/h, o que corresponde a aproximadamente 500 mL/24 h. Como o volume do LCS é de cerca de 100 a 150 mL, isso significa que é renovado em média a cada 6 horas. Normalmente é límpido, cristalino, inodoro e com aspecto de água de rocha. Apresenta-se turvo pelo aumento de bactérias, fungos, hemácias e leucócitos. A cor é resultante da presença de bilirrubina, hemácias, Hbs, leucócitos ou proteínas. O aspecto é hemorrágico vermelho-turvo na hemorragia subaracnóidea.

MATERIAL ▶ LCS coletado por punção lombar (PL), suboccipital, cervical ou ventricular em pelo menos 3 frascos. Poderá ocorrer, nos acidentes de punção, aspecto na hemorragia não uniforme nos distintos tubos.

MÉTODO 1 – EXAME BIOQUÍMICO ▶

Cloro. Qualquer condição que altere os níveis séricos de cloreto também irá afetar o nível de cloreto no LCS. Os cloretos no LCS são normalmente 1 a 2 vezes maiores do que os séricos. Níveis diminuídos são encontrados nas meningites tuberculosa e bacteriana e na criptococose.

TABELA 107.19 ▶ EXAME CITOLÓGICO DO LÍQUIDO CEREBROSPINAL

	CITOMETRIA	CITOLOGIA	
Adultos	Até 5 leucócitos/mm^3 0 hemácias/mm^3	**POLIMOFRONUCLEARES**	
		Adultos 2%	Crianças 10%
		MONONUCLEARES	
		Adultos 98%	Crianças 90%
Recém-nascidos	Até 30 leucócitos/mm^3 0 hemácias/mm^3		
1 mês-1 ano	Até 10 leucócitos/mm^3 0 hemácias/mm^3		
1 ano-4 anos	Até 8 leucócitos/mm^3 0 hemácias/mm^3		
Acima de 5 anos	Até 5 leucócitos/mm^3 0 hemácias/mm^3		

Glicose. Os níveis de glicose no LCS correspondem a cerca de dois terços da glicose sanguínea de jejum. A proporção normal de glicose LCS/plasma pode variar de 0,3 a 0,9. São considerados valores anormais de glicose no LCS resultados inferiores a 40 mg/dL e/ou relações inferiores a 0,3. Nas meningites bacteriana, tuberculosa e fúngica, encontramos geralmente valores baixos ou muito baixos. Nas meningites virais, os níveis podem estar normais ou discretamente baixos. Cursam com níveis diminuídos de glicose também neoplasias com comprometimento meníngeo, sarcoidose, hemorragia subaracnóidea, hipoglicemia sistêmica, etc. Níveis elevados de glicose no LCS não possuem significado clínico, refletindo aumento dos níveis da glicemia sistêmica. Acidentes de punção podem, eventualmente, causar aumento da glicose no LCS.

Proteína. Das proteínas encontradas no LCS, mais de 80% são provenientes do plasma. Normalmente, equivalem a valores inferiores a 1% do nível sanguíneo. O aumento de proteínas geralmente indica doença. As proteínas no LCS podem estar elevadas em meningites, especialmente as bacterianas, em doenças neurológicas, hemorragias, tumores, etc. A elevação pode ser decorrente da alteração da permeabilidade da barreira hematencefálica, da diminuição dos mecanismos de reabsorção, de uma obstrução mecânica do fluxo do LCS ou do aumento na síntese de imunoglobulina intratecal. Os níveis podem estar diminuídos em crianças entre 6 meses e 2 anos de idade e em condições associadas a um *turnover* aumentado, como acontece nas punções com remoção de grandes volumes, traumas com perda liquórica e aumento da PIC. Para avaliação da integridade da barreira hematencefálica, pode-se utilizar um índice obtido pela proporção entre os níveis de ALB no LCS (mg/dL) e no soro (g/L). Normalmente, o valor encontrado é inferior a 9. Valores maiores indicam alterações da barreira, que podem variar de discretas a graves, de acordo com os índices encontrados. São considerados discretos valores entre 9 e 14; moderados, entre 14 e 30; e, acima de 30, encontra-se comprometimento grave. Há variação da concentração de proteína de acordo com o local da punção:

- Adultos:
  - Punção ventricular: 5 a 15 mg/dL
  - Punção de cisternas: 15 a 25 mg/dL
  - PL: 15 a 45 mg/dL
- Neonatos: até 150 mg/dL
- Prematuros: até 500 mg/dL

MÉTODO 2 – EXAME CITOLÓGICO ▶ É composto de duas etapas distintas: a citometria, em que é feita a análise quantitativa das células, e a citologia, em que é feita a contagem diferencial em lâmina corada (ver Tab. 107.20). As meningites bacterianas agudas apresentam grande celularidade (geralmente > 500 leucócitos/mm^3) e com predomínio de polimorfonucleares. As de origem viral, fúngica ou tuberculosa apresentam celularidade menor e um predomínio de células mononucleres, podendo, no entanto, nas primeiras 24 a 36 horas, manter um predomínio de polimorfonucleres.

O Quadro 107.15 apresenta outras avaliações do LCS.

LÍQUIDO SINOVIAL ▶

OUTROS NOMES/SIGLAS ▶ Muitas vezes pode ser necessário solicitar cada exame em separado, informando o líquido sinovial como "material" (p. ex., "contagem de células", material "líquido sinovial").

VALORES DE REFERÊNCIA ▶ Tabela 107.20

QUADRO 107.15 ▶ OUTRAS AVALIAÇÕES QUE PODEM SER REALIZADAS EM AMOSTRAS DE LCS

ÍNDICE IMUNOGLOBINA LCS/SORO	DOENÇAS NEUROLÓGICAS, HIV, MENINGITES FÚNGICAS
Eletroforese de proteínas	Esclerose múltipla, infecções do SNC, síndrome de Guillain-Barré, mielite transversa, carcinomatose meníngea
Ácido lático	Diagnóstico deferencial etiológico de meningites e traumacraniano
Creatinofosfocinase	Tumores, acidentes vasculares, meningites, convulsões, trauma craniano
Desidrogenase láctica	Lesão cerebral por hipóxia, diferencial de acidente de punção e hemorragias, meningites bacterianas

Outros: VDRL/FTA-Abs, vírus HIV, toxoplasmose, Gram, culturas e pesquisa de antígenos bacterianos rápidos. LCS, líquido cerebrospinal; HIV, vírus da imunodeficiência humana; SNC, sistema nervoso central; VDRL, *venereal disease research laboratory*; FTA-Abs, teste de absorção de anticorpos treponêmico fluorescente.

TABELA 107.20 ▶ PARÂMETROS DO LÍQUIDO SINOVIAL NORMAL E EM ARTROPATIAS

	ASPECTO	VISCOSIDADE	CÉL./MM^3	% PMN	CRISTAIS	CULTURA
Normal	Transparente	Aumentada	< 180	< 10	Negativo	Negativa
Artrose	Transparente	Aumentada	200-2.000	< 10	Variável – cristais de hidroxiapatita	Negativa
Artrite inflamatória	Translúcido	Diminuída	2.000-50.000	Variável	Negativo	Negativa
Artrite bacteriana	Turvo	Variável	2.000-50.000	> 90	Negativo	Positiva
Pseudogota	Translúcido a turvo	Diminuída	200-50.000	> 90	Cristais de pirofosfato de cálcio	Negativa
Gota	Translúcido a turvo	Diminuída	200-50.000	> 90	Cristais de urato monossódico	Negativa
Hemartrose	Hemorrágico	Diminuída	-	-	Negativo	Negativa

PMN, neutrófilos polimorfonucleares.

EXAMES LABORATORIAIS MAIS COMUNS

DEFINIÇÃO/INTERPRETAÇÃO ▶ O exame do líquido sinovial é indicado no diagnóstico diferencial de monoartrites e oligoartrites, verificando se séptica ou induzida por cristais (gota/pseudogota). Envolve, além de sua análise macroscópica, a contagem de células e diferencial, culturais e pesquisa de cristais em microscópio polarizado. Na sua interpretação, classifica-se o padrão dos resultados em grupos "reacionais". Mediante suspeita de artrite gonocócica, meios especiais de cultura deverão ser solicitados, como ágar Thayer-Martin ou ágar chocolate.

MATERIAL ▶ líquido sinovial coletado por punção em frasco com heparina ou EDTA

MÉTODOS ▶ Avaliação macroscópica, microscopia, contagem de células, cultura

INTERFERENTES ▶ Presença não homogênea de sangue/coágulo sugere acidente de punção; artefatos podem ser causados por injeção intra-articular de anestésico.

PREPARO DO PACIENTE ▶ Este exame é contraindicado em caso de infecções de partes moles no sítio de punção, tendo atenção a pacientes anticoagulados, com hemofilia e CIVD, devendo ser administrados fatores de coagulação previamente à artrocentese.

LÍTIO ▶

OUTROS NOMES/SIGLAS ▶ Li, litemia

VALORES DE REFERÊNCIA ▶

- Terapêutico: 0,6 a 1,2 mg/L (0,6-1,2 µmol/L)
- Tóxico: > 1,2 mg/L (> 1,2 µmol/L)
- Potencialmente letal: > 3 mg/L (> 3 µmol/L)

DEFINIÇÃO/INTERPRETAÇÃO ▶ Metal utilizado no tratamento de transtornos de humor. Deve ser solicitado para acompanhamento do tratamento e na suspeita de intoxicação e superdosagem. Manifestações de intoxicação podem ocorrer em níveis terapêuticos. Apresenta pico plasmático 2 horas após a absorção (4 horas em caso de preparações de liberação lenta), com meia-vida de 18 a 24 horas com estado de equilíbrio em 90 a 120 horas.

AMOSTRAS ▶ Soro ou plasma coletado em EDTA

MÉTODOS ▶ Espectometria de absorção atômica, fotometria de emissão de chama

INTERFERENTES ▶ Xantinas, acetazolamida, bicarbonato de sódio e espironolactona diminuem os níveis séricos. A depuração do lítio aumenta na gravidez, na reposição de sódio e no uso de acetazolamida, teofilina e cafeína. Níveis também aumentam com insuficiência renal, desidratação, hiponatremia, uso de diuréticos, indometacina e diclofenaco.

PREPARO DO PACIENTE ▶ Jejum de 4 h. Coletar a amostra 12 h após a ingestão do medicamento ou logo antes da próxima dose.

MAGNÉSIO ▶

OUTROS NOMES/SIGLAS ▶ Magnesemia, Mg

VALOR DE REFERÊNCIA ▶ 1,9 a 2,5 mg/dL

DEFINIÇÃO/INTERPRETAÇÃO ▶ O Mg é o quarto cátion mais abundante no corpo e o segundo mais prevalente no meio intracelular. É cofator de várias enzimas e realiza ligação com o ATP intracelular, sendo essencial para a manutenção do metabolismo. Cerca de 50% do magnésio corpóreo total está no estado insolúvel no osso; apenas 5% está presente como cátions extracelulares; os restantes 45% estão contidos nas células, como cátions intracelulares. Os níveis séricos podem se manter normais mesmo quando há uma depleção corporal de até 20%. Sintomas de hipomagnesemia e hipermagnesemia (Quadro 107.16) ocorrem a partir de níveis inferiores a 1,2 mg/dL e superiores a 3 mg/dL, respectivamente.

AMOSTRA ▶ Soro

MÉTODO ▶ Fotometria, espectrofotometria por absorção atômica

INTERFERENTES ▶ Os níveis de magnésio podem diminuir com digitálicos, diuréticos (tiazídicos e de alça), aminoglicosídeos, ciclosporina, cisplatina, anfotericina B e pentamidina

PREPARO DO PACIENTE ▶ Jejum de 4 h

METAIS PESADOS

1. ALUMÍNIO ▶

OUTRO NOME/SIGLA: ▶ Al

VALORES DE REFERÊNCIA ▶

- Dosagem sérica: até 10 µg/L
- Pacientes em programa regular de hemodiálise: até 60 µg/L
- Dosagem urinária: até 200 µg/L

QUADRO 107.16 ▶ CAUSAS DE HIPO/HIPERMAGNESEMIA

CAUSAS DE HIPOMAGNESEMIA	CAUSAS DE HIPERMAGNESEMIA
• Diarreia aguda e crônica	• Iatrogenia
• Síndromes de má absorção	• Alcalose metabólica
• Desnutrição grave	• Insuficiência renal
• Hipercalcemia	• Hipocalcemia
• Alcoolismo	• Hemólise
• Hidratação parenteral crônica	• Hipotiroidismo
• Depleção de fosfato	• Antiácidos, laxativos ou catárticos
• Pancreatite aguda	• Nutrição parenteral
• Sepse	• Doença de Addison
• Queimaduras extensas	• Intoxicação por carbonato de lítio

DEFINIÇÃO/INTERPRETAÇÃO ▶ O alumínio é um elemento não essencial, mas utilizado na clínica como antiácido estomacal e como agente quelante de fosfato para pacientes em tratamento de diálise. Presta-se sobretudo para a avaliação da exposição em pacientes renais crônicos, a fim de evitar intoxicação por aumento de exposição, terapia medicamentosa ou diminuição da capacidade de eliminação do metal pelo próprio comprometimento renal. Tal população está particularmente exposta a esse elemento e, de acordo com legislação específica, deve ser submetida a controle periódico, ao contrário da população geral, na qual não há registros de manifestações tóxicas decorrentes do contato com o alumínio. A toxicidade do alumínio é caracterizada por encefalopatia, anemia microcítica e osteomalácia, podendo ocorrer sintomas neuropisiquiátricos após longo tempo de exposição.

MATERIAL ▶ Sangue (tubo Trace K2 EDTA livre de metal) ou urina

MÉTODO ▶ Espectrofotometria de absorção atômica

INTERFERENTES ▶ A maioria dos métodos de dosagem é altamente seletiva, não existindo fatores interferentes significativos.

PREPARO DO PACIENTE ▶ Jejum não obrigatório. A coleta de urina ou sangue deve ser realizada no final da jornada de trabalho.

2. CHUMBO ▶

OUTRO NOME/SIGLA ▶ Pb

VALORES DE REFERÊNCIA ▶

- Dosagem sérica na população geral: até 10 μg/dL
- Indivíduos expostos: até 40 μg/dL
- Limite de tolerância biológica: 60 μg/dL
- Dosagem urinária: até 80 μg/dL

DEFINIÇÃO/INTERPRETAÇÃO ▶ Pode acumular-se ao longo do tempo no sangue, nos tecidos moles e, principalmente, nos ossos, onde estão localizados cerca de 90% do seu total. A exposição ao chumbo em ambiente de trabalho (Quadro 107.17) pode ser monitorada pela dosagem sanguínea, e a intoxicação pelo metal pode ser detectada por meio da dosagem do ácido δ-aminolevulínico

QUADRO 107.17 ▶ FONTES DE EXPOSIÇÃO AO CHUMBO	
OCUPACIONAL	**RECREACIONAL**
<ul><li>Produção de baterias, fundição</li><li>Produção de cabos, demolições</li><li>Produção, polimento e jateamento de vidros</li><li>Fundição de chumbo, construção naval</li><li>Produção de cerâmica</li><li>Produção de pigmentos</li><li>Pintura, soldagem</li></ul>	<ul><li>Confecção de cerâmicas</li><li>Pesca</li><li>Tiro ao alvo</li><li>Reparação de automóveis</li></ul>

(ALA) na urina – com dosagens inferiores a 4,5 mg/g de Cr. A relação entre os níveis séricos de Pb e os sintomas é demonstrado na Figura 107.8.

MATERIAL ▶ Sangue (tubo K2 EDTA livre de metal) ou urina

MÉTODO ▶ Espectrofotometria de absorção atômica

INTERFERENTES ▶ A maioria dos métodos de dosagem é altamente seletiva, não existindo fatores interferentes significativos.

PREPARO DO PACIENTE ▶ Jejum não obrigatório. A coleta de urina ou sangue deve ser realizada no final da jornada de trabalho.

3. COBRE ▶

OUTROS NOMES/SIGLAS ▶ Cu, cupremia

VALORES DE REFERÊNCIA ▶
- Sérico:
  - Mulheres: 85 a 155 µg/dL
  - Homens: 70 a 140 µg/dL
- Urinário: 15 a 50 µg/dL

DEFINIÇÃO/INTERPRETAÇÃO ▶ O cobre é um elemento essencial na alimentação humana, sendo um componente de várias metaloenzimas. O cobre

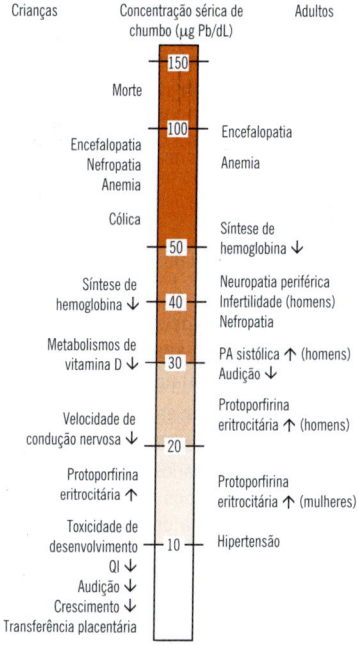

FIGURA 107.8 ▶ RELAÇÃO ENTRE A CONCENTRAÇÃO SÉRICA DE CHUMBO E OS SINTOMAS EM ADULTOS E CRIANÇAS.

inorgânico é muito reativo e uma potente toxina celular. Sua absorção se dá no intestin, e sua excreção é primariamente realizada na bile. No soro, encontra-se ligado a ALB, transcupreína e, principalmente, ceruloplasmina, entre outras proteínas. A deficiência de cobre é associada a prematuridade fetal, má nutrição, má absorção e diarreia crônica. A síndrome de Menkes é uma doença herdada ligada ao X, consistindo em deficiência de cobre associada a cabelos quebradiços, despigmentação dérmica, hipotermia, problemas neurológicos e alterações vasculares. Já os efeitos do acúmulo de cobre incluem náuseas, vômitos, dor epigástrica, diarreia, hemólise, necrose hepática, sangramento gastrintestinal, hipotensão, taquicardia e problemas neurológicos. A toxicidade aguda ocorre por ingestão. Em pacientes com doença de Wilson, o acúmulo é crônico, apresentando cirrose hepática, problemas neurológicos, alterações escleróticas e hemólise. A excreção urinária de cobre é aumentada, e a ceruloplasmina é diminuída, resultando em cobre sérico total diminuído. Outras condições associadas ao cobre urinário elevado são doença hepática colestática, proteinúria, uso de alguns medicamentos e amostras contaminadas.

AMOSTRAS ▶ Soro ou urina

MÉTODOS ▶ Fotométrico, colorimétrico de Hulte, absorção atômica

INTERFERENTES ▶ Os níveis de cobre podem estar elevados em anemias, neoplasias, processos infecciosos, cirrose biliar, doenças autoimunes, gravidez, uso de contraceptivos orais e outros medicamentos.

PREPARO DO PACIENTE ▶ Jejum de 8 h

4. MERCÚRIO ▶

OUTRO NOME/SIGLA ▶ Hg

VALORES DE REFERÊNCIA ▶

- Normal:
  - Sérico: < 10 µg/L (< 50 nmol/L)
  - Urinário: < 20 µg/L (< 100 nmol/L)
- Tóxico (tratamento recomendável):
  - Sérico: > 35 µg/L (> 175 nmol/L)
  - Urinário: > 150 µg/L (> 750 nmol/L)

DEFINIÇÃO/INTERPRETAÇÃO ▶ Deve ser solicitado na suspeita de intoxicação e monitoramento ocupacional. Muitas vezes, não há boa correlação entre os sintomas e os níveis séricos e urinários. O mercúrio metálico é oxidado na forma ionizada nas hemácias. Os íons são lentamente excretados na urina, com meia-vida de 60 dias. A forma orgânica é amplamente absorvida por via oral ou pela pele e se distribui em todo o organismo. O metil mercúrio distribui-se em todo o organismo, mas se concentra no sangue e no SNC. A depuração da forma orgânica ocorre principalmente via excreção intestinal, e as outras formas do metal são excretadas pelo rim. A intoxicação por mercúrio é capaz de causar ansiedade, tremores, lesões neurológicas, cegueira, surdez, doenças gastrintestinais, doenças renais, coma e morte. A inalação representa a principal via de absorção nas exposições ocupacionais (Quadro 107.18). Como o mercúrio se acumula nos cabelos, a intoxicação pregressa pode ser detectada.

AMOSTRA ▶ Sangue (tubo Trace K2 EDTA livre de metal) ou urina. A mensuração dos níveis urinários é mais indicada para determinar quando a exposição ao mercúrio inorgânico ocorreu e quando a terapia de quelação é efetiva.

MÉTODO ▶ Espectrofotometria de absorção atômica

INTERFERENTES ▶ A maioria dos métodos de dosagem é altamente seletiva, não existindo fatores interferentes significativos.

PREPARO DO PACIENTE ▶ A coleta de urina ou sangue deve ser realizada no final da jornada de trabalho. Jejum de 4 h é recomendado ao coletar sangue.

5. ZINCO ▶

OUTRO NOME/SIGLA ▶ Zn

VALORES DE REFERÊNCIA ▶

- Normal: 70 a 120 µg/dL
- Carência: < 30 µg/dL
- Exposição ocupacional: até 170 µg/dL

DEFINIÇÃO/INTERPRETAÇÃO ▶ As manifestações clínicas de deficiência de zinco dietética variam com o grau da deficiência, estando muitas vezes associadas à substituição de proteínas animais por cereais. A deficiência de zinco pode ser causada por má absorção (colite ulcerativa, doença de Crohn, doença celíaca), cirrose hepática, hepatites, nefropatias e perda exsudativa (queimaduras severas). A exposição ao metal pode ocorrer pela inalação de vapor de óxido de zinco a partir da volatilização do zinco (na solda de materiais galvanizados ou no processo de fundição de bronze) ou ainda por inalação de micropartículas. Valores diminuídos ocorrem em dermatite, alopecia, perda de peso, diarreia, infecção periódica, transtornos neuropsiquiátricos, oligospermia, aumento dos níveis de amônia, retardo de crescimento na infância, hipogonadismo, falta de apetite, letargia.

QUADRO 107.18 ▶ FONTES DE EXPOSIÇÃO AO MERCÚRIO

ELEMENTAR	INORGÂNICO	ORGÂNICO
• Preparação de amálgama • Confecção de barômetros • Odontologia • Fotografia • Fabricação de tintas	• Produção de desinfetante, corante, explosivo • Trabalho em curtume	• Preparação de bactericidas, inseticidas • Produção de medicamentos • Embalsamamento • Agricultura • Manipulação de sementes

AMOSTRAS ▶ Sangue (tubo Trace K2 EDTA livre de metal) ou urina. A mensuração dos níveis urinários é mais indicada para determinar quando a exposição ao mercúrio inorgânico ocorreu e quando a terapia de quelação é efetiva.

MÉTODO ▶ Espectrofotometria de absorção atômica

INTERFERENTES ▶ Alguns medicamentos podem interferir no metabolismo de zinco, como corticosteroides, quelantes e penicilina.

PREPARO DO PACIENTE ▶ Recomendado jejum de 4 h. Pode ser coletado no final da rotina de trabalho em caso de dosagens após exposição.

METANEFRINAS ▶

OUTRO NOME/SIGLA ▶ Normetanefrinas

VALORES DE REFERÊNCIA ▶

- Sérico:
  - Metanefrina: Inferior a 90 pg/mL
  - Normetanefrina: Inferior a 180 pg/mL
- Urinário:
  - Metanefrina total: até 1.000 µg/24 h
  - Metanefrina: até 320 µg/24 h
  - Normetanefrina: até 390 µg/24 h

DEFINIÇÃO/INTERPRETAÇÃO ▶ A metanefrina consiste em um produto metabólico das catecolaminas, as quais são sintetizadas nas células cromafins do sistema nervoso simpático (epinefrina pela medula suprarrenal, e norepinefrina e dopamina pela medula suprarrenal e neurônios simpáticos pós-ganglionares). Sua dosagem é utilizada para o diagnóstico de feocromocitoma, paraganglioma secretante, neuroblastoma e ganglioneuroblastoma. O total de metanefrinas urinárias é utilizado para avaliar a presença de produção anormal de catecolaminas. Concentrações plasmáticas são mais sensíveis do que as urinárias para o diagnóstico de feocromocitoma. A aferição de metanefrinas totais tornou-se o método de escolha para rastreamento de feocromocitoma. Valor urinários igual ou superior a 3,7 µmol/24 h e relação metanefrina/Cr igual ou superior a 0,35 têm, respectivamente, sensibilidade de 95 e 100%, especificidade de 98 e 98%, valor preditivo positivo de 46 e 47% e valor preditivo negativo de 100 e 100% para o diagnóstico de feocromocitoma. Concentrações séricas de metanefrina são mais elevadas em pacientes com tumores de suprarrenal, se comparadas com tumores extrassuprarrenais. Valor superior a 2,2 µg/mg de Cr é indicativo de feocromocitoma.

AMOSTRAS ▶ Plasma ou urina de 24 h

MÉTODOS ▶ HPLC, radioimunoensaio

INTERFERENTES ▶ O uso de metilglucamina como contraste gera falso-negativos. Resultados falso-positivos podem ser gerados por estresse e por fármacos, como agonistas $α_2$-bloqueadores dos canais de cálcio, IECA, bromocriptina, fenotiazinas, fenacetina, ADTs e L-dopa. Níveis séricos de metanefrinas elevados podem ser encontrados em 25% dos pacientes com hipertensão renovascular e em 32% dos pacientes com insuficiência cardíaca. Tabagismo, estresse e consumo de café e de chocolate podem interferir nas dosagens.

PREPARO DO PACIENTE ▶ Para a coleta sérica, o paciente deve estar em repouso, em posição supina, por pelo menos 20 minutos após a colocação da cânula venosa. Na investigação de feocromocitoma, o momento ideal da coleta é durante as crises.

METEMOGLOBINA ▶

OUTRO NOME/SIGLA ▶ MetHb

VALORES DE REFERÊNCIA ▶

- Normal: 0,5 a 3%
- Hipóxia grave e depressão do SNC: > 50%
- Possível incompatibilidade com a vida: > 70%

DEFINIÇÃO/INTERPRETAÇÃO ▶ A metemoglobina consiste em um estado alterado da Hb, em que o radical ferroso foi oxidado, não sendo capaz de se ligar ao oxigênio. Isso ocorre na exposição a agentes oxidantes, como anilinas e derivados (fenacetina, algumas sulfas, corantes sintéticos), nitritos, nitratos, anestésicos locais (benzocaína), antimaláricos e em certas doenças hereditárias (deficiência de metemoglobina redutase, hemoglobinopatia M).

AMOSTRA ▶ Sangue. Amostras com concentração superior a 15% de metemoglobina apresentam coloração marrom, não modificada em exposição ao ar.

MÉTODO ▶ Cooxímetro com espectrofotometria com 4 ondas, sendo possível diferenciar oxi, deoxi, carboxi e metemoglobina. O oxímetro de pulso analisa apenas 2 comprimentos de onda, não detectando a metemoglobina.

INTERFERENTES ▶ Sulfemoglobinemia em altas concentrações, hipertrigliceridemia e hipercolesterolemia interferem aumentando a concentração de metemoglobina, assim como azul de metileno e corante azul de Evans.

PREPARO DO PACIENTE ▶ Jejum não obrigatório

METOTREXATO ▶

OUTROS NOMES/SIGLAS ▶ Metotrexate, MTX

VALORES DE REFERÊNCIA ▶

- Terapêutico: 0,1 a 1 μmol/L após 24 a 72 h de infusão em altas doses
- Tóxico: > 5 μmol/L após 24 h de infusão em altas doses. Os resultados individuais devem ser interpretados de acordo com dosagem, sinais e sintomas clínicos.

DEFINIÇÃO/INTERPRETAÇÃO ▶ O MTX é um fármaco antimetabólico, antagonista do ácido fólico, bloqueando a conversão do folato intracelular em seus cofatores necessários para a replicação celular. É um antineoplásico e imunossupressor, sendo também utilizado no tratamento de psoríase, AR e algumas doenças vasculares relacionadas ao colágeno. Deve ser solicitado para acompanhamento do tratamento e na suspeita de intoxicação ou superdosagem. O nível sérico considerado normal depende do regime utilizado (altas doses ou baixas doses) e do tempo transcorrido desde a última administração.

AMOSTRAS ▶ Soro ou plasma

MÉTODOS ▶ Elisa, fluorescência polarizada (FPIA, do inglês *fluorescence polarization immunoassay* – reação cruzada mínima com metabólito 7-hidroximetotrexato)

INTERFERENTES ▶ Salicilatos, sulfonamidas, fenitoína, cloranfenicol, ciclosporina, ciprofloxacina e tetraciclinas deslocam a fração do fármaco ligada a proteínas, podendo aumentar seus níveis séricos.

PREPARO DO PACIENTE ▶ Jejum não obrigatório. Deve ser coletado conforme o protocolo de acompanhamento do tratamento, e o mais rapidamente possível na suspeita de intoxicação.

MIOGLOBINA ▶

OUTRO NOME/SIGLA ▶ Mioglobinemia

VALOR DE REFERÊNCIA ▶ 50 a 150 ng/mL

DEFINIÇÃO/INTERPRETAÇÃO ▶ É uma proteína heme citoplasmática de baixo peso molecular encontrada na musculatura cardíaca e esquelética. É considerado um marcador precoce de lesão miocárdica, precedendo a liberação da CK-MB em 2 a 5 horas. Sua dosagem pode ser útil quando o paciente se apresentar precocemente à emergência, em menos de 4 horas do início dos sintomas. É liberada na circulação após 1 hora de morte miocárdica, com pico em 5 a 12 horas e retorno aos valores normais em 16 a 36 horas. Seus valores têm correlação com a área de infarto. Tem sensibilidade de 95% até a 6ª hora, com uma especificidade de 93% se for medida no momento da admissão, e de 4% se medida 3 horas depois.

AMOSTRA ▶ Soro

MÉTODOS ▶ Eletroquimioluminescência, quimioluminescência

INTERFERENTES ▶ Os ensaios não discriminam entre a mioglobina cardíaca e muscular, podendo estar aumentada em dano muscular esquelético, distrofias, insuficiência renal, uremia, choque, trauma, pós-operatórios e injeções intramusculares. Uso de esteroides, intoxicações medicamentosas, isquemias e imobilização prolongada também podem causar dosagens elevadas.

PREPARO DO PACIENTE ▶ Jejum não obrigatório. Evitar atividade física previamente à coleta.

MYCOBACTERIUM TUBERCULOSIS ▶

OUTROS NOMES/SIGLAS ▶ *M. tuberculosis,* bacilo ácool-ácido-resistente (BAAR), bacilo de Koch (BK), TB, micobactéria

DEFINIÇÃO/INTERPRETAÇÃO ▶ A tuberculose (TB) é causada por uma chamada bactéria *M. tuberculosis*. Este microrganismo consiste em uma micobactéria BAAR, parasita intracelular, aeróbia obrigatória, que se divide a cada 16 a 20 horas. Este é um tempo relativamente longo comparado ao de outras bactérias, que em geral têm suas divisões contadas em minutos. Este bacilo pode resistir a desinfetantes fracos e ao ácido gástrico, permanecendo latente. Sua transmissão ocorre de pessoa a pessoa por meio de gotículas de saliva.

AMOSTRAS ▶ Escarro, lavado broncoalveolar, líquido pleural, secreção traqueal/brônquica, urina e LCS. Sangue total e aspirado de medula óssea com EDTA

MÉTODO 1 – CULTURA ▶

Valor de referência: Ausência de crescimento de micobactérias

A cultura para micobactérias é realizada na propedêutica de infecções pulmonares localizadas ou disseminadas para outras regiões, como medula óssea, baço, rins e SNC. Além da *M. tuberculosis*, micobactérias não tuberculosas podem levar a infecções granulomatosas ou não, necrotisantes ou não. A cultura de micobactérias possui alta especificidade, mas requer um tempo longo para tornar-se positiva (4 a 6 semanas), sendo necessária a utilização de meios de cultivos específicos (Lowenstein-Jensen ou Ogawa-Kudoh).

MÉTODO 2 – PESQUISA DE BACILO ÁLCOOL-ÁCIDO RESISTENTE E DE BACILO DE KOCH (BAAR/PBK) ▶

Valor de referência: Negativo

As micobactérias são BAAR, os quais são circundados por uma parede celular hidrofóbica que resistem à descoloração causada pelas misturas de álcool-ácido usadas na identificação (colorações de Ziehl-Neelsen). A pesquisa é usada no diagnóstico das infecções causadas por micobactérias causadoras de TB e não tuberculosas, além de auxiliar no monitoramento de pacientes em tratamento com antimicobacterianos. As porcentagens de resultados positivos aumentam com o número de amostras obtidas, chegando a 87% se 4 amostras forem examinadas.

MÉTODO 3 – BIOLOGIA MOLECULAR (PCR) ▶

Valor de referência: DNA do *M. tuberculosis* não detectável

A detecção por PCR do DNA referente ao *M. tuberculosis* consiste em um diagnóstico rápido, essencial para início do tratamento apropriado e controle dos pacientes. Assim, tem-se tornado o mais valioso método para o diagnóstico da meningite tuberculosa. Pode permanecer positiva por quatro ou mais semanas após o início do tratamento e apresenta sensibilidade de 90% e especificidade de 100%.

MÉTODO 4 – REAÇÃO DE MANTOUX (TESTE TUBERCULÍNICO, PPD [DO INGLÊS *PURIFIED PROTEIN DERIVATE*]) ▶

Valores de referência:

- Não reator: 0 a 4 mm
- Reator fraco: 5 a 9 mm
- Reator forte: ≥ 10 mm

Teste intradérmico realizado com tuberculina 5 unidades (PPD RT23), que estimula os macrófagos e mede a imunidade celular do indivíduo. Todo indivíduo que já teve contato com o bacilo da TB é considerado infectado e, teoricamente, deverá ter reação de Mantoux positiva. Utilizado para examinar os contactantes de bacilíferos, como também para avaliar a imunidade celular de um paciente. É um método auxiliar no diagnóstico de pacientes suspeitos de TB, sendo que a prova tuberculínica positiva, isoladamente, indica apenas infecção, não sendo suficiente para o diagnóstico da doença. No entanto, um resultado negativo (não reator) em pacientes imunocompetentes, em princípio, exclui a TB como causa dos sintomas, isto é, indica um indivíduo não infectado por *M. tuberculosis* ou com hipersensibilidade reduzida. Um resultado reator fraco indica um indivíduo vacinado com BCG (bacilo de Calmette-Guérin) ou infectado pelo *M. tuberculosis* ou por outras micobactérias. O resultado reator forte indica possibilidade de o indivíduo estar infectado por *M. tuberculosis* (que pode estar doente ou não) ou indivíduo vacinado com BCG nos últimos dois anos.

INTERFERENTES ▶ Pela técnica de PPD, pacientes portadores de doenças imunossupressoras, como sarcoidose, Aids, neoplasias ou doenças linfoproliferativas, podem possuir resultados falso-negativos. O mesmo ocorre com indivíduos que possuem situações nas quais ocorre imunossupressão transitória, como gravidez, uso de corticosteroides ou imunossupressores, crianças com menos de 2 meses de vida, indivíduos com mais de 65 anos e vacinação com vírus vivos.

PREPARO DO PACIENTE ▶ Jejum não obrigatório

MYCOPLASMA PNEUMONIAE ▶

OUTROS NOMES/SIGLAS ▶ Pesquisa de crioaglutininas, *M. pneumoniae*

VALOR DE REFERÊNCIA ▶ Positivo: títulos ≥ 1/32

DEFINIÇÃO/INTERPRETAÇÃO ▶ Os micoplasmas são os menores organismos de vida livre, sendo sua característica marcante a ausência de parede celular. Consequentemente, os micoplasmas se coram fracamente pela coloração de Gram. O *M. pneumoniae* é um patógeno somente de humanos e é transmitido por gotículas respiratórias. Durante a infecção por *M. pneumoniae*, autoanticorpos são produzidos contra as hemácias (aglutininas frias), o cérebro, os pulmões e o fígado. Esse organismo é uma causa frequente de pneumonias em adultos jovens. A pneumonia por esse agente representa cerca de 5 a 10% de todas as pneumonias transmissíveis. Recomenda-se a determinação de anticorpos em 2 amostras diferentes: uma colhida na fase aguda e outra na fase de convalescença (em torno de 3 a 4 semanas após o quadro agudo). Um aumento significativo (de 4 vezes) nos níveis de anticorpos é altamente sugestivo de infecção, ou, então, um valor isolado igual ou superior a 1/126 na vigência de quadro clínico compatível é sugestivo do diagnóstico. Títulos iguais ou superiores a 1/32 são considerados positivos. A presença de anticorpos da classe IgM ocorre de 7 a 14 dias após os primeiros sintomas, sugerindo infecção aguda (podendo persistir em baixos níveis até 12 meses após a infecção). Anticorpos IgG positivos e IgM negativos indicam exposição prévia. Crioaglutininas podem estar presentes na fase aguda em 30 a 60% dos pacientes; no entanto, esse achado é inespecífico, pois isoladamente não é útil para o diagnóstico.

AMOSTRA ▶ Soro

MÉTODOS ▶ Elisa. A utilização da técnica de PCR para detectar o seu DNA tem sido utilizada para diagnóstico por ser mais sensível e específica, especialmente em secreções e tecidos humanos.

INTERFERENTES ▶ Falso-positivos ocasionalmente são descritos em pacientes com outras pneumonias bacterianas. Imunodeprimidos podem apresentar sorologia negativa na presença de infecção.

PREPARO DO PACIENTE ▶ Jejum de 4 h

MICROALBUMINÚRIA ▶

OUTROS NOMES/SIGLAS ▶ M-ALB, paucilalbuminúria

VALORES DE REFERÊNCIA ▶

- Urina de 24 h: Até 20 µg/24 h
- Amostra isolada de urina: até 26 mg/g de Cr (ou até 3 mg/mmol de Cr)

DEFINIÇÃO/INTERPRETAÇÃO ▶ A M-ALB representa o estágio detectável mais precoce da nefropatia diabética. Caracteriza-se pela excreção urinária de ALB em quantidades superiores a 20 µg/minuto e inferiores às detectadas pelos métodos bioquímicos de rotina (em geral, 200 µg/min). Tem sido utilizada sobretudo no acompanhamento de diabéticos, por indicar comprometimento renal incipiente. Considerado fator de risco para doença cardiovascular em populações diabéticas e não diabéticas. Sua presença consiste em um sinal de disfunção endotelial sistêmica, com aumento da permeabilidade da parede vascular a partículas lipoproteicas aterogênicas.

AMOSTRAS ▶ Urina de 24 h, amostra de urina isolada

MÉTODOS ▶ Elisa, turbidimetria, radioimunoensaio

INTERFERENTES ▶ Excreção elevada de M-ALB pode ser encontrada em grávidas, após exercícios físicos, na presença de hematúria, proteinúria postural benigna e em quadros inflamatórios e infecciosos.

PREPARO DO PACIENTE ▶ Deve ser realizado preferencialmente em urina de 12 h noturnas (repouso), sendo possível colher a amostra em período diferente, mas o tempo precisa ser cronometrado. O ideal é não fazer o exame durante a menstruação.

MUCOPROTEÍNAS ▶

OUTROS NOMES/SIGLAS ▶ α_1-glicoproteína ácida, soromucoide, AAGP

VALORES DE REFERÊNCIA ▶ 40 a 120 mg/dL

DEFINIÇÃO/INTERPRETAÇÃO ▶ O principal componente da mucoproteína de Winzler consiste na α_1-glicoproteína ácida (AAGP), que é uma proteína de fase aguda sintetizada nos hepatócitos. Embora o fígado seja apontado como local exclusivo de síntese, alguns tumores podem produzir essa proteína. O ensaio para mucoproteína não apresenta boa reprodutibilidade, sofrendo influência da temperatura e do tempo de estocagem; assim, sua determinação é substituída com vantagens pela determinação da AAGP. Suas dosagens estão aumentadas quando há atividade inflamatória de origem infecciosa, autoimune ou neoplásica. Em situações de desnutrição, hepatopatias graves, gravidez ou enteropatia com perda proteica, suas dosagens estão diminuídas.

AMOSTRA ▶ Soro

MÉTODO ▶ Imunoturbidimetria

INTERFERENTES ▶ Amostras hemolisadas podem interferir nos resultados.

PREPARO DO PACIENTE ▶ Jejum de 4 h

NICOTINA ▶

OUTRO NOME/SIGLA ▶ Cotinina

VALORES DE REFERÊNCIA ▶

- Cotinina: < 25 ng/mL em não fumantes
- Nicotina: 18,3 a 22 ng/mL após consumo de cigarro
- Toxicidade: > 5 mg/L pode ser fatal

DEFINIÇÃO/INTERPRETAÇÃO ▶ Nicotina é um alcaloide estimulante do SNC e do sistema nervoso periférico (SNP), altamente tóxico, sendo o principal componente farmacologicamente ativo do tabaco. Pode ser solicitado na suspeita de intoxicação, em crianças que ingerem cigarros ou goma de nicotina e em indústrias de tabaco ou inseticidas. Na intoxicação aguda, os níveis plasmáticos de nicotina correlacionam-se bem com a dose absorvida, mas devem ser coletados logo após a exposição, o que limita seu valor. A nicotina possui metabólitos inativos, sendo o principal deles a cotinina. A meia-vida da nicotina em fumantes é de 40 min; a meia-vida da cotinina, de 11 horas. Assim, a dosagem da cotinina no plasma é utilizada como medida de exposição passiva ao tabaco e de exposição ocupacional. Os valores de nicotina na urina não são úteis na superdosagem, pois flutuam muito com a variação do pH urinário, e sua presença pode representar somente exposição a fumo passivo, assim como a presença da cotinina.

AMOSTRA ▶ Soro

MÉTODOS ▶ Quimioluminescência, espectrometria de massa associado à cromatografia gasosa (GC-MS)

INTERFERENTES ▶ Amostras hemolisadas podem interferir

PREPARO DO PACIENTE ▶ Jejum de 4 h

OSMOLARIDADE ▶

OUTROS NOMES/SIGLAS ▶ Osmolalidade, miliosmoles por kg de água

VALORES DE REFERÊNCIA ▶

- Sérica: 285 a 310 mOsm/kg H_2O (Neonatos: 75 a 300 mOsm/kg H_2O)
- Urinária: 250 a 900 mOsm/kg H_2O

DEFINIÇÃO/INTERPRETAÇÃO ▶ Osmolaridade de uma solução é definida como o número de partículas (moléculas e íons) em uma solução de água, independentemente do tamanho e da carga da partícula. O valor sérico é utilizado na avaliação de eletrólitos, balanço de água, estado de hidratação, balanço acidobásico, função de hormônio antidiurético, coma hiperosmolar e convulsões. Valores séricos elevados ocorrem em hipernatremia, desidratação, hiperglicemia, terapia com manitol, azotemia e ingestão de etanol ou metanol. Valores diminuídos ocorrem na hiperidratação, na hiponatraemia e na SIADH. Os valores urinários refletem a habilidade de concentração dos rins. Assim, a dosagem urinária pode ser usada para avaliação de doenças renais, de SIADH e de diabetes insípido.

AMOSTRAS ▶ Soro ou urina

MÉTODOS ▶ Grau de mudança induzido no ponto de congelamento ou na pressão de vapor, crioscopia

INTERFERENTES ▶ Pacientes com vírus HIV podem apresentar osmolaridade sérica diminuída e urinária normal ou aumentada.

PREPARO DO PACIENTE ▶ Jejum de 4 h

OSTEOCALCINA ▶

OUTROS NOMES/SIGLAS ▶ Proteína Gla óssea, BGP

VALORES DE REFERÊNCIA ▶

- Mulheres:
  - Pré-menopausa: 11 a 43 ng/mL
  - Pós-menopausa: 15 a 46 ng/mL
- Homens:
  - 18 a 30 anos: 24 a 70 ng/mL
  - 30 a 50 anos: 14 a 42 ng/mL
  - > 50 anos: 14 a 46 ng/mL

DEFINIÇÃO/INTERPRETAÇÃO ▶ Exame utilizado na classificação e no monitoramento do tratamento da osteoporose. A osteocalcina é um marcador específico de *turnover* ósseo, sendo o maior e o principal componente proteico não colágeno do osso. É uma proteína da matriz óssea produzida pelos osteoblastos. Na formação da matriz óssea, 10 a 40% da osteocalcina sintetizada é liberada na circulação. Possui meia-vida de 5 minutos, sofrendo hidrólise no fígado e depuração renal. Ensaios não são padronizados, e diferentes níveis variam com a idade, sendo elevados na infância e na puberdade (com pico durante o estirão puberal), apresentando declínio na fase adulta, com aumento na menopausa. Durante a gestação, seus níveis tornam-se não detectáveis nos primeiros meses, reaparecendo 48 horas antes do parto. O diagnóstico precoce de osteoporose diminui os riscos de fratura. Valores aumentados são detectados quando a atividade osteoblástica está aumentada, e valores diminuídos são encontrados quando essa atividade está diminuída.

AMOSTRA ▶ Soro

MÉTODO ▶ Eletroquimioluminescência

INTERFERENTES ▶ Hemólise pode interferir na análise devido ao fato de que as hemácias contêm proteases que degradam a osteocalcina. Assim, recomenda-se que o sangue seja centrifugado e separado dos glóbulos vermelhos imediatamente após a coleta.

PREPARO DO PACIENTE ▶ Jejum de 8 h

PARACETAMOL ▶

OUTRO NOME/SIGLA ▶ Acetaminofeno

VALORES DE REFERÊNCIA ▶ Figura 107.9

DEFINIÇÃO/INTERPRETAÇÃO ▶ Analgésico não opioide e antipirético. Fármaco inibidor da enzima cicloxigenase, utilizado principalmente como analgésico e antitérmico. Deve ser solicitado na suspeita de intoxicação. A interpretação da intoxicação aguda deve ser baseada no normograma de Rumack-Matthew

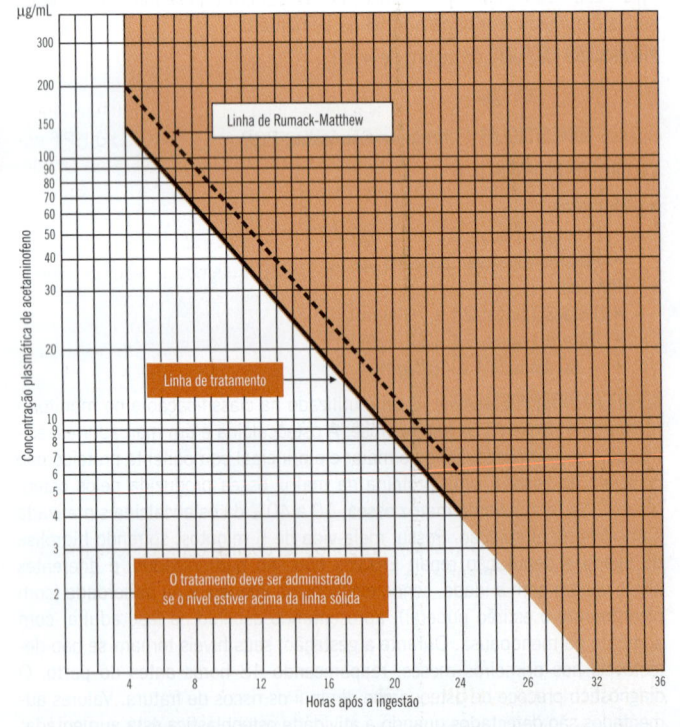

FIGURA 107.9 ▶ **NORMOGRAMA DE RUMACK-MATTHEW DE INGESTÃO AGUDA DE PARACETAMOL.**

(ver Fig. 107.8). A dosagem mais fidedigna é possível em 4 horas após a dose. Caso a hora da medicação não seja conhecida, deve-se proceder ao tratamento se o resultado for superior a 10 µg/mL. É importante correlacionar a concentração sérica com a sintomatologia e com os exames de lesão hepática. Outro indicador de toxicidade do agente é a meia-vida do fármaco, medida com dosagens seriadas – uma após 4 horas da dosagem, outra, 3 a 4 horas depois. O normograma de Rumack-Matthew não deve ser utilizado nas formulações de liberação lenta. Deve ser coletado imediatamente antes da próxima dose, no caso de acompanhamento do tratamento, e o mais rapidamente possível, na suspeita de intoxicação. O alcoolismo crônico e o uso concomitante de isoniazida potencializam a hepatotoxicidade.

AMOSTRA ▶ Soro

MÉTODO ▶ Imunoenzimático

INTERFERENTES ▶ A maioria dos métodos de dosagem é altamente seletiva, não sendo relatados fatores interferentes significativos.

PREPARO DO PACIENTE ▶ Jejum não obrigatório

PARATORMÔNIO ▶

OUTROS NOMES/SIGLAS ▶ PTH, hormônio da paratireoide

VALOR DE REFERÊNCIA ▶ 10 a 65 pg/mL (1,1-5,3 pmol/L)

DEFINIÇÃO/INTERPRETAÇÃO ▶ O PTH é um peptídeo composto por 84 aminoácidos produzido pelas glândulas da tireoide. Pode estar elevado no HPT primário, no HPT secundário (doença renal crônica), na hipercalcemia familiar hipocalciúrica, na hipercalcemia induzida por lítio, em algumas neoplasias (como hipercalcemia humoral da malignidade), na gravidez e na nefrolitíase. A diminuição de seus níveis séricos ocorre no hipoparatiroidismo (cirúrgico, autoimune, resistência hormonal e deficiência de magnésio). Valores inferiores a 9 pg/mL (ou 1 pmol/L) indicam hipoparatiroidismo, e valores superiores a 47 pg/mL (ou 5 pmol/L) indicam HPT. O nível de cálcio sérico é fundamental para a interpretação do PTH. Fósforo sérico e Cr também são relevantes.

AMOSTRA ▶ Soro

MÉTODOS ▶ Imunoquimioluminescência, Irma

INTERFERENTES ▶ Hemólise e lipemia em excesso podem interferir nas dosagens.

PREPARO DO PACIENTE ▶ Jejum de 4 h. Coletar cálcio sérico concomitantemente ao PTH para análise conjunta. Pacientes com HPT primário podem não ter o ritmo circadiano sincronizado. Se tal doença está sendo considerada no diagnóstico diferencial, a medida do PTH deve ser realizada preferivelmente após as 10 h da manhã.

PARVOVÍRUS B19 ▶ Ver Eritrovírus B19

PEPTÍDEO GONADOTRÓFICO ▶

OUTRO NOME/SIGLA ▶ UGP (do inglês *urinary gonadotropin peptide*)

VALOR DE REFERÊNCIA ▶ < 3 fmol/mL

DEFINIÇÃO/INTERPRETAÇÃO ▶ É um produto da degradação de β-HCGs. Está elevado (> 3 fmol/mL) em 66 a 70% das mulheres com câncer ginecológico (estádios I e II: 50%; estádio III: 75%; e estádio IV: 100%). Somente 3% das mulheres saudáveis pré-menopáusicas apresentam níveis elevados; entretanto, 17% das mulheres saudáveis pós-menopáusicas apresentam resultados positivos. A baixa especificidade do UGP, sobretudo em pacientes pós-menopáusicas, contraindicam seu uso como teste de rastreamento. Seu uso pode ser recomendado em conjunto com o CA 125 para o acompanhamento pós-ooforectomia. O CA 125 é mais eficaz para o monitoramento dos carcinomas serosos, e o UGP é mais eficaz para o acompanhamento de carcinomas endometriais e outros carcinomas de ovário. UGP pode estar elevado em outros tipos de câncer, como carcinoma broncogênico (24%) e esofágico (36%) e linfomas (27%). A dosagem do UGP é um teste sensível para a detecção de gravidez ectópica. É positivo em 18% das endometrioses e em 8% das leiomatoses uterinas.

AMOSTRA ▶ Urina

MÉTODO ▶ Imunoensaio

PREPARO DO PACIENTE ▶ Jejum não obrigatório

PEPTÍDEO NATRIURÉTICO ▶

OUTROS NOMES/SIGLAS ▶ BNP (do inglês *b-type natriuretic peptide*), ProBNP

VALORES DE REFERÊNCIA ▶

- Homens:
  - ≤ 50 anos: ≤ 88 pg/mL
  - > 50 anos: ≤ 227 pg/mL
- Mulheres:
  - ≤ 50 anos: ≤ 153 pg/mL
  - > 50 anos: ≤ 334 pg/mL

DEFINIÇÃO/INTERPRETAÇÃO ▶ O proBNP, composto por 108 aminoácidos, é secretado principalmente pelo ventrículo. Nesse processo, sofre uma clivagem em BNP (77 a 108) fisiologicamente ativo e no fragmento N-terminal, NT--proBNP (1 a 76). Usado no diagnóstico de ICC. Correlação entre aumento dos níveis de BNP e proBNP com a diminuição da função ventricular esquerda está firmemente consolidada, e estudos revelam que os BNPs podem ser utilizados para o diagnóstico de problemas associados à insuficiência ventricular esquerda. Nos indivíduos com insuficiência ventricular esquerda, as concentrações séricas e plasmáticas do BNP aumentam. Além dessa aplicação, pode ser útil para verificar se os sintomas têm causas cardíacas ou não cardíacas.

AMOSTRA ▶ Soro

MÉTODO ▶ Quimioluminescência

PREPARO DO PACIENTE ▶ Jejum não obrigatório

PESQUISA DE HEMOGLOBINAS INSTÁVEIS ▶

VALOR DE REFERÊNCIA ▶ Negativo. A Hb normal não precipita, a menos que o período de incubação seja superior a 30 minutos.

DEFINIÇÃO/INTERPRETAÇÃO ▶ Esse teste possibilita a identificação visual de precipitados de Hb. A maioria das Hbs instáveis descritas é decorrente de mutações genéticas que provocam substituições de aminoácidos neutros ocupantes de regiões que conferem estabilidade à molécula de Hb, como prolina por treonina e tirosina por leucina. Essas substituições não alteram as cargas elétricas da Hb, não apresentando posições eletrosféricas distintas da HbA. Porém, as Hbs instáveis precipitam-se mais rapidamente do que as Hbs normais. Um teste positivo é indicativo da presença de uma Hb anormal após ter sido feita a exclusão de anemia falciforme, presença de Hb fetal e metemoglobina.

AMOSTRA ▶ Sangue em EDTA

MÉTODO ▶ Precipitação por isopropanol

INTERFERENTES ▶ Resultados falso-positivos podem ocorrer na presença de altos níveis de Hb fetal; assim, crianças com menos de 6 meses de vida não devem ser testadas.

PREPARO DO PACIENTE ▶ Jejum de 4 h

PIRUVATO QUINASE ▶

OUTRO NOME/SIGLA ▶ Pk

VALOR DE REFERÊNCIA ▶ Adultos: 6,7 a 14,3 U/g Hb

DEFINIÇÃO/INTERPRETAÇÃO ▶ A enzima Pk catalisa a conversão de fosfoenolpiruvato em piruvato, sendo essa uma das duas reações glicolíticas nas hemácias que resultam na produção de ATP. Alterações nessa enzima levam a uma discrepância entre a energia necessária para as hemácias e a capacidade de geração de ATP, produzindo uma lesão irreversível da membrana e resultando em distorção celular, rigidez e desidratação. Sua dosagem é utilizada para avaliar anemia hemolítica crônica causada pela deficiência dessa cinase. Níveis abaixo dos valores normais confirmam a deficiência de Pk.

AMOSTRA ▶ Sangue total em EDTA

MÉTODOS ▶ Sequenciamento de genes *PKLR*, espectrofotometria

INTERFERENTES ▶ Aumentos agudos podem ocorrer em cirurgias, infecções e gestações.

PREPARO DO PACIENTE ▶ Jejum não obrigatório

PLASMINOGÊNIO ▶

OUTRO NOME/SIGLA ▶ Plasminogênio atividade

VALOR DE REFERÊNCIA ▶ 80 a 120%

DEFINIÇÃO/INTERPRETAÇÃO ▶ Sua dosagem é indicada para a investigação de anormalidades do sistema fibrinolítico e para o diagnóstico de deficiência congênita ou adquirida de plasminogênio. A deficiência congênita é rara e responde por cerca de 1% dos casos de trombofilia. Em virtude dessa baixa prevalência, a dosagem de plasminogênio não é habitualmente incluída na investigação inicial de indivíduos com suspeita de trombofilia, devendo ser utilizada apenas para casos selecionados. A deficiência adquirida é causada por doença hepática, trombose venosa, CIVD e fibrinólise primária. Na maioria dessas situações, ocorrem anormalidades múltiplas do sistema hemostático que envolvem não só o sistema fibrinolítico, mas também os fatores da coagulação, o endotélio e as plaquetas.

AMOSTRA ▶ Plasma citratado

MÉTODO ▶ Funcional amidolítico utilizando substrato cromogênico

INTERFERENTES ▶ Por ser uma proteína de fase aguda, o plasminogênio pode ser encontrado em níveis elevados em infecções, traumas e IAM, o que não implica necessariamente estado hiperfibrinolítico.

PREPARO DO PACIENTE ▶ Jejum de 4 h. Não realizar exercícios físicos intensos previamente à coleta.

PORFOBILINOGÊNIO ▶

OUTROS NOMES/SIGLAS ▶ teste de Watson-Schwartz

VALOR DE REFERÊNCIA ▶ Negativo

DEFINIÇÃO/INTERPRETAÇÃO ▶ O porfobilinogênio (PBG) é um precursor da porfirina que é excretado na urina. A excreção de PBG está aumentada na porfiria intermitente aguda, na coproporfiria hereditária e na porfiria *variegata*. O teste também pode ser positivo em pacientes com porfiria intermitente aguda, mas que estão no período latente da doença.

AMOSTRA ▶ Urina

MÉTODO ▶ O teste de Watson-Schwartz baseia-se no reconhecimento visual do produto de coloração vermelha da reação do PBG com 4-metilaminobenzaldeído, sendo um teste pouco sensível e pouco específico. A utilização de cromatografia de troca iônica, que remove as substâncias reagentes não PBG, melhora a especificidade do teste.

INTERFERENTES ▶ Como o teste necessita de uma interpretação subjetiva, podem ocorrer resultados falso-negativos. Resultados falto-positivos ocorrem na presença de fenotiazinas, metildopa, urobilinogênio e ofloxacina.

PREPARO DO PACIENTE ▶ Jejum não obrigatório. Deve-se evitar exposição da amostra à luz.

PORFIRINAS ▶

OUTROS NOMES/SIGLAS ▶ Porfirinas urinárias, coproporfirinas, heptaporfirinas, hexaporfirinas, pentaporfirinas urinárias

VALORES DE REFERÊNCIA ▶

- Uroporfirina I: 3,1 a 18,2 µg/g Cr
- Uroporfirina III: ≤ 4,8 µg/g Cr
- Heptacarboxiporfirina: ≤ 2,9 µg/g Cr

- Hexacarboxiporfirina: ≤ 5,4 μg/g Cr
- Pentacarboxiporfirina: ≤ 3,5 μg/g Cr
- Coproporfirina I: 5,6 a 28,6 μg/g Cr
- Coproporfirina III: 4,1 a 76,4 μg/g Cr
- Porfirinas totais: 23,3 a 132,4 μg/g Cr

DEFINIÇÃO/INTERPRETAÇÃO ▶ As porfirinas e seus precursores são secretados na urina e/ou nas fezes, dependendo de sua solubilidade. Sua dosagem é indicada na investigação de porfirias, especialmente as que apresentam manifestações cutâneas crônicas, como erupções bolhosas e fotossensibilidade. A forma mais frequente de porfiria que apresenta esse tipo de manifestação é a porfiria cutânea tardia, na maior parte das vezes consequente de hepatopatia crônica, que cursa com aumento principalmente das frações de uro e heptaporfirinas, e não de coproporfirinas. As uroporfirinas podem estar aumentadas em formas mais raras de porfirias hereditárias, como a porfiria eritropoiética e a coproporfiria hereditária. Indivíduos em fase aguda de porfiria aguda intermitente, que cursa com manifestações neuropsiquiátricas, podem apresentar aumento na excreção de coproporfirinas (Tab. 107.21).

AMOSTRAS ▶ Urina, plasma ou fezes

MÉTODO ▶ HPLC para urina, ensaio fluorométrico para fezes ou plasma

INTERFERENTES ▶ Outras doenças que podem cursar com discretos aumentos de coproporfirina na urina são intoxicação por metais pesados, leucemias, linfomas e anemias hemolíticas.

PREPARO DO PACIENTE ▶ Jejum não obrigatório. Para mulheres, o ideal é não realizar o exame no período menstrual. Além disso, não podem ser usados cremes e/ou óvulos vaginais nas 48 h que antecedem a coleta de urina.

TABELA 107.21 ▶ PROPEDÊUTICA LABORATORIAL NAS PORFIRIAS

APRESENTAÇÃO CLÍNICA	TESTE INICIAL	TESTE SUPLEMENTAR
Porfiria neuropsiquiátrica aguda	PBG em UR	ALA em UR 2ª amostra de PBG em UR
Porfiria neuropsiquiátrica crônica	PBG em U24h	-
Porfiria cutânea sem bolhas	Protoporfirina em fezes ou soro	Provas de função hepática
Porfiria cutânea com lesões bolhosas	Porfirina em U24h Coproporfirina em UR ou U24h	PBG em UR Uroporfirina em U24h

PBG, porfobilinogênio; ALA, ácido δ-aminolevulínico; ZPP, zinco protoporfirina; UR, urina recente; U24h, urina de 24 horas.

POTÁSSIO ▶

OUTRO NOME/SIGLA ▶ K⁺

VALORES DE REFERÊNCIA ▶

- Sérico: 3,5 a 5 mEq/L (3,6-5 mmol/L)
- Urinário: 26 a 123 mmol/dia

DEFINIÇÃO/INTERPRETAÇÃO ▶ É o principal cátion intracelular. Responsável pela manutenção da osmolaridade intracelular e também pelo potencial elétrico celular. Sua dosagem é utilizada no acompanhamento de pacientes em uso de diuréticos, em nefropatas (principalmente na cetoacidose diabética), no manejo da hidratação parenteral e na insuficiência renal. Se, na insuficiência renal aguda, a dosagem de potássio for superior a 6,5 mEq/L, a indicação é de diálise. Valores diminuídos de potássio também são encontrados em pacientes com vômitos prolongados, diarreia, ATR, síndrome de Fanconi, aldosteronismo primário ou secundário, síndrome de Cushing, administração de ACTH, cortisona ou testosterona.

AMOSTRA ▶ Soro. A concentração de potássio neste tipo de amostra é cerca de 0,4 a 0,5 mEq/L maior do que no sangue total ou plasma. A diferença é atribuída ao potássio liberado das plaquetas durante a coagulação.

MÉTODOS ▶ Fotometria de chama, eletrodo seletivo, sensor de íons

INTERFERENTES ▶ Pseudo-hipercalemia pode ocorrer na presença de trombocitose, leucocitose, esferocitose e na presença de hemólise na amostra. Os valores de potássio aumentam 10 a 20% se o paciente, antes da punção venosa, abrir e fechar a mão após a aplicação do torniquete no braço. Algumas vezes, o potássio pode estar consideravelmente aumentado em amostras de pacientes devido à hemólise.

PREPARO DO PACIENTE ▶ Jejum de 4 h

PRÉ-ALBUMINA ▶

OUTROS NOMES/SIGLAS ▶ Pré-ALB, PAB

VALORES DE REFERÊNCIA ▶

- Adultos: 19 a 38 mg/dL
- Crianças:
  - 0 a 5 dias: 6 a 21 mg/dL
  - 1 a 9 anos: 15 a 33 mg/dL
  - 10 a 19 anos: 20 a 45 mg/dL
- Deficiências:
  - Leve: 10 a 15 mg/dL
  - Moderada: 5 a 10 mg/dL
  - Grave: 0 a 5 mg/dL

DEFINIÇÃO/INTERPRETAÇÃO ▶ A pré-ALB tem meia-vida de 2 dias, sendo, portanto, um marcador precoce de déficit nutricional. Sua dosagem é útil, sobretudo, no monitoramento da resposta ao aporte nutricional em indivíduos com doenças agudas.

AMOSTRA ▶ Soro

MÉTODO ▶ Nefelométrico

INTERFERENTES ▶ Elevados níveis podem ser dosados em pacientes em uso de contraceptivos orais e de corticosteroides. Processos inflamatórios podem causar diminuição de seus níveis.

PREPARO DO PACIENTE ▶ Necessário jejum de 8 h

PRODUTOS DA DEGRADAÇÃO DO FIBRINOGÊNIO ▶

OUTRO NOME/SIGLA ▶ PDF

VALOR DE REFERÊNCIA ▶ < 2,5 µg/mL

DEFINIÇÃO/INTERPRETAÇÃO ▶ A presença de PDFs ocorre em processos onde há ativação do sistema fibrinolítico. Está elevado na fibrinólise primária, sendo sua dosagem útil para controle de terapêutica fibrinolítica. O aumento do PDF ocorre em CIVD, EP, IAM, alguns estados inflamatórios e algumas doenças hepáticas, carcinoma e carcinomatose (em que a lise do coágulo ocorre ou a atividade fibrinolítica está aumentada). Níveis muito altos são encontrados no descolamento prematuro da placenta e na eclâmpsia. Este exame tem sido substituído pela pesquisa de D-dímeros na rotina clínica.

AMOSTRA ▶ Plasma citratado

MÉTODO ▶ Aglutinação em látex

INTERFERENTES ▶ Resultados falso-positivos podem ocorrer na presença de FR. Exercício e estresse podem alterar os resultados.

PREPARO DO PACIENTE ▶ Jejum de 4 h

PROGESTERONA ▶

OUTRO NOME/SIGLA ▶ PG

VALORES DE REFERÊNCIA ▶

- Homens: 20 a 90 ng/dL (0,64-2,88 nmol/L)
- Mulheres:
  - Fase folicular: até 105 ng/dL (até 3,36 nmol/L)
  - Fase lútea: 400 a 2.000 ng/dL (12,8-64 nmol/L)
  - Menopausa: até 90 ng/dL (até 2,88 nmol/L)
- Crianças pré-púberes: até 40 ng/dL (até 1,28 nmol/L)

DEFINIÇÃO/INTERPRETAÇÃO ▶ A PG é um esteroide secretado pelas gônadas e suprarrenais, atingindo, durante a fase lútea do ciclo menstrual, valores cerca de até 20 vezes mais elevados do que os da fase folicular. Durante a gestação, a placenta produz grandes quantidades desse hormônio. Sua determinação tem como principal aplicação clínica a investigação de amenorreia após se descartar gravidez, hipotiroidismo e hiperprolactinemia. Nos ciclos anovulatórios, nos quais não há formação de corpo lúteo, os níveis de PG permanecem baixos durante todo o ciclo. O encontro de níveis elevados do hormônio na segunda metade do ciclo indica que houve ovulação.

AMOSTRA ▶ Soro

MÉTODOS ▶ Eletroquimioluminescência, radioimunoensaio

INTERFERENTES ▶ Entre mulheres com amenorreia induzida por estresse, exercício físico, emagrecimento e hiperprolactinemia, a taxa de falso-positivos pode alcançar 40%.

PREPARO DO PACIENTE ▶ Jejum de 4 h, sendo a coleta realizada preferencialmente entre o 20° e o 24° dia do ciclo menstrual ou conforme solicitação médica.

PROLACTINA ▶

OUTROS NOMES/SIGLAS ▶ PRL, hormônio lactogênico

VALORES DE REFERÊNCIA ▶

- Homens: 2 a 18 ng/mL
- Mulheres: 2 a 29 ng/mL
- Gestantes: 10 a 209 ng/mL
- Crianças: 2,5 a 3 vezes os níveis de adultos

DEFINIÇÃO/INTERPRETAÇÃO ▶ A PRL consiste em um hormônio bem heterogêneo, apresentando três formas principais em circulação, com pesos moleculares distintos. É um hormônio proteico secretado pela hipófise anterior e pela placenta. A PRL pode modular o número de folículos em desenvolvimentos na fase folicular de cada ciclo menstrual. Durante e após a gestação, em associação com outros hormônios, estimula o desenvolvimento e a produção de leite. A secreção de PRL é estimulada pelo sono, pelo estresse e pelo hormônio hipotalâmico TRH. Sua secreção é diminuída pela dopamina e pelos agonistas dopaminérgicos. A hipersecreção de PRL pode ser causada por tumores hipofisários chamados de prolactinomas, doença hipotalâmica, estimulação do tórax ou mama, hipotiroidismo, insuficiência renal. A hiperprolactinemia inibe a secreção de gonadotropinas e pode produzir hipogonadismo em homens e mulheres com níveis baixos ou inapropriadamente baixos de LH e FSH.

AMOSTRA ▶ Soro

MÉTODOS ▶ Eletroquimioluminescência, quimioluminescência, Elisa, radioimunoensaio

INTERFERENTES ▶ Exercício, estresse, alimentação e várias medicações (como fenotiazina, anfetaminas, anestésicos, ácido valproico e metoclopramida) causam aumento de suas dosagens. Derivados de ergotamina, L-dopa e clonidina causam diminuição de suas dosagens.

PREPARO DO PACIENTE ▶ Jejum de 8 h. Ideal que a coleta seja realizada em torno de 3 horas após acordar. Recomenda-se repouso de 30 minutos antes da coleta.

PROTEÍNA C ▶

OUTRO NOME/SIGLA ▶ PC

VALORES DE REFERÊNCIA ▶

- 70 a 130% de atividade
- RNs: 35% (17-53%) do valor normal (adultos)

DEFINIÇÃO/INTERPRETAÇÃO ▶ A proteína C, juntamente com a proteína S, que funciona como cofator, é uma proteína anticoagulante natural, dependente de vitamina K. A medida da proteína C é usada principalmente na investigação de hipercoagulabilidade, condição que pode ser causada por deficiência de proteína C. A deficiência de proteína C pode ser tanto quantitativa (tipo I) como qualitativa (tipo II). Em ambos os tipos, existe uma diminuição da atividade da proteína C quando realizados ensaios funcionais; nos ensaios antigênicos, haverá apenas alteração na deficiência do tipo I. Em heterozigotos com deficiência de proteína C, o nível dessa proteína se encontra entre 35 e 65%. Além da deficiência de proteína C congênita, ela também pode ser adquirida, nos casos de diminuição da função hepática, síntese de uma proteína disfuncional, secundária à deficiência de vitamina K ou uso de varfarina e consumo de Proteína C por trombose, CIVD ou cirurgia. O nível da proteína C também pode estar alterado na síndrome nefrótica. Valores na faixa de 40% são suficientes para ocorrência de tromboses de repetição.

AMOSTRA ▶ Plasma citratado

MÉTODOS ▶ Coagulométrico, cromatogênico

INTERFERENTES ▶ Evitar o uso de varfarina (cumarínicos) por pelo menos 2 semanas antes do teste.

PREPARO DO PACIENTE ▶ Jejum de 4 h

PROTEÍNA C REATIVA ▶

OUTRO NOME/SIGLA ▶ PCR

VALORES DE REFERÊNCIA ▶

- Indicador de risco cardiovascular:
  - Risco baixo: < 0,1 mg/dL
  - Risco intermediário: 0,1 a 0,3 mg/dL
  - Risco aumentado: > 0,3 mg/dL
- Indicador de processos infecciosos e/ou inflamatórios:
  - Infecções virais e processos inflamatórios leves: 1 a 5 mg/dL
  - Infecções bacterianas e processos inflamatórios sistêmicos: 5,1 a 20 mg/dL
  - Infecções graves, grandes queimados e politraumatismo: > 20 mg/dL

DEFINIÇÃO/INTERPRETAÇÃO ▶ Consiste em uma proteína reativa de fase aguda, que aparece na circulação após poucas horas desde o início de um processo inflamatório. É um marcador sensível, mas não específico de lesões agudas, inflamações ou infecções. Tem sido utilizado como um marcador sensível de inflamação, tanto na detecção precoce como no monitoramento da atividade. Pode elevar-se em pós-operatórios (valores superiores a 25 a 35 mg/L são associados a maiores complicações), doença inflamatória pélvica, sepse (valores superiores a 50 mg/L têm sensibilidade de 98,5% e especificidade de 75% na detecção de sepse em pacientes graves) e em síndromes isquêmicas agudas. Valores aumentados também foram considerados fator de risco para doença cardiovascular, AVE e doença vascular periférica.

AMOSTRA ▶ Soro

MÉTODOS ▶ Aglutinação de partículas de látex (qualitativo), Elisa, imunoturbidimetria, nefelometria. Utiliza-se ensaio de alta sensibilidade para avaliação de risco cardiovascular.

INTERFERENTES ▶ Lipemia e hemólise excessiva, análise de plasma causam aglutinação inespecífica.

PREPARO DO PACIENTE ▶ Jejum de 4 h

PROTEÍNA DE MATRIZ NUCLEAR 22 ▶

OUTRO NOME/SIGLA ▶ NMP 22 (do inglês *nuclear matrix protein*)

VALOR DE REFERÊNCIA ▶ < 10 UI/mL

DEFINIÇÃO/INTERPRETAÇÃO ▶ Este marcador, um constituinte da estrutura celular, está elevado em 64% dos pacientes com carcinoma de células transicionais de bexiga, em 12% dos pacientes com outras doenças do trato geniturinário e em 0% dos pacientes saudáveis. No prazo de 10 dias após a ressecção transuretral de um tumor de bexiga, os níveis de NMP 22 estão elevados em 70% dos pacientes que posteriormente irão apresentar recorrência da doença, e os níveis de NMP 22 estão elevados em todos os pacientes que apresentam recorrência invasiva.

AMOSTRA ▶ Urina

MÉTODO ▶ Elisa

INTERFERENTES ▶ Devido ao fato de esta proteína ser liberada a partir da morte celular por necrose ou apoptose, muitas condições benignas do trato urinário contribuem para uma elevada taxa de falso-positivo, como, por exemplo, a infecção urinária.

PREPARO DO PACIENTE ▶ Jejum de 4 h

PROTEÍNA S ▶

OUTRO NOME/SIGLA ▶ Proteína S livre

VALORES DE REFERÊNCIA ▶

- 70 a 140%p.
- RNs: 36% (12-60%) do valor normal (adultos)p.

DEFINIÇÃO/INTERPRETAÇÃO ▶ A proteína S é um cofator da proteína C, com ação anticoagulante. A medida da proteína S é utilizada principalmente com a Proteína C na investigação de hipercoagulabilidade. A deficiência de proteína S hereditária pode ser tanto quantitativa (tipo I) como qualitativa (tipo II), sendo que também pode ser adquirida, como no caso de diminuição da síntese hepática secundária à doença hepática ou a tratamento com L-asparaginase; síntese de uma proteína disfuncional por deficiência de vitamina K; trombose, CIVD ou procedimentos invasivos; uso de estrogênios; e reações de fase aguda. Em heterozigotos para deficiência de proteína S, seus níveis estão geralmente entre 20 e 65%. O nível de proteína S pode estar diminuído em outras condições, como na síndrome nefrótica, na varicela e na infecção por HIV.

AMOSTRA ▶ Plasma citratado

MÉTODOS ▶ Coagulométrico, cromatogênico

INTERFERENTES ▶ O anticoagulante lúpico pode aumentar falsamente o nível de proteína S, assim como, em alguns casos, a presença do fator V de Leiden pode diminuir falsamente seu nível. O uso de varfarina interfere na dosagem, não podendo ser administrada por pelo menos 2 semanas antes da realização do exame.

PREPARO DO PACIENTE ▶ Jejum de 4 h

PROTEINÚRIA ▶

OUTRO NOME/SIGLA ▶ Proteinúria parcial

VALOR DE REFERÊNCIA ▶ Adultos: < 20 mg/dL

DEFINIÇÃO/INTERPRETAÇÃO ▶ Consiste em um teste de rastreamento para perda de proteína urinária. Exame de rastreamento inicial utilizado na detecção da síndrome nefrótica, complicações do DM, glomerulonefrites e amiloidose. Sua interpretação é associada ao valor urinário de Cr. O quociente proteína/Cr apresenta uma boa correlação com a urina de 24 h. Essa relação, quando igual a 1, significa, aproximadamente, perda de 1 g de proteínas na urina de 24 h. Quando há altos níveis de proteinúria ou sintomas compatíveis com mieloma múltiplo, a dosagem da proteinúria de Bence Jones é indicada. As proteínas de Bence Jones são fragmentos (cadeia leve κ/λ) de imunoglobulinas monoclonais filtradas no glomérulo.

AMOSTRA ▶ Urina jato médio. A primeira urina da manhã é recomendada quando a detecção da proteína de Bence Jones é importante. Para outras doenças renais, não é necessária a primeira urina e nem desejável.

MÉTODOS ▶ Colorimétrico. Dosagens mais apuradas do perfil proteico podem ser realizadas por eletroforese de proteínas, imunofixação ou imunoeletroforese, os quais possuem maior sensibilidade e especificidade.

INTERFERENTES ▶ Importante ressaltar que as fitas-teste colorimétricas não detectam proteínas de baixo peso molecular, podendo ocorrer falso-negativos em pacientes com doenças tubulares ou mieloma. Proteínas de Bence Jones também podem estar presentes em crioglobulinemias e alguns tumores gastrintestinais e geniturinários.

PREPARO DO PACIENTE ▶ Jejum de 4 h. Aconselha-se que a coleta não seja realizada no período menstrual.

PROTROMBINA DESGAMA-CARBOXI ▶

OUTROS NOMES/SIGLAS ▶ DCP, proteína induzida pela perda de vitamina K (PIVKA-II)

VALOR DE REFERÊNCIA ▶ 100 ng/mL

DEFINIÇÃO/INTERPRETAÇÃO ▶ Essa proteína, oriunda da ausência da vitamina K, está elevada em pacientes com carcinoma hepatocelular. A utilização do DCP convencional e do DCP de alta sensibilidade tem sensibilidade de 44 e 57%, respectivamente. A utilização combinada de DCP de alta sensibilidade e AFP oferecem uma sensibilidade de 73%. O DCP, entretanto, não é útil na detecção de tumores muito pequenos, com diâmetro inferior a 2 cm. Para o monitoramento de recorrência do hepatocarcinoma, a aferição de DCP e também de AFP é interessante pelo fato de os dois marcadores variarem independentemente, sendo que o retorno ao normal de um desses exames não necessariamente indica ausência de recorrência do tumor.

AMOSTRA ▶ Soro

MÉTODO ▶ Elisa

INTERFERENTES ▶ Lipemia e hemólise excessivas podem interferir na dosagem

PREPARO DO PACIENTE ▶ Jejum não obrigatório

RENINA ▶

OUTRO NOME/SIGLA ▶ Atividade da renina plasmática

VALORES DE REFERÊNCIA ▶

- Em repouso: 0,4 a 0,7 ng/mL/h (geração de angiotensina I)
- Após dieta hipossódica: 2,4 a 6 ng/mL/h (geração de angiotensina I)
- Após um mínimo de 2 horas em posição ortostática e dieta normossódica: 0,5 a 2,1 ng/mL/h

DEFINIÇÃO/INTERPRETAÇÃO ▶ A renina constitui-se em uma enzima proteolítica, produzida e liberada pelas células do aparelho justaglomerular em resposta a vários estímulos: queda da pressão de perfusão ou do fluxo sanguíneo renal, alterações no conteúdo eletrolítico no túbulo distal, estímulo β-adrenérgico e catecolaminas. A renina age sobre um substrato plasmático fabricado no fígado, o angiotensinogênio, dando origem à angiotensina I, que nos pulmões, por ação da enzima conversora, se transforma em um potente hipertensor: a angiotensina II. A medida da atividade plasmática da renina tem indicação clínica no diagnóstico diferencial da hipertensão arterial, na medida em que essa ação está aumentada na hipertensão renovascular e nas fases de malignização da hipertensão, e está diminuída nos casos de hiperaldosteronismo primário. Sua determinação é útil também no diagnóstico de hipoaldosteronismo hiporreninêmico, na síndrome de Bartter e no seguimento de portadores de defeito da 21-hidroxilase em tratamento.

MATERIAL ▶ Plasma com EDTA

MÉTODOS ▶ Radioimunoensaio, Elisa

INTERFERENTES ▶ Anti-inflamatórios não hormonais (AAS, ibuprofeno, indometacina), β-bloqueadores, diuréticos poupadores de potássio (amilorida, espironolactona), diuréticos tiazídicos (clortalidona, hidroclorotiazida), diuréticos de alça (furosemida), IECAs, bloqueadores de canal de cálcio (nifidipina, felodipina) e laxantes interferem nos níveis de aldosterna e atividade de renina.

PREPARO DO PACIENTE ▶ Jejum de 4 h. Os níveis plasmáticos de aldosterona e atividade da renina são dependentes de muitas variáveis fisiológicas e farmacológicas, sendo necessários os seguintes cuidados relacionados ao paciente: a coleta deve ser realizada pela manhã; o paciente deve estar em repouso por pelo menos 30 minutos; o paciente deve estar com ingestão adequada de sal.

RETICULÓCITOS ▶

OUTRO NOME/SIGLA ▶ RET

VALORES DE REFERÊNCIA ▶

- Recém-nascidos: 2,5 a 7,0%
- Crianças: 0,1 a 2,3%
- Adultos: 0,5 a 2,0% (quantitativo: 25.000-75.000/mm^3)

DEFINIÇÃO/INTERPRETAÇÃO ▶ RETs são hemácias anucleadas e imaturas que contêm RNA e continuam a sintetizar Hb após a perda do núcleo. Quando o sangue é brevemente incubado em uma solução de azul de metileno ou azul de cresil brilhante, o RNA é precipitado como um complexo de corante-ribonucleoproteína. Microscopicamente, o complexo tem um aspecto de rede azul-escura (retículo) ou de grânulos azul-escuros que permite a identificação e a numeração dos RETs. Visto que os RETs são hemácias imaturas que perdem seu RNA em torno de um dia depois de terem saído da medula óssea e chegado ao sangue, uma reticulocitometria dá uma estimativa da velocidade de produção de hemácias. É um exame útil no diagnóstico diferencial das anemias. Os RETs estão aumentados nas anemias hemolíticas (devido a um aumento da eritropoiese), nas anemias por perda de sangue (antes de se desenvolver deficiência de ferro), no início de terapêutica específica de algumas anemias (deficiência de ferro ou anemia megaloblástica). Estão diminuídos nas anemias aplásticas, nas anemias ferropriva e megaloblástica antes do tratamento e na uremia.

AMOSTRA ▶ Sangue total em EDTA

MÉTODOS ▶ Coloração com azul de metileno ou azul de cresil brilhante ao microscópio, contagem por citometria de fluxo

INTERFERENTES ▶ Coágulos e microcoágulos podem interferir na análise.

PREPARO DO PACIENTE ▶ Jejum não obrigatório

ROTAVÍRUS ▶

OUTRO NOME/SIGLA ▶ Vírus da gastrenterite infantil

VALOR DE REFERÊNCIA ▶ Negativo

DEFINIÇÃO/INTERPRETAÇÃO ▶ Os rotavírus são responsáveis pela maior parte das gastrenterites agudas não bacterianas nos primeiros anos de vida. A detecção desse agente nas fezes permite o diagnóstico etiológico precoce, evitando, assim, o uso desnecessário de antimicrobianos e orientando medidas epidemiológicas adequadas. A sensibilidade do teste para rotavírus é de 96,3%, e a especificidade, de 97,2%, em comparação com a reação de Elisa.

AMOSTRA ▶ Fezes recentes

MÉTODO ▶ Imunocromatográfico

INTERFERENTES ▶ Amostras contaminadas com urina ou com conservantes

PREPARO DO PACIENTE ▶ Imediatamente após a evacuação no copo descartável de 500 mL, deve-se transferir uma porção de fezes (mais ou menos uma colher) ao frasco com conservante (Cary-Blair) e outra porção ao frasco sem conservante.

RPR ▶

OUTROS NOMES/SIGLAS ▶ *Rapid plasma reagin test*

DEFINIÇÃO/INTERPRETAÇÃO ▶ É um teste de rastreamento para sífilis e detecta anticorpos não treponêmicos contra cardiolipina, colesterol e lecitina. Os anticorpos detectados pelo teste aparecem na circulação após 4 a 6 semanas da infecção inicial, com pico durante a fase secundária da sífilis, e depois decresce. Os anticorpos normalmente desaparecem com o tratamento apropriado para sífilis. É um teste mais sensível do que o VDRL (sigla de *venereal disease research laboratory*) para determinar a eficácia do tratamento. Dos pacientes com sífilis primária, 93% têm o teste RPR positivo. Devido ao número de testes falso-positivos, um resultado positivo deve ser confirmado com teste de absorção de anticorpos treponêmico fluorescente (FTA-Abs, do inglês *fluorescent treponemal antibody absorption*) ou reação de micro-hemaglutinação passiva para *Treponema pallidum* (MHA-TP, do inglês *microhemagglutination assay for T. pallidum antibodies*).

AMOSTRA ▶ Soro

MÉTODO ▶ Imunoensaio

INTERFERENTES ▶ Os falso-positivos ocorrem devido a outras infecções, gestação, adição a drogas, doenças autoimunes, idade avançada, doença de Gaucher e neoplasias.

PREPARO DO PACIENTE ▶ Jejum de 4 h

RUBÉOLA ▶

OUTROS NOMES/SIGLAS ▶ Sarampo alemão, sarampo dos três dias

DEFINIÇÃO/INTERPRETAÇÃO ▶ A rubéola é uma doença infectocontagiosa que acomete principalmente crianças entre 5 e 9 anos. A transmissão acontece de uma pessoa a outra, geralmente pela emissão de gotículas das secreções respiratórias dos doentes. É causada por um vírus do gênero *Rubivirus*, o *Rubella virus*, da família togavírus. Apesar de se tratar de uma infecção benigna, a rubéola costuma ser grave em sua forma congênita, ou seja, quando passada da mãe para o feto durante a gravidez, especialmente se a mulher se contamina no primeiro trimestre da gestação. Isso porque, no feto, a doença pode provocar malformações, como surdez, problemas visuais, alterações cardíacas e distúrbios neurológicos.

MÉTODO1 – SOROLÓGICO ▶

Valores de referência:
- IgG:
  Não reagente: < 5 UI/mL
  Indeterminado: 5 a 15 UI/mL
  Reagente: > 15 UI/mL
- IgM (pelo método de eletroquimioluminescência):
  Não reagente: < 0,8 index
  Indeterminado: 0,8 a 1,0 inex
  Reagente: > 1,0 index

Ensaios sorológicos podem ser realizados por Elisa, quimioluminescência ou imunofluorimétrico, tendo utilidade no diagnóstico da rubéola e na avaliação pré-natal de gestantes. A presença de anticorpos da classe IgG indica imunidade adquirida natural ou artificialmente, e a de IgM pode ser indício de uma infecção aguda ou uma reinfecção. Os níveis de IgM, em qualquer uma das situações descritas, podem persistir em concentrações variáveis por períodos maiores do que 12 meses. Reações falso-positivas raramente são observadas em decorrência de outros estímulos antigênicos, principalmente de origem viral. Em infecções recentes, nas quais a dosagem de IgG é negativa e a de IgM se aproxima muito ao *cutoff*, o resultado fica indeterminado, sendo indicada a repetição do exame após uma semana.

Amostra: Soro

Interferentes: Reações falso-positivas raramente são observadas em decorrência de outros estímulos antigênicos, principalmente de origem viral. Detecção de anticorpos logo após a vacinação.

MÉTODO2 – MOLECULAR ▶

Valor de referência: Não detectado

O RNA viral pode ser amplificado diretamente de espécimes clínicos utilizando-se a PCR com transcriptase reversa. Em gestantes, quando se quer descartar ou confirmar uma possível infecção intrauterina, o teste

mais específico e sensível é a pesquisa do RNA do vírus da rubéola em líquido amniótico, colhido por amniocentese, o que pode ser feito a partir da 13ª semana de gravidez, com sensibilidade de 87 a 100%.
Amostra: Sangue total em EDTA
Preparo do paciente: Jejum não obrigatório

SALICILATOS ▶

OUTROS NOMES/SIGLAS ▶ AAS, ácido acetilsalicílico

VALORES DE REFERÊNCIA ▶

- Terapêutico: 10 a 20 mg/L (55-111 µmol/L)
- Tóxico: > 20 mg/L (> 111 µmol/L)

DEFINIÇÃO/INTERPRETAÇÃO ▶ Fármaco inibidor da enzima cicloxigenase, utilizado principalmente como analgésico e antitérmico. Deve ser solicitado na suspeita de intoxicação. Paciente com intoxicação crônica tem mais risco para apresentar sintomas graves (arritmias, instabilidade hemodinâmica, convulsões) em concentrações menores do que pacientes com intoxicação aguda. O risco de intoxicação é mais bem previsto pela concentração pico. Na intoxicação aguda, a toxicidade pode ser prevista correlacionando-se o tempo de ingestão e o nível sérico (Fig. 107.10).

AMOSTRA ▶ Soro

MÉTODOS ▶ Colorimétrico, Elisa, HPLC, entre outros

INTERFERENTES ▶ A meia-vida dos salicilatos é prolongada em caso de insuficiência cardíaca, doença hepática, febre prolongada, prematuridade, obesidade e uso de eritromicina. A meia-vida é reduzida em fumantes e com uso de fenobarbital.

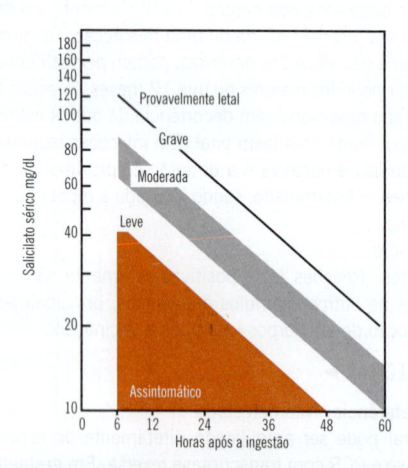

FIGURA 107.10 ▶ **NÍVEL SÉRICO DE SALICILATO E NOMOGRAMA DE GRAVIDADE DA INTOXICAÇÃO AGUDA.**

PREPARO DO PACIENTE ▶ Geralmente o pico sérico (2 h após a administração por via oral) é medido. No caso de intoxicação, deve ser dosado o mais rapidamente possível.

SANGUE OCULTO ▶

OUTROS NOMES/SIGLAS ▶ Bendizina nas fezes, Hb nas fezes, Hemoccult®

DEFINIÇÃO/INTERPRETAÇÃO ▶ A Sociedade Americana de Câncer e o Instituto Nacional do Câncer recomendam,[12] para o diagnóstico precoce de câncer colorretal, o toque retal anualmente depois da idade de 40 anos; um exame de sangue oculto nas fezes anualmente; e uma retossigmoidoscopia a cada 3 a 5 anos após os 50 anos de idade. A utilização do método de guaiaca pode ter resultados falso-positivos pela presença de ferro e mioglobina, necessitando realizar alguns cuidados prévios à realização do exame:

- Não ingerir carne vermelha (carne de vaca ou de porco) ou derivados (p. ex., caldos, extratos e molhos);
- Evitar o consumo de nabo, rabanete, brócolis, couve-flor, cogumelo, alcachofra, maçã, laranja, banana e uvas;
- Não ingerir bebidas alcoólicas;
- Evitar alimentos que resultem em resíduos sólidos, com partículas duras. Comer alimentos pastosos e líquidos, de fácil digestão. Evitar, ainda, dieta farta.
- Suspender toda e qualquer medicação à base de ferro e vitaminas, assim como anti-inflamatórios e ácido acetilsalicílico.

AMOSTRA ▶ Fezes. É indicado colher pelo menos 2 amostras de evacuações distintas.

MÉTODOS ▶ Teste do Guaiaco (torna-se azul na presença de Hb em papel-filtro pela reação de peroxidase); teste HemoQuant® apresenta alta proporção de falso-positivos. Testes Imunoquímicos não detectam sangramento alto, tendo perda de antigenicidade da globina em temperatura ambiente. Teste Hemocsult Sensa apresenta maior sensibilidade.

INTERFERENTES ▶ Resultados falso-positivos podem ocorrem por AAS, ácido ascórbico, salicilatos, esteroides, ferro, dieta inadequada (carnes).

PREPARO DO PACIENTE ▶ O paciente deve ser orientado a seguir dieta específica prévia à realização do exame, não se alimentando com carne vermelha e evitando qualquer situação que provoque sangramentos.

SEROTONINA ▶

OUTROS NOMES/SIGLAS ▶ 5-hidroxitriptamina, 5-HT

VELOR DE REFERÊNCIA ▶ 30 a 200 ng/mL

DEFINIÇÃO/INTERPRETAÇÃO ▶ A serotonina, composto aminado derivado do triptofano, consiste em um dos neurotransmissores vitais, envolvida em muitas funções cerebrais. No entanto, apenas 1% da serotonina está contida no SNC, não havendo evidências de que sua dosagem contribua para a avaliação e o acompanhamento de doenças neuropsiquiátricas. O restante se encontra principalmente no sistema digestivo, nas células enterocromafins, a partir das quais a substância é liberada para a circulação, podendo ser catabolizada em 5-HIAA, cuja dosagem é feita na urina, ou capturada pelas plaquetas. Sua dosagem é utilizada no diagnóstico de tumores carcinoides, em especial nos tumores carcinoides abdominais metastáticos, apresentando valores superiores a 400 ng/mL. Pode também estar associado a neoplasias endócrinas múltiplas, tipos I e II. Um pequeno aumento pode ser observado em algumas doenças, como síndrome de *dumping*, obstrução intestinal aguda, fibrose cística, IAM.

AMOSTRA ▶ Sangue total em EDTA

MÉTODOS ▶ Elisa, radioimunoensaio, HPLC com detecção eletroquímica (este último com maior sensibilidade)

INTERFERENTES ▶ Alimentos ricos em triptofano ou serotonina, tabagismo, lítio, IMAO, metildopa, morfina e reserpina podem causar resultados falso-positivos. Inibidores da receptação de serotonina podem ocasionar resultados falso-negativos.

PREPARO DO PACIENTE ▶ Jejum de 8 h. Previamente à coleta do exame, os seguintes alimentos não devem ser ingeridos: café, chá, chocolate, mate, refrigerante, abacate, abacaxi, ameixa, banana, berinjela, kiwi, manga, nozes, tomate, alimentos aromatizados com baunilha e bebidas alcoólicas.

SÍFILIS ▶

OUTROS NOMES/SIGLAS ▶ LUES, *Treponema pallidum*

VELORES DE REFERÊNCIA ▶ Não detectado, não reagente

DEFINIÇÃO/INTERPRETAÇÃO ▶ A sífilis é uma doença sexualmente transmissível (DST) causada pela bactéria *T. pallidum*, cujo sintoma mais comum é uma úlcera indolor na região genital. Também pode ser resultado da transmissão do treponema presente da gestante infectada não tratada ou inadequadamente tratada para seu filho, por via placentária, denominando-se sífilis congênita. Essa transmissão pode ocorrer em qualquer fase da gestação.

AMOSTRA ▶ Soro

MÉTODOS ▶

- Sorologia não treponêmica: VDRL e pesquisa em campo escuro
- Sorologia treponêmica: FTA-Abs, MHA-TP, Elisa

MÉTODO 1 – VDRL ▶ É um teste não treponêmico para diagnóstico de sífilis. O VDRL sérico é positivo em 72% dos pacientes com sífilis primária; em aproximadamente 100% dos pacientes com sífilis secundária; em 73% dos pacientes com sífilis latente; e em 77% dos pacientes com sífilis terciária. Portanto, 25% dos pacientes com neurossífilis terão um resultado negativo. A reatividade do teste varia com a apresentação clínica, e sua sensibilidade é menor nos pacientes com neurossífilis assintomática. É útil no monitoramento do tratamento. No LCS, o VDRL tem alta especificidade, mas baixa sensibilidade (20 a 60%), não podendo ser utilizado para excluir o diagnóstico de neurossífilis.

Interferentes: Falso-positivos biológicos ocorrem em menos de 20% dos casos, sendo que em dois terços deles os títulos são menores do que 1/8 e revertem em 6 meses. Falso-positivos agudos ocorrem em doenças virais agudas (mononucleose, hepatite, sarampo), nas infecções por micoplasma ou clamídia, na malária, em algumas imunizações e, raramente, durante a gravidez. Os pacientes com resultados falso-positivos crônicos apresentam doenças subjacentes em 25% dos casos (doenças do colágeno, hanseníase, neoplasias). Mais de 20% dos casos com falso-positivos biológicos também são positivos para AR, ANA, anticorpos antitireoide, crioglobulinas ou possuem γ-globulinas aumentadas, PTI, anemia hemolítica, síndrome antifosfolipídica, síndrome de Sjögren, Aids ou tiroidite.

MÉTODO 2 – PESQUISA EM CAMPO ESCURO ▶ A pesquisa em campo escuro é apropriada na avaliação da sífilis primária ou secundária, pois o *T. pallidum* não pode ser visualizado no microscópio convencional. O material a ser coletado deve ser fluido da base de uma lesão não cicatrizada. Quanto mais recente for a lesão, melhor será o resultado. O *T. pallidum* pode ser encontrado na aspiração de linfonodo na sífilis secundária.

Interferentes: Pesquisa em campo escuro tem limitado valor em lesões orais e retais, pois a presença de outras espiroquetas não patogênicas é normal. O uso de antibiótico prévio à coleta do material pode interferir no resultado.

MÉTODO 3 – FTA-ABS ▶ O FTA-Abs é um teste treponêmico utilizado no diagnóstico de sífilis para confirmar testes não treponêmicos positivos. O FTA--Abs sérico é positivo em 85% dos pacientes com sífilis primária, 100% dos pacientes com sífilis secundária, 98% dos pacientes com sífilis tardia, e é uniformemente positivo nos pacientes com neurossífilis parenquimatosa cerebral. Com raras exceções, um resultado negativo exclui o diagnóstico de sífilis ou neurossífilis. Uma vez positivo, assim permanece pelo resto da vida na maioria dos pacientes ("cicatriz sorológica"). A reversão para um resultado negativo, no entanto, ocorre em até 10% dos casos, especialmente nos pacientes tratados durante a infecção precoce ou naqueles portadores do vírus HIV. O FTA-Abs no LCS é mais sensível do que o VDRL para o diagnóstico de neurossífilis, mas sua utilidade é limitada pelo maior número de resultados falso-positivos devido à contaminação sanguínea (mesmo quando mínima) ou à difusão de imunoglobulina sérica para o LCS. Um resultado negativo descarta o diagnóstico de neurossífilis em qualquer estágio, exceto na sífilis precoce.

Interferentes: Resultados falso-positivos ou limítrofes podem ocorrer em pacientes com LES (15% dos pacientes com doença ativa), infecções causadas por *T. pertenue* ou *T. carateum* (bouba e pinta, respectivamente) e infecções por outras espiroquetas, como a neuroborreliose de Lyme (11%), outras borrelioses (*relapsing fever*s) e leptospirose.

MÉTODO 4 – MHA-TP (MICRO-HEMAGLUTINAÇÃO – TREPONEMA PALLIDUM) ▶ Teste específico para o *T. pallidum*. Utilizado como teste confirmatório após um teste não treponêmico reagente, como VDRL-positivo. Esse teste não é utilizado como rastreamento para sífilis, a não ser nos estágios mais avançados da doença. O MHA-TP é tão sensível e específico quanto o FTA-Abs, excetuando-se a fase primária da sífilis, na qual o MHA-TP é menos sensível. Tem a vantagem de ter um menor número de resultados falso-positivos do que o FTA-Abs. A sensibilidade do MHA-TP no SF é de 65% na sífilis primária, 100% na sífilis secundária e 95% na sífilis tardia tratada. O MHA-TP tem sensibilidade de 97% e especificidade de 99% para o diagnóstico de sífilis. Embora possam ser realizados no LCS, esses testes apresentam maior número de falso-positivos devido à contaminação por sangue.

Interferentes: Os falso-positivos podem ocorrem nas mesmas situações em que o VDRL.

MÉTODO 5 – ELISA ▶ Elisa é o teste de detecção de IgM e IgG específicas contra o *T. pallidum*. No LCS, detecta anticorpos treponêmicos IgG ou IgM em 83% dos pacientes com neurossífilis. A sensibilidade da presença de anticorpos IgM é de 100% para neurossífilis sintomática e de 63% para neurossífilis não tratada. A especificidade, por sua vez, é de 100% para neurossífilis assintomática e de 98% para neurossífilis em geral. A dosagem de anticorpos IgG demonstra que o paciente entrou em contato com o *T. pallidum* no passado ou recentemente, sendo a detecção de anticorpos IgM indicativa de infecção ativa.

Interferentes: Causas de falso-positivos incluem doença de Lyme, hanseníase, malária, mononucleose infecciosa e leptospirose. Resultados inconclusivos ou indeterminados não podem ser interpretados, uma vez que tanto existe a possibilidade de eles indicarem um nível muito baixo de anticorpos antitreponema quanto de se deverem a fatores inespecíficos.

SÓDIO ▶

OUTRO NOME/SIGLA ▶ Na
VALORES DE REFERÊNCIA ▶

- Sérico: 135 a 145 mmol/L
- Urinário: 27 a 287 mmol/dia

DEFINIÇÃO/INTERPRETAÇÃO ▶ O Na consiste no principal cátion do líquido extracelular, sendo a principal partícula osmoticamente ativa fora da célula. O Na plasmático representa o compartimento extracelular (fluido intersticial e plasma). Sua dosagem é solicitada na avaliação de pacientes com distúrbios eletrolíticos, equilíbrio acidobásico, balanço da água, intoxicação por água e desidratação. O Na urinário é importante na avaliação de pacientes com insuficiência renal ou pré-renal, oligúria aguda e no diagnóstico diferencial da hiponatremia. A hipernatremia ocorre na desidratação hipertônica, no diabetes insípido, em comas hiperosmolares, entre outras situações. A hiponatremia pode ocorrer em síndrome nefrótica, insuficiência cardíaca, SIADH e em nefropatias com perda de sódio.

AMOSTRA ▶ Soro

MÉTODO ▶ Eletrodo seletivo

INTERFERENTES ▶ A concentração sanguínea de Na pode estar diminuída em decorrência de grandes quantidades de glicose (que atrai o líquido intracelular, criando um efeito diluicional). A presença de grandes quantidades de proteínas séricas ou de lipídeos pode diminuir artificialmente o nível sérico de Na quando este for medido por meio da fotometria de chama. Níveis elevados de sódio urinário podem ser manifestação de quadro de nefrite insterticial, e não necessariamente indicam que a quantidade total de Na corporal está elevada.

PREPARO DO PACIENTE ▶ Jejum não obrigatório

TEMPO DE COAGULAÇÃO ATIVADA ▶

OUTRO NOME/SIGLA ▶ TCA

VALORES DE REFERÊNCIA ▶

- 70 a 180 s
- Com heparinização: 400 a 500 s

DEFINIÇÃO/INTERPRETAÇÃO ▶ Este exame consiste na detecção do tempo necessário para a formação do coágulo de uma amostra de sangue total, recém-coletada, em um tubo contendo um ativador de contato da cascata da coagulação (ceilite, silica, vidro, etc.). A dosagem de TCA pode ser utilizada para monitoramento da anticoagulação com altas doses de heparina, embora seja menos preciso do que o TTPa.

AMOSTRA ▶ Plasma citratado

MÉTODO ▶ Coagulométrico

INTERFERENTES ▶ Pode ser influenciado por vários fatores, como contagem de plaquetas, função plaquetária, anticoagulante lúpico, deficiências de fatores da coagulação, temperatura ambiente, hipotermia e hemodiluição.

PREPARO DO PACIENTE ▶ Jejum de 4 h

TEMPO DE PROTROMBINA ▶

OUTROS NOMES/SIGLAS ▶ TP, TAP

VALORES DE REFERÊNCIA ▶

- 6 meses de idade: 70 a 100% de atividade (12-14 s)
- RNs e prematuros normais: podem apresentam TP prolongado (aproximadamente 16 s)
- Valor crítico: > 30 s

DEFINIÇÃO/INTERPRETAÇÃO ▶ O TP mede o tempo de formação do coágulo desde a ativação do fator VII até a formação do coágulo de fibrina. Esse teste mede a integridade das rotas extrínseca e comum da coagulação. É utilizado basicamente para avaliar a coagulação sanguínea. O TP está prolongado nas deficiências de fatores da via extrínseca da coagulação (VII, X, V, II [protrombina] e I [fibrinogênio]), durante o uso de anticoagulantes orais, na presença de inibidores específicos circulantes (anticoagulante lúpico), em doenças hepáticas, nos distúrbios do metabolismo da vitamina K (deficiência de síntese ou absorção), na presença de produtos de degradação da fibrina e na CIVD. É usado para monitoramento do uso de anticoagulantes: pacientes que fazem uso de anticoagulantes orais têm sua terapia monitorada pela medida do TP. Devido a variações na metodologia, nos reagentes e nos instrumentos usados em cada laboratório, foi estabelecido um índice de normalização (Tab. 107.22) para as medidas do TP.

AMOSTRA ▶ Plasma citratado

MÉTODO ▶ Coagulométrico

INTERFERENTES ▶ Alta hemódile e lipemia podem interferir na dosagem de TP. O uso de anticoagulantes e transbolíticos interferem na análise.

PREPARO DO PACIENTE ▶ Jejum de 4 h

$$INR = ([TP\ observado]^{ISI}),$$

em que:
- TP observado = TP paciente / TP controle
- ISI (índice de sensibilidade internacional): valor determinado para cada lote de tromboplastina manufaturado em comparação com uma preparação de referência da Organização das Nações Unidas (ONU) que apresenta ISI = 1. O ideal é que a tromboplastina usada tenha um ISI entre 2,2 e 2,6.

TABELA 107.22 ▶ VALORES DE INR RECOMENDADOS PARA MONITORIZAÇÃO DA PROTROMBINA EM PACIENTES QUE FAZEM USO DE ANTICOAGULANTES

INR E ANTICOAGULAÇÃO ORAL	EFICÁCIA MÍNIMA	RECOMENDADA
Prevenção de TVP	1,5-2,5	2-3
Tratamento	2-2,3	2-3
SCA – prevenção de AVE	2	2-3
SCA – prevenção da recorrência	2,7-4,5	3-4,5
SCA – redução da mortalidade	2,7-4,5	3-4,5
Doença arterial periférica	2,6-4,5	
Fibrilação atrial	1,5-2,5	2-3
Troca de válvula cardíaca – biológica	2-2,3	2-3
Troca de válvula cardíaca – mecânica	1,9-3,6	3-4,5

INR, razão de normalização internacional (do inglês *international normalized ratio*); SCA, síndrome coronariana aguda; TVP, trombose venosa profunda; AVE, acidente vascular encefálico.

TEMPO DE SANGRAMENTO ▶

OUTROS NOMES/SIGLAS ▶ Tempo de sangria, TS, métodos de Ivy, TS-Ivy ou Duke

DEFINIÇÃO/INTERPRETAÇÃO ▶ Utilizado para avaliar a função vascular, plaquetária e de fatores da coagulação. O método de Ivy é mais sensível e reproduzível do que o método de Duke, por ser padronizado. É considerado um teste de rastreamento para avaliar as alterações adquiridas e congênitas das plaquetas (trombocitopenias, trombastenia de Glanzmann, síndrome de Bernard-Soulier e doença de von Willebrand). É um bom teste, mas necessita de profissional bem treinado e experiente. É doloroso, difícil de realizar em crianças, e o tempo varia com idade, condições da pele, temperatura e nível de fibrinogênio. A indicação deve ser precisa: para investigar disfunções plaquetárias e doença de von Willebrand; não deve ser realizado como teste de rastreamento pré-operatório. Tempo de sangria prolongado: doenças vasculares (púrpura de Henoch-Schönlein, crioglobulinemias, telangiectasias, doenças do tecido conectivo, Ehlers-Danlos, plaquetopenia [< 80.000/μL]). Disfunções plaquetárias: trombastenia de Glanzmann, síndrome de Bernard-Soulier e doença de von Willebrand. Hipofibrinogenemia.

MÉTODO 1 – MÉTODO DE IVY ▶ Limpar com algodão embebido em álcool uma área de aproximadamente 5 cm na face interna do antebraço, abaixo da fossa cubital, e deixar secar. Colocar o esfigmomanômetro inflado com uma pressão de 40 mmHg; manter durante todo o teste. Com lanceta de aço inoxidável, estéril, padronizada, produzir dois ferimentos de 5 a 9 mm de comprimento por 1 mm de profundidade, paralelos, na área esterelizada do antebraço. Disparar o cronômetro no momento da picada. Secar o sangue fluente com aproximação de papel-filtro (evitando tocar na ferida e remover o coágulo) a intervalos de 30 segundos. Determinar o tempo até que o papel-filtro não seja marcado com sangue.

Valores de referência:

- Crianças até 5 meses: 50 s a 1 min e 40 s
- De 6 meses a 13 anos: 1 min e 15 s a 9 min
- Adultos: 1 min e 30 s a 8 min

MÉTODO 2 – MÉTODO DE DUKE ▶ Fazer incisão com lanceta de aço inoxidável, estéril, padronizada (produz um ferimento de 5 a 9 mm de comprimento por 1 mm de profundidade) em lobo da orelha ou polpa digital. Disparar o cronômetro no momento da picada. Secar o sangue fluente com aproximação de papel-filtro (evitando tocar na ferida e remover o coágulo) a intervalos de 30 segundos. Determinar o tempo até que o papel-filtro não seja marcado.

Valor de referência: 1 a 3 min

INTERFERENTES ▶ AAS, AINEs, dextrana, paraproteínas e IRC podem prolongar o TS.

PREPARO DO PACIENTE ▶ Avisar o paciente sobre a possibilidade de pequena cicatriz e perguntar sobre a sensibilidade de desenvolver queloides; se ele apresentar esse problema, evitar a execução do teste. Após a coleta do exame: se as feridas voltarem a sangrar, fazer curativo compressivo por algumas horas.

TEMPO DE TROMBINA ▶

OUTRO NOME/SIGLA ▶ TT

VALORES DE REFERÊNCIA ▶

- Controle: 10 a 13 s ou 16 a 24 s (conforme o método utilizado)
- Normal: ± 3 s do tempo controle
- Níveis terapêuticos: 2 a 5 vezes o tempo controle

DEFINIÇÃO/INTERPRETAÇÃO ▶ É um teste usado para avaliar o tempo de coagulação, sendo que pode ser usado para monitoramento do uso de heparina. O TT está aumentado quando há diminuição da quantidade ou da ação do fibrinogênio ou quando existe a presença de um fator inibidor da trombina. Condições que aumentam o TT são a desfibrinogenemia, o uso de heparina, a CIVD e a amiloidose.

AMOSTRA ▶ Plasma citratado

MÉTODO ▶ Coagulométrico

INTERFERENTES ▶ O uso de heparina interfe nos resultados, devendo ser evitados por pelo menos 2 dias antes do teste.

PREPARO DO PACIENTE ▶ Jejum de 4 h

TEMPO DE TROMBOPLASTINA PARCIAL ATIVADA ▶

OUTROS NOMES/SIGLAS ▶ TTPa, KTTP

VALORES DE REFERÊNCIA ▶

- Controle de 35 s: 29 a 44 s
- Valor crítico: > 100 a 150 s

DEFINIÇÃO/INTERPRETAÇÃO ▶ O TTPa mede o tempo de formação do coágulo desde a ativação do fator XII até a formação do coágulo de fibrina. É o teste de escolha para a avaliação da via intrínseca da coagulação e para o monitoramento do uso de heparina não fracionada (HNF). O TTPa está prolongado nas seguintes situações: deficiências dos fatores II, V, VIII, IX, X, XII, fibrinogênio, pré-calicreína e quininogênio de alto peso molecular; durante terapêutica com heparina; presença de inibidores inespecíficos circulantes (p. ex., anticoagulante lúpico); presença de inibidores específicos (p. ex., antifator VIII); desfibrinogenemia; CIVD; insuficiência hepática e presença de produtos de degradação de fibrina e fibrinogênio. O TTPa também pode estar normal em pacientes com deficiência discreta de fatores da coagulação. RNs e prematuros saudáveis podem apresentar TTPa prolongado. Acima de 6 meses de idade, a relação tempo paciente/tempo *pool* de plasmas normais é inferior a 1,2.

AMOSTRA ▶ Plasma citratado

MÉTODO ▶ Coagulométrico

INTERFERENTES ▶ O uso de anticoagulantes/heparina interfe nos resultados, devendo ser evitados por pelo menos 2 dias antes do teste.

PREPARO DO PACIENTE ▶ Jejum de 4 h

TEOFILINA ▶

OUTRO NOME/SIGLA ▶ Aminofilina

VALORES DE REFERÊNCIA ▶

- Terapêutico: 10 a 20 mg/L (55-111 µmol/L)
- Tóxico: > 20 mg/L (> 111 µmol/L)

DEFINIÇÃO/INTERPRETAÇÃO ▶ Fármaco relacionado às metilxantinas, com diversos mecanismos de ação, incluindo inibição da fosfodiesterase. Utilizado como broncodilatador. Deve ser solicitado para acompanhamento do tratamento e na suspeita de intoxicação e superdosagem. Paciente com intoxicação crônica tem mais risco de apresentar sintomas graves (arritmias, instabilidade hemodinâmica, convulsões) em concentrações menores se comparado a paciente com intoxicação aguda. O risco de intoxicação é mais bem previsto pela concentração pico.

AMOSTRA ▶ Soro

MÉTODO ▶ Turbidimetria

INTERFERENTES ▶ A meia-vida é prolongada nos casos de insuficiência cardíaca, doença hepática, febre prolongada, prematuridade, obesidade, uso de eritromicina, cimetidina, alopurinol, propranolol, amiodarona, ciprofloxacino, claritromicina. A meia-vida é reduzida em fumantes, pacientes em uso de fenobarbital, fenitoína, carbamazepina e rifampicina.

PREPARO DO PACIENTE ▶ Jejum não obrigatório. Geralmente o pico sérico (2 h após a administração por via oral) é medido. No caso de intoxicação, deve ser dosado o mais rapidamente possível.

TESTE DE FALCIZAÇÃO ▶

OUTROS NOMES/SIGLAS ▶ Falcização de hemácias, prova de falcização, teste para Hb S

VALOR DE REFERÊNCIA ▶ Negativo

DEFINIÇÃO/INTERPRETAÇÃO ▶ Exame utilizado no diagnóstico da anemia falciforme. Teste de avaliação qualitativa que determina a presença ou ausência de Hb S nas hemácias. Seu princípio se baseia na indução da falcização por meio da desoxigenação da Hb por medicações redutoras em um microambiente formado no espaço entre lâmina e lamínula.

AMOSTRA ▶ Sangue total em EDTA

MÉTODO ▶ Desoxigenação da Hb

INTERFERENTES ▶ Vários fatores interferem na sensibilidade e reprodutibilidade do teste, entre os quais se destacam a proporção entre os volumes de sangue e da medicação redutora, a falha na vedação do microambiente e o tempo de reação. O teste de falcização é o menos indicado, devido ao baixo grau de resolução, pois quando positivo não diferencia o estado de associação genética (genótipo) da Hb S (Hb SS, Hb SF, Hb SC, Hb AS, Hb SD). Além disso, há muitos casos de resultados falso-negativo, ou seja, hemácias com Hb S que, submetidos ao teste de falcização, não falcizam.

PREPARO DO PACIENTE ▶ Jejum de 4 h

TESTE DE HAM ▶

OUTRO NOME/SIGLA ▶ Teste do soro acidificado

VALOR DE REFERÊNCIA ▶ Negativo

DEFINIÇÃO/INTERPRETAÇÃO ▶ Teste utilizado como rastreamento na detecção de hemoglobinúria paroxística noturna. Esta é uma doença adquirida na qual as hemácias do paciente são anormalmente sensíveis a constituintes normais do soro. O resultado positivo consiste na lise das hemácias do paciente quando elas são colocadas em contato com o soro acidificado.

AMOSTRAS ▶ Soro desfibrinado (colhido no mesmo dia) + sangue total (citrato/EDTA/oxalato/heparina)

MÉTODO ▶ Hemólise em pH ácido

INTERFERENTES ▶ Resultados falso-positivos podem ocorrer em casos de esferocitose hereditária e adquirida, anemia diseritropoiética hereditária, presença de hemácias velhas, anemia aplástica, leucemia e síndromes mieloproliferativas. É contraindicado que o teste seja feito após transfusões sanguíneas.

PREPARO DO PACIENTE ▶ Jejum de 8 h

TESTE DE KLEIHAUER-BETKE ▶

OUTRO NOME/SIGLA ▶ Pesquisa de Hb F em hemácias

VALORES DE REFERÊNCIA ▶

- RNs a termo: > 90% de Hb F
- Adultos: < 0,01% de Hb F

DEFINIÇÃO/INTERPRETAÇÃO ▶ É um teste que possibilita a identificação da porcentagem de células fetais no sangue materno. Por meio desse exame, é possível realizar uma estimativa do volume da hemorragia materno-fetal e, com isso, calcular a dose necessária que deve ser administrada de imunoglobulina Rh(D). Também pode ser utilizado no diagnóstico diferencial entre talassemia e persistência hereditária da Hb F (PEHF). Na primeira, demonstra uma distribuição heterogênea de Hb F; na segunda, apresenta uma distribuição uniforme de Hb F nas hemácias.

AMOSTRA ▶ Sangue total em EDTA

MÉTODO ▶ Eluição ácida. Esfregaços de sangue são fixados em metanol 80 mm por 5 minutos.

INTERFERENTES ▶ Pacientes com hemoglobinopatias podem apresentar níveis aumentados de Hb F, fato que deve ser considerado durante a interpretação do resultado do exame. Deve ser realizado antes de transfusões sanguíneas.

PREPARO DO PACIENTE ▶ Jejum de 4 h

TESTE DE RETRAÇÃO DO COÁGULO ▶

VALOR DE REFERÊNCIA ▶ A retração do coágulo deve ocorrer dentro de 4 h.

DEFINIÇÃO/INTERPRETAÇÃO ▶ É um teste em desuso, tendo sido substituído por novos testes para a avaliação da função plaquetária. Pode ser utilizado para determinar a função plaquetária e como diagnóstico da trombastenia de Glanzmann. Pode haver redução na retração do coágulo com os seguintes fatores: plaquetas inferiores a 100.000/μL, uso de AAS, gamopatia monoclonal e policitemia. A anemia aumenta a retração do coágulo. Em casos de desfibrinogenemia, hipofibrinogenemia ou CIVD, o coágulo pode apresentar um tamanho reduzido.

AMOSTRA ▶ Sangue em EDTA

MÉTODO ▶ Macfarlane modificado. Medida da relação coágulo/soro obtida após a coagulação do sangue mantido a 37 °C.

INTERFERENTES ▶ Medicamentos que alterem a função plaquetária

PREPARO DO PACIENTE ▶ Jejum de 4 h

TESTE DE SCHILLING ▶

OUTRO NOME/SIGLA ▶ Teste de absorção de vitamina B_{12}

VALOR DE REFERÊNCIA ▶ Os resultados variam conforme o procedimento utilizado pelo laboratório. Geralmente uma excreção > 10% na urina de vitamina B_{12} radiativa indica uma função preservada do fator intrínseco.

DEFINIÇÃO/INTERPRETAÇÃO ▶ Esse exame é utilizado para verificar a excreção de vitamina B_{12} (urina) antes e depois da administração de fator intrínseco. Quando há uma excreção inferior a 10%, que melhora após o uso de fator intrínseco, o diagnóstico de anemia perniciosa é estabelecido. Se uma baixa taxa de absorção não apresenta melhora após o uso de fator intrínseco, indica a presença de má absorção intestinal.

AMOSTRA ▶ Urina

MÉTODO ▶ São administrados 100 mg de vitamina B_{12} via intramuscular e um comprimido de 1 mg de vitamina B_{12} radiativa por via oral. Após 24 h, é realizado um teste de urina.

INTERFERENTES ▶ A causa mais comum de um teste de Schilling anormal é a coleta de urina incompleta.

PREPARO DO PACIENTE ▶ Jejum não obrigatório. O paciente não deve receber vitamina B_{12} por pelo menos 3 dias antes do teste.

TESTE DE TOLERÂNCIA À LACTOSE

OUTROS NOMES/SIGLAS ▶ TTL, teste de sobrecarga à lactose

VALOR DE REFERÊNCIA ▶ Normal: elevação de 20 a 25 mg/dL na glicemia em relação ao tempo basal. Uma curva achatada com aumento da glicemia < 20 mg/dL ocorre em mais de 95% dos pacientes com deficiência de lactase.

DEFINIÇÃO/INTERPRETAÇÃO ▶ Exame utilizado na investigação de intolerância à lactose. A intolerância à lactose se dá por insuficiência ou falta de uma enzima intestinal chamada lactase, que catalisa a hidrólise do açúcar contido no leite e em seus derivados. Este teste possui baixas sensibilidade e especificidade, provocando diarreia e dor abdominal em indivíduos afetados. Uma amostra de sangue em jejum é obtida; depois, uma dose de 1 a 1,5 g/kg (máximo de 50 g) de lactose é administrada. Amostras de sangue podem ser obtidas a cada meia hora, por 2 horas; ou a cada 20 minutos, na primeira hora, com uma última amostra na segunda hora. A deficiência adquirida à lactose é comum em adultos, sendo geralmente secundária a síndromes de má absorção, doença de Crohn, giardíase, infecções bacterianas e outros fatores.

AMOSTRAS ▶ Soro e plasma fluoretado

MÉTODOS ▶ Enzimático, hexocinase – UV

INTERFERENTES ▶ Etanol pode impedir a conversão da lactose em glicose e galactose.

PREPARO DO PACIENTE ▶ Jejum de 8 h. O teste não é indicado para pacientes com DM. Teste terapêutico com dieta livre de lactose pode ajudar no diagnóstico.

TESTOSTERONA

OUTROS NOMES/SIGLAS ▶ Testosterona total, testosterona livre

VALORES DE REFERÊNCIA ▶

- Testosterona total:
    - Homens adultos: 241 a 827 ng/dL
    - Meninos pré-púberes: < 30 ng/dL
    - Mulheres adultas: 14 a 76 ng/dL
    - Meninas pré-púberes: < 20 ng/dL
- Testosterona livre:
    - Homens:
      17 a 40 anos: 3,4 a 24,6 ng/dL
      41 a 60 anos: 2,67 a 18,3 ng/dL
      > 60 anos: 1,86 a 19 ng/dL
    - Mulheres:
      Fase folicular: 0,18 a 1,68 ng/dL
      Meio do ciclo: 0,3 a 2,34 ng/dL
      Fase lútea: 0,17 a 1,87 ng/dL
      Pós-menopausa: 0,19 a 2,06 ng/dL

DEFINIÇÃO/INTERPRETAÇÃO ▶ Cerca de 95% da testosterona circulante no homem é produzida pelas células de Leydig nos testículos. Nas mulheres, o hormônio é produzido nos ovários e nas suprarrenais. Durante a gestação, ocorre aumento da testosterona total, mas com níveis de testosterona livre normais. Em homens com um PSA normal e com baixos níveis de testosterona livre e total, a taxa de câncer de próstata oculto é maior do que em homens com testosterona normal. Os níveis de testosterona sérica antes do tratamento predizem a sobrevivência em pacientes com câncer de próstata no estádio D2. Sua dosagem é útil na interpretação clínica de situações em que o PSA possa subir em pacientes em uso de terapêutica com bloqueio hormonal. Valores aumentados de testosterona total ocorrem no hirsutismo idiopático (elevação discreta em mulheres), em ovários policísticos, na virilização e em tumores ovarianos virilizantes (níveis muito elevados). Valores aumentados de testosterona livre ocorrem no hirsutismo (mais de 30% das mulheres com hirsutismo apresentam testosterona total com níveis normais), em tumor virilizante de suprarrenal e na síndrome do ovário policístico (SOP). Valores diminuídos desses analitos ocorrem no hipogonadismo.

AMOSTRA ▶ Soro

MÉTODOS ▶ Testosterona total é dosada por quimioluminescência, eletroquimioluminescência e radioimunoensaio. A testosterona livre é calculada pela dosagem de testosterona total, globulina ligadora de hormônios sexuais (SHBG, do inglês *sex hormone-binding globulin*) e com associação da constante de albumina e testosterona utilizando-se uma concentração média estimada de 4,3 g/dL de ALB.

INTERFERENTES ▶ Pacientes em uso de contraceptivos orais e medicamentos antiepiléticos podem ter valor aumentado para SHBG, resultando em valores baixos para a testosterona livre.

PREPARO DO PACIENTE ▶ Jejum de 8 h, sendo o horário mais adequado até 2 h após o horário habitual de acordar pela manhã.

TGO/TGP ▶
Ver AST/ALT.

TIPAGEM SANGUÍNEA ▶

OUTROS NOMES/SIGLAS ▶ Grupo sanguíneo, Rh-ABO

DEFINIÇÃO/INTERPRETAÇÃO ▶ O sistema ABO é o principal sistema de grupos sanguíneos humanos. Todos os indivíduos podem ser classificados em um dos quatro grupos principais: A, B, AB e O. A classificação é baseada na presença ou ausência de antígenos dos grupos sanguíneos. Na análise do grupo Rh, o indivíduo é classificado como positivo ou negativo de acordo com a presença do antígeno D. Todos os testes cuja determinação de Rh resultar negativa devem ser testados para Du (pesquisa de antígeno Rh de reação "fraca"). Este exame é útil para determinação do tipo sanguíneo antes de transfusões, perfil pré-natal para aconselhamento, preparo pré-operatório, suspeita de incompatibilidade materno-fetal (como na eritroblastose fetal) e seleção de gestantes para imunoterapia. Um indivíduo só deverá ser transfundido com sangue de mesmo grupo ABO. Deve-se evitar dar ao paciente um antígeno que ele não possua. A identificação dos antígenos também pode ser útil em estabelecer a paternidade em casos civis ou legais.

AMOSTRA ▶ Sangue total em EDTA

MÉTODOS ▶ Aglutinação em placa/tubo, microplaca e gel centrifugação

INTERFERENTES ▶ Deve-se evitar a agitação violenta dos tubos, pois a aglutinação pode ser desfeita. Estados inflamatórios agudos, proteínas plasmáticas anormais e presença de autoanticorpos podem interferir na análise. Em caso de discrepâncias de resultados, a realização de tipagem molecular para detecção de Rh(D) variante e/ou fenotipagem completa do Rh(D) é indicada.

PREPARO DO PACIENTE ▶ Jejum não obrigatório

TIREOGLOBULINA SÉRICA ▶

OUTRO NOME/SIGLA ▶ TG

VALORES DE REFERÊNCIA ▶

- Normal: 2 a 60 ng/mL
- Indivíduos tiroidectomizados e em terapêutica com hormônios tiroidianos: < 2 ng/mL

DEFINIÇÃO/INTERPRETAÇÃO ▶ A tireoglobulina é uma glicoproteína produzida pelas células acinares tiroidianas, sendo o principal componente do coloide dos folículos tiroidianos. Seus níveis séricos variam com o estado funcional da tireoide, estando elevados nos processos inflamatórios tiroidianos (tiroidites), carcinomas da tireoide, hipertiroidismo ou após palpação vigorosa da glândula. Um aumento dos níveis séricos também ocorre com o estímulo do TRH ou TSH. A administração de hormônio tiroidiano diminui os níveis de tireoglobulinas circulantes. Sua avaliação é útil após cirurgia de câncer da tireoide, como marcador da recorrência ou de sua persistência após a tireidectomia total.

AMOSTRA ▶ Soro

MÉTODOS ▶ Quimioluminescência, radioimunoensaio

INTERFERENTES ▶ Cigarro, presença de anticorpos antiTg ou antiTPO, TSH interferem na análise

PREPARO DO PACIENTE ▶ Jejum de 4 h

TIROXINA LIVRE ▶

OUTROS NOMES/SIGLAS ▶ T_4L, tetraiodotironina

VALOR DE REFERÊNCIA ▶ 0,7 a 2 ng/dL (9-25 pmol/L)

DEFINIÇÃO/INTERPRETAÇÃO ▶ É um teste sensível para a função tiroidiana, estando aumentado no hipertiroidismo. Esse exame está indicado quando há suspeita de alterações na globulina ligadora de tiroxina (TBG, do inglês *thyroxine-binding globulin*) ou quando os resultados dos testes convencionais são limítrofes ou inconsistentes com as manifestações clínicas. A T_4L é normal em pacientes eutireóideos com tireoglobulina elevada (ou seja, T_4L deve ser normal em doenças não tiroidianas). Deve ser normal na hipertireoxinemia disalbuminêmica familiar. Quando o TSH, utilizado como teste primário de rastreamento, está suprimido, mas a T_4L está normal, a dosagem de tri-iodotironina (T_3) está indicada.

AMOSTRA ▶ Soro

MÉTODOS ▶ Quimioluminescência, radioimunoensaio

INTERFERENTES ▶ A T_4L pode estar aumentada com a administração de contrastes, propranolol, amiodarona e heparina. Pode estar diminuído com a administração de CBZ. A T_4L é influenciada pela concentração de ALB, requerendo a repetição dos exames no acompanhamento do paciente. As concentrações de TSH tornam-se anormais antes da variação dos níveis de T_4L, tanto no hiper como no hipotiroidismo.

PREPARO DO PACIENTE ▶ Jejum não obrigatório. Evitar a administração de radioisótopo antes da coleta do material se o exame for realizado por radioimunoensaio.

TIROXINA TOTAL ▶

OUTRO NOME/SIGLA ▶ T_4

VALORES DE REFERÊNCIA ▶

- Adulto: 5,8 a 11 µg/dL (75-142 nmol/L)
- Gestante: 5,5 a 16 µg/dL (71-206 nmol/L)
- Forte evidência de hipotiroidismo: < de 2,5 µg/dL (< 32 nmol/L)
- Possibilidade de coma mixedematoso: < 2 µg/dL (< 26 nmol/L)

DEFINIÇÃO/INTERPRETAÇÃO ▶ T_4 é o maior produto de secreção da glândula tireoide. É transportada no sangue por meio da tireoglobulina (> 99,9%), pré-ALB e ALB. A secreção de T_4 é estimulada pelo TSH. O teste sensível para o TSH tornou-se o teste tiroidiano isolado mais adequado. Em algumas circunstâncias clínicas, a T_4 é necessária para complementar o TSH. A T_4 está diminuída no hipotiroidismo, na deficiência de TBG (genética, síndrome nefrótica e outras condições que levem à hipoalbuminemia grave, certos medicamentos – androgênios, fenitoína, ácido valproico, salicilatos, ácido mefenâmico – e doença não tiroidiana grave) e no terceiro estágio (doloroso) da tiroidite subaguda, deficiência moderada ou grave de iodo, síndrome de Cushing, glicocorticoide em altas doses, terapia com lítio, doença de Addison, doença psiquiátrica aguda. Está aumentada em casos de hipertiroidismo, primeiro estágio da tiroidite subaguda, tireotoxicose provocada pela doença de Graves, aumento da TBG, síndrome de resistência periférica à T_4, uso de amiodarona ou propranolol, tireotoxicose transitória pós-parto, psicose aguda, hiperêmese gravídica, tireotoxicose fictícia e, eventualmente, em pacientes eutireóideos com hipertireoxinemia desalbuminêmica familiar. A combinação da T_4 sérica com a captação de T_3 como indicativo da TBG ajuda a determinar quando valores anormais de T_4 estão associados a alterações na TBG sérica ou a alterações nos níveis de hormônio tiroidiano. Desvio de ambos os testes na mesma direção geralmente indicam que a T_4 anormal se deve a anormalidades no hormônio tiroidiano. Desvio dos testes em direções opostas evidencia que a T_4 anormal se deve a alterações na TBG.

AMOSTRA ▶ Soro

MÉTODOS ▶ Quimioluminescência, radioimunoensaio

INTERFERENTES ▶ Gravidez, uso de anticoncepcionais hormonais, terapia de reposição de estrogênio, substâncias como perfenazina, heroína e metadona, genética, porfiria intermitente aguda, cirrose biliar primária, hepatite aguda, infecção por HIV podem interferir na dosagens de T_4 total. A T_4 pode estar aumentada devido ao excesso de ingestão de iodo ou devido ao uso deliberado de T_4. Os níveis de T_4 também podem estar anormais na presença de doença sistêmica não tiroidiana. Alterações na capacidade de ligação ou na quantidade de TBG podem aumentar ou diminuir a T_4 total sem causar sintomas. Uma causa de T_4 elevada na ausência de doença da tireoide é a doença hepática.

PREPARO DO PACIENTE ▶ Jejum de 4 h. Evitar a administração de radioisótopo antes da coleta do material, se o exame for realizado por radioimunoensaio.

TOXOPLASMA GONDII ▶

OUTRO NOME/SIGLA ▶ Toxoplasmose

DEFINIÇÃO/INTERPRETAÇÃO ▶ A toxoplasmose é uma doença infecciosa causada por um parasita protozoário coccídeo intracelular, chamado *Toxoplasma gondii*. O parasita é encontrado nas fezes de felinos, sendo o homens e outros animais hospedeiros do parasita. Pode ser adquirida por contágio direto de animais domésticos, pela ingestão de alimentos contaminados, ou pode ser transmitida congenitamente, ou seja, da mãe para o feto, mas não se transmite de uma pessoa para outra. São três os estágios infecciosos do parasita: oocistos, taquizoítas e cistos teciduais. Em adultos imunocompetentes geralmente consiste em uma infecção benigna, porém, em gestantes, pode ter consequências graves, tais como aborto espontâneo ou prematuridade. A Figura 107.11 apresenta um algoritmo para o diagnóstico de toxoplasmose em gestantes.

MÉTODO 1 – SOROLÓGICO ▶

Valores de referência:

- Não reagente: < 0,8 index
- Inconclusivo: 0,8 a 1 index
- Reagente: > 1 index

A sorologia para toxoplasmose é o método mais utilizado no diagnóstico desta doença, podendo ser realizada por enzimaimunoensaio, quimiolumines-

```
                          ┌─────────────┐
                          │  Sorologia  │
                          └──────┬──────┘
                    ┌────────────┴────────────┐
              ┌─────┴─────┐              ┌────┴──────┐
              │ Reagente  │              │Não reagente│
              └─────┬─────┘              └────┬──────┘
                    │                         │
              ┌─────┴─────┐         ┌─────────┴────────┐
              │   Imune   │         │ Primeiras 8 semanas│
              └───────────┘         │   de gestação    │
                                    └─────────┬────────┘
```

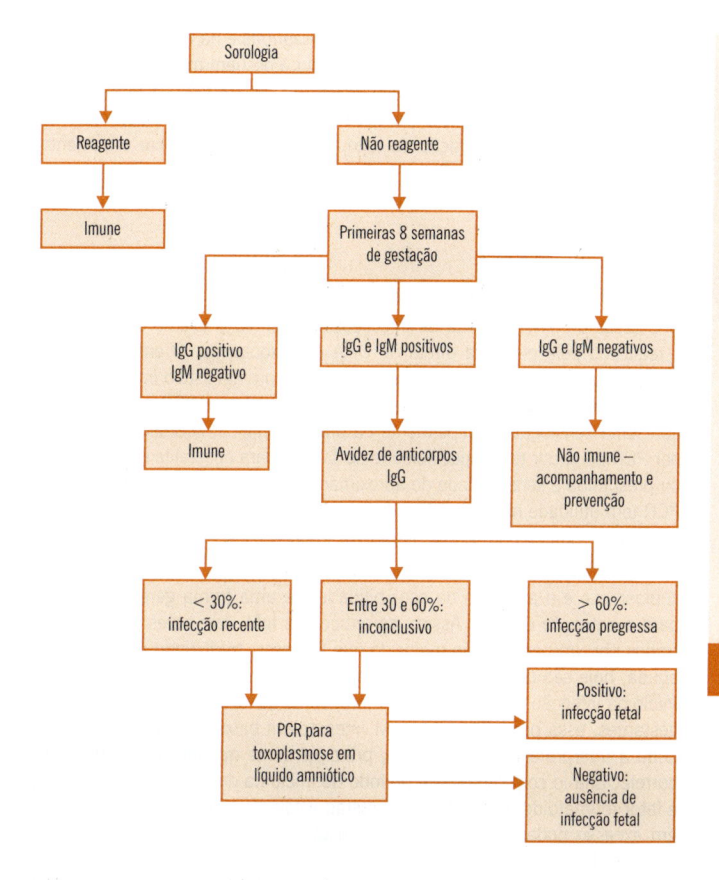

FIGURA 107.11 ▶ ALGORITMO PARA DIAGNÓSTICO DE TOXOPLASMOSE NA GESTAÇÃO.
PCR, reação em cadeia da polimerase.

cência, imunofluorescência indireta ou aglutinação. Anticorpos IgG surgem em 1 a 2 semanas, com pico em 1 a 2 meses. A prevalência de anticorpos IgG é elevada na maioria das populações. Assim, a utilização de títulos altos para o diagnóstico da infecção ativa é pouco confiável, uma vez que podem permanecer elevados durante anos em pessoas saudáveis. Valores elevados com anticorpos IgM negativo não significam maior probabilidade de infecção recente. Os anticorpos IgM surgem em 5 dias, diminuindo em poucas semanas ou meses. Podem persistir por até 18 meses, não significando necessariamente infecção recente. Um resultado de IgM negativo ou positivo na gestação não diagnostica ou afasta infecção aguda, sendo necessário complementação diagnóstica. Estes anticorpos IgM não ultrapassam a placenta, sendo útil no diagnóstico da infecção congênita em recém-nascido.

Anticorpos IgA são detectados em infecções agudas e na doença congênita. Podem persistir por meses, até mais de 1 ano. Possuem maior sensibilidade que IgM na infecção congênita. No primeiro mês de vida, a combinação de IgA e IgM melhora o desempenho dos ensaios em relação aos mesmos de forma isolada. A reativação da toxoplasmose pode provocar o aumento nos títulos de anticorpos IgG; contudo, esse aumento pode ser mínimo nos pacientes com imunossupressão grave.

Amostra: Soro

MÉTODO 2 – MOLECULAR ▶

Valor de referência: DNA do protozoário não detectável

Nos casos de forte suspeita de infecção intrauterina, o exame confirmatório é realizado pela pesquisa direta do DNA do toxoplasma. O ensaio de PCR do fluído amniótico é o método de escolha para o diagnóstico intrauterino de toxoplasmose congênita. O ensaio molecular realizado por PCR em tempo real apresenta sensibilidade dependente da amostra clínica. A detecção do DNA por PCR do liquor tem especificidade de 100% para encefalite documentada ou presumida e sensibilidade de aproximadamente 50%. Portanto, o teste de PCR tem utilidade no diagnóstico de infecção do SNC apenas se for positivo.

Amostras: Sangue com EDTA, líquido amniótico, LCS

INTERFERENTES ▶ A maior dificuldade na interpretação da sorologia da toxoplasmose é o aumento da sensibilidade, de uma forma geral, dos testes para a detecção de IgM. Assim, os anticorpos IgM, que antes eram encontrados por um período não maior do que 6 meses, traduzindo uma infecção aguda, hoje são detectados muitas vezes por mais de 8 a 12 meses após o início da infecção, deixando de ser marcadores de toxoplasmose aguda. Para gestantes, essa persistência de IgM, mesmo em baixas concentrações, dificulta a interpretação do resultado, principalmente quando o obstetra tenta correlacioná-lo com o provável período do início da doença. Autoanticorpos e fator reumatoide podem causar resultados falso-positivos, e anticorpos IgG em excesso podem resultar em falso-negativos na pesquisa de anticorpos IgM por IFI.

PREPARO DO PACIENTE ▶ Jejum de 4 horas

TRANSGLUTAMINASE IGA ▶

OUTROS NOMES/SIGLAS ▶ Transglutaminase tecidual, tTG

VALORES DE REFERÊNCIA ▶

- Não reagente: < 18 UI
- Indeterminado: 18 a 22 UI
- Fracamente reagente: 23 a 35 UI
- Reagente: > 35 UI

DEFINIÇÃO/INTERPRETAÇÃO ▶ A tTG é considerada o principal alvo antigênico dos anticorpos antiendomísio. É utilizada para a pesquisa de anticorpos IgA antitransglutaminase. A tTG pertence a diversas famílias de enzimas dependentes de cálcio que catalisam a formação de proteínas, encontrando-se amplamente distribuída no corpo humano, estando associada com fibras que revestem a musculatura lisa e as células endoteliais. A tTG tem participação no mecanismo de matriz extracelular e reparação tecidual, sendo que as gliadinas do trigo podem atuar como substrato para a reação da tTG. O método Elisa apresenta sensibilidade entre 80 e 100% e especificidade entre 80 e 96%. Tem utilidade no rastreamento diagnóstico de pessoas com suspeita de DC e no monitoramento da adesão do indivíduo à dieta sem glúten.

AMOSTRA ▶ Soro

MÉTODOS ▶ Imunofluorimetria, Elisa

INTERFERENTES ▶ Lipemia e hemólise podem interferir nas dosagens da tTG

PREPARO DO PACIENTE ▶ Jejum de 4 h

TRIAGEM NEONATAL ▶

OUTRO NOME/SIGLA ▶ Teste do pezinho

DEFINIÇÃO/INTERPRETAÇÃO ▶ Os testes de triagem neonatal favorecem a detecção precoce de diversas doenças, possibilitando o tratamento específico, a diminuição ou a eliminação de danos irreversíveis para o bebê. Não detecta cromossomopatias. No Quadro 107.19, é apresentada uma relação das doenças que podem ser identificadas pela triagem neonatal.

AMOSTRA ▶ Sangue em papel-filtro. Coleta com lanceta realizada a partir da região do calcanhar do bebê.

MÉTODO ▶ Espectrometria de massa

PREPARO DO PACIENTE ▶ O teste do pezinho é recomendado para crianças que tenham entre 72 horas e 30 dias de vida, mas pode ser feito fora dessa faixa etária.

TRIGLICÉRIDE ▶

OUTROS NOMES/SIGLAS ▶ TGC, TG

VALORES DE REFERÊNCIA ▶

- Adultos:
    - Normal: até 150 mg/dL
    - Limítrofe: 151 a 199 mg/dL
    - Alto: 200 a 500 mg/dL
    - Muito alto: > 500 mg/dL
- Valores críticos:
    - 250 a 500 mg/dL: associado à doença vascular periférica
    - > 500 mg/dL: associado a um alto risco de pancreatite aguda
    - > 1.000 mg/dL: associado a hiperlipidemias, especialmente tipos I ou V, e risco substancial para pancreatite
    - > 5.000 mg/dL: associado a xantoma eruptivo, *corneal arcus*, *lipemia retinalis*, fígado e baço aumentados

QUADRO 107.19 ▶ DOENÇAS QUE PODEM SER IDENTIFICADAS PELA TRIAGEM NEONATAL

DOENÇA	DETERMINAÇÃO
Fenilcetonúria e outras	Cromatografia de aminoácidos
Hipotiroidismo	TSH
Anemia falciforme e outras hemoglobinopatias	Hb S, Hb C, Hb E, Hb D e talassemias
Hiperplasia suprarrenal congênita	17-OH-progesterona
Fibrose cística	Tripsina imunorreativa
Galactosemia	Galactose e galactose-1-fosfato
Deficiência de biotinidase	Atividade de biotinidase
Toxoplasmose congênita	IgM anti-*T. gondii*
Deficiência de glicose-6-fosfato desidrogenase	Atividade da glicose-6-fosfato desidrogenase
Sífilis congênita	IgM anti-*T. pallidum*
Citomegalovirose congênita	IgM anticitomegalovírus
Doença de Chagas congênita	Anticorpos totais anti-*T. cruzi*
Rubéola congênita	IgM antivírus da rubéola
HIV1 e 2	Anticorpos anti-HIV1 e 2
Deficiência da MCAD	Pesquisa da mutação G985A da MCAD

TSH, hormônio estimulante da tireoide; MCAD, Acil CoA desidrogenase de cadeia média.

DEFINIÇÃO/INTERPRETAÇÃO ▶ Os TGCs são moléculas compostas de uma molécula de glicerol com três moléculas de ácidos graxos, que podem ser saturados ou insaturados. Têm como função permitir ao organismo a estocagem de moléculas com longas cadeias de carbono, úteis em processos de formação de energia em estados de jejum prolongado. Essas moléculas altamente energéticas constituem 95% das gorduras estocadas nos tecidos, sendo transportadas no plasma nas lipoproteínas (VLDL, quilomícrons e LDL). A manutenção dos níveis plasmáticos de TGC depende de uma série de fatores metabólicos e orgânicos, sendo reconhecido que, após a ingestão de gorduras, suas concentrações estão em níveis elevados. As concentrações séricas de TGC devem ser avaliadas levando-se em consideração que seus níveis são extremamente variáveis, sendo que determinações separadas por um ou dois dias podem resultar muito diferentes. Portanto, valores elevados devem ser confirmados em ocasiões posteriores. Os níveis de triglicérides não são normalmente encarados como fatores independentes de risco para DAC. É utilizado para o diagnóstico de hiperlipidemias. Existem controvérsias sobre a sua associação independente como fator de risco para DAC ou aterosclerose. Seus níveis são inversamente relacionados aos níveis de HDL.

AMOSTRA ▶ Soro

MÉTODO ▶ Enzimático

INTERFERENTES ▶ Pode ter seus níveis aumentados por diuréticos tiazídicos, estrogênios sintéticos e anticoncepcionais orais, corticoides, colestiramina, amiodarona e interferon. Pode diminuir em uso de ácido ascórbico, fenformina, clofibrato, asparginase, $α_1$-bloqueadores e metformina. O consumo de álcool interfere nas dosagens.

PREPARO DO PACIENTE ▶ Jejum de 12 h

TRI-IODOTIRONINA TOTAL ▶

OUTROS NOMES/SIGLAS ▶ T_3, tri-iodotironina, tironina

VALORES DE REFERÊNCIA ▶

- Adultos: 80 a 200 ng/dL (1,2-3,1 nmol/L)
- Crianças e mulheres grávidas: valores maiores do que adultos

DEFINIÇÃO/INTERPRETAÇÃO ▶ A T_3 é, em geral, produzida primariamente pela deiodinação da T_4 (80%) e é também secretada diretamente pela glândula tireoide. T_3 no sangue é predominantemente ligada a proteínas plasmáticas. Seu uso é indicado quando o TSH está diminuído e a T_4 total ou livre está normal. A T_3 detecta uma forma de hipertiroidismo conhecida como tireotoxicose por T_3, em que os níveis de T_3 estão elevados, mas os níveis de T_4 estão normais (essa doença ocorre em 3 a 4% dos pacientes hipertireóideos). A tireotoxicose por T_3 é eventualmente encontrada na doença de Graves. Ocorre também com nódulo tóxico único, tireotoxicose multinodular e após tratamento com T_3. A T_3 está elevada e é útil na confirmação do diagnóstico de hipertiroidismo convencional, no qual tanto as concentrações de T_3 como de T_4 estão elevadas.

AMOSTRA ▶ Soro

MÉTODO ▶ Quimioluminescência

INTERFERENTES ▶ Variações na concentração de TG e outras proteínas de ligação podem afetar a T_3. Há evidências de que muitas doenças agudas ou crônicas graves não tiroidianas diminuam os valores de T_3, mesmo que o paciente se encontre clinicamente eutireóideo. A T_3 não é confiável na avaliação do hipotiroidismo. A T_3 pode estar alterada com o uso de anticoncepcionais orais, radioisótopos, contrastes, propranolol e amiodarona. Um grande problema que afeta o uso da medida de T_3 é a dificuldade em definir os valores de referência. Pacientes com mais de 60 anos podem ter limites de referência significativamente menores do que aqueles com menos de 60 anos.

PREPARO DO PACIENTE ▶ Jejum de 4 h

TROPONINA

OUTROS NOMES/SIGLAS ▶ Troponina cardíaca, troponina T (TnTc), troponina I (TnIc)

VALOR DE REFERÊNCIA ▶ < 0,16 ng/mL

DEFINIÇÃO/INTERPRETAÇÃO ▶ A troponina é um complexo formado por três proteínas estruturais (T, C e I), localizadas na unidade contrátil do tecido muscular esquelético e cardíaco, que regulam a interação cálcio-dependente de actina e miosina. As isoformas cardíacas das troponinas T e I são exclusivamente expressadas nos miócitos cardíacos, sendo consideradas padrão-ouro para a detecção de dano miocárdico. As troponinas são utilizadas para diagnóstico e prognóstico das síndromes isquêmicas agudas. Elevam-se aproximadamente no mesmo intervalo de tempo que a enzima CK-MB, isto é, 3 a 6 h após o início dos sintomas, com pico em torno de 12 h, e permanecem em níveis elevados por 1 semana ou mais. No entanto, uma vez elevadas, novas medidas não são úteis para detectar reinfarto. Sugere-se que a TnIc seja mais específica do que a TnTc, que possui sensibilidade de 97% e especificidade de 95%. A TnTc tem sensibilidade de 98% e especificidade de 86%. Para diagnóstico de IAM, são utilizados os seguintes critérios: concentração máxima de troponina T ou I excedendo o limite superior (percentil 99 dos valores para um grupo controle de referência) em pelo menos uma medida durante as primeiras 24 h depois do início dos sintomas.

AMOSTRA ▶ Soro

MÉTODO ▶ Eletroquimioluminescência

INTERFERENTES ▶ Falso-positivos podem ser encontrados na TnTc em casos de insuficiência renal e, mais raramente, até mesmo na TnIc. A TnTc pode aumentar em trauma envolvendo musculatura, rabdomiólise, miosites e dermatomiosites; a TnIc, em miocardite, insuficiência cardíaca, EP e AVE. Ambas podem aumentar após transplante cardíaco.

PREPARO DO PACIENTE ▶ Jejum não obrigatório

UREIA

OUTRO NOME/SIGLA ▶ Ur

VALOR DE REFERÊNCIA ▶ 10 a 40 mg/dL

DEFINIÇÃO/INTERPRETAÇÃO ▶ Consiste no produto da degradação dos compostos nitrogenados do metabolismo proteico sintetizado no fígado a partir da amônia (derivado predominantemente do metabolismo das proteínas pelas bactérias intestinais) e de vários aminoácidos (entre os quais o mais importante é a alanina). Sua dosagem é utilizada para avaliar a função renal. A ureia é excretada fundamentalmente pelos rins e, por isso, é um bom indicador da função renal. A elevação dos níveis de ureia é também chamada de azotemia. No entanto, a elevação dos níveis de ureia não é específica de doença renal intrínseca. A elevação pode ocorrer pela quantidade excessiva de ureia que chega aos rins; em virtude de diminuição do fluxo sanguíneo renal, que impede a adequada filtração glomerular; de uma doença renal intrínseca, que afeta a função glomerular ou tubular; ou de uma obstrução urinária, resultando em um aumento da pressão retrogradamente interferindo na excreção renal. Em algumas situações, os níveis podem estar diminuídos, como na doença hepática grave (produção insuficiente) e, algumas vezes, no final da gestação.

AMOSTRA ▶ Soro

MÉTODO ▶ Enzimático

INTERFERENTES ▶ Dosagens diminuídas ocorrem na gravidez (segundo trimestre), diminuição do consumo de proteínas, uso de reposição de líquidos IV, insuficiência hepática grave, infância, SIADH, acromegalia, desnutrição e certos medicamentos (hormônios anabolizantes, cloranfenicol, estreptomicina). Valores aumentados são encontrados em casos de estresse, neoplasmas, ingestão excessiva de proteínas, perda muscular, uso de medicamentos (tetraciclinas com uso de diuréticos).

PREPARO DO PACIENTE ▶ Jejum não obrigatório

UROBILINOGÊNIO ▶

OUTRO NOME/SIGLA ▶ Urobilinogênio urinário

VALORES DE REFERÊNCIA ▶ Ausente

DEFINIÇÃO/INTERPRETAÇÃO ▶ O exame tem utilidade na avaliação de síndromes ictéricas. O urobilinogênio está aumentado em anemias hemolíticas, hepatites, cirroses e outras doenças hepáticas parenquimatosas. Está diminuído nos quadros de icterícia obstrutiva extra-hepática ou em doenças do fígado que cursam com colestase grave.

AMOSTRA ▶ Urina

MÉTODOS ▶ Colorimétrico (reativo de Ehrlich), extrações com clorofórmio e butanol

INTERFERENTES ▶ Vitamina C, contrastes radiológicos, antibióticos, corantes, anti-sépticos de vias urinárias podem interferir nos resultados.

PREPARO DO PACIENTE ▶ O exame é realizado em amostra de urina isolada, colhida em frasco escuro ou protegido da luz, e deve ser entregue até 3 h após a coleta.

UROCULTURA ▶

OUTRO NOME/SIGLA ▶ Cultura de urina

DEFINIÇÃO/INTERPRETAÇÃO ▶ Exame utilizado na avaliação etiológica de pacientes com infecções do trato urinário. Bacteriúria significativa é geralmente considerada com valores iguais ou superiores a 10^5 UFC/mL (unidade formadoras de colônia por mL de urina). É importante lembrar que baixas contagens de bactérias na urina podem significar infecção urinária em pacientes sintomáticos. A não detecção de organismos aeróbios em pacientes com piúria pode indicar a presença de micobactérias ou bactérias anaeróbias. Na punção suprapúbica, por se considerar a bexiga um meio estéril, não deve ocorrer crescimento de bactéria no indivíduo sem infecção urinária. A punção suprapúbica é utilizada em crianças sem controle esfincteriano. Infecções do trato urinário (ITUs) adquiridas na comunidade têm como principais agentes *E. coli*, *Staphylococcus saprophyticus*, *Klebsiella* sp. e *Proteus* sp. Após a identificação do microrganismo causador da infecção, realiza-se o teste de sensibilidade aos antimicrobianos pelo antibiograma.

AMOSTRA ▶ Urina de jato médio

MÉTODO ▶ Semeadura em meios de cultivo específicos utilizando alça bacteriológica calibrada

INTERFERENTES ▶ Ingestão excessiva de líquidos pode diluir a urina e reduzir a contagem de UFCs. Contaminação com microbiota genital e/ou epitelial pode interferir na análise.

PREPARO DO PACIENTE ▶ A amostra de urina deve ser coletada assepticamente em frasco plástico estéril. Manter refrigerada se não for encaminhada ao laboratório em 2 h.

VANCOMICINA ▶

VALORES DE REFERÊNCIA ▶

- Terapêutico: 20 a 40 mg/L (20-40 µmol/L)
- Tóxico: > 40 mg/L (> 40 µmol/L)

DEFINIÇÃO/INTERPRETAÇÃO ▶ A vancomicina é um antibiótico glicopeptídeo, utilizado para tratar estafilococos produtores de penicilinase. É o fármaco de eleição utilizado no tratamento do *S. aureus* resistente à meticilina (MRSA, do inglês *methicillin-resistant S. aureus*) e a antibióticos β-lactâmicos relacionados, assim como no tratamento de infecções gram-positivas graves, nos casos de alergia à penicilina ou cefalosporina. A vancomicina é também utilizada no tratamento da enterocolite induzida por antibióticos associada a *C. difficile* e endocardite estreptocócica ou enterocócica, sendo nesta última utilizada em conjunto com um aminoglicosídeo, quando a penicilina ou ampicilina não podem ser utilizadas. É necessário monitorar os níveis séricos ou plasmáticos máximos e mínimos, devido aos possíveis efeitos secundários graves, incluindo ototoxicidade, nefrotoxicidade, flebite e neutropenia reversível. Nefrotoxicidade e ototoxicidade podem ocorrer em níveis menores se estiverem associadas ao uso de aminoglicosídeos.

AMOSTRA ▶ Soro

MÉTODOS ▶ Turbidimétrico, enzimático colorimétrico, HPLC

INTERFERENTES ▶ Lipemia e hemólise excessiva podem interferir na dosagem.

PREPARO DO PACIENTE ▶ Jejum desejável de 4 h. Deve ser coletado imediatamente antes da próxima dose, no caso de acompanhamento do tratamento, e o mais rapidamente possível, na suspeita de intoxicação.

VARICELA-ZÓSTER ▶

OUTROS NOMES/SIGLAS ▶ Varicela, catapora, herpes-zóster, VVZ

DEFINIÇÃO/INTERPRETAÇÃO ▶ A varicela é uma infecção viral primária, aguda, altamente contagiosa, caracterizada por surgimento de exantema de aspecto maculopapular e distribuição centrípeta, que, após algumas horas, se torna vesicular, evolui rapidamente para pústulas e, posteriormente, forma crostas, em 3 a 4 dias. Podem ocorrer febre moderada e sintomas sistêmicos. A principal característica clínica é o polimorfismo das lesões cutâneas, que se apresentam nas diversas formas evolutivas. As infecções latentes com o vírus da varicela-zóster (VVZ) estão associadas a uma grande variedade de transtornos neurológicos.

MÉTODO 1 – SOROLÓGICO ▶
Valores de referência:

- Não reagente: ausência de anticorpos
- Reagente (infecção pregressa): anticorpos IgG
- Reagente (infecção aguda recente): anticorpos IgM

A pesquisa de anticorpos antivaricela é realizada por Elisa. A presença de IgM ou alto título de IgG correlaciona-se com infecção ou exposição recente, e baixos títulos de IgG são observados em adultos sadios. Na varicela, a IgM é detectada 7 dias após a erupção, atingindo o pico em 14 dias. Na varicela, a IgM aumenta em torno de 8 a 10 dias após a erupção, com pico geralmente no 18º ou 19º dia. Vacinações induzem a síntese de IgG, podendo ser detectados índices elevados.

Amostra: Soro

Interferentes: As metodologias para pesquisa de anticorpos antivaricela possuem baixa sensibilidade e especificidade.

MÉTODO 2 – BIOLOGIA MOLECULAR ▶
Valores de referência: DNA viral não detectado

A detecção do DNA viral é realizada por PCR, sendo o método mais específico e sensível para o diagnóstico da infecção pelo VVZ, permitindo diferenciar o vírus vacinal do vírus selvagem.

Amostras: Sangue total em EDTA, material das lesões/secreções
Preparo do paciente: Jejum não obrigatório

VITAMINAS ▶

VALORES DE REFERÊNCIA ▶ Tabela 107.23
DEFINIÇÃO/INTERPRETAÇÃO ▶ Tabela 107.23

VITAMINA B$_{12}$ ▶

OUTRO NOME/SIGLA ▶ Cianocobalamina
VALOR DE REFERÊNCIA ▶ 180 a 900 pg/mL

TABELA 107.23 ▶ VITAMINAS HIDROSSOLÚVEIS E LIPOSSOLÚVEIS

VITAMINA	VALORES DE REFERÊNCIA	INTERPRETAÇÃO
HIDROSSOLÚVEIS		
Tiamina (B_1)	5,3-7,9 µg/dL	Deficiência em beribéri, síndrome de Wernicke-Korsakoff, carência nutricional, alcoolismo ou diarreia crônica
Riboflavina (B_2)	3,7-13,7 µg/dL	Deficiência vitamínica determina glossite, estomatite e faringite. Diminuída no em alcoolismo, processos inflamatórios, desnutrição, gestação e lactação
Niacina (B_3)	20-100 mg/dL	Útil no diagnóstico de pelagra (deficiência de niacina)
Piridoxina (B_6)	• Homens: 5,3-46,7 ng/mL • Mulheres: 2-32,8 ng/mL	Deficiência vitamínica determina queimação oral e neuropatia periférica. Diminuída em má absorção, alcoolismo ou uso de isoniazida
Cianocobalamina (B_{12})	180-900 pg/mL	Ver Vitamina B_{12}
Ácido fólico	> 2 ng/mL	Ver ácido fólico sérico e eritrocitário
Ácido ascórbico (C)	0,2-2 mg/dL	Útil no diagnóstico de escorbuto. Diminuído em má absorção, alcoolismo, gravidez, insuficiência renal ou hiperparatiroidismo

(Continua)

TABELA 187.23 ▶ VITAMINAS HIDROSSOLÚVEIS E LIPOSSOLÚVEIS (CONTINUAÇÃO)

VITAMINA	VALORES DE REFERÊNCIA	INTERPRETAÇÃO
LIPOSSOLÚVEIS		
Retinol (A)	360-1.200 µg/L	Avaliação de deficiência de visão noturna. Níveis diminuídos em alcoolismo, restrição dietética ou má absorção. Níveis elevados em insuficiência renal (devido à elevação plasmática da proteína ligante do retinol), mas não associados à toxicidade
25-hidroxi vitamina D	• Inverno: 14-42 ng/mL • Verão: 15-80 ng/mL	Avaliação de intoxicação ou deficiência de vitamina D. Diminuída em raquitismo, hiperparatiroidismo secundário, má absorção
1,25-di-hidroxi vitamina D	15-60 pg/mL	Útil no diagnóstico diferencial de distúrbios hipocalcêmicos. Diminuída em osteodistrofia renal, hipoparatiroidismo. Elevada em hiperparatiroidismo, doenças granulomatosas, hipercalcemia
Tocoferol (E)	• Crianças: 3-15 µg/mL • Adultos: 5,5-17 µg/mL	Útil no diagnóstico diferencial de ataxia de Friedreich (ataxia hereditária autossômica recessiva por deficiência de vitamina E), investigação de hemólise em lactentes, monitoramento de má absorção de lipídeos. Deficiência em má absorção, hepatopatia crônica, carência nutricional, α-β-lipoproteinemia. Como a vitamina E é carreada por lipoproteínas, hiperlipidemia pode mascarar um estado de deficiência, especialmente em pacientes com colestase

EXAMES LABORATORIAIS MAIS COMUNS

DEFINIÇÃO/INTERPRETAÇÃO ▶ A vitamina B_{12} pertence a uma família das cobalaminas. É uma vitamina hidrossolúvel, sintetizada exclusivamente por microrganismos. Sua dosagem sérica é indicada como rastreamento de deficiência de vitamina B_{12} em grupos de risco, como vegetarianos e indivíduos com gastrectomia, ou em pessoas com sintomas que sugerem a sua deficiência. É útil na investigação de pacientes com VCM aumentado e/ou alterações morfológicas sugestivas de anemia megaloblástica. A absorção normal de vitamina B_{12} requer dieta não vegetariana, produção de fator intrínseco (FI) no estômago e absorção normal no íleo terminal do complexo B_{12}-FI. Uma pessoa com depósitos completos possui vitamina B_{12} suficiente para 3 a 6 anos, se esta não for mais ingerida. Suas dosagens estão elevadas em IRC, diabetes, insuficiência cardíaca grave, leucemias, alguns carcinomas e doenças no fígado. Valores diminuídos são encontrados em síndromes de má absorção, dieta vegetariana, distúrbios congênitos, deficiência de ferro e deficiência de folato (ácido fólico).

AMOSTRA ▶ Soro

MÉTODOS ▶ Elisa, quimioluminescência, eletroquimioluminescência

INTERFERENTES ▶ Antagonistas do ácido fólico, metotrexato, aminoglicosídeos, álcool interferem nas dosagens.

PREPARO DO PACIENTE ▶ Jejum de 8 h

VHS ▶

OUTROS NOMES/SIGLAS ▶ Velocidade de hemossedimentação, velocidade de sedimentação globular, VSG

VALORES DE REFERÊNCIA ▶

- Mulheres:
    - 17 a 50 anos: 0 a 12 mm
    - 51 a 60 anos: 0 a 19 mm
    - 61 a 70 anos: 0 a 20 mm
    - ≥ 70 anos: 0 a 35 mm
- Homens:
    - 17 a 50 anos: 0 a 10 mm
    - 51 a 60 anos: 0 a 12 mm
    - 61 a 70 anos: 0 a 14 mm
    - ≥ 70 anos: 0 a 30 mm
    - Crianças: 0 a 10 mm

DEFINIÇÃO/INTERPRETAÇÃO ▶ A VHS é um teste antigo que ainda possui utilidade como indicador inespecífico de presença e intensidade de doença inflamatória. Mudanças dos seus níveis são mais significativas do que um valor isolado, sendo útil na avaliação da resposta ao tratamento de algumas doenças (arterite temporal, polimialgia reumática, febre reumática, AR, LES, TB, endocardite). A presença de VHS normal não exclui doença ativa. Na doença aguda, pode demorar 1 semana ou mais para ter níveis elevados, permanecendo elevados por algumas semanas após a sua resolução. O seu valor aumenta com a idade e está elevado na gravidez e em indivíduos com anemia – elevações leves e moderadas devem ser interpretadas com cautela nessas situações. Níveis muito elevados (> 80 mm) são encontrados em indivíduos com neoplasia maligna (linfoma, carcinoma de colo do intestino e mama), doenças hematológicas (mieloma), doenças do colágeno, doenças renais, infecções graves, cirrose, arterite de grandes células ou polimialgia reumática.

YERSINIA ▶

OUTRO NOME/SIGLA ▶ Pesquisa de *Yersinia enterocolitica*

VALOR DE REFERÊNCIA ▶ Cultura negativa

DEFINIÇÃO/INTERPRETAÇÃO ▶ Infecções causadas por *Y. enterocolitica* provocam geralmente um quadro diarreico agudo e podem ser adquiridas por ingestão de alimentos ou água contaminados e, muito raramente, por contato direto com pessoas infectadas. O período de incubação varia entre 4 e 7 dias. A infecção se caracteriza por diarreia aquosa, às vezes com sangue, o que é mais observado em adultos do que em crianças. Febre, vômitos e dores abdominais podem também estar presentes.

AMOSTRA ▶ Fezes. O material colhido em frasco com conservador (Cary-Blair) pode ser mantido em temperatura ambiente ou refrigerado e entregue até 24 h após a coleta.

MÉTODOS ▶ Cultura em meios seletivos para isolamento de *Yersinia*, *Aeromonas* e *Plesiomonas*. A identificação é feita por provas bioquímicas e por soroaglutinação.

INTERFERENTES ▶ Material com coleta ou armazenamento inadequados.

PREPARO DO PACIENTE ▶ Jejum não obrigatório. Se o material for colhido em frasco sem conservador ou em fralda, deve ser entregue até 1 h após a coleta, se for mantido em temperatura ambiente; ou em 6 h, se for mantido refrigerado (2 a 8 °C). As amostras de fezes devem ser colhidas preferencialmente durante o episódio agudo da doença.

REFERÊNCIAS ▶

1. McLaren JS, Stimson RH, McRorie ER, Coia JE, Luqmani RA. The diagnostic value of anti-neutrophil cytoplasmic antibody testing in a routine clinical setting. QJM. 2001;94(11):615-21.
2. Substance Abuse and Mental Health Services Administration. Results from the 2013 National Survey on Drug Use and Health: mental health findings [Internet]. Rockville: Substance Abuse and Mental Health Services Administration; 2014 [capturado em 08 out. 2015]. Disponível em: http://www.samhsa.gov/data/sites/default/files/NSDUHmhfr2013/NSDUHmhfr2013.pdf
3. Xavier HT, Izar MC, Faria Neto JR, Assad MH, Rocha VZ, et al. V Diretriz Brasileira de Dislipidemias e Prevenção da Aterosclerose. Arq Bras Cardiol. 2013;101(4 Suppl 1):1-20.
4. Francescantonio PL, Cruvinel WM, Dellavance A, Andrade LE, Taliberti BH, von Mühlen CA, et al. IV Consenso Brasileiro para pesquisa de autoanticorpos em células HEp-2. Rev Bras Reumatol. 2014;54(1):44-50.
5. Hehn FJ. Elementos básicos da inflamação. Tem Reumatol Clin. 2011;12(4):99-108.
6. Imbert-Bismut F, Ratziu V, Pieroni L, Charlotte F, Benhamou Y, Poynard T, et al. Biochemical markers of liver fibrosis in patients with hepatitis C virus infection: a prospective study. Lancet. 2001;357(9262):1069-75.

7. Halfon P, Munteanu M, Poynard T. FibroTest-ActiTest as a non-invasive marker of liver fibrosis. Gastroenterol Clin Biol. 2008;32(6 Suppl 1):22-39.
8. American Diabetes Association. Standards of Medical Care in Diabetes-2015. Diabetes Care [Internet]. 2015 [capturado em 08 out. 2015];38(Suppl. 1):S1-93. Disponível em: http://diabetes.teithe.gr/UsersFiles/entypa/STANDARDS%20OF%20MEDICAL%20CARE%20IN%20DIABETES%202015.pdf
9. International Diabetes Federation, Clinical Guidelines Task Force. Global Guideline for Type 2 Diabetes [Internet]. Brussels: IDF; 2012 [capturado em 08 out. 2015]. Disponível em: http://www.idf.org/sites/default/files/IDF-Guideline-for-Type-2-Diabetes.pdf
10. Brasil. Ministério da Saúde, Secretaria de Vigilância em Saúde, Departamento de Vigilância Epidemiológica. Hepatites virais: o Brasil está atento. 3. ed. Brasília: Ministério da Saúde; 2008.
11. Solé D, Silva LR, Rosário Filho NA, Sarni ROS. Consenso Brasileiro sobre Alergia Alimentar: 2007. Rev Bras Alerg Imunopatol. 2008;31(2):64-89.
12. Brasil. Ministério da Saúde. Instituto Nacional de Câncer. Rede nacional de câncer familial: manual operacional. Rio de Janeiro: INCA; 2009.

LEITURAS SUGERIDAS ▶

Erichsen ES, Viana LG, Faria RD, Santos SE. Medicina laboratorial para o clínico. Belo Horizonte: Coopmed; 2009.

Ferreira, AW. Diagnóstico laboratorial das principais doenças infecciosas e autoimunes: correlações clínico--laboratoriais. 3. ed. Rio de Janeiro: Guanabara Koogan; 2013.

Jacobs DS, Oxley DK, DeMott WR. Jacobs & DeMott laboratory test handbook. 5th ed. Cleveland: Lexi-Comp; 2001.

McPherson RA, Pincus MR. Diagnósticos clínicos e tratamento por métodos laboratoriais de Henry. 21 ed. Barueri: Manole; 2012.

Nicoll D, Lu CM, Pignone M, McPhee SJ. Manual de exames diagnósticos. 6. ed. Porto Alegre: AMGH; 2014.

Soares JLMF, Rosa DD, Leite VRS, Pasqualotto AC, organizadores. Métodos diagnósticos: consulta rápida. 2. ed. Porto Alegre: Artmed, 2012.

Wallach J. Interpretation of diagnostic tests. 7th ed. Philadelphia: Lippincott Williams & Wilkins; 2000.

LABORATÓRIOS ▶

Laboratório Alvaro [Internet]. Cascavel: Dasa; c2012 [capturado em 25 set. 2015]. Disponível em: www.alvaro.com.br

Laboratório Endocrimeta [Internet]. Porto Alegre: Endocrimeta; 2015 [capturado em 25 set. 2015]. Disponível em: www.endocrimeta.com.br

Fleury: medicina e saúde [Internet]. São Paulo: Fleury; c2015 [capturado em 25 set. 2015]. Disponível em: www.fleury.com.br

Hermes Pardini: medicina diagnóstica e preventiva [Internet]. Belo Horizonte: Hermes Pardini; 2015 [capturado em 25 set. 2015]. Disponível em: www.hermespardini.com.br

SITES SUGERIDOS ▶

Lab Tests Online [Internet]. Washington: American Association for Clinical Chemistry; c2001-2015 [capturado em 25 set. 2015]. Disponível em: www.labtestsonline.org

Mayo Clinic: Mayo medical laboratories [Internet]. Rochester: Mayo Foundation for Medical Education and Research; c1995-2015 [capturado em 25 set. 2015]. Disponível em: www.mayomedicallaboratories.com

ÍNDICE

**Números de página seguidos de
f referem-se a figuras, *q* a quadros e *t* a tabelas**

A

Acetilcolinesterase, 806
Ácido
   5-hidroxi-indolacético, 663, 807
   fólico, 807
   lático, 808
   metilmalônico, 809
   úrico, 810
   valproico, 811
   vanilmandélico, 811
Adenosina deaminase, 812
Agregação plaquetária, 812
Albumina, 813
Aldolase, 814
α_1-antitripsina, 815
α-fetoproteína (AFP), 664, 815
   definição, 664
   elevação em condições diversas, 664
   elevação em neoplasias malignas, 664
   VR, 664
Alopecia e eflúvio, 145-152
   alopecia areata em repilação parcial, 147f
   avaliação diagnóstica, 148
      25-hidroxivitamina D (25(OH)D), 149
      anticorpos antitiroidianos, 149
      biópsia de couro cabeludo, 150
      dermatoscopia do couro cabeludo, 149
      FAN, 149
      fator reumatoide (FR), 149
      ferritina, 148
      hemograma, 148
      microscopia do fio, 150
      outros autoanticorpos, 149
      perfil hormonal, 149
      teste da lavagem, 150
      teste de tração, 149
      tireotrofina (TSH), 149
      tiroxina livre (T4L), 149
      tricograma ou *pluck test*, 150
      VDRL, 149
      zinco, 149
   diagnóstico diferencial das alopecias, 146q
   fluxograma para avaliação, 148f
   paciente com alopecia androgenética, 147f
   paciente com eflúvio telógeno agudo, 147f
Alterações laboratoriais na gestante, 403-407
   avaliação laboratorial, 404
   sistema endócrino, 406
   sistema hematológico, 405
      fatores de coagulação, 406
      hemoglobina e hematócrito, 405
      leucócitos, 406
      plaquetas, 406
   sistema hepático, 406
   sistema urinário, 406
   valores de referência normais em gestantes e não gestantes, 404t-405t
Alumínio, 953
Amenorreia, 171-175
   associada ao hiperandrogenismo, 174
      17-hidroxiprogesterona (17-OHP), 174
      testosterona total (TT), 174
   dosagens hormonais, 172
      gonadotrofina coriônica humana subunidade β (β-HCG), 172
      prolactina (PRL), 172
   gonadotrofinas, 172
      estradiol (E2), 172
      teste do estrogênio associado ao progestogênio (E + P), 174
      teste do progestogênio (P), 174
      hormônio folículo-estimulante (FSH), 172
      hormônio luteinizante (LH), 172
      hormônio tireoestimulante (TSH), 174
   investigação etiológica da amenorreia secundária, 173f
Amicacina, 816
Amilase, 816
Aminotransferases, fosfatase alcalina e γ-glutamiltransferase, alteração de, 251-259
   elevação em transaminases e gamaglutamiltransferase, 253q-254q
      drogas que causam, 253q-254q
      medicamentos que causam, 253q-254q
      toxinas que causam, 253q-254q

exames de bioquímica hepática, 252
  albumina, 254
  aminotransferases, 252
  bilirrubinas, 254
  fosfatase alcalina, 252
  gamaglutamiltransferase (GG T), 253
  tempo de protrombina (TP), 254
outros testes, 257
  deficiência de α_1-antitripsina, 257
  IgG4, 258
  marcadores de acúmulo de cobre, 257
  marcadores de autoimunidade, 257
  marcadores de ferro, 257
  perfil lipídico/glicemia, 258
  sorologias virais, 257
pacientes com alterações de fosfatase alcalina, 256f
pacientes com alterações de transaminases, 255f
Amônia, 817
Anemias, 409-414
  abordagem inicial das, 410f
  avaliação das anemias de acordo com o VCM, 411f
  exames, 410
    hemograma, 410
      acantócitos, 411
      células em lágrima ou gota (dacriócitos), 411
      corpúsculo de Howell-Jolly, 411
      corpúsculos de Pappenheimer, 411
      esferócitos, 411
      esquizócitos ou fragmentação eritrocitária, 411
      Hb, 410
      hematócrito (Ht), 410
      RDW, 411
      rouleaux, 412
      VCM, 410
  diagnóstico diferencial das, 412
    ácido fólico, 412
    coombs direto, 413
    eletroforese de HB, 412
    exame da medula óssea, 413
    ferritina, 412
    haptoglobina, 413
    reticulócitos, 412
    saturação de transferrina, 412
    vitamina B_{12}, 412
Anfetaminas, 817
Anticorpo (s)
  antianfifisina, 818
  anticanal de cálcio voltagem-dependente, 818
  anticélula de purkinje, 819
  anticitoplasma, 819
  antiCV2, 820
  antigangliosídeo, 829
  antiMAG, 822
  antimieloperoxidase, 822
  antiplaqueta, 822
  antiproteinase 3, 823
  antirreceptor de acetilcolina, 823
    sensibilidade, 824t
  antirreceptor de tireotrofina, 824

antivírus linfotrópico de células T humanas (HTLV-I e HTLV-II), 821
LKM, 825
nuclear antineuronal tipo 1, 825
Anticromatina, 820
Antidepressivos tricíclicos, 826
Antiestreptolisina O, 827
Antígeno
  associado ao carcinoma de mama, 827
  carcinoembrionário (CEA), 657
  carcinoembriônico, 827
  de carcinoma de células escamosas, 828
  prostático específico
    especificidade do, 661t
    livre e total, 828
    PSA, 660
    sensibilidade do, 661t
Antitrombina III, 829
Arritmias, 105-107
  digoxina sérica, 106
  eletrólitos, 106
Artropatias, 771-777
  ácido úrico, 771
  análise do líquido sinovial, 772
  anticorpos antiestreptolisina O (ASLO), 776
  anticorpos antiproteínas citrulinadas, 774
  antígeno leucocitário humano (HLA) B27, 775
  características do líquido sinovial, 774t
  categorias de líquido sinovial, 773t
  fator reumatoide (FR), 774
  outros testes, 776
  positividade do fator reumatoide, 775q
  reagentes de fase aguda, 772
Ascite, 259-266
  albumina, 260
  algoritmo para avaliação de, 261f
  amilase, 262
  antígeno carcinoembriônico, 263
  bacteriológico, 263
  bilirrubinas, 262
  calprotectina, 265
  citológico diferencial, 263
  citopatológico, 264
  classificação conforme o gradiente de albumina soro-ascite, 260q
  desidrogenase láctica, 262
  dosagem sérica de CA 125, 265
  fitas reagentes, 264
  fosfatase alcalina, 263
  glicose, 262
  peritonite bacteriana espontânea e peritonite bacteriana secundária, 263t
  proteínas totais (PT), 262
  testes para tuberculose, 264
    adenosina deaminase (ADA), 264
    bácilos álcool-ácido-resistentes (BAAR), 264
    cultura para micobactérias, 264
    peritoneoscopia, 264
    reação em cadeia da polimerase (PCR) para TB, 264
  triglicérides, 262
Assistência pré-natal, 349-355
  anti-HIV, 351

citopatologia oncótica do colo do útero, 352
diagnóstico de infecção por HIV utilizando sequência de testes rápidos, 351f
eletroforese de hemoglobina (Hb), 352
exame parasitológico de fezes, 352
exame qualitativo de urina (EQU) e urocultura, 352
exames laboratoriais no pré-natal de baixo risco, 350q
fator RH, 350
gestantes com indicação de avaliação de função tiroidiana, 354q
glicemia de jejum, teste de sobrecarga oral com glicose, 351
hemograma e plaquetas, 350
hormônios tiroidianos, 353
orologia para hepatites, 352
pesquisa para colonização por *Streptococcus* do grupo B, 352
prova de Coombs indireto, 350
rastreamento para *Chlamydia trachomatis*, 353
rastreamento para *Neisseria gonorrhoea* e *Trichomonas vaginalis*, 353
rastreamento para vaginose bacteriana, 353
sorologia para toxoplasmose e sífilis, 351
tipagem sanguínea, 350
vitamina D, 353
AST/ALT, 830
Avaliação da função renal, 489-497
creatinina para determinação da taxa de filtração glomerular estimada, 494q
determinação da taxa de filtração glomerular, 490
cistatina, 492
creatinina sérica, 492
depuração da CR endógena em urina de 24 horas (DCE 24 H), 495
equações baseadas na cistatina C sérica, 495
equações baseadas na CRS, 493
métodos isotópicos, 495
TFG estimada por equações baseadas na cistatina C, 493
TFG estimada por equações baseadas na CR, 493
medidas da taxa de filtração glomerular, 491q
Avaliação da maturidade pulmonar, 355-362
aspecto ultrassonográfico de pulmão e fígado de um feto maduro e imaturo, 361f
avaliação laboratorial, 356
exames não invasivos, 360
interpretação dos testes, 360
testes de avaliação, 356
amnioscopia, 360
contagem de corpos lamelares, 357
densidade ótica a 650 nm, 360
fosfatidilglicerol, 357
razão surfactante/albumina, 357
relação L/E, 357
teste de Clements, 360
testes de maturidade pulmonar fetal, 358t-359t

Avaliação do risco hereditário de câncer de mama e de câncer colorretal, 645-654
genes de alta penetrância para câncer de mama hereditário, 649q
pacientes com câncer colorretal hereditário, 651q
pacientes com câncer de mama hereditário, 648q
risco empírico para morte por câncer colorretal, 652t
síndromes de predisposição hereditária ao câncer de mama, 648
síndrome de câncer gástrico difuso hereditário, 651
síndrome de Cowden, 650
síndrome de Li-Fraumeni (SLF), 650
síndrome de Peutz-Jeghers (SPJ), 650
síndrome de predisposição hereditária ao câncer de mama e ovário, 649
síndrome de tumores hamartomatosos relacionados ao gene *Pten*, 650
síndromes de predisposição hereditária ao CCR, 651
polipose adenomatosa familiar (PAF), 653
polipose associada a mutações em *MUTYH*, 653
síndrome de Lynch, 652
Avaliação hepática na gestação, 392-396
diagnóstico diferencial entre as alterações hepáticas, 394t-395t
valores de referência normais na gestação, 393t
Avaliação nutricional, 240-250
avaliação laboratorial, 241
exames complementares, 249
vitaminas, 249
25-hidroxivitamina D (25(OH)D), 249
ácido fólico, 249
micronutrientes e elementos-traço, 249
vitamina B_{12}, 249
exames gerais, 242
colesterol plasmático, 248
creatinina (cr) urinária, 248
eletrólitos, 242
hemograma, 242
proteína C reativa, 242
ureia urinária, 248
exames laboratoriais, 242q
exames laboratoriais na avaliação do estado nutricional, 243t-247t
exames relacionados ao estado proteico, 248
albumina, 248
ferritina, 249
proteína ligadora do retinol (*retinol binding globulin*), 249
transferrina, 249
transtirretina, 248

B

Baixa estatura, 176-181
avaliação laboratorial, 178
hormônio do crescimento (GH), 179

IGF-1 ou somatomedina C, 178
    proteína ligadora do IGF-3 (IGFBP-3), 179
    avaliação laboratorial inicial para, 178q
    etiologia da, 177q
    teste de geração de IGF-1, 181
    testes funcionais, 179
        GH clonidina, 179
        GH glucagon, 180
        hipoglicemia insulínica, 180
Bandas oligoclonais, 831
Barbitúricos, 831
Benzodiazepínicos, 832
    valores de referência para, 833t
Benzoilecgonina vs. tempo (H), 853
β_2-microglobulina, 668
    elevação, 668
    utilização, 668
    VR, 668
Bicarbonato, 832
Bilirrubina (total, direta e indireta), 834
    causas de elevação dos níveis de bilirrubinas direta e indireta, 835q
Biossegurança e riscos biológicos, 94-103
    acidentes punctórios e com material perfurocortante, 97
        conduta após, 98
            análise de dados da fonte de contágio, 98
            coleta de material, 99
            cuidados locais, 98
            medidas a serem adotadas, 98
            notificações e registros, 99
            seguimento clínico do profissional acidentado, 99
            seguimento laboratorial do profissional acidentado, 99
    classificação dos agentes biológicos e seus respectivos riscos, 96t
    doenças mais frequentes transmitidas pela exposição ocupacional, 95t
    equipamentos de contenção, 99
        condutas gerais de segurança no laboratório clínico, 100
        diagramação para comunicação e controle do uso de EPI, 101t
        normas gerais de segurança no laboratório clínico, 100
        procedimentos operacionais-padrão, 101
    equipamentos na manipulação de agentes biológicos, 100t
    medidas de proteção, 99
    risco biológico, 95
Borrelia burgdorferi, 836
BRCA, 836
Bronquiectasias e fibrose cística no adulto, 673-684
    algoritmo para diagnóstico das bronquiectasias, 679f
de fibrose cística no adulto, 683f
    avaliação etiológica para bronquiectasias, 675
        difusas, 675
        localizadas, 675
        dosagem de AAT-α_1, 677
        espermograma, 678
        exames para diagnóstico de ABPA, 678
        imunoglobulinas (IG), 676
        provas reumatológicas, 677
        sorologia para vírus da imunodeficiência humana (HIV), 677
        testes de função ciliar, 677
    avaliação geral para bronquiectasias, 674
        exames microbiológicos do escarro, 675
        função renal, 674
        hemograma completo, 674
        marcadores inflamatórios, 674
        proteinograma sérico, 675
    diagnóstico etiológico das bronquiectasias, 676q
    exames para diagnóstico de fibrose cística, 678
        análise de mutações, 679
        causas de falso-positivos e falso-negativos, 680q
        diferença de potencial nasal (DPN), 681
        exames microbiológicos do escarro, 682
        teste do suor, 678
        testes de função hepática, 681
        testes de função pancreática, 681

C

CA 125, 656, 838
CA 15-3, 660, 837
CA 19-9, 837, 659
Cálcio, 838
    ionizado, 839
Calcitonina, 668, 840
Cannabis sativa, 840
Capacidade de fixação do ferro, 842
Carbamazepina, 841
Carboxiemoglobinemia, 842, 842t
Cardiopatia isquêmica, 108-112
    algoritmo para avaliação de dor torácica na emergência, 109f
    cardiopatia isquêmica crônica, 110
    síndromes coronarianas agudas, 109
        enzima creatinocinase (CK), 109
        fração MB da creatinocinase (CK-MB), 109
        troponinas, 110
            condições que podem elevar por lesão miocárdica, 111q
            troponina I, 110
            troponina T, 110
Cariótipo, 843, 843t
Chlamydia trachomatis, 845
Chlamydophila pneumoniae, 844
Choque séptico, 483-488
    avaliação laboratorial, 484
        biomarcadores de infecção, 484
        clearance de lactato, 485
        exames complementares para avaliação da perfusão, 484
        GAP CO_2, 486
        lactato, 484
        nível inicial de lactato, 485
        procalcitonina, 488
        proteína C reativa, 486
        $SVCO_2$ e desfechos, 486
        SVO_2, 486
    causas de hiperlactatemia, 485q
    critérios para sepse grave, 484q

utilização da proteína C reativa na prática clínica, 487q
Chumbo, 954
  fontes de exposição ao, 954q
  concentração sérica e os sintomas em adultos e crianças, 955f
5'-nucleotidase, 803
Cirrose e complicações, 266-275
  análise do líquido ascítico (LA), 270
  biomarcadores indiretos para diagnóstico de, 271t
  classificação de Child-Turcotte-Pugh, 272t
  CLIF-C *Scores* nos pacientes internados por descompensação aguda, 273f
  enzimas hepáticas, 268
    5-nucleotidase (5'-NT), 268
    aminotransferases, 268
    fosfatase alcalina e gamaglutamiltransferase (GG T), 268
  escores prognósticos, 270
  etiologia, 273q
  exames de investigação etiológica, 273
  marcador tumoral α-fetoproteína (AFP), 270
  marcadores não invasivos de fibrose hepática, 269
    APRI (AST), 269
    FIB4 (FIBROSIS-4), 270
    fibrotest®, 269
    nonalcoholic fatty liver disease (NAFLD) fibrosis score, 270
  outros dados laboratoriais, 268
    hemograma, 268
    sódio sérico, 269
  provas de função hepática, 267
    albumina, 268
    fator V, 267
    tempo de protrombina (TP), 267
Cistatina C, 847
Cistina, 846
Citomegalovírus, 847
CK-MB, 849
Classificação prognóstica para tumores germinativos, 666t
Cloreto, 850
Clostridium difficile, 851
Coagulopatias, 414-419
  cascata da coagulação, 415f
  classificação das coagulopatias, 416f
  testes de coagulação, 416
    agregação plaquetária, 417
    citometria de fluxo plaquetária, 418
    contagem de plaquetas, 417
    D-dímeros, 418
    dosagem de fatores, 417
    fibrinogênio, 417
    FVW, 418
    tempo de lise de euglobulinas, 418
    tempo de sangramento (TS), 417
    TP, 416
    TT, 417
    TTPA, 417
  tipo de sangramento e a alteração provável na hemostasia, 415q
Cobre, 955
Cocaína, 852
Colesterol
  HDL, 853
  LDL, 854
  total, 854
Coleta de material biológico, princípios e técnicas, 12-29
  coleta para análise de gasometria, 27
    passo a passo da técnica de punção para análise, 27
  critérios de rejeição de amostras, 27, 28q
  informações gerais sobre a coleta, 13
    coleta de materiais biológicos para exames laboratoriais, 17t-25t
    coleta de sangue para monitorização farmacológica, 14q
    erros frequentes no procedimento de coleta, 26
    escolha do local de venopunção, 14
    identificação do paciente, 13
    jejum, 13
    momento da coleta, 13
    passo a passo para o procedimento de coleta de sangue, 15
    posição para a coleta de sangue, 14
    recomendações da sequência de tubos na coleta, 16q
    técnica de coleta, 15
    visualização da veia e uso do torniquete, 15
  procedimento para a coleta de hemocultura, 26
    passo a passo do procedimento de coleta, 26
Complemento total e frações, 856
  complemento C3, 856
  complemento C4, 856
  complemento sérico total, 857
Coombs direto, 857
Coombs indireto, 858
Controle de qualidade em análises clínicas, 29-42
  aceitabilidade, 30
  acreditação laboratorial, 38
  controle externo de qualidade, 36
  controle interno de qualidade, 35
  efetividade, 30
  eficácia, 30
  eficiência, 30
  equidade, 30
  fase analítica, 34
  fase pós-analítica, 38
  fase pré-analítica, 30
    escolha incorreta do teste de laboratório, 31
    ilegibilidade, 31
    preparação do paciente, 31
      coleta da amostra, 33
      identificação dos materiais, 33
      interferência de fármacos terapêuticos, 32
      jejum, 31
      momento/horário adequado de coleta, 32
      restrição a bebidas alcoólicas, 32
      restrição a exercícios físicos, 31
  legitimidade, 30
  não conformidades, 40

otimização, 30
principais tipos de erros, 39
　erro aleatório, 39
　erro sistemático, 39
　erro total, 40
　erros encontrados em análises clínicas, 40f
Coprocultura, 859
Cortisol, 859
Creatinina, 860
Creatininúria, 861
Creatinocinase, 861
Crioaglutinina, 861
Crioglobulina, 862
Crise epiléptica, 595-600
　acompanhamento laboratorial, 599
　　com uso de fármacos antiepilépticos, 599t-600t
　distúrbios metabólicos e doenças agudas que causam, 597q
　distúrbios metabólicos que podem ocasionar, 597q-598q
　exames laboratoriais na monitorização da doença, 599
　níveis séricos dos fármacos antiepilépticos, 599
　investigação do episódio agudo, 596
　prolactina, 598
　rastreamento toxicológico, 598
　valores de *cutoff* para crise sintomática aguda em distúrbios metabólicos, 597t
Cromogranina A, 662
Cryptococcus, 863
Cysticercus cellulosae, 863

D

D-dímero, 865
Demência, 601-606
　avaliação inicial, 603
　comprometimento cognitivo leve e demência de Alzheimer (DA), 602
　exames laboratoriais sugeridos, 604, 604t
　　biomarcadores da doença de alzheimer, 605
　　função tiroidiana, 604
　　glicemia e eletrólitos, 604
　　hemograma completo, 604
　　líquido cerebrospinal (LCS), 605
　　sorologia para vírus da imunodeficiência humana (HIV), 604
　　testagem de sífilis, 604
　　vitamina B_{12}, 604
　recomendações para pesquisa de rotina ou nas situações especiais, 605t
Dengue, 864
Derrame pleural, 685-692
　adenosina deaminase (ADA), 689
　albumina, 689
　algoritmo para investigação de, 687f
　amilase, 691
　citometria de fluxo (CTF), 691
　citopatológico, 690
　contagem global de células e citologia diferencial, 690
　exames no líquido pleural, 687q

　fragmento N terminal do pró-hormônio do peptídeo natriurético tipo B, 691
　glicose, 689
　identificação de exsudatos, 688t
　interferon-γ, 691
　lipídeos, 690
　microbiologia, 690
　PH, 689
　proteína total e desidrogenase lática (LDH), 686
　provas reumatológicas, 690
　reação em cadeia da polimerase para micobactérias, 691
Descarboxilase do ácido glutâmico, 866
Desidrogenase lática (LDH), 667, 866
DHEA, 865
Diabetes melito, 182-187
　classificação dos resultados da glicose de jejum, 183t
　nefropatia diabética, 185t
　outros testes usados para, 186
　　anticorpos, 186
　　peptídeo C, 186
　relação entre glicemia média e níveis plasmáticos de HBA1C, 184t
　teste oral de tolerância à glicose com 75 gramas de glicose, 183t
　testes para complicações do, 184
　　albuminúria, 185
　testes para diagnóstico e acompanhamento de, 182
　　frutosamina, 184
　　glicose plasmática, 182
　　hemoglobina glicada (HBA1C), 183
　　teste oral de tolerância à glicose (TTG), 183
Diabetes melito gestacional, 363-368
　critérios mais empregados para o diagnóstico, 365f
　hemoglobina glicada (HBA1C), 366
　rastreamento do, 365f
　reclassificação da tolerância à glicose após diagnóstico de, 366f
　teste de sobrecarga oral à glicose – TTG 75 G, 366
Diagnóstico pré-natal, 325-330
　indicações, 326q
　investigação de acordo com a idade gestacional, 329q
　métodos de rastreamento e diagnóstico, 327
　métodos não invasivos, 327
　　α-fetoproteína (AFP) sérica materna, 327
　　estriol não conjugado sérico materno, 328
　　gonadotrofina coriônica humana β (β-HCG) sérica materna, 327
　　inibina a sérica materna, 328
　　pesquisa de células fetais no soro materno, 327
　　proteína a plasmática associada à gestação (PAPP-A), 327
　　teste pré-natal não invasivo (NIPT), 328
　　ultrassonografia (US), 327
　métodos invasivos, 329
　　amniocentese, 329
　　biópsia de vilos coriônicos, 329

cordocentese, 329
rastreamento bioquímico, 328t
risco de outras anomalias cromossômicas ao nascimento, 326t
risco de trissomia do cromossomo 21, 236t
Diarreia aguda, 176-284
algoritmo para investigação de, 278f
avaliação geral, 279q
avaliação laboratorial básica, 277
exames de fezes, 277
avaliação endoscópica, 284
coprocultura, 277
exame parasitológico de fezes, 279
marcadores inflamatórios, 277
pesquisa de clostridium difficile, 279
infecções gastrintestinais agudas, 280t-283t
diagnóstico, 280t-283t
patogênese, 280t-283t
sintomas, 280t-283t
principais dados para avaliação de gravidade da, 279q
Diarreia crônica, 285-292
algoritmo de avaliação de, 288f
avaliação laboratorial básica, 286
anti-HIV, 289
exames para avaliação de carências nutricionais, 286
marcadores sugestivos de doença orgânica, 286
teste da D-xilose, 289
testes sorológicos e diagnóstico de doença celíaca, 288
TSH, 287
causas de, 287q
exames de fezes, 290
elastase-1 e cromotripsina fecal, 290
exame parasitológico de fezes, 290
gordura fecal, 290
intervalo aniônico (anion GAP) fecal, 290
marcadores inflamatórios, 290
osmolalidade fecal, 290
peso das fezes, 290
PH fecal, 290
outros testes, 291
cultura quantitativa de aspirado duodenal, 291
marcadores de neoplasias produtoras de hormônios, 291
Digoxina, 867
Dióxido de carbono, 868
Discrasias plasmocitárias, 419-423
classificação, 421q-422q
doenças que cursam com pico monoclonal na eletroforese de proteínas, 420q
exames para investigação, 420
dosagem sérica das imunoglobulinas (IGS) isoladamente, 421
eletroforese de proteínas, 420
hemograma, 421
imunofenotipagem, 421
imunofixação, 420
medulograma, 421
pesquisa de cadeias leves, 420
Disfunção erétil, 789-793
antígeno prostático específico, 792
avaliação hormonal, 790
dosagem de outros hormônios, 792
glicemia de jejum, 790
perfil lipídico, 790
hormônio luteinizante, 792
prolactina, 792
Dislipidemias, 112-121
avaliação
clínica global, 114
escalonada de risco, 116f
laboratorial inicial, 114
critérios diagnósticos de hipercolesterolemia familiar, 119t
doença aterosclerótica e equivalentes, 115q
fatores agravantes de risco, 116q
hipercolesterolemia familiar, 115
monitoramento, 116
risco cardiovascular para homens, 118t
risco cardiovascular para mulheres, 117t
valores de referência dos lipídeos para indivíduos com mais de 20 anos, 115t
Disnatremias, 506-517
hipernatremia, 512
algoritmo para a avaliação clínica da, 516f
causas de, 514q
euvolêmica, 514
hipervolêmica, 515
hipovolêmica, 513
osmolalidade, 515
sódio sérico, 515
sódio urinário, 515
hiponatremia, 507
algoritmo para a avaliação clínica da, 511f
avaliação, 510
euvolêmica, 508, 509q
hipervolêmica, 508, 509q
hipotônicas, 508
hipovolêmica, 508, 509q
ingestão excessiva de líquidos hipotônicos, 508q
SIADH, 511
Distúrbios acidobásicos, 518-534
acidose metabólica, 523
anion gap, 524, 525f
causas de, 524q
determinação dos eletrólitos, 523
acidose respiratória, 530, 531q
alcalose metabólica, 526-529, 528q
alcalose respiratória, 532, 533q
algoritmo de avaliação
da acidemia, 527f
de avaliação da alcalemia, 529f
compensação normal esperada nos desequilíbrios acidobásicos primários, 522t
definição dos distúrbios acidobásicos pela equação de Henderson, 521t
dicas para utilização das informações de HCO_3^- e CO_2, 521q
distúrbios acidobásicos mistos, 523t
gasometria, 519
análise do PH, 519
compensação, 520

distúrbio primário e tamponamento, 519
distúrbios mistos, 522
integração clínica, 523
interpretação da gasometria, 519
valores normais dos elementos da equação de Henderson-Hasselbach, 519t
Distúrbios do movimento, 607-610
exames laboratoriais, 608
principais diagnósticos que exigem avaliação laboratorial, 608q-609q
Distúrbios hidreletrolíticos, 498-506
eletrocardiograma (ECG), 503
exames laboratoriais, 502
gasometria arterial (ga), 502
GTTK, 503
hipercalemia, 504, 504q
hipocalemia, 499-502, 499q, 501f
potássio sérico, 502
potássio urinário em amostra e fração de excreção de potássio, 502
Doença celíaca, 868
Doença de Chagas, 869
Doença hipertensiva na gestação, 375-378
diagnóstico da gravidade da pré-eclâmpsia, 377t-378t
diagnóstico diferencial entre as doenças hipertensivas na gestação, 376t-377t
valores de referência de exames em gestantes, 376t
Doença pulmonar obstrutiva crônica, 693-700
avaliação de abstinência tabágica, 699
exames laboratoriais, 695
exame bacterioscópico e bacteriológico de escarro e antibiograma, 696
hematócrito e hemoglobina, 695
oximetria de pulso e GA, 695
fluxograma de avaliação laboratorial de, 696f
indicações para rastreamento da deficiência de α1-antitripsina, 698q
outros exames, 698
D-dímeros, 698
outros exames laboratoriais, 699
peptídeo natriurético tipo B (BNP), 698
proteína C reativa, 698
velocidade de hemossedimentação (VHS), 698
teste para deficiência de AAT-α$_1$, 697
análise genética de AAT-α$_1$, 697
dosagem sérica de AAT-α1, 697
Doença renal crônica, 551-556
avaliação laboratorial e de imagem, 553
bicarbonato, 555
eletrólitos, 554
EQU, 554
hemograma, 554
índice proteína/cr na urina, 554
provas de função renal, 553
US renal e de vias urinárias, 555
classificação, 552, 553t
definição, 552
fórmulas para cálculo da filtração glomerular, 554q
Doença ulcerosa péptica, 292-296
causas de úlcera péptica Helicobacter Pylori-negativa, 295q

diagnóstico da infecção pelo *H. Pylori*, 293
testes invasivos, 293
cultura, 294
histologia, 294
teste rápido da urease, 293
testes não invasivos, 294
pesquisa do antígeno fecal do *H. Pylori*, 295
sorologia, 294
teste respiratório da ureia, 294
úlcera péptica *Helicobacter Pylori*-negativa, 295
cálcio sérico, 296
gastrina sérica, 295
sorologia para citomegalovírus (CMV), 296
Doenças cerebrovasculares, 610-616
AVE isquêmico (AVEI), 611
coagulograma, 613
fibrinogênio, 612
glicemia, 612
hemácias, 611
leucócitos, 611
lipidograma, 612
marcadores de lesão miocárdica, 612
outros testes especiais da coagulação, 613
plaquetas, 612
proteinograma, 613
provas de função renal, 612
provas inflamatórias, 613
classificação dos subtipos de, 611q
distúrbios da coagulação em pacientes com acidente vascular encefálico, 613q
hemorragia intracraniana, 613
hemograma, 613
provas de coagulação, 613
sódio, 614
hemorragia subaracnoide, 614
análise do líquido cerebrospinal (LCS), 614
hemorragia subaracnoide vs. punção lombar traumática, 614t
marcadores de lesão miocárdica, 614
provas de função renal, 614
rastreamento laboratorial para pacientes com acidente vascular encefálico, 612q
rastreamento laboratorial para pacientes com ataque isquêmico transitório, 612q
trombose venosa cerebral, 615
análise do LCS, 615
coagulograma e outros testes hematológicos, 615
hemograma, 615
marcadores inflamatórios, 615
teste de absorção do anticorpo antitreponêmico fluorescente, 615
venereal disease research laboratory (VDRL), 615
Doenças da transmissão neuromuscular, 616-621
principais distúrbios adquiridos da, 617q-618q
testes bioquímicos/toxicológicos, 620
atividade de colinesterase eritrocitária, 620

eletrólitos, 620
pesquisa de metais pesados, 620
provas tiroidianas, 620
testes genéticos, 619
pesquisa de mutação recessiva do gene DOK7, 619
pesquisa de mutações do gene RASPN, 620
testes imunológicos, 618
anti CRMP5/CV2, 619
anti VGCC (TIPO P/Q), 619
antibloqueador do receptor de acetilcolina (BACHR), 618
anticorpos modulatórios dos receptores de acetilcolina (MACHR), 618
antimúsculo estriatonal (SM), 618
antirreceptor de rianodina (RYR), 619
antirreceptor de sítio de ligação de acetilcolina (ACHR), 618
antitirosinocinase musculoespecífica (MUSK), 618
antititina, 619
testes microbiológicos, 619
bacteriológico, 619
pesquisa de toxina botulínica, 619
teste tuberculínico, 619
Doenças desmielinizantes/esclerose múltipla, 621-625
investigação paraclínica, 623
exame do LCS, 623
exames laboratoriais gerais, 623
potenciais evocados, 623
provas reumatológicas, 623
ressonância magnética, 623
Doenças difusas do tecido conectivo, 777-781
fator antinuclear associados com doença difusa do tecido conectivo, 779t
sensibilidade do fator antinuclear em doenças autoimunes, 779t
anticorpos contra antígenos nucleares extraíveis (anti-Enas), 780
antiDNA, 778
complementos (C3, C4 e CH50), 780
fator antinuclear (FAN), 778
outros autoanticorpos, 780
pesquisa de anticorpos contra antígenos intracelulares, 778
proteinograma (eletroforese de proteínas séricas), 780
Doenças pulmonares parenquimatosas difusas, 700-714
análise do LBA broncoscópico, 710
autoanticorpos, 705
avaliação de pneumoconioses, 712
classificação, 703f
enzima conversora da angiotensina (ECA), 708
estudos hematológicos, 704
exames microbiológicos, 709
gasometria arterial (GA), 707
investigação etiológica, 710f
lavado broncoalveolar e, 711q
marcador inespecífico de DPPD, 709
peptídeos natriuréticos, 708
precipitinas, 708
testes de sangue e urina, 702q
teste tuberculínico, 708
testes bioquímicos, 704
Doenças sexualmente transmissíveis, 465-471
doenças caracterizadas por secreção vaginal e doença inflamatória pélvica, 469
gonorreia e clamídia, 470
tricomonas, 470
úlceras genitais, 466
cancroide, 468
donovanose, 469
herpes genital, 466
citopatologia, 466
cultura, 466
reação em cadeia da polimerase (PCR), 466
sorologia, 466
linfogranuloma venéreo, 469
sífilis, 466
causas de testes não treponêmicos falso-positivos, 468q
diagnóstico de, 467q
fases, 467q
manifestações clínicas, 467q
rastreamento reverso, 469f
rastreamento tradicional, 468f
testes não treponêmicos, 467
testes treponêmicos, 467
uretrites, 470

E

Eletroforese
de hemoglobina, 870
de proteínas, 871
proteinograma no soro nos resultados obtidos com gel de agarose, 871t
valores de referência do proteinograma no LES, 872t
Endocardite infecciosa, 459-464
agentes etiológicos mais frequentes da endo- cardite de cultura negativa, 461t
agentes infecciosos causadores de, 460t
exame qualitativo de urina (EQU), 463
exames diretos e cultura da valva cardíaca, 462
hemoculturas, 460
hemoculturas por centrifugação e lise, 462
hemograma, 463
leucograma, 463
marcadores imunológicos, 463
marcadores inflamatórios, 463
PCR, 463
pró-calcitonina, 463
velocidade de hemossedimentação (VHS), 463
métodos moleculares, 462
sorologias, 462
Enolase neuroespecífica, 872
Enzima conversora de angiotensina, 875
Eritropoietina, 873
Eritrovírus B19, 875
Erros inatos do metabolismo, 331-341
avaliação laboratorial, 324q, 335f, 336q
classificação simplificada dos, 333q
diagnóstico, 333

enzimas que podem ser mensuradas, 339q
importância do diagnóstico clínico e laboratorial, 340
reação enzimática, 332f
sinais e sintomas, 332
testes qualitativos para, 337q
testes quantitativos para, 338q
Erros laboratoriais, 7
Escarro, análise microbiológica, 874
Escolha do laboratório, 11
  seleção do laboratório de análises clínicas, 11q
Espermograma, 876
Estradiol, 876
Estriol, 877
Etanol, 878
  estágios da intoxicação aguda por, 879t
Etossuximida, 880
Exame
  parasitológico, 885
  qualitativo de urina, 880
    alterações na cor da urina e causas, 882q
    classificação dos cilindros, 886q

F

Fator (es)
  antinuclear, 887
    padrões citoplasmáticos, 897f
    padrões de FAN, 888q-896q
    padrões do aparelho miótico, 897f
    padrões mistos, 897f
    padrões nucleares, 897f
    padrões nucleolares, 897f
  de crescimento insulina-símile 1, 898
    valores de referência do IGF-1, 898t
  de coagulação, 899
    cascata de coagulação – via intrínseca e via extrínseca, 900f
    de acordo com os sistemas intrínseco e extrínseco, 899q
    fator V, 899
    fator VII, 900
    fator IX, 901
    fator XIII, 901
  interferentes em análises clínicas, 86-94
    hemólise, 87
    hiperbilirrubinemia, 88
    lipemia, 88
    medicamentos e outras substâncias, 88, 89t-92t
    outros fatores que podem interferir em determinações laboratoriais, 92
  reumatoide, 902
    condições associadas a fator reumatoide positivo, 903q
Fenitoína, 903
Fenobarbital, 904
Feocromocitoma, 188-193
  dosagens hormonais, 190
    ácido vanilmandélico em urina de 24 horas, 191
    catecolaminas fracionadas, 191
    metanefrinas, 190-191
    fluxograma para investigação de, 190f
    metabolismo das catecolaminas, 189f
    outros testes, 191
      avaliação genética, 192
      cromogranina A, 191
      dopamina e 3-metoxitiramina (3-MT), 192
      exames de imagem, 192
      teste de supressão com clonidina, 191
Ferritina, 904
Ferro, 905, 906q
Fibrinogênio, 906
Fibrose cística no adulto ver Bronquiectasias
Fibrotest, 907
  sistema METAVIR, 907f
Fontes de variabilidade nos resultados, 5
  ciclo do exame, 5f
  variabilidade analítica, 7
  variabilidade pós-analítica, 7
  variabilidade pré-analítica, 6
  variáveis biológicas que afetam os resultados dos testes laboratoriais, 6q
Fosfatase
  ácida prostática, 908
  alcalina, 908
    doenças não hepáticas e situações benignas com elevação de, 909q
  alcalina neutrofílica, 910
Fósforo, 910
Fragilidade osmótica das hemácias, 911, 912t
Fragmento de citoqueratina 19, 912
Frutosamina, 913

G

Gamaglutamiltrasferase, 913
Gasometria, 914
  concentração de cátions e ânions no líquido extracelular, 916t
  parâmetros acidobásicos de referência, 917t
  parâmetros gasométricos do sangue arterial e venoso, 914t
  relação entre PAO_2 e saturação da hemoglobina, 915f
Gastrina, 917
Gentamicina, 918
Giardia intestinalis, 918
Glicemia, 919
Glicoproteína associada a tumor, 919
Glicose-6-fosfato desidrogenase, 920
Gonadotrofina coriônica humana (HCG), 665, 921
Gordura fecal, 922
Gram, 923

H

Haptoglobulina, 924
Helicobacter pylori, 924
Hemocultura, 925
Hemoglobina glicada, 926
Hemograma, 927
Hemólise com sacarose, 931
Hemossiderinúria, 832

Hepatites virais, 297-307, 932
　hepatite A, 298, 933
　　anti-HAV imunoglobulina G (IGG) ou total, 298
　　anti-HAV imunoglobulina M (IGM), 298
　　evolução clínica e laboratorial da, 298f
　hepatite B, 298, 933
　　aguda autolimitada, 300f
　　anticorpo produzido pela exposição ao antígeno de superfície da, 300
　　antígeno de superfície do vírus da hepatite B (HbsAg), 299
　　antígeno do core da hepatite B (HbcAg), 299
　　anti-HBc, 300
　　anti-HBe, 301
　　correlação de marcadores sorológicos com fase de infecção, 934t
　　crônica, 300f
　　curso sorológico em relação ao tempo de infecção, 934f
　　genotipagem, 302
　　HBV DNA, 301
　　marcadores conforme a fase da doença ou a exposição à vacina, 299t
　　proteína do nucleocapsídeo viral do HBV (HbeAg), 301
　hepatite C, 302, 934
　　crônica, 302f
　　interpretação de ensaios para vírus da, 303t
　　viral autolimitada, 302f
　hepatite D, 304
　hepatite E, 304
　　evolução clínica e laboratorial da, 306f
　história natural da coinfecção e superinfecção do vírus das hepatites B e D, 305f
　marcadores moleculares, 303
　　genotipagem, 304
　　PCR para HCV, 303
　marcadores sorológicos, 303
　　anticorpos contra o vírus da (anti-HCV), 303
　testes de imunoensaio rápidos, 303
　sintomatologia relacionada às formas aguda e crônica de, 933q
Herpes simples, 935
Hiperaldosteronismo primário, 193-201
　diagnóstico etiológico, 198
　　cateterismo de veias suprarrenais, 199
　　interpretação, 199
　　protocolo, 199
　　tomografia computadorizada de alta resolução de suprarrenais, 199
　dosagens hormonais – rastreamento, 196
　　aldosterona plasmática, 197
　　atividade da renina plasmática, 197
　　relação aldosterona plasmática/atividade da renina plasmática, 197
　fluxograma para investigação de, 195f
　fluxograma para o diagnóstico etiológico de, 196f
　outros testes complementares, 200
　　adenoma produtor de aldosterona, 200
　　teste genético, 200
　　teste postural, 200
　testes confirmatórios, 197
　　teste da SF intravenosa (IV), 197
　　teste da sobrecarga oral de sódio, 198
　　teste da supressão com captopril, 198
　　teste da supressão com fludrocortisona, 198
Hipercalcemia, 202-206
　avaliação do paciente com, 206f
　causas de, 203q
　exames laboratoriais, 202
　　1,25(OH)2D, 205
　　25-hidroxivitamina D (25(OH)D), 205
　　albumina, 203
　　cálcio iônico, 203
　　cálcio total, 202
　　cálcio urinário 24 horas, 204
　　cloro, 204
　　fosfatase alcalina, 204
　　fósforo, 204
　　magnésio, 204
　　creatinina, 205
　　hiperpartiroidismo normocalcêmico, 205
　　PTH, 203
　　PTHRP, 204
　　vitamina A, 205
Hipertensão arterial sistêmica, 122-127
　dano em órgão-alvo, 123
　　dano cardiovascular, 123
　　dano renal, 123
　diagnóstico correto, 123
　　mapa-24 h, 123
　　MRPA, 123
　identificação de outros fatores de risco, 124
　investigação de possíveis causas secundárias, 124
　investigação inicial das causas mais comuns, 125q-126q
Hipertensão pulmonar, 714-728
　algoritmo para diagnóstico da, 724f
　avaliação diagnóstica, 716
　　autoanticorpos, 722
　　avaliação de hepatopatias, 721
　　dosagem de eletrólitos e testes de função renal, 720
　　esquistossomose, 723
　　exames hematológicos, 716
　　gasometria, 720
　　hormônios tiroidianos, 723
　　pesquisa de mutações, 723
　　sorologia para infecção pelo HIV, 722
　avaliação prognóstica, 723
　　ácido úrico, 723
　　peptídeos natriuréticos, 724
　　troponinas, 724
　avaliação terapêutica, 725
　　controle de anticoagulação, 726
　　controle de efeitos adversos de medicamentos, 726
　　indicação de oxigenoterapia, 725
　　marcadores de resposta terapêutica, 727
　　papel dos principais exames laboratoriais na, 717q-719q
Hipertireoidismo, 207-210
　diagnóstico, 208f

1023

dosagens hormonais, 207
   relação T_3T/T_4T, 209
   tireotrofina (TSH), 207
   tiroxina livre (T_4L), 209
   tiroxina total (T_4T), 209
   tri-iodotironina (T_3), 209
  globulina ligadora dos hormônios tiroidianos (TBG), 209
  gonadotrofina coriônica humana (HCG), 209
medida de autoanticorpos, 209
   anticorpo antirreceptor do TSH (TRAb), 209
   anticorpo antitireoperoxidase (antiTPO), 209
   tireoglobulina, 209
   velocidade de hemossedimentação (VHS), 209
Hipocalcemia, 211-216
  3',5'monofosfato cíclico (AMPc) urinário, 215
  algoritmo para investigação, 212f
   creatinina (CR), 215
  diagnóstico diferencial das principais causas, 215q
   eletrólitos, 213
    cálcio iônico, 213
    cálcio total, 213
    calciúria, 213
    fosfatúria, 214
    fósforo, 213
    magnésio, 213
   fosfatase alcalina, 214
   hormônios, 214
    1,25(OH)2D, 214
    25-hidroxivitamina D (25(OH)D), 214
    PTH, 214
   principais causas de, 212q
Hipotiroidismo, 216-219
  anti TPO, 218
  autoanticorpos, 218
  diagnóstico do, 217f
   dosagens hormonais, 217
    tireotrofina (TSH), 217
    tiroxina livre (T_4L), 218
    tiroxina total (T_4T), 217
   globulina ligadora dos hormônios tiroidianos (TBG), 218
Hirsutismo, 219-224
  17-hidroxiprogesterona (17-OHP), 223
  algoritmo para avaliação do, 22f
  critérios para o diagnóstico de síndrome dos ovários policísticos, 223q
  dosagens de androgênios, 220
   androstenediona (A), 221
   sulfato de desidroepiandrosterona (SDHEA), 221
   testosterona livre (TL), 221
   testosterona total (TT), 220
  escala de Ferriman-Gallwey modificada, 221f
  globulina ligadora dos hormônios esteroides (SHBG), 222
  hormônio folículo-estimulante (FSH), 223
  progesterona (P), 223
  relação entre hormônio luteinizante (LH), 223
  teste de estímulo com ACTH, 223

HIV, 936
HLA-B27, 937
Homocisteína, 937
Hormônio
  adrenocorticotrófico, 938
  antidiurético, 938
  de crescimento, 939
  estimulante da tireoide, 940

I

Icterícia, 308-312
  causas de icterícia de acordo com o tipo de bilirrubina predominante, 309q-310q
  exames de imagem, 311
  exames laboratoriais complementares, 311
  exames laboratoriais iniciais, 309
   alanino-aminotransferase (ALT) e aspartato-aminotransferase (AST), 310
   albumina, 311
   bilirrubinas totais e frações, 309
   fosfatase alcalina e gamaglutamil transferase (GG T), 309
   teste de atividade da protrombina, 311
Importância do diagnóstico clínico e laboratorial, 341-347
  cartão para coleta do teste do pezinho, 344f
  diagnóstico, 345
  doença e teste utilizado em caso de teste do pezinho alterado, 345t-346t
  doenças que podem ser rastreadas no teste do pezinho, 343q
  fase I, 342
  fase II, 342
  fase III, 343
  fase IV, 343
  passos para a triagem neonatal, 344f
  técnica de coleta, 343
Imunoglobulina E, 942, 943q
Imunoglobulinas, 940
  doenças que causam aumento monoclonal de imunoglobulinas, 941q
  doenças que causam aumento policlonal de imunoglobulinas, 941q
  esclerose múltipla e
   índice de IGG, 942t
   taxa de ALB, 942t
   taxa de síntese de IGG no diagnóstico da esclerose múltipla, 942t
Indicações de exames laboratoriais, 2
  atendimento médico, objetivos do, 2q
  condições basais para futuras comparações, definição de, 3
  diagnóstico, 2
  monitoração, 2
  necessidades clínicas de informação, 2q
  prognóstico, 2
  rastreamento, 2
  solicitação do paciente, 3
  tranquilização do paciente, 3
Infecção na gestação, 397-402
  avaliação laboratorial, 398, 398q
  infecção herpética, 400

infecção por CMV, 400
interpretação do teste de avidez para imunoglobulina G, 400q
interpretação dos resultados da imunofluorescência para toxoplasmose, 399q
listeriose, 401
parvovírus, 401
rubéola, 400
sífilis na gestação, 398
toxoplasmose na gestação, 399
Infecção pelo HIV, 471-477
   evidências laboratoriais ao longo do tempo após a infecção inicial, 473f
   métodos laboratoriais para detecção da, 472
   testes confirmatórios, 475
      imunoblot, 476
      imunofluorescência, 476
      Western blot (WB), 475
   testes de rastreamento, 473
      detecção de ácidos nucleicos, 474
      detecção de antígenos virais por métodos sorológicos, 474
      Elisa, 473
      ensaio de aglutinação de partículas, 474
      testes rápidos, 474
Infecção urinária, 534-540
   avaliação, 536
   de paciente com suspeita de, 536f
   exame comum de urina, 537, 537t
      hemocultura
      hemograma, 538
      urocultura, 537
   bacteriúria assintomática, 538
      gestantes, 538
      instrumentação do trato urinário, 538
   classificação, 535
      frequência, 535
      local da infecção, 535
      presença de alterações estruturais ou funcionais do trato urinário, 535
      sintomas, 535
   prostatite aguda, 538
      exames laboratoriais e tratamento, 538
Infecções do sistema nervoso central, 625-631
   achados no líquido cerebrospinal, 628t
   avaliação básica do LCS, 626
   avaliação específica do LCS, 627
      infecção criptocócica, 629
      infecção por cisticercose, 630
      meningite bacteriana aguda, 627
      meningite por tuberculose, 627
      meningite viral, 629
      neurossífilis, 629
      neurotoxoplasmose, 630
   exames adicionais, 631
Infertilidade feminina, 379-383
   anormalidades uterinas, 381
   fator tubário e peritoneal, 381
   métodos complementares para avaliar a função ovulatória, 380q-381q
   métodos complementares para avaliar a reserva ovariana, 381q
   métodos complementares para avaliar o fator tubário e peritoneal, 382q

ovário com aspecto policístico, 383f
principais causas de, 379q
videlaparoscopia demonstrando aderências pélvicas, 383f
Infertilidade masculina, 794-801
   algoritmo para a avaliação inicial, 795f
   avaliação genética, 798
   avaliação hormonal, 798
   biópsia testicular, 799
   espermograma, 794
   etiologia de acordo com os resultados do espermograma, 798f
   exame de urina, 797
   frutose, 798
   parâmetros normais do espermograma, 796t
   principais fatores envolvidos na, 796q-797q
   testes laboratoriais complementares no sêmen, 799
Insuficiência cardíaca, 127-134
   exames específicos, 132
   peptídeos natriuréticos, 130-131
      condições que cursam com elevação dos, 132q
      utilidade clínica na avaliação de indivíduos com quadro sugestivo, 131f
   principais causas em adultos, 128q
   testes laboratoriais comuns, 129q-130q
   troponinas, 132
Insuficiência renal aguda, 541-551
   achados do sedimento urinário nas grandes categorias de, 547q
   avaliação, 545, 546t
   classificação, 542
      KDIGO, 545t
      nas alterações da creatinina sérica e do volume urinário, 544t
      por etiologia, 542q-543q
      pós-renal ou obstrutiva, 542
      pré-renal, 542
      renal ou intrínseca, 542
   critérios de RIFLE para diagnóstico de, 544t
   diferenciação entre IRA pré-renal e necrose tubular aguda, 546
      concentração urinária de sódio, 547
      fração de excreção de sódio, 547
      osmolalidade urinária, 546
      relação ureia/creatinina plasmáticas, 546
   exame de urina, 545
      eletrólitos, 546
      provas de função renal, 546
   gasometria arterial (GA), 548
   hemograma, 548
   ultrassonografia, 548
Insuficiência suprarrenal, 225-229
   ácidos graxos de cadeia muito longa, 228
   algoritmo para diagnóstico de, 226f
   anticorpos anti-21-hidroxilase, 228
   cortisol salivar, 228
   cultura para mycobacterium tuberculosis, 228
   desidroepiandrosterona (DHEA), 228
   dosagens hormonais, 227
      ACTH, 227
      cortisol, 227
      relação cortisol/ACTH, 227

renina, 227
teste de estímulo com cortrosina (ACTH), 227
teste de hipoglicemia insulínica, 227
eletrólitos, 227
fungos, 229
glicemia, 228
investigação de outras autoimunidades, 229
principais causas de, 226q
reação em cadeia da polimerase (PCR) para *M. Tuberculosis*, 228
sulfato de desidroepiandrosterona (SDHEA), 228
Insulina, 944
Interpretação de exames laboratoriais, 64-78
 acurácia e precisão, 67
 características do teste diagnóstico, 68f
 como interpretar um teste positivo ou negativo, 67
 rastreamento de câncer colorretal, 68t
 termos para as quatro células da tabela de contingência, 68t
 curva ROC, 74, 76f
 especificidade, 69
 prevalência ou probabilidade pré-teste, 67
 probabilidade pós-teste, 69
 rastreamento, 70
  história natural da doença, 70f
  programa de, 71
   princípios para a utilização de testes laboratoriais, 74q
   viés de duração de tempo, 72, 73f
   viés de tempo ganho, 72, 73f
  teste, 71
  tratamento, 71
 razão de verossimilhança, 75
  nomograma, 77f
 sensibilidade, 69
 testes em paralelo, 78
 testes em série, 78
 valor de referência, 73
  falso-positivos, 75t

L

Legionella pneumophila, 945
Leucemias, 433-443
 classificação, 437q, 438q
 leucemia linfocítica crônica, 439, 440t
  análise citogenética e molecular (prognóstico), 440
  hemograma (diagnóstico), 439
  imunofenotipagem (diagnóstico e prognóstico), 440
  mielograma e biópsia de medula óssea (diagnóstico e prognóstico), 439
 leucemia linfoide/linfoblástica aguda, 434
  análise citogenética e molecular (prognóstico), 436
  hemograma (diagnóstico e prognóstico), 434
  imunofenotipagem (diagnóstico e monitorização), 435
  mielograma (diagnóstico), 434
  outros exames (diagnóstico), 436
 leucemia mieloide aguda, 436, 437q
  análise citogenética e molecular (diagnóstico e prognóstico), 437
  hemograma (diagnóstico), 436
  imunofenotipagem (diagnóstico), 437
  mielograma (diagnóstico), 436
  outros exames (diagnóstico), 439
 leucemia mieloide crônica, 441
  análise citogenética e molecular (diagnóstico e monitorização), 442
  definição de crise blástica em, 441q
  definição de fase acelerada em, 441q
  hemograma (diagnóstico e prognóstico), 441
  mielograma e biópsia de medula óssea (diagnóstico), 441
Leucopenias, 443-448
 avaliação do esfregaço sanguíneo periférico, 444
 causas de linfocitopenia, 446q
 causas de neutropenia isolada, 444q
 exames para investigação de linfocitopenia, 446
  sorologias, 447
   anti-HIV, 447
  provas reumatológicas, 447
   FAN e fator reumatoide, 447
  outros, 447
   imunofenotipagem, 447
 exames para investigação de neutropenia, 444
  hemogramas seriados, 445
  sorologias, 445
   antivírus da imunodeficiência humana (anti-HIV), 445
   Epstein-Barr, 445
   hepatites, 445
  provas reumatológicas, 445
   fator antinuclear (FAN), 445
   fator reumatoide, 445
  outros, 445
   anticorpos antineutrófilos, 446
   exame da medula óssea, 446
   imunofenotipagem, 446
   vitamina B_{12} e folato, 445
 medicamentos que causam neutropenia, 445q
Linfócitos CD4 e CD8, 945, 946q
Lipase, 947
Lipoproteínas, 948
Líquido
 cerebrospinal, 948
  avaliações que podem ser realizadas em amostras de, 950q
  exame citológico do, 949t
 sinovial, 950
  parâmetros do líquido sinovial normal e em artropatias, 951t
Lítio, 952

M

Magnésio, 953, 953q
Marcadores tumorais, 655-672
 recomendações de uso clínico dos principais, 670q-671q

Medicina laboratorial baseada em evidências e efetividade clínica, 4
Mercúrio, 956
  fontes de exposição ao, 957q
Metais pesados, 953
  alumínio, 953
  chumbo, 954
  cobre, 955
  mercúrio, 956
  zinco, 957
Metanefrinas, 958
Metemoglobina, 959
Metotrexato, 959
Microalbuminúria, 963
Miocardite, 134-140
  causas de miocardite e exames laboratoriais relevantes, 137q-138q
  critérios para o diagnóstico, 139q
  biomarcadores cardíacos, 135
    padrão de variação da troponina, 136f
    troponinas cardíacas, 135
  outros biomarcadores cardíacos, 135-136
  outros exames complementares, 137-138
  outros testes laboratoriais, 137
  provas de atividade inflamatória, 136
    hemograma, 137
    velocidade de hemossedimentação (VHS) e proteína C reativa, 136
  sorologias virais, 136-137
Mioglobina, 960
Monitorização terapêutica de fármacos, 79-86
  antibióticos no paciente em hemodiálise contínua, 84
  conceito de intervalo terapêutico, 80f
  concentração sanguínea de um fármaco para uma dose específica, 80q
  efeito de um medicamento para uma concentração sanguínea específica, 80q
  interpretação dos resultados da concentração sanguínea dos medicamentos, 85
  medicamentos que necessitam de monitorização terapêutica, 81t-83t
  técnicas laboratoriais de dosagens de medicamentos, 84
Mucoproteínas, 963
Mycobacterium tuberculosis, 960
Mycoplasma pneumoniae, 962

N

Nefrolitíase, 557-563
  agrupamento dos cálculos, 559
    levemente radiopacos, 559
    radiopacos, 559
    radiotransparentes, 559
  avaliação de pacientes com litíase recorrente, 561, 561t
    amostra de urina isolada, 562
    análise cristalográfica do cálculo, 562
    exames de sangue, 561
    urina de 24 horas, 561
  avaliação de pacientes com suspeita de cólica renal, 560
    exame qualitativo de urina, 560
    função renal, 560
    hemograma, 560
    critérios diagnósticos das alterações metabólicas, 562t
    exames de imagem, 560
      pielografia intravenosa, 560
      radiografia simples de abdome, 560
      tomografia computadorizada (TC) helicoidal (sem contraste), 560
      US, 560
    principais alterações metabólicas, 559q
Neoplasias mieloproliferativas, 424-432
  critérios diagnósticos, 426, 429, 431
    para mielofibrose primária, 430q
    para policitemia vera, 427q
    para trombocitose essencial, 431q
  mielofibrose primária ou metaplasia mieloide agnogênica, 428
    células CD34+ circulantes, 428
    hemograma, 428
    marcadores clonais, 429
    mielograma e biópsia de medula óssea, 428
    outros exames, 429
  policitemia vera, 425
    eritropoetina (EPO), 426
    formação de colônias eritroides endógenas, 426
    hemograma, 425
    marcadores clonais, 426
    massa eritrocitária, 425
    mielograma e biópsia de medula óssea, 425
    outros exames, 425
  trombocitose essencial, 430
    hemograma, 430
    marcadores clonais, 431
    mielograma e biópsia de medula óssea, 431
    outros exames, 431
Neuropatias periféricas, 632-637
  avaliação básica, 633
  avaliação específica, 633
    anticorpos contra componentes glicolipídicos nervos periféricos, 633
    anticorpos contra componentes glicoproteicos de nervos periféricos, 633
    neuropatia inflamatória aguda desmielinizante, 633
    neuropatia tóxica, 633
    neuropatias associadas à doença sistêmica ou metabólica, 633
    neuropatias hereditárias, 633
  características das principais doenças associadas à, 634t-635t
  neuropatia hereditária, 636q
  resumo dos principais exames na investigação de neuropatias, 636q
Nicotina, 964
Níveis terapêuticos e tóxicos de medicamentos, 804t-806t

O

Osmolaridade, 964
Osteocalcina, 965

Osteoporose, 230-235
  causas secundárias de, 231q
  fatores de risco para, 232q
  marcadores de remodelamento ósseo, 233
    CTX, 234
    NTX, 234
  metabolismo do cálcio, 232
    25-hidroxivitamina D (25(OH)D), 233
    alanino-aminotransferase (ALT), 233
    albumina e proteínas totais, 232
    aspartato-aminotransferase (AST), 233
    cálcio (total ou iônico), 232
    cálcio urinário em 24 horas, 233
    creatinina (CR), ureia e exame qualitativo de urina (EQU), 233
    fosfatase alcalina, 233
    fósforo, 233
    hemograma, 233
    tireotrofina (TSH), 233

P

Pancreatite aguda, 312-319
  diagnóstico, 314
    amilase e lipase, 316
    amilase sérica, 314
      condições associadas a aumento da, 314q
    lipase sérica, 315
      condições associadas ao aumento da, 315q
  escores de gravidade, 317
    APACHE-II, 318
    BISAP, 318
    HAPS, 318
  etiologia, 316
    cálcio sérico, 316
    testes genéticos, 316
    transaminases/bilirrubinas, 316
    triglicérides séricos, 316
  exames sugeridos na chegada, 313
  prognóstico, 317
    creatinina/nitrogênio ureico no sangue (CR/BUN), 317
    hemograma, 317
    procalcitonina, 317
    proteína C reativa, 317
Pancreatite crônica, 320-324
  algoritmo para avaliação de pacientes com suspeita de, 323f
  causas de insuficiência pancreática exócrina, 323q
  exames diagnósticos disponíveis, 321q
  testes diretos para avaliação da função pancreática, 321
  testes indiretos para avaliação da função pancreática, 321
    dosagem de gordura fecal, 322
    elastase e cromotripsina fecal, 322
    enzimas pancreáticas, 321
    glicose sérica, 322
    imunoglobulina G (IGG), subclasse 4 (IGG 4), 323
    tripsinogênio sérico, 321
Paracetamol, 966
  normograma de Rumack-Matthew, 966f

Paratormônio, 967
Parvovírus B19, 963
Patologia cervical e papilomavírus humano, 384-391
  fisiopatogenia do HPV em lesões pré-malignas do colo do útero, 386
  métodos diretos, 388
    captura híbrida, 388
    PCR, 388
  métodos indiretos, 386
    avaliação clínica, 386
    citologia, 387
    colposcopia, 388
    histologia, 388
    inspeção com ácido acético e lugol, 387
  lesões cervicais após tratamento com conização do colo do útero, 389t
  métodos sorológicos, 388
  pacientes com exame citopatológico com atipias celulares em células escamosas de significado indeterminado (ASC-US), 388
  pacientes com mais de 30 anos de idade, 389
  pacientes que trataram lesões de alto grau, 389
  seguimento citológico para mulheres entre 21 e 65 anos, 387t
  tratamento/seguimento, 389
Peptídeo
  gonadotrófico, 967
  pnatriurético, 968
Pericardites e derrame pericárdico, 140-144
  causas de doenças pericárdicas, 141
  análise do líquido pericárdico, 143
  etiologias virais, 143
  fator antinuclear (FAN), 143
  função renal (creatinina [CR] e ureia), 143
  hemoculturas, 143
  hemograma, 142
  marcadores de lesão miocárdica, 142
  proteína C reativa, 142
  sorologia para vírus da imunodeficiência humana (HIV), 143
  tireotrofina (TSH), 143
  velocidade de sedimentação glomerular, 142
  doenças pericárdicas de acordo com etiologias, 141q-142q
Pesquisa de hemoglobinas instáveis, 969
Piruvato quinase, 969
Plasminogênio, 969
Pneumonia comunitária e hospitalar, 729-740
  escore clínico de infecção pulmonar, 733t-734t
  escores prognósticos, 738
    CPIS, 738
    CURB-65, 738
    PIRO, 738
    PSI, 738
  exames microbiológicos, 735
    antígenos urinários, 737
    bacterioscopia e cultura de secreção respiratória, 735
    hemocultura, 736
    sorologias, 737
  exames laboratoriais

bioquímicos gerais, 730
  hemograma, 730
líquido pleural, 737
  marcadores inflamatórios, 732
  na pneumonia adquirida na comunidade, 732f
  na pneumonia adquirida no hospital, 733f
  não microbiológicos, 730
    pesquisa de agentes microbiológicos por biologia molecular, 737
    pesquisa de vírus por imunofluorescência, 737
  investigação etiológica da pneumonia adquirida, 731q
Porfirinas, 970
Porfobilinogênio, 970
Potássio, 972
Pré-albumina, 972
Principais doenças oportunistas, 477-481
  exames em outros materiais, 480
  exames na pele (manifestações cutâneas), 479
  exames nas fezes (manifestações gastrintestinais), 480
  exames no escarro ou lavado broncoalveolar (LBA), 478
    biologia molecular, 478
    citopatologia, 478
    culturas, 478
    imunofluorescência (IF) direta com anticorpos específicos, 479
    pesquisas diretas, 478
  exames no líquido cerebrospinal (LCS), 479
    biologia molecular, 479
    citopatológico, 479
    coloração de gram, 479
    contagem de leucócitos e diferencial, 479
    culturas para bactérias, micobactérias e fungos, 479
    glicose, 479
    microscopia direta para micobactérias (coloração de Ziehl-Neelsen), 479
Principais métodos aplicados no laboratório de análises clínicas, 42-64
  métodos aplicados à hematologia, 51
    coagulação sanguínea, 55
      tempo de protrombina, 55
      tempo de tromboplastina parcial ativada, 55
    eletroforese de hemoglobina, 55
    hemograma, 51
      análise de líquidos biológicos automatizada, 54
      contagem diferencial de leucócitos, 53
      contagem total de hemácias, 52
      contagem total de leucócitos, 53
      hematócrito, 53
      hemoglobina, 53
      índices eritrocitários, 53
      plaquetas, 54
      reticulócito, 54
    imunofenotipagem, 56
  métodos aplicados à microbiologia, 56
    exame de cultura, 58
      cultura para micobactérias, 60
      identificação, 59, 60
        isolamento, 59
      observação da morfologia colonial, 59
      teste de sensibilidade aos agentes antimicrobianos, 60
      identificação bacteriana por automação, 60
      incubação, 59
      técnicas de semeadura de meios em placa, 58
        semeadura para quantificação, 59f
        semeadura por esgotamento, 59f
    exame direto – microscopia, 57
      método de gram, 57q
      MS por MALDI-TOF, 62, 63f
    técnicas de biologia molecular, 61
      eletroforese, 61
      plasmídeo, 61
      polimerase, 61
      primer, 61
      sonda genética, 61
      sondas genéticas e reações de hibridização, 61
      técnica de reação em cadeia da polimerase, 61
        etapas da PCR, 62f
  métodos bioquímicos na análise laboratorial, 43
    automação em bioquímica, 51
    espectrometria de massa, 50
    métodos com base em imunoensaios, 45
      aglutinação, 46
      automação dos imunoensaios, 48
      enzimaimunoensaio, 47
      fixação de complemento, 47
      imunoensaios de fluorescência e quimioluminescência, 48
      imunofluorescência, 47
      imunoprecipitação, 46
      imunoturbidimetria ou nefelometria, 47
      interferências nos imunoensaios, 50
      método Elisa, 49f
      outras técnicas, 48
      radioimunoensaio, 47
      testes multiplex, 49
    métodos cromatográficos, 44
      cromatografia em camada delgada, 45
      cromatografia gasosa, 45
      cromatografia líquida de alta resolução, 45
    métodos eletroforéticos, 44
    métodos fotométricos, 43
      absorção atômica, 44
      espectrofotometria ultravioleta-visível, 43
        método colorimétrico, 43
        método UV, 43
      fotometria de chama, 44
      reflectância, 44
      turbidimetria/nefelometria, 43
    métodos potenciométricos, 44
      analisadores de gases sanguíneos, 44
      eletrodos íon-seletivos, 44
Produtos da degradação do fibrinogênio, 973
Progesterona, 973
Prolactina, 974
Propedêutica laboratorial nas porfirias, 971

Proteína
  C, 975
  C reativa, 975
  de matriz nuclear 22, 976
  S, 976
Proteinúria, 977
Protrombina desgama-carboxi, 978
Prurido, 159-163
  causas de, 160q
  exames, 160
    anticorpos contra o vírus da hepatite C (anti-HCV), 162
    antígeno de superfície do vírus da hepatite B (HbsAg), 162
    anti-HIV, 162
    biópsia da pele, 162
    exame parasitológico de fezes, 162
    exames de imagem, 162
    exames para diagnóstico de dermatite herpetiforme, 162
    fator antinuclear (FAN), 162
    glicemia de jejum, 161
    hemograma completo om plaquetas, 160
    imunoglobulina E (IGE), 162
    testes de função hepática, 161
    testes de função tiroidiana, 162
    testes de função renal, 161
    VDRL, 162
    velocidade de hemossedimentação (VHS) e proteína C reativa, 161

R

Rejeição no transplante renal, 564-569
  algoritmo de avaliação da disfunção do transplante renal, 566f
  biópsia renal, 567
  diagnóstico diferencial da disfunção do enxerto de transplante renal, 565q
  exames de imagem, 567
    cintilografia renal com ácido etilenodiamino tetra-acético (DTPA), 567
    pielografia anterógrada, 567
    ressonância magnética, 567
    tomografia computadorizada abdominal, 567
    ultrassonografia com doppler, 567
  exames laboratoriais, 565
    antigenemia da polimerase quantitativa para citomegalovírus, 566
    exame de urina, 565
    hemograma, 565
    níveis sanguíneos dos imunossupressores, 566
    pesquisa de células Decoy na urina ou QPCR para poliomavírus, 566
    reação em cadeia da polimerase quantitativa para citomegalovírus, 566
    urocultura, 566
Renina, 978
Reticulócitos, 979
Rotavírus, 980
RPR, 980
Rubéola, 981

S

Salicilatos, 982
  nível sérico de salicilato e nomograma de gravidade da intoxicação aguda, 982f
Sangramento uterino anormal, 368-374
  avaliação laboratorial, 370
    hemograma completo, 371
    teste de gestação, 370
  causas de, 369
    anamnese, 369
    doenças sistêmicas, 370
    medicações, 370
  classificação básica do, 370f
  na adolescente, 372f
  na menacme, 373f
  na menopausa, 373f
  testes adicionais, 371
    biópsia endometrial, 371
    citologia cervical e colposcopia, 371
    histeroscopia, 372
    hormônio estimulante da tireoide (TSH), 371
    prolactina e androgênios, 371
    tempo de protrombina, 371
    tempo de sangramento, 371
    TTPa, 371
    US transvaginal, 371
Sangue oculto, 983
Serotonina, 983
Sífilis, 984
Síndrome de Cushing, 235-240
  algoritmo diagnóstico para, 237f
  causa do hipercortisolismo, 238
    ACTH, 238
    cateterismo bilateral de seios petrosos inferiores com dosagem de ACTH, 239
    resposta do ACTH ao estímulo com (CRH), 238
    resposta do ACTH/cortisol ao estímulo com DDAVP, 238
    supressão com 8 MG de dexametasona, 238
  diagnóstico de hipercortisolismo, 236
    cortisol, 236-238
    teste de supressão com 1 mg de dexametasona, 236
Síndrome do anticorpo antifosfolipídeo, 782-785
  anticorpos antifosfolipídeos (AFLS), 783
  aspectos importantes na avaliação dos resultados, 784
  características dos AFLS, 783
    anticardiolipinas (ACL), 783
    anticoagulante lúpico (AL), 783
    anti-β_2-glipoproteína I IGG e IGM, 783
    outros autoanticorpos, 783
Síndrome nefrítica, 579-583
  avaliação complementar, 581
  avaliação laboratorial inicial, 580
    antiestreptolisina O (ASLO), 581
    dosagem das frações do complemento, 581
    eletrólitos, 581

exame de urina, 580
proteinúria, 580
provas de função renal, 581
etiologia da, 580q
Síndrome nefrótica, 569-578
  avaliação clínica e laboratorial da etiologia, 573
    clínica, 573
    exames complementares na avaliação da etiologia, 574
  biópsia renal, 577, 577f
  complemento na avaliação das glomerulopatias, 576
  confirmação laboratorial da hipótese principal, 570
    albumina sérica, 572
    avaliação de complemento, 573
    eletroforese de proteínas, 572
    eletrólitos, 572
    exame de urina, 571
    exame parasitológico de fezes, 572
    função renal, 572
    hemograma, 572
    instruções para coleta de urina em 24 horas, 571q
    perfil lipídico, 572
    proteinúria de 24 horas, 571
    relação proteína/CR em amostra isolada de urina, 571
  glomerulonefrites primárias e sua apresentação sindrômica, 574f
  glomerulopatias secundárias e sua apresentação sindrômica, 574f
  imunofluorescência positiva para IGG e C3, 577f
  principais causas de, 571q
Síndromes paraneoplásicas do sistema nervoso, 638-644
  abordagem diagnóstica às síndromes paraneoplásicas do sistema nervoso, 643f
  anticorpos, síndromes paraneoplásicas e neoplasias associadas, 640t-642t
  exames laboratoriais, 639
    anticorpos contra antígenos onconeurais, 643
    exame do LCS, 639
  principais síndromes do sistema nervoso central e periférico, 639q
Sódio, 986
Solicitação de exames, sequência de, 3

T

Tempo
  de coagulação ativada, 987
  de protrombina, 987
    valores de INR para monitorização da protrombina, 988t
  de sangramento, 989
  de trombina, 990
  de tromboplastina parcial ativada, 990
Teofilina, 991
Teste
  de falcização, 991
  de HAM, 992
  de Kleihauer-Betke, 992
  de retração do coágulo, 993
  de Schilling, 993
  de tolerância à lactose, 994
Testosterona, 994
TGO/TGP, ver AST/ALT
Tipagem sanguínea, 995
Tireoglobulina, 669
  sérica, 996
Tiroxina
  livre, 996
  total, 997
Toxoplasma gondii, 998
Transformações nos laboratórios de análises clínicas, 8
  evolução dos serviços de análises clínicas, 11t
Transglutaminase IGA, 1000
Triagem neonatal, 1001
  doenças que podem ser identificadas pela, 1002q
Triglicéride, 1001
Tri-iodotironina total, 1003
Trombocitopenias, 448-451
  causas de, 449q
  exames para investigação
    anticorpos anticardiolipina e anticoagulante lúpico, 450
    anticorpos antiplaquetas, 450
    exame da medula óssea, 450
    folato/vitamina B12, 450
    hemograma com avaliação do esfregaço sanguíneo periférico, 449
    imunofenotipagem plaquetária, 450
    provas reumatológicas, 450
      fator antinuclear (FAN), 450
      fator reumatoide, 450
    sorologias, 450
      anticorpos contra o vírus da hepatite C (anti-HCV), 450
      antivírus da imunodeficiência humana (anti-HIV), 450
    tireotrofina (TSH), 450
Tromboembolia pulmonar, 740-760
  antitrombóticos, 753
    antagonistas da vitamina K (AVK), 755
    heparinas, 753
    outros anticoagulantes, 757
    trombolíticos, 757
  biomarcadores cardíacos, 752t
  diagnóstico, 744
    D-dímeros, 745
      causas de elevação dos níveis de, 746q
      formação dos, 745f
    exames laboratoriais gerais, 744
    gasometria arterial, 745
  estratificação de risco, 748
    D-dímeros, 749
    marcadores relacionados ao estresse miocárdico, 748
    outros testes, 749
  exames comuns de coagulação pelos novos anticoagulantes orais, 750q
  exames laboratoriais, 743f

heparina não fracionada, 754t
trombofilias, 751
varfarina e, 756t
Trombofilias, 452-457
　anticoagulante lúpico e síndrome do anticorpo antifosfolipídeo, 456
　causas e condições adquiridas, 453q
　condições associadas a maior risco de trombose, 454t
　doenças associadas a estados de hipercoagulabilidade, 453q
　exames de investigação, 454, 455q
　　antitrombina, 454
　　aumento dos fatores de coagulação, 455
　　fator V de Leiden (resistência à proteína C ativada), 455
　　fibrinogênio, 456
　　homocisteína, 456
　　mutação da protrombina (G20210A), 455
　　proteína C, 454
　　proteína S, 455
　gestação e puerpério, 456
　investigação da, 452
　pacientes de risco a serem investigados, 453q
Troponina, 1004
Tuberculose, 760-770
　algoritmo para diagnóstico com envolvimento pulmonar em adultos, 767f
　bacilo álcool-ácido e, 762q
　diagnóstico bacteriológico, 761
　diagnóstico de TB extrapulmonar, 768
　dosagem de citocinas, 767
　técnicas de biologia molecular, 765
　teste tuberculínico, 766
　broncoscopia, 764q
cultura para micobactérias, 764q
　teste de sensibilidade, 764q
Tubulopatias, 583-593
　acidose tubular renal (ATR), 586
　　acidose tubular renal distal (tipo IV)
　　ATR distal (tipo I), 586
　　ATR proximal (tipo II), 587
　　classificação e características da acidose tubular renal, 587t

U

Ureia, 1004
Urobilinogênio, 1005
Urocultura, 1005
Urticária, 152-158
　anticorpo antitireoperoxidase (ANTITPO), 155
　antígeno de superfície do vírus da hepatite B (HBSAG), 156
　antitireoglobulina (ANTITG), 155
　avaliação de complementos, 156
　avaliação laboratorial, 153
　biópsia de pele, 157
　classificação clínica, 153q-154q
　　enzimas hepáticas, 155
　　hemograma completo, 154
　　tireotrofina (TSH), 155
　　VHS e proteína C reativa, 154
　crioglobulinas séricas, 156
　detecção de autoanticorpos liberadores de histamina, 157
　dosagem de imunoglobulina E (IGE) específica sérica, 156
　dosagem sérica de 25-hidroxivitamina D (25(OH)D), 156
　eletroforese de proteínas, 156
　exame parasitológico de fezes, 156
　exame qualitativo de urina (EQU), 156
　fator antinuclerar (FAN), 156
　fluxograma de investigação da, 155f
　pesquisa de *helicobacter pylori*, 156
　sorologias para anticorpos contra o vírus da hepatite C (ANTI-HCV), 156
　teste cutâneo (Prick Test), 156

V

Valores de referência de EPO conforme a faixa etária, 873
Vancomicina, 1006
Varicela-zóster, 1007
Vasculites, 785-788
　exames laboratoriais, 786
　　anticorpo anticitoplasma de neutrófilos (ANCA), 786
　　crioglobulinas, 786
　　　classificação das, 787t
　　outros testes, 787
VHS, 1010
Vitamina B_{12}, 1007
Vitaminas, 1007
　hidrossolúveis e lipossolúveis, 1008t-1009t
Vitiligo, 164-170
　adolescente com, 168f
　classificação clínica, 166q
　diagnóstico diferencial, 168q
　doenças associadas ao, 169q
　exames laboratoriais correspondentes, 169q
　leucotriquia no supercílio e nos cílios, 169f
　máculas e manchas hipoacrômicas, 165f, 166f
　mancha acrômica, 165f
　outras dermatoses e alterações de pele e fâneros, 168q
　roteiro diagnóstico, 167f

Y

Yersínia, 1011

Z

Zinco, 957